EPS―臨床心臓電気生理検査
第2版

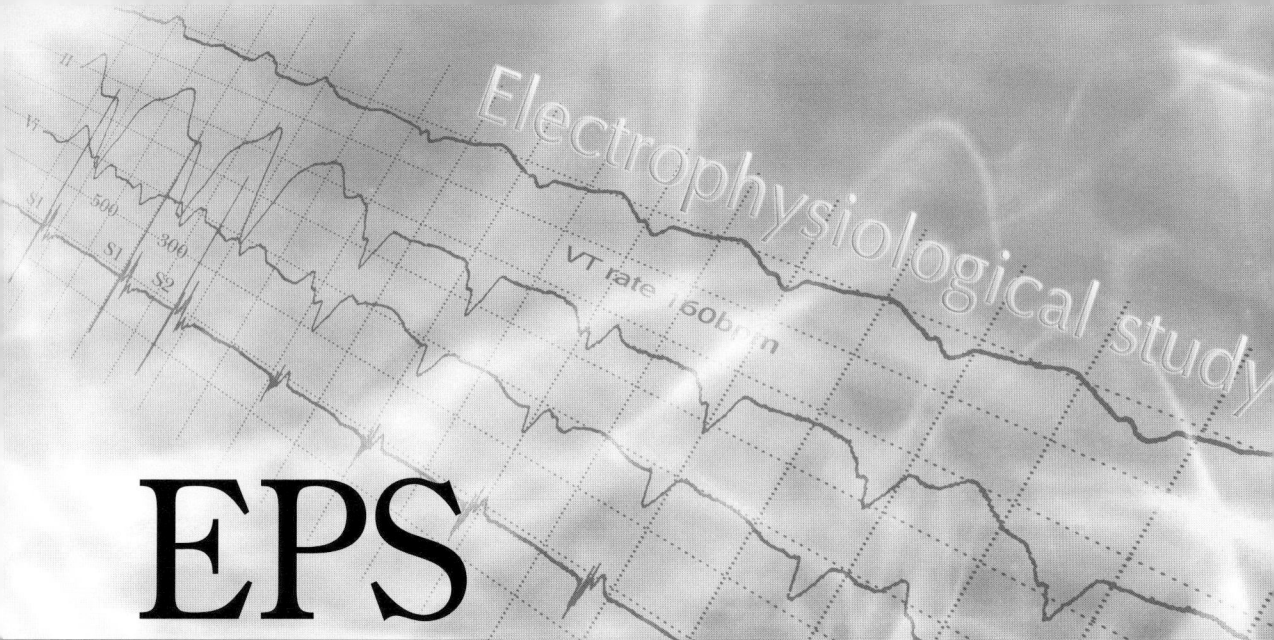

EPS
臨床心臓電気生理検査 第2版

編集
井上　博　富山大学理事・副学長
奥村　謙　弘前大学大学院教授・循環呼吸腎臓内科学

医学書院

EPS─臨床心臓電気生理検査

発　行	2002年9月1日　第1版第1刷
	2004年8月15日　第1版第3刷
	2007年3月15日　第2版第1刷ⓒ
	2020年1月1日　第2版第6刷

編　集　　井上　博・奥村　謙
　　　　　いのうえ　ひろし　おくむら　けん

発行者　　株式会社　医学書院
　　　　　代表取締役　金原　俊
　　　　　〒113-8719　東京都文京区本郷 1-28-23
　　　　　電話　03-3817-5600（社内案内）

印刷・製本　横山印刷

本書の複製権・翻訳権・上映権・譲渡権・貸与権・公衆送信権（送信可能化権を含む）は株式会社医学書院が保有します．

ISBN978-4-260-00294-3

本書を無断で複製する行為（複写，スキャン，デジタルデータ化など）は，「私的使用のための複製」など著作権法上の限られた例外を除き禁じられています．大学，病院，診療所，企業などにおいて，業務上使用する目的（診療，研究活動を含む）で上記の行為を行うことは，その使用範囲が内部的であっても，私的使用には該当せず，違法です．また私的使用に該当する場合であっても，代行業者等の第三者に依頼して上記の行為を行うことは違法となります．

JCOPY 〈出版者著作権管理機構　委託出版物〉
本書の無断複製は著作権法上での例外を除き禁じられています．複製される場合は，そのつど事前に，出版者著作権管理機構（電話 03-5244-5088，FAX 03-5244-5089，info@jcopy.or.jp）の許諾を得てください．

執筆者一覧

編集

| 井上　博 | 富山大学理事・副学長 |
| 奥村　謙 | 弘前大学大学院教授・循環呼吸腎臓内科学 |

執筆（執筆順）

井上　博	富山大学理事・副学長
藤木　明	静岡赤十字病院・循環器内科部長
福本耕太郎	慶應義塾大学循環器内科
副島京子	杏林大学准教授・第二内科
山下武志	(財)心臓血管研究所・所長
八木　洋	医療法人社団清洋会　八木クリニック・院長
中里祐二	順天堂大学浦安病院教授・循環器内科
杉　薫	東邦大学教授・医療センター大橋病院循環器内科
鈴木文男	結核予防会複十字病院・健康管理センター長
平尾見三	東京医科歯科大学・不整脈センター長
栗田隆志	近畿大学教授・心臓血管センター
奥村　謙	弘前大学大学院教授・循環呼吸腎臓内科学
櫻田春水	東京都保健医療公社大久保病院・病院長
清水　渉	日本医科大学大学院教授・循環器内科学
庭野慎一	北里大学診療教授・循環器内科
西崎光弘	横浜南共済病院部長・循環器センター
三田村秀雄	国家公務員共済組合連合会立川病院・病院長
石川利之	横浜市立大学准教授・循環器内科
遠藤康弘	済生会栗橋病院病院長
新田　隆	日本医科大学教授・心臓血管外科
沖重　薫	横浜市立みなと赤十字病院心臓病センター長・循環器内科

第2版 序

　本書の初版は平成14年9月に上梓された。幸い，多くの読者を得ることができ，わが国の心臓電気生理検査の標準的なテキストとしての地位を確立したように思われる。上梓以来3年が経過し，この間に得られた知見を追加し，版を改めることになった。

　基本的な章立ては初版を踏襲し，それぞれの章において加筆，修正を行った。またelectroanatomical mappingを中心とした「三次元マッピング法」を新たな章として追加し，全体で20章，ページ数は初版より約30ページ増となった。おそらく臨床心臓電気生理検査やカテーテルアブレーションに携わる医師にとって新たな標準的なテキストとなったのではないかと思う。

　心臓電気生理検査自身の進歩，そしてその応用であるカテーテルアブレーションの出現によって，心臓電気生理検査はほぼ完成の域に達したかの感がある。WPW症候群の房室回帰性頻拍，房室結節リエントリー性頻拍，心房粗動，ベラパミル感受性や流出路起源の特発性心室頻拍のほとんどは高周波エネルギーを用いたアブレーションにより根治可能であり，最近では肺静脈アブレーションによって発作性心房細動ばかりでなく持続性心房細動すらも根治できるようになった。頻脈の発生部位あるいは興奮旋回を維持するのに必須な峡部を見つけ，そこにアブレーションを行うことにより，頻脈の根治を図るわけである。若い方はアブレーション至適部位の探索はいともたやすいことと思われるかもしれないが，この手技の確立は専門家の地道な努力，ひらめきによるところが大きい。

　「温故知新」という。年寄りの懐旧趣味ではなく，これまでに先人たちが積み上げてきた心臓電気生理学の膨大な知識の中に，明日の新たな治療法や診断法のヒントが潜んでいる可能性が大いにある。昨今の例を挙げれば，心房細動のアブレーション部位の指標として，CFAE(complex fractionated atrial electrograms)が注目されている。この電位は局所の伝導遅延，興奮旋回を反映すると考えられるが，このような現象は1970～80年代に動物の心筋梗塞後の心室頻拍モデルで報告されているものと共通している。アブレーションによって頻拍が根治できるようになり，薬物療法しかなかった時代に比べ患者さんの満足度は大きく向上した。その反面，若い人たちは電気生理現象の成り立ちに興味をあまり示さなくなっているのではないかと，編者は危惧するものである。本書を座右に置き，ことあるごとに紐解き，日常の電気生理検査，ひいては臨床心臓電気生理学の発展に役立てていただければ編者としてこの上ない喜びである。

　改版の企画からわずか1年という短期間で上梓までこぎ着けることができた。多忙の中また短期間の間に加筆，修正あるいは執筆いただいた執筆者各位に御礼申し上げる。また第2版の作成に当たり，お世話になった医学書院の関係者の皆さんにも御礼申し上げたい。

平成19年1月

編者　井上　博
　　　奥村　謙

第1版 序

　心臓研究の電気生理学的手法の臨床応用は心内電位の記録に始まる．本邦では1957年頃に木村栄一，村尾　覚，加藤和三，あるいは上田英雄の諸先生らによって心房内電位記録が行われていた．心房粗動時の興奮伝播過程の研究のためであった．心内電位記録法はScherlag氏らのHis束電位記録の成功によって，飛躍的に普及した．本法が本邦に導入されたのは1971年であった．この当時，これによって，房室伝導障害の病態に新しい発見がつぎつぎと加わった．ちょうど同じ頃，洞不全症候群のオーバードライブ抑制試験が注目されるようになった．除細動器が普及して，臨床例での心臓刺激が不安なく行えるようになったのである．こうして，それまでの心内電位記録法に新しく心臓電気刺激法が加わって，今日の臨床心臓電気生理検査法の幕開けとなった．このとき，まず明らかになったのが副伝導路症候群の病態であった．仮説的存在であった副伝導路が実在し，その頻拍との関係が手にとる如くに示されたときの興奮は今なお忘れられない．

　その後，検査法はカテーテルアブレーション治療法へと展開し，不整脈の根治療法へと向かった．Wallace氏は副伝導路の外科的切断の報告者の一人であるが，1966年当時，不整脈をマッピングして，起源を除去することを考えたいといっていた．数年後に夢は現実のものとなったのである．

　このほど，こうして開花し，発展してきた臨床心臓電気生理検査法の大要が井上　博，奥村　謙両氏の共同編集として上梓されることとなった．検査法の誕生からその今日に至る経緯を目の当たりにしてきた筆者としては，これを心から喜ぶものである．編集の両氏はともに本邦における斯界の草分け時代の開拓者であり，今なお研究の最前線にあって，指導的立場にある方々である．

　本書はまず，総論において，検査の進め方とデータの取り方，解釈の仕方の実際を詳述している．すなわち，電極カテーテルの挿入の手技，装置，記録の仕方，計測法，刺激と反応の解釈，伝導性・不応期の評価法などを詳細に述べている．各論は洞不全症候群，房室・心室内伝導障害，上室頻拍，副伝導路症候群，心房粗・細動，心室頻拍・細動など，臨床的に意味のある不整脈のほとんどを網羅する．さらに基礎病態としてのQT延長症候群，Brugada症候群，治療に関するものとして，薬効評価，ペースメーカー，植込み型除細動器，カテーテルアブレーション，関連する病態としての神経調節性失神，蘇生例の観察などについても，それぞれをもっとも得意とする執筆者が担当している．

　実践的であるだけに，内容的にはかなりレベルの高い成書である．臨床電気生理の専門家をめざす循環器科医師ばかりでなく，これをめざす研修医をも対象としたということであるが，むしろ，日常的に検査に従事しているものにとって得るところが大きいと思われる．すでに電気生理検査にある程度の経験を有する循環器専門医あるいはそのような経験を重ねていく可能性のある現場に勤務する方々に是非，お薦めしたい書である．

本書がこのように，この分野で活躍する方々に広く読まれ，活用されて，難治性の，あるいは致命的な不整脈に悩む人たちに大きな福音がもたらされることをかたく信じるものである．
　平成14年8月

関東中央病院名誉院長　杉本　恒明

目次

1章 はじめに――電気生理検査の歴史 ……………………… 井上　博 …1

1. Scherlagの記録法以前 ……………………1
   1) 動物実験 ……………………………1
   2) 臨床例での記録 ……………………3
2. Scherlagの記録法 ……………………………4
3. Scherlagの発表以降 …………………………5
   1) わが国でのHis束電位記録 …………5
   2) 黎明期の電気生理検査 ………………5
   　a. プログラム刺激の導入 ……………5
   　b. 心室頻拍の電気生理検査 …………6
   　c. 抗不整脈薬の薬効評価法としての応用 …6
   　d. 洞不全症候群 ……………………6
   3) わが国の電気生理検査の発展 ………7
4. おわりに ………………………………………7

2章 電気生理検査総論――手技・装置 ……………………… 藤木　明 …9

1. カテーテル挿入の手技 ……………………9
   1) 鼠径部から大腿静脈への穿刺 ………9
   2) 肘部から左前腕静脈への穿刺 ………13
   3) 頸部からの右内頸静脈への穿刺 ……13
   4) 鎖骨下からの鎖骨下静脈への穿刺 …13
   5) 鼠径部から大腿動脈への穿刺 ………14
2. カテーテルの特徴と操作方法 ……………15
   1) 基本的カテーテル ……………………15
   　a. 右房へのカテーテル挿入 …………15
   　b. His束領域へのカテーテル挿入 …15
   　c. 右室へのカテーテル挿入 …………15
   　d. 冠静脈洞へのカテーテル挿入 ……18
   2) 特殊なカテーテル ……………………20
   　a. 傍Hisカテーテル（His束電位記録と右室心基部中隔刺激用）……………20
   　b. Haloカテーテル（三尖弁輪電位マッピング用）……………………20
   　c. バスケットカテーテル（心房内多点同時電位記録用）……………………20
   　d. 単相性活動電位カテーテル ………21
   　e. その他の電極カテーテル …………21
   3) アブレーションカテーテル …………22
3. 刺激装置 ……………………………………23
4. 記録装置 ……………………………………23
5. X線装置 ……………………………………24
6. スタッフ ……………………………………24
7. 合併症と救急処置 …………………………25
   1) 血管迷走神経反射 ……………………25
   2) 心タンポナーデ ………………………26
8. 検査前後の処置と説明 ……………………27
   1) 検査前 …………………………………27
   2) 検査後 …………………………………27

3章 三次元マッピング法 ……………………… 福本耕太郎・副島京子 …28

1. CARTO system ……………………………29
   1) 原理 ……………………………………29
   2) Mapの種類 ……………………………30
   　a. voltage map ………………………30
   　b. activation map ……………………30
   3) propagation map ……………………31

4) user defined map ································ 32
　　5) CARTOを用いる際の秘訣 ··············· 32
　　6) CARTOの長所と短所 ······················· 33
　　7) 代表的症例 ·· 33
2. Noncontact Mapping System ················ 33
　　1) 原理 ··· 33
　　2) Noncontact Mappingの長所と短所 ········ 34

4章　電気生理検査総論──計測・評価　　　　　　　　　　山下武志…39

1. baselineで評価できること ····················· 39
　　1) カテーテルを配置してまず理解すべき
　　　 こと ··· 39
　　　　a. 一般的なカテーテルの配置と電位 ··· 39
　　　　b. 特殊なマッピングカテーテル ········· 40
　　　　c. カテーテル電極による記録と刺激 ··· 40
　　2) 伝導時間の評価 ································· 40
　　　　a. 電位記録のどの時点を興奮開始時点と
　　　　　 判断するか？ ······························· 41
　　　　b. 心房内の興奮伝導 ·························· 43
　　　　c. 房室伝導 ·· 43
　　　　d. 心室内伝導 ···································· 44
2. プログラム電気刺激 ······························ 44
　　1) 電気刺激の出力と方法 ······················ 44
　　　　a. 頻回刺激法 ···································· 47
　　　　b. 期外刺激法 ···································· 47
　　2) 心房の頻回刺激 ································· 48
　　　　a. 心房筋の反応 ································ 48
　　　　b. 房室伝導の反応 ···························· 48
　　　　c. 副伝導路の反応 ···························· 51
　　3) 心室の頻回刺激 ································· 51
　　　　a. 心室筋の反応 ································ 51
　　　　b. 室房伝導の反応 ···························· 51
3. 伝導時間と不応期 ·································· 52
　　1) 期外刺激法と伝導時間 ······················ 54
　　2) 不応期とは？ ···································· 56
　　　　a. 不応期の定義 ································ 56
　　　　b. 不応期の測定法と注意 ·················· 57
　　3) 心房期外刺激法で何をみるか？ ········ 59
　　4) 心室期外刺激法で何をみるか？ ········ 62
　　　　a. 心房期外刺激法と心室期外刺激法の
　　　　　 違い ·· 62
　　　　b. 正常者の心室期外刺激法に対する反応 ··· 63
　　5) 反復性心室興奮（RVR），反復性心房興奮
　　　 （RARまたはRAF） ························· 66
　　　　a. 反復性心室興奮 ···························· 66
　　　　b. 反復性心房興奮 ···························· 69
4. 特殊な電気生理学現象と電気生理学的
　　用語 ·· 70
　　1) リエントリー，一方向性ブロック，緩徐
　　　 伝導 ··· 70
　　2) 異常自動能 ·· 70
　　3) 撃発活動 ·· 70
　　4) 頻拍のreset, entrainment ····················· 72
　　5) 電位のfragmentation, double poten-
　　　 tials ··· 75
　　6) phase 3 & 4 block ······························· 76
　　7) gap現象 ··· 77
　　8) peeling back ······································· 77
　　9) supernormal conduction ······················· 80
　　10) fatigue現象 ······································· 80
5. 臨床電気生理検査の解釈を行う上で ····· 80
　　1) 臨床電気生理検査解釈の態度 ··········· 80
　　2) 臨床電気生理検査中，および解析で特に
　　　 注意すべきこと ································· 82
　　　　a. 局所電位をよくみること ·············· 82
　　　　b. 不整脈の誘発様式と不整脈中のプロ
　　　　　 グラム刺激に注意する ················· 82

5章　洞不全症候群　　　　　　　　　　　　　　　　　　　　　　八木　洋…86

1. SSSにおける電気生理検査の適応 ········· 87
2. 洞結節活動電位と自律神経系 ··············· 87
　　1) ペースメーカー電位の発生機序 ········ 87
　　2) 自律神経系 ·· 88

a. アセチルコリン（副交感神経機能）………88
　　　b. カテコールアミン（交感神経機能）………88
　　3）内因性固有心拍数………………………………88
3. 間接的洞機能検査法…………………………………88
　1）洞房伝導時間の測定法……………………………88
　　　a. Strauss法…………………………………88
　　　b. Narula法…………………………………90
　　　c. 洞房伝導時間の基準値……………………90
　2）洞自動能の測定法…………………………………90
　　　　　各指標の基準値……………………………91
　3）洞結節有効不応期の測定法………………………91
4. 洞結節電位直接記録法………………………………92
　1）SNE記録法………………………………………92
　　　a. 心房内カテーテル操作法…………………92
　　　b. 記録された電位がSNEであることの
　　　　 確認法…………………………………………92
5. 直接的洞機能検査法と間接的洞機能
　 検査法の比較…………………………………………95
　1）洞房伝導能の評価…………………………………95
　2）洞自動能の評価……………………………………96
　3）薬剤による洞機能評価……………………………100
　　　a. 薬理学的自律神経遮断……………………100
　　　b. ATP静脈内投与…………………………100
6. まとめ……………………………………………………100

6章　房室ブロック―房室伝導の種々の現象を含む　　　中里祐二…102

1. 概念………………………………………………………102
2. 原因………………………………………………………102
3. 分類………………………………………………………102
　1）程度による分類……………………………………102
　2）部位による分類……………………………………103
　3）経過による分類……………………………………103
4. 房室伝導機能評価のアプローチ……………………103
　1）His束電位図記録…………………………………103
　2）漸増性心房ペーシング法…………………………103
　3）漸増性心室ペーシング法…………………………104
　4）心房期外刺激法……………………………………104
　5）overdrive suppression test…………………104
　6）薬物負荷試験………………………………………104
5. 各種検査によるブロック部位の予測
　 診断と電気生理検査の意義…………………………105
　1）心電図………………………………………………105
　2）Holter心電図………………………………………106
　3）運動負荷・薬物負荷心電図………………………106
6. 各ブロックの電気生理検査所見とその
　 解釈………………………………………………………106
　1）正常房室伝導………………………………………106
　2）第1度房室ブロック………………………………106
　　　a. 第1度AHブロック………………………107
　　　b. 第1度BHブロック………………………107
　　　c. 第1度HVブロック………………………109
　3）第2度房室ブロック………………………………109
　　　a. Wenckebach型ブロック…………………109
　　　b. MobitzⅡ型ブロック……………………111
　4）2：1房室ブロック…………………………………113
　5）高度房室ブロック…………………………………114
　6）第3度房室ブロック………………………………116
　　　a. 第3度AHブロック………………………117
　　　b. 第3度BHブロック………………………117
　　　c. 第3度HVブロック………………………120
　　　d. 脚枝ブロック………………………………120
　　　e. 補充調律の重要性…………………………120
7. 潜在性房室ブロックの診断と誘発法………………121
　1）運動負荷……………………………………………123
　2）硫酸atropine………………………………………123
　3）心房ペーシング……………………………………123
　4）心室頻回刺激法……………………………………123
　5）Ia群薬負荷試験……………………………………124
8. 房室伝導に関するその他の諸現象…………………126
　1）gap現象……………………………………………126
　2）jump-up現象………………………………………126
　3）不顕伝導……………………………………………127
　4）減衰伝導……………………………………………130
　5）過常伝導……………………………………………130

7章　心室内伝導障害　　　　　　　　　　　　　杉　　薫 …133

1. 心室内伝導障害の定義 …………………133
2. 心室内伝導障害の分類 …………………133
    1) 心電図所見 …………………………133
        a. 右脚ブロック …………………133
        b. 不完全右脚ブロック …………133
        c. 左脚ブロック …………………133
        d. 不完全左脚ブロック …………133
        e. 左脚ヘミブロック ……………133
        f. 両脚ブロック …………………134
        g. 狭義の心室内伝導障害 ………134
3. 心臓電気生理検査の方法
    （データの読み方） ……………………134
    1) 心内心電図からみた心室内伝導障害 …134
        a. 右脚ブロックの心内心電図 …134
        b. 左脚ブロックの心内心電図 …136
    2) 心臓電気刺激の意義と電気刺激に対する
       反応 ………………………………138
    3) 心室内伝導障害の臨床的意義 ……138
        a. 一束ブロック …………………140
        b. 二束ブロック …………………140
        c. 三束ブロック …………………141
        d. HV時間の延長 ………………142
        e. 基礎にある心疾患の病態 ……142
    4) 一過性脚ブロック …………………142
    5) 機能的脚ブロック …………………142
    6) 心内心電図による心室内伝導障害の
       鑑別 ………………………………145
    7) 治療の意義 …………………………145
        a. ペースメーカー治療 …………145
        b. 心臓再同期療法（CRT） ……145

8章　房室結節リエントリー性頻拍　　　　　　　　鈴木文男 …147

1. 房室結節二重伝導路とリエントリー ……148
2. AVNRTの誘発様式 ……………………149
    1) slow-fast型 AVNRTの誘発 …………149
        a. 心房単発期外刺激法（S_1S_2法）による
           誘発 ……………………………149
        b. 心房2発期外刺激法（$S_1S_2S_3$法）による
           誘発 ……………………………150
        c. 心房頻回刺激法による誘発 …151
        d. 心室刺激法（頻回刺激法，期外刺激法）
           による誘発 ……………………151
    2) fast-slow型 AVNRTの誘発 …………152
        a. 心房刺激法による誘発 ………152
        b. 心室刺激法（頻回刺激法，期外刺激法）
           による誘発 ……………………153
3. 房室結節の逆伝導 ………………………155
    1) slow-fast型 AVNRTの逆伝導 ………155
        a. His-Purkinje系における伝導遅延 …155
        b. 遅伝導路経由の逆伝導の出現 …155
    2) fast-slow型 AVNRTの逆伝導 ………155
4. AVNRTのリエントリー路の局在 ………158
    1) 心房筋組織 …………………………158
    2) His束 ………………………………159
5. AVNRTの診断基準 ……………………162
    1) slow-fast型 AVNRT …………………162
    2) fast-slow型 AVNRT …………………163
6. まれなタイプのAVNRT ………………165
    1) 房室結節三重伝導路を有するAVNRT …165
    2) 2種類のP波を呈するAVNRT症例 ……168
    3) 心室刺激によってのみ誘発されるslow-
       fast型 AVNRT ………………………169
    4) 偽性陽性P波を伴うslow-fast型
       AVNRT ……………………………170
    5) slow-slow型 AVNRT ………………174
    6) left-variant typeのslow-fast型
       AVNRT ……………………………176
    7) 非リエントリー性二重応答性頻拍 ……176
7. 未解明の問題点 …………………………176
    1) slow-fast型 AVNRTの最早期心房興奮
       部位はどこか ………………………176
    2) 房室結節経由の逆行性P波はすべて
       陰性か ………………………………176
    3) 心房ペーシング部位を変えるとAH時間
       が変化するのはなぜか ……………180

4) ATP感受性心房内リエントリー性頻拍
　　　 はAVNRTとは異なる頻拍か ……………180
　　5) 洞調律時，房室結節インプットはdual
　　　 inputか ………………………………………181
　　6) slow-fast型AVNRTの遅伝導路において，
　　　 伝導遅延はどの部位で起こっているのか…182
　　7) 遅伝導路の形態，存在部位は
　　　 どのようなものであるのか ………………184

9章　房室結節リエントリー性頻拍以外の上室頻拍 …… 平尾見三…188

1. 洞結節リエントリー性頻拍………………………188
　 1) 概念・定義 ……………………………………188
　 2) 病因・臨床像 …………………………………188
　 3) 診断 ……………………………………………188
　 4) 治療 ……………………………………………188
　 5) 症例 ……………………………………………189
2. 心房内リエントリー性頻拍………………………189
　 1) 概念・定義 ……………………………………189
　 2) 病因・臨床像 …………………………………189
　 3) 診断 ……………………………………………189
　 4) 治療 ……………………………………………190
　 5) 症例 ……………………………………………190
3. incisionalリエントリー性心房頻拍 ……………191
　 1) 概念・定義 ……………………………………191
　 2) 病因・臨床像・診断・治療 …………………191
　 3) 症例 ……………………………………………191
4. 自動性心房頻拍……………………………………193
　 1) 概念・定義 ……………………………………193
　 2) 病因・臨床像 …………………………………193
　 3) 診断 ……………………………………………193
　 4) 治療 ……………………………………………193
5. 多源性心房頻拍……………………………………193
　 1) 概念・定義 ……………………………………193
　 2) 病因・臨床像・診断 …………………………194
　 3) 治療 ……………………………………………194
6. focal心房頻拍 ……………………………………194
　 1) 概念・定義・診断 ……………………………194
　 2) 治療 ……………………………………………195
　 3) 症例 ……………………………………………195
7. inappropriate sinus tachycardia ………………195
　 1) 概念・定義・診断 ……………………………195
　 2) 病因・診断 ……………………………………197
　 3) 治療 ……………………………………………197
8. 自動性房室結合部頻拍……………………………197
　 1) 概念・定義 ……………………………………197
　 2) 病因・臨床像 …………………………………197
　 3) 鑑別診断 ………………………………………198
　 4) 治療 ……………………………………………198
　 5) 症例 ……………………………………………199

10章　副伝導路症候群 ………………………………………………………………… 栗田隆志…200

1. 副伝導路症候群に対する電気生理検査
　 の目的 ………………………………………………200
2. 電気生理検査の適応………………………………200
3. 電気生理検査の実際………………………………201
　 1) カテーテル留置の実際 ………………………201
　　　a. 僧帽弁輪自由壁側のマッピング（冠静
　　　　 脈洞内マッピング法）………………………201
　　　b. 三尖弁輪自由壁のマッピング …………202
　　　c. 房室弁輪中隔側のマッピング …………203
　　　d. His束電位の記録………………………203
　　　e. その他の電極カテーテル ………………203
4. 副伝導路の種類とその概念の変遷………………204
5. 房室副伝導路（いわゆるKent束）の電気
　 生理学的特徴………………………………………205
　 1) 心電図所見 ……………………………………205
　 2) 房室副伝導路の部位と分類 …………………206
　 3) 房室副伝導路の電気生理学的特性 …………206
　　　a. 伝導方向性 ………………………………206
　　　b. 房室副伝導路の伝導能評価 ……………207
6. 房室副伝導路に合併する頻拍……………………214
　 1) 正方向性AVRTの成立条件 …………………214

a. 心房期外刺激による正方向性AVRT
　　　　 の誘発 …………………………… 214
　　　b. 心室期外刺激による正方向性AVRT
　　　　 の誘発 …………………………… 217
　　　c. 一方向性ブロックが生じる伝導路の
　　　　 深さとAVRTの誘発性 ………… 217
　　2) 頻拍中の脚ブロック出現による頻拍周期
　　　 の変化(Coumel現象) ………………… 220
　　3) 副伝導路を順方向性に伝導するAVRT(反
　　　 方向性AVRTと副伝導路間AVRT) …… 220
　　　a. 反方向性AVRT ………………… 220
　　　b. 副伝導路間AVRT ……………… 220
　　　c. 体表面心電図所見 ……………… 220
　　　d. 電気生理学的所見 ……………… 220
　7. 房室副伝導路の電気生理学的部位
　　 診断法 …………………………………… 222
　　1) 順伝導時の指標 ……………………… 222
　　2) 逆伝導時の指標 ……………………… 223
　　　a. 心房波早期性の診断 …………… 223
　　　b. 逆伝導心房波の極性 …………… 225
　8. AVRT中のエントレインメント(乗り
　　 込み現象) ……………………………… 226
　　1) エントレインメント現象，第1および
　　　 第2条件 ……………………………… 226
　　2) エントレインメント第3条件(頻拍停止
　　　 時の電気生理学的所見) …………… 227

　　3) エントレインメント第4条件 ……… 229
　9. 正方向性AVRTと通常型AVNRTとの
　　 鑑別 ……………………………………… 230
　　1) 頻拍発作中の体表面心電図による鑑別 … 230
　　2) 電気生理検査による鑑別 …………… 231
　　　a. 頻拍中His束電位の所見 ……… 231
　　　b. 逆伝導特性(減衰伝導の有無) … 232
　　　c. 頻拍中の心室期外刺激による心房早期
　　　　 捕捉現象 ………………………… 232
　　　d. 脚ブロック発生時の頻拍周期変化
　　　　 (Coumel現象) …………………… 234
　　　e. 傍His束ペーシング …………… 234
　　　f. 薬物に対する反応 ……………… 234
　10. 特殊な房室副伝導路 ………………… 236
　　1) 複数副伝導路 ………………………… 236
　　　順方向性複数副伝導路の証明 ……… 237
　　2) 心臓静脈あるいは憩室に関連した副伝
　　　 導路(心外膜下副伝導路) …………… 239
　　3) Ebstein奇形に合併する副伝導路 …… 240
　　4) 減衰伝導特性を有する副伝導路 …… 240
　　　a. PJRT …………………………… 240
　　　b. いわゆる"Mahaim線維"とその亜型 … 240
　　　c. AVNRTと"Mahaim"副伝導路を介し
　　　　 たマクロリエントリー性頻拍との鑑別 247
　　5) 右心耳に付着する房室副伝導路 …… 250

11章　心房粗動・細動 …………………………………………………… 奥村　謙 … 254

I. 心房粗動 …………………………………… 254
　1. 心房粗動の分類 ……………………… 254
　2. 心房粗動に対する電気生理検査の
　　 目的と手技 …………………………… 255
　3. 通常型心房粗動の発症機序 ………… 258
　　1) 興奮マッピング所見 ……………… 258
　　2) 興奮旋回路における上大静脈の役割 … 258
　　3) 興奮旋回路内の機能的/解剖学的
　　　 ブロック ……………………………… 259
　4. 非通常型心房粗動の発症機序 ……… 261
　5. 通常型心房粗動の興奮旋回路の電気
　　 生理学的特徴 ………………………… 262
　　1) 興奮間隙 …………………………… 262

　　2) 緩徐伝導路 ………………………… 262
　6. ペーシングによる心房粗動の誘発と
　　 停止 …………………………………… 263
　　1) 誘発 ………………………………… 263
　　2) 停止 ………………………………… 265
　7. 心房粗動に対するカテーテルアブレー
　　 ションに必要な電気生理検査 ……… 266
　　1) 必須伝導路として解剖学的峡部の確認
　　　 (AFL entrainment) ………………… 266
　　2) 峡部におけるブロックラインの確認
　　　 (アブレーションのエンドポイント) … 269
　　3) 再発例における峡部伝導の評価 … 269

- II. 心房細動 ································· 272
  - 1. 心房細動の分類 ························· 272
  - 2. 心房細動の発症機序 ··················· 273
    - 1) focal mechanism(rapidly firing driver) ··· 273
    - 2) 複数興奮波のrandom reentry ········· 274
    - 3) 複数興奮波と興奮波長 ············· 274
  - 3. 心房細動に対する電気生理検査 ········· 277
  - 1) 心房細動発症にかかわる基質の検討 ····· 277
  - 2) 抗不整脈薬の効果の検討 ··············· 277
  - 3) カテーテルアブレーションのための
     電位評価 ···························· 277
    - a. 房室結節アブレーション ··········· 277
    - b. 肺静脈隔離術(PV isolation) ········· 278
    - c. 肺静脈隔離および左房アブレーション ··· 281

12章　心室頻拍・細動 ································· 櫻田春水 ··· 284

- 1. 心室頻拍の定義 ························· 284
- 2. 心室頻拍の分類 ························· 284
  - 1) 持続時間からの分類 ··················· 284
  - 2) QRS波形からの分類 ··················· 284
- 3. 12誘導心電図による心室頻拍の診断 ····· 284
- 4. 心室頻拍例における電気生理検査の
  目的 ······································· 285
  - 1) 心室頻拍の確定診断 ··················· 285
    - a. 頻拍中のHis束電位からの鑑別 ········· 285
    - b. 心房波と心室波の解離(房室解離) ····· 286
  - 2) 発生機序の診断 ······················· 286
  - 3) 頻拍の発生，維持に不可欠な部位の
     同定 ································· 289
  - 4) 治療法の選択とその有効性の評価 ······· 290
    - a. 電気生理学的薬効評価 ··············· 290
    - b. カテーテルアブレーションの至適部位
     の決定とその効果の検討 ············· 290
    - c. 植込み型除細動器(ICD)の適応決定と
     至適モードの決定 ··················· 290
- 5. 心室頻拍の誘発法 ······················· 290
  - 1) 電極カテーテルの配置 ················· 290
  - 2) 心室頻拍誘発のためのプロトコール ····· 290
    - a. 心室期外刺激法(心室早期刺激法) ····· 290
    - b. 心室頻回刺激法(burst法) ············· 292
- 6. 心室頻拍の電気生理検査において重要
  な電位 ····································· 292
  - 1) 正常心室電位 ························· 292
  - 2) 異常心室電位 ························· 293
    - a. delayed potential(遅延電位) ············· 293
    - b. split potential(分裂電位) ··············· 293
    - c. diastolic potential(拡張期電位) ········· 293
    - d. continuous electrical activity(連続電位)
     ··· 294
  - 3) 脚電位・Purkinje電位 ················· 296
- 7. 心室頻拍の理解のために必要な電気
  生理学的所見 ····························· 297
  - 1) 心室頻拍中に加えた頻回刺激の影響 ····· 297
     エントレインメント ··················· 297
  - 2) エントレインメントマッピング
     (PPIマッピング) ····················· 301
  - 3) electroanatomical mapping ··············· 304
  - 4) 脚枝間リエントリー性頻拍(BBR-VT) ··· 305
    - a. 脚枝間リエントリー性心室頻拍の発生
     機序 ································· 305
    - b. 脚枝間リエントリー性心室頻拍の電気
     生理学的所見 ······················· 306
- 8. 基礎心疾患による心室頻拍の電気生理
  学的特徴 ································· 309
  - 1) 虚血性心疾患 ························· 309
  - 2) 非虚血性心疾患 ······················· 310
    - a. 拡張型心筋症 ······················· 310
    - b. 肥大型心筋症 ······················· 311
    - c. 催不整脈性右室心筋症(ARVC) ······· 312
    - d. Fallot四徴症根治術後 ················· 312
  - 3) 特発性心室頻拍 ······················· 312
    - a. 流出路(基部)起源特発性心室頻拍 ····· 313
    - b. 左室起源特発性心室頻拍 ············· 316
    - c. 多形性心室頻拍・心室細動 ··········· 317
  - 4) 特発性多形性心室頻拍 ················· 319
    - a. カテコラミン感受性多形性心室頻拍 ··· 319
    - b. short-coupled variant of torsade
     de pointes ···························· 320
  - 5) 特発性心室細動 ······················· 320

a. 典型的 Brugada 症候群を除く特発性　　　　b. その他 ……………………………… 321
　　　 心室細動 ……………………………… 320

13章　QT延長症候群・Brugada症候群・QT短縮症候群　清水　渉 … 326

- I．QT延長症候群 …………………………… 326
  - 1．定義 …………………………………… 326
  - 2．分類 …………………………………… 326
  - 3．診断 …………………………………… 326
    - 1）臨床診断基準 ……………………… 326
    - 2）遺伝子診断 ………………………… 327
  - 4．症状，誘因，予後 …………………… 328
  - 5．標準12誘導心電図 …………………… 329
  - 6．電気生理検査 ………………………… 330
    - 1）洞結節機能 ………………………… 330
    - 2）房室結節機能 ……………………… 330
    - 3）心房 ………………………………… 330
    - 4）プログラム刺激による心室性不整脈の
         誘発 ……………………………… 330
    - 5）単相性活動電位記録 ……………… 332
  - 7．実験的QT延長モデル ……………… 334
  - 8．治療 …………………………………… 334
    - 1）torsade de pointes 発作時 ………… 334
    - 2）torsade de pointes 非発作時 ……… 335
- II．Brugada 症候群 ………………………… 336
  - 1．定義 …………………………………… 336
  - 2．診断 …………………………………… 336
  - 3．心電図所見 …………………………… 337
  - 4．症状，誘因，予後 …………………… 338
  - 5．電気生理検査 ………………………… 339
    - 1）洞結節機能 ………………………… 339
    - 2）房室結節機能 ……………………… 339
    - 3）心房 ………………………………… 339
    - 4）Na$^+$チャネル遮断薬，プログラム刺激に
         対する反応と心室性不整脈の誘発 ……… 339
  - 6．実験的Brugadaモデルによる ST上昇と
       心室細動の細胞学的成因 ……………… 339
  - 7．治療 …………………………………… 342
- III．QT短縮症候群 ………………………… 342

14章　抗不整脈薬の薬効評価　庭野慎一 … 347

- 1．はじめに ……………………………… 347
- 2．臨床電気生理検査による薬効判定の
     有用性と限界 ………………………… 347
  - 1）薬効判定における電気生理検査の
       必要性 ……………………………… 347
    - a．稀発性不整脈における発作の再現 …… 347
    - b．不整脈の機序の診断と薬剤選択 ……… 348
    - c．抗不整脈薬の特殊性と催不整脈作用
         予測 ……………………………… 348
  - 2）EPSガイド治療の対象 …………… 350
    - a．頻拍誘発の再現性 ………………… 350
    - b．高周波焼灼におけるEPSガイド治療 … 350
  - 3）頻拍誘発の再現性に影響する因子 ……… 350
    - a．誘発モード ………………………… 351
    - b．基礎心疾患 ………………………… 352
    - c．不整脈の発生機序 ………………… 352
  - 4）EPSガイド治療の臨床的有用性 … 352
    - a．EPSガイド治療の意義 …………… 352
    - b．Holter心電図との比較 …………… 353
    - c．催不整脈作用の評価 ……………… 355
  - 5）治療効果判定上の問題点 ………… 355
    - a．薬剤の有効判定基準 ……………… 355
    - b．他の判定法との組み合わせ ……… 356
- 3．EPSガイド治療の実際 ……………… 357
  - 1）プログラム刺激法 ………………… 357
  - 2）刺激伝導系の評価と上室頻拍誘発法 …… 357
  - 3）心室頻拍誘発法 …………………… 357
  - 4）薬効評価の方法 …………………… 358
  - 5）部分的有効判定の有用性 ………… 359
  - 6）致死的心室性不整脈における
       EPSガイド治療の位置づけ ……… 359
- 4．各種抗不整脈薬の電気生理学的特性 …… 360

- 1）抗不整脈薬の分類：Vaughan-Williams 分類と Sicilian Gambit ……………360
- 2）Ⅰ群薬：Naチャネル遮断薬 …………362
  - a．Ⅰa群薬 ……………………………363
  - b．Ⅰb群薬 ……………………………363
  - c．Ⅰc群薬 ……………………………363
- 3）Ⅱ群薬：β受容体遮断薬 ……………363
- 4）Ⅲ群薬：Kチャネル遮断薬 …………364
- 5）Ⅳ群薬：Caチャネル遮断薬 …………364
- 6）発作性上室頻拍における薬剤選択 …364
  - a．心房頻拍 …………………………364
  - b．心房粗動・心房細動 ……………365
  - c．房室結節リエントリー性頻拍 …366
  - d．房室リエントリー性頻拍 ………366
- 7）心室頻拍における薬剤選択 …………366
  - a．特発性心室頻拍 …………………366
  - b．器質的心疾患に伴う心室頻拍 …366
- 8）催不整脈作用の診断 …………………367
- 5．おわりに ……………………………………368

15章　神経調節性失神──関連の病態を含む　　西崎光弘 …371

- 1．血管迷走神経性失神 ………………………371
  - 1）病態 ……………………………………371
  - 2）臨床症状 ………………………………371
  - 3）診断 ……………………………………372
  - 4）治療 ……………………………………373
- 2．頸動脈洞症候群 ……………………………375
  - 1）病態 ……………………………………375
  - 2）臨床症状 ………………………………375
  - 3）診断 ……………………………………376
    - a．心臓抑制型 ………………………376
    - b．血管抑制型 ………………………379
    - c．混合型 ……………………………379
  - 4）治療 ……………………………………379
- 3．体位性(起立)頻拍症候群 ………………382

16章　心停止からの蘇生例の評価　　三田村秀雄 …384

- 1．心停止からの蘇生例に対するアプローチ ……………………………………384
- 2．電気生理検査の診断的役割 ………………385
  - 1）頻脈性心室性不整脈以外の不整脈誘発 …386
  - 2）心室頻拍が誘発された場合 …………387
  - 3）心室細動が誘発された場合 …………388
  - 4）どちらも誘発されない場合 …………388
- 3．電気生理検査結果に基づく治療の選択 …389
  - 1）薬物療法 ………………………………389
  - 2）高周波カテーテルアブレーション …390
  - 3）植込み型除細動器(ICD) ……………391

17章　ペースメーカー　　石川利之 …394

- 1．ペースメーカーの基本 ……………………394
  - 1）ペーシング刺激閾値 …………………394
  - 2）センシング閾値 ………………………394
  - 3）ペーシングモード ……………………395
  - 4）心拍応答機能 …………………………395
  - 5）抗頻拍ペーシング ……………………396
  - 6）ICHDコード …………………………396
  - 7）生理的ペーシングと非生理的ペーシング 396
  - 8）電極の種類 ……………………………396
  - 9）blanking period と refractory period ……396
  - 10）室房逆行性伝導とペースメーカー介在性頻拍 ……………………………………398
- 2．ペースメーカーの植込み適応 ……………398
  - 1）房室ブロック …………………………398
  - 2）洞不全症候群 …………………………398

3) 徐脈性心房細動 ……………………398
4) 神経調節性失神 ……………………399
3. ペースメーカーの植込み手技…………399
4. ペースメーカー植込み時，植込み
   後の管理上の注意点 …………………399
5. ペースメーカー植込み症例における
   運動耐容能……………………………400
   1) 心拍応答 ……………………………400
   2) 心房ペーシングと心室ペーシング …400
   3) 心房心室の協調性 …………………400
   4) PQ時間の影響 ……………………400
   5) 至適AV delayの設定 ……………402
   6) 基礎心疾患の問題 …………………402
   7) 運動耐容能評価 ……………………402
6. 心不全に対するペーシング治療…………402
   1) 心不全に対するDDDペースメーカー
      療法 …………………………………402
   2) 心室ペーシングの不利益 …………402
   3) ペーシング部位の問題 ……………403
   4) cardiac resynchronization therapy
      (CRT) ………………………………403
7. 心房細動発生の予防 ……………………404
8. ペースメーカークリニック ……………405
   1) 刺激閾値，センシング閾値の測定 …405
   2) マグネット …………………………405
   3) 電池消耗のチェック ………………405
   4) 抵抗値のチェック …………………405
   5) ペーシングの作動状況，Holter機能の
      チェック ……………………………405
   6) パラメーターの設定 ………………405
   7) 心拍応答機能の設定 ………………405
   8) 心房細動発生時の対応 ……………406

18章　植込み型除細動器　　　　　　　　　　　　　　　　　　　　　　遠藤康弘 … 408

1. ICDの進歩と歴史 ………………………408
2. ICDの機種と機能の特徴 ………………410
   1) 除細動・カルジオバージョン機能 …410
   2) 抗頻拍ペーシング・抗徐脈ペーシング
      機能 …………………………………410
   3) dual chamber ICDの頻拍検出
      アルゴリズム ………………………410
   4) 非開胸リードシステム ……………412
   5) その他の機能 ………………………412
3. ICDの適応 ………………………………412
   1) ACC/AHA適応ガイドライン ……412
   2) 適応ガイドラインの主な変更点と前向き
      比較試験 ……………………………412
   3) 日本におけるICD適応基準 ………413
   4) 心室性不整脈治療におけるICDの位置
      づけ …………………………………415
4. 治療成績…………………………………416
   1) ICDの治療成績の評価の歴史 ……416
   2) ICDの有効性に関する無作為割り付け
      試験 …………………………………416
      a. 一次予防試験 ……………………416
      b. 二次予防試験 ……………………417
   3) 抗頻拍ペーシングと低エネルギー
      カルジオバージョンの成績 ………418
   4) 両室ペーシング機能を有したICD …418
5. 臨床上の問題点…………………………418
   1) 手術時の問題点と対策 ……………418
      a. 手術死亡と急性期合併症 ………418
      b. 除細動・頻拍感知問題例への対策 …420
      c. ペースメーカー併用例の植込み手技 …420
   2) 術後遠隔期の合併症 ………………420
      a. 術後遠隔期合併症の特徴 ………420
      b. リード関連合併症の種類と対策 …422
   3) 不適切作動およびその対策 ………422
      a. 不適切作動の頻度と種類 ………422
      b. 不適切作動の予防と対策 ………423
   4) 電池寿命の管理と問題点 …………424
      a. ICDの電池寿命 …………………424
      b. 電池消耗の要因 …………………424
      c. 電池寿命の評価法 ………………425
6. ICD患者の予後…………………………426
   1) ICD患者の生命予後 ………………426
   2) ICD症例の突然死 …………………426
   3) 心機能と予後 ………………………426
   4) 予後不良のハイリスク症例 ………427
7. 長期患者管理……………………………428

1）不整脈管理 …………………………428
　a．抗不整脈薬併用の意義 …………428
　b．抗不整脈薬併用の注意点 ………428
2）基礎疾患管理 ………………………429
　a．心不全管理 ………………………429
　b．虚血性心疾患管理 ………………429
3）精神的ケア …………………………429
　a．ICD患者の精神的問題点 ………429
　b．ICD患者に対する心身医学的アプローチ …………………………429
4）ICD専門外来―ICDクリニック …430
　a．ICDクリニックの概要 …………430
　b．診察検査の内容・手順 …………431
　c．緊急連絡体制 ……………………431
おわりに …………………………………431

19章　術中電気生理検査と外科手術　………………………新田　隆…435

1．術中電気生理検査 ………………………435
　1）必要な装置 …………………………435
　2）データの解析とマップの表示 ……436
　3）心房細動のマッピング ……………439
2．心房細動手術 ……………………………440
　1）心房細動の手術適応 ………………441
　2）maze手術 ……………………………441
　3）radial手術 …………………………442
3．心室頻拍手術 ……………………………443
　1）map-guided心室頻拍手術 …………443
　2）Dor手術 ……………………………443
　3）虚血性心筋症に伴う心室頻拍に対する治療指針 ……………………………444

20章　カテーテルアブレーション ………………………………沖重　薫…446

1．はじめに …………………………………446
　1）概念および原理 ……………………446
　2）高周波発生装置 ……………………446
　3）アブレーションカテーテル ………447
2．カテーテルアブレーション治療の実際…447
　1）一般的注意点 ………………………447
　2）房室接合部離断術 …………………447
　　a．適応症例 …………………………447
　　b．アブレーション至適部位 ………447
　　c．カテーテルの操作 ………………447
　　d．通電方法 …………………………448
　　e．難渋例への対処 …………………448
　　f．注意点 ……………………………449
　3）早期興奮症候群（Wolff-Parkinson-White症候群）副伝導路離断術 ……449
　　a．適応症例 …………………………449
　　b．アブレーションの至適部位 ……449
　　c．カテーテル操作 …………………451
　　d．通電方法 …………………………455
　　e．注意点 ……………………………457
3．房室結節修飾術 …………………………458
　1）頻脈性心房細動心室応答数調節のための房室結節遅伝導路選択的離断術 …458
　2）房室結節リエントリー性頻拍根治術としての房室結節遅伝導路離断術 …458
　3）カテーテル操作 ……………………459
　4）注意点 ………………………………460
　5）稀有型房室結節リエントリー性頻拍のアブレーション ……………………460
4．心房粗動 …………………………………460
　1）通常型心房粗動（type I）アブレーション ……………………………………461
　　a．カテーテル配置 …………………461
　　b．アブレーション手技 ……………461
　2）非通常型心房粗動（type II）アブレーション ……………………………………463
5．慢性心房細動 ……………………………464
　1）カテーテルmaze手術 ………………464
　2）Ic心房粗動 …………………………465
6．発作性心房細動 …………………………466

1) 肺静脈隔離術 …………………466
2) 電位を指標としたアブレーション法 ……467
7. 心房頻拍 ………………………………467
1) 心房内リエントリー性頻拍 ………467
2) 洞房結節リエントリー性頻拍 ………467
3) ATP感受性心房頻拍 ………………470
8. 心室頻拍 ………………………………470
1) 特発性心室頻拍 ………………………470
 a. 左室起源心室頻拍 ………………470
 b. 右室流出路起源心室頻拍 ………471
 c. 脚枝間リエントリー性心室頻拍 ………472
2) 器質的心疾患に合併した心室頻拍 ………474
 a. 陳旧性心筋梗塞症に合併した心室頻拍 ………474
 b. 不整脈源性右室異形成症 …………474
 c. 拡張型心筋症に合併した心室頻拍 ……476
9. 合併症対策 ………………………………476
1) 心タンポナーデ ………………………476
2) 塞栓症 …………………………………477
3) その他 …………………………………477

索引 …………………………………………………………………………………481

Side Memo 一覧

複数のカテーテル挿入　11
鼠径部からの穿刺：皮膚線条との関係　15
単極誘導　41
異所性心房調律時のAH時間　44
頻回心房刺激時のAH間隔にもよく注意する！　48
HVブロックが生じたときは？　51
傍His束刺激法　52
Lown-Ganong-Levine症候群(LGL症候群)　203
潜在性WPW症候群　206
発作性上室頻拍(PSVT)の意味するもの　212
偽性心室頻拍(pseudoventricular tachycardia；pseudo VT)　212
long RP tachycardia　239
単相性活動電位　331
M細胞　332

遺伝子診断　338
wavelength(波長)とリエントリーの成立条件　350
使用依存性抑制　362
Ca電流とslow response　363
逆頻度(使用)依存性　364
市民が使える除細動器 AED　384
心停止の鑑別診断　385
一次予防手段としてのICD　385
突然死の予測因子としてのBNP　386
化学的アブレーション(chemical ablation)　450
split potential(分裂電位)　461
breakthrough　471
pace-mapping，およびpace-mapping score　472
substrate mapping　476
post-pacing interval(PPI)　477

表紙の解説
期外刺激による心室頻拍の誘発(催不整脈性右室心筋症，53歳女性)/奥村　謙

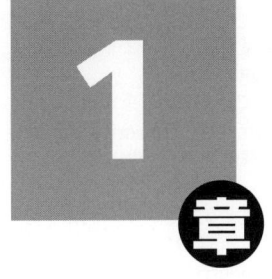

1章 はじめに
電気生理検査の歴史

　臨床電気生理検査は侵襲的検査ではあるが，現在，日常の不整脈診療に広く用いられている。この検査法は心腔内電位記録とプログラム刺激の組み合わせが基本である。この検査法の発展には多くの先人のひらめきと努力が必要であったが，カテーテル電極によるHis束電位の記録法を確立したScherlagの業績[1]は特筆されなくてはならない。そこで，本章では臨床心臓電気生理検査の歴史をScherlag以前と以後に分けてたどってみる（表1）。

1　Scherlagの記録法以前

1）動物実験

　臨床例でのHis束電位記録に先立って動物を用いた実験によって房室接合部〜His束付近の電位記録が報告されている。房室伝導系の電位は九州大学の前野[2]によって初めて記録された。これはイヌの摘出灌流心の心室を開いて，仮腱索からPurkinje線維の働作電流（ペースメーカー電位）を記録したものである。His束電位の記録に関して詳細な検討を加えたのはAlanísら[3]である。彼らはイヌ，ネコの摘出灌流心を用いて，右房を切開して心房中隔，房室接合部を露出し，長さ4〜5 mmの針電極（先端の直径が20〜50 μ）をHis束付近に刺入して電位を記録した。その結果は現在の臨床例で記録されるものと同様に，心房電位と心室電位に挟まれてHis束電位（H potentialと記載）が記録された（図1）。彼らはこの電位が心房や心室筋由来のものではないことをさまざまな手段を用いて検討している。

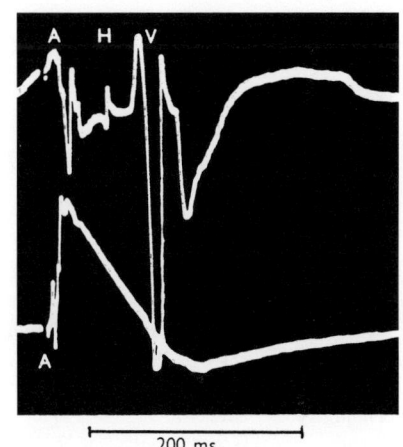

図1　イヌのHis束領域から記録された電位
上段：心房電位（A），His束電位（H），心室電位（V）が明瞭に判別できる。
下段：同時に記録した心房の単相活動電位でHis電位は心房の活動電位の終了以前に出現している〔文献3）より引用〕。

　まず洞結節を挫滅すると房室結節起源の補充調律となるが，その際には心室興奮波（V）には常にHis束電位が先行しており，心房電位（A）とは解離している（図2）[3]。一方，His束を切断すると房室ブロックとなるが，現在言うところのHVブロックの所見が得られる（図3）。また，心房刺激の頻度を増大するとAH間隔は漸増するが，HV間隔は一定であること，迷走神経刺激やアセチルコリンによってAH間隔が延びてついにはAHブロックが生じること，エピネフリンによってAH間

表 1　不整脈・臨床心臓電気生理検査の歴史

年	人物	内容
1827	Adams	徐脈と脳卒中発作を示す症例の記載
1846	Stokes	永続的な徐脈と麻痺を残さない脳卒中様発作の記載
1893	His	His束の発見
	Kent	Kent束の記載
1899	Wenckebach	Wenckebach現象
1903	Einthoven	心電計
1906	田原	房室結節の発見
1907	Keithほか	洞結節の発見
1914	Mines	リングモデルのリエントリー
	Wenckebach	quinineによる心房細動の治療
1920	Bazett	QT間隔と心拍数の関係
1924	Mobitz	房室ブロックの分類
1930	Wolffほか	WPW症候群
	前野	Purkinje線維の働作電流曲線の記録
1938	Mahaim	Mahaim線維の記載
1940	Wiggers	受攻期の概念
1944	Öhnell	早期興奮preexcitationの呼称
1945	Rosenbaum	WPW症候群の分類（A型，B型）
1952	Lownほか	LGL症候群
	Zoll	体外式ペースメーカーによるAdams-Stokes発作の治療
1954	Short	徐脈頻脈症候群
1957	Jervellほか	Jervell and Lange-Nielsen症候群
	上田	WPW症候群の分類（A型，B型，C型）
1958	Senning	植込み型ペースメーカー
1960	Giraud	臨床例でのHis束電位記録
1961	Holter	Holter心電図の臨床応用
1962	Lown	直流通電による頻脈の停止
1963	Romano	QT延長症候群
	須磨	国産ペースメーカーの植込み
	真柴	心臓と大静脈との興奮伝導
1964	Ward	QT延長症候群
	Moe	multiple wavelet説（コンピュータシミュレーション）
1966	Jose	内因性心拍数（薬理的除神経）
	Dessertenne	torsade de pointes
1967	Massumi	WPW症候群のPSVTのページングによる停止
	Durrer	WPW症候群のPSVTのページングによる停止，誘発
	Haft	心房粗動のペーシングによる停止
	Lown	sick sinus syndromeの名称
1968	Scherlag	カテーテル電極によるHis束電位記録（イヌ）
	Ferrer	洞不全症候群の定義
	Cobb	WPW症候群の外科手術
1969	Scherlag	カテーテル電極によるHis束電位記録法の確立（臨床例）
1969	Goldreyer	電気刺激によるPSVT誘発（非WPW症候群例）
1970	Castellanos	WPW症候群のHis束電位記録
	岩	WPW症候群の外科手術
	Rosenbaum	hemiblock
1971	松尾	わが国で最初のHis束電位記録
	Mandel，早川	洞不全症候群のoverdrive suppression，洞結節回復時間
	Andersen	Andersen症候群
1972	Wellens	VTに対するプログラム刺激
	Rubenstein	洞不全症候群の分類
	Winfree	spiral reentry
1973	Strauss	洞房伝導時間の測定
	Boineau	心室遅延電位（イヌの心筋梗塞部）
	Denes	二重房室伝導路の存在
1974	Guiraudon	心室頻拍の外科手術
	Cranefield	triggered activity
	Mirowski	心内カテーテルによる心房細動除細動
1977	Waldo	entrainment
	Allessie	leading circle説
	Fontaine	arrhythmogenic right ventricular dysplasia
	Wu	電気生理検査による薬効評価
	Fisher	電気生理検査による薬効評価
		第1回ペースメーカーに関する公開研究会
		第1回臨床心臓電気生理研究会
1978	Narula	洞房伝導時間の測定
	Josephson	左心内膜カテーテルマッピング
1980	Reiffel	カテーテルによる洞結節電位の記録
1981	Simson	加算平均心電図法
	Spach	異方向性伝導anisotropic conduction
	Belhassen	verapamil感受性心室頻拍
1982	Scheinman	DCによるカテーテルアブレーション（房室ブロック作成）
	Gallagher	DCによるカテーテルアブレーション（房室ブロック作成）
	El-Sherif	8の字リエントリー
1983	Franz	押しつけ法による単相性活動電位記録
1984	Tzivoni	torsade de pointesのMg治療
	Cohen	T wave alternans
1986		植込み型除細動器の植込み
	Lerman	アデノシン感受性心室頻拍
1987	Borggrefe	副伝導路に対する高周波アブレーション
1988	Cowan	QT dispersionの呼称
1989		CAST中間報告
	Lamgberg	脚枝間リエントリー性心室頻拍に対する高周波アブレーション
1990	Goy	房室結節リエントリー頻拍に対する高周波アブレーション
	Roman	房室結節遅伝導路に対する高周波アブレーション
1991	Antzelevitch	M細胞
	Cox	maze手術

表1（続き）

	Keating	QT延長症候群の遺伝子解析
	Sicilian Gambit	（不整脈治療の新戦略）
1992	Brugada	Brugada症候群
	Feld	心房粗動に対する高周波アブレーション
	Klein	特発性心室頻拍に対する高周波アブレーション
1994	Haïssaguerre	肺静脈起源の心房細動
	Haïssaguerre	カテーテルmazeによる心房細動治療
	Leenhardt	short coupled torsades de pointes
	Bakker	心不全例に対する両室ペーシング治療
1995	Wijffels	心房細動と電気的リモデリング
	Leenhardt	カテコラミン感受性多形性心室頻拍
1996	Eldar	バスケットカテーテル

	Ben-Haim	electro-anatomical mapping
	末田	心房細動に対する左房maze手術
1997	家坂	ATP感受性心房頻拍
	Peters	noncontact mapping
1998	Chen	Brugada症候群とSCN5A遺伝子異常
1999	Schmidt	heart rate turbulenceと生命予後
	新田	心房細動に対するradial手術
2000	Gussak	QT短縮症候群
2002	AFFIRM試験報告	
	Faddis	磁気を用いたカテーテル・ナビゲーション・システム
2004	Rudy	ECG imaging
	Ventura	ナビゲーション・システム（NavX®）の臨床応用
	Ernst	磁気ナビゲーション・システム（Niobe®）の臨床応用

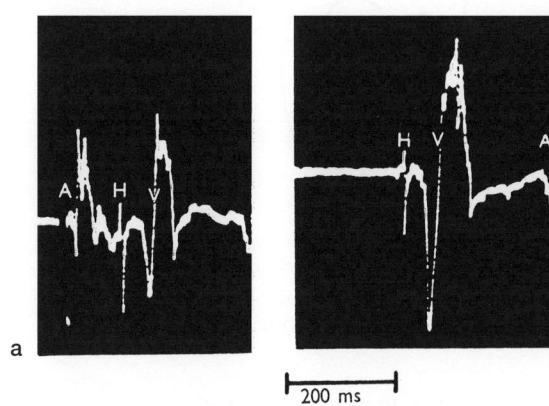

図2 イヌのHis束領域からの電位記録
a：洞調律時。b：洞結節を挫滅後に房室接合部調律となった際の記録。心室電位の前に常にHis電位が先行している〔文献3）より引用〕。

隔が（この実験ではHV間隔も）短くなること，を認めた[3]。これらの所見は現在の臨床心臓電気生理学の知識と合致するものである。しかしながら，このAlanísらの検討では，実際に電位が記録される部位の解剖学的な裏づけがなされていない。

その後，房室接合部の解剖と記録される電位の関係がPruittによりウシで詳細に検討されている[4]。

2）臨床例での記録

Scherlagの記録法[1]の報告以前に，先天性心疾患例でHis束電位が記録されている[5〜7]。しかし，これらは症例報告や例外的に記録されたものである。

Giraudら[5]は，Fallot三徴症の患者で心臓カテーテル検査の際に電極付きカテーテルによって，His束電位の単極誘導記録に成功した。また，PuechはこのGiraudの共同研究者であるが，1957年にすでにFallot四徴症の例でHis束電位を記録しており，これが臨床例のHis束電位記録の最初とされている[5]。

Stuckeyら[6]は高位心室中隔欠損症の手術時に

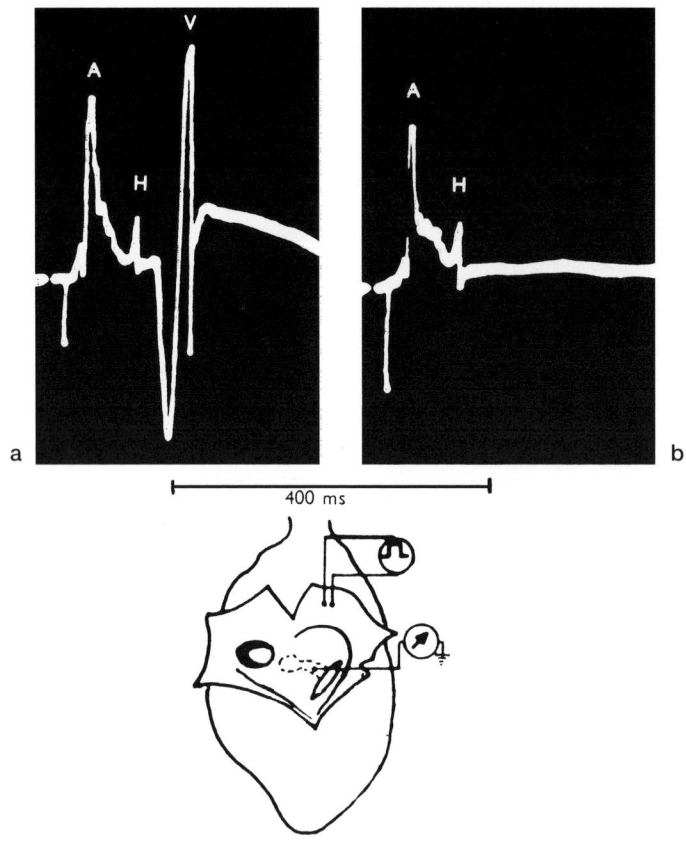

図3　His束結紮の影響
a：結紮前の記録。b：結紮後に房室ブロックが出現しているが，His電位より末梢でブロックとなっている（HVブロック）。下段は実験の模式図〔文献3）より引用〕。

His束電位を記録し，この方法が心室中隔欠損の手術による房室伝導系の損傷を防ぐ上で有用であるとした（1962年）。以上の報告は例外的な記録である。Watsonら[7]は心腔内心電図の記録を多数例に行ったが，His束電位が記録されたものは700例中1例にすぎなかった（1967年）。

臨床例のHis束電位がカテーテル電極によって確実に記録されるには，Scherlagらの工夫を待たなくてはならなかった。

2　Scherlagの記録法

カテーテル電極によるHis束電位の記録に先立って，Scherlagら自身は針電極によってイヌのHis束電位を記録している[8]。イヌを麻酔下に開胸して，右房壁からHis束部へ針電極を刺入してHis束電位を記録した。この電位が右脚電位ではないことを示すために，同部位から電気刺激を行い，His束ペーシングが可能であることも示している（1967年）。

カテーテル電極を用いたHis束電位記録の報告はまずイヌを用いて行われた（1968年）[9]。先端をJ型にしたカテーテル電極を大腿静脈から三尖弁輪を越えて心室内に進め，先端から2対目の双極でHis束電位を記録した。この部位から電気刺激すると，QRS波形は洞調律のものと比べて変化がなく，また同時に記録した左室内圧にも洞調律のものと比べて変化がみられず，His束ペーシングが可能であり，記録された電位が右脚のものではなく，His束の電位であることの確認がなされた。

Scherlagらの臨床例でのHis束電位の記録は

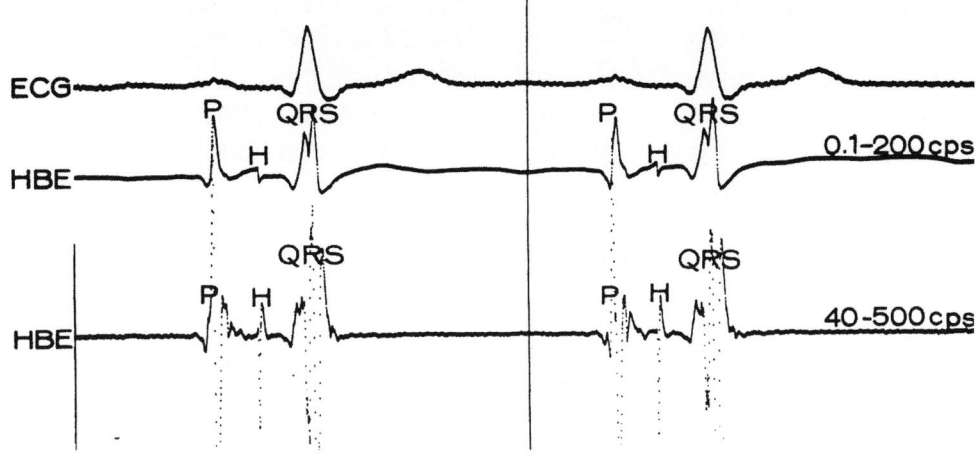

図4 ScherlagらによるカテーテルHis束電位図〔文献1）より引用〕
周波数帯域が40～500 HzでHis束電位が明瞭に記録されている。

1968年に学会の抄録[10]として報告され，論文としては1969年に発表された[1]。10例の患者を対象に現在と同様の方法でカテーテルが挿入され，電位が記録されている（図4）。His束電位の記録そのもの以外に，①記録時の周波数帯域として40～500 Hzがよいこと，②心房ペーシングの頻度を上げていくとPH間隔（現在のAH間隔）がしだいに延びていくが，HS間隔（HからQRSのS波までの間隔）は不変であること，③心房ペーシング下での頸動脈洞マッサージでPH時間の漸増とブロックが生じること（いわゆるWenckebach周期がPH間で起こること）を認めた。

この確実で安全なHis束電位の記録法と後述のプログラム刺激により臨床心臓電気生理学は飛躍的な発展を遂げることになる。

3 Scherlagの発表以降

1）わが国でのHis束電位記録

Scherlagらの論文発表に遅れること2年，1971年2月6日の第59回日本循環器学会関東地方会において東京大学第二内科松尾ほかにより，His束電位記録に関する報告がされた。東京医科歯科大学では1971年2月2日に第1例目のHis束電位の記録が心房中隔欠損例でなされ，上述の地方会において比江嶋により追加発言がなされている（第30回臨床心臓電気生理研究会における特別講演より）。

2）黎明期の電気生理検査

ScherlagのHis束電位記録法の発表後，電気生理検査の広がりは速やかであった。まず記録法自身の応用として，房室ブロックの部位診断がDamatoら[11]によりなされ，また同じ研究グループ（いずれもScherlagの共同研究者）によって心房細動中の心室期外収縮と変行伝導の鑑別がHis束電位の存在の有無によってなされた[12]。

a．プログラム刺激の導入

電気生理検査の真の発展は心内電位記録下のプログラム刺激の導入による。しかしHis束電位記録法の発表以前にプログラム刺激による頻拍の誘発，停止が試みられている。

1967年にDurrerら[13]は4例のWPW症候群の症例で，心房や心室からのプログラム刺激によりQRS幅の狭い頻拍発作が誘発され，また頻拍中のプログラム刺激により繰り返し停止が可能であることを示した。その中の1例では，頻拍中に心房あるいは心室から加えた期外刺激により頻拍周期の更新（リセット）は生じるが，後続周期が頻拍周期に一致することも示されている。この現象は，この頻拍が興奮旋回によることを示唆するものである。

このDurrerらの論文と同じ号のCirculation

に，Massumiら[14]も心房刺激によりWPW症候群の頻拍が停止できることを報告している。これらの報告はScherlagのHis束電位記録法の発表以前のものであり，心内電位記録はなされていない。WPW症候群以外の発作性上室頻拍の誘発は1969年にGoldreyerらによって初めて報告された[15]。

1970年になると，His束電位を記録しながらWPW症候群で心房ペーシングの効果を検討した報告がCastellanosら[16]によってなされた。彼らは2例のA型WPW症候群の患者で，心房ペーシングの頻度をしだいに上げて行くとP-R間隔は不変であるが，P-H間隔がしだいに延長していくのを認めた。そしてH波（His束電位）はついには体表面心電図上のQRS波よりも遅れて出現するようになった。この現象によって，WPW症候群では心室の一部がHis束に先立って興奮し，WPW型波形は融合収縮であることが示された[16]。彼らの報告では頻拍の誘発に関する記載はない。

一方，DurrerらのWPW症候群の頻拍の誘発・停止の報告[13]の3か月前に，Haftら（Damatoのグループ）[17]によって高頻度心房ペーシングによって心房粗動が停止できることが報告されている。おそらくこの報告[17]がプログラム刺激による頻拍の停止に関する最初の報告と思われる。彼らは3例の心房粗動例で，少量のquinidineあるいはprocainamideの投与後に高頻度心房刺激（毎分400回）により，洞調律化に成功した。

b. 心室頻拍の電気生理検査

心室頻拍のプログラム刺激による誘発・停止はHis束電位記録法の導入後，比較的早期に報告されている。Wellens，Durrerら[18]は5例の心室頻拍例（うち4例は陳旧性心筋梗塞例）で，右室からの単一期外刺激により頻拍の誘発が可能であること，頻拍の停止は右室からの単一あるいは連続した2個の期外刺激で可能であることを示した。そして頻拍中に加えた心室期外刺激後の頻拍の後続周期が代償性休止期よりも短く，頻拍の誘発・停止とも合わせて，その機序を興奮旋回によるものとした。彼らは，脚枝間，Purkinje線維（周辺の心室筋を含むものと含まないもの），梗塞心筋，あるいはこれらの合併を旋回路として想定した[18]。

その後，Josephson[19]により臨床例の心室頻拍の広範な電気生理学的検討がなされたことはよく知られた事実である。

c. 抗不整脈薬の薬効評価法としての応用

プログラム刺激が頻拍発作の誘発法として確立してくると，これを抗不整脈薬の有効性の判定・予測手段に用いる試みがなされるようになった。1977年Wuら[20]とFisherら[21]は，まず上室性頻拍に対する薬効評価の試みを報告した。Wuら[20]は，副伝導路を介する房室リエントリー性頻拍の症例に関して検討したが，Fisherら[21]は心室頻拍に関しても検討している。心室頻拍の薬効評価については同年Hartzlerら[22]が6例について報告しているが，多数の症例を検討したものはMasonら[23]の報告（1978年）である。

Masonらは，21例の心室頻拍例に対してさまざまな抗不整脈薬を静注し，発作の誘発が抑制されるか否か（誘発抑制効果）を検討した。このうち15例で誘発抑制効果が得られ，14例には有効であった薬剤が経口投与された。平均8か月の経過観察中13例では発作の再発はみられず，propranololが有効であった1例では再発抑制は不完全であった。この報告以降，電気生理検査を用いた薬効評価が広く臨床の現場で行われるようになった。

d. 洞不全症候群

洞不全症候群の命名はLown[24]によるが，彼は心房細動の電気的除細動後に洞調律が維持できない例をこのように呼んだ（1967年）。翌年，Ferrer[25]によって洞不全症候群の概念が拡張されたが，この概念は洞不全症候群の病態をよく反映している。このFerrerの分類中にいわゆる徐脈頻脈症候群（徐脈と頻脈が交互にみられるもの）が挙げられているが，徐脈頻脈症候群の記述はすでに1954年にShort[26]によってなされている。その後，現在広く用いられている洞不全症候群の分類がRubensteinらによって1972年に記載された[27]。

洞不全症候群の診断において欠くことのできない方法に，洞結節回復時間の測定がある。1971年にMandel，早川ら[28]により，洞不全症候群の例では心房ペーシング後に後続の心房興奮が出現するまでの時間が遅れることが示され，ペーシン

グによる最後の心房波から後続の最初の洞性の心房波までの時間が洞結節回復時間と呼ばれた。

その後，洞房伝導時間の測定法，洞結節電位の直接記録などが考案され，それ以前に知られていた薬理学的除神経による内因性心拍数を含め，洞不全症候群の病態生理の理解が深まった。

3) わが国の電気生理検査の発展

わが国においては，有志（比江嶋，早川，松尾）による臨床心臓電気生理研究会の第1回目の会が，1977年10月に東京で開催された。演題は14題で，その内訳はWPW症候群7，房室伝導・ブロック3，上室頻拍2，洞不全症候群2，心房頻拍の実験1であった[29]。この研究会は年2回の開催であったが，秋の研究会が他の研究会とともに心電学会に統合されたため，1984年からは年1回の開催となり2006年5月第36回の研究会が開催された。

一方，主にペースメーカーを専門とする研究者は1971年に日本循環器学会とME学会の合同のペースメーカー研究委員会を設立した。1977年になりペースメーカー委員会（76年からペースメーカー委員会と改称）主催の第1回ペースメーカーに関する研究会が東京で開催された[30]。教育講演2題，委員会報告（高度房室ブロックの予後に関する全国調査）のほかに59題の演題が発表された。電気生理検査の演題も散見されるが，大部分はペースメーカー，ペーシングに関する演題である。この公開研究会は，今日，日本心臓電気生理・ペーシング学会に発展し，2005年5月第20回学術集会が開催された。同学会は2005年秋，日本不整脈学会と改称された。

4 おわりに

心臓電気生理学のその後の発展にはめざましいものがある。個々の領域に関する歴史はそれぞれの章でも概説されるので，表1におおよその歴史的経緯をまとめておいた。この表には，臨床心臓電気生理学以外にも不整脈に関する重要な項目を掲げた。おおよその不整脈研究の流れが鳥瞰できると思われる。なお，臨床心臓電気生理検査の初期の歴史的展望については，総説[31～32]に詳細が述べられている。

(井上　博)

●文献

1) Scherlag BJ, Lau SH, Helfant RH, et al：Catheter technique for recording His bundle activity in man. Circulation 1969；39：13-18
2) 前野哲夫：犬心臓ノ刺激伝達分枝（仮腱糸）ノ働作電流ニ就テ．第Ⅱ編．灌流保生セル心臓内ノ仮腱糸（プルキンニエ線維）ノ働作電流ニ就テ．福岡医大誌 1930；23：974.（村尾　覚，春見建一，松尾博司：ヒス束心電図—基礎および方法；佐野豊美（編）：刺激伝導系—基礎と臨床—．医学書院，1974, p168-178より引用）
3) Alanís J, González H, López E：The electrical activity of the bundle of His. J Physiol 1958；142：127-140
4) Pruitt RD, Essex HE：Potential changes attending the excitation process in the atrioventricular conduction system of bovine and canine hearts. Circ Res 1960；8：149-174
5) Giraud G, Puech P, Latour H, et al：Variations de potentiel lieés á l'activité du systéme de conduction auriculo-ventriculaire chez l'homme. Arch Mal Coeur 1960；53：757-776
6) Stuckey JH, Hoffman BF：Open heart surgery. The prevention of injury to the specialized conducting system. Arch Surg 1962；85：224-229
7) Watson H, Emslie-Smith D, Lowe KG：The intracardiac electrocardiogram of human atrioventricular conducting tissue. Am Heart J 1967；74：66-70
8) Scherlag BJ, Kosowsky BD, Damato AN：A technique for ventricular pacing from the His bundle of the intact heart. J Appl Physiol 1967；22：584-587
9) Scherlag BJ, Helfant RH, Damato AN：A catheterization technique for His bundle stimulation and recording in the intact dog. J Appl Physiol 1968；25：425-428
10) Scherlag BJ, Lau SH, Helfant RH, et al：His bundle recording from the human heart during cardiac catheterization. Clin Res 1968；16：247
11) Damato AN, Lau SH, Helfant RH, et al：A study of heart block in man using His bundle recordings. Circulation 1969；39：297-305
12) Lau SH, Damato AN, Berkowitz WD, et al：A study of atrioventricular conduction in atrial fibrillation and flutter in man using His bundle recordings. Circulation 1969；40：71-78
13) Durrer D, Schoo L, Schuilenburg RM, et al：The role of premature beats in the initiation and the termination of supraventricular tachycardia in the Wolff-Parkinson-White syndrome. Circulation 1967；36：644-662
14) Massumi RA, Kistin AD, Tawakkol AA：

Termination of reciprocating tachycardia by atrial stimulation. Circulation 1967；36：637-643
15) Goldreyer BN, Bigger JT Jr：Spontaneous and induced reentrant tachycardia. Ann Intern Med 1968；70：87-98
16) Castellanos A Jr, Chapunoff E, Castillo C, et al：His bundle electrograms in two cases of Wolff-Parkinson-White (pre-excitation) syndrome. Circulation 1970；41：399-411
17) Haft JI, Kosowsky BD, Lau SH, et al：Termination of atrial flutter by rapid electrical pacing of the atrium. Am J Cardiol 1967；20：239-244
18) Wellens HJJ, Schuilenburg RM, Durrer D：Electrical stimulation of the heart in patients with ventricular tachycardia. Circulation 1972；46：216-226
19) Josephson ME, Horowitz LN, Farshidi A, et al：Recurrent sustained ventricular tachycardia. 1. Mechanisms. Circulation 1978；57：431-440
20) Wu D, Amat-y-Leon F, Simpson RJ Jr, et al：Electrophysiologic studies with multiple drugs in patients with atrio-ventricular re-entrant tachycardia utilizing an extranodal pathway. Circulation 1977；56：727-736
21) Fisher JD, Cohen HL, Mehra R, et al：Cardiac pacing and pacemakers. II. Serial electrophysiologic-pharmacologic testing for control of recurrent tachyarrhythmias. Am Heart J 1977；93：658-668
22) Hartzler GO, Maloney JD：Programmed ventricular stimulation in management of recurrent ventricular tachycardia. Mayo Clin Proc 1977；52：731-741
23) Mason JW, Winkle RA：Electrode-catheter arrhythmia induction in the selection and assessment of antiarrhythmic drug therapy for recurrent ventricular tachycardia. Circulation 1978；58：971-985
24) Lown B：Electrical reversion of cardiac arrhythmias. Br Heart J 1967；29：469-489
25) Ferrer MI：The sick sinus syndrome in atrial disease. JAMA 1968；206：645-646
26) Short DS：The syndrome of alternating bradycardia and tachycardia. Br Heart J 1954；16：208-214
27) Rubenstein JJ, Schulman CL, Yurchak PM, et al：Clinical spectrum of the sick sinus syndrome. Circulation 1972；46：5-13
28) Mandel WJ, Hayakawa H, Allen HN, et al：Assessment of sinus node function in patients with the sick sinus syndrome. Circulation 1972；46：761-770
29) 臨床心臓電気生理　1978；1
30) 心臓ペーシング―第1回ペースメーカーに関する公開講演会プロシーディングス．1977
31) 比江嶋一昌，鈴木文男，谷口興一，他：ヒス束心電図による臨床心電図学の進歩．呼と循　1971；19：551-561
32) 比江嶋一昌，鈴木文男，高橋正喜，他：臨床心臓電気生理学の進歩．心電図　1981；1：3-34

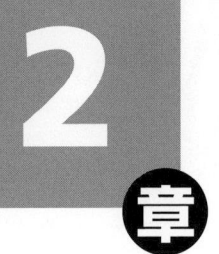

2章 電気生理検査総論
手技・装置

1 カテーテル挿入の手技

カテーテル手技として重要なことは，まず心臓に電極カテーテルを挿入することである。そのためにはさまざまな血管経路とその特徴を理解しておく必要がある(表1)[1]。

1) 鼠径部から大腿静脈への穿刺(図1)

大腿静脈は動脈の内側に位置し，Seldinger法により容易に静脈路が確保できる。まず剃毛された鼠径部を消毒する。次に皮膚線条の下方で，大腿動脈の内側から局所麻酔を十分に行う。その後，大腿静脈の位置を探りながら鼠径部の深部に向けて針を進め，麻酔を追加する(図1a)。針先が恥骨にあたった部分にも十分麻酔する。これで穿刺部位のおおよその見当をつけた後，Seldinger針(ガイドワイヤーが通る静脈留置針)(図2)を穿刺する。ただし穿刺前にメスの尖刀で皮膚にイントロデューサーが挿入できる程度の切開を加え(図1b)，モスキート鉗子で鈍的に広げておく。

最初に見当をつけた部位より穿刺し(図1c)，内針を抜き外套針のみにしてゆっくり引き抜いてくる。その際外套針に注射シリンジを接続し，右手で陰圧を加え，外套針が静脈内に入ると血液の逆流で確認できるようにする(図1d)。また左手を穿刺針に添えて動揺しないように固定する。十分に抵抗なく血液が逆流してきたら，外套針の位置が動かないように左手でしっかり固定し，シリンジをはずしてガイドワイヤーをゆっくり挿入す

表1　カテーテルの到達部位と穿刺経路

到達部位	経路	穿刺部位
右房		すべての静脈
右室		すべての静脈
His束	右心系	大腿静脈
	左心系(大動脈弁基部)	大腿動脈
冠静脈洞	上大静脈	前腕静脈，鎖骨下静脈，内頸静脈
	下大静脈	大腿静脈
左室	逆行性	大腿動脈
	経中隔	大腿静脈(右)
左房	逆行性	大腿動脈
	経中隔	大腿静脈(右)

る(図1e)。この際少しでも抵抗がある場合は無理に押し込まず，ガイドワイヤーを抜いて血液の逆流を再確認する。十分血液が逆流するのにガイドワイヤーの挿入に抵抗がある場合は，穿刺針を血管と平行になるよう傾かせると挿入しやすくなる。抵抗なくガイドワイヤーを挿入できる場合は，下大静脈まで挿入して静脈の走行を透視で確認する。

次にガイドワイヤーをそのままの位置に保ち，外套針を抜去する(図1f)。イントロデューサーをガイドワイヤーに沿ってゆっくり，しかし力を入れて，血管内へ挿入する。挿入時に少し鈍痛を認

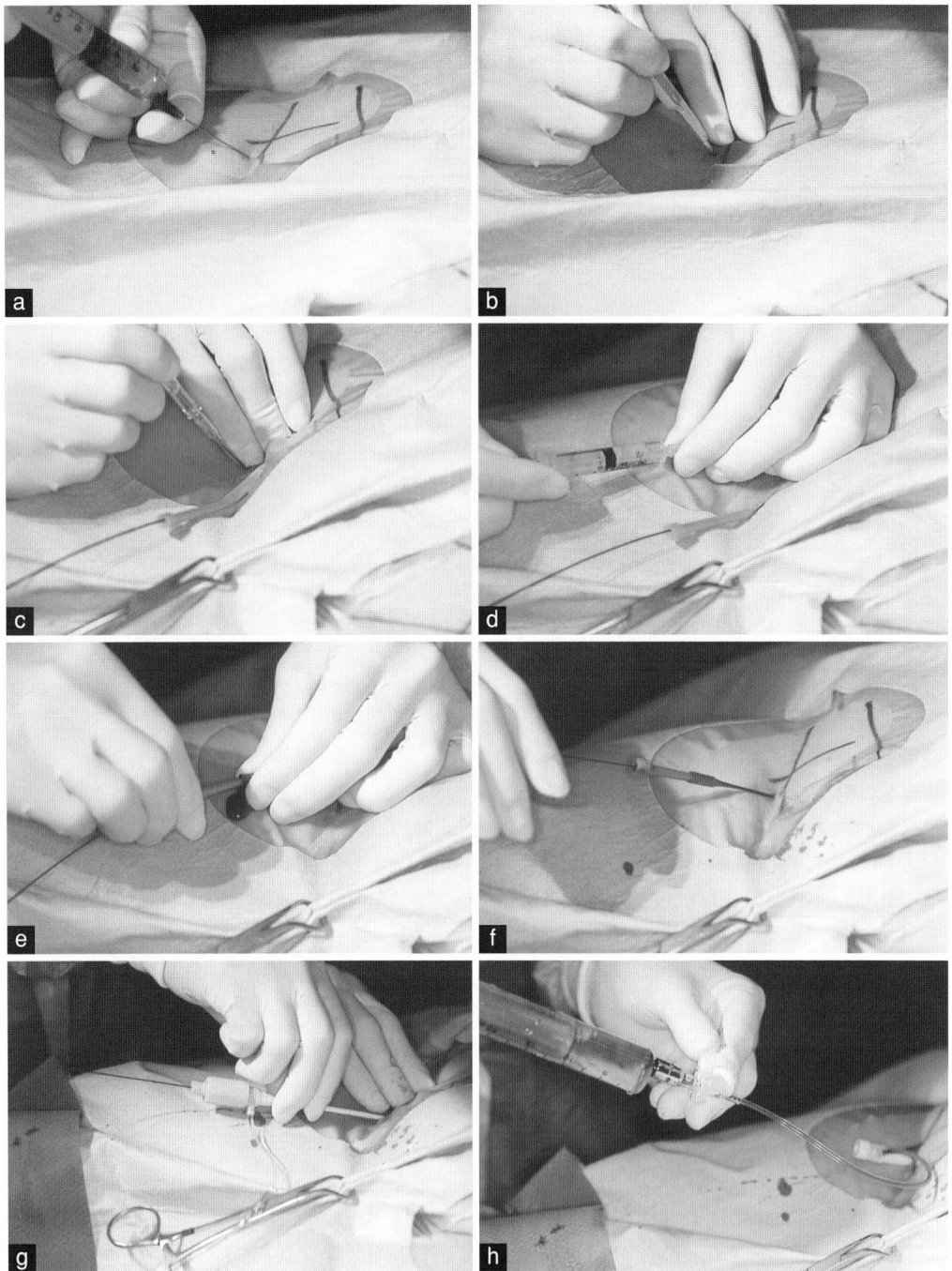

図1 右大腿静脈の穿刺
図中右が頭側である。術者は患者の右側に位置し，写真は患者の左側から撮ったものである。術者に近い線は皮膚線条を，離れた線は腸骨稜と恥骨部を結ぶ線を示す。それらと交差する線は大腿動脈の位置を示す。
a：穿刺部の麻酔と大腿静脈の位置の確認，b：穿刺部の皮膚切開，c：静脈針を大腿静脈に穿刺，d：逆流を確認しながら静脈針の外筒を引く，e：静脈針外筒にガイドワイヤーを挿入，f：外筒を抜去，g：イントロデューサーを挿入，h：回路内に残っている空気を陰圧にした注射器シリンジ内に吸引した後イントロデューサー内を生理食塩水でフラッシュ。

1. カテーテル挿入の手技　11

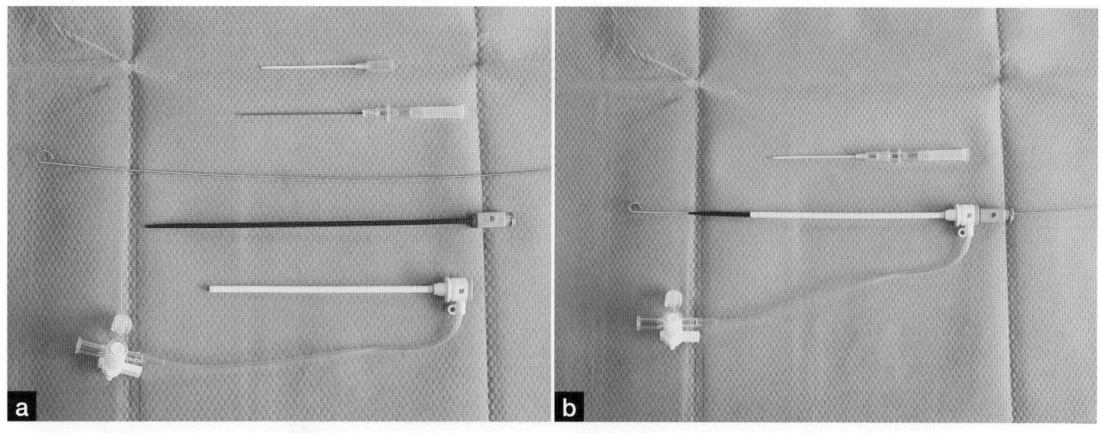

図2　血管穿刺に用いる穿刺針，ガイドワイヤー，イントロデューサー，ダイレーターの実物
aにシースと穿刺針，ガイドワイヤー，ダイレーター，イントロデューサーの実物をそれぞれ別々に分解して示す。
bに穿刺針とガイドワイヤー，ダイレーター，イントロデューサーを組み立てた状態で示す。
穿刺針は金属製のSeldinger針を消毒して再使用していたが，最近は使い捨てのカテーテルイントロデューサーセットの中にある穿刺針を用いることが多い。ガイドワイヤーは先端がまっすぐのものと彎曲しているものがある。血管の分枝に入りやすい場合には彎曲したものが使いやすい。イントロデューサーのサイズはカテーテルの太さを考慮して決める。使用前には必ずイントロデューサーの三方活栓から生理食塩水で全体をフラッシュしておく。

める。皮膚切開が不十分な場合は抵抗があり，イントロデューサーを挿入できない。ガイドワイヤーの後部はイントロデューサーの後ろから少なくとも数cmは出た状態にしておく（図1g）。最後にガイドワイヤーを含めてイントロデューサー内のダイレーターをまとめて抜去する。イントロデューサーが血管内にあることをイントロデューサーに付いているルートを利用して確認した後，生理食塩水でイントロデューサー内部をフラッシュして穿刺を完了する（図1h）。
　左側の鼠径部の穿刺も線対称となっている以外は右側と基本的に同様である。術者からの距離が遠い分，カテーテルの台を少し下げると操作しやすい。片側だけで2本のカテーテルの挿入は可能であり，左右両側で合計4本のカテーテルが挿入できる。右側から3本のカテーテル挿入も可能だが，挿入後の操作性に問題が生じることがある。特にアブレーションカテーテルを挿入する場合は注意する。右心系までのカテーテルの移動にはX線透視が必要である。左右の大腿静脈から下大静脈に至る部分でカテーテルが静脈の分枝に迷入することがあるので注意を要する。特に左側の大腿

Side Memo

複数のカテーテル挿入

　複数のカテーテルを挿入するためには，同一の穿刺領域から複数挿入する方法と，穿刺領域を複数設ける方法がある。通常は複数の穿刺領域，例えば左右鼠径部，肘部，鎖骨下，頸部などを目的によって選択する。鼠径部から複数のカテーテルを挿入する場合は，最初の穿刺部位を皮膚線条の直下に，2本目は最初の穿刺部位より1cmほど下方から穿刺する。挿入ずみのイントロデューサーを穿刺針で傷をつけないように注意しながら針を進める。そのために最初の穿刺部位の下方からの穿刺を原則とする。大腿静脈の穿刺が困難な場合には，透視下にすでに挿入されているイントロデューサーの走行を指標に穿刺する方法もある。2本目以後のカテーテル挿入時に，先に挿入したカテーテルが移動することがあり注意する。またアブレーションカテーテルを右鼠径部から挿入する場合には，その他のカテーテル挿入は通常2本までとしている。アブレーションカテーテルは頻繁に移動操作する。そのため他のカテーテルが同時に移動し，アブレーションカテーテル自体の操作性が制限されることを避けるためである。

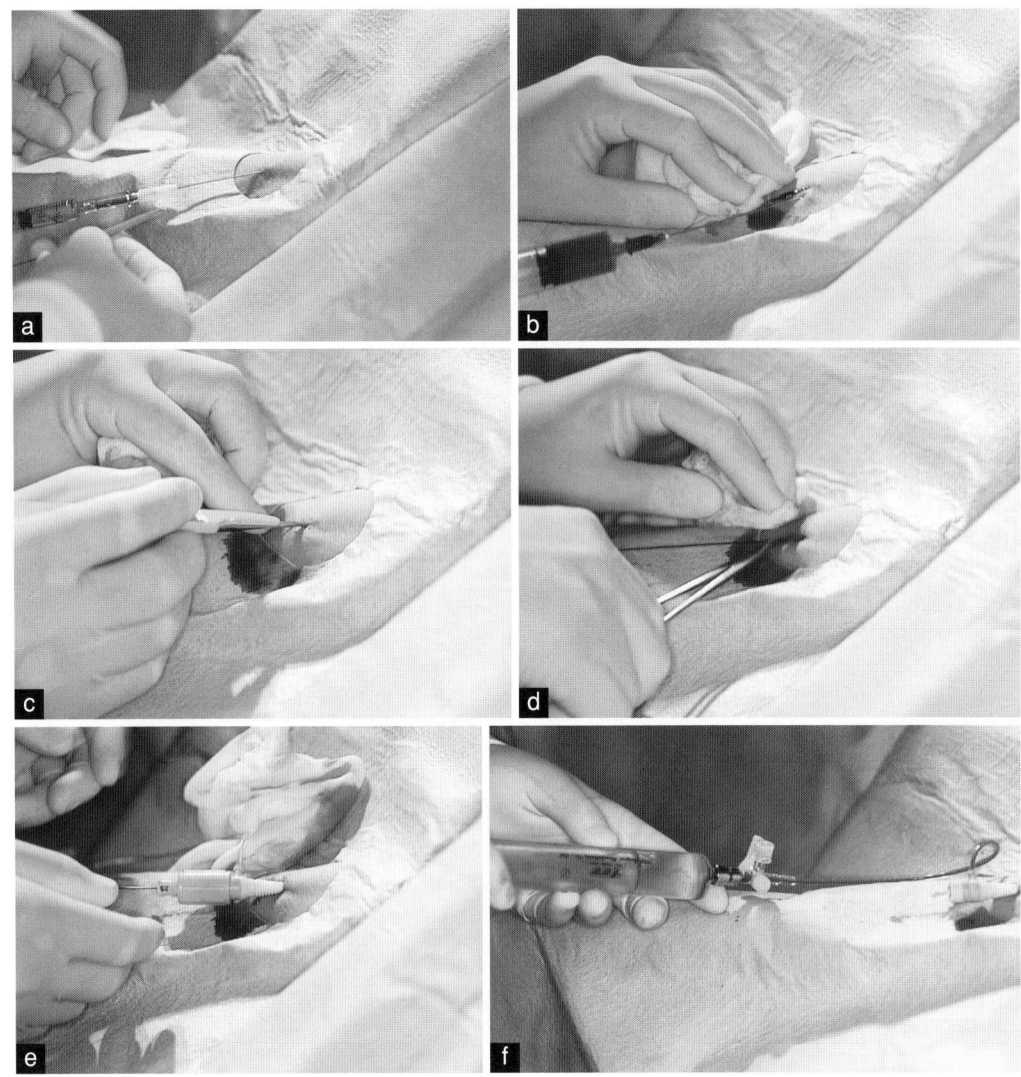

図3 左前腕静脈の穿刺
図中右が左前腕の近位である。術者は患者の左前腕の遠位に位置する。
a：静脈針を前腕静脈に穿刺，b：穿刺部の麻酔，c：穿刺部の皮膚切開，d：皮膚切開部をモスキート鉗子で鈍的に広げる，e：イントロデューサーを挿入，f：イントロデューサー内を生理食塩水でフラッシュ。

静脈からは下大静脈までの距離が右側より長く注意する。カテーテルが動かなくなったら無理に押さずに，まず引いて方向を変えて再度進める。静脈経路がわからなくなったら，一度カテーテルを抜いてガイドワイヤーを挿入して静脈経路を確認し直すか，少量の造影剤で経路を確認するのがよい。

穿刺の際に針を進めていって拍動を感じたらそれは大腿動脈であり，穿刺針の方向を変える。注意していても時に動脈を穿刺することがある。その際は穿刺した際に疼痛を訴えることが多い。逆流を確認していると，いきなり動脈圧の強い拍動がシリンジを通して感じられる。また逆流の際には気づかずにガイドワイヤーを挿入してから，その走行が下大静脈でなく下行大動脈であることから異常に気づくこともある。その際はすばやく抜去して圧迫する。穿刺針のみであれば5分ほどの止血で再び静脈穿刺に戻れる。動脈にイントロ

デューサーまで挿入した場合は，抜去せずに通常の動脈経路のカテーテルに準じてカテーテル終了まで処置する．検査中の動脈圧モニターとして利用できる．

2）肘部から左前腕静脈への穿刺（図3）

　静脈路の確保のために以前はカットダウン法も用いられたが，穿刺法でも十分可能である．主に冠静脈洞内へのカテーテルの挿入に利用する．血管は大腿に比べて細いため，自由に操作できるカテーテルの太さは5,6F程度である．また肘部外側の静脈からの挿入は，鎖骨下静脈への進行が困難となる可能性が高い．カテーテルを留置する場合は，上腕の動きによるカテーテル先端の移動に注意する．

　通常は皮膚の局所麻酔をしてから静脈穿刺を行うが，肘部からの穿刺の際には，麻酔により静脈の位置が不明瞭となり，穿刺が困難となることがある．筆者らは無麻酔でガイドワイヤー挿入まで行っている（図3a）．ガイドワイヤーが鎖骨下静脈に挿入できたことを確認したら，穿刺部位を麻酔して小切開を加え，イントロデューサーを挿入する（図3b～f）．また前腕静脈は静脈弁が発達しているため，カテーテルの先端が引っかかり抵抗を感じることがある．その際は，一度カテーテルを引いて再度挿入を試みると楽に通過できる．またカテーテル操作中に血管のスパスムが生じ，挿入が困難となることがある．鎖骨下静脈から上大静脈に至る部位は，左側の上大静脈残遺のために経路が複雑に彎曲していることがあり注意する（図4）．同部位でカテーテルの自由が効かなくなったり，疼痛を訴えたりする場合には，カテーテルを抜いて経路を造影で確認する．

3）頸部からの右内頸静脈への穿刺（図5）

　患者を仰臥位とし，右側胸鎖乳突筋の中央下部の後方から鎖骨の中央1/3寄りの方向へ穿刺し，内頸静脈の位置を決定する．大腿静脈の穿刺と同様に局所麻酔の針で，まず内頸静脈の位置を確認してから静脈針を穿刺する．ガイドワイヤーを挿入すると容易に右房から右室内に向かい，心室期外収縮が頻発することがあるので心電図モニターに注意する．右内頸静脈は解剖学的に直接右心系

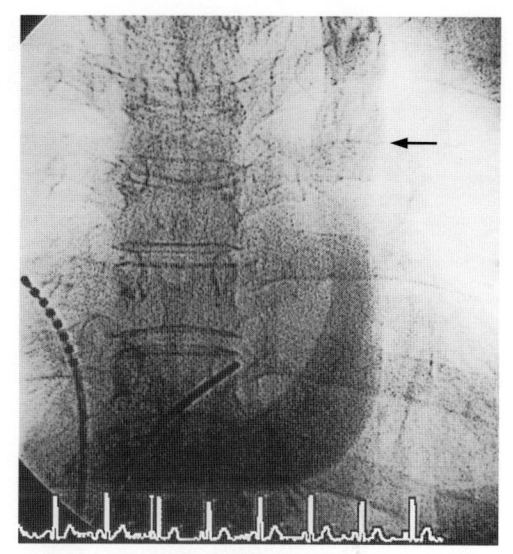

図4　左上大静脈残遺
症例は房室結節リエントリー性頻拍で高位右房とHis束記録のカテーテルがすでに挿入されている．前腕静脈から冠静脈洞へカテーテルを進めたが挿入困難なため造影を行ったところ左上大静脈残遺が判明した．造影剤は左上大静脈（矢印）から冠静脈洞を経て右房に流入した．

に連絡するので，X線透視を使用せずにカテーテルを右心系に移動させる場合に最適であり，ベッドサイドでのSwan-Ganzカテーテル挿入の経路としてよく利用される．鎖骨下静脈に比べて気胸の危険性は低いが，頸動脈洞反射の亢進を認めたり，強い動脈硬化性変化を伴う場合は穿刺を避ける．また頸動脈の穿刺による出血の際には止血が困難となることがあり，十分注意する．カテーテル留置後は頭部の運動制限が必要となる．さらにカテーテル挿入時の空気塞栓にも注意が必要である．

4）鎖骨下からの鎖骨下静脈への穿刺

　患者を仰臥位とする際に背中にタオルを入れると前胸部が広がり穿刺が容易になる．局所麻酔の針を鎖骨中線より穿刺し，胸骨上切痕部に向かって鎖骨下を進める．ペースメーカー植込みに際してのリード挿入部と同じで，左右いずれの鎖骨下静脈も穿刺できる．前述の方法で静脈の位置が確認できたら穿刺針を刺し，ガイドワイヤーを通す．カテーテル用のシースを挿入した後，電極カテー

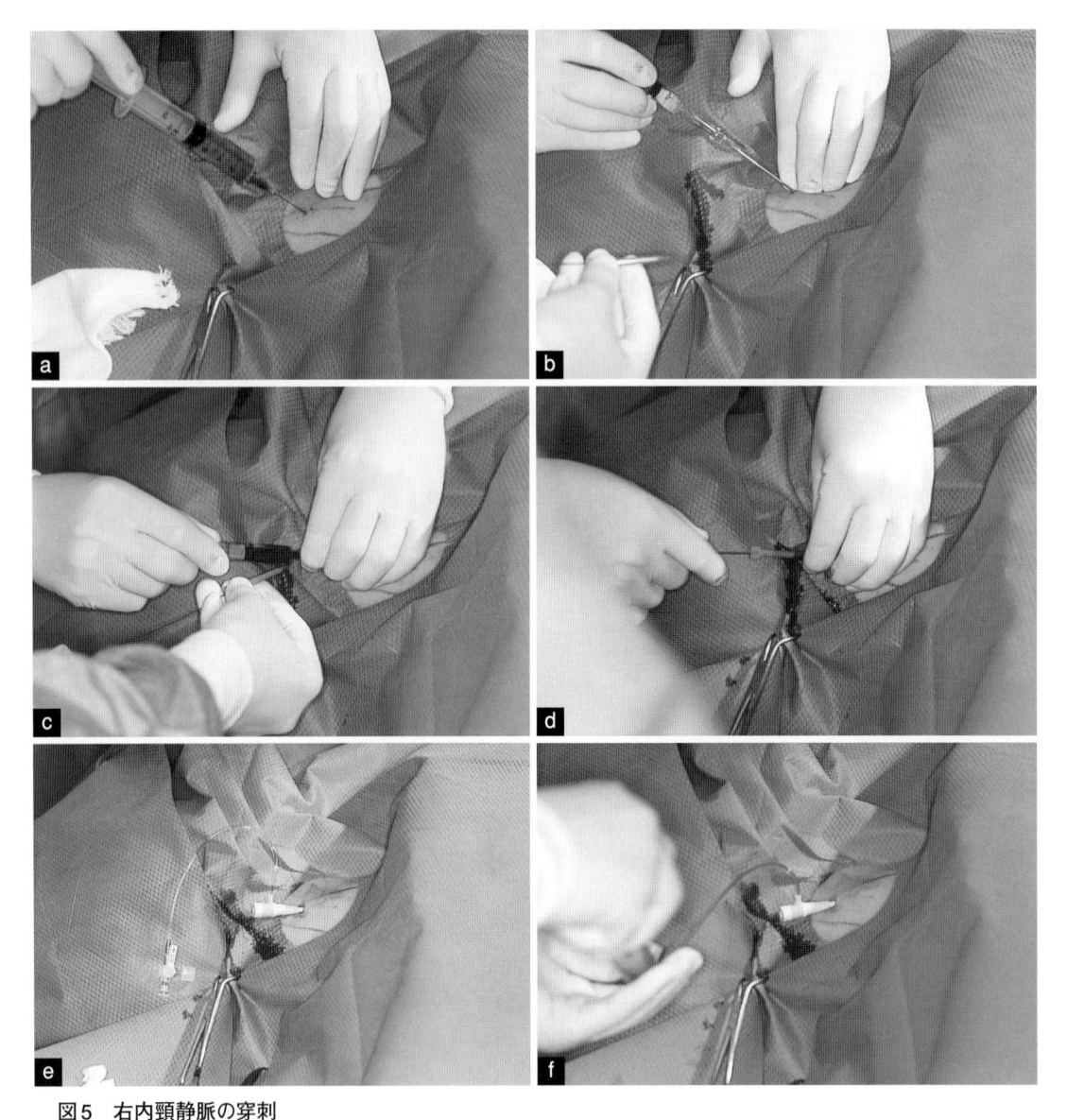

図5 右内頸静脈の穿刺
図中左が頭側である。術者は患者の頭側に位置し，写真は患者の右側から撮ったものである。
a：穿刺部の麻酔と内頸静脈の位置の確認，b：静脈針を内頸静脈に穿刺，c：逆流を確認しながら静脈針の外筒を引く，d：静脈針外筒にガイドワイヤーを挿入，e：イントロデューサーを挿入，f：イントロデューサー内を生理食塩水でフラッシュ。

テルを静脈内に進める。カテーテル留置後の安定性は高いが，穿刺時の気胸や鎖骨下動脈の穿刺による出血の危険性があり，注意が必要である。またカテーテル挿入時の空気塞栓にも注意する。

5）鼠径部から大腿動脈への穿刺

大腿動脈の穿刺は必ず鼠径部皮膚線条の下方から行う。大腿静脈と異なり動脈は拍動が明瞭であ

るため，穿刺は容易である。穿刺部位を局所麻酔し皮膚切開を加えた後，Seldinger針を穿刺する。動脈の拍動を感じながら恥骨部まで穿刺したら，内針を抜いて外套針を左手でしっかり固定して徐々に引き抜く。動脈内に針先が入ると動脈の拍動に一致して動脈血の逆流が生じるので，すばやくガイドワイヤーを挿入する。透視下にガイドワイヤーが下行大動脈に進んでいること，ガイドワ

> **Side Memo**
>
> **鼠径部からの穿刺：皮膚線条との関係**
>
> 　大腿動脈の穿刺は皮膚線条の下方からとされているが，穿刺が困難な例の動脈の拍動が皮膚線条の上方で明瞭に確認できることがある。このような場合には，穿刺部位を皮膚線条の上方に変更したいところである。しかし，上方からの穿刺は動脈壁に実際に穿刺針が到達する部位が，鼠径靱帯を越えて腹腔内となる可能性があり注意が必要である。鼠径靱帯を越えた場合には，穿刺部位の圧迫止血の際に圧迫が不十分となり，止血に難渋し後腹膜腔への出血の原因となる危険性がある。

イヤー先端の可動性が良好であることを確認する。まれに動脈壁に沿って壁の解離を生じながらガイドワイヤーが上行することがあるので注意する。前述のごとくイントロデューサーを挿入して，フラッシュして動脈圧モニターを行い通常の圧波形が得られることを確認する。

2 カテーテルの特徴と操作方法

　電極カテーテルの種類は多種多様であるが，基本的な機能は電位の記録と心筋の刺激である。アブレーションカテーテルの場合には高周波通電が目的となる。電極カテーテルがこれだけ多様になった理由は，アブレーションの標的となる部位の解剖学的な特徴に合わせた電位マッピングが必要となったことが大きく関与する。心腔内に挿入したカテーテルをそれぞれの目標に操作するのであるが，電気生理検査とアブレーションではカテーテル操作法がかなり異なる。

1）基本的カテーテル（図6）

　成人例に使用する電極は通常5～7Fの太さで，電極の数は2～10極ほどである。細いカテーテルは細い血管から挿入可能であるが，腰が弱く操作性は太いカテーテルに比べて劣る。電極の配置は5～10 mmの等間隔のものから，双極で使用する電極の間隔が2 mmで，それぞれの双極の電極間が5～10 mmのものまで種々ある。双極電極の間隔が広がれば，それだけ広い範囲の心筋の電位が記録，刺激される。狭ければより局所の出来事が反映される。例えば多相性の分裂した電位の場合には電極間隔を狭くすることで，いくつかのコンポーネントに分けた解析が可能となる。

　さらにカテーテルの種類により素材が異なり，回転の伝わり方や押しつけた際の屈曲の具合が異なる。また，最近の電極カテーテルの多くは先端可動型となり操作性はより高められている。どのカテーテルを使用するかは，目的と術者の好みによるところが大きい。

a．右房へのカテーテル挿入

　従来の心臓電気生理検査では高位右房，His束，右室の3か所が検討の中心であった。また症例により冠静脈洞への挿入も行った。右房へのカテーテル挿入は容易であるが，刺激閾値の適当な場所を探すのに手間取ることもある。カテーテルの先端が心房壁に適当な強さで当たり，十分な振幅の電位が記録されることが重要である。高位右房側壁は横隔神経が走行しているため，電気刺激に一致して横隔膜が刺激されることがある。その際には刺激強度を下げるか，カテーテルの位置を変更する必要がある。

b．His束領域へのカテーテル挿入

　His束電位の記録から，心臓電気生理検査が始まったともいえるほどに重要な手技であった。カテーテルを右室に向けて中隔上縁に沿って進めていく。三尖弁輪を越えたあたりで，心室興奮波が心房興奮波よりもかなり大きく記録できる。この両興奮波の間で心室寄りに鋭い振れの小さな電位が記録できる。これがHis束電位である（図6）。記録が困難な場合には透視の方向を前後だけでなく，左前斜位にしてカテーテルが中隔に沿っていることを確認する。カテーテルが時に冠静脈洞内に進入している場合もあり，その際には左前斜位で左方に向かっているカテーテルが確認できる。

c．右室へのカテーテル挿入

　カテーテルの本来の彎曲を利用してそのまま右室心尖部まで進めることのできる例も多いが，右

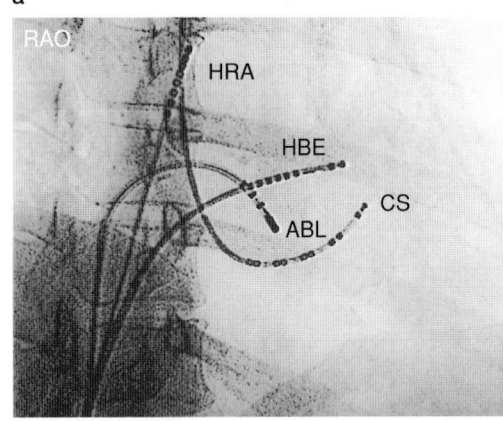

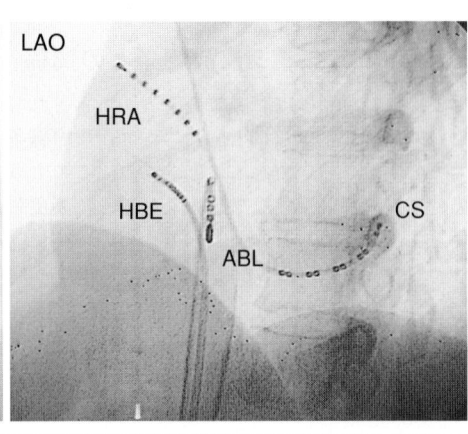

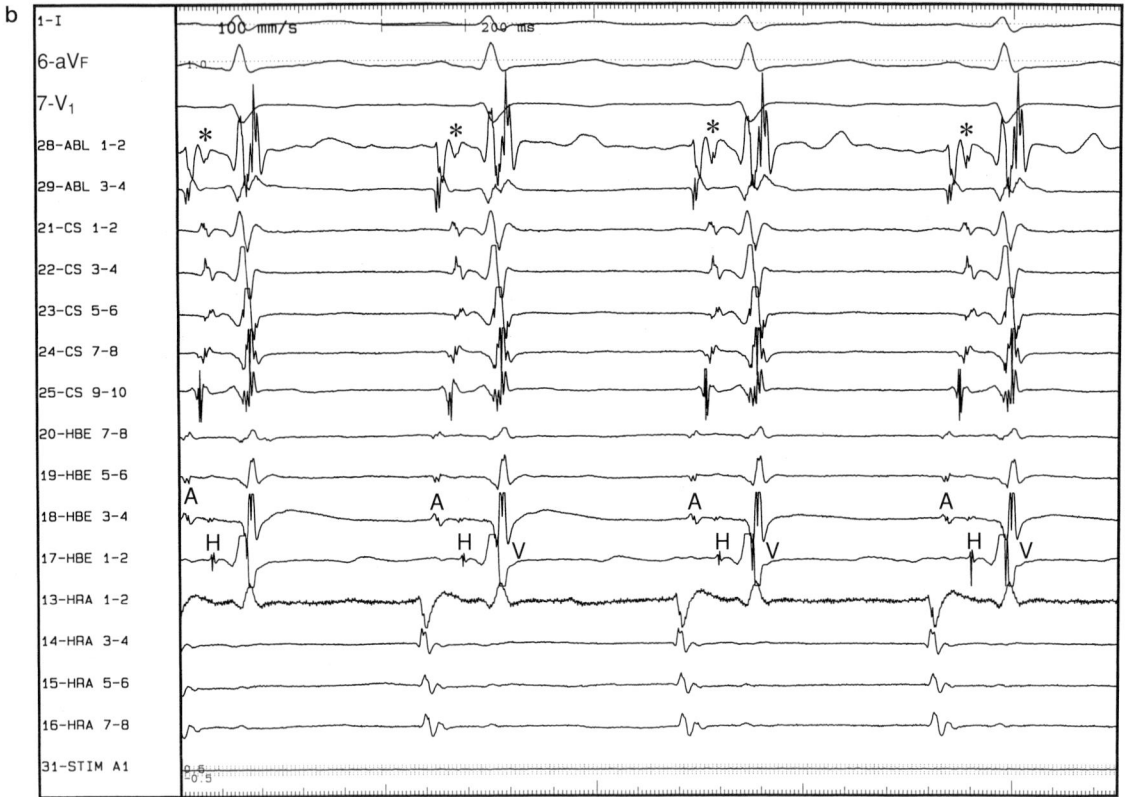

図6 房室結節リエントリー性頻拍症例に対するカテーテルの留置と電位図

a：カテーテルの位置

図左 RAO：右前斜位，図右 LAO：左前斜位，HRA：高位右房，HBE：His 束電位記録部位，CS：冠静脈洞，ABL：アブレーションカテーテル

b：洞調律時の心腔内電位

図上段から体表面心電図3チャネル（I, aV$_F$, V$_1$）と心内電位15チャネル（ABL2, CS5, HBE4, HRA4）の記録である。各電極カテーテルの先端の電極から順に番号をつけ双極電極の組み合わせを番号で示してある。HBE1-2, 3-4 で心房興奮（A）と心室興奮（V）の間に His 束電位（H）が確認できる。またアブレーションカテーテルには CS 開口部の上縁前方で心房興奮波の後ろに遅伝導路に関係した電位（*）を認める。HRA1-2 の電位は刺激装置と接続されたことによる人工産物。最上段と最下段は時間計測のためのタイムラインを示す。

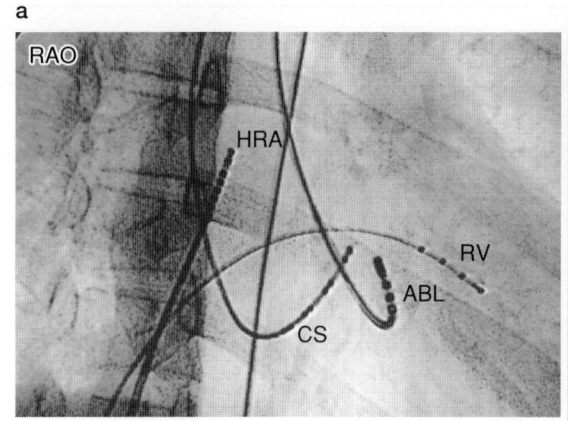

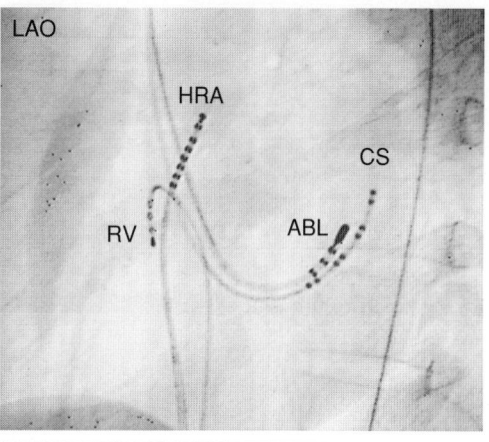

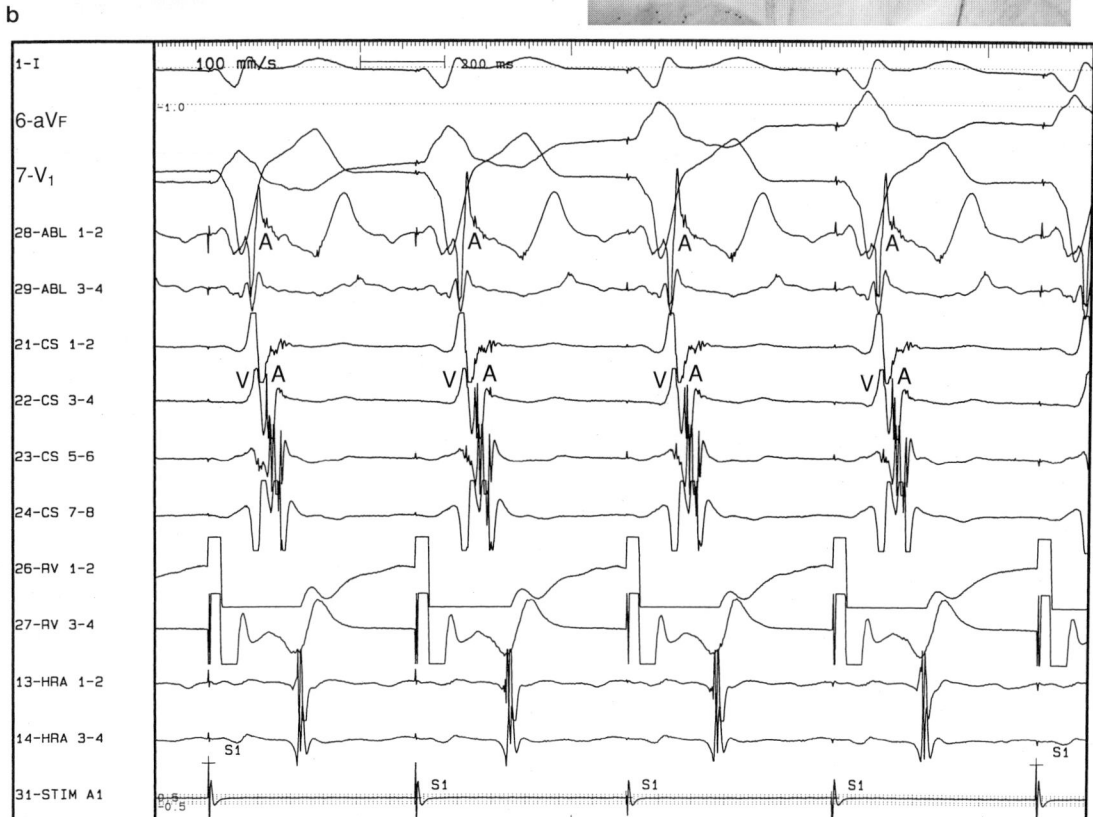

図7　潜在性WPW症候群へのカテーテルの留置と電位図

a：カテーテルの位置
図左RAO：右前斜位，図右LAO：左前斜位，HRA：高位右房，RV：右室，CS：冠静脈洞，ABL：アブレーションカテーテル

b：右室刺激時の心腔内電位図
図上段から体表面心電図3チャネルと心内電位10チャネル（ABL2，CS4，RV2，HRA2）の記録である．各電極カテーテルの先端の電極から順に番号をつけ双極電極の組み合わせを番号で示してある．右心室に500 msの連続刺激を加え副伝導路を介した心房興奮が左房のどこから始まるのか検討した．CS3-4，5-6で心室興奮（V）に続く心房興奮（A）を認める．またアブレーションカテーテルは心室刺激時に副伝導路を介した心房最早期興奮部CS3-4電極の近傍に位置し，心室興奮の後ろに小さな心房興奮を認める．右心室へ挿入したカテーテルは心尖部には到達せず，心室中隔中部からの刺激となっている．

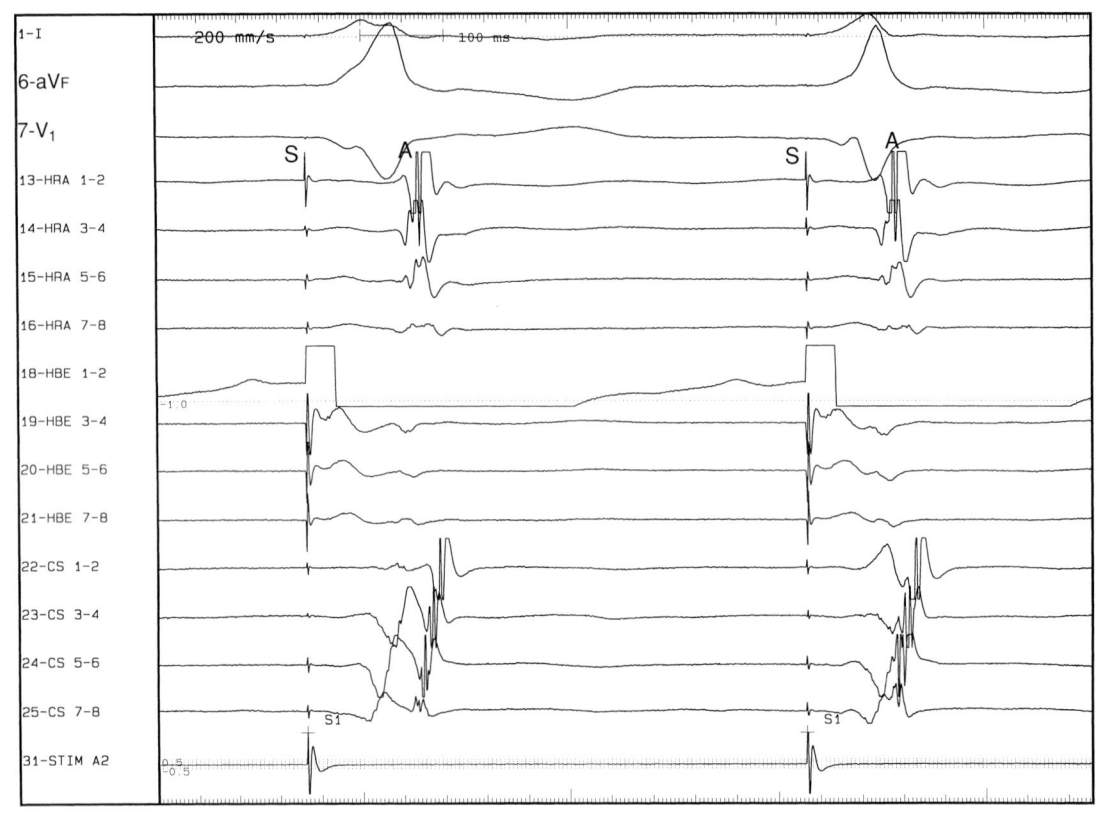

図8 傍Hisカテーテルによる室房伝導様式の検討

図上段から体表面心電図3チャネルと心内電位13チャネル（HRA4, HBE4, CS4）の記録である。各電極カテーテルの先端の電極から順に番号をつけ，双極電極の組み合わせを番号で示してある。傍HisカテーテルのHis束電位記録部位（HBE1-2）より600 msの連続刺激を加えたところ，図左のHis束を捕捉していないQRS幅の広い心室興奮のときのHRA1-2におけるSA間隔は125 msであるのに対して，右のHis束を捕捉した興奮（QRS幅が狭い）ではSA間隔が95 msと短縮している。また室房伝導による心房興奮順序は両方とも同じであることから，この室房伝導は房室結節を介していることがわかる。S：刺激，A：心房興奮

房内で屈曲させないと右心室へのカテーテル挿入が困難な例もある（図7）。横隔膜直下の肝静脈はカテーテルを屈曲させる目的によく用いられた。しかし，最近の多くのカテーテルは操作性が著しく向上し，希望どおりの彎曲を描かせることができるため，容易にカテーテルを右室心尖部に留置できる。

d. 冠静脈洞へのカテーテル挿入（図6,7,9）

冠静脈洞へのカテーテルの挿入は大腿静脈からも可能であるが，一般的には左鎖骨下静脈や左前腕静脈がよく利用される。これらのアプローチでは，カテーテル全体の彎曲が冠静脈洞開口部に向かうため挿入が容易となる（図6,7）。カテーテル先端が開口部に入ると，突然左前斜位でカテーテルが左房側へ移動する。左房の後側壁まで先端が入ったらカテーテルの方向と彎曲を変化させてさらに深く挿入する。時に心室方向の枝に向かうこともあり，右前斜位の透視も合わせて弁輪部に沿ったカテーテルの走行を確認する。カテーテルの向きの確認にはカテーテルの電極間隔を利用する。すなわちカテーテルが透視方向に対して垂直に位置すると電極間隔が一番広く見える。

大腿静脈から挿入する際には，まずカテーテルをHis束領域に移動して，徐々に心房へ引きながら時計回転のトルクをかける。冠静脈洞の開口部へカテーテルの先端が向かうと，左前斜位で左方にカテーテルが移動する。ただし大腿静脈からのアプローチでは冠静脈洞の深部まで（左室前側壁）

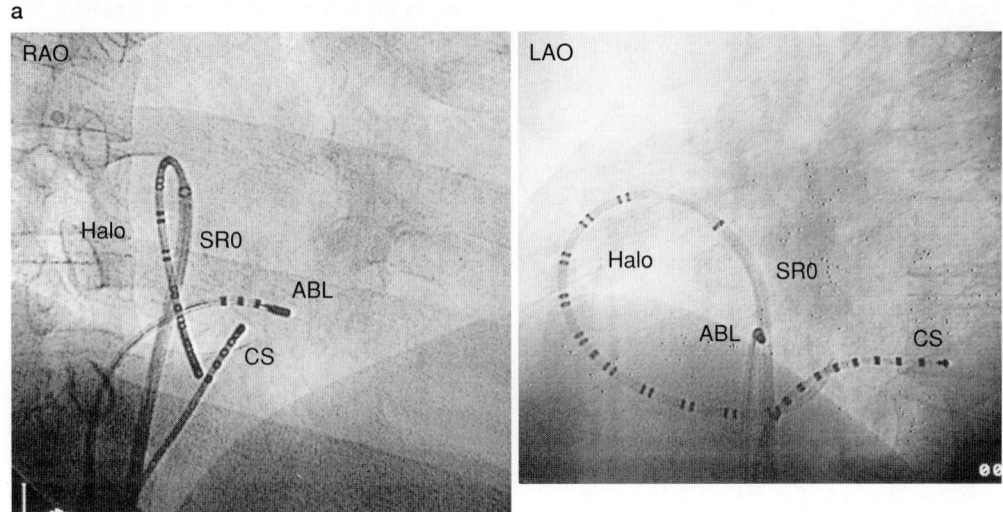

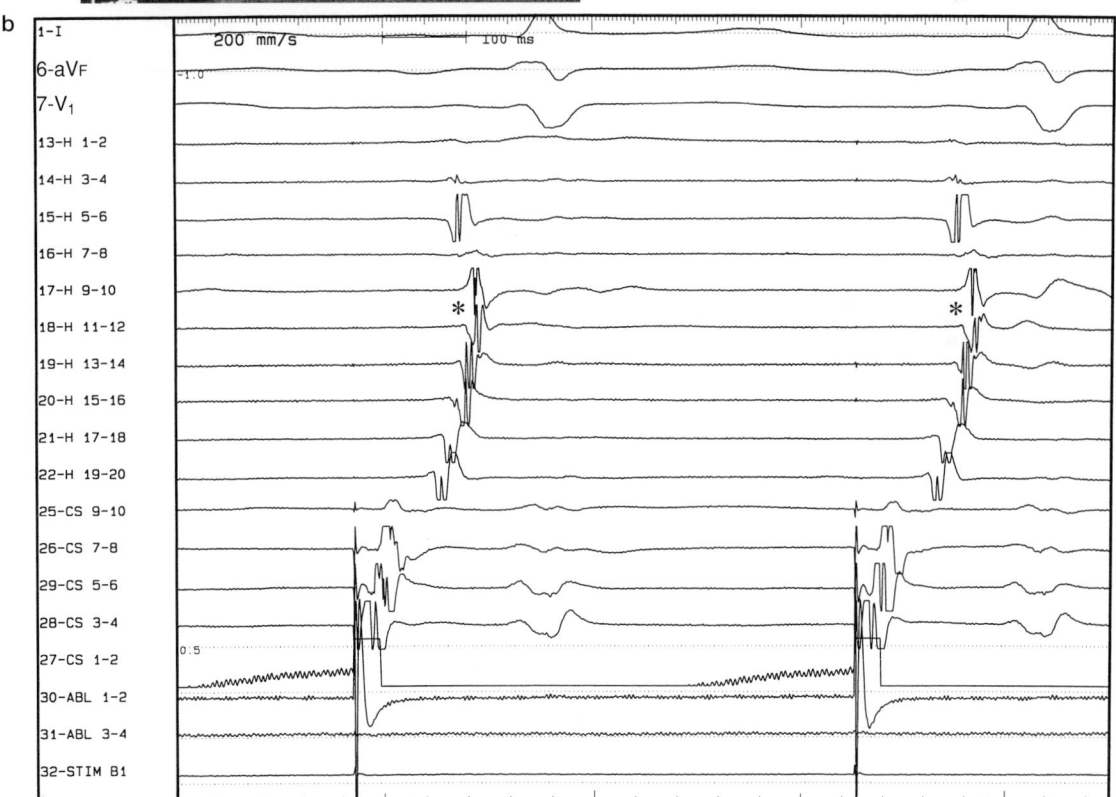

図9 Haloカテーテルによる三尖弁輪の電位マッピング

a：カテーテルの位置
図左RAO：右前斜位，図右LAO：左前斜位，CS：冠静脈洞，ABL：アブレーションカテーテルはHis束領域に位置している。CSには大腿静脈から挿入したカテーテルを留置した。HaloカテーテルはDAIG社SR0シースを通して三尖弁輪周囲に展開し，先端はCSの開口部に位置する。

b：CS刺激時の心腔内電位図
洞調律時に行ったCSからの刺激（CS1-2）により，三尖弁輪を時計方向と反時計方向に伝導する興奮がちょうどH9-10とH11-12の間（*）で衝突している。このうち下大静脈と三尖弁輪間の峡部を通過する伝導を，アブレーションで切断するのが心房粗動の治療目標である。

の挿入は困難なことがある(図9)。いずれのアプローチでも先端可動型の電極カテーテルは操作性が高く,挿入に便利である。

2) 特殊なカテーテル

a. 傍Hisカテーテル(His束電位記録と右室心基部中隔刺激用)(図6)

His束電位記録と心室刺激を同時に1本のカテーテルで行うことができる。先端の2mmの電極で右室の心室中隔部を刺激し,次の電極までの間が4mmと延び,再び2mm間隔で6極の電極が配列され,これらでHis束電位と心房電位を記録する(図6,8)。

このカテーテルは先端可動型であり,症例により微妙な調節が可能である。また心室刺激の部位が右室基部のHis束領域であるためHis束刺激も可能である。His束刺激は室房伝導の解析に有用である。すなわち室房伝導の最早期心房興奮部位が中隔であった場合に,房室結節を介したのか中隔部副伝導路を介したのかの鑑別が困難な場合がある。このような例でHis束領域の心室刺激でHis束が直接捕捉された際に室房伝導時間が短縮する場合には,室房伝導が房室結節を介していると判定できる(図8)[2]。「早期興奮症候群」(200ページ)を参照。

b. Haloカテーテル[注](三尖弁輪電位マッピング用)(図9)

心房粗動のアブレーションに際して,三尖弁輪の興奮旋回の方向を明らかにするため使用されるカテーテルである。ちょうどカテーテルの先端がCSの開口部に位置し,三尖弁輪を正面から見て時計方向に5時から12時まで,10か所の双極電位記録が可能となるように配列されている。Haloカテーテルは形状があらかじめ三尖弁輪に適合するように円形に作られているために,右房内への挿入にはロングシースが必要である(図9)。類似のカテーテルはいくつかあり,いずれも先端可動型である。可動性が良好なカテーテルは,ロングシースを必要としないで右房まで挿入でき,右房の中でカテーテルを反転し円形の状態に変形させる。また三尖弁輪と下大静脈間の峡部のみ電極間隔を狭くしたカテーテルもある。ただし峡部焼灼の際には,逆にアブレーションカテーテルの操作に支障をきたすこともある。

注) Haloは,聖徒の頭の上方に描かれる光輪のこと。

c. バスケットカテーテル(心房内多点同時電位記録用)(図10)

心内に球形のカテーテルを展開するタイプで64極と50極がある。電位の記録は容易であるが,刺激は心房壁と電極の接触の具合により左右される。バスケットの大きさは,あらかじめ胸部X線

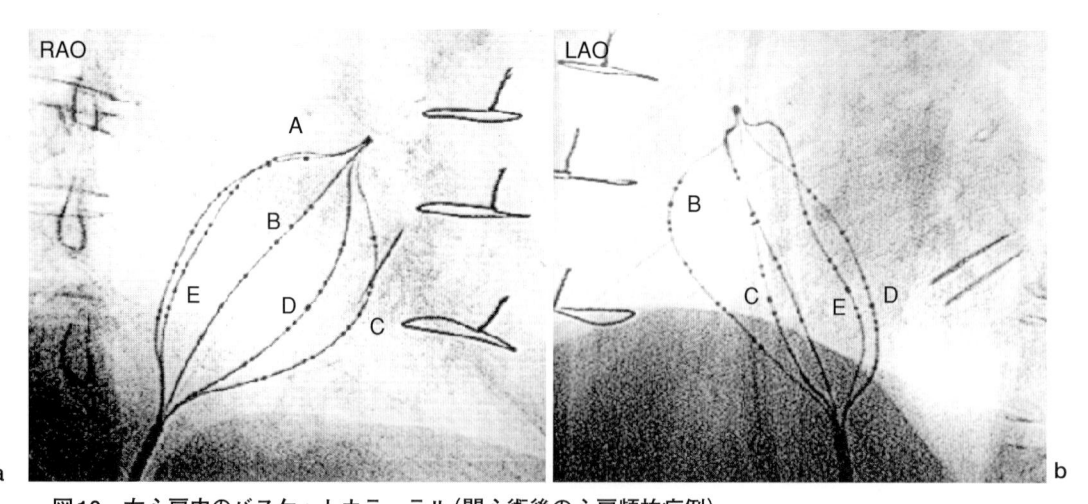

図10 右心房内のバスケットカテーテル(開心術後の心房頻拍症例)
5本のスプラインが,それぞれ極間2mmの双極電極を10mm間隔で5個有している。各スプラインの位置は,スプラインAの上から順番に入っているマーカーを指標に同定できる。a:RAO(右前斜位),b:LAO(左前斜位)

や右房造影で確認して決める。右房への挿入はロングシースを用いて行い，シース内へヘパリンを持続点滴する。カテーテルの大きさが固定されている64極のタイプに比べて，50極のタイプは心房内へ挿入後バスケットの大きさを微調整でき，心房壁との接触を良好に保てる。一方，64極はバスケットに8本の電極（スプライン）を有するのに対して，50極は5本とスプラインの間隔が広く電位のマッピング密度が荒くなる。バスケットカテーテルによる多点同時電位マッピングは，異所性興奮の発生部位決定に有用である[3]。右房だけでなく心室に挿入して，心室頻拍の起源の同定に利用した報告もある[4]。リエントリー性頻拍の刺激に対する興奮の動的な変化の検討にも適する。特に複数旋回路の場合に相互の関係をみる有用な手段となる。

d. 単相性活動電位カテーテル（図11）

単相性活動電位は再分極過程，自動能の検討に使用する。先端は銀塩化銀でコーティングされた電極で，押し当てによる局所傷害電流を測定する。活動電位に類似した電位の記録が可能であるが，臨床応用というよりは研究用と考える。

e. その他の電極カテーテル

電極カテーテルの中に管空を有し心内圧の同時測定や造影が可能なカテーテルがある。以前はEbstein奇形の診断に用いたが最近は冠静脈洞内の電位記録と同時に造影を行い，より選択的にカテーテルを進めるために利用される。特にmid-cardiac veinに憩室を伴う後中隔の副伝導路のアブレーションでは有用である。

太さが2F以下の極めて細い電極カテーテルがある。1回の穿刺で複数の電極カテーテルを挿入

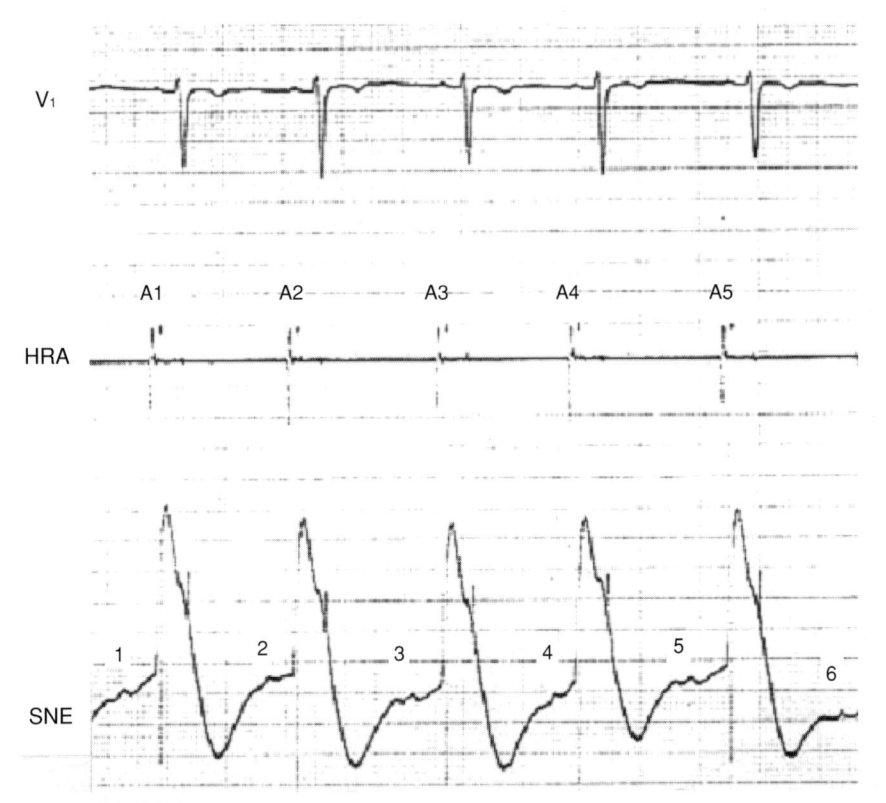

図11 洞結節自動能の単相性活動電位記録
上段から心電図V_1誘導，高位右房（HRA），洞結節電位（SNE）である。SNEの各番号の下に心房興奮に先行する緩徐な振幅が観察される。それに続く心房興奮は単相性活動電位として記録されている。この洞結節電位から心房興奮までの時間が洞房伝導時間であり，長短を繰り返し，それとともに心房興奮間隔が変動する。SNEの間隔は一定であるのに，SNE1, 2に続く心房興奮の間隔隔（A1A2）がSNE2, 3に続く心房興奮の間隔（A2A3）より短い。洞周期長だけでなく，洞房伝導時間の変動が心房興奮間隔に影響することが観察できる。

できるように工夫されたイントロデューサーを利用すると，心腔内の複数か所へ電極カテーテルを留置できる。しかし，カテーテルが細いため電極数やカテーテルの可動性には限界がある。冠静脈洞の枝など特殊な領域へのカテーテルの留置に有用であろう。

3）アブレーションカテーテル

この10年間の臨床心臓電気生理学の進歩を牽引した立て役者は，カテーテルアブレーションであった[5]。そのアブレーションを安全に広く行える手技として確立する上で最も大きな役割を果たしたのが，高周波通電と先端4mmの電極を有したアブレーションカテーテルの開発であった（図12）。それまでのアブレーションは通常の2mmの電極カテーテルに除細動器の出力を接続したもので，全身麻酔下にそれなりの危険を覚悟で行ったものであった。しかし高周波通電の出現で無麻酔下に定量的な治療が可能となり，4mmの電極は通電中のインピーダンス上昇を減少させた。さらにアブレーションカテーテルには温度センサーがつき，温度という定量的指標下に出力を調節して，インピーダンスの上昇はめったに生じなくなった。また標的までカテーテルを移動させるためのカテーテル先端の可動性には，現在もさまざまな工夫がなされている。

アブレーションカテーテルとして現在わが国でも複数の製品が使用可能である。各社によりカテーテル先端のカーブ，可動性にはそれぞれ異なった特徴がある。

左室内へのアブレーションカテーテルの挿入は，WPW症候群に対する逆行性アプローチにより，頻繁に行われるようになった。左心系にカテーテルを挿入する前には，血栓塞栓を予防する目的でヘパリンを投与する。上行大動脈でアブレーションカテーテルを反転させ，反転した腰の部分を利用して左室内に挿入する。頻度の高い副伝導路の部位である左室側壁には，左室挿入後そのままカテーテルの彎曲を徐々に解除していくと先端を向かわせることができる（図7）。弁輪部弁上であれば，カテーテルの移動は容易であるが焼灼時の固定は悪い。弁下に入れば固定はよいが，カテーテルを移動する際は一度弁下から引き抜く必要がある。反転させなくとも大動脈弁は通過で

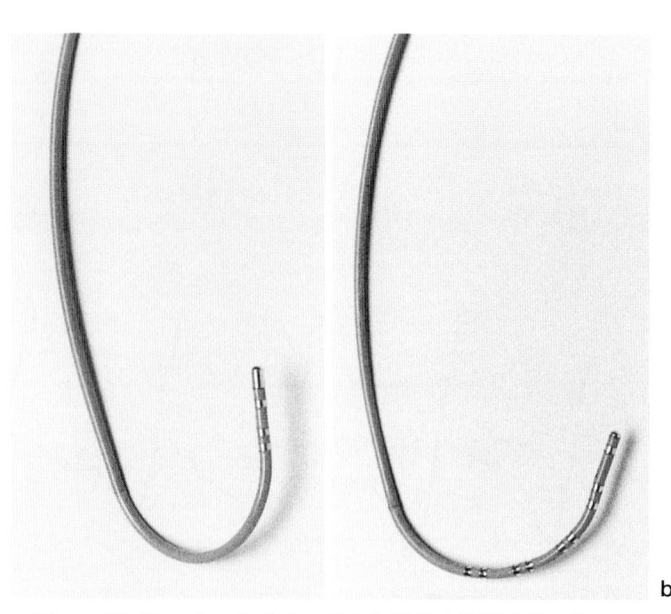

図12　アブレーションカテーテルと通常の電極カテーテル
aは先端が4mmのアブレーションカテーテルである。通電用の先端1-2電極と3-4電極で，2か所の双極電位を記録する。
bは通常の電極カテーテルで，極間2mmの双極電位を5mmの間隔で5か所記録できる。いずれのカテーテルも最大の彎曲をつけた状態を示してある。

きるが，カテーテルの先端が冠動脈内に向かうことがあり注意する。

アブレーションカテーテルを左室に挿入する方法として，経心房中隔法も行われている（図13）。動脈穿刺を行わないので術後の安静時間が短い利点がある。Brockenbrough法で心房中隔を穿刺して，左心系にカテーテルを挿入するためのロングシースを左房に進める。従来のBrockenbrough法は，左房造影から解剖学的位置関係を決めて心房中隔の卵円窩の穿刺部位を決定したが，最近は心腔内エコーを利用して卵円窩の部位が決定できる。

カテーテル挿入用のロングシースも，アブレーションが始まりさまざまなものが開発された。右房内のアブレーションカテーテルの固定用に開発されたものから，経心房中隔法の際のカテーテル固定用まである。しかし体格の小さな日本人にはサイズが合わない場合もあり注意する。筆者らが現在繁用しているのはDAIG社のSR0である（図9）。右心系でカテーテルの固定が不十分な場合にも有用である。

3 刺激装置（表2）

生体内での電気的刺激を目的にした装置は，アブレーション開始前後で大きな変化はない。連続刺激，期外刺激を基本に，刺激パルスの数が調節できる。刺激パルスの強さと幅，刺激の出力部位を複数設定できることなどが用途に応じて必要となる。また連結期の調節は順次手動で変更する以外に，自動設定であらかじめプログラムすることもできる（programmable stimulator）。

刺激部位は心房と心室の2か所が一般的で，出力端子も2か所設けられる装置が多い。刺激間隔を短縮した場合には，心房では心房細動が，心室では心室細動が非特異的に生じる可能性がある。特に高頻度刺激を行う場合には，刺激部位の再確認が必要となる。誤って心房で行うべき刺激を心室で行った場合には，不必要な心室細動の誘発に至る可能性があり特に注意する。

4 記録装置（表2）

電気生理検査に必要な最低限の体表面心電図は，I，aVF，V_1の3誘導（この3つで直交する3方向の情報が記録できる）と，心内電位記録は心房，His束と心室の数か所で大部分は足りる。しかし同時に体表面12誘導の記録ができると，頻拍発作が誘発された場合に自然発作と対比できて有用である。

心内電位の増幅器はフィルターを利用して周波数特性を選択できる。His束電位記録には通常

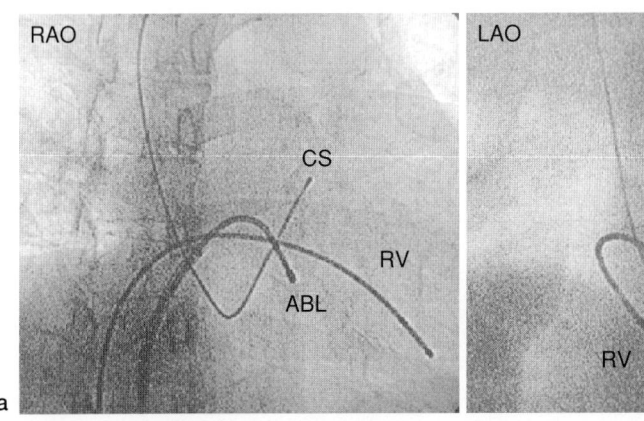

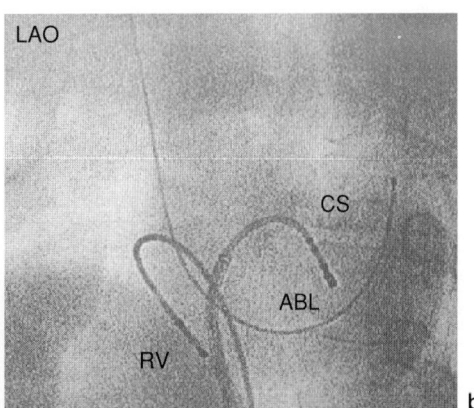

図13 経心房中隔法による左心系へのアプローチ
a：RAO（右前斜位），b：LAO（左前斜位）．症例は潜在性WPW症候群で，左側後側壁の副伝導路のアブレーションを経中隔法で行った．右室刺激下に心房最早期興奮部をCSカテーテルで決定した．通常のBrockenbrough法で左房にシースを進め，それを通してアブレーションカテーテルを僧帽弁輪部に挿入した．RV：右室　CS：冠静脈洞，ABL：アブレーションカテーテル

表2　電気生理検査に必須な設備

設備	内容
X線透視装置（通常の心臓カテーテルに使用する一般的設備）	2方向のシネ透視ができるとアームの移動の手間がなくアブレーションには便利
刺激装置	期外，連続刺激が可能なプログラム刺激装置，出力端子は2か所ほしい
記録装置 電位モニター	テープやディスクにデータが記録できる方がよい。モニターの電位も見やすさが重要
アブレーション装置	通電時の温度，パワーの設定ができ，通電中の温度とインピーダンスの変化を観察できる
除細動器 体外ペーシング装置 緊急蘇生装置	心室細動，心房細動の除細動に必要 一時的ペーシングに使用。挿管，アンビューバッグ，救急薬品

30 Hzから500 Hzのバンドパスフィルターを用いる。記録装置は心内圧記録を行う通常の心臓カテーテルの記録装置と合体したものが多い。電位記録を直接記録紙に残す場合には，記録速度の調節が重要である。電位の測定には10 msの測定精度が必須であり，最低100 mm/secの紙送り速度となる。データレコーダーに記録を保存する場合は，後日紙送り速度を変えて必要な部分のみ再検討が可能である。

これまで繁用型の記録装置の同時心内電位記録は6チャネルが最大であった。筆者らもアブレーション開始後しばらくはこの状態で記録していた。しかし，電極カテーテルの電極数が増えるに伴い，新しい多チャネルの記録装置の必要性が生じた。

電気生理検査専用の最近の記録装置には，多チャネル記録をAD変換し，光ディスクに保存するシステムが採用されている。同時記録のチャネル数は数十以上に増加した。測定はパソコン画面上でキャリパーを利用して行う。しかし視覚的に同時に判定できるチャネル数にはおのずと限界があり，得られた情報のコンピュータ処理が必要となっている。

アブレーション時代の電気生理検査は，薬理学的検討が中心であった時代とはおのずと異なる。特に不整脈発生部位に対する解剖学的な追求が深まり，そのために電位と空間的位置関係や多点同時電位記録の方法論が発展した。なかでもelectroanatomical mapping systemのように，カテーテルにより記録される電気現象と解剖学的位置の関係を同時に表示することにより得られる等時図，等電位図は臨床でも広く利用されている。

5　X線装置(表2)

心臓血管造影室で電気生理検査も行うが，アブレーションの際には若干の工夫が必要である。術者に必要な情報としてアブレーションカテーテルの電位波形が極めて重要な重みを持つ。したがって一般の血管造影のときと異なり，透視画面だけでなく心腔内電位のモニターを術者の最も見やすい場所に設置する必要がある。また透視はbiplaneを用いて2方向で画像が見られるものが便利である。特にアブレーションの際には頻回にカテーテルの位置確認が必要であり，single planeでは不便である。またアブレーションでは透視時間が長くなる傾向があり，遮蔽板を使用して術者の被曝線量の減少をはかる。また心カテーテル室には除細動器，緊急蘇生の設備が必須である。

6　スタッフ(表3)

心臓電気生理学検査と治療を安全に余裕をもって行うためのスタッフを表3にまとめた。医師としては，電極カテーテルの操作を行う者が2名，記録装置と刺激装置を担当する者が1名，また外回りとして薬剤の投与や救急で除細動器を操作する者が1名，アブレーションの際にはアブレーターを操作する者が1名必要である。当院では循環器内科医が5名で分担している。しかし実際にはこれだけのスタッフがそろうことが困難な状況もあり，それぞれ臨機応変に代役を兼ね急場をしのいでいる。またカテーテル操作による心タンポ

表3 アブレーション電気生理検査に必要なスタッフ

スタッフ	内容
医師	最低3名，術者2名と刺激記録装置，アブレーション装置を扱うもの1名，できればさらに外回りを1名
看護師	カテーテル挿入までの介助，緊急処置の介助
放射線技師	フィルム撮影より透視が中心となる
臨床工学技士	ペースメーカー，アブレーション装置の取り扱いに習熟した人の助けは重要

表4 電気生理検査時の救急薬品(注射薬)

徐脈に対して	isoproterenol, atropine
ショックに対して	norepinephrine, epinephrine, dopamine, dobutamine
抗不整脈薬	lidocaine, procainamide, cibenzoline, mexiletine, aprindine, flecainide, nifekalant, verapamil, diltiazem, propranolol
その他	digoxin, deslanoside, ATP

表5 電気生理検査の合併症〔Horowitz LN, et al. 1987, 文献7)より引用〕

合併症	発生頻度(対象1,000例)
死亡	1(0.1%)
動脈損傷	4(0.4%)
血栓性静脈炎	6(0.6%)
著明な血腫	2(0.2%)
動脈塞栓	1(0.1%)
肺塞栓	3(0.3%)
心臓穿孔	2(0.2%)
低血圧	20(2%)

他に比べて低血圧の頻度が高いが，これは心機能障害例の心室頻拍に対する薬剤投与の影響である。

表6 副伝導路のカテーテルアブレーションにおける合併症〔NASPE Registry, 1995, 文献6)より引用〕

合併症	発生頻度(対象5,247例)
死亡	4(0.08%)
心タンポナーデ	7(0.13%)
心嚢液貯留	10(0.19%)
脳塞栓，一過性脳虚血発作	8(0.15%)
大動脈弁穿孔	4(0.08%)
僧帽弁損傷	2(0.04%)
冠動脈の損傷	3(0.06%)
穿刺部位の大出血や血管損傷	3(0.06%)
完全房室ブロック	9(0.17%)

ナーデなどに対して緊急処置が必要となる場合もあり，心臓外科医のバックアップは必須である。

スタッフには必ず，徐脈および頻脈性不整脈に対する十分な理解と対処能力(薬物，非薬物治療)を有する人材が必要である。頻脈性不整脈の多くは薬剤でコントロールできるが，なかには薬剤でコントロールできなくなり，電気的除細動で停止させてもすぐに再発してしまうincessant型となる場合もある。このような状態では血行動態は不安定となり，緊急で頻拍のコントロールを行う必要がある。

筆者らの経験した房室リエントリーの症例(38歳，男性)は，通常のⅠ群薬，Ca拮抗薬，β遮断薬で頻拍がコントロールできず，24時間以上頻拍が持続し心不全状態でアブレーションを行った(図14)。延長した室房伝導時間を有し，頻拍中の最早期心房興奮部位が中隔を含む房室弁輪部に同定できず不成功であった。頻拍は一時的にペーシングで停止できたが，数心拍のうちに洞調律から頻拍状態に移行しプレショックとなった。房室ブロックの作成も考慮したが，右室心尖部と冠静脈洞内のカテーテルを利用して心房心室同時ペーシングを行うことでincessantの状態を乗り切った。

7 合併症と救急処置

一般的な救急薬品を表4に示す。不整脈症例が対象となるため使い慣れた抗不整脈薬を一とおりは準備しておきたい。徐脈に対してatropineとisoproterenolは必須である。またショックに対してカテコラミン系薬剤も準備しておく。電気生理検査の時代とアブレーションの時代における合併症の種類と頻度を表5，6にまとめた[6,7]。

1) 血管迷走神経反射

カテーテル室に入室した場合は誰でも交感神経緊張状態である。特に緊張が強い例では，カテー

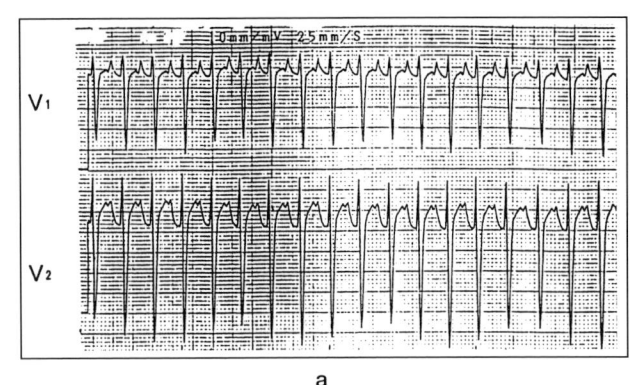

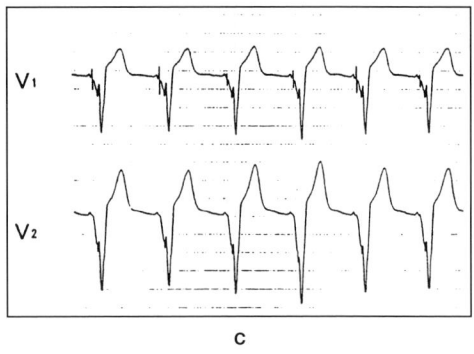

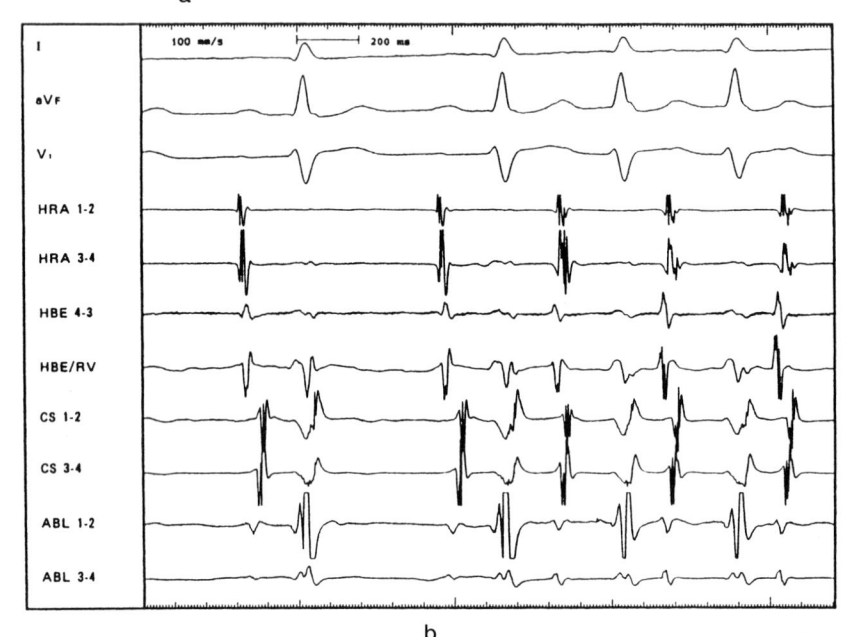

図14 心房心室同時ペーシングが有効であった incessant 型房室リエントリー
a：頻拍が1日以上持続し心不全状態で入院した際の心電図
心拍数が200/分の頻拍でありP波がST部に同定される。
b：電気生理検査時に認めた洞調律より発生する incessant 型頻拍
頻拍の最初の心房興奮順序は頻拍中のものと同じことから、期外収縮が契機となっていないことがわかる。頻拍中の心房最早期興奮部位は中隔中部であり、室房伝導時間は200 ms と延長を認め、洞調律からの incessant 型頻拍の原因となった。
c：VDDペースメーカーによる房室順次ペーシングによる頻拍の抑制
AV間隔を40 ms に設定した房室順次ペーシングにより頻拍は抑制できた。

テル挿入に際しての局所麻酔の疼痛が誘引となって血管迷走神経反射を生じることがある。気分が悪く、吐き気やめまいを訴えた場合は、血圧と心拍数をすぐにチェックする。徐脈、血圧低下を認めた場合は atropine を投与して反応をみる。低血圧が遷延する場合には norepinephrine を少量投与する。カテーテルの前は絶食となるため、飲水を控え脱水気味となる。これも血管迷走神経反射を生じやすくする。したがって一時的に輸液スピードを速めに保つことも予防に有効である。

2) 心タンポナーデ

カテーテルに際して最も重要な合併症であり診断と治療にスピードが必要である。主な症状は胸痛、胸部違和感であり、頻脈と低血圧を生じる。吸気時の血圧低下が10 mmHg 以上となる奇脈も

心タンポナーデの重要なサインである．静脈の経路が確保されている場合には右房圧の上昇がないか検討する．また心エコー図で心嚢液貯留の増加を確認する．

当科で経験した心タンポナーデの例を呈示する．症例は65歳，女性で経中隔的に左房にアブレーションカテーテルを挿入して，左室側壁の副伝導路の焼灼を行った際に心タンポナーデを生じた．徐脈と血圧低下を認めたため，当初は迷走神経反射と考え atropine で処置し経過を観察した．一時的に血圧は回復したが，再度徐々に低下し不穏状態となった．直ちに昇圧剤を投与し輸液速度を早めて血圧を維持した．心エコー検査を行ったところ，術前には認めなかった大量の心嚢液貯留を認めた．急速に出現した心嚢液の貯留が血圧低下の原因と診断できた．心窩部から心嚢腔へ静脈針を穿刺したところ，動脈血と思われる鮮紅色の血液が引けた．カテーテルによる左心房の穿孔と考え，念のため開胸し出血部位の同定を試みた．僧帽弁輪に沿った大きな左心耳を認めたが，穿孔部位は不明であった．経中隔的に僧帽弁輪部でアブレーションカテーテルを操作中に，左心耳を穿孔したものと考えられた．

8 検査前後の処置と説明

1）検査前

カテーテル前は絶食とし，病室で両鼠径部の剃毛を行い安静状態とする．頻尿傾向の強い場合には，カテーテル中の頻拍誘発によりさらに尿意を催すことになるので，あらかじめバルーンを留置しておく．基本的には電気生理検査の際は薬剤の投与を事前に中止して，できるだけ自然な状態で行う．意識下でカテーテルを行うことは，発作時やアブレーション時の通電に際しての症状を確認できる利点がある．しかし不安感の強い症例にはマイナートランキライザーを使用する．

術前の説明は，検査治療の適応から，具体的手技，起こりうる合併症と，その処置に至るまでの内容となる．この際最も重要なことは，これからカテーテルを受ける相手の立場に立って説明することである．そして十分納得してもらえるまで，丁寧にわかりやすく繰り返し説明する．また説明は本人だけでなく家族にも必ず行い，両者から検査治療の承諾書を得ておく．

2）検査後

検査治療が終了したらカテーテルとイントロデューサーを抜去した後止血する．動脈の止血の際に迷走神経反射を起こすこともあり，心電図モニターや血圧計は止血が終了するまで装着したままにする．圧迫による止血を確認した後，コロを載せて固定用の包帯でしっかりおさえる．静脈穿刺の場合は約4時間の安静臥床とし，動脈穿刺の場合は約半日の安静臥床とした後，穿刺部位からの出血がないことを確認し起立歩行を可とする．またカテーテルが終わりしだい，結果と今後の予定を本人と家族に説明しておく．

（藤木　明）

● 文献

1) Josephson ME : Electrophysiologic investigation : technical aspects. In Clinical Cardiac Electrophysiology, 2nd ed. Philadelphia, Lea & Febiger, 1993, p5-21
2) Hirao K, Otomo K, Wang X, et al : Para-Hisian pacing : a new method for differentiating retrograde conduction over an accessory AV pathway from conduction over the AV node. Circulation 1996 ; 94 : 1027-1035
3) Schmitt C, Zrenner B, Schneider M, et al : Clinical experience with a novel multielectrode basket catheter in right atrial tachycardias. Circulation 1999 ; 99 : 2414-2422
4) Schalij MJ, van Rugge FP, Siezenga M, et al : Endocardial activation mapping of ventricular tachycardia in patients : first application of a 32-site bipolar electrode catheter. Circulation 1998 ; 98 : 2168-2179
5) Huang SK, Lin J : Historical aspects of radiofrequency energy applications. In Huang SK, Wilber DJ (eds) : Radiofrequency Catheter Ablation of Cardiac Arrhythmias : Basic Concepts and Clinical Applications, 2nd ed. New York, Futura Publishing Company, 2000, p3-12
6) Scheinman MM : NASPE survey on catheter ablation. PACE 1995 ; 18 : 1474-1478
7) Horowitz LN, Kay HR, Kutalek SP, et al : Risks and complications of clinical cardiac electrophysiologic studies : a prospective analysis of 1000 consecutive patients. J Am Coll Cardiol 1987 ; 9 : 1261-1268

3章 三次元マッピング法

　心臓電気生理検査(EPS)における頻脈性不整脈のマッピングは，心内に留置した電極から得られる電位とX線透視像から得られる情報を術者の頭の中で統合し，三次元的に再構築することにより行われてきた。通常型心房粗動や房室結節リエントリー性頻拍などは従来の方法で容易に診断，頻拍回路の同定，アブレーションを行うことができる。一方，心臓外科手術後の心房頻拍や，陳旧性心筋梗塞，拡張型心筋症などの器質的心疾患に合併する心室頻拍では従来の手法では瘢痕や頻拍回路が複雑であり，また血行動態不良な頻拍中にはマッピングが困難であることが多い。

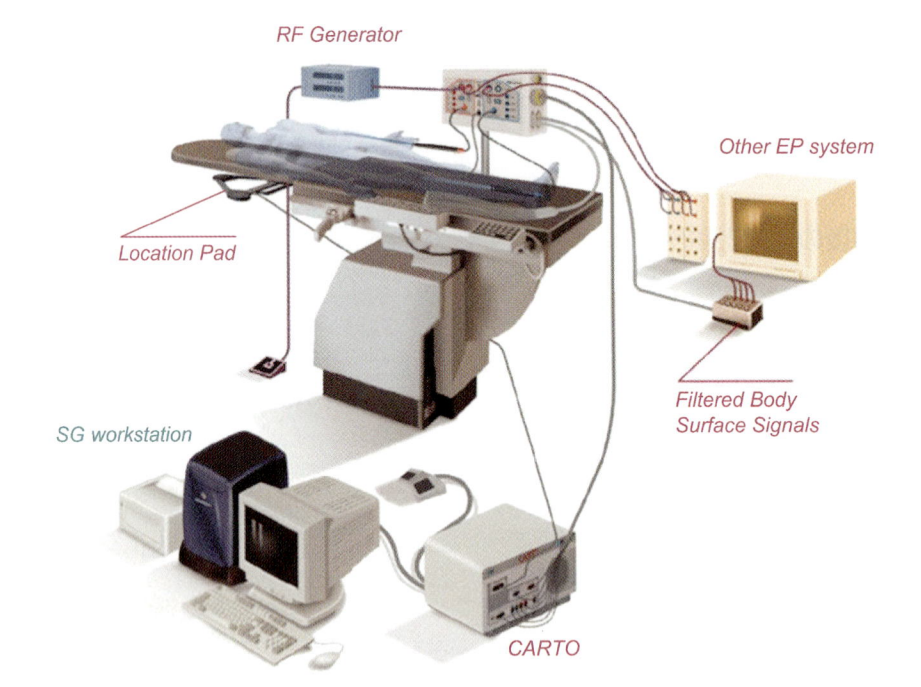

図1　CARTO system
患者背部にロケーションリファレンスパッチ(REF-STAR®)を貼付し，カテーテル台の下に三角形のロケーションパッドを設置する。このパッドから発生する微弱な磁場を用い，リファレンスパッチに対する位置関係から心腔内で心筋にコンタクトしているカテーテル先端の解剖学的位置を表示する。カテーテルから得られた位置情報や電位はCARTOユニットで電位増幅，フィルタリング等の処理を受けてワークステーションに入力され，三次元画像を構築しモニターに表示される。また，他の電気生理検査システムに接続し，従来の手法を併用してマッピングすることができる。

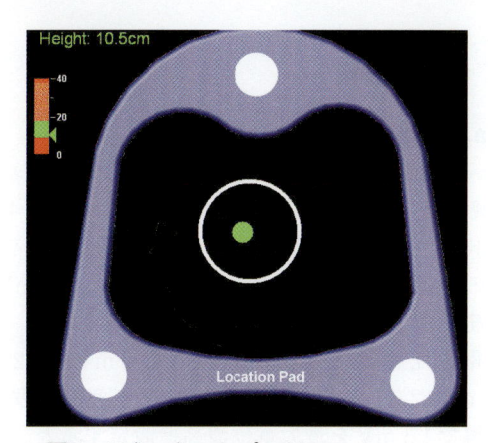

図2 ロケーションパッド
三角形の頂点の位置にそれぞれコイルが内蔵されており，そこから3種の微弱な磁場を発生する。これをカテーテル台の下に設置する。

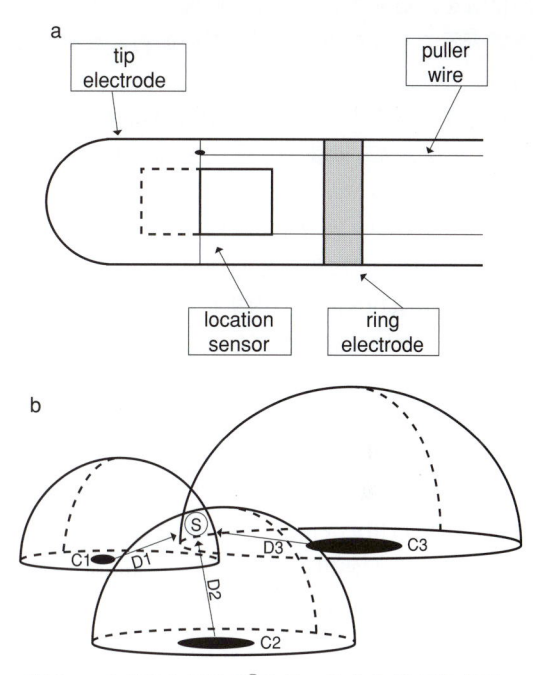

図3 a：NAVI-STAR®カテーテル先端の模式図
カテーテル先端には電極（実際のカテーテルは4極であるが本図では2極に省略）に加えロケーションセンサーが備わっている。カテーテル先端には熱電対も内蔵されており，このカテーテルで高周波アブレーションも可能だが，本邦で承認されているのはマッピングのみである。

b：カテーテル先端位置の認識
ロケーションセンサー（図中Ⓢ）が3つの磁場を感知する。センサーと各々のコイルとの距離を半径とする3つの球面の交点がカテーテル先端の位置として認識され，患者の背中に貼ったロケーションリファレンスパッチとの相対的位置関係に基づきカテーテル先端位置が三次元的に把握される。
(Gepstein L, et al：Circulation 1997；95：1611-1622 より引用)

近年CARTO system，EnSite（noncontact mapping system），LocaLisa，Realtime Position Management systemなどの三次元マッピングシステムが開発され，術前に施行されたCT，MRIなどの画像と組み合わせることも可能になってきている。

1 CARTO system

1）原理[1〜3]

CARTO system（Biosense Webster, Diamond Bar, California, USA）は専用のCARTOユニット，ワークステーション，マッピング/アブレーションカテーテル，ロケーションパッドなどから構成される（図1，2）。

カテーテル台の下に三角形のロケーションパッドを設置し，患者背部にレファレンスパッチ（REF-STAR®）を貼付する。三角形のロケーションパッドは各頂点にコイルが内蔵され，各々のコイルから微弱な磁場が形成される。

マッピングには専用の7 Frの4極デフレクタブルカテーテル（NAVI-STAR®）を用いる。カテーテル先端に磁気センサーが内蔵されており，センサーが磁場を感知し，3つのコイルそれぞれからの距離が測定される。センサーと各々のコイルとの距離を半径とする3つの球面の交点がカテーテル先端の位置として認識され，患者の背中に貼ったロケーションリファレンスパッチとの相対的位置関係に基づきカテーテル先端位置が三次元的に把握される（図3）。CARTOはcontact mapping systemであり，カテーテルが接触した部位の位置情報と電位情報を記録することにより心腔の形状，電位情報が三次元的に再構築される。マッピング部位の興奮到達時間（activation time）と電位波高が得られるため，頻拍中の興奮伝播の視覚化

や異常心筋の同定が可能である。カテーテル先端の位置を，描画された心腔の画像上にリアルタイムで表示できるため，透視時間の節約にも有用である。

注意すべき点としては，CARTOには2種類の"リファレンス"があることである。1つは解剖学的な位置のリファレンス（患者の背部に貼付されるリファレンスパッチ：REF-STAR®），もう1つはマッピングに用いる心拍のタイミング・リファレンス（QRS波や心内電位）である。いずれもマッピング中に移動してしまうと調整が必要となる（後述）。

NAVI-STAR®は高周波アブレーション用のカテーテルであり，マッピングのみならず，これを用いて高周波通電も行うことができる。現在本邦ではCARTO用の4 mmチップおよび8 mmチップカテーテルが使用可能である。irrigationカテーテル（ThermoCool®）も欧米では頻用されており，本邦でも近々認可される予定である。irrigationカテーテルは器質的心疾患に合併する心室頻拍，心房頻拍などに対して，より少ない通電回数で焼灼が可能であるため1日も早い承認が望まれる。

2) Mapの種類

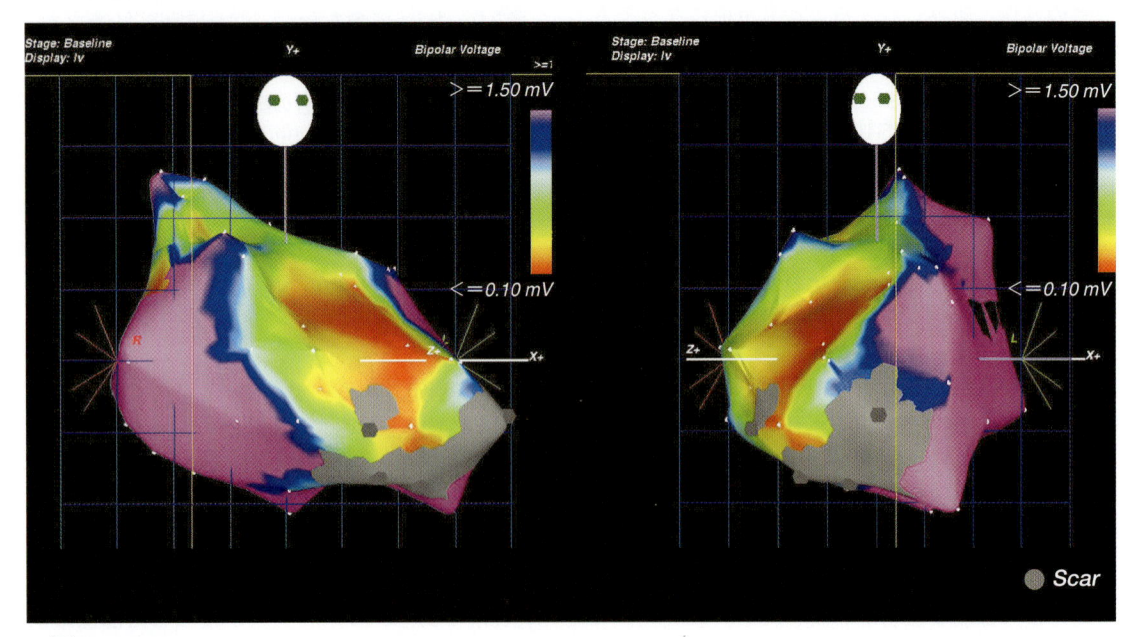

a. voltage map

voltage mapは局所電位波高を表示するマップであり，一般的には双極記録が用いられる（図4）。Callansらはブタ心筋梗塞モデルを用い，正常心筋の単極電位記録での電位波高が12.4 ± 6.1 mV，心筋梗塞巣の電位波高が6.6 ± 2.7 mVであり，双極電位記録ではそれぞれ5.2 ± 2.2 mV，1.2 ± 0.5 mVであることを報告した[4]。一般的には双極誘導で1.5 mVを最大電位波高と設定すると，紫で示された部位は正常心筋と判断できる。原則として電位波高は頻拍中と洞調律中で良好な相関を示すため，頻拍中あるいは洞調律中のいずれかのvoltage mapを記録し，substrate mapを構築すればよい。

b. activation map

このマップはタイミング・リファレンスに対して早い順に赤，橙，黄，緑，青，藍，紫と興奮伝

図4　voltage map
陳旧性左室前壁心筋梗塞に心室頻拍を合併した症例。図左はRAO view，右はLAO viewの左室voltage mapである。前壁基部から心尖を回り込んで下壁まで病的心筋が分布しており，特に心尖部は電位波高0.1 mV未満かつ10 mAのペーシング刺激で捕捉されない瘢痕領域となり瘤を形成していた。本症例はプログラム刺激により容易に心室頻拍が誘発されたが，頻拍中に血圧が著明に低下したため，頻拍のactivation map作製は不可能であった。

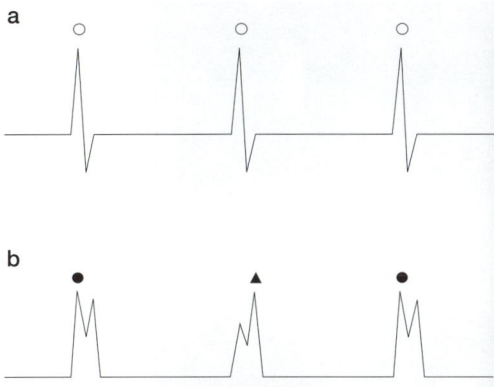

図5 リファレンス電位の設定
例えば電位がaのようであり，上向きのピーク（maximal peak）をリファレンス（○）としてマッピングをする場合，安定した電位がリファレンスとして認識される．bのような波形の場合ではmaximal peakをリファレンスとして設定してしまうと，心拍によっては1番目のピークになったり（●），2番目のピークになったり（▲）と，一定してリファレンスが認識されないため，理想的ではない．

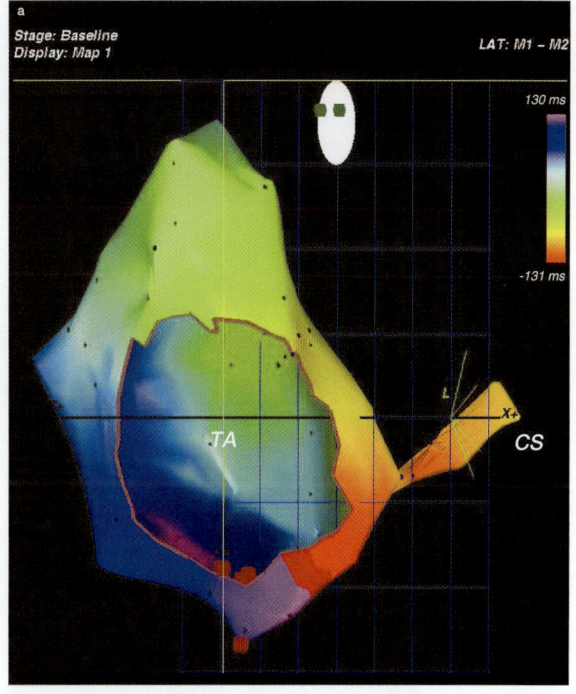

図6 通常型心房粗動
右房のLAO view．この角度で右房を観察すると，右室側から三尖弁輪をほぼ正面にとらえる像を得ることができる．
a：頻拍中にCARTO systemを用いて作製した右房のactivation map．興奮波が赤，橙，黄，緑，青，藍，紫の順に，すなわち三尖弁輪を反時計回転方向に旋回していることがわかる．
TA：tricuspid annulus；三尖弁輪，CS：coronary sinus；冠静脈洞

搬をカラー表示するものである．リファレンスとしては心室頻拍であれば体表面心電図，上室性頻拍であれば心内電位を用いる．上室性頻拍ではP波の波高が低く，安定したリファレンスとして用い難いためである．心内電位のリファレンスは各心拍で安定し，シャープな電位であることが望ましい．二峰性や多峰性電位で，各心拍によりリファレンスとして選択される部位が異なるようでは得られる結果の信頼性が低下するため，異なる誘導をリファレンスとして選択する必要がある（図5）．また，リファレンスカテーテルが手技中に動いてしまうことが危惧される場合，リファレンス電極の横にまずマッピングカテーテルを置き，マップ上にタグをつけて記録しておくことが推奨される．万が一リファレンスカテーテルが動いてしまった場合，元の部位がCARTO上に記録されているので，カテーテルをその位置に置き直すことが可能で，activation mappingを続けることができるからである．

リエントリー性頻拍のactivation mapは赤と紫の部位が接する（head meets tail）のが特徴である．代表的なものとして図6に示すような心房粗動がある．興奮波が三尖弁輪を反時計回転方向に旋回しているのがわかる．リエントリー頻拍では頻拍周期の約9割程度がカバーされていることが重要である．周期のうち非常に少ない部分をカバーしただけでは回路の全貌が明らかにならず，異なる心腔にその回路が存在する可能性がある．異所性興奮中枢を持つ頻拍では最早期興奮部位が赤く示され，周辺の橙，黄，緑，青，藍，紫に囲まれ，頻拍周期はほとんどカバーされない（図7）．

3）propagation map

興奮波を赤で表示し，二次元的に描画された心腔像上を興奮波が伝播する様子を動画で表示するものがpropagation mapである（図6b）．必要な

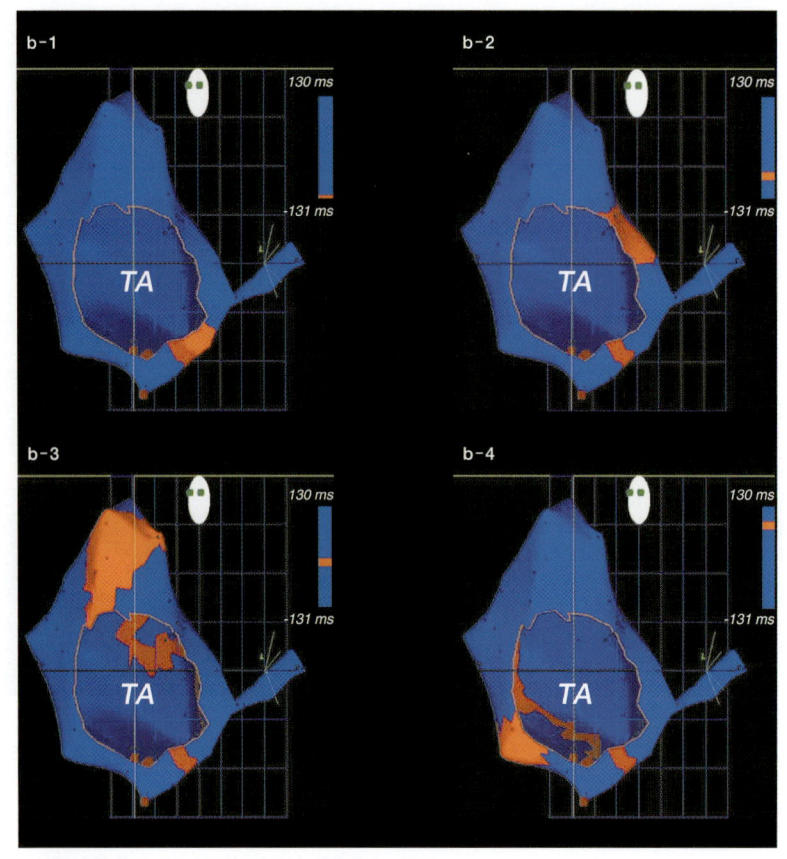

図6（続き）　b-1〜4：同一症例のpropagation map。実際のpropagation mapはモニター上に動画で表示される。b-1〜4の順に興奮波が三尖弁輪周囲を反時計回転方向に旋回するのが理解できる。

情報を一度収集すれば，このような複数の表示法で視覚化することができる．

4）user defined map

マッピング中に構築するのは時間がかかるため現実的ではないが，例えばpost pacing interval（PPI）などをマニュアルで入力することによりマップを作製することができる．

5）CARTOを用いる際の秘訣

CARTOは非常に便利なマッピングシステムであるが，上室あるいは心室期外収縮などのマッピングにはより多くの時間を要する傾向がある．その場合には後述のnoncontact mappingが有用である．また，血行動態の安定している頻拍であれば頻拍中にマッピングを行うことでactivation mapが得られ，頻拍回路の同定が可能である．

不安定な頻拍であれば洞調律中にマッピングを行いvoltage mapを再構築することで異常心筋部位を明らかにし，pace mappingで頻拍回路の出口を探す．良好なpace mapを得られる部位，あるいは局所電位がfractionated signal，delayed potentialなどを呈する部位には，CARTOマップ上にタグをつけることによりその部位を記録することが可能である．

ロケーションパッドあるいは患者が移動してしまった場合はreference checkを行い，元の位置関係に戻すことが可能である．また，CARTOの磁場は微弱であり，植込み型除細動器（implantable cardioverter defibrillator；ICD）症例，ペースメーカー症例に対しても安全に使用することができる．St. Jude社のペースメーカーでは磁場によりinterrogationができないため注意を要する（新しい機種ではwandのマグネットをはず

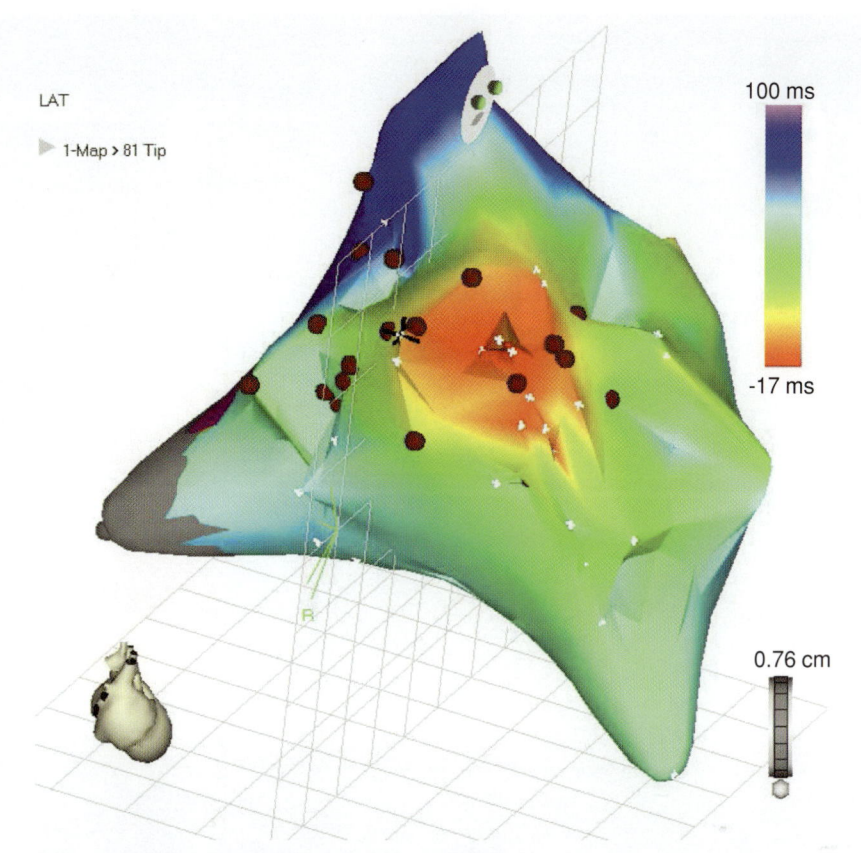

図7　右房起源の異所性興奮中枢を持つ心房頻拍（focal atrial tachycardia）
右房自由壁に最早期興奮部位があり，そこから興奮が周囲に伝播しているのがわかる。

必要があり，CARTOの磁場がマグネットとして認識されinterrogationできない）。何らかの不具合が生じた場合は，まずCARTOをdisableすることから検討する。

6）CARTOの長所と短所

CARTOはcontact mapping systemであるため，activation mapを作成するためには心腔内の各所をマッピングする必要がある。したがって持続する安定した頻拍であれば比較的短時間でマッピング可能であるが，期外収縮のように頻度の少ないものであれば時間がかかる。長所はマッピングカテーテルとアブレーションカテーテルが同一であることである。

7）代表的症例

総肺静脈還流異常症根治術後の心房頻拍のacti-vation mapを図8に，propagation mapを図9に示す。また，陳旧性前壁心筋梗塞に合併した心室頻拍のvoltage mapおよび不整脈原性右室心筋症に伴う心室頻拍のvoltage mapをそれぞれ図10，11に示す。

2 Noncontact Mapping System

1）原理[1, 2]

Noncontact Mapping System（EnSite 3000, St. Jude Medical Inc., Endocardial Solutions Inc, St. Paul, Minneapolis, USA）は専用の多極arrayカテーテルと専用のワークステーションおよび従来のマッピングカテーテルを用いる。

専用のarrayカテーテルは9Frで，先端付近に

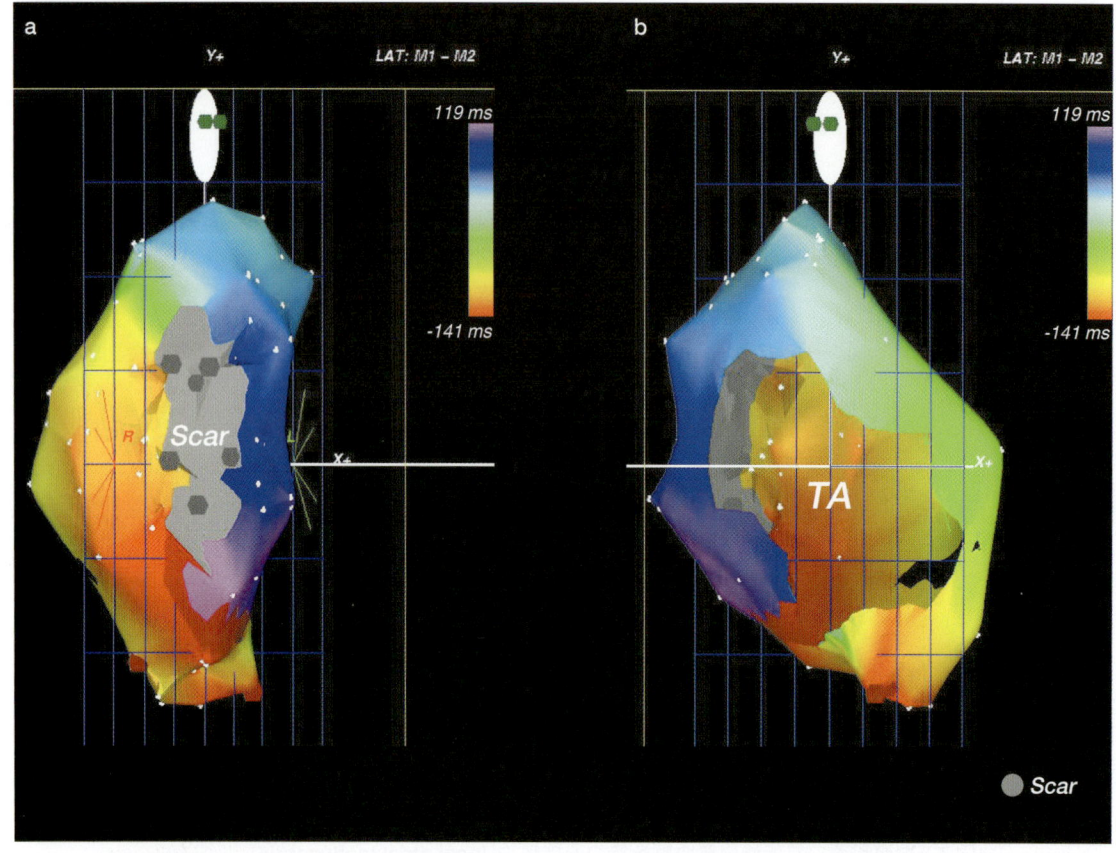

図8 総肺静脈還流異常症に対する右房縦切開アプローチでの根治術施行後の心房頻拍
aはRAO view, bはLAO view(Scar:瘢痕領域)。右房自由壁に頭尾方向に電位波高0.1 mV未満かつ10 mAのペーシング刺激で捕捉されない瘢痕領域(図中Scar)を認めた。頻拍中のactivation mapではその瘢痕周囲を時計回転方向に旋回する頻拍回路(a)と,三尖弁輪を反時計回転方向に旋回する頻拍回路(b)が同時に存在するdouble loop reentryであることが示された。心臓手術後の患者にしばしばみられるタイプの不整脈である。CARTOを用いることにより正確な瘢痕部位の把握が可能であり,旋回路の同定に有用である。

7.5 mlのバルーンがついている。バルーンの表面は直径0.003 mmのレーザーエッチング処理された64本のワイヤーからなるbraidで覆われており,このbraidが単極誘導電極として機能する。目的とする心腔の中に多極arrayカテーテルを入れて電位を記録する。arrayより近位側にあるリング電極,あるいは体表面心電図の電位をマッピングの際のリファレンスとする。得られた情報をワークステーションで数学的に処理することにより心内膜側電位が算出され,電極が接触していない部位の電位を再構成できるため,心腔内の3,360にも及ぶ部位の仮想電位を同時に記録することが可能である(図12)。

またarrayの近位および遠位にあるリング電極と従来のマッピングカテーテルとの間でlocator signalを流してマッピングカテーテルの位置を認識し,マッピングカテーテル先端で心内膜側をトレースしながら多点で位置情報を収集し,心腔の形状を三次元的に描出する。透視を用いずに心腔の形状,心腔とマッピング/アブレーションカテーテルの位置関係を把握することができる。

2) Noncontact Mappingの長所と短所

Noncontact Mappingは1回の心拍から目的とする心腔の興奮伝播のマッピングを行うことができるので,持続しない頻拍,あるいは血圧低下を伴うような不安定な頻拍のマッピングも可能となる。これは安定して頻拍が持続しないとマッピン

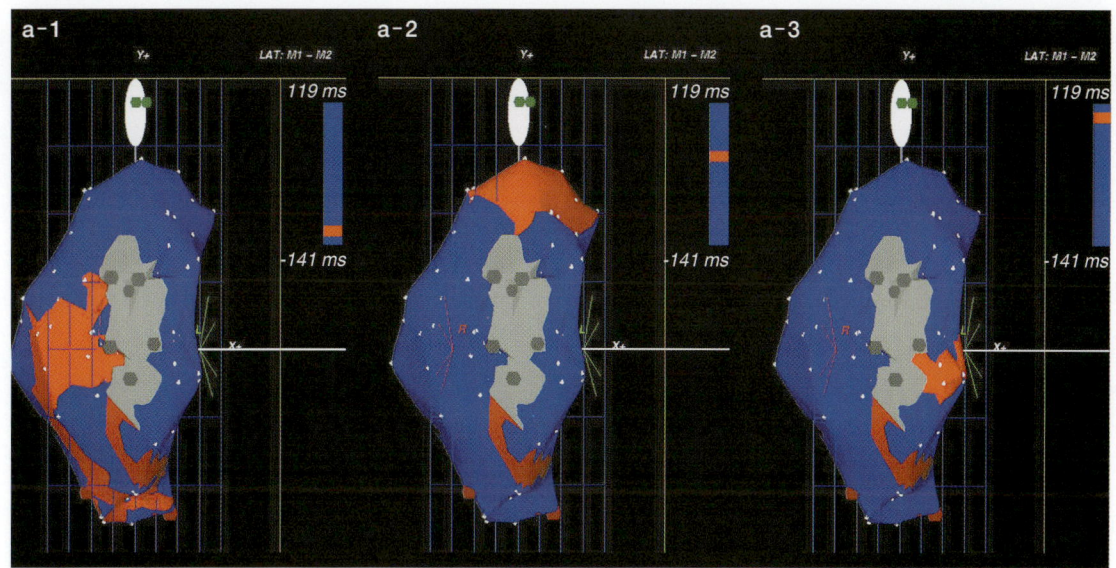

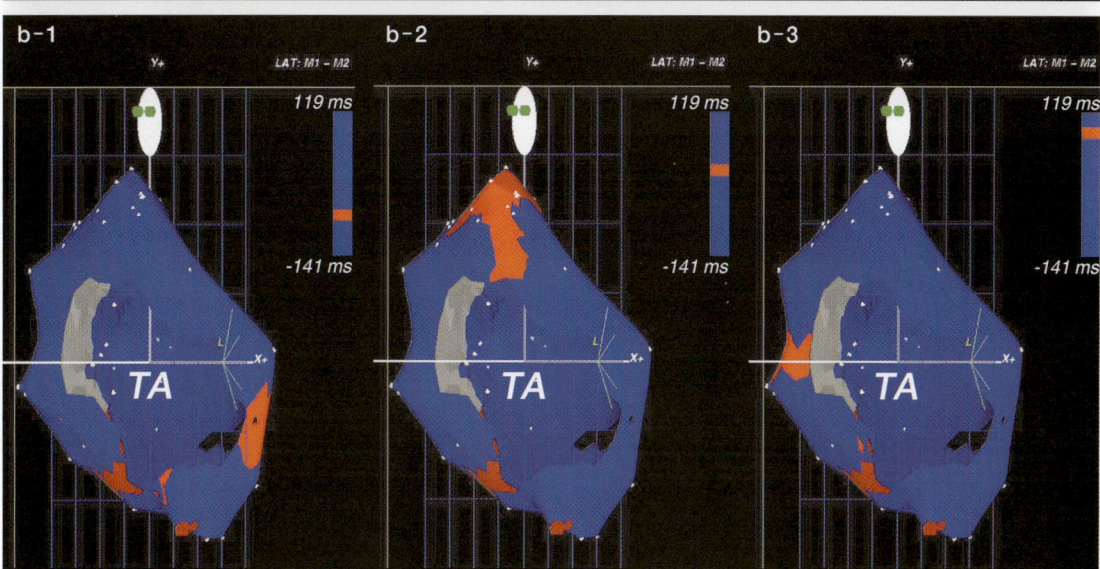

図9 図8と同一症例のpropagation map
aはRAO view，bはLAO view。
a-1〜3は図8aで示されている頻拍回路の，b-1〜3は8bで示されている頻拍回路のpropagation mapである。

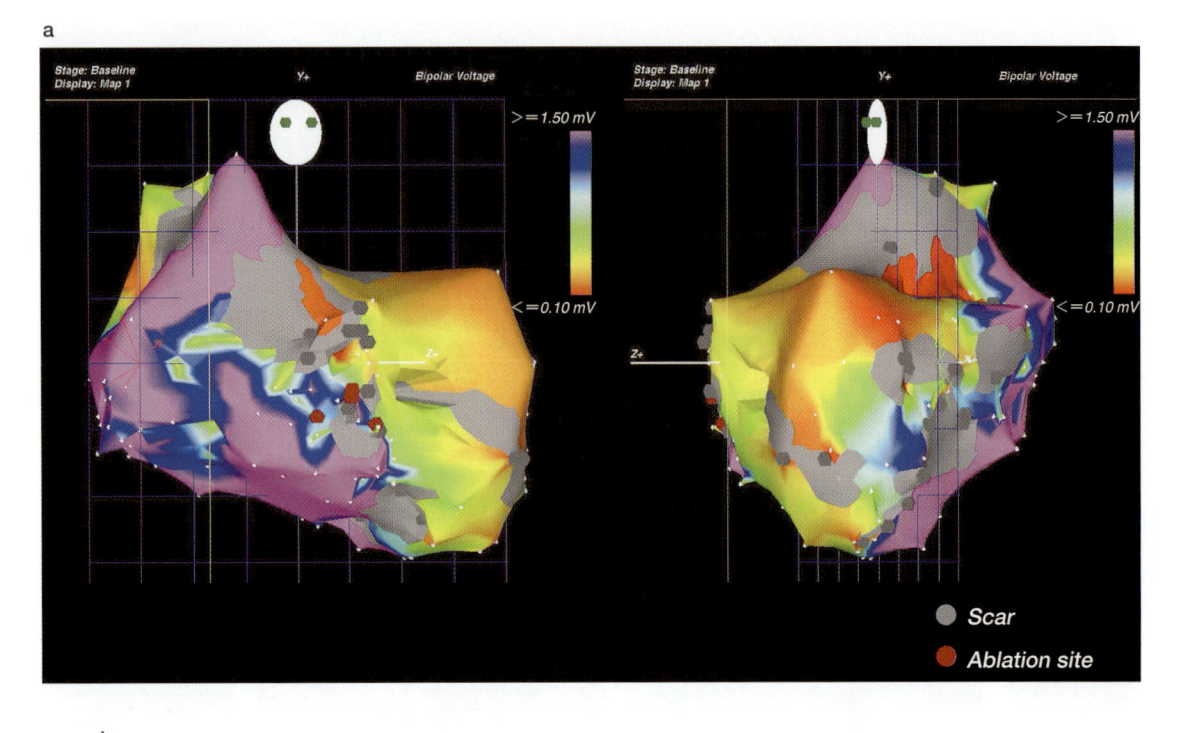

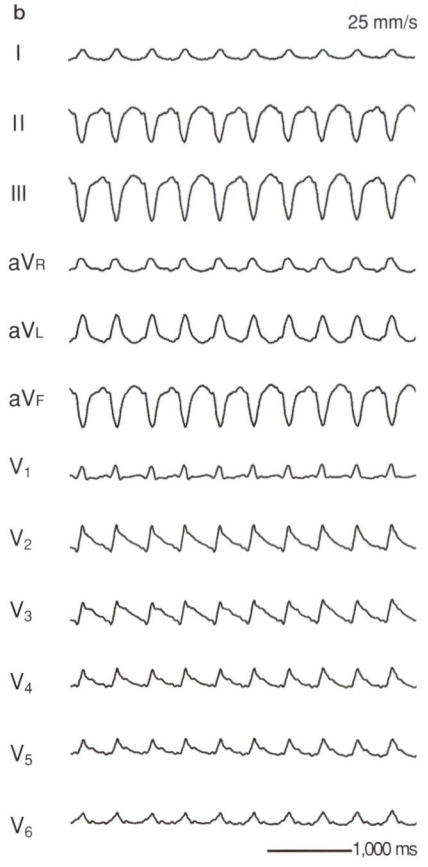

図10 陳旧性左室広範囲前壁心筋梗塞に合併した心室頻拍

a：図左はRAO view，右はLAO viewの左室voltage map。本症例はPVCから持続性心室頻拍が誘発された。頻拍中に著明な血圧低下を認めたためCARTO systemを用いたactivation mappingは行わず，洞調律中にCARTOでのvoltage mappingおよび従来の手法での心室頻拍のpace mappingを行った。左室前壁の基部から心尖部にかけて，および心室中隔，側壁の一部にまで病的心筋が分布し，その一部は瘢痕（図中灰色の部分）となっている。前中隔中部と心尖部の瘢痕の間隙できわめて良好なpace mapが得られた。

b：本症例の心室頻拍中の12誘導心電図。頻拍周期310 ms，右脚ブロック型上方軸のwide QRS頻拍である。

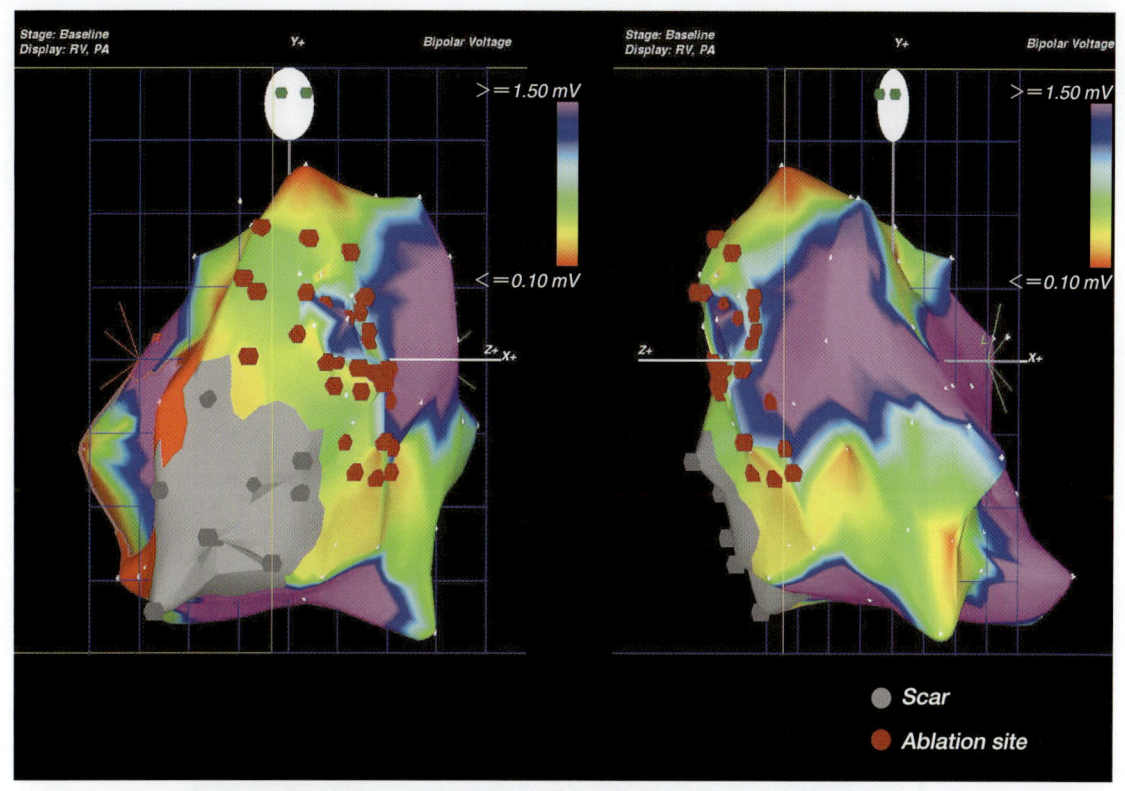

図11　不整脈源性右室心筋症に伴う薬剤抵抗性持続性心室頻拍
図は洞調律中に作製した右室のvoltage mapである。右室自由壁に広範に病的心筋が分布し，中隔側は電位波高が保たれているのがわかる。右室高頻度刺激で容易に心室頻拍が誘発されたが，著明な血圧低下を伴うためactivation map作製は行わなかった。頻拍は右室心尖部からentrainment可能であり，機序はリエントリーと考えられた。右室自由壁の病的心筋と中隔側の正常心筋との境界近傍で良好なpace mapが得られ，同部位を焼灼したが，その後も異なる波形の心室頻拍が複数誘発された。

グできないCARTO systemに比し，Non-contact Mapping Systemの大きな利点といえる。また線状焼灼によりブロックラインを作製する際に，ラインの両側からペーシングし，伝導の抜けて通るギャップの把握にも有用である[1,5]。CARTOと同様にdynamic substrate mapping(DSM)を用いることにより瘢痕や病的心筋を同定することも可能である。

しかし，その一方，Noncontact Mapping Systemは心室頻拍症例の心室の等電位マップ(isopotential map)の際，心室興奮を心房興奮，拡張期心室活動(diastolic ventricular activity)などのfar field signalと分離して認識する必要がある。至適部位からarrayカテーテルの中心部まで4 cm以内であれば高い精度でのマッピングが可能であるが，拡張した心室などでは4 cm以上になることも多く，精度は低下する[1]。またarrayカテーテルのほかにマッピング／アブレーションカテーテルを必要とする点も短所といえる。

〈福本耕太郎・副島京子〉

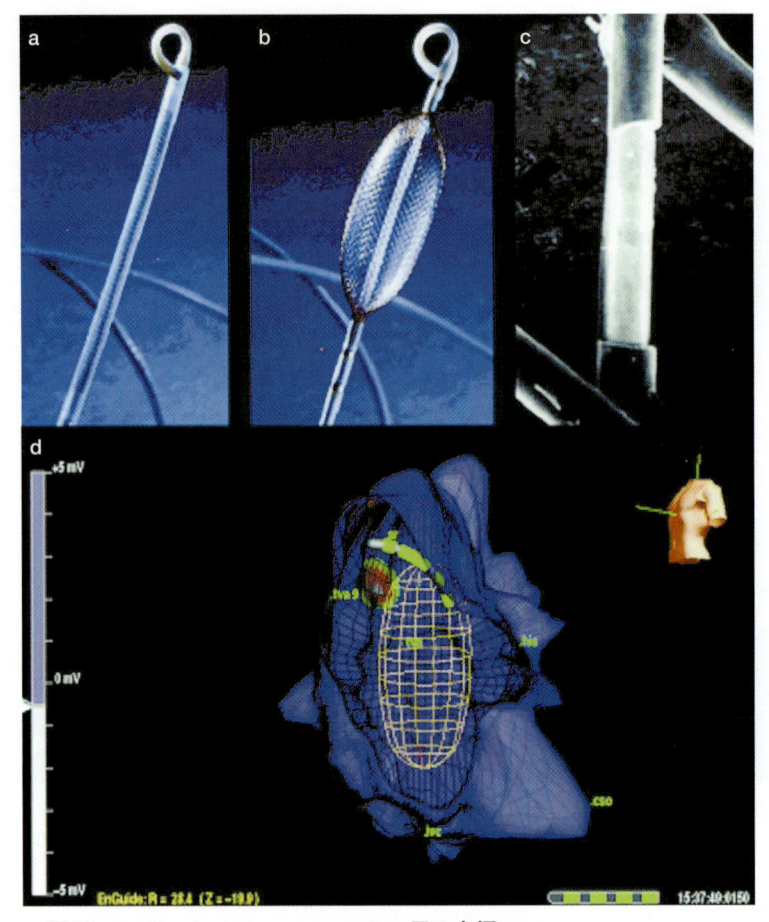

図12 noncontact mapping system用の多極array

aのようにバルーンカテーテルをたたんだ状態で血管内を進め，心腔内でbのように多極arrayバルーンを拡張する。cはarray上に張りめぐらされているレーザーエッチング処理されたワイヤー64本のうちの1本の顕微鏡写真。dは異所性心房調律による頻拍症例の右房のマップ（LAO view）。同心円様に示されている部分の中心の白い部分が最早期興奮部位で，その頭側の長細いものはマッピング/アブレーションカテーテル。ワークステーションに接続されたモニターでは興奮伝播の様子を動画で表示できる。
(Friedman PA：Heart 2002；87：575-582より．BMJ publishing groupより許可を得て引用)

● 文献

1) Friedman PA : Novel mapping techniques for cardiac electrophysiology. Heart 2002 ; 87 : 575-582
2) Markides V, Segal OR, et al : Mapping. In Zipes DP (eds): Cardiac electrophysiology from cell to bedside, 4th ed. Philadelphia, WB Saunders, 2004, p858-868
3) Gepstein L, Hayam G, Ben-Haim SA : A novel method for nonfluoroscopic catheter-based electroanatomical mapping of the heart in vitro and in vivo accuracy results. Circulation 1997 ; 95 : 1611-1622
4) Callans DJ, Ren JF, Michele J, et al : Electroanatomic left ventricular mapping in the porcine model of healed anterior myocardial infarction. Circulation 1999 ; 100 : 1744-1750
5) Lin YJ, Tai CT, Huang JL, et al : Characteristics of virtual unipolar electrograms for detecting isthmus block during radiofrequency ablation of typical atrial flutter. J Am Coll Cardiol 2004 ; 43 : 2300-2304

4章 電気生理検査総論
計測・評価

　不整脈を理解する基本が12誘導心電図であることはもちろんのことであるが，この非侵襲的な検査である12誘導心電図はあくまでも心臓の電気現象を体外から記録したものである。したがって得られる情報にはそもそも限界がある。逆に侵襲的な電気生理検査は心臓各所の電気興奮を心筋に密着させたカテーテル電極から記録する検査であり，その意味ではより詳細な情報が得ることができる。しかし逆にこの検査で記録される個々の電気現象は心筋のごく限られた部位の興奮にすぎず，心筋に密着させる電極の数（現実的にはカテーテルの数）を増やさなければ心臓全体の電気興奮として理解することができなくなる。したがって心電図と臨床電気生理検査は互いに相補完して成り立つものである。

　このような臨床電気生理検査は多くの心臓内部位の電気興奮を同時記録することがその特徴となるため，結果として得られる情報量が膨大となり，ややもすればこの検査を理解，解釈しようとすることに困難を覚えるかもしれない。さらに電気生理学には「電気刺激とそれに対する反応の解釈」という他の分野にない特殊な論理が用いられていることも事実であり，この検査の取っ付きにくさという側面を助長している。しかし，医師が制約された検査時間内に理解，施行できなくてはならない生理検査であり，基本となるべき事実が理解できればそれに続く思考論理は単純である。この章ではこの臨床電気生理検査をいかに解釈するかの基本について理解してほしい。

1 baselineで評価できること

1）カテーテルを配置してまず理解すべきこと

a. 一般的なカテーテルの配置と電位

　徐脈性不整脈，頻脈性不整脈によらず，一般的に高位右房（洞結節近傍），冠静脈洞，His束，右室心尖部に配置した電位記録を行うのが通常必要最低限とされる。

　高位右房は洞結節近傍，すなわち洞調律時には心房内で最も早期に興奮する部位である（図1）。

　冠静脈洞は左房と左室の房室間を走行していることから，ここに配置された電極は左房と左室の興奮の両者を記録できる。当然であるが洞調律時には左房の興奮，引き続いて左室の興奮が記録される（図1）。

　His束は，His束近傍の電気興奮，つまり，心房中隔心房筋，His束，心室中隔心室筋の3つの電気興奮が記録される（房室結節の電気興奮は記録できない）。冠静脈洞と同様，洞調律時には心房中隔心房筋，His束，心室中隔心室筋の順序で興奮する（図1）。

　右室心尖部は文字どおり右室心尖部心室筋の電気興奮が記録できる。このように各カテーテルの配置部位により，それぞれのカテーテルから1〜3つの電気興奮が記録されるが，各々の電気興奮がどの部位の興奮を表しているのかをまず理解しておく必要がある。体表面心電図と見比べると，心房の興奮はすべてP波の中に，心室の興奮はすべてQRS波の中に，またHis束の興奮はPQ間に

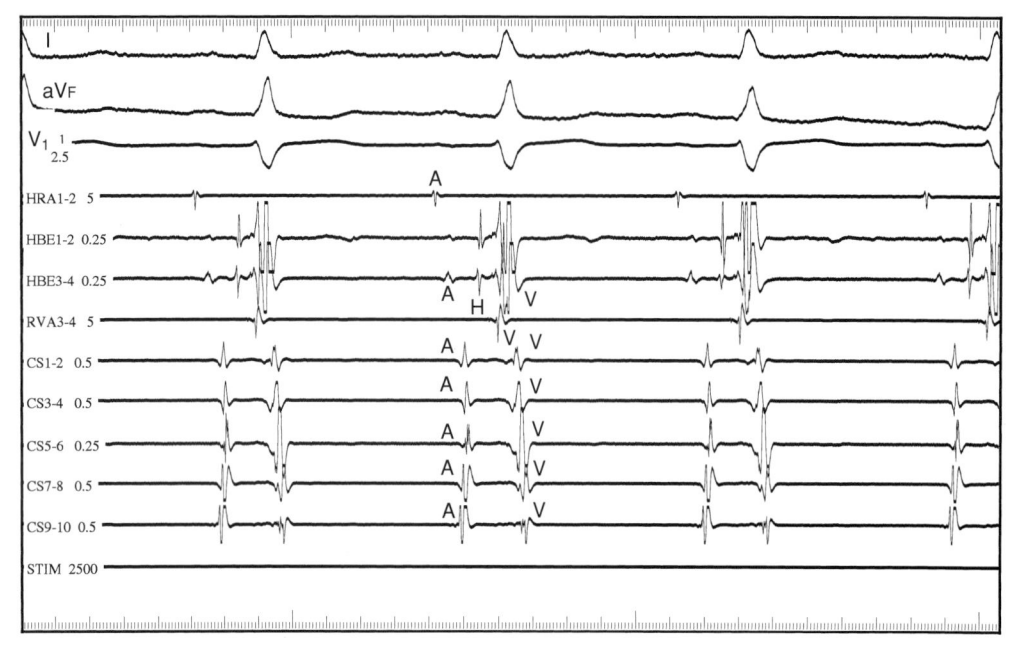

図1 baselineで記録される電位
上から心電図 I, aVF, V₁誘導, ならびに高位右房(HRA), His束記録部遠位(HBE1-2), 近位(HBE3-4), 右室心尖部(RVA), 冠静脈洞(CS：10極カテーテルで遠位より1-2, 3-4, 5-6, 7-8, 9-10)を示す。各カテーテル電極からはその電極が配置された部位の電気興奮が記録される。心房筋の興奮に相当するものはP波の中に, 心室の興奮に相当するものはQRS波の中に一致して記録されている。His束電位はPQ間隔の中に一致して記録されている。また冠静脈内では左房と左室の興奮が記録されている。左房の興奮順序を見ると, 左房は遠位から, 同時に近位からという2つの方向から興奮伝導しており, CS5-6の電極あたりで両者の興奮が衝突している。
A：心房電位, H：His束電位, V：心室電位

存在しているはずである(図1)。

b. 特殊なマッピングカテーテル

必要に応じてさらに, 電位記録を観察したい部位にカテーテルを追加することもよく行う。例えば最近では心房粗動で右房内の興奮様式を観察する目的で, 右房の中を回り込むような20極の電極を有するHaloカテーテルを留置することが多い。このような場合, オシロスコープに表示される電位記録が非常に多くなり一見理解しがたくなるが, 頭の中で20極のうち遠位, 中位, 近位の3つぐらいの電極の位置を理解しておくとよい(図2)。

c. カテーテル電極による記録と刺激

配置された1本のカテーテルには通常4〜10個の電極が装着されている。一般的に単極誘導としてではなく, 双極誘導すなわち2つずつの対(通常, より遠位のものをマイナス極, 近位のものをプラス極とする)として電位記録や刺激用の電極として用いている。電気刺激は刺激電極が心筋に密着していないとできないので一般的にカテーテルの遠位の2極を刺激用, それより近位のものを記録用として用いる。したがって, 高位右房の先端電極は刺激用として用いているため, 高位右房の記録はより近位の電極を用いざるをえず, その結果記録されている電位は本当の高位右房ではなく, そのやや下方の心房筋の興奮となっている。このようにカテーテル配置後, まずカテーテルの部位と記録されている電位の意味を理解しておく。

2) 伝導時間の評価

電気刺激を行う前に評価すべきことは, 各カテーテルの配置部位にある心筋が体表面心電図のどの時相で興奮しているか, またどのような伝導時間をもって興奮が伝わるかということを知ることである。洞調律なら洞調律時に心臓の各部位が

どのような順序で興奮するか，頻拍中ならその最中に心臓の各部位がどのような順序で電気興奮しているかが判断できる。通常，検査開始時には洞調律であるため，一般的に洞調律時の興奮順序，およびその興奮伝導に要する時間を測定する。

a. 電位記録のどの時点を興奮開始時点と判断するか？

一般的に電位はある幅をもって観察される。ではそのどの時点をもって興奮順序を同定したり，伝導時間を測定するのであろうか？ 計測時に用いられる点として次の2つの基準がある(図4)。

①電位が最初に基線から立ち上がった(下がった)瞬間
②最初の鋭い振れ(傾きの強い線)が基線と交わる瞬間

前者は双極誘導に用いている2電極周囲の心筋で最も早く興奮した心筋興奮の時相と考えられており，逆に後者は2つの電極のちょうど中間に存

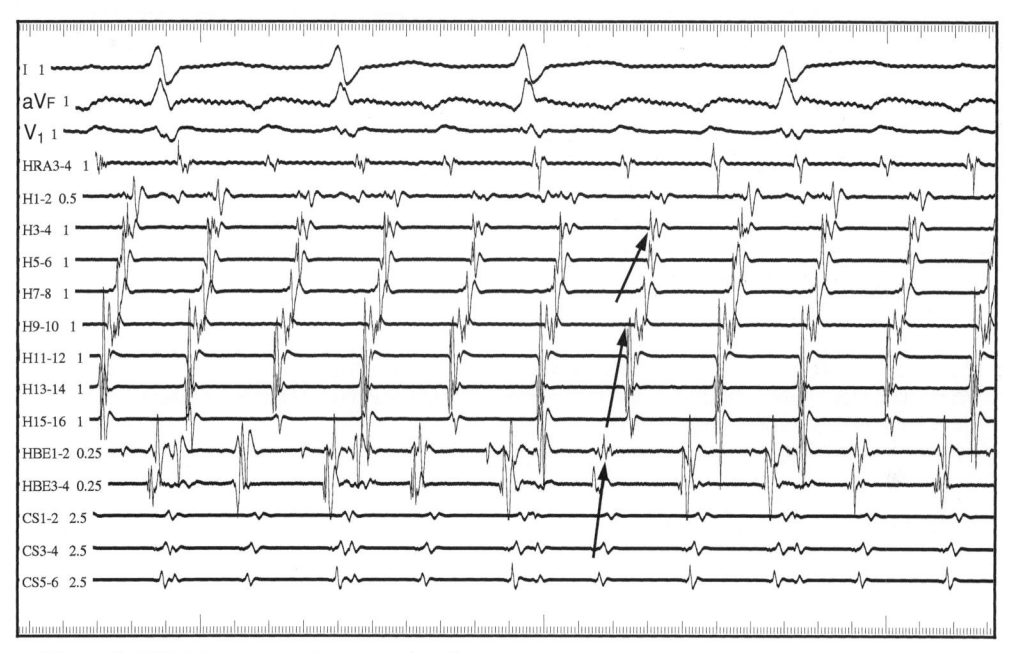

図2 多電極カテーテルによるマッピング
心房粗動時の右房内マッピング。上段から心電図 I，aVF，V₁誘導，ならびに高位右房(HRA)，Halo20極カテーテルで記録される電位(三尖弁周囲を取り囲むように配置するカテーテル。遠位1-2は冠静脈洞近傍に，中間は右房自由壁に，近位15-16は中隔上部に配置される)，His束記録部遠位(HBE1-2)，近位(HBE3-4)，右室心尖部(RVA)，冠静脈洞(CS：10極カテーテルで遠位より1-2，3-4，5-6)を示す。冠静脈洞近位から電位を見ると心房粗動の興奮はHis束，中隔上部，高位右房，右房自由壁の順に興奮していることがわかる(三尖弁を回るように興奮している)。

Side Memo

単極誘導

通常の電気生理検査では双極誘導を用いるが，双極誘導の欠点は2点の電位の差であるため，さらに詳細な情報(つまり2点のうちどちらが電位の責任となっているか？)が得られないことにある。通常の電気生理検査ではこれほど詳細な情報は不要であるが，カテーテルアブレーションのようにどの1点を焼灼するかを決定する際には2点のうちどちらが重要かを決定しなければならない。このような場合に単極誘導を用いることがある。単極誘導はその1点の単極誘導電位だけをみると逆に判断に困ることも多いが，多点の単極誘導電位を並べて表示すると，双極誘導よりむしろ興奮伝播がわかりやすくなる(図3)。

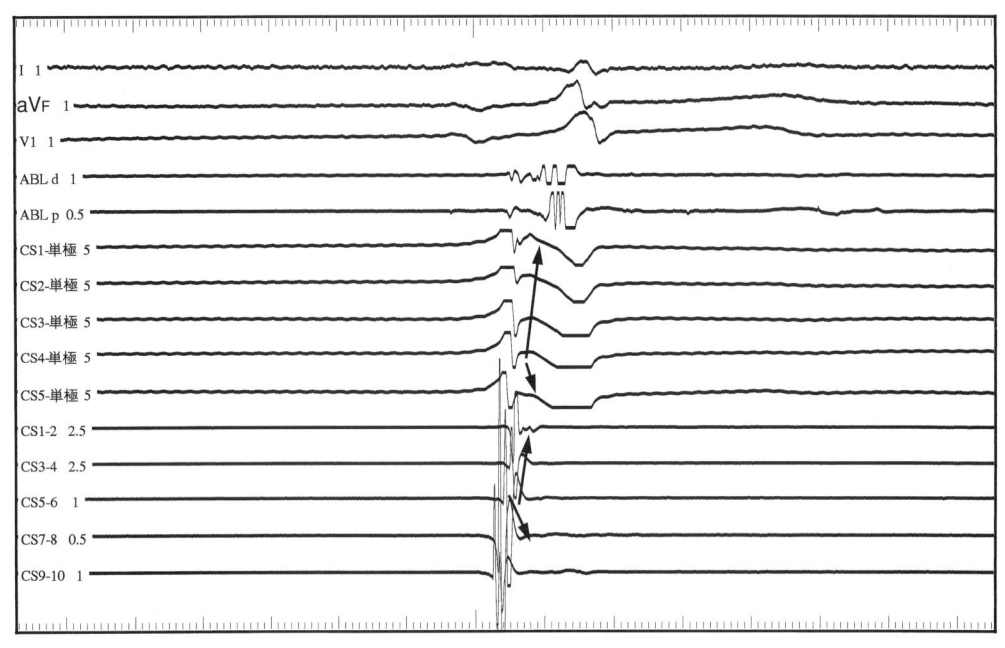

図3 双極誘導と単極誘導
WPW症候群で記録された冠静脈洞カテーテル電極の単極誘導（上段5つ）と双極誘導（下段5つ）。左側に存在する副伝導路のため，左心室が早期に興奮し冠静脈洞で記録される双極誘導電位で観察すると心房波と心室波が重合している。この両者が最も接近した部位に副伝導路が存在すると考えられる。双極誘導では心房波，心室波の区別をしがたいが，単極誘導では心室興奮は冠静脈洞の4番電極より1番電極の方向に興奮していることがわかる。

a. 電位が最初に基線から離れた時点

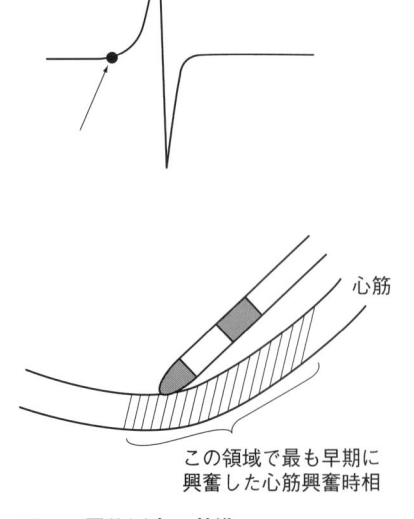

b. 電位の最も鋭い振れが基線と交差する時点

心筋

この領域で最も早期に興奮した心筋興奮時相

この領域が興奮した時相

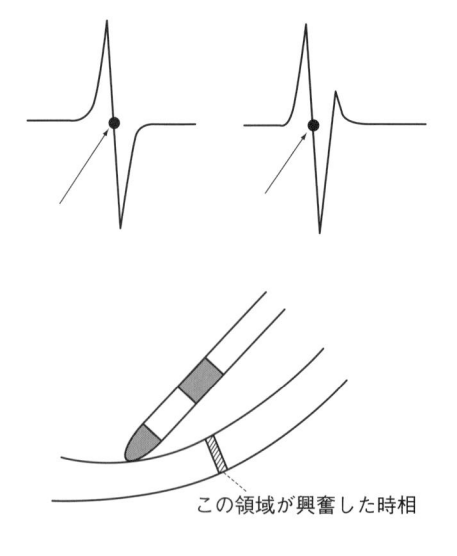

図4 電位測定の基準
電位測定の際，2つの基準を用いる（本文参照）。この2つのいずれを用いるかは，自分が何を測定したいかにより使い分ける。

在する局所の1点が興奮した時相と考えられている(図4)。前者は，2電極の周囲という表現からわかるように，どの程度の領域を見ているかは判然とせず，実際にこの瞬間を正確に同定することは困難なことも多い(電位の増幅度にも影響される)。逆に後者は興奮部位が局所の1点であり，結果としてその興奮時相の同定もたやすい。

しかしこれら両者の基準は常にどちらかを用いるというものではなく，それぞれに意味をもった基準であり，測定したい伝導時間の目的に応じて使い分けるようにする。例えばHis束がどの時点で興奮したかを知りたい場合には，His束電位が記録されている2つの電極の中間にある1点の局所部位というのは問題ではなく，His束(これはある領域をもって存在している)のうち最も早く興奮した時点を知りたいということであり，そのときには①の基準，つまりHis束電位の振れが開始した時点をもってHis束の興奮時点と同定する。逆に心房内に多くの電極を配置して，その興奮順序を知りたいという場合には，むしろその電極周囲というよりそれぞれの電極の配置された部位1点1点の興奮時相が重要である。したがってこの場合は後者の基準をもって各配置電極の興奮時相を判断する。このように自分が何を見たいのかを十分に考慮して電位興奮の振れを読むようにする。

b. 心房内の興奮伝導(図5)

心房内の興奮伝導パターンは，配置された電極局所の興奮時相をもって決める(したがって電位の最も鋭い振れが基線と交わる点である)。洞調律時には通常右房側壁中央から興奮が始まり，より高位の右房に伝導すると同時に房室接合部に向かって興奮が伝導する。低位側壁右房は房室接合部よりやや遅れて興奮していることが多い。左房側の興奮は冠静脈洞電位のみで知るしかないが，房室接合部，および冠静脈洞入口部からより冠静脈洞遠位(左側)の方向に興奮が伝導していくが，冠静脈洞の最も遠位の部位(左心耳近傍)は頭側の心房筋からBachmann束を通って来た興奮により捕捉されていることが多い。その結果，冠静脈洞で記録された電位全体で見ると中間あたりの部位で両者の興奮(心房中隔からの興奮とBachmann束を経由した左側からの興奮)が衝突しているように見えることが多い(図1,5)。

β受容体刺激などで洞周期が短縮する際には，興奮の生成部位がより上方に変位することが多く(これは12誘導心電図上もⅡ，Ⅲ，aVF誘導のP波増高にも反映される)，それに伴い心房内興奮順序も若干変化することが多いが，基本的には上述したものと大差ない。このような心房興奮順序を図5に図示した。このような心房内興奮伝導がみられる場合は洞調律といってよい。逆にこのような特徴をもった興奮伝導とは全く異なる心房内興奮順序がみられたときには，それは洞調律とはいえない。そのときには心房内で最も早く興奮している部位(心房内最早期興奮部位)はどこか？また，その部位からどのように心房全体に興奮伝播しているかを観察しなければならない。

c. 房室伝導

房室伝導は心房中隔の低位右房から房室結節，His束を経て心室筋に至るまでの興奮伝導をいう。臨床電気生理学ではHis束電位が記録できることから，この伝導時間を，①低位中隔右房からHis束まで(AH時間)，②His束から心室まで(HV時間)の2つの興奮伝導時間に分けて考える。

①AH時間

心房中隔の低位右房から房室結節を経てHis束が興奮するまでの時間である。具体的にはHis束が記録される電極で，心房波の始まりからHis束

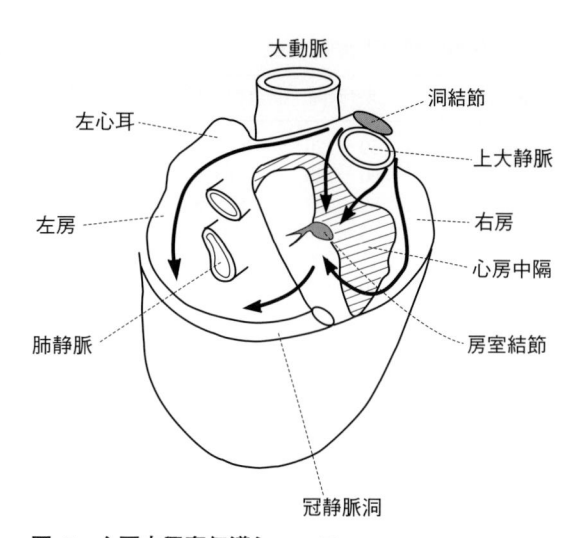

図5 心房内興奮伝導シェーマ
心房を背面から見た図。洞調律時の心房興奮の様子を示した。

表1 伝導時間の正常値(ms) 〔文献1)より引用〕

報告者	AH時間	HV時間	H波時間
Nalura	50〜120	35〜45	25
Damato	60〜140	30〜55	10〜25
Castellanos	50〜120	25〜55	
Scuilenburg	85〜150	35〜55	
Peuch	45〜100	35〜55	
Bekheit	50〜125	35〜45	15〜25
Rosen	54〜130	31〜55	
Josephson	60〜125	35〜55	10〜25

の振れの始まりまでの時間を測定する(図6)。このAH時間のほとんどは房室結節内の興奮伝導時間で占められている。したがってこの興奮伝導は自律神経緊張の程度に大きく影響されるので,この値のみで房室結節伝導能を評価することはできない。検査中にも大きく変動するのであくまでも参考値としてとらえておく。正常値はばらつきが大きいが,45〜140 msとされている(表1)。

②HV時間

HV時間は,His束が興奮してから心室筋が最も早く興奮するまでの時間である。計測はHis束の振れの始まりから,12誘導心電図も含めてすべての記録されている電気現象から心室筋が興奮したことを示す最も早い時点を探し(通常はV₁,V₂誘導のR波の始まりが最も早い)[4],それまでの時間を計測する(図6)。したがってHis束領域で記録されている電位だけからHV時間を評価してはならない。このHV時間はAH時間と異なり自律神経の影響をあまり受けず,検査中もほとんど一定である。正常値は35〜55 msとされてい

る(表1)。正常な心室興奮がなされている場合,HV時間は30 ms以内にはならない。この場合は記録されている電位がHis束電位ではなく,右脚電位を見ているもの考えられる。このように注意して計測したHV時間が延長している場合は,常に病的と考えてよい。またWPW症候群のように正常の房室伝導系を介さず心室が興奮する場合には,HV時間は定義上マイナスとなる(図8)。

d. 心室内伝導

一般的な電気生理検査では,心室に挿入されているカテーテルの本数にも限界があり,心室内の伝導パターンを定量的に検討することはない。その意味では心室内伝導については,同時記録されている12誘導心電図のQRS波形から興奮伝導の変化に注目しておく必要がある。

2 プログラム電気刺激

臨床電気生理検査の最も重要な骨子が,この電気刺激に対する心臓の反応を観察するということにある。通常,洞調律時の興奮伝導パターンと興奮伝導時間を評価した後,電気刺激を行う。電気刺激の目的は,①心房筋,房室伝導,心室筋,室房伝導の電気生理学的性質の把握,②不整脈の誘発とその機序推定である。

1) 電気刺激の出力と方法

電気刺激を行う場合,注意すべきことはその出力と刺激方法である。刺激の出力を増加させれば,心筋は電気刺激により捕捉されやすくなる。さら

Side Memo

異所性心房調律時のAH時間(図7)

AH時間は洞調律時に測定するのが基本である。しかし,洞調律ではない異所性心房調律が患者の基本調律であるような場合は,どのようにすればよいのだろう。実際には,例えばいわゆる冠静脈洞調律(下方誘導でP波が陰性の異所性心房調律)でAH時間を測定すると,AH時間は短くなっていることが多い。このように正常な洞調律以外のリズムをとっている場合には,AH時間は異常な値をとることがよくみられる[2,3]。これはこの測定方法において,興奮が低位右房を通過し

てから房室結節の上方より入りその後にHis束に伝導するということを前提にしているからである。しかし例えば冠静脈洞調律では,①低位右房とHis束がそれぞれ異なった興奮波から独立して捕捉される可能性,②房室結節へ入る入り口が異なる可能性があり,AH時間として測定すると前者の場合短く,また後者の場合長くなることが多い。電位として測定するのではなく,どのような興奮波が伝導しているのかを理解して測定するようにしなければならない。

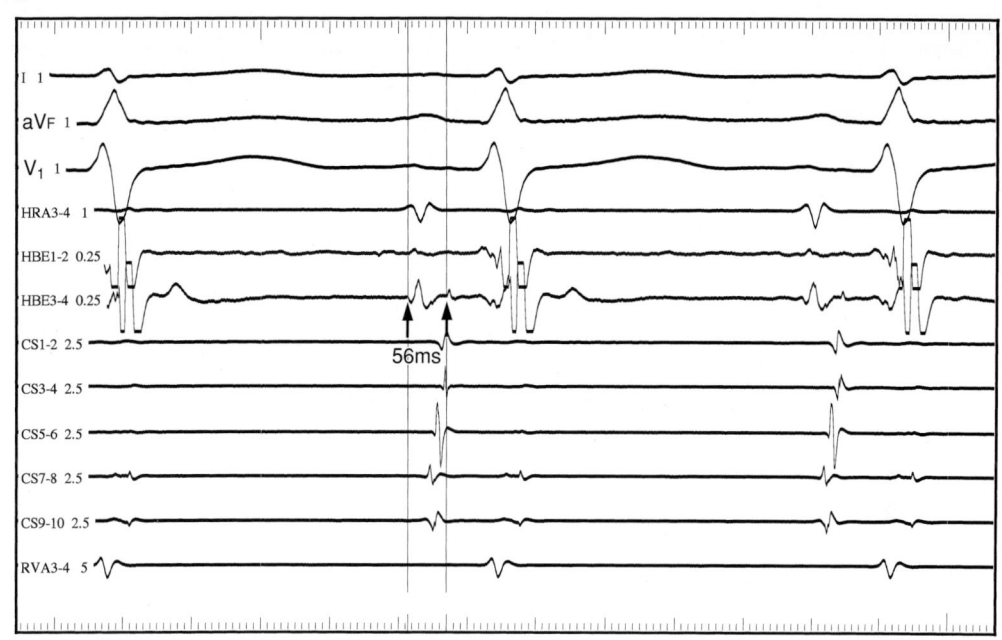

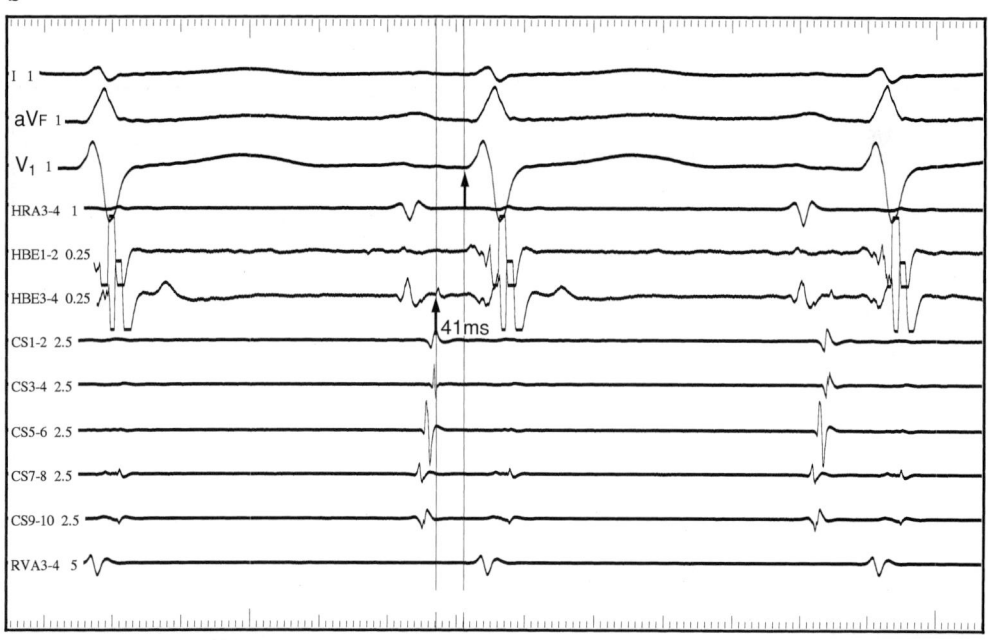

図6 AH，HV時間測定方法

a：AH時間測定の実例。His束興奮波が記録される部位（この場合はHBE近位部）で心房波の始まりからHis束興奮波の始まりまでを計測する。

b：HV時間測定の実例。aと同一症例。His束興奮の始まりからV_1誘導のR波立ち上がりを測定した。HBE近位部で記録される心室波が必ずしも心室の最も早い興奮ではないことに注意。

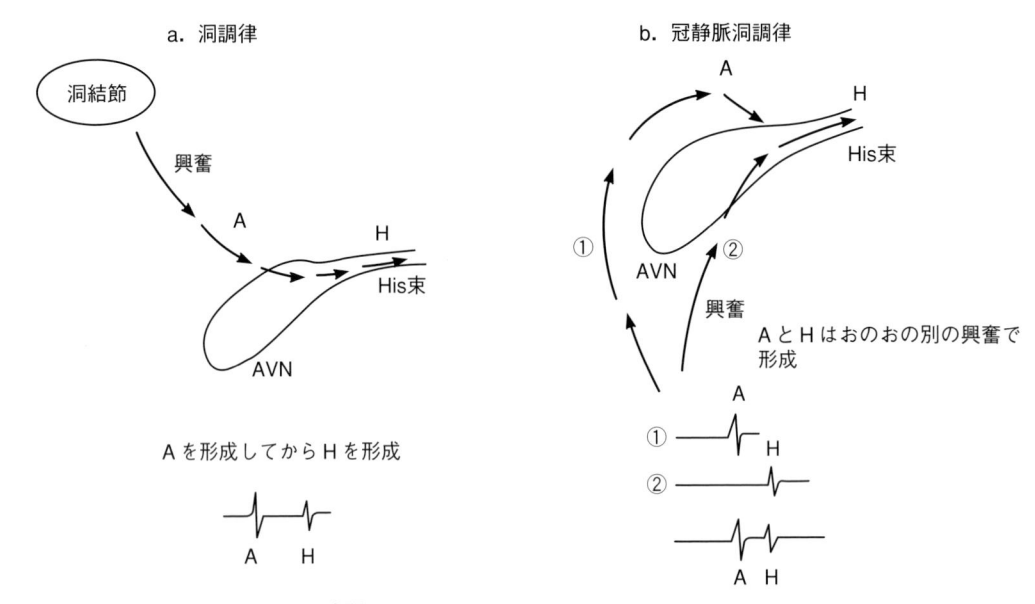

図7 洞調律以外でのAH時間
洞調律では左にみられるように低位中隔右房を伝導した興奮波が房室結節に伝導する。しかし，洞調律以外では右のように興奮が低位右房を通ってから房室結節に入るとは限らない。したがってこのような場合のAH時間は何を見ているものかわからない。
A：心房波，H：His束波

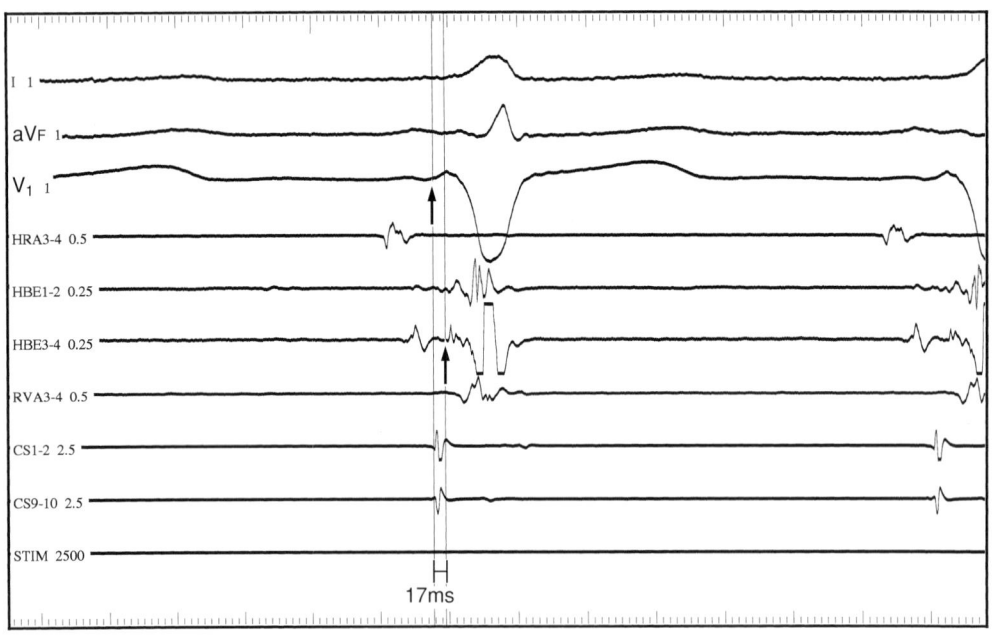

図8 WPW症候群でのHV時間
WPW症候群の心室興奮は副伝導路から開始するため，HV時間は定義上マイナスとなることが多い。この症例では心室興奮がHis束興奮より17 ms早く開始している（HV時間＝－17 ms）。この場合のHV時間の意義も図7と同様である。

にその結果，非臨床的な心房細動，心室頻拍や心室細動が誘発されやすくなる[5]。したがってどの程度の出力で刺激したかということは，その結果の解釈において常に重要となる。通常混乱を避けるため，また安全性の点から出力は拡張期閾値（洞周期よりわずかに短い周期の刺激に必要な最低電流量）の2倍の出力で行っている。しかしこれは経験的なもので，この刺激が細胞電気生理学的にどのような意味を持っているか，また常に臨床的な不整脈の発生と関与しているかは明らかではない。したがって目的に応じて変更することも多いが，上述したように常に出力の記録をしておくことが必要である。

電気刺激は通常プログラム可能な刺激出力装置を用いる。通常用いる刺激法としては，大きく頻回刺激法と期外刺激法の2つがある（図9）。心房筋，心室筋に対してそれぞれ両者の刺激法を行い，それらの刺激に対する反応を観察する。

a. 頻回刺激法

一定の周期で一定時間電気刺激を行う方法である。通常刺激周期は，洞調律よりやや早い周期から徐々に短縮させて最終的には300 ms（頻度にすると200/分）まで，またおのおのの周期においてそれぞれ刺激時間は15～30秒行うことが多い。頻回刺激の開始直後は，刺激に対する反応が安定しない。これは，洞調律時に頻回刺激が開始されると，急に周期が変化するため結果として期外刺激（期外：予想される時期よりも早い）が挿入されたのと同じ効果を引き起こすためである。刺激が開始されて反応が安定するまでは時間を要する。これをaccommodationと呼んでいる[6]。実際にはこのほかに頻回刺激が心拍出量の変化などを起こし，自律神経機能に及ぼす影響もあり，個々の症例で何秒間刺激すれば，反応が安定するかは不明である。それぞれの症例で反応が安定したと判断される時点を観察する。

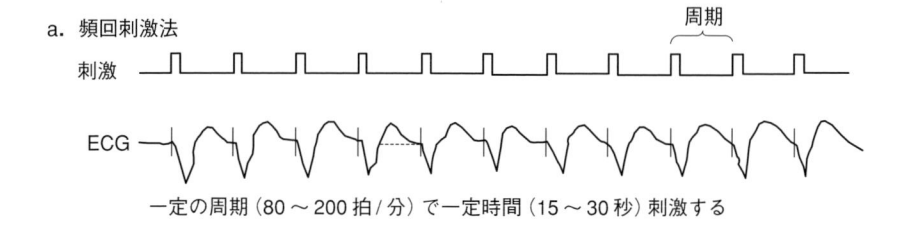

b. 期外刺激法

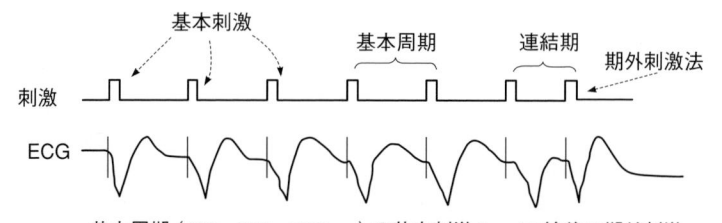

一定の周期（基本周期）で数拍刺激した（基本刺激）後，もしくは洞調律中に短い連結期の刺激（期外刺激）を1拍入れる方法である。最後の期外刺激に対する反応を観察する。臨床的には，人工的に心房期外収縮や心室期外収縮を挿入したものと考えてよい。基本刺激の周期は400, 600, 700 msなどを用い，基本刺激の個数は6～10個用いることが多い。当然のことながら基本刺激に対する心房，房室伝導，心室，あるいは室房伝導の反応が安定していることが前提である。したがって150拍/分（bpm）でWenckebach型の房室ブロックを生じるような例では，基本周期400 ms（= 150 bpm）の基本刺激に対する房室伝導能の評価はで

図 9 プログラム電気刺激方法
頻回刺激法と期外刺激法の模式図。心室筋を刺激した状態として示す。ECGのスパイクは刺激を表す。

きないこととなる(基本刺激でWenckebach型ブロックを生じるためである)。期外刺激の連結期は基本周期より10〜20msずつ短縮し,心筋が期外刺激に対して反応しなくなるまで行う。この方法を用いると,頻回刺激法に比べさらに心房筋,房室伝導,心室筋,室房伝導などの評価を定量的に行うことができる(後述)。

以下では,まず心房,心室頻回刺激法で何を評価するのかについて述べる。期外刺激法は不応期という概念と密接に関連しているため,さらに次項で詳しく述べる。

2) 心房の頻回刺激

心房の頻回刺激は,①上室性不整脈の誘発,②心房筋と房室伝導に関する電気生理学的性質の把握を目的として施行される。プログラム刺激に対する反応は,心房筋,房室結節ともに刺激する心房部位によって大きく変化する。一般的に高位右房の刺激が施行されることが多いが,刺激に対する反応の解釈は刺激部位を考慮して行う必要がある。

a. 心房筋の反応

心房を高頻度に頻回刺激を行うと,心房筋は通常すべての刺激に対して興奮する(1:1捕捉)。200拍/分まで1:1捕捉がなされない場合には,カテーテルが心房筋から浮遊しているか,心房筋の病的変性と考えられるが,圧倒的に前者が多い。心房内の伝導に関しては,健常者では刺激周期を短縮させても,刺激から局所興奮までの時間(latencyと呼ぶ),心房内興奮順序,心房内伝導時間などは長い周期の反応と比べほとんど変化しない。

b. 房室伝導の反応(図10)

房室伝導に関しては長い周期では洞調律と同様にすべての興奮が心室に伝導する。房室結節伝導に要する時間(AH時間)は大きく変化せず,結果としてPQ時間も変化しない。これよりやや短い周期では1:1伝導はするもののAH時間(その結果PQ時間)が延長する。このように周期を短縮させると興奮伝導時間が延長する性格を減衰伝導(decremental conduction)と呼ぶ。正常な房室結節が有する性格である。逆に心房内伝導に関しては減衰伝導特性はないといえる。これは固有心筋の正常な性格である。

さらに刺激周期を短縮させると,ついには1:1伝導を維持できなくなり房室ブロックを生じる。このときブロックは健常者では房室結節内で生じるためAHブロックとなる。房室結節内でのブロックのため,多くの症例でWenckebach型ブロック(すなわちAH時間が徐々に延長してついにブロックを生じ,ブロック後の1拍目のAH時間は短縮している)を呈する。

どのような刺激周期でAHブロックを生じるかについては,このブロックが房室結節内であるため自律神経の影響を大きく受けており,正常値はないと考えてよい。筆者らは通常150拍/分以上でWenckebach型のAHブロックを生じることを正常な反応と考えているが(Wenckebach point 150拍/分以上)[1],これ以下の周期でWenckebach型AHブロックを生じても必ずしも病的ではな

Side Memo

頻回心房刺激時のAH間隔にもよく注意する!

頻回心房刺激時の反応をよく観察すると,非典型的なWenckebach型ブロックを呈する症例も多く存在する。通常教科書的にはPQ時間(AH時間)自体は徐々に延長するが,その1拍ごとの延長の程度は徐々に短縮するとされている(結果的にRR間隔は徐々に短くなり1拍抜ける形となる)。しかし頻回刺激中にはブロック前の最後の1拍で大きくAH時間が延長する例が多くみられる。これは房室結節内二重伝導路の存在によるものである。房室内に速伝導路と遅伝導路が存在している場合,速伝導路でWenckebach型ブロックを生じるとそのときに遅伝導路に興奮がのり変わり,房室伝導に要する時間が大幅に増加した結果としてAH時間が著明に延長することがある。このような房室結節内二重伝導路が存在する場合には,いわゆる典型的なWenckebach型ブロックは呈しにくい。筆者らはbaselineでの頻回心房刺激中にAH時間が250msを越えた場合には房室結節内二重伝導路の存在を疑うこととしている。

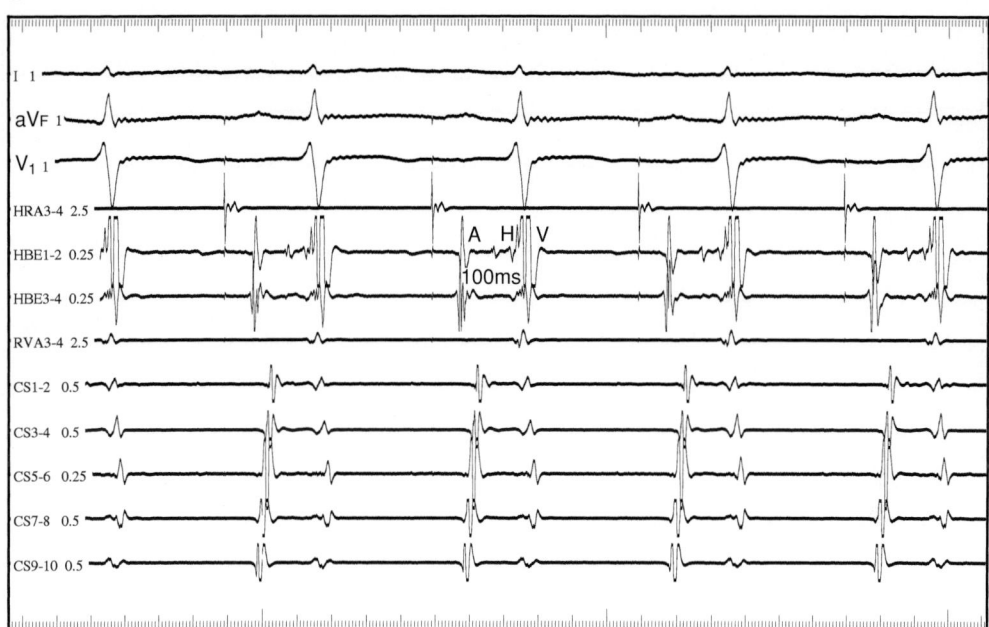

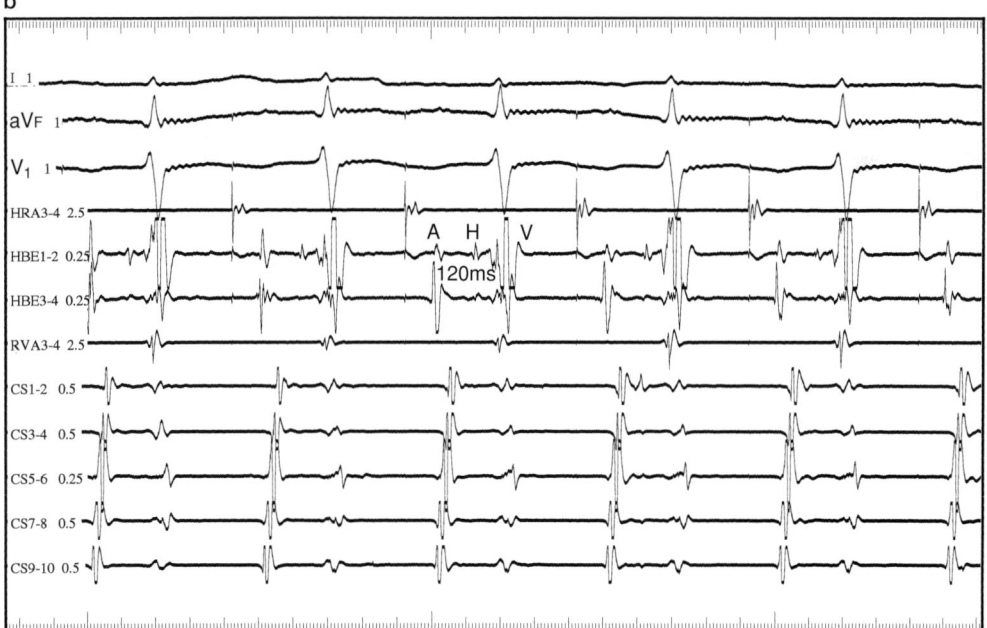

図 10 心房頻回刺激時の反応(図10c, dは次ページに掲載)

上から心電図 I, aVF, V₁誘導,ならびに高位右房(HRA),His 束記録部遠位(HBE1-2),近位(HBE3-4),右室心尖部(RVA),冠静脈洞(CS:10極カテーテルで遠位より1-2, 3-4, 5-6, 7-8, 9-10)を示す。

a:周期600 ms(100拍/分)頻回心房刺激時の反応。AH時間は100 ms。**b**:周期500 ms(120拍/分)時の反応。AH時間は120 msに延長。

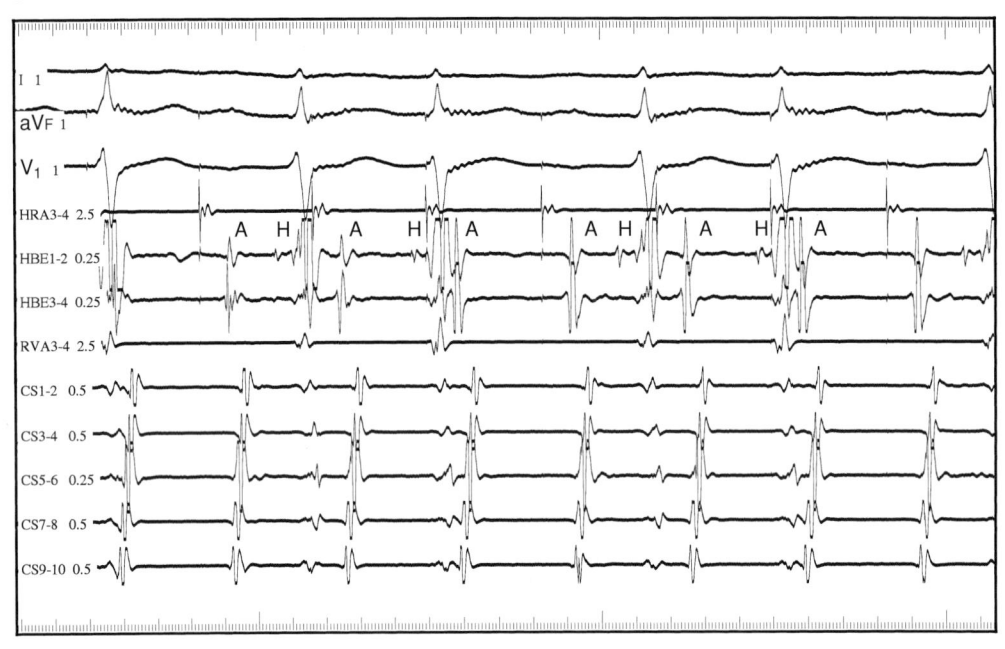

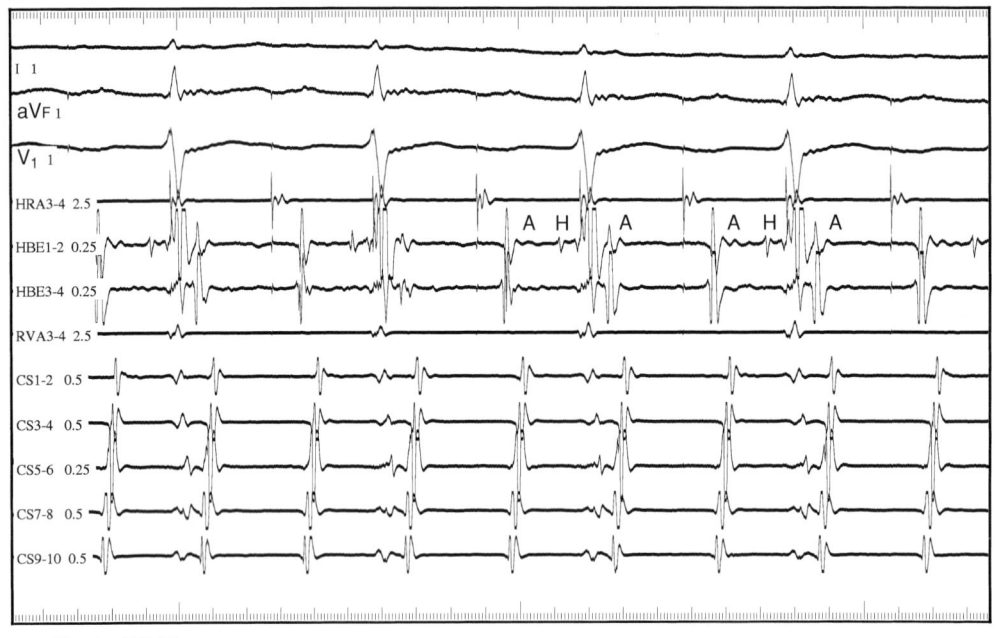

図 10（続き）
c：周期 333 ms（180 拍/分）時の反応。AH 時間が徐々に延長し，房室ブロックを生じている（Wenckebach 型ブロック，3：2 伝導）。d：周期 300 ms（200 拍/分）時の反応。2：1 房室ブロック。経過を通じて HV 時間に延長は認められない。

い。多くの場合は副交感神経緊張によるものであり，atropineを投与するとWenckebach pointも大きく増加することがほとんどである。

Wenckebach型のAHブロックを生じた周期よりもさらに短い周期で頻回刺激を行うと，2：1あるいは3：1のようなより高度なブロックを生じる。通常成人では，200拍/分の頻回刺激では2：1 AHブロックとなることが多いようである。

c. 副伝導路の反応

WPW症候群など房室結節/His束以外に房室伝導可能な組織（副伝導路）が存在する場合には，心房頻回刺激法でこの副伝導路の伝導性を評価することも重要である。Kent束などの副伝導路の多くは固有心筋からなっているため，頻回刺激に対してall or noneで反応することが基本である。つまり刺激周期を短縮すると1：1伝導から直接2：1あるいは3：1伝導に伝導比が低下し（Wenckebach型ブロックは介さない），この低下の際にも伝導時間は変化しない（つまり減衰伝導特性を呈さない）ことが特徴である。

このように心房頻回刺激法では，主に房室結節，His束以下，あるいは副伝導路を介する房室伝導能の評価を注意深く行っておく。

3）心室の頻回刺激

心室のプログラム刺激は，①上室性，心室性不整脈の誘発，②心室筋，および室房伝導の評価を目的として行う。通常右室心尖部からの刺激を行うが，心室性不整脈の誘発が目的の場合には右室流出路や左室側からの刺激を加える（心室性不整脈の誘発性は刺激部位によって大きく異なるためである）。室房伝導に関しては，心室刺激部位を変化させてもほとんど影響を受けない。これは房室伝導とは大きく異なる点である。

a. 心室筋の反応

心室を高頻度刺激すると，心房と同様に心室筋は200 bpmまでの刺激では1：1捕捉するのが通常である。頻回刺激に対して安定した時点で観察すると，刺激から局所の興奮時相までの時間（latency）も刺激周期の影響を受けない（刺激開始直後は十分にaccommodationできていないので刺激−局所電気興奮までの時間が延長していることが多い）。それと呼応するようにQRS時間もほとんど変化しない。これらの反応は心房頻回刺激における心房筋の反応と同様である。

b. 室房伝導の反応

①室房伝導の有無

心室から心房までの逆伝導，すなわち室房伝導は症例により大きく異なる。今までの報告では対象となった患者層や年齢により結果が大きく異なるが，正常の房室結節，His−Purkinje系を介した室房伝導を持つ頻度は40〜90％と報告されている[1]。当然のことながら，房室伝導の良好な例で室房伝導も認められやすいが，完全房室ブロックであっても室房伝導が存在することがある[8,9]。この事実はペースメーカー植込みの際に設定モード決定において極めて重要であり，常に心室頻回刺激中に室房伝導の有無を注意してみておく必要がある。室房伝導が全く存在しない場合には，心室頻拍中に観察されると房室解離や融合収縮と全く同様の現象が生じ，心室頻回刺激中にも心房は洞調律で捕捉され（房室解離），時にこの洞調律が

Side Memo

HVブロックが生じたときは？

心房頻回刺激法によるこのようなAHブロックに比べ，His束以下のレベルでブロック（HVブロック）が生じることはまれである。これは，健常成人では房室結節内の伝導能がHis束以下の伝導能に比べ弱いためである。したがって高頻度心房刺激によりHVブロックが生じる場合は，His束以下の伝導が房室結節の伝導に比べ弱いことを意味し，常に病的であるという意見もある[7]。実際にそれがあてはまることが多いが，小児ではHVブロックが先に生じることがままある。このような所見は房室結節の伝導能がきわめて良好なためであり，His束以下の伝導能が悪化していることを意味しているわけではない。したがって基本的にブロックの出現は常に刺激周期に依存するものと考え，筆者らは150 bpm以下の頻回刺激でHVブロックがみられた場合をHis束以下の器質的伝導障害と考えている。

刺激と刺激の間に正常なQRS波を生じる。

室房伝導が存在している場合でも通常室房伝導能は房室伝導能よりも悪いことが多い。これは1：1伝導が生じる最短周期で見た場合でも，あるいはHV時間とVH時間で比べた場合でもあてはまる。通常心室頻回刺激中は逆行性のHis束興奮波は順行性伝導のHis束興奮波に比べ観察しにくい。これは多くの症例でHis束興奮波が心室波の直前，もしくは心室波の中に存在しているからである。His束波が心室波の直前に存在する高周波成分として明瞭に観察される場合，QRS波の始まり（通常は刺激のスパイクと一致する）からHis束波の始まりまでをVH時間と考え，計測する（図11）。

②逆行性心房興奮順序：正常な室房興奮か？

室房伝導が存在する場合には，その際の心房興奮順序も重要である。健常者では逆行性心房興奮は心房中隔より生じ，冠静脈洞近位部はこれに遅れる。心房中隔より全体に心房興奮が上方に伝播するように興奮する。したがって冠静脈洞では近位部から遠位部へ，右房では低位右房から高位右房へという興奮順序になる。これ以外の逆行性心房興奮順序がみられた場合は通常の房室結節を介した逆行性室房伝導ではない。副伝導路の存在や，房室結節二重伝導路の遅伝導路の存在を考慮しなければならない。

室房伝導時間に関しては心室刺激周期をより短縮させると室房伝導時間が徐々に延長し，やがてWenckebach型の室房ブロックが生じ（図11），さらに短縮させると2：1あるいは3：1伝導となることが通常の正常室房伝導である。明瞭にHis束波が観察される場合には，そのブロックがVH間（His-Purkinje系）で生じているか，HA間（房室結節）で生じているかが判定できる。脚ブロックのない症例ではほとんどの場合，逆行性の室房ブロックは房室結節内で生じるとされている[1]。室房伝導時間が延長しない（つまり減衰伝導を示さない）場合には，これらの正常組織以外の組織（副伝導路）が室房伝導を担っている可能性を考慮しなくてはならない。このように心室頻回刺激では，室房伝導の有無と室房伝導がある場合にはそれが正常な逆行性伝導であるか（室房伝導時間と心房興奮順序）に注意して観察する。

3 伝導時間と不応期

これまで述べてきた興奮伝導時間は，洞調律あるいは頻回刺激時というような安定した定常状態におけるものである。これは心筋の活動電位が十分に回復している（再分極している）と考えられる時相での興奮伝導時間と考えられる。しかし，期外刺激法，すなわち心房期外刺激や心室期外刺激などに伴って観察される興奮伝導時間はこれまでのものとは趣が異なる。このような期外刺激法は心筋の活動電位が十分に回復していない時相で電気刺激を加えるので，興奮伝導時間の反応そのものが今までとは異なっていることをまず念頭においてほしい。本節では期外刺激法によって得られる情報とその解釈について概説する。

Side Memo

傍His束刺激法（図12）

逆行性心房興奮が心房中隔から生じているからといって，房室結節経由であると断定してはならない。それだけでは心房中隔に存在する副伝導路と区別できないからである。通常は心室頻回刺激による室房伝導時間の延長があるかないかで判断できるが，それでも断定できないときには，傍His束刺激を行うことがある。傍His束刺激は，His束波が記録されるカテーテル電極から低出力および高出力刺激を行い，心室興奮過程を変化させて室房伝導の変化を観察しようとするものである。低出力では心室筋のみが，高出力では心室筋と刺激伝導系の両者が捕捉されるため，QRS波の幅は後者で狭くなる。このようにQRS幅が変化したときに刺激伝導系が直接捕捉されたと解釈すると，室房伝導が房室結節経由である場合には幅の広いQRS時と比べて幅の狭いQRS時の方が室房伝導時間が短縮する。逆に中隔副伝導路を介する室房伝導の際にはQRS波の幅によらず室房伝導時間は一定である。

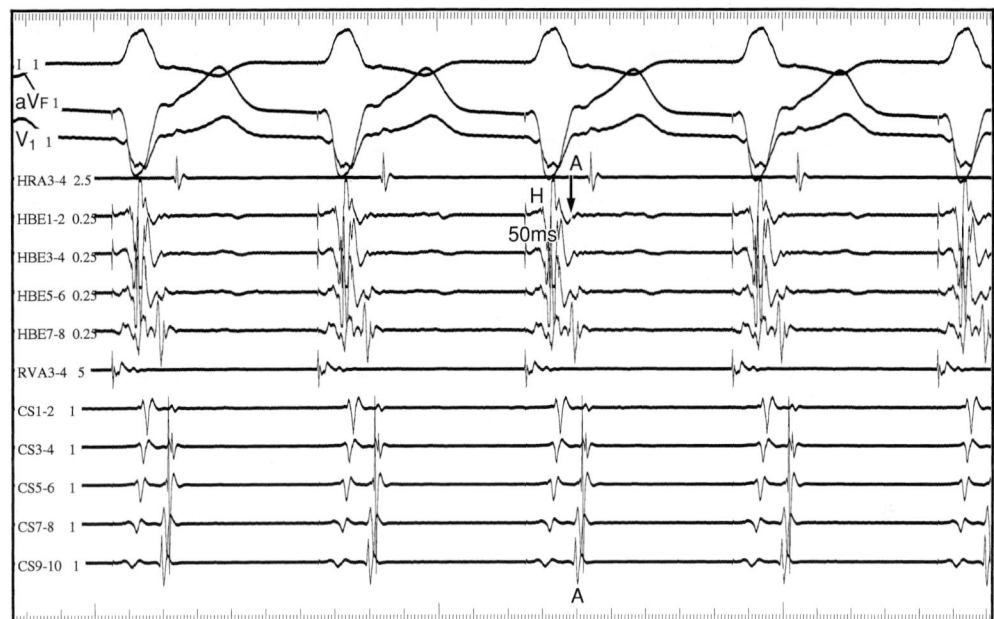

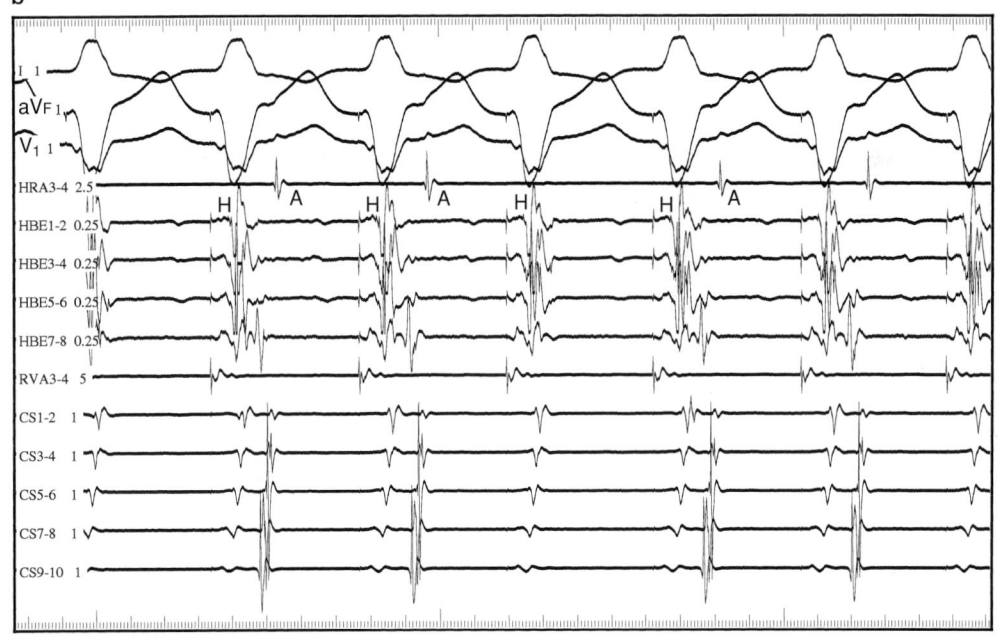

図11 心室頻回刺激時の反応

上から心電図Ⅰ，aVF，V₁誘導，ならびに高位右房（HRA），His束記録部（HBE，遠位より1-2，3-4，5-6，7-8），右室心尖部（RVA），冠静脈洞（CS：10極カテーテルで遠位より1-2，3-4，5-6，7-8，9-10）を示す。
a：周期600 ms（100拍/分）の右室心尖部頻回刺激。HBE1-2電極では心室興奮波の直前に高周波成分の小さい波がみられHis束興奮波と考えられる。VH時間は50 msである。逆行性心房興奮は，HBE1-2が最も早く，冠静脈洞近位部がこれに遅れ，冠静脈洞遠位部の方向に興奮が伝導している。高位右房の興奮が最も遅い。
b：周期429 ms（140拍/分）の右室心尖部頻回刺激。His束興奮波は1：1伝導しているが，心房興奮を観察すると3：2伝導となっている。室房伝導時間は，左1拍目と2拍目で2拍目の方が延長しており，Wenckebach型ブロックである。いずれの刺激に対してもHis束興奮波が観察されることから，このブロックはHAブロック（房室結節内）であることがわかる。

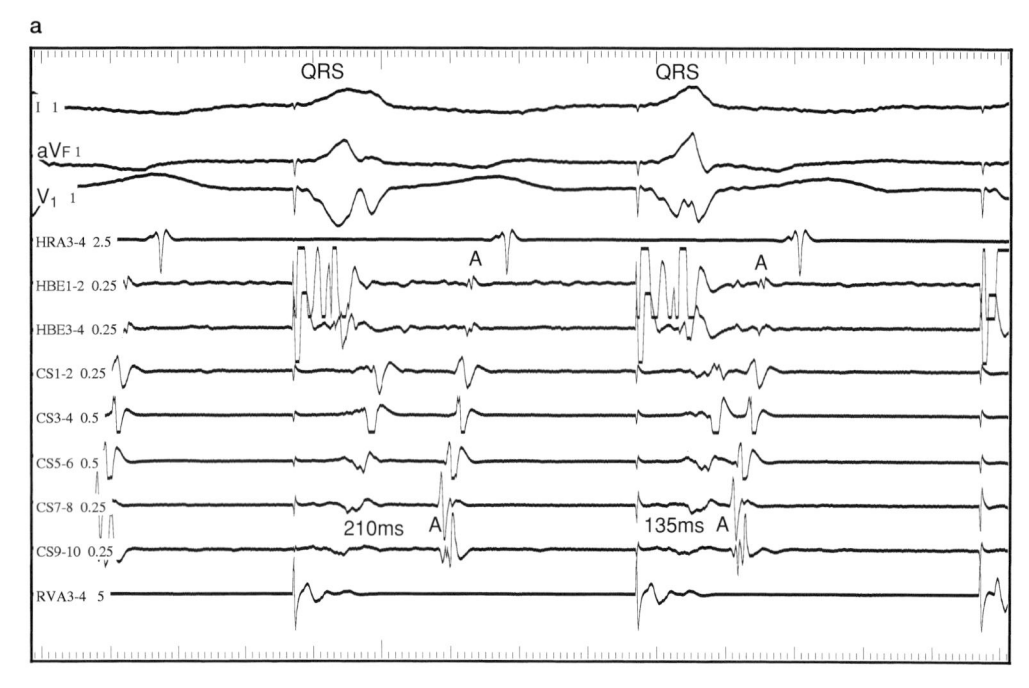

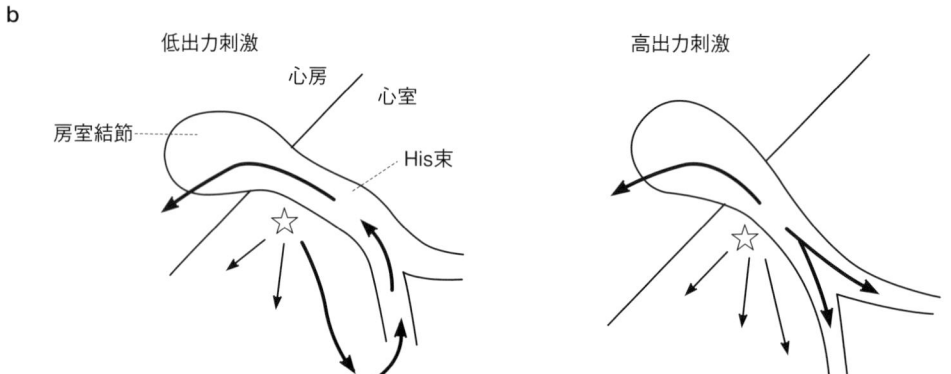

図12 傍His束刺激法

a：右室心尖部刺激で心房内最早期興奮部位がHis束部でなく，冠静脈洞内にあったため通常の室房伝導ではないと考え，傍His束刺激を行った例。上から心電図Ⅰ，aVF，V_1誘導，ならびに高位右房（HRA），His束記録部（HBE，遠位より1-2, 3-4），冠静脈洞（CS：10極カテーテルで遠位より1-2, 3-4, 5-6, 7-8, 9-10），右室心尖部（RVA）を示す。HBE電極1-2より刺激し，徐々に出力を増加させた。左側と右側のQRS波を比較すると，右でQRS波の幅が短縮しておりこの時刺激伝導系を直接刺激したと考えられる。このQRS幅の短縮に伴い，室房伝導時間は短縮した。心房内の興奮順序は両者ともCS7-8が最も早いが，左では刺激のスパイクから210 ms，右では135 msである。副伝導路ではこのような差が生じる理由はなく，この室房伝導は房室結節遅伝導路の出口が左房側にあるものと考えられた。

b：傍His束刺激の模式図。低出力刺激では心室から興奮が始まり（その結果QRS幅は長い），その後刺激伝導系を介して心房に伝導する。高出力刺激では心室以外に直接刺激伝導系が興奮して（その結果QRS幅は短縮する）心房に伝導する。したがって房室結節を介する逆行性心房興奮ならば，両者で室房伝導時間は異なる。副伝導路による逆行性心房興奮ならばこのような影響は受けない。

1）期外刺激法と伝導時間

上述したように洞調律時，頻回刺激時のように安定した状態での興奮伝導時間と期外刺激時の興奮伝導時間は全く異なったものである。この違いを図13に図示した。まず心筋の活動電位を想定してほしい。定常状態での興奮伝導時間は，活動電位が十分に再分極した時相で加えられた興奮により新たな活動電位が形成され，その活動電位が

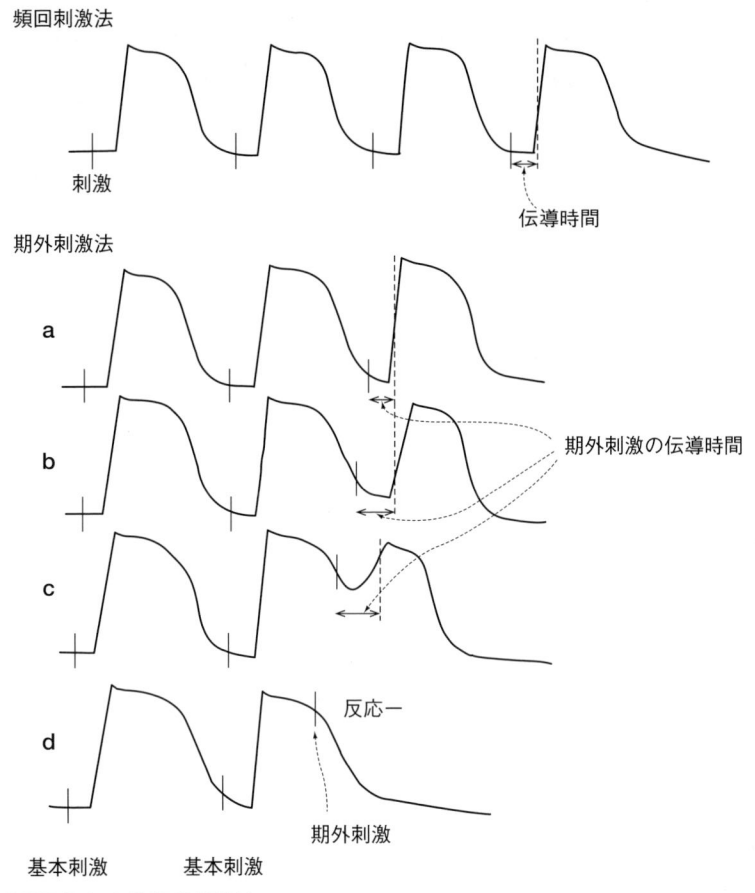

図 13　活動電位と心筋期外刺激法
上段：頻回刺激時の活動電位と伝導時間。安定した状態では活動電位は十分に再分極しているため，伝導時間は刺激周期の影響を受けない。下段：期外刺激時の活動電位と伝導時間。十分に再分極している時相で期外刺激が挿入されたときには伝導時間は頻回刺激時と変わらない。より早期の期外刺激が加えられたときには活動電位が十分に回復していないので，連結期が短ければ短いほど伝導時間は延長する。さらに短くなると心筋は電気刺激に対して反応できない。破線：心筋の興奮時相，活動電位立ち上がりの最も急峻な時相。

伝播してゆくのに要する興奮伝導時間である。固有心筋では興奮伝播速度は主にNa電流による活動電位の立ち上がり速度に依存しており，この電流が回復している限り活動電位立ち上がり速度も急峻であり，その結果として頻回刺激時には基本的には伝導時間は変化しないと考えてよい。このように活動電位が十分に再分極した時相で長い連結期を持つ期外刺激が加えられれば，効果としては定常状態と同様であり興奮伝導時間も変化しない(図13a)。しかしやや短い連結期の期外刺激が，活動電位が十分に再分極していない時相で加えられた場合，心筋のNa電流は十分に回復していないため活動電位の立ち上がりが鈍くなり，結果として興奮伝導時間がやや延長することとなる(図13b,c)。期外刺激の連結期が短ければ短いほどこのNa電流の回復の程度が小さくなるため，より興奮伝導時間が延長する。さらに期外刺激の連結期を極端に短縮させるとすべての内向き電流(Na電流，Ca電流)が回復していないため，心筋膜電位は立ち上がることができずもはや新たな活動電位を形成することができなくなる(図13d)。このように期外刺激法では，その連結期によって心筋の反応に大きな差異が生じる。この場合，興奮伝導時間や心筋の反応は，加える期外刺激の連結期に依存する，すなわち連結期の関数となっていることをまず理解する必要がある。

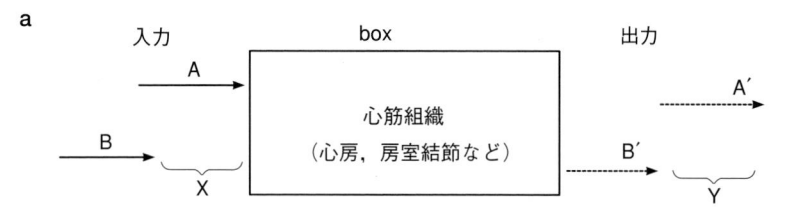

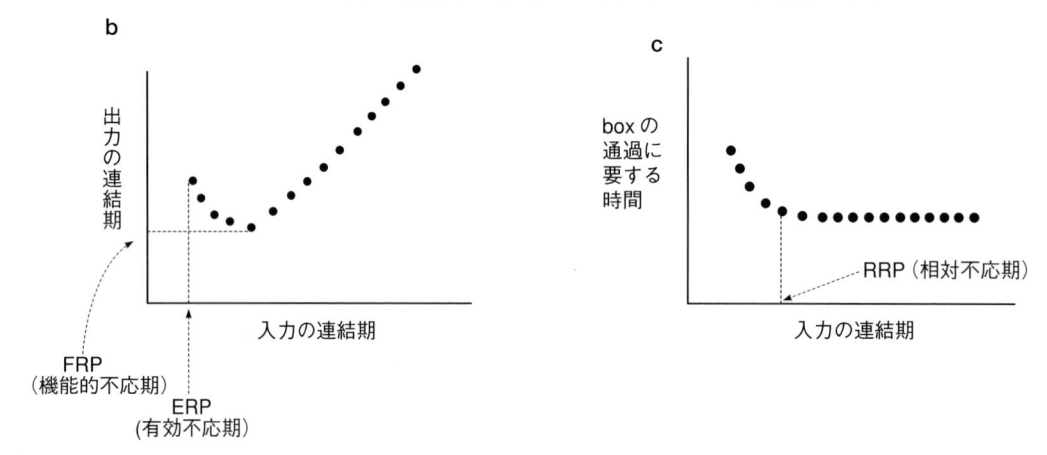

図14 不応期の概念―心筋への入力と出力

a：心筋の電気生理学的特性を表現する上で，boxに対する入力と出力という考え方を用いる．心筋組織に対して興奮が伝わると(A)，それはboxを介してA′として出力される．さらに連結期XでBが入力されると，B′として出力され，出力の連結期はYとなる．XとYの関係がこの心筋組織の電気生理学的特性である．
b：入力の連結期をX軸に，出力の連結期をY軸にプロットしたグラフ．入力の最短連結期がこの組織の有効不応期に相当し，出力の最短連結期が機能的不応期に相当する．
c：入力の連結期をX軸に，組織を通過する時間をY軸にプロットしたグラフ．通過時間が延長する最長の連結期が相対不応期に相当する．

2）不応期とは？

a. 不応期の定義

このように心筋の期外刺激に対する反応は，その組織に加えられた刺激，興奮の先行時間(連結期)に依存している．図14aに示すようにこの心筋組織をblack boxとすると，この組織にある連結期で興奮が加えられると(入力)，このboxを介して下位の組織に興奮が掃き出される(出力)．入力の連結期が異なると出力の出方も異なってくる．この関係を入力の連結期を横軸に，縦軸に出力の連結期をとってプロットすると図14bのようになるであろう．縦軸に出力ではなく，boxを通過するのに要する伝導時間をプロットすると図14cのようになる．このような組織への入力と出力(あるいは伝導時間)の関係は，心房筋，房室結節，His-Purkinje系，心室筋についてそれぞれの組織をblack boxと考えて描写することが可能である．心房期外刺激時の心房筋の反応を評価したい場合，入力は電気刺激，出力は心房興奮波となる．同様に房室結節の評価したい場合，入力/出力はそれぞれ低位右房中隔の心房興奮波/His束興奮波となり，His-Purkinje系の評価ならば，入力/出力はそれぞれHis束興奮波/心室興奮波となる．同様に心室期外刺激法ではそれぞれの組織において，逆行性伝導の様子を入力と出力の関係から図示することが可能である(この場合，入力と出力の関係が順行性伝導の逆となる)．

このようにそれぞれの組織の入力と出力の関係を図示するとその図にはその組織の特徴を表す多くの指標が表現されている．例えば，①期外刺激(興奮)によってもはや興奮が生じ得ない時点(入力側の最小連結期)，あるいは②これ以上短い連

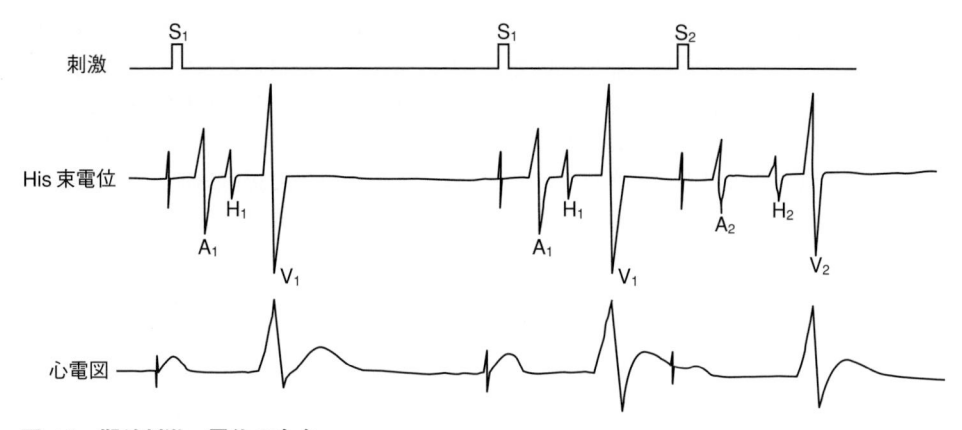

図15 期外刺激，電位の命名
基本刺激がS_1，期外刺激がS_2（さらに期外刺激が加わるときにはS_3，S_4となる）。S_1に相当する心房電位をA_1，His束電位をH_1，心室電位をV_1，S_2に相当する心房電位をA_2，His束電位をH_2，心室電位をV_2と呼ぶ。

結期の出力は出せないという出力側の最小連結期，また③興奮伝導時間が期外刺激（興奮）によって初めて延長し始める時点などが求められる。これらの指標はすべて心筋組織の期外刺激に対する興奮性を表した指標であり，これを臨床電気生理検査では「不応期」という概念でとらえている。通常，以下に示したような3種類の指標を不応期と定義している。言葉で表現するとより難解となりやすい概念であるが，上述したように組織への興奮の入力側，出力側の関係で理解してほしい。特に前二者がよく用いられる概念である。

- 有効不応期（effective refractory period；ERP）：期外刺激あるいは興奮によってその組織の興奮が生じない最長の連結期。興奮が生じないのでこれには出力は伴わない。したがって入力側（横軸）で測定した興奮を生じない最長の連結期である（図14b）。通常単純に「不応期」というときはこの概念を意味していることが多い。端的にいえば，心筋組織が一度興奮した後に，再び興奮できるようになるまでの時間である。
- 機能的不応期（functional refractory period；FRP）：目的とする組織が連続して伝導させうる2つの興奮の最短の間隔。これはこの組織からの出力であるので出力側（縦軸）で測定する（図14b）。
- 相対不応期（relative refractory period）：期外刺激あるいは興奮により形成される興奮伝導時間が基本刺激時の興奮伝導に比べて延長し始める最長の連結期。これは入力側で測定する（図14c）。相対的不応期より長い連結期の期外刺激/興奮は基本刺激時と同様の興奮伝導時間で伝導する。したがって相対的不応期はその組織の興奮性が完全に回復した時相と考えてよい。

b. 不応期の測定法と注意

臨床的には心房期外刺激あるいは心室期外刺激を基本刺激の周期より10～20msずつ短縮させてその反応を記録し，検査後にそれぞれの組織において入力と出力をプロットして求めることとなる。また通常期外刺激法では，基本周期（basic cycle length；BCL）での基本刺激をS_1（stimulusのS），基本刺激後挿入する期外刺激をS_2と呼び，S_1に対する心房興奮波をA_1，His束興奮波をH_1，心室興奮波をV_1，同じくS_2に対する興奮波をそれぞれA_2，H_2，V_2と呼ぶのが通常である（図15）。したがって連結期の表現としては，期外刺激の連結期はS_1S_2，心房興奮の連結期はA_1A_2，His束興奮波の連結期はH_1H_2，心室興奮波の連結期はV_1V_2となる。同様に刺激から興奮波まで，あるいはある組織の興奮波から別の組織の興奮波までの伝導時間は，それぞれの刺激/興奮波の記号を並べて表現するのが習わしとなっている（S_1A_1，A_2H_2など）。初めは難解な表現と感じるかもしれないが，最も誤解の少ない表現方法なので慣れてほしい。表2にそれぞれの組織でどのような不応期が測定されるかをあらためて定義しておいた。

実地面では，このような不応期測定，評価の際

に注意しなければならない限界点が以下の4点挙げられる．不応期測定の際には常に念頭においておかなくてはならない．

(1) 刺激部位の不応期は，電気刺激の強さに逆相関する．つまり電気刺激の出力が大きければ大きいほど，不応期は短縮する[10]．通常は拡張期閾値の2倍の出力で測定したものを有効不応期と定義している．最大出力（通常10 mA）で測定した有効不応期は異なる用語「絶対不応期（absolute refractory period）」と定義して区別している．臨床的に絶対的不応期が必要となる場面はほとんどない．

(2) すべての組織において上述の3種類の不応期がすべて求められるわけではない．特に順行性のHis-Purkinje系の不応期，および逆行性の房室結節不応期は求められないことが多い．これは有効不応期や機能的不応期を測定する場合に十分

表 2 順行性不応期の定義

1. 心房
   有効不応期：心房興奮を生じない最長のS_1S_2
   機能的不応期：S_2によって生じる最短のA_1A_2
   相対不応期：S_2A_2間隔がS_1A_1間隔より延長する最長のS_1S_2
2. 房室結節
   有効不応期：His束興奮を生じない最長のA_1A_2
   機能的不応期：A_2によって生じる最短のH_1H_2
   相対不応期：A_2H_2間隔がA_1H_1間隔より延長する最長のA_1A_2
3. His-Purkinje系
   有効不応期：心室興奮を生じない最長のH_1H_2
   機能的不応期：H_2によって生じる最短のV_1V_2
   相対不応期：H_2V_2間隔がH_1V_1間隔より延長する最長のH_1H_2
4. 心室
   有効不応期：心室興奮を生じない最長のS_1S_2
   機能的不応期：S_2によって生じる最短のV_1V_2
   相対不応期：S_2V_2間隔がS_1V_1間隔より延長する最長のS_1S_2

に短い連結期の期外刺激/興奮がその組織に入力されることが前提となっているからである（そうでなければ入力と出力の関係を示す図が不完全となる）．しかし，例えば順行性のHis-Purkinje系は，その近位側に房室結節が存在しているため，どれだけ短い連結期の心房期外刺激を加えても房室結節で伝導遅延を引き起こしてしまうため，His-Purkinje系に十分に短い連結期の入力を加えることができない．正確にいえば順行性のHis-Purkinje系の有効不応期が，房室結節の機能的不応期（これがHis-Purkinje系への入力の最短連結期となる）より長い場合しかその有効不応期は測定できないこととなる（健常心ではこのようなことはむしろ少ない）．このような場合は有効不応期は何ms以下としか評価できない．

(3) 不応期は基本周期に依存している．したがって基本周期が異なると不応期も変化するので，数種類の基本周期（400，600，750 msなど）で不応期を測定しておくことが望ましい．また不応期の基本周期依存性は，房室結節とそれ以外では異なっている．心房筋，His-Purkinje系，心室筋は，基本周期が短縮するとその有効不応期は短縮する[11,12]．この短縮の程度はHis-Purkinje系で最も顕著である．逆に房室結節有効不応期は，基本周期が短縮するとその有効不応期は延長する[11,12]．

(4) ひとくちに心房の有効不応期，あるいは心室の有効不応期といってもそれは刺激部位局所の有効不応期にしかすぎない．心房筋，心室筋のいずれもその局所局所の不応期を有しており，それらはいずれも部位により異なっている（不均一である）．これを不応期不均一性と呼ぶ．逆に房室結節，His-Purkinje系にもその組織内で不応期不均一性が存在するが，臨床的に検討できるものは，その不均一な不応期の中で最も長い不応期で

表 3 不応期の正常値(ms)〔文献1)より引用〕

報告者	心房 有効不応期	房室結節		His-Purkinje 有効不応期	心室 有効不応期
		有効不応期	機能的不応期		
Denes	150～360	250～365	350～495		
Akhtar	230～330	280～430	320～680	340～430	190～290
Schilenburg		230～390	330～500		
Josephson	170～300	230～425	330～525	330～450	170～290

ある。

不応期の正常範囲については種々の報告があるが，結果としては報告者によるばらつきが広い。表3にその結果を示した。逆にいえば正常範囲自体が広いともいえる。これは上述したような種々の限界点によるものである。臨床電気生理検査では，不応期が正常範囲内にあるかどうかももちろん重要であるが，むしろ不応期という概念を十分に理解した上で期外刺激法を行うという態度のほうが重要である。

3）心房期外刺激法で何をみるか？

心房期外刺激法は通常，房室伝導が1：1伝導をするような基本周期を選択し，基本刺激(S_1)を6〜10拍刺激した後，期外刺激(S_2)を挿入する。その連結期(S_1S_2)は基本周期から開始し，10〜20 msずつ短縮させながら，S_2が心房筋を捕捉しなくなるまで行う。心房期外刺激を長い連結期から徐々にその連結期を短くしていくと一般的には次のような反応が生じるが，①心房筋の反応，②房室伝導の反応，③副伝導路の反応に分けてそれぞれ理解するようにする。ここでは健常者における前二者の反応について述べる（図16）。

(1) 期外刺激の連結期S_1S_2が十分に長ければ局所の心房興奮に遅延は生じない（S_2A_2とS_1A_1は等しい）。また房室結節内の伝導にも遅延は生じない（$A_1H_1 = A_2H_2$）。これは定常状態の反応と変わりないと考えてよい。

(2) さらに連結期S_1S_2を短くすると，局所の心房興奮に遅延は生じないが（$S_1A_1 = S_2A_2$），房室結節内の伝導遅延が生じA_2H_2が徐々に延長し始める。

(3) さらに連結期を短くしていくと，心房内で心房局所の興奮が若干遅延したり（S_2A_2がS_1A_1より延長），房室結節ではA_2H_2の延長が顕著となり，結果として連結期A_1A_2が短縮しているにもかかわらず，H_1H_2はむしろ延長する。

(4) さらに連結期S_1S_2を短縮すると，房室結節でA_2H_2ブロックが生じるか，心房の有効不応期に達し心房が捕捉されなくなる。このときまでH_2V_2に伝導遅延は生じない（H_2V_2時間は一定である）。心房の有効不応期に達する直前では，心房筋のlatencyが延長する（S_2A_2がS_1A_1より延長する）。

通常以上のような反応は，図17に示されるような理解をしておく。これを房室伝導曲線と呼んでいる。グラフの書き方には二とおりの方法があるが，いずれも上述したように房室伝導への入力を横軸に，出力を縦軸にプロットするものである。図には，①A_1A_2間隔を横軸に，縦軸にH_1H_2間隔をとったもの，②A_1A_2間隔を横軸に，縦軸にA_2H_2間隔をとったものを示した。前者の図から房室結節の機能的不応期がわかり（H_1H_2時間の極小値にあたる），同時に心房が捕捉されている限り，房室結節の有効不応期が測定される（A_1A_2間隔を10 msずつ短縮する場合，房室伝導する最小のA_1A_2間隔より10 ms短くなる）。心房の有効不応期は心房が捕捉された最小のS_1S_2間隔より10 ms短い数字（S_1S_2間隔を10 msずつ短縮する場合）となる。後者の図からは，房室結節の相対不応期が読み取れる（A_2H_2間隔が延長し始めるときのA_1A_2間隔となる）。なお，前者の図からも房室結節の相対不応期は読み取れる。A_1A_2が短縮すると，長い連結期ではA_2H_2の延長がないためH_1H_2はちょうど45度の傾きの直線上にプロットされる。H_1H_2がこの直線上から離れたときのA_1A_2間隔が房室結節の相対不応期である。どちらの図示の方法も基本的には同様の現象を表したものであり，通常はどちらか1つを用いればよい。

ほとんどの症例でこのような反応を示すことが多いが，房室結節の機能的不応期が短い場合，特に基本周期が長い場合（このときより房室結節の機能的不応期が短縮しやすい），健常者でもHV時間が延長し，最終的にはHVブロックを生じることがある。この反応は必ずしも病的とはいえない。このことは房室結節の伝導能が極めて良好であることを意味するのみである。どのような周期で，どのような期外刺激でHVブロックが生じ，最終的にHis-Purkinje系の機能的不応期がいくらになるかで総合的に判断すべきである。過去の報告では，心房期外刺激法により，約45〜57％が房室結節の有効不応期が最長であり（したがってAHブロックとなる），残りの33〜40％が右房の有効不応期が最も長く（この場合は房室ブロックが生じる前に心房が捕捉されなくなる），10〜15％はHis-Purkinje系の有効不応期が最も長か

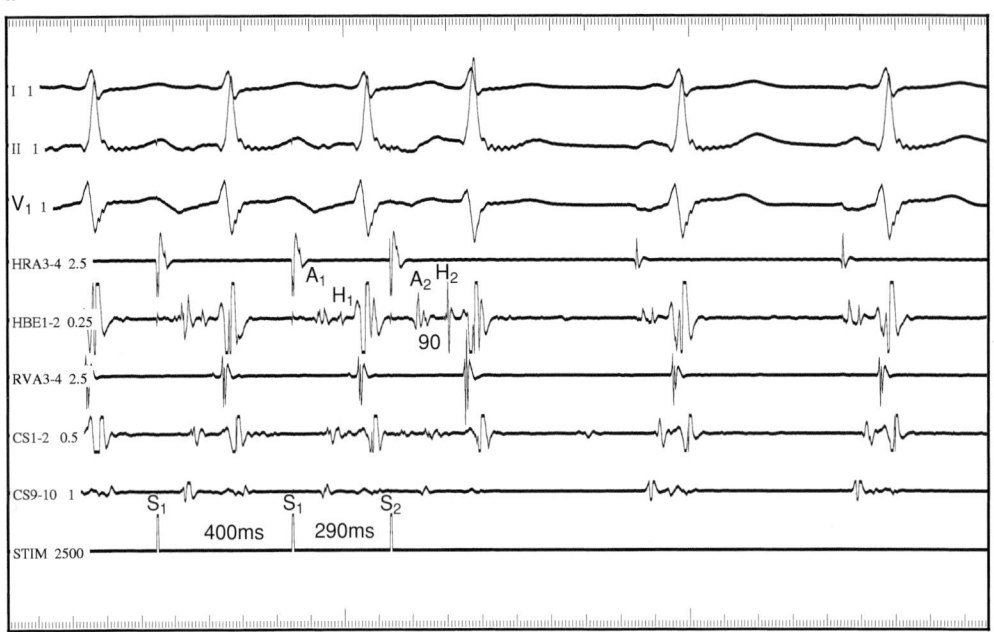

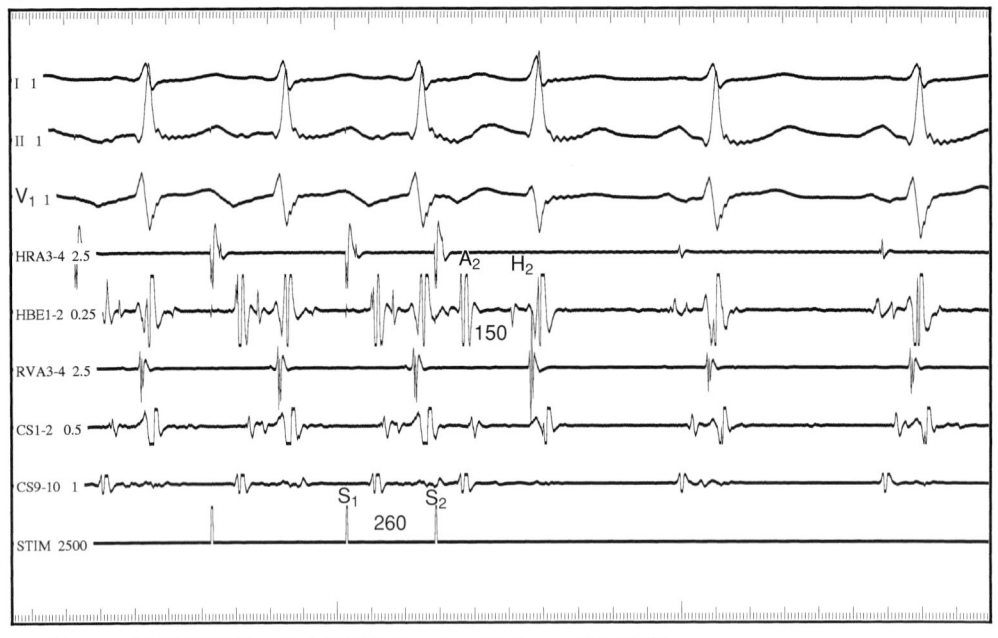

図 16　心房期外刺激に対する反応（図16c, dは次ページに掲載）
基本周期400 msにおける期外刺激に対する反応。上から心電図Ⅰ，Ⅱ，V_1誘導，ならびに高位右房（HRA），His束記録部，右室心尖部（RVA），冠静脈洞（CS：10極カテーテルで遠位より1-2，9-10）を示す。**a**：S_1S_2 290 msの期外刺激（A_2H_2 90 ms）。**b**：S_1S_2 260 msの期外刺激。A_2H_2時間の延長が顕著である（A_2H_2 150 ms）。

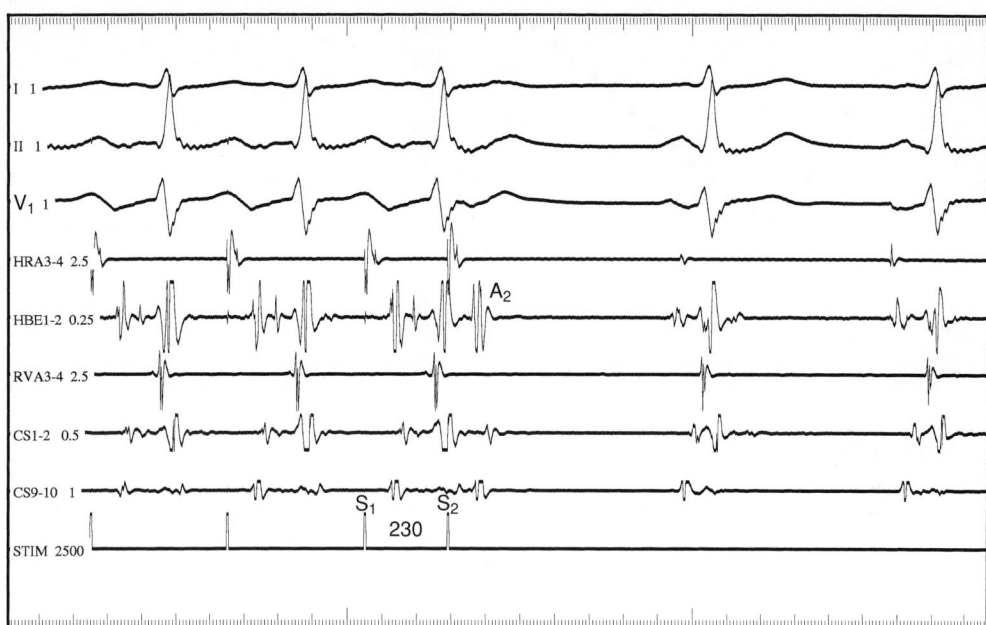

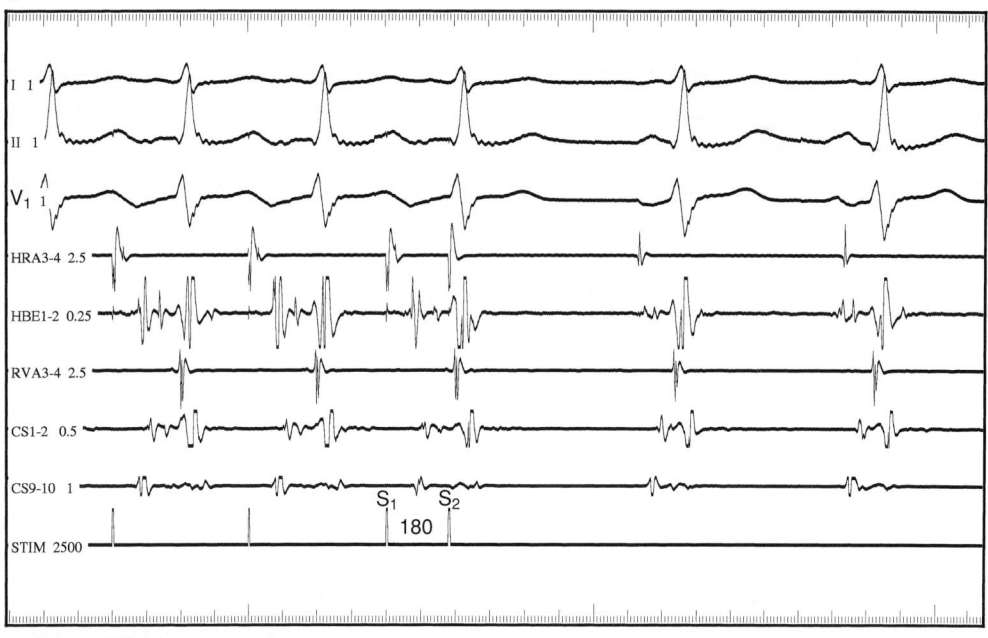

図 16（続き）

c：S_1S_2 230 ms で S_2 は心房を興奮させるが，His 束，心室に伝導しない（AH ブロック）。**d**：さらに S_1S_2 を 180 ms に短縮させると心房も興奮できない。経過を通じて HV 時間に変化はない。

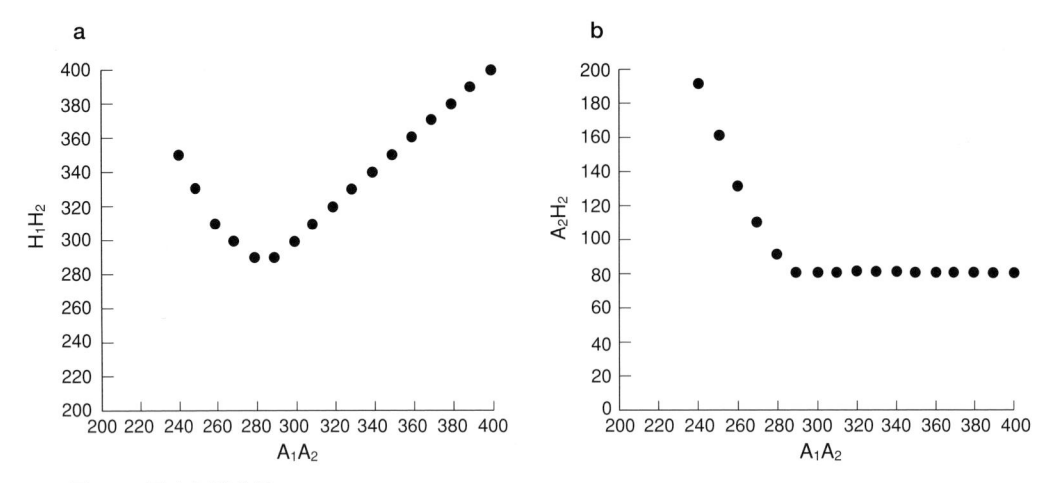

図17 房室伝導曲線

図16症例の房室伝導曲線。**a**：横軸にA_1A_2を，縦軸にH_1H_2をプロットすると本症例の房室結節の機能が表現される。この図より房室結節有効不応期 230 ms，機能的不応期 290 ms と判断される。**b**：横軸にA_1A_2を，縦軸に房室伝導時間A_2H_2をプロットしたグラフ。相対不応期はA_2H_2が延長する最長のA_1A_2であり，280 ms である。

ったとされている(このときHVブロックとなる)[13]。

また基本的には，房室伝導曲線におけるAH時間，あるいはH_1H_2時間の変化は連続的である(continuous curve)。図17においても連結期を短縮するとA_2H_2時間，H_1H_2時間はいずれも延長しているが，その延長の程度は徐々であり，結果として描かれる曲線は連続的である。このような特徴は，房室伝導を担っている興奮伝導路が1種類しかないことを意味している。逆に2本以上の興奮伝導路が存在する場合，この伝導曲線は不連続となる。この不連続性は伝導の速い伝導路から伝導の遅い経路に乗り換えるときに生じる現象である。

4）心室期外刺激法で何をみるか？

a. 心房期外刺激法と心室期外刺激法の違い

心室期外刺激法も心房期外刺激法に準じる方法で行うが，以下の心房期外刺激法とは異なる以下の2点の問題を考慮しておかねばならない。

まず第1に，一般的には房室伝導の逆伝導が，順行伝導よりも悪いことが多いため，基本周期の選択に困ることが多い。また逆伝導がなく房室解離を生じる例では，心室刺激のみの基本刺激を行うと，刺激中に洞調律から順行性に伝導したQRS波が生じるため，正確な基本刺激を行うことができなくなる。このように，心房期外刺激法とは異なって，まず基本刺激中に心室興奮と心房興奮が1：1になっていることを確認する必要がある。心室刺激時に心房の興奮が刺激に対して1：1で生じない場合には，心室期外刺激法自体の評価が困難となるため，心房にも基本刺激を行うという工夫が必要である。このような場合は，通常基本刺激のみ心房と心室を同時に刺激し(人工的に基本刺激中の心室興奮と心房興奮を1：1とする)，期外刺激は心室のみを刺激する(図18)。この方法を心房心室同時刺激法と呼ぶ。この場合基本刺激中に洞調律が混入することはなくなる。

第2にHis束波の記録，判定が順行性伝導に比べて困難となる点である。通常，基本刺激中にはHis束波は，His束記録電極で心室興奮波の直前に存在するが，期外刺激の連結期を短縮させると心室筋からHis束興奮までの伝導時間(VH時間)は延長するのが通常である。したがって，連結期のある範囲では，His束興奮波は心室興奮波の中に全く埋まってしまって同定することができなくなる。逆伝導が良好な場合には，さらに連結期を短縮させるとVH時間が十分に延長し，心室興奮波の直後に逆行性His束波が明瞭に観察されるが(図19)，すべての症例でこのように記録できるわけではない。したがって室房伝導の十分な評価は，逆行性His束興奮波が同定できるかどうかに大きく依存している。His束波が全く同定できな

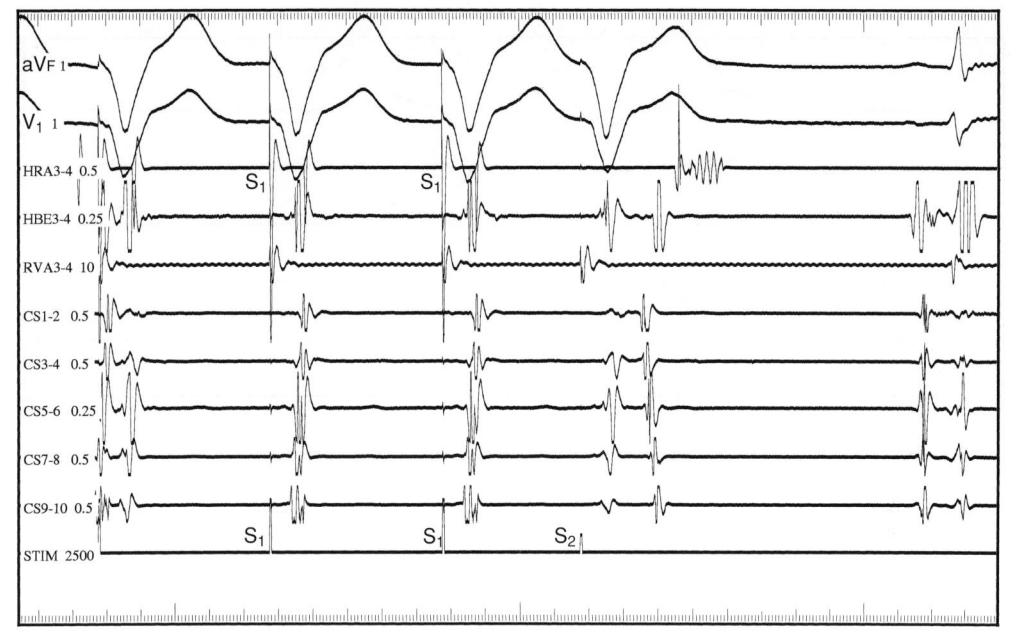

図 18 心房心室同時刺激
基本刺激は心房，心室を刺激し，期外刺激のみ心室を刺激する方法。上から心電図 I，aVF，V_1 誘導，ならびに高位右房（HRA），His 束記録部（HBE），右室心尖部（RVA），冠静脈洞（CS：10 極カテーテルで遠位より 1-2，3-4，5-6，7-8，9-10），刺激を示す（高位右房は刺激による artifact で判読できない）。基本刺激時は冠静脈洞は近位から遠位の方向で興奮しているが，これは心房刺激によるものである。期外刺激時には冠静脈洞遠位が最も早く興奮している（副伝導路による）。

い場合はしかたがないが，常に QRS 波の前後に His 束波が存在しているかどうかについて心房期外刺激法より注意を払っておく必要がある。

b．正常者の心室期外刺激法に対する反応

心室期外刺激を長い連結期から徐々にその連結期を短くして挿入していった場合の健常者における反応を以下に示す（図 19）。

（1）期外刺激の連結期 S_1S_2 が十分に長ければ局所の心室興奮に遅延は生じない（S_2V_2 と S_1V_1 は等しい）。また心室-His 間，房室結節内の伝導にも遅延は生じない（$V_1H_1 = V_2H_2$，$H_1A_1 = H_2A_2$）。これは定常状態の反応と変わりないと考えてよい。

（2）さらに連結期 S_1S_2 を短くすると，局所の心室興奮に遅延は生じないが（$S_1V_1 = S_2V_2$），まず心室-His 間の伝導遅延が生じ V_2H_2 が徐々に延長し始める（His 束興奮波が心室興奮波に埋まってくる）。

（3）さらに連結期を短くしていくと，心室内で心室局所の興奮が若干遅延したり（S_2V_2 が S_1V_1 より延長），His-Purkinje 系では V_2H_2 の延長が顕著となり，結果として His 束興奮波が心室興奮波の後方に出現するようになる。

（4）さらに連結期を短縮すると，症例によっては V_2H_2 時間の延長が顕著となり，明瞭に心室興奮波と His 束興奮波が分離される。逆伝導にどの脚を用いているかは個々の症例では判定できないが，長い連結期では右脚を，短い連結期では左脚を用いているような例では逆伝導の経路が右脚から左脚に乗り変わる際に V_2H_2 が突然大きく延長するためである（右室心尖部から His 束までの興奮伝導距離が長くなるためである）。

（5）さらに連結期を短縮させると，His-Purkinje 系でブロック（VH ブロック）を生じるか，心室の有効不応期に達し心室が捕捉されなくなる。また心室の不応期に接近したような短い連結期の期外刺激では反復性心室興奮（repetitive ventricular responses；RVR，後述）が生じる。ほとんどの症例では心室の不応期に達する前に VH ブロックによる室房ブロックを呈し，HA ブロックを呈す

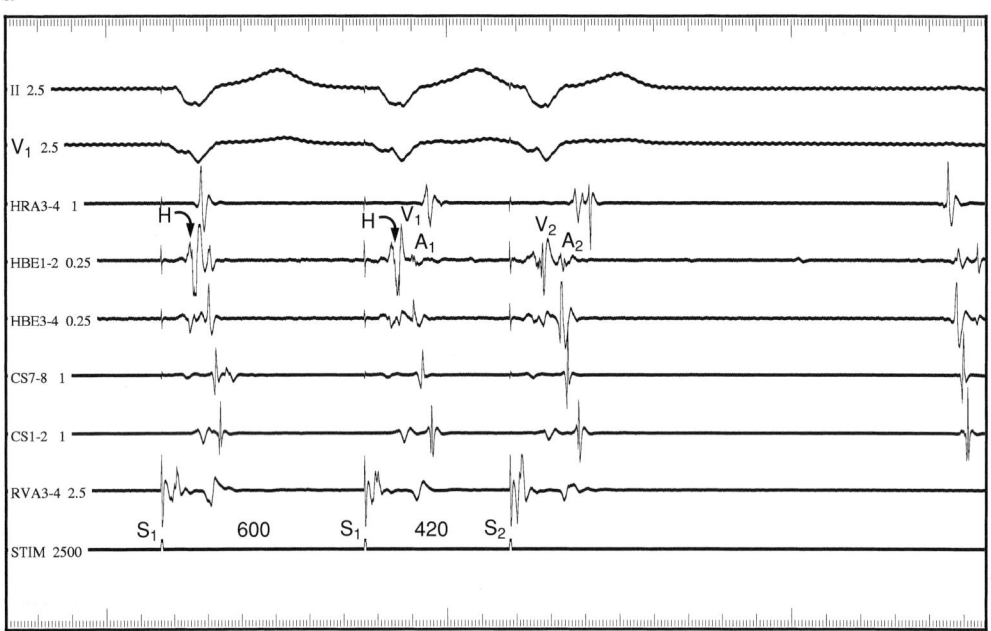

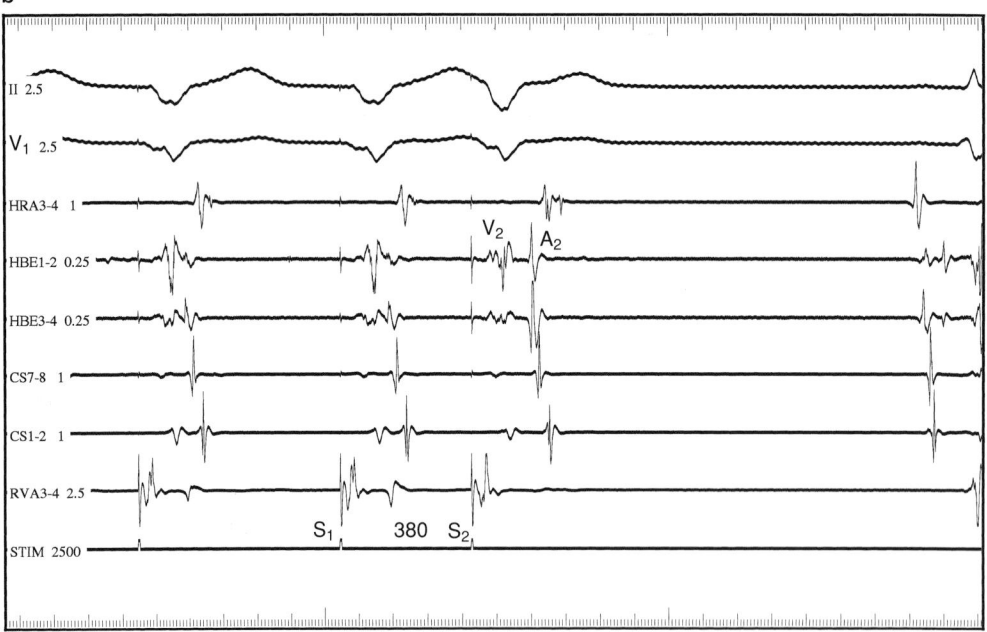

図 19　心室期外刺激法に対する反応（図19c, dは次ページに掲載）

基本周期600 msにおける心室期外刺激。上から心電図II, V_1誘導, ならびに高位右房(HRA), His束記録部(HBE, 遠位より1-2, 3-4), 冠静脈洞(CS：10極カテーテルで遠位より1-2, 7-8) 右室心尖部(RVA)を示す。

a：S_1S_2 420 msの期外刺激。基本刺激時にはHBE1-2で心室興奮波の直前に高周波成分のHis束電位を認めるが, S_2では相当するH_2はわからない(心室波に埋もれている)。心房興奮順序はHis束部位が最も早い。

b：S_1S_2 380 ms。室房伝導時間は延長している。

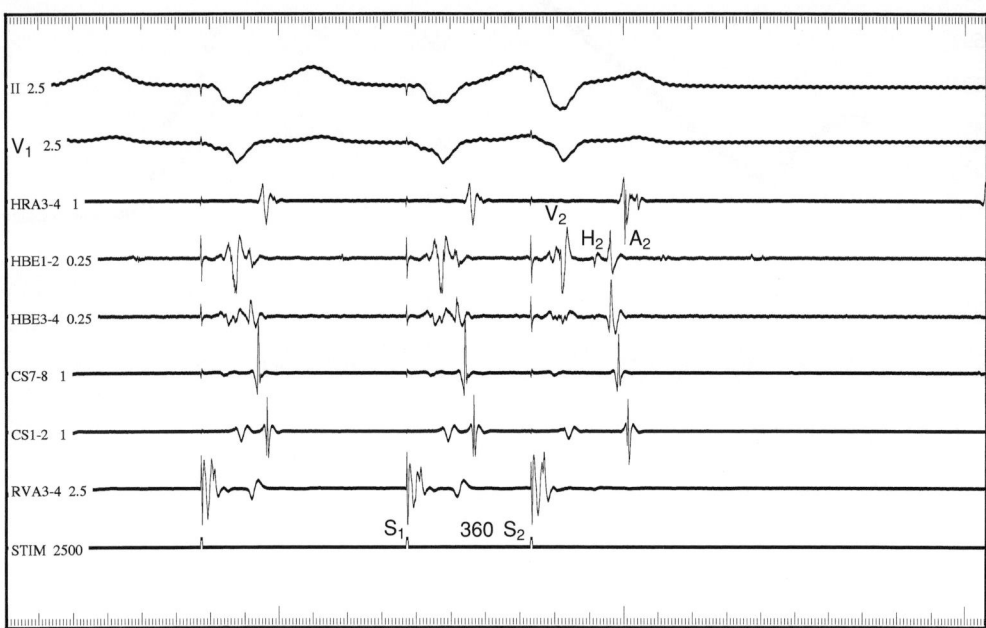

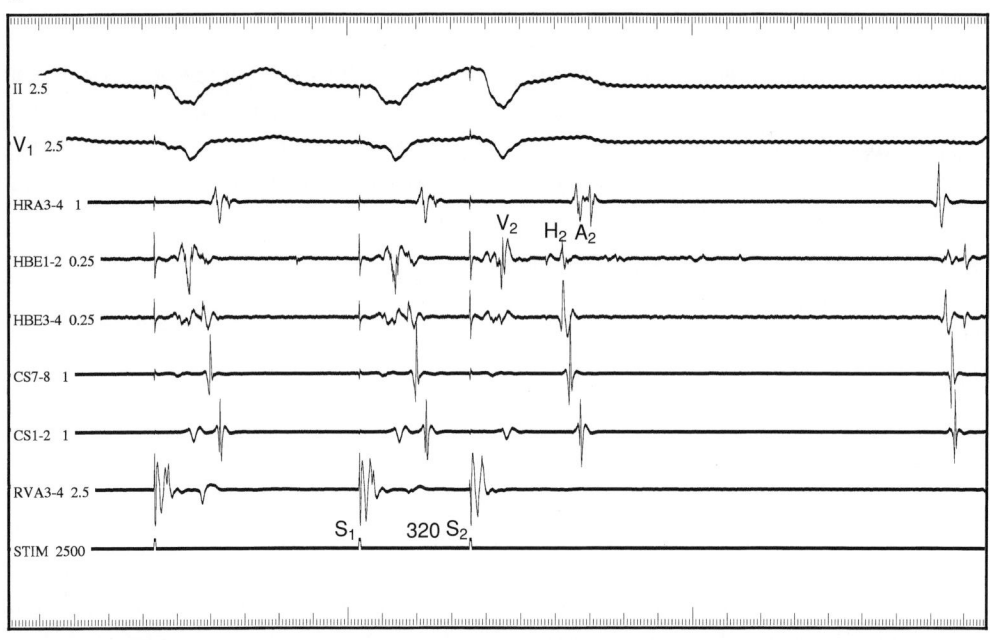

図 19（続き）

c：S_1S_2 360 ms で突然 H_2 が明瞭となり，室房伝導時間は著明に延長した．右脚を通過してきた逆行性興奮がブロックされ，左脚経由で His 束が興奮したためと考えられる．

d：S_1S_2 を 320 ms に短縮すると，さらに室房伝導時間は延長するが，それは V_2H_2 が延長するためである．

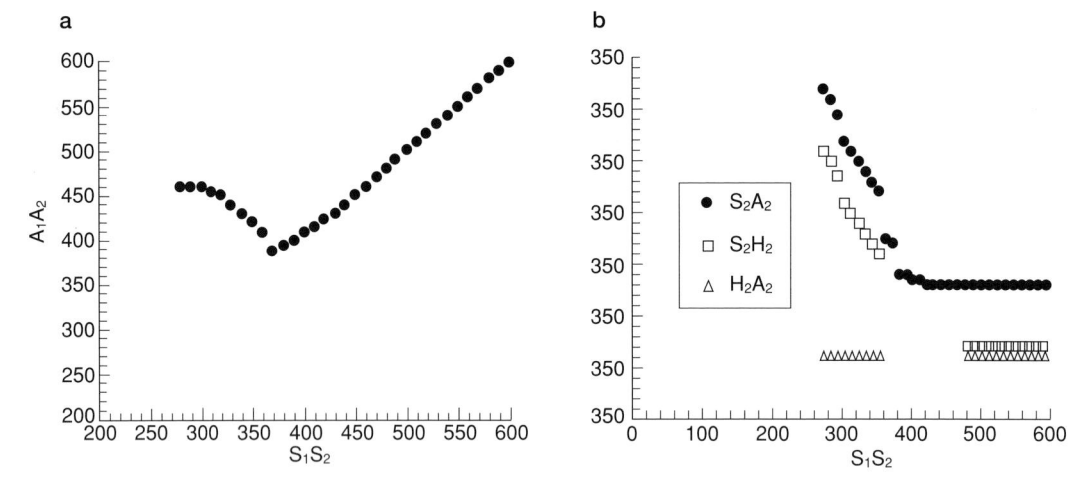

図20 室房伝導曲線
a：横軸S_1S_2を，縦軸A_1A_2をプロットした室房伝導曲線。b：横軸S_1S_2を，縦軸S_2A_2，S_2H_2，H_2A_2をプロットした室房伝導曲線。左では360 ms以下に連結期が短くなるに従い，室房伝導時間が延長するが，右のグラフからその延長はVH間で生じており，房室結節内の伝導時間HA時間はほとんど変化のないことに注意。

ることはまれである。これは期外刺激によるVH時間の延長が顕著なため，房室結節にとっては十分に短い連結期（H_1H_2に相当する）の興奮が入ってこないためである。同様に期外刺激の連結期を短縮させていっても，一見房室結節内の逆伝導時間であるHA時間が延長しないように見えることが多い。これも同じ理由によるものであり，逆伝導のHA時間が延長せず一定である（decremental conductionでない）からといって単純に房室結節ではない副伝導路の存在を考えてはならない。

通常以上のような反応は，図20に示されるような理解をしておく。これを「室房伝導曲線」と呼んでいる。グラフの書き方には二とおりの方法があるが，いずれも上述したように室房伝導への入力を横軸に，出力を縦軸にプロットするものである。図には典型的な例を，①S_1S_2間隔を横軸に，縦軸にA_1A_2間隔をとったもの，②S_1S_2間隔を横軸に，縦軸にS_2A_2，S_2H_2，H_2A_2間隔をとったものを示した。順行性伝導の特徴を表す房室伝導曲線とは比較すると，同じようでまた異なることにも気づかれるであろう。注意すべき異なる点は，①順行性伝導は連結期の短縮に伴い主に房室結節内（AH）で伝導遅延が生じるが，逆行性伝導はHis-Purkinje系（VH）で伝導遅延が生じる。②順行性伝導ではHis-Purkinje系の伝導時間（HV）は連結期によらず一定である。同じように逆行性伝導では房室結節内の伝導時間（HA）が一定であるように見える。しかし，後者のHA時間が一定であるのは，逆行性のVH時間の伝導遅延が顕著なため十分に短い入力が房室結節に伝わらないためである。逆に十分に短い入力が伝導された際にはHA時間は当然延長する。このような特徴は順行性伝導の際のHV時間には基本的にはないと考えてよい。

5）反復性心室興奮（repetitive ventricular responses；RVR），反復性心房興奮（repetitive atrial responsesあるいはrepetitive atrial firing；RARまたはRAF）

期外刺激法により刺激した心筋興奮の後，刺激した心房ないし心室の興奮が自発的に後続することがある。このような期外刺激後の自発的な興奮を反復性興奮という。心室期外刺激では反復性心室興奮が，また心房期外刺激では反復性心房興奮が生じうる。

a．反復性心室興奮

心室期外刺激法で生じる反復性心室興奮のほとんどはリエントリーによるものである。このリエントリーの興奮旋回路には3種類あることが知られており，①脚（右脚と左脚），②房室結節，③心室筋がある。

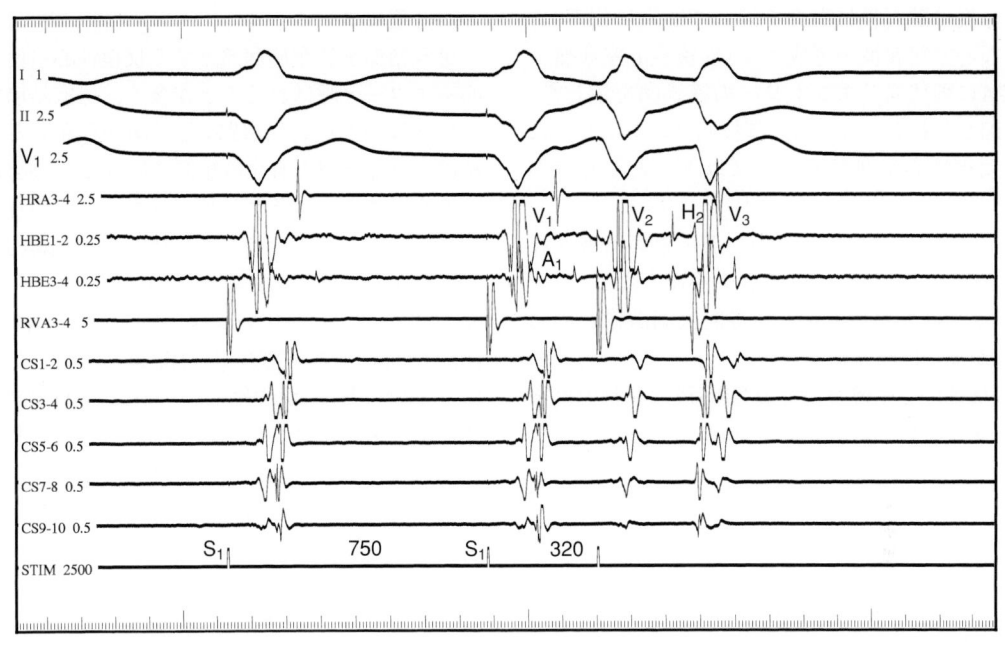

図 21　反復性心室興奮
基本周期750 msにおいて連結期320 msの心室期外刺激で生じた反復性心室興奮(脚枝間リエントリー)。上から心電図Ⅰ, Ⅱ, V_1誘導, ならびに高位右房(HRA), His束記録部(HBE, 遠位より1-2, 3-4), 右室心尖部(RVA), 冠静脈洞(CS：10極カテーテルで遠位より1-2, 7-8)を示す。期外刺激は逆行性に長い伝導時間をもってHis束を興奮させ, その後反復性心室興奮を生じている。この反復性心室興奮は心室刺激波形とほぼ同様である。

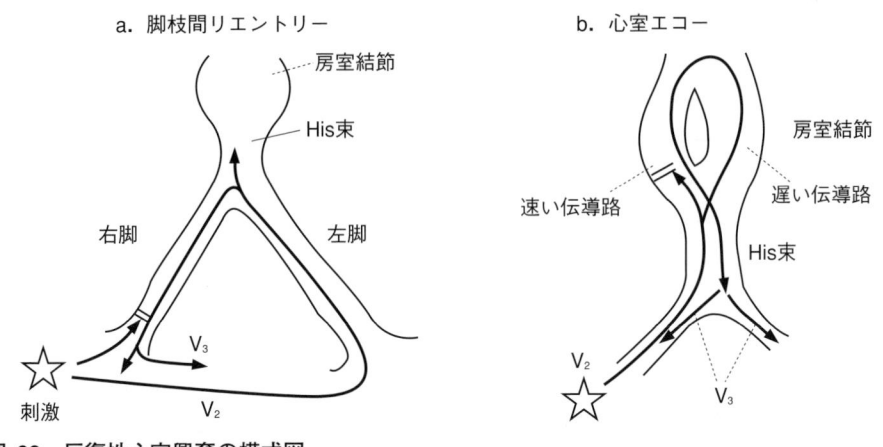

図 22　反復性心室興奮の模式図
脚枝間リエントリーと心室エコーのリエントリー回路(本文参照)。

① 脚枝間リエントリー

　脚を旋回路とする反復性心室興奮(図21)は脚枝間リエントリーと呼ばれており, 健常者の約半数でみられる所見とされている[14]。基本刺激中には逆行性のHis束興奮が右脚を経由してなされている場合に, 短い連結期の期外刺激により右脚の逆行性伝導にブロックが生じると, 次には左脚経由でHis束に興奮が伝導することになる。さらに期外刺激の連結期を短縮させるとHis-Purkinje系で伝導遅延が生じ, V_2H_2が延長する。十分にこのV_2H_2が延長をきたせば, 一度逆行性にブロックされた右脚が回復してしまうためにH_2の興

奮が今度は順行性に右脚を通って心室に伝導し，新たな心室興奮波を形成する（反復性心室興奮）。図22aに脚枝間リエントリーの模式図を示した。この図からわかるように，脚枝間リエントリーによる反復性心室興奮の特徴は以下のとおりである。

(1) 心室興奮波の前に逆行性 His 束興奮波が存在する（すなわち $V_2H_2V_3$ の順序となる）
(2) 反復性心室興奮の HV 時間は洞調律と同じかまたは軽度延長
(3) 反復性心室興奮による QRS 波は左軸偏位を伴う左脚ブロック型（右脚から心室が興奮させられるため）
(4) 右脚ブロックの症例では認められない。

このような脚枝間リエントリーは持続しない限り病的意義はないが，この反応を生じる症例では単発の期外刺激が再現性を持って2連発期外刺激となってしまう。他の持続性不整脈がある場合にこのような反復性心室興奮が，その不整脈の誘発に関与していることがある。

② 心室エコー

房室結節を興奮旋回路とする反復性心室興奮は心室エコーと呼ばれることが多く，房室結節内に速い伝導路と遅い伝導路の2種類が存在する房室結節二重伝導路を有する症例にみられる（図23）[15]。この心室エコーもそれ単独ではなんら病的意義を持たないが，逆にその存在自体が房室結節内二重伝導路が存在することを直接的に意味しているので重要な所見ともいえる。心室期外刺激がHis-Purkinje系を逆行し，His束に伝導したときに，十分に H_1H_2 が短縮していれば房室結節内の速い伝導路でブロックされ，遅い伝導路を介して心房に興奮伝導する。この経路を介して長い伝導時間をもって心房が逆行性に興奮した際に，速い伝導路が回復していれば今度は逆に速い伝導路を通って順行性にHis束に興奮が伝わり，その後心室が興奮する（図22b）。したがって房室結節を介する心室エコーでは以下の所見を示す。

(1) 心室興奮波の前には逆行性His束波，心房興奮波，順行性His束波が観察される

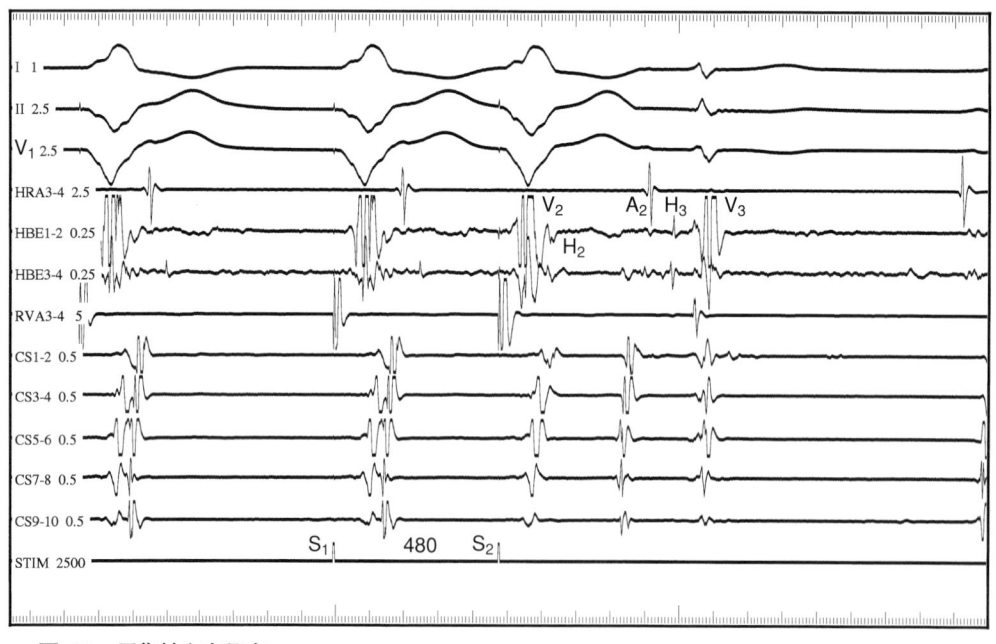

図 23　反復性心室興奮
図21と同一症例。連結期480 msの期外刺激で心室エコーを生じている。心室エコーのQRS波形は正常洞調律と同様である。この心室エコーの直前にHis束波があり，さらにその前に逆行性心房興奮が観察される。この心室エコーは房室結節二重伝導路の存在を表している。

($V_2H_2A_2H_3V_3$の興奮順序となる)。
(2) 心室エコーのHV間隔は洞調律時と同様である。
(3) 心室エコーのQRS波も基本的には洞調律時と同様である(変行伝導はあり得る)。

③ 心室筋内リエントリー

心室筋内でのリエントリーによる反復性心室興奮の頻度は健常者では15%未満とされているが、これがみられたからといって必ずしも病的ではない。しかし、病的心(陳旧性心筋梗塞など)ではこの反応がみられる頻度が高くなる。心室に置かれている電極数に限りがあるため、心室のどの部位でリエントリーが生じているかは同定することはできない。リエントリー回路にはさまざまのものがあり、したがって反復性心室興奮のQRS波形もさまざまである。同一症例で反復性心室興奮が数種類のQRS波形を呈することもある。このような心室内のリエントリーによる反復性心室興奮は期外刺激の数が増すほど、また電気刺激の出力を増加させてその連結期を短くすればするほど出やすくなる。健常者でもこのような積極的な期外刺激法を行って、反復性心室興奮から多形性心室頻拍、心室細動を招くことがあるので、その解釈は刺激方法と症例の全体像(基礎心疾患、心室性不整脈の既往など)から総合的に判断しなくてはならない[14]。

b. 反復性心房興奮

心房期外刺激法では反復性心房興奮が生じうるが、これは反復性心室興奮とはやや定義が異なっており、心房筋内でのリエントリーのみをさす(必ずしもリエントリーとは同定できないので、repetitive atrial firingという用語を用いることもある)。発作性心房細動の患者で高率に認められる(図24)。心室筋内でのリエントリーによる反復性心室興奮と同様、さまざまな部位でリエントリーを生じうるがその回路を同定できることはほとんどない。この反復性心房興奮の出現頻度が期外刺激の数や電気刺激の出力に依存することも同様である。期外刺激後に房室結節二重伝導路や副伝導路による逆行性心房興奮が生じることがあるがこれは心房エコーと呼んで反復性心房興奮とは呼ばない。このように反復性心房興奮は反復性心

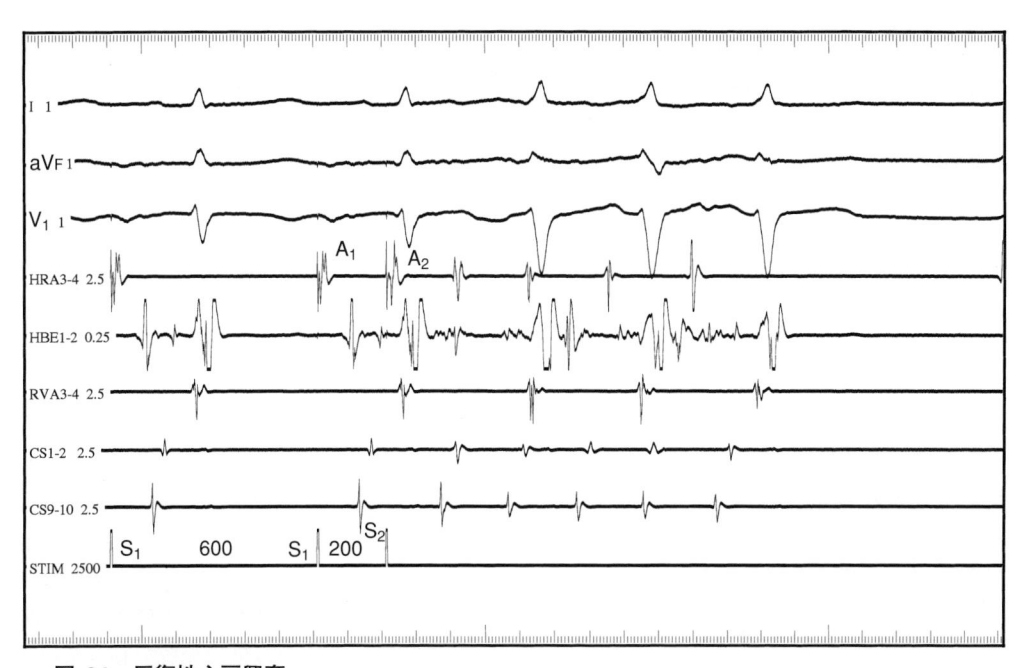

図24 反復性心房興奮
基本周期600 msにおける連結期200 msの心房期外刺激により反復性心房興奮が生じた。上から心電図Ⅱ、aVF、V_1誘導、ならびに高位右房(HRA)、His束記録部(HBE)、右室心尖部(RVA)、冠静脈洞(CS:10極カテーテルで遠位より1-2, 9-10)を示す。期外刺激により4拍の心房興奮が反復した。

室興奮とは名前は似通っているものの，定義がやや異なっている。

4 特殊な電気生理学現象と電気生理学的用語

ここまで主に健常者における臨床電気生理検査の方法とその予想されるべき結果について述べてきた。このような健常者での反応は，臨床電気生理検査の解釈を行う上で基本となる。しかし，実際には健常者にこの検査を施行することはほとんどなく，検査対象は不整脈を生じるという意味での病的心臓である。「病的」というものの中には多くのものが含まれるが，臨床電気生理学的にはこれらさまざまの病的状態で共通の電気生理学的現象が観察されることが多い。この節では，このような病的状態でよくみられる電気生理学的現象とその用語を説明する。これらは，臨床電気生理学的検査施行中にも，また日常的にもよく用いられている用語である。

1）リエントリー，一方向性ブロック，緩徐伝導

現在，臨床電気生理検査の対象となる持続性不整脈の多くは，その機序を興奮旋回（リエントリー）としている。興奮旋回は読んで字のごとく，ある一定の回路を電気興奮がぐるぐると旋回する

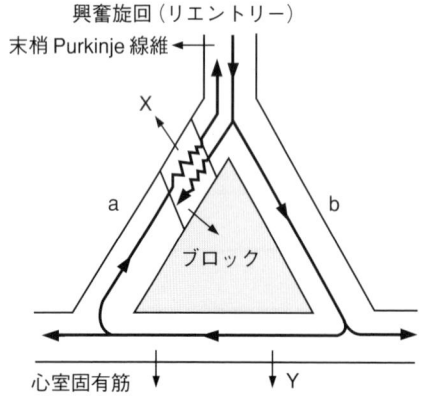

図25 リエントリーの成立
リエントリー回路を模式的に表した。一方向性ブロックと緩徐伝導により興奮旋回が生じる（本文参照）。

ことによって，電気興奮が永続的に持続することをいう。通常型心房粗動，多くの上室頻拍，心室頻拍はこの興奮旋回をその機序としている。一般的にこのような興奮旋回が成立するためには，①一方向性ブロックと，②緩徐伝導が必要とされている。その根拠を模式図として示した（図25）。

図25下段に示すごとく，二重経路が存在するモデルでは，1経路(a)で不応期のために興奮伝導が途絶し（X：一方向性伝導途絶），他の経路(b)の伝導が十分遅ければ（Y：緩徐伝導），bを興奮が伝導する間にa経路の興奮性が回復し（不応期を脱し），その興奮が逆行性に伝導途絶部位に侵入することから興奮旋回が生じる。臨床的には必ずしも一定の二重経路が存在するわけではないが，その場合でも不均一な組織構築，不均一な不応期分布ではこの図と同様の興奮旋回が生じうると考えられている。一方向性ブロックという言葉は，必ず常にその方向には興奮が伝わらないようなイメージを想像させるがそうではなく，期外刺激などによりそのときだけ機能的にブロックが生じ，さらに遅い時相で興奮が逆向きに進入したときには不応期を脱しているために逆方向に興奮伝導が可能になっているということである。

2）異常自動能（abnormal automaticity）

浅い膜電位から生じる第4相脱分極や振動電位より生じる固有心筋の自発性興奮をいう（図26a）。通常自動能は，洞結節と房室接合部が有しており，これらの細胞群は第4相脱分極を有しており，正常な自動能と呼ぶ。これ以外の固有心筋から自動的に興奮が発生するときに，その機序が異常自動能であるという。心筋梗塞の急性期に合併する促進型心室固有調律がその代表例とされるが，臨床的には積極的に証明することは困難である。

3）撃発活動（triggered activity）

撃発活動は異常自動能と異なり，その発生に先行する活動電位が必要である（＝自発的ではない）。先行する興奮から誘発された興奮という意味であり，その発生様式から早期後脱分極（early afterdepolarization；EAD），遅延後脱分極（delayed afterdepolarization；DAD）によるものに分けられる（図26b，c）。早期後脱分極は活動電位第2,

a. 異常自動能 (abnormal automaticity)

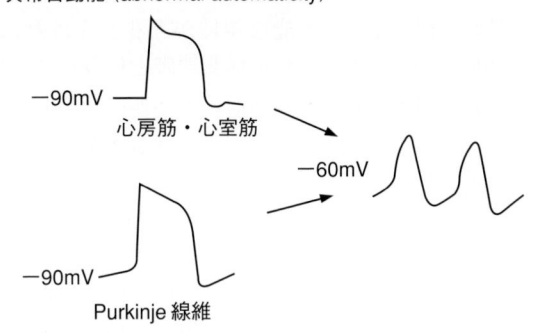

−90mV
心房筋・心室筋
−60mV

−90mV
Purkinje 線維

b. 撃発活動 (triggered activity)
早期後脱分極

EAD

triggered activity

c. 遅延後脱分極 (DAD)

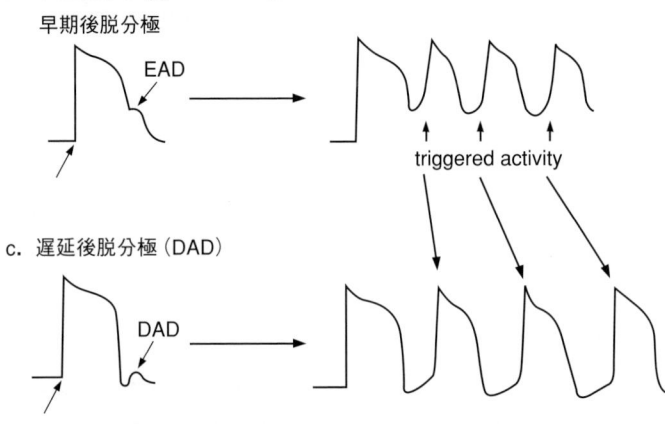

DAD

図 26　異常自動能と撃発活動
a：異常自動能，b：早期後脱分極 (early afterdepolarization；EAD) による撃発活動，c：遅延後脱分極 (delayed afterdepolarization；DAD) による撃発活動。

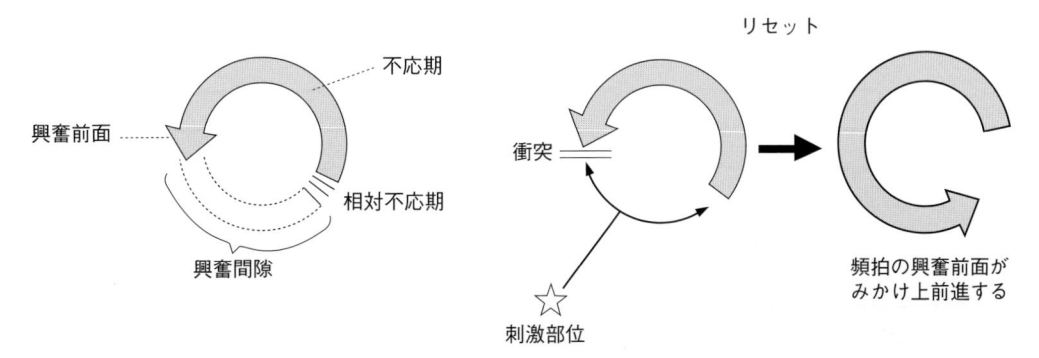

リセット

不応期
興奮前面
相対不応期
興奮間隙
衝突
刺激部位
頻拍の興奮前面がみかけ上前進する

図 27　リセット
興奮旋回路を興奮の前面が旋回する模式図。興奮は不応期を残しながら旋回するが，興奮旋回が持続するためには興奮前面と自らが残す不応期に衝突しないことが必要である。したがって「心筋としては興奮可能な領域（間隙）」が存在し，これを興奮間隙という。このような興奮間隙に外部よりうまいタイミングで刺激を挿入すると，その刺激は一方で興奮前面と衝突し，他方で自らが新しい興奮前面となって興奮旋回を維持させる。この時興奮前面は一瞬にして前方に飛び出したのと同じ効果となる。これをリセットという。

3相から生じる一過性脱分極で，その発生には基本的に膜のK⁺透過性減少やNa⁺電流の増加から生じる活動電位持続時間の延長が必要であるとされる．徐脈，抗不整脈薬などによるK⁺透過性の減少やCa²⁺電流の増加が生じると，この早期後脱分極から発火して撃発活動を生じる．臨床的には先天性，後天性のtorsade de pointesがこれにあたる．遅延後脱分極は，先行する活動電位の再分極直後に起こる一過性脱分極で，細胞内Ca²⁺濃度の異常増加によるものである．臨床的にはジギタリス中毒による頻拍がその代表例である．

4）頻拍のreset, entrainment

興奮旋回性不整脈を対象として臨床電気生理検査を施行する際に頻繁に観察される現象であり，したがってこの用語も頻繁に用いられる．興奮旋回性不整脈（リエントリーによる頻拍）では，一定の興奮旋回路を電気興奮が旋回するためには興奮の前面とそれに続く不応期の間にある程度興奮可能な領域が存在しなければならない（図27）．これを興奮間隙という．この興奮間隙がない場合興奮前面は不応期に衝突し，リエントリーは停止する．このような興奮旋回中に旋回路の外部から電気刺激をうまいタイミングで挿入すると，電気刺激による興奮がこの興奮間隙に入り込める（図27）．この場合，この興奮はリエントリー性回路に進入し，逆旋回性に進入する興奮と順旋回性に進入する興奮に分かれる．前者の興奮は頻拍の興奮前面と衝突し，最終的に消失する．後者の興奮はそれが頻拍の不応期とぶつからない場合は，新たな頻拍の興奮前面となって頻拍を持続させる．したがって外部から加えた刺激による興奮が，見かけ上頻拍の興奮前面を先行させる（advancementと呼ぶ）．このような現象を頻拍のリセットと呼んでいる．リセットは通常，電気刺激を挟む2拍分の周期が頻拍周期の2倍より短くなったこ

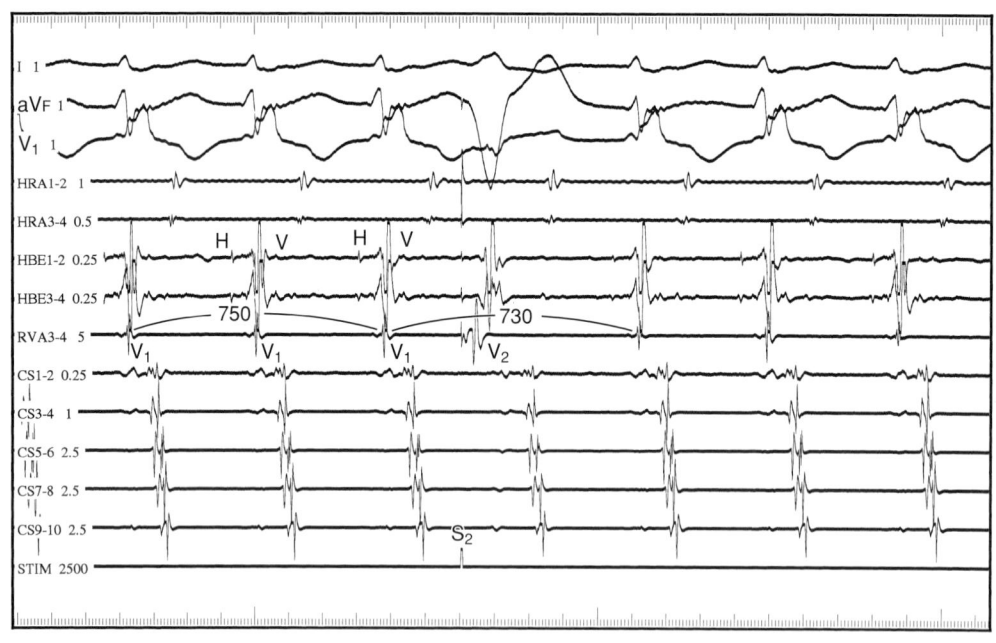

図28　上室頻拍の心室期外刺激によるリセット
上室頻拍中に右室心尖部から期外刺激を挿入し，頻拍がリセットされた．上から心電図Ⅰ，aVF，V₁誘導，ならびに高位右房（HRA1-2, 3-4），His束記録部（HBE，遠位より1-2, 3-4），右室心尖部（RVA），冠静脈洞（CS：10極カテーテルで遠位より1-2, 3-4, 5-6, 7-8, 9-10）を示す．心房内最早期興奮はCS1-2に認められ，副伝導路を介する上室頻拍と考えられる．右室心尖部より期外刺激V₂を挿入した．刺激を挟むVV間隔730 msは，頻拍周期の2倍750 msより短い．これは頻拍の興奮前面が心室期外刺激により，20 msだけadvancementしたことを表す．これは期外刺激によるリセットである．このように刺激を挟む周期を計測し，頻拍周期が影響を受けないかを観察する．

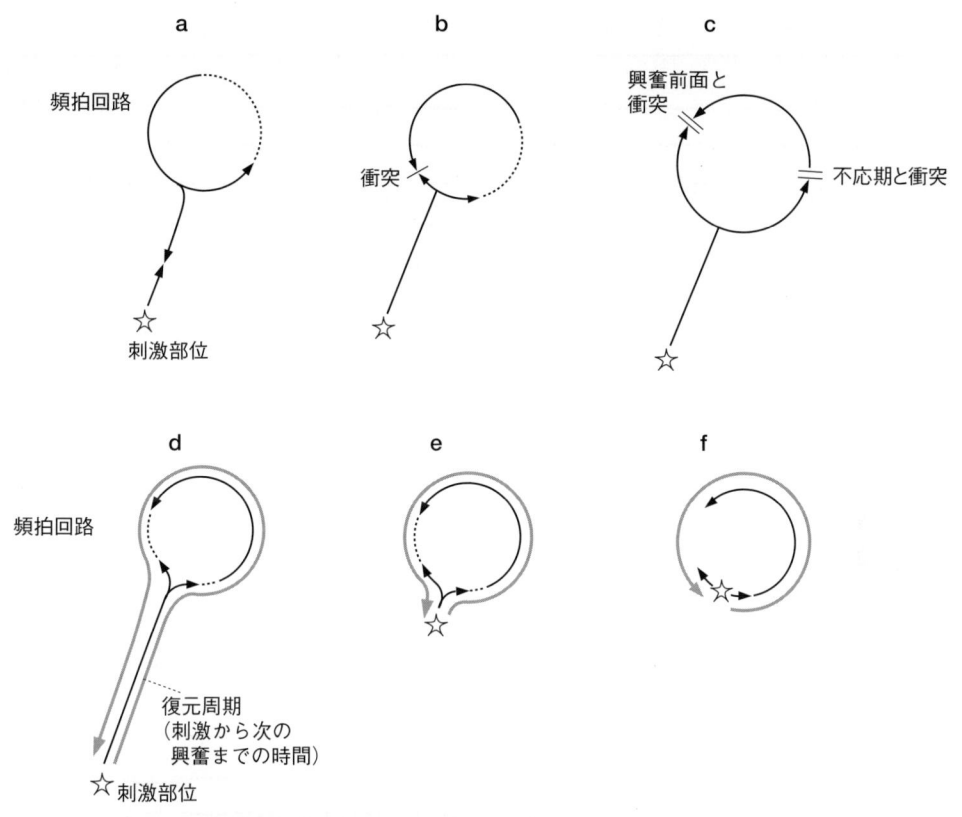

図 29 リセット：期外刺激の連結期と刺激部位の影響
a〜c：期外刺激の連結期が長いと興奮は旋回路に入れない（リセットできない：a）。短い連結期でリセットできる（b）が，あまり短いと期外刺激の興奮が逆行性には興奮前面と，順行性には不応期とぶつかるため頻拍は停止する。d,e：頻拍回路から刺激部位が遠い場合は頻拍をリセットするためにより短い連結期の期外刺激が必要となる。またその場合復元周期は頻拍周期より極めて長い（d：遠い場合，e：近い場合）。刺激部位が頻拍回路上にある場合は，リセットは極めて容易であり，かつ復元周期は頻拍周期と等しくなる（f）。

とをもってadvancementが起こったと判断する（図28）。リエントリーを機序とする頻拍の場合には，外部から加える電気刺激の連結期を長いものから徐々に短くすると，①長い連結期では頻拍をリセットできない，②さらに短くすると頻拍がリセットされ，興奮前面の先行度がますます強くなり，③さらに短くすると刺激部位が不応期に達し電気刺激できなくなるか，あるいは順行性に興奮旋回路に進入した興奮が頻拍の興奮が残した不応期に衝突し頻拍が停止するという反応が起こる（図29a〜c）。このようなリセットのしやすさは当然刺激部位と頻拍回路が近接していればいるほど容易となる（図29d〜f）。刺激部位でみた刺激から次の興奮までの時間を復元周期（return cycle）と呼んでいるが，頻拍がリエントリーによ

るものでさらに刺激によりリセットされている場合には，この復元周期は理論的には刺激の連結期によらず一定となることが予想される。したがって，①頻拍中に加えた外部刺激がある連結期以下で頻拍をリセットし，②連結期を短縮するとよりadvancementが増加し，③このようなリセットの程度が刺激部位に依存し，④復元周期が一定であれば，その頻拍がリエントリーによるものであると推定される。逆に撃発活動による頻拍の場合には，頻拍中に電気刺激を挿入しても上述したようなリセット現象はみられず，また刺激部位による差や復元周期の一定性もみられないことが多い。このように頻拍中の電気刺激によりリセットが生じるかどうかは，その不整脈がリエントリーによるものか撃発活動によるものかの判断にとっ

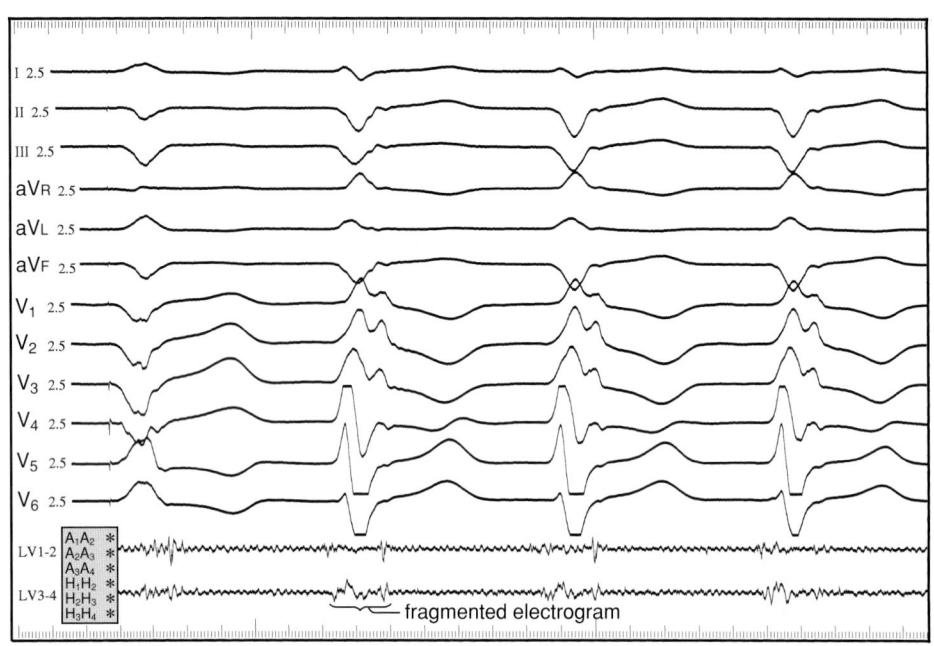

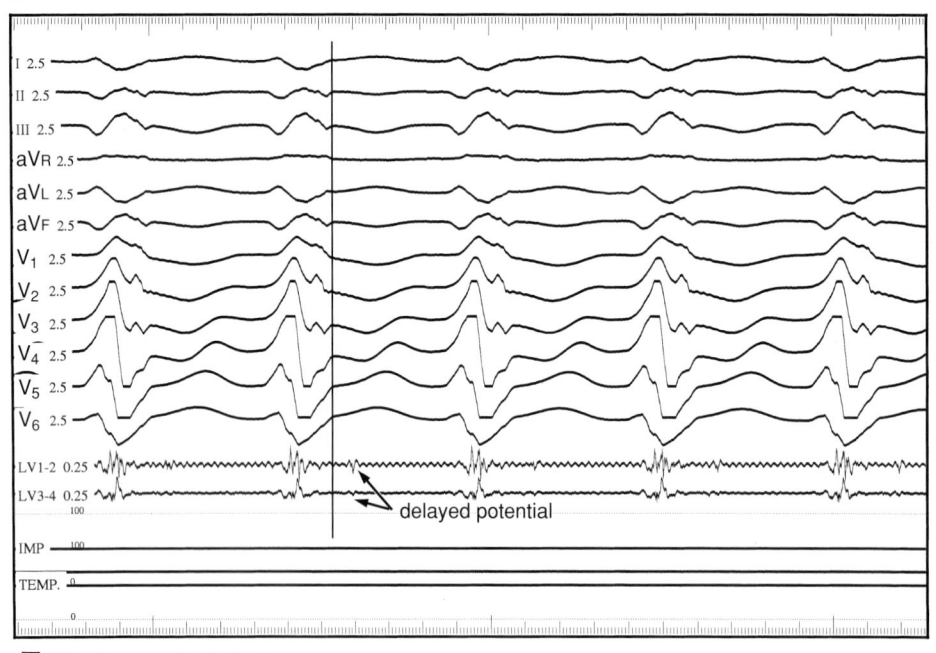

図 30 fragmented electrogram
心室頻拍症例で記録された fragmented electrogram。左心室電位の持続は長く棘波の数も極めて多い(a)。bでは心室電位がQRS波からも逸脱して記録されている(delayed potential)。

て重要である。上述したものは期外刺激によるリセットであるが，リエントリーによる頻拍に対して同様の電気刺激を連続刺激法で行ったときにみられる現象を entrainment(乗り込み現象)と呼んでいる。

5) 電位のfragmentation，double potentials

正常組織に双極電極を留置するとそこから得られる局所電位は通常，鋭い2相性（＋－型，あるいは－＋型），または3相性（M型またはW型）となり，その電位幅も短い。また心房の電位ならP波の中に，また心室の電位ならQRS波の中に存在しているのが原則である。しかし，心房細動や心室頻拍など心筋自体の異常がある場合に，その異常な心筋に電極を留置するとそこから得られる局所電位は，幅が広くギザギザしていたりすることが多い（図30）。これらの局所電位は2つの電極間に存在する心筋の興奮様式を反映している。正常心筋では興奮は，スムーズにかつ速いスピードで通過する。しかし，病的心筋では，興奮がジグザグにゆっくりしたスピードで通過する。結果として病的心筋の局所電位は，①電位幅が広い（興奮伝導時間が長い），②低電位（時間がかかるためある瞬間に興奮している心筋量が少ない），③電位が多くの高周波成分を示す（ギザギザしている：興奮伝導がジグザグである）という特徴を示すことが多い。これを電位のfragmentationとかfragmented electrogramと呼んでいる[16]。時にはこのfragmentationが著明で，QRS波からはみだしている場合もある（心房ならP波からはみだしている）。このようなものを正常心筋より遅れて興奮するという意味で遅延電位（delayed potential）[17]と呼んでいる。このような電位は明らかに異常であり，このような電位が記録された部位は電気生理学的に病的心筋であるといってよい。しかし，これはその部位の興奮伝導が異常であることのみを意味しており，必ずしも不整脈の原因となっているかどうかはこれのみではわからない。

fragmented electrogramと似たような電位として，double potentialsという用語もよく用いられる。この電位も電位幅が広いという意味ではfragmented electrogramと同様であるが，fragmented electrogramは電位が連続的であるのに対し，double potentialsは読んで字のごとく電位が2つみられ，かつその2つの電位の間には電位がない（つまりflatである）場合をいう。このよう

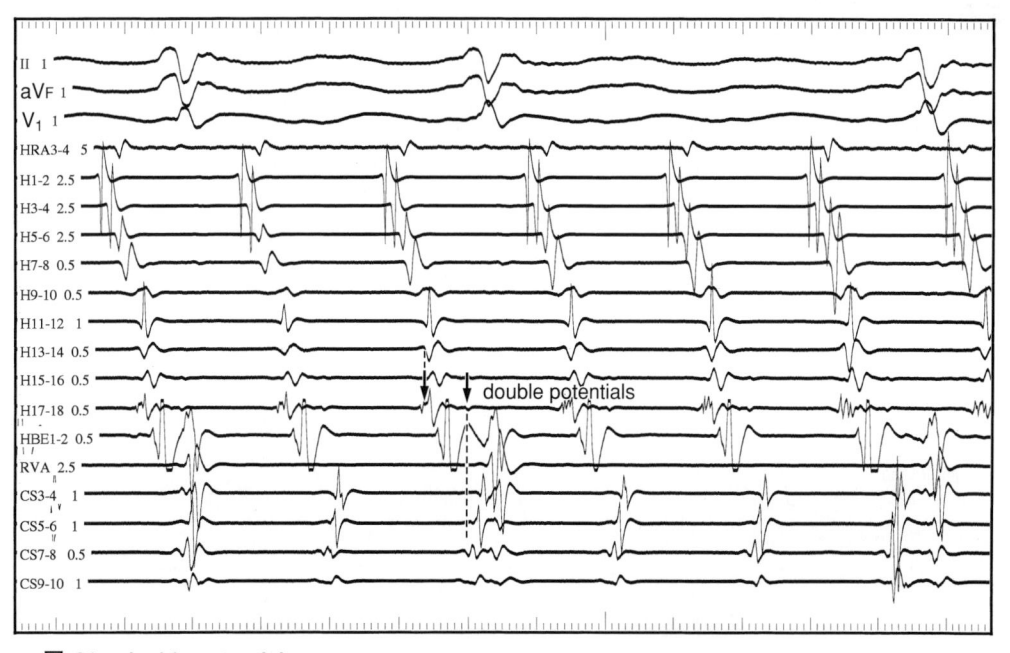

図 31　double potentials
心房粗動で記録されたdouble potentials。Haloカテーテル17-18（H17-18）で記録されている電位は幅が広く，大きな前半成分と小さな後半成分からなる。この部位は興奮旋回路の中心にあり，右房自由壁側の興奮（H13-14）と中隔側（冠静脈洞：CS7-8）の興奮の両者を記録しているものと考えられる。

な電位の多くはfragmented electrogramとは異なった意義を有していることが多い．電極の留置されている部位に興奮伝導のブロックがあり，その両側が全く異なった時相で興奮しているとその両者の電位が記録された結果，2つの電位が記録されdouble potentialsとなる（図31）．したがってdouble potentialsが記録された場合には，これも当然病的心筋を意味するが，fragmented electrogramのような遅い興奮伝導ではなく，その部位に興奮伝導のブロックがあると解釈するのが普通である．無論，fragmented electrogramの中間の電位が極めて低電位となり結果的にdouble potentials様に見えることもある（この場合はdouble potentialsは伝導ブロックでなく，遅延伝導を象徴することとなる）．

6）phase 3 & 4 block

「不応期」の項で述べたように，正常組織に期外刺激を加えると長い連結期では刺激に対して興奮し，連結期をさらに短くするとやがて刺激に対して反応しなくなる．これは正常組織ではいったん刺激によって活動電位が形成されると（脱分極すると），その後ある一定時間たち活動電位が回復しないと（再分極しないと）新たな活動電位を形成できないためである．このような不応期は通常，活動電位の第3相といわれる時相に一致している．したがって正常組織の不応期は，活動電位第3相ブロックによって形成されている．このような理念をphase 3 blockと呼ぶ．あくまでも活動電位自体を臨床電気生理検査で観察することはできないので，その意味では想像上の理念である．病的心筋ではさらに，十分に活動電位が回復していると考えられるような極めて長い連結期の期外刺激に対しても反応しないという現象がみられることがある．このような場合，ある程度期外刺激の連結期を短縮すると心筋が反応するようになり，さらに短くすると上述した正常心筋と同様にphase 3 blockによりやがて反応がみられなくなる．したがって期外刺激に対して連結期がある範囲内にあるときのみその組織が反応するという所見となる．このような現象がなぜ起こるのかについて以下のような説明がなされている．

このような病的心筋では，活動電位の再分極後に持続的な緩徐な脱分極が生じており，この拡張期（活動電位第4相）脱分極があるレベルに達するとNa^+電流やCa^{2+}電流が不活性化されるため，も

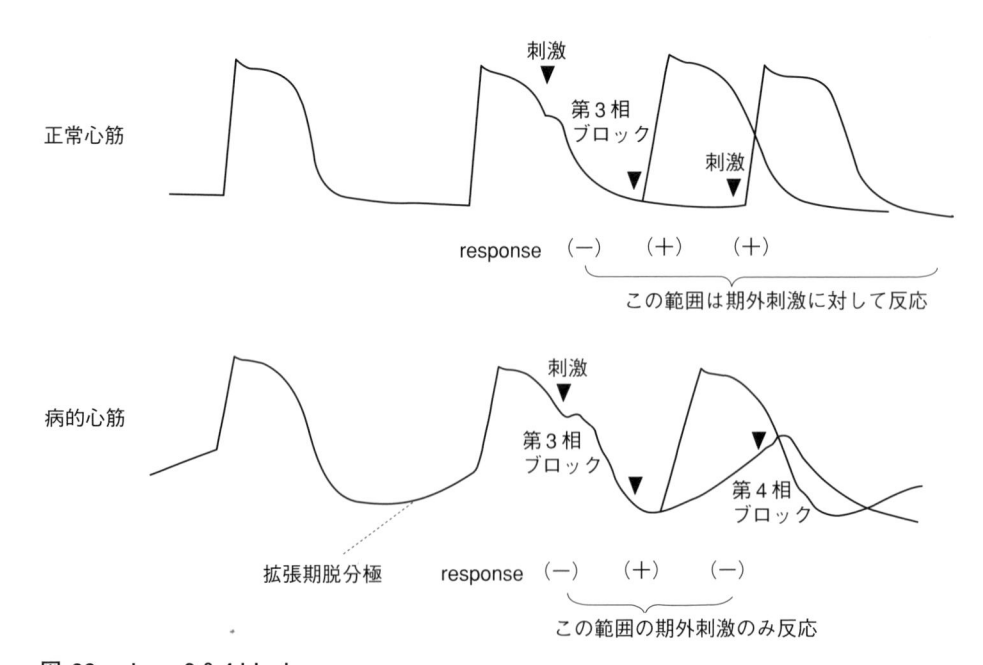

図32 phase 3 & 4 block
活動電位から想定するphase 3 & 4 blockの模式図（本文参照）．

はや興奮できなくなるという理念である。これを phase 4 block と呼んでいる（図32）[18]。phase 3 block は正常組織でみられるが，phase 4 block は自動能を持たない正常組織ではみられない。概括すれば期外刺激法で長い連結期での刺激に対して反応がなく，ある範囲の連結期でのみで反応がみられた場合，これを phase 3 & 4 block と呼んでいる。

7) gap現象

「不応期」の項で述べたように，通常正常な組織では期外刺激の連結期を徐々に短くしていき，ある一定以上短くすると心筋が反応あるいは伝導しなくなるのが普通である。これを房室伝導にあてはめると，心房期外刺激の連結期を短くするとやがて房室ブロックが生じ，それ以上連結期を短くしても房室伝導は生じないというのが常識的な考え方である。しかし，実際にはある連結期で房室ブロックが生じたのに，それ以上連結期を短くすると再び房室伝導が回復するという，一見矛盾めいた伝導様式が観察されることがある。このように期外刺激の連結期のある範囲でのみ伝導が途絶するという現象を gap現象と呼んでいる[19]。このような現象は，横軸に期外刺激の連結期（A_1A_2），縦軸に房室伝導時間（A_2V_2）をプロットすると，連結期のある範囲でプロットできなくなる（gapが存在する）ことからこのように名づけられている。しかしこれは必ずしもその組織が病的であることを意味していない。ある意味ではトリックともいえる現象である。

このgap現象の1例を図33に示した。心室期外刺激法で連結期520 msの期外刺激は心房まで伝導したが，それより短い期外刺激は速い伝導路での伝導ブロックを生じ，遅い伝導路で心房に伝導している。さらに連結期を短縮させると遅い伝導路での伝導ブロックも生じ，室房ブロックとなっている。しかし，さらに連結期を短くすると心室まで，しかも速い伝導路を介して伝導している。このような所見は一見奇妙に思われるかもしれない。このような現象を見たらどこで伝導ブロックが生じたかを考える必要がある。伝導ブロックはその組織の不応期に達したときに生じる。しかし必ずしもその組織への入力は，期外刺激の連結期

で入力されているわけではない。通常は期外刺激の連結期を短くすると，組織への入力の連結期が短くなり，結果としてその組織の不応期に達し伝導ブロックを生じる。しかし，さらに連結期を短縮させると，組織への近位側で伝導遅延を生じ，組織への直接的な入力の連結期はかえって延長することがある（図34）。このようなときには入力の連結期がかえって長いのでその組織は不応期を脱しており，伝導することができるであろう。これがgap現象の本態である。図33の例では，房室結節でいったんブロックが生じたものの，さらに連結期を短縮するとVH伝導の遅延が生じ，その結果として房室結節への入力としての連結期が延長したものと考えられる。実際に再び伝導が再開したときには明瞭なHis束波が記録されており，VH時間が延長していることがわかる。このような組織自身とその近位部での伝導遅延という現象の順行性伝導での典型例は，His束への入力とその近位の房室結節での伝導遅延という関係で通常みられている。心房期外刺激の連結期を徐々に短縮すると，His束への入力H_1H_2は初めは短縮していくが，ある程度期外刺激の連結期が短くなるとHis束近位部つまり房室結節での伝導遅延が生じ，かえってH_1H_2が延長するのが一般的である。このように期外刺激の連結期自身は必ずしも，伝導ブロックを生じる組織への入力の直接的な反映とならないことを知っておかなくてはならない。

8) peeling back

ある組織の興奮伝導の不応期が通常の期外刺激法で測定されたときに，同時に基本刺激中のみ別の組織を刺激するような刺激方法で不応期を測定すると不応期が短縮して測定されることがある。よくみられるのは，室房伝導の不応期が，通常の心室期外刺激法で行ったときと房室同時刺激法で行ったときで異なる場合である（多くは後者で測定した不応期の方が短縮している）。あるいは通常の心室期外刺激法では室房伝導がないように見えるが，房室同時刺激法を行うと室房伝導が生じるようなことが観察される。このような所見は一見奇異に見えるが以下のように説明されている。

図35に示したようにある組織での興奮伝導ブ

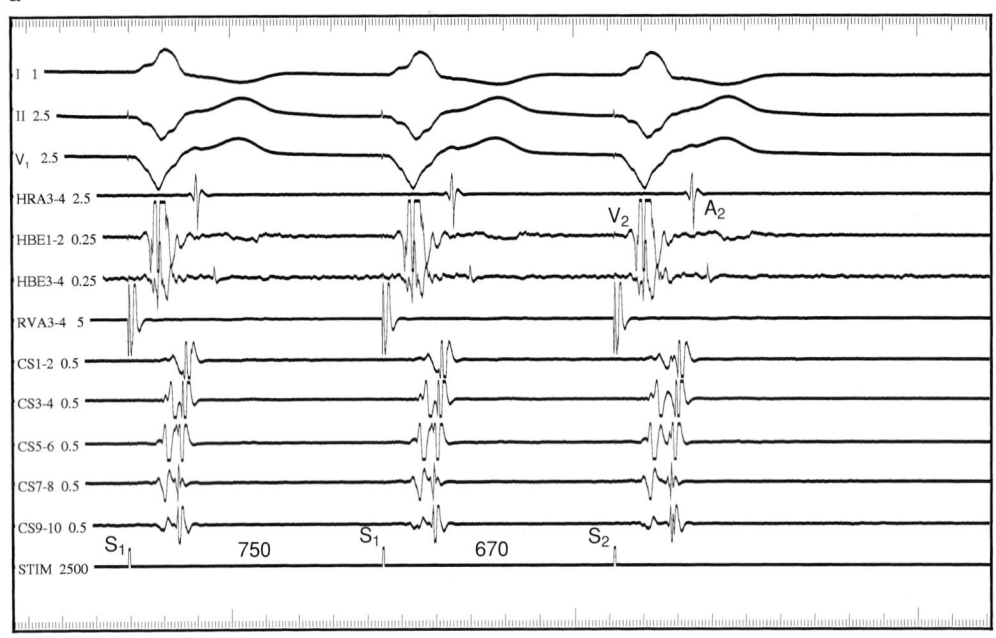

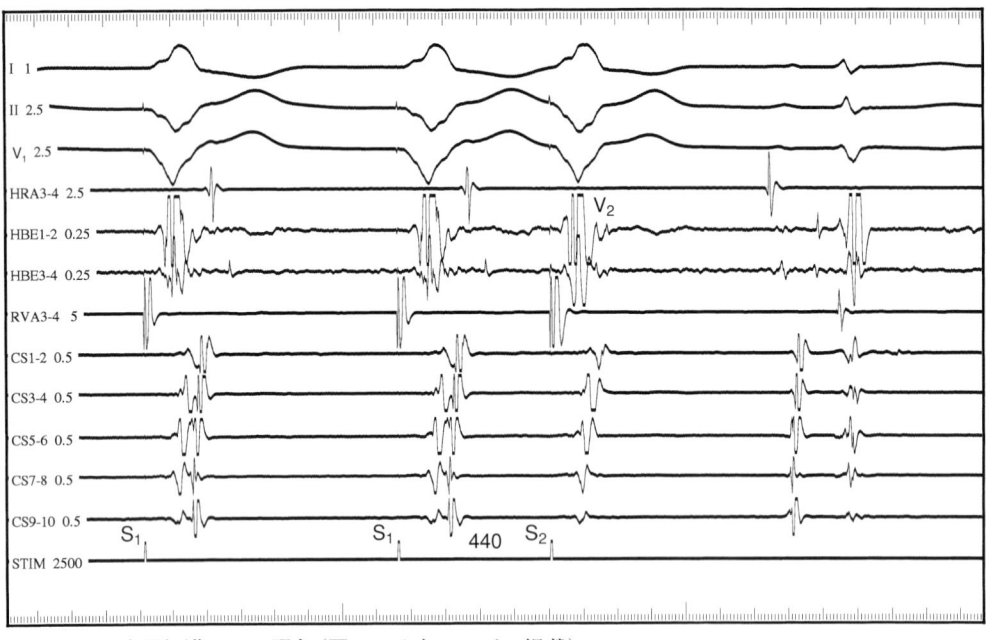

図33 室房伝導のgap現象（図33cは次ページに掲載）

房室結節二重伝導路症例での室房伝導のgap現象。基本周期750 msでの心室期外刺激法。上から心電図Ⅰ，Ⅱ，V_1誘導，ならびに高位右房（HRA），His束記録部（HBE1-2, 3-4），右室心尖部（RVA），冠静脈洞（CS：10極カテーテルで遠位より1-2，9-10）を示す。

a：S_1S_2 670 msの期外刺激では心房内最早期興奮部位をHis束部とする逆行性興奮が観察される（HBE1-2の心室波前半に高周波成分のHis電位が観察される）。

b：S_1S_2 440 msの期外刺激では，室房伝導はブロックされた。

c：S_1S_2 400 msでは再び室房伝導が観察された。このときHBE1-2では心室興奮波の後方に明瞭なHis束興奮波が観察され，VH時間は延長していることがうかがえる。

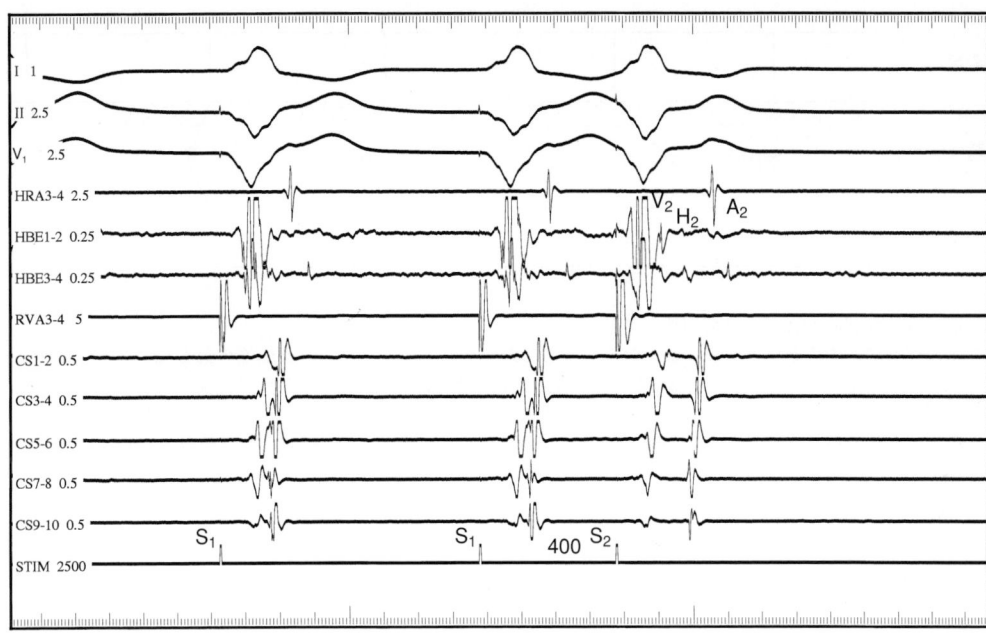

図33（続き）

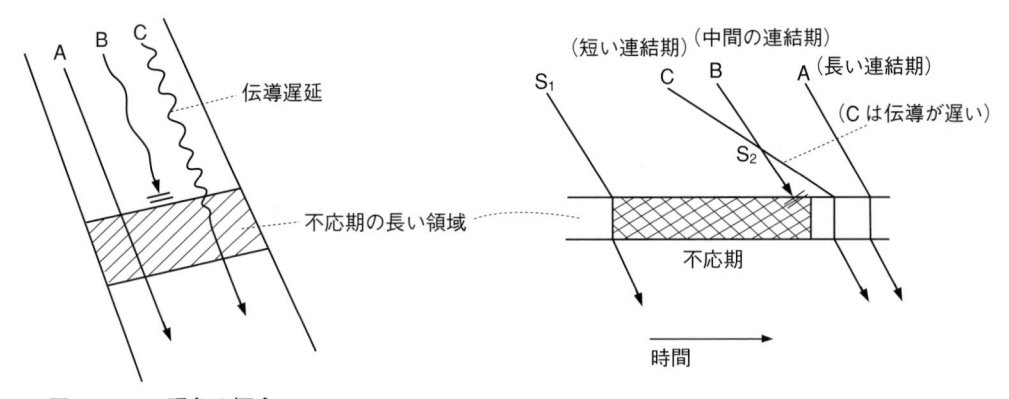

図34 gap現象の概念
左に組織の模式図（斜線部位が不応期が長い部位），右に興奮のラダーダイアグラムを示した。A，B，Cはそれぞれ連結期の長い，中間，短い期外刺激だが，興奮はA，Cで伝導している。伝導ブロックの前に存在する伝導遅延の有無がキーポイントである。

ロックは，その組織の最も長い不応期の部位で生じる。しかし，その長い部位は組織のどのあたりにあるかは不明である。この不応期の長い部位が刺激部位から遠位側に存在する場合を考慮する。この場合，図に示すように基本周期を刺激部位からだけ行ったときには，その不応期は，期外刺激が挿入された時点から観察すると，①刺激部位からその部位までの伝導時間と，②その不応期の和になる。しかし，基本刺激を刺激部位の反体側か

らも同時に挿入するような状態では，その最も長い不応期を持つ部位が遠位側から先に興奮させられてしまうため，不応期が始まる開始時点が早まってしまい，結果として上述の①の部分が短縮してより短い期外刺激も伝導できるようになる。このように不応期の開始する時点が興奮伝導様式によって変化する（前の方に引き戻される＝peel back）をpeeling back現象による不応期短縮と呼んでいる[20]。しかし，この場合も決して必要以上

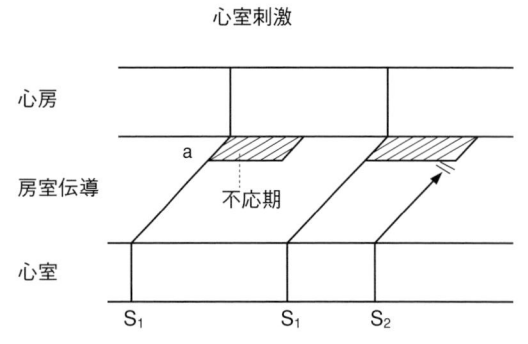

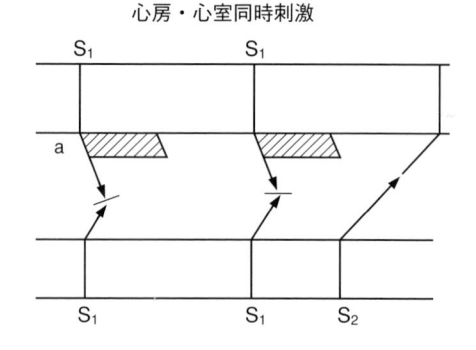

図 35　peeling backの模式図
上段が心房，中段が房室伝導，最下段を心室としたラダーダイアグラム。不応期の最も長い部分は房室伝導のうち上位に存在する(a)(斜線：この部位の不応期)ものとした。左：心室刺激時。心室刺激はこの部位(a)の不応期にぶつかり室房伝導はブロックされる。右：心房心室同時刺激。aの部位は基本刺激時，心房刺激により早期に興奮させられるためその不応期も前に移動する(不応期のpeel back)。したがって左の図と全く同じ連結期を有する期外刺激も室房伝導することとなる。

は，つまり①の長さ以上は不応期は短縮しない。極度に不応期短縮が生じた場合には，peeling back以外の機序を考える必要がある。

したがってこのような一見奇異に見える現象も，電気生理学的にみれば十分に説明できる所見であり病的ではない。

9) supernormal conduction

日本語では過常伝導と呼んでいる。読んで字のごとく正常では伝導しないはずなのに興奮が伝導してしまうという所見である(過常に伝導性がよいという所見)[21]。このような現象は基礎的に存在することが知られているが，臨床電気生理検査で真にsupernormal conductionであるということを証明することはできない。したがって，臨床現場ではさまざまな意味をもって使われるきらいがあり，この用語を安易に用いてはならない。一般的に当然伝導ブロックが生じるような刺激に対して興奮伝導が生じ，かつこの伝導が通常の電気生理学的知識で説明できないとき，これをsupernormal conductionと定義する。したがって先に述べたgap現象，peeling back，phase 3 & 4 blockなどにより説明できる場合は，supernormal conductionと呼ばない。このような現象，つまりどのような電気生理学的知識でも説明できない興奮伝導というものは実際には極めてまれであり，安易に使わないようにするという意味でここに挙げた。

10) fatigue現象

通常自動能は，その自動能自身が持つ周期よりも短い周期で刺激されると，刺激中止後，一過性にその自動能が抑制される。これをoverdrive suppressionと呼んでいる。これは一般的な自動能が持つ共通の特性であるが，これと同じような現象が興奮の伝導についても観察されることがある。この伝導のoverdrive suppressionという現象がみられるのは，通常病的な状態である。伝導能が不良な部位に頻度の高い刺激を行うと刺激中止後に一過性に伝導能がさらに悪化する。典型的な例として高度房室ブロック例に心室高頻度刺激を行い，突然中止するとその後一過性に完全房室ブロックとなることが知られている(図36)。これはoverdrive suppression of conductionであるが，前述した自動能のoverdrive suppressionと混同しやすく，fatigue現象と呼ぶことが多い[22]。

5　臨床電気生理検査の解釈を行う上で

1) 臨床電気生理検査解釈の態度

今まで述べてきたような基本となる電気生理現象のひとつひとつは，この検査を理解したいと思うものにとって枝葉末節に見受けられるかもしれない。しかしこれら健常者，あるいは病的心一般にみられる臨床電気生理現象の理解，把握が，不整脈患者の臨床電気生理検査の解析においてきわ

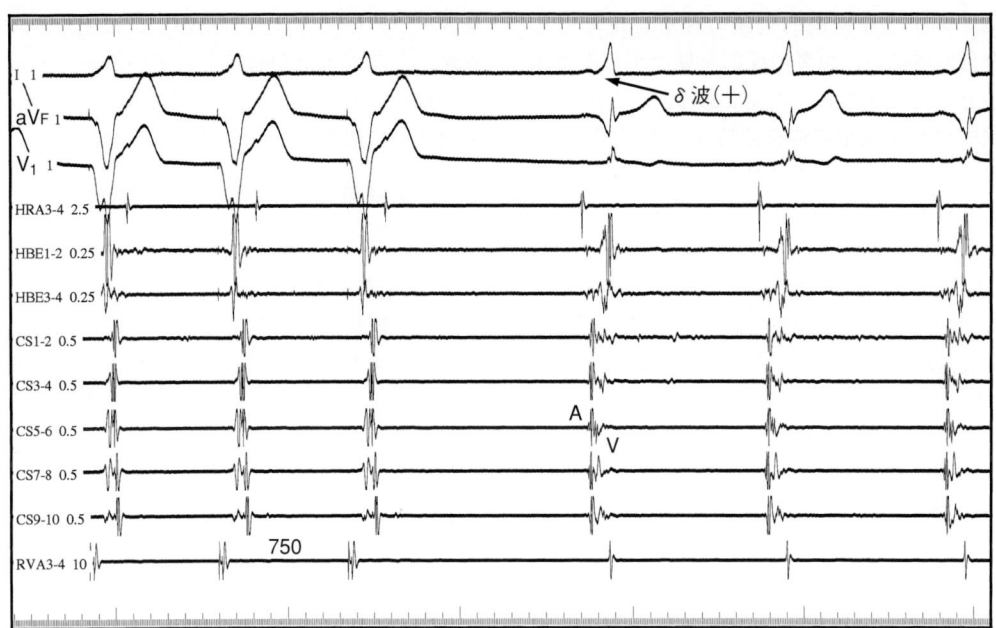

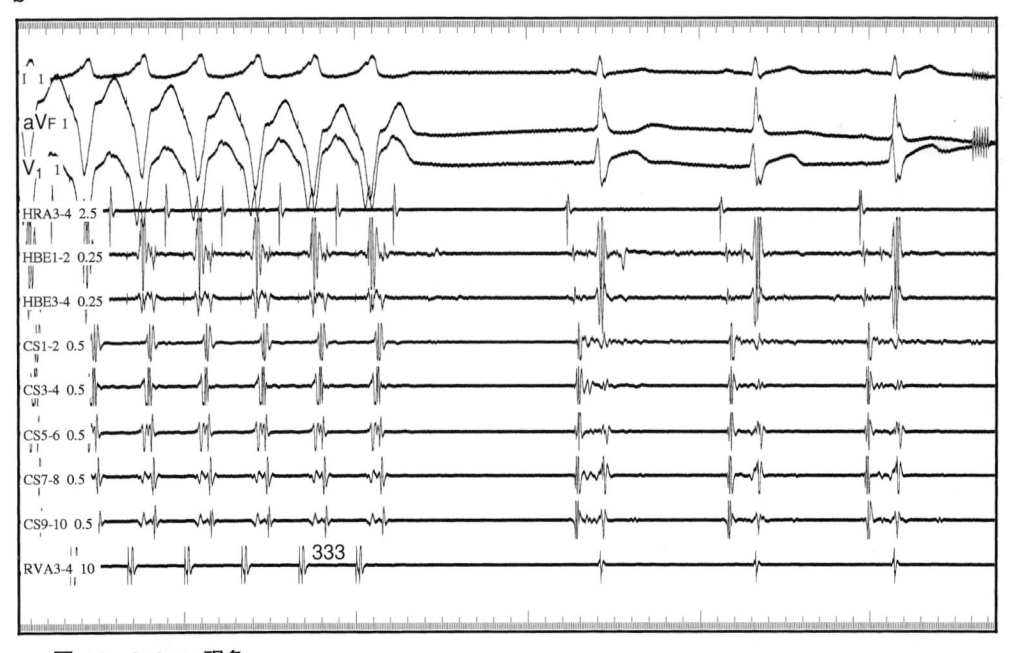

図 36　fatigue現象

WPW症候群の1例。上から心電図I，aVF，V₁誘導，ならびに高位右房（HRA），His束記録部（HBE1-2, 3-4），冠静脈洞（CS：10極カテーテルで遠位より1-2, 3-4, 5-6, 7-8, 9-10），右室心尖部（RVA）を示す。**a**：周期750 msの右室心尖部刺激停止直後。δ波が存在し，早期興奮を呈している。副伝導路はCS5-6付近に存在すると考えられる。**b**：周期333 msの右室心尖部刺激停止直後。δ波が消失し，正常の心室興奮となっている。副伝導路の伝導が心室刺激によって疲労した「fatigue現象」と考えられる。δ波は約5秒後に再び出現した。

めて重要となる基本となっている。臨床電気生理検査はこのような基礎的現象の理解を足場にして，今目の前にいる患者の反応を見ながら不整脈の機序を考えようという検査である。したがって，不整脈中の心電図や電位を記録するだけでなく，患者の心臓，不整脈をプログラム電気刺激によって大きく揺らしてみるということを行っている。揺らすことによってさまざまな反応が生じるであろう。常識的と考えられる反応，非常識的と考えられる反応などが種々観察されるはずである。このような観察される反応が多ければ多いほど，患者の心臓，不整脈に関する情報が多く得られる。このような反応のひとつひとつが単純に理解できる反応か？，理解できなければどのように考えると無理のない説明ができるか？ということを一生懸命推定することが，臨床電気生理検査の神髄であり，creativeな側面を有している。しかし，当然健常者や多くの病的状態で一般的にどのような現象，反応が生じうるのかを理解していなければ，その不整脈の背景を考えようとしても考えるすべがない。その意味で，本章で今まで述べてきた電気生理現象を理解していることが重要である。逆にこれらの現象のすべてを記憶する必要はない。この検査は不整脈の機序を電気生理学的に推定するということが最終目標であり（記録されている電位だけからすべての心臓の興奮様式が証明されるわけではない），記憶すればするほど自由な発想ができなくなってしまう。筆者は，「臨床電気生理学的に典型的であった」と考えられる症例は1例もないと考えている。どの1例にもそれなりの特徴があり，また説明できない多くの反応を観察させてくれる。このような反応のすべてがうまく説明できるとは限らない。むしろうまく説明できない，あるいは説明するには情報量が少なすぎるというようなことが多い。しかし，症例1例1例の反応をしっかりとくまなく観察し，考える習慣をつけていれば，自然に臨床電気生理検査の解釈能力は上昇し，その結果，次の症例を経験したときにそれを活かすことができるはずである。筆者はこのような解釈能力が，記録されている電位から電気興奮の興奮伝播を図として，あるいは絵としてどれぐらい頭の中にイメージできるかという能力と密接に関連していると思っている。頭の

中に心臓，あるいは興奮旋回路を想定し，今そのイメージの中でカテーテルがどこに配置されているか，どこで電位が記録されているか，あるいはどの部位から刺激したときの反応を見ているか，を模式的に想像する習慣を身につけるとよい。

2) 臨床電気生理検査中，および解析で特に注意すべきこと

a. 局所電位をよくみること

電気生理検査の解析ではまず局所電位の様子をよく観察するようにする。さまざまな形の電位波形が存在するが，電位はその局所の興奮伝導を象徴していることを忘れてはならない。fragmented electrogramやdouble potentialsが持つ意味は上述したとおりである。このような電位が記録されたときには，そのような興奮伝導を頭の中で想像するようにする。また例えば，副伝導路付着部位近傍で記録された電位は，心房電位と心室電位が融合している。しかし，副伝導路から少し離れると，心房電位と心室電位は分離して記録される。つまり，この場合，局所電位が副伝導路の付着部位を象徴しているわけである。さらに細かくみると，双極電位の初期の極性（プラスかマイナスか）は副伝導路付着部位の両側で異なっているはずである。このことは図37をみればわかるであろう。このように電位の初期極性すら，副伝導路付着部位を示唆しているわけである。局所電位を注意深くみることから，臨床電気生理検査の解釈が始まる。驚くほど局所電位波形は変化に富んでいることに気づいてほしい。

b. 不整脈の誘発様式と不整脈中のプログラム刺激に注意する

不整脈に対する臨床電気生理検査の大きな目的は，その不整脈の機序と発現部位を知ることにある。その意味で大きな情報を与えてくれるのが，不整脈が電気刺激によって誘発されたとき，および不整脈持続中に外部から加えた電気刺激に対する反応である。この2つの場面は特に注意して解析するようにする。

①不整脈誘発の再現性

不整脈誘発時に注意すべき所見は，まずプログラム電気刺激により再現性を持ってその不整脈が誘発できるかどうかである。一般に異常自動能に

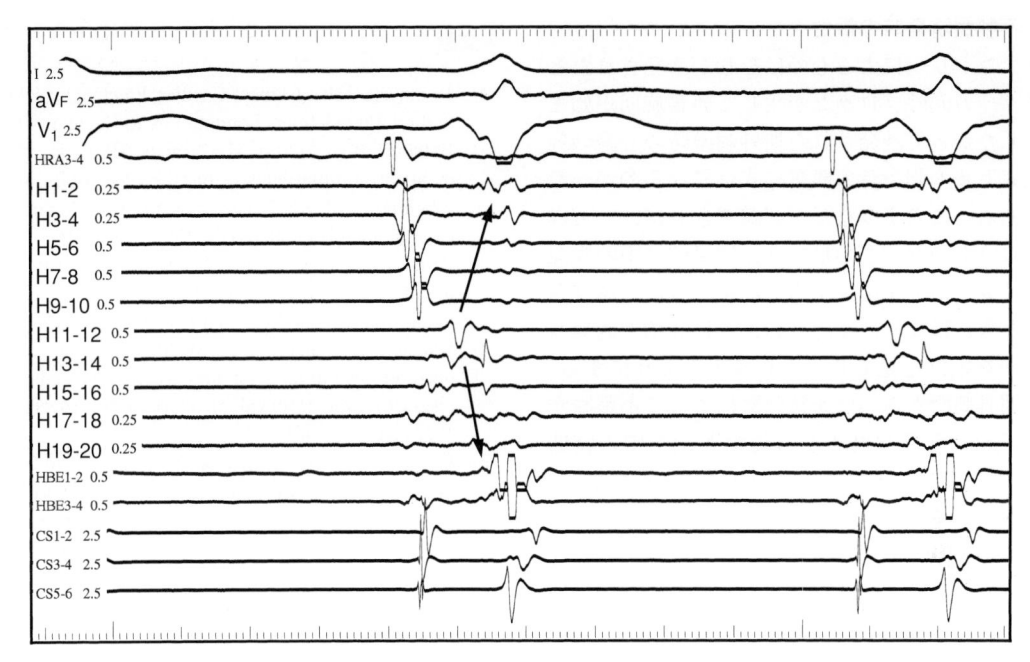

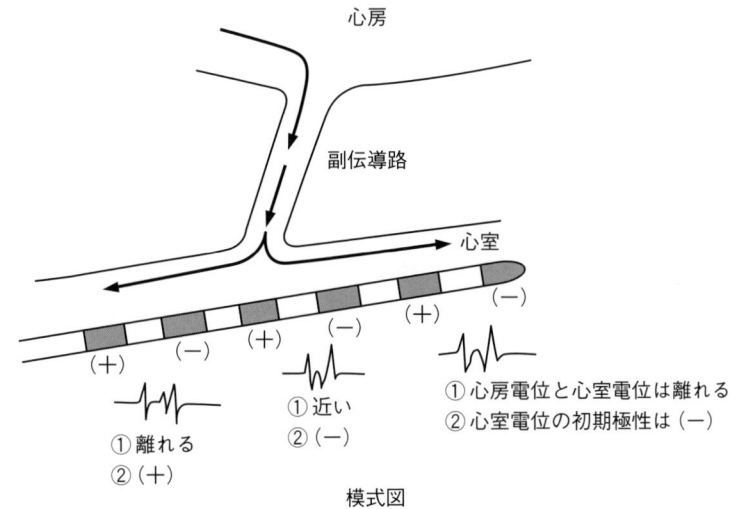

図 37　副伝導路近傍の電位

右側副伝導路のWPW症候群。Haloカテーテルで三尖弁周囲のマッピングを行った。心房電位と心室電位はH11-12付近で最も接近している。さらに心室電位の極性を見ると，H1-2からH11-12までは心室成分の初期極性はプラスであるが，H13-14以降は初期極性がマイナスである。この極性の入れ代わる部位に副伝導路が存在しているとも考えられる（模式図参照）。

よる不整脈はプログラム電気刺激により誘発されないのに対し，リエントリーおよび撃発活動による不整脈はプログラム電気刺激により誘発が可能である。特にリエントリーによるものはその誘発様式に再現性が高く，期外刺激法による誘発の場合にはその期外刺激の連結期が，ほぼ一定の範囲にあることが確認される。逆に撃発活動によるものの場合には，期外刺激で誘発されることはまれで，ほとんどの場合連続刺激によって誘発されることが多いが，同じ周期の連続刺激を加えても時間がたつと誘発されなくなることも多々経験される。その意味では撃発活動によるものは，リエントリーによるものに比べ再現性が低い。

②不整脈誘発時の電位

　リエントリーによるものはそれが誘発されたときに，一方向性ブロックが生じて興奮旋回が始まる。したがって誘発された期外刺激時の心臓の興奮様式と基本刺激時の興奮様式は異なるのが一般的である。このような差が認識できれば，一方向性ブロックの部位が類推でき，結果的に不整脈発生に重要な部位を推定することができる。誘発されたときにはなぜ，またどのように頻拍が誘発されたかを電位を見てじっくり考えるようにする。また期外刺激あるいは連続刺激によって不整脈が誘発されたときの刺激から頻拍開始までの時間も，リエントリーと撃発活動の鑑別に重要である。リエントリー性不整脈では期外刺激の連結期あるいは連続刺激の周期が短ければ短いほど，緩徐伝導部位を伝導する時間をより要するため，頻拍開始までの時間が長くなる（周期と頻拍開始までの時間が逆相関している）。逆に撃発活動によるものではこれら2つの時間の関係が正相関になることが多い。

③不整脈持続時のプログラム刺激

　不整脈が持続している場合には，その不整脈のさらに詳しい機序を知るために，①電気刺激，および②マッピングを行うのが通常である。初めて臨床電気生理検査の解析を行うとき，不整脈持続中のプログラム刺激をなぜ行っているか，あるいは何を解析すればよいのかに迷うことが多いかもしれない。プログラム刺激はリエントリー性不整脈の場合に特に引き出される情報が多くなる。注意すべき所見はリセット，およびエントレインメントであり，概念的には興奮旋回路，刺激部位，電位記録部位の位置関係をこの反応から類推することである。例えば，刺激部位が興奮旋回路上に存在するときにはリセットはきわめて容易となり，さらにその復元周期は頻拍周期と一致する。逆に刺激部位が興奮旋回路より離れているときには，リセットが困難となり，かつ復元周期は頻拍周期より長くなる。このような反応を解析する際にも，頭の中に（あるいは紙に書いて）上記の三者がどのような位置関係にあるかをイメージしながら解析するような習慣をつけるとよい。

（山下武志）

● 文献

1) Josephson ME : Clinical Cardiac Electrophysiology, 2nd ed. Philadelphia/London, Lea & Febiger, 1993
2) Batsford WP, Akhtar M, Caracta AR, et al : Effect of atrial stimulation site on the electrophysiologic properties of the atrioventricular node in man. Circulation 1974 ; 50 : 283-292
3) Amat-y-Leon F, Denes P, Wu D, et al : Effects of atrial pacing site on atrial and atrioventricular nodal function. Br Heart J 1975 ; 37 : 576-582
4) Danzig MD, Robertson TL, Webber LS, et al : Earlier onset of QRS in anterior precardial ECG leads : precision of time interval measurements. Circulation 1977 ; 54 : 447-451
5) Brugada P, Green M, Abdollah H, et al : Significance of ventricular arrhythmias initiated by programmed ventricular stimulation : The importance of the type of ventricular arrhythmia induced and the number of premature stimuli required. Circulation 1984 ; 69 : 87-92
6) Lehmann MH, Denker S, Mahmud R, et al : Patterns of human atrioventricular nodal accommodation to a sudden acceleration of atrial rate. Am J Cardiol 1984 ; 53 : 71-76
7) Bekheit S, Murtagh JG, Morton P, et al : Measurements of sinus impulse conduction from electrogram of bundle of His. Br Heart J 1971 ; 33 : 719-724
8) Castillo C, Samet P : Retrograde conduction in complete heart block. Br Heart J 1967 ; 29 : 553-558
9) Gupta PK, Haft JI : Retrograde ventriculo-atrial conduction in complete heart block : Studies with His bundle electrocardiography. Am J Cardiol 1972 ; 30 : 408-411
10) Greenspan AM, Camardo JS, Horowitz LN, et al : Human ventricular refractoriness : Effects of increasing current. Am J Cardiol 1981 ; 47 : 244-250
11) Cagin NA, Kunstadt D, Wolfish P, et al : The influence of heart rate on the refractory period of the atrium, and A-V conduction system. Angiology 1976 ; 27 : 468-474
12) Denes P, Wu D, Dhingra R, et al : The effects of cycle length on cardiac refractory periods in man. Circulation 1974 ; 49 : 32-41
13) Akhtar M, Damato AN, Batsford WP, et al : A comparative analysis of antegrade and retrograde conduction patterns in man. Circulation 1974 ; 52 : 766-768
14) Farshidi A, Michelson EL, Greenspan AM, et al : Repetitive responses to ventricular extrastimuli : Incidence, mechanism, and significance. Am Heart J 1980 ; 100 : 59-68
15) Schuilenburg RM, Durrer D : Ventricular echo beats in the human heart elicited by induced ventricular premature beats. Circulation 1969 ; 40 : 337-347

16) Josephson ME, Wit AL : Fractionated electrical activity and continuous activity : Fact or artifact? Circulation 1984 ; 70 : 529-532
17) Josephson ME, Simson MB, Harken AH, et al : The incidence and clinical significance of epicardial late potentials in patients with recurrent sustained ventricular tachycardia and coronary artery disease. Circulation 1982 ; 66 : 1199-1204
18) Przybylski J, Chiale PA, Quiteiro RA, et al : The occurrence of phase 4 block in the anomalous bundle of patients with Wolff-Parkinson-White syndrome. Eur J Cardiol 1975 ; 3 : 267-280
19) Wu D, Denes P, Dhingra R, et al : Nature of the gap phenomenon in man. Circ Res 1974 ; 34 : 682-692
20) Moore EN, Spear JF : Experimental studies on the facilitation of AV conduction by ectopic beats in dogs and rabbits. Circ Res 1971 ; 29 : 29-39
21) Childers RW : Supernormality. Cardiovasc Clin 1973 ; 5 : 135-158
22) Runge M, Narula OS : Fatigue phenomenon in the His-Purkinje system. Circulation 1973 ; 48 (suppl IV) : 102

5章 洞不全症候群

　洞結節細胞群は，活動電位第4相に拡張期脱分極勾配を有し自動能を持つ主歩調取り細胞群，副次的歩調取り細胞群，洞結節内伝導に関与する細胞群より構成されている。Kreitner[1]は，空静脈間領域の分界稜(crista terminalis)側に第4相拡張期脱分極勾配を有し，心房筋の活動電位に近似した洞結節内伝導に関与する細胞群が存在すると報告している(図1)。この細胞群は，ペースメーカー電流(If)を抑制するcesium(Cs)により第4相拡張期脱分極が，tetrodotoxinにより第0相脱分極が抑制され，主歩調取り細胞群とは異なる電気生理学的特性を持つ。副次的歩調取り細胞群は，

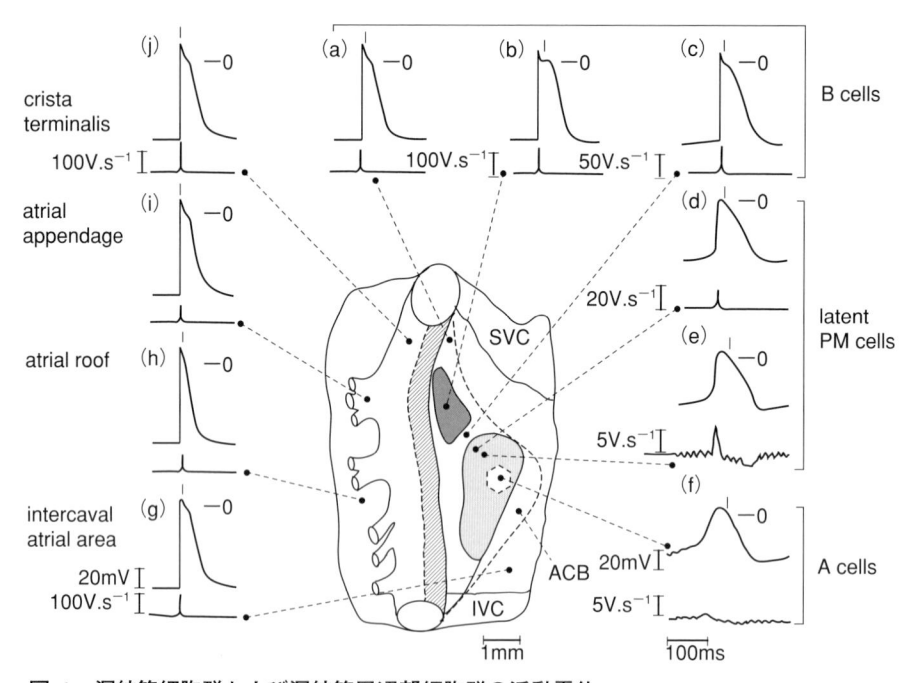

図1　洞結節細胞群および洞結節周辺部細胞群の活動電位
A cell：主歩調取り細胞群，latent PM cell：副次的歩調取り細胞群，B cell：空静脈間領域(SVC：上大静脈，IVC：下大静脈間の領域)の分界稜側に存在し，洞結節内伝導に関与する心房筋の活動電位に近似した細胞群。濃いアミ点の領域のB cellには，活動電位第1相(overshoot)が認められる。
ACB領域：心房中隔側の洞結節中央部から下方にかけて伝導性が欠如する領域の存在が確認されている(Roberts LA, et al：Am J Anat 1989；185：74-88より引用)。

表1　洞不全症候群(SSS)の成因

- 基礎疾患
    - 冠動脈疾患，心筋症，弁膜症，高血圧性心疾患
    - ジフテリア，リウマチ熱，心筋炎，心膜炎，結核
    - 甲状腺機能低下症，糖尿病，膠原病，心アミロイドーシス
    - 神経・筋疾患
- その他
    - 特発性
    - 家族性
    - 開心術後
    - 抗洞結節抗体　　　Maisch B (1986)
    - インスリン抵抗性　Wasada T (1995)
    - アポトーシス　　　James TN (1996)

表2　洞不全症候群(SSS)の臨床症状

脳虚血症状	失神発作，めまい，眼前暗黒感，浮動感
心不全症状	呼吸困難，息切れ，動悸，狭心症
肉体的活動低下	易疲労感，全身倦怠感
精神的活動低下	集中力低下，記銘力低下

表3　Rubenstein分類

I群：原因不明の持続性洞徐脈(50拍/分以下)
II群：洞停止あるいは洞房ブロック
III群：徐脈頻脈症候群

(Rubenstein JJ, et al : Circulation 1972 ; 46 : 5-13 より引用)

両細胞群の中間に位置し，両者の特性が混在した移行形の細胞群である．

洞自動能低下は，主歩調取り細胞群における最大静止膜電位(maximum diastolic potential ; MDP)の過分極，第4相拡張期脱分極勾配の減少，閾値電位(take off potential ; TP)の上昇により出現する．主歩調取り細胞群の自動能が低下すると，副次的歩調取り細胞群へペースメーカー移動が起こる．

洞房伝導能の低下は，副次的歩調取り細胞群，分界稜側周辺部に存在する細胞群におけるMDPの減少(脱分極側への偏位)，第0相脱分極の抑制($\dot{V}_{max}$, dv/dtの減少)によりもたらされる．

洞自動能の低下により洞停止，持続性洞徐脈，心拍応答性の低下(chronotropic incompetence)が，洞房伝導能の低下により洞結節内ブロック，洞結節周辺部ブロックが出現する．このような不整脈を洞性徐脈性不整脈という．

洞性徐脈性不整脈の成因は多元的であるが(表1)，器質的障害により洞性徐脈性不整脈が出現し，多彩な臨床症状(徴候)を呈するものを洞不全症候群(sick sinus syndrome ; SSS)と定義する(表2)．SSSのRubenstein分類を表3に示す．

本章では，従来より用いられているP波ないしは心房電位で測定される間接的洞機能検査法と，洞結節電位記録による直接的洞機能検査法の有用性と限界について述べる．

1　SSSにおける電気生理検査の適応

電気生理検査はSSSが疑われるも，非観血的検査では確定診断に至らない場合に用いられる．すなわち，洞自動能，洞房伝導能，洞結節有効不応期などをatropine sulfate, propranolol静注前後で評価し，自律神経系の関与の有無，内因性洞機能障害の有無を判定し，洞性徐脈性不整脈の重症度，発生機序を明らかにする目的で行われる．

徐脈頻脈症候群においては，洞性徐脈性不整脈の重症度を評価するとともに，徐脈性不整脈と頻脈性不整脈の因果関係(徐脈誘発性か，頻脈誘発性か)について検討し，治療方針を決定する．

洞結節近傍に起源を有する洞性ないしは心房性頻拍に対する高周波カテーテル焼灼術後に，洞機能を評価する目的で行われる．さらに，新薬開発時において，薬剤の洞機能に及ぼす影響について検討する目的で行われる．

2　洞結節活動電位と自律神経系

1) ペースメーカー電位の発生機序

主歩調取り細胞群における活動電位第4相の拡張期脱分極勾配(ペースメーカー電位の発生)は，野間[2]によると，再分極過程における遅延整流Kチャネル(I_K)の不活性化，持続性内向き電流(-60 mVで活性化される内向きNa電流：I_{st})，過分極

活性化陽イオン電流（I_f電流）によって形成され，Na依存性背景電流によって運ばれるNaの細胞内流入（I_{b-Na}）が関与する．拡張期後期ではT型Caチャネル（I_{Ca-T}），L型Caチャネル（I_{Ca-L}）の活性化により第0相脱分極がもたらされる．

2）自律神経系

洞結節には副交感神経節後線維，交感神経節後線維，副交感および交感神経の求心性知覚神経終末，ペプチド神経線維の存在が確認されている．

これまで洞結節に向かう副交感，交感神経活動の相互作用により心拍数が決定されると考えられてきた．しかしながら，陽性変時作用を有するcalcitonin gene-related peptide，neurotensin，陰性変時作用を有するneuropeptide Yなどのペプチド神経線維が存在し，より複雑なものとなってきている．

a．アセチルコリン（副交感神経機能）

アセチルコリンがムスカリン受容体（M2受容体）に結合すると，GTP結合蛋白を介して，I_{K-Ach}チャネルが開口し，Kイオンの細胞外への移動が起こり，最大静止膜電位の過分極，第4相拡張期脱分極速度の抑制（cyclic AMPの減少によるL型Caチャネルの抑制）により，洞自動能が抑制される．

b．カテコールアミン（交感神経機能）

心臓にはβ1，β2，α1受容体が存在する．洞結節はβ2受容体の占める割合が多い．β1，β2の活性化により，cyclic AMPが増加し，第4相拡張期脱分極，第0相脱分極を促進する各イオン電流の増加，Caチャネルの活性化が起こる．

3）内因性固有心拍数

副交感神経緊張低下，交感神経緊張亢進は洞自動能，洞房伝導能を促進し[3]，洞結節有効不応期を短縮する[4]．

硫酸atropine 0.04 mg/kg，propranolol 0.2 mg/kgの静注投与により，自律神経系はほぼ完全に除神経される．これを薬理学的自律神経遮断（total pharmacological autonomic blockade；TAB）といわれる[5]．TAB後の安静臥位時の洞性心拍数を内因性固有心拍数（intrinsic heart rate；IHR）という．

IHRは，日内・日差変動，性差はなく，加齢に伴い低下する．健常人におけるIHRは118.1 −（0.57 × 年齢）で求められる（95%信頼限界域は±16拍/分）[5]．

年齢によりIHRは異なるため，Joseらは上記式により得られた各年齢における値を100%とすると（age corrected IHR；IHRc），95%信頼限界域は20歳代で± 14%，60歳代では± 18%となり，45歳未満では14%未満，45歳以上では18%未満を基準値としている[5]．

IHRを測定することにより，洞機能低下が自律神経機能異常によるものか，内因性洞機能の障害によるものか鑑別可能となり，臨床的意義は大きい．内因性洞機能正常の健常人では副交感神経優位（スポーツ選手など）に，内因性洞機能異常のSSSでは交感神経優位に洞機能が調節されている[3]．

3 間接的洞機能検査法

1）洞房伝導時間の測定法

洞房伝導時間（sinoatrial conduction time；SACT）とは，洞結節細胞群の主歩調取り細胞群から発した脱分極波が，洞結節内，洞結節周辺部領域を伝導し，分界稜方向へ伝播し，心房筋を脱分極するまでの時間である（図2）．体表面心電図の洞性P波，ないしは高位右房電位A波で測定する間接的洞房伝導測定法には，Strauss法[6]とNarula法[7]がある（図2a, b）．

両者に共通する基本原則は，心房刺激が逆行性に洞結節周辺部領域を伝導し，主歩調取り細胞群を捕捉しても，洞自動能は抑制されず（心房刺激前の洞周期長と同一の周期長で洞結節の脱分極が起こる），主歩調取り細胞群から心房への順行性洞房伝導時間は逆行性洞房伝導時間と等しいとの仮説のもとに成り立っているということである．

a．Strauss法

図2aに示すごとく，洞調律時（洞周期長，心房周期長A_1A_1は本図では1,000 ms），単発心房早期刺激A_2を加え，回復（あるいは復元）心房周期長A_2A_3間隔を測定する．A_1A_2間隔とA_2A_3間隔には4つの反応（zone）が認められる（図3）．

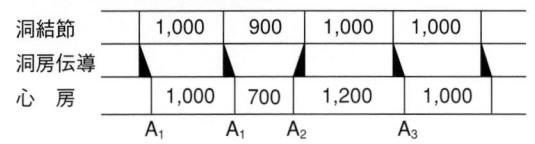

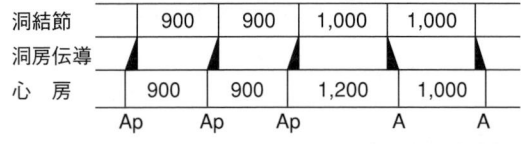

図2 単発心房早期刺激法（Strauss法）と心房連続刺激法（Narula法）による洞房伝導時間の測定（間接的洞機能検査法）

Strauss法は，洞調律時（本図では心房周期長A_1A_1間隔を1,000 msに仮想している）に，単発心房早期刺激A_2を加え，回復心房周期長A_2A_3間隔を測定する。A_1A_2間隔を短縮していくと，A_2A_3間隔が一定となるreset期が出現する（図3参照）。図2a：A_1A_2間隔700 msで（洞周期長の70％），A_2A_3間隔は1,200 msとなり，A_1A_2間隔＋A_2A_3間隔は1,900 msで，A_1A_2間隔の2倍以下であり，reset期に入ったと判定される。reset期においては，A_1A_2間隔を短縮してもA_2A_3間隔はほぼ一定である（図3,5参照）。本図（図2a, b）では洞房伝導時間を100 msに仮想している（図中，黒三角が洞房伝導時間に相当し，100 msに作図している）。すなわち，図2aにおけるA_2早期刺激が逆行性に洞房伝導し，洞結節を捕捉し（洞周期をreset），本来の洞周期長1,000 ms後に順行性に洞房伝導しA_3が出現する。

すなわち，A_2A_3間隔1,200 msは，逆行性および順行性洞房伝導時間の和と，洞周期長1,000 msの総和となっている。総洞房伝導時間（total sinoatrial conduction time；TSACT）は200 ms，これらを2で除した修正洞房伝導時間（calculated sinoatrial conduction time；CSACT）は100 msと測定される。Narula法（図2b）は，洞調律より10心拍多い刺激頻度で，8発連続刺激（Ap：心房連続刺激）を行い，心房刺激停止直後の回復心房周期長Ap-A間隔を測定する。Ap-A間隔1,200 msは，TSACTと洞周期長1,000 msの総和であり，TSACTは200 ms，CSACTは100 msと計測される。

① zone Ⅰ（代償期：collision）

単発心房早期刺激A_2は洞結節から発した興奮波と衝突し，逆行性に主歩調取り細胞群まで進むことができない。したがって，A_1A_2間隔を短縮すると，A_2A_3間隔はしだいに延長するが，A_1A_2間隔＋A_2A_3間隔＝$2×A_1A_1$間隔となる。

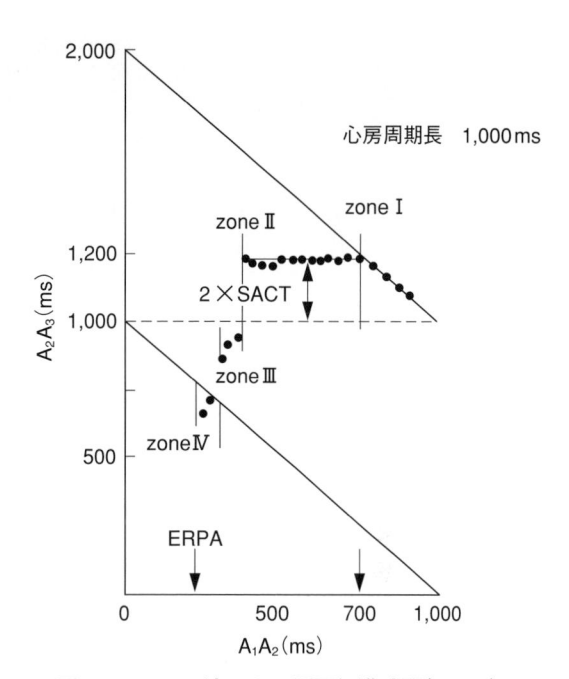

図3 Strauss法による洞房伝導時間（SACT）の算出法

横軸のA_1A_2は心房早期刺激間隔，縦軸のA_2A_3は心房早期刺激後の回復心房周期長，zone Ⅰ；代償期，zone Ⅱ；reset期，zone Ⅲ；間入期，zone Ⅳ；エコー期。心房周期長を1,000 msとして表現。ERPA；心房有効不応期，A_1A_2間隔700 ms以下でA_2A_3間隔は1,200 msと一定となり，reset期に入っている。

② zone Ⅱ（reset期）

A_1A_2間隔をさらに短縮すると，A_2早期刺激が，洞周期終了直前に侵入可能となり，主歩調取り細胞群を脱分極させる。すなわち，洞周期は更新（reset）され，A_1A_2間隔が短縮しても，A_2A_3間隔は一定となる。図2a，図3では，A_1A_2間隔（700 ms）＋A_2A_3間隔（1,200 ms）＜$2×A_1A_1$間隔（1,000 ms）となる。図2aに示すごとく，洞周期の70％前後でreset期に入ることが多い。reset期におけるA_2A_3間隔は，洞周期長と逆行性および順行性洞房伝導時間の和となるとの説が，Strauss法である。A_1A_2間隔をさらに短縮し，reset期終了直前になると，洞自動能が抑制され，A_2A_3間隔が延長し，洞房伝導時間を過大評価することになる（後述）。

③ zone Ⅲ（間入期：interpolation）

洞結節有効不応期の時期に相当し，A_2早期刺激は逆行性洞房伝導系の有効不応期に遭遇し，進

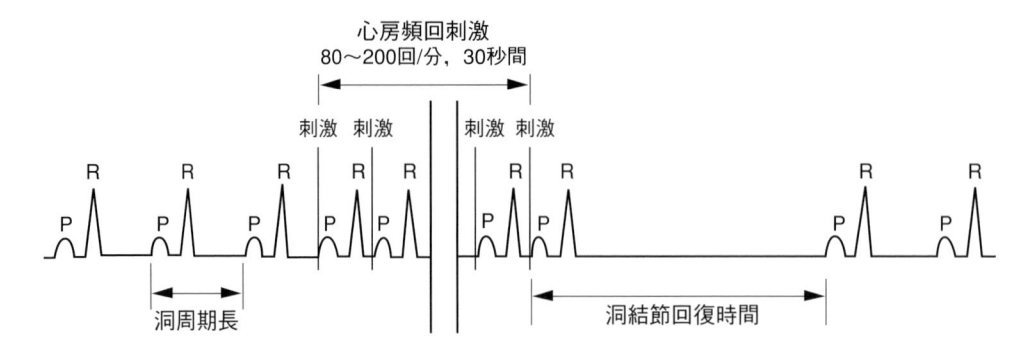

図4 overdrive suppression testによる洞結節回復時間，修正洞結節回復時間の測定（間接的洞機能検査法）

自然洞調律より10心拍多い頻度で（通常は80〜200拍/分，30秒間），高位右房ないしは右心耳より心房頻回刺激を行う。心房頻回刺激による最後のP波（高位右房電位同時記録を行った場合には心房波）から，頻回刺激停止後に出現した最初の洞性P波（ないしは心房波）までの時間を測定する。この時間が洞結節回復時間である。これから，心房刺激前の洞周期長（洞周期時間）を減じた時間が修正洞結節回復時間である。
P：P波，R：QRS波，刺激：心房刺激波

入ブロックとなり，洞周期に影響を与えない。したがって，A_1A_2間隔＋A_2A_3間隔＝A_1A_1間隔となる。

④zone Ⅳ（エコー期：sinus node echo）

洞房リエントリー期ともいわれる。A_1A_2間隔＋A_2A_3間隔＜A_1A_1間隔となる。

b．Narula法

図2bに示すごとく，洞調律より10心拍多い頻度で，8発連続心房刺激（Ap）を行い，ペーシング停止直後の心房周期長（図2bでは1,200 ms）より，ペーシング前の心房周期長（図2bでは1,000 ms）を減じ，200 msが逆行性と順行性洞房伝導時間の総和となり，総洞房伝導時間（total sinoatrial conduction time；TSACT）となる。TSACTを2で除した指標を修正洞房伝導時間（calculated sinoatrial conduction time；CSACT）と呼ぶ。Strauss法ではA_2A_3間隔（図2aでは1,200 ms）から早期刺激A_2前の心房周期長A_1A_1間隔（1,000 ms）を減じ，TSACTは200 msと計測される。すなわち，Strauss法，Narula法ともCSACTは100 msと計測される。

c．洞房伝導時間の基準値

多数例の洞機能正常例についての報告はない。TSACTの基準値は210 ms未満，CSACTは125 ms未満とするものが多い。Narulaら[7]は，心房周期長1,000 ms以下の17例，1,000 ms以上の3例，計20例についてStrauss法とNarula法のTSACTの比較を行っている。Strauss法の平均値は219±102 ms（105〜452 ms），Narula法は201±112 ms（85〜492 ms）であった。Josephson[8]は，Strauss法によるCSACTは45〜125 msと報告している。Kerrら[9]は，TSACT 206 ms未満を基準値としている。

2）洞自動能の測定法

1971年，Mandelら[10]は，心房頻回刺激により洞自動能が抑制されることをヒトにおいて明らかにした。今日，overdrive suppression test（OST）として広く臨床的に用いられている（図4）。

自然洞調律より10心拍多い頻度から，最大200拍/分（pacing per minute；PPM）の心房頻回刺激を高位右房（上大静脈と右房接合部ないしは右心耳）より，30秒〜60秒間行う。間接的洞機能検査法では体表面心電図のP波，ないしは高位右房電位A波（図4には表示していない）により判定する。心房頻回刺激による最後のP波ないしはA波（P波，A波が認められないことが多く，最終心房刺激によるスパイク波から計測することが多い）から，心房頻回刺激停止後，最初に出現する洞性P波（A波）までの時間を洞結節回復時間

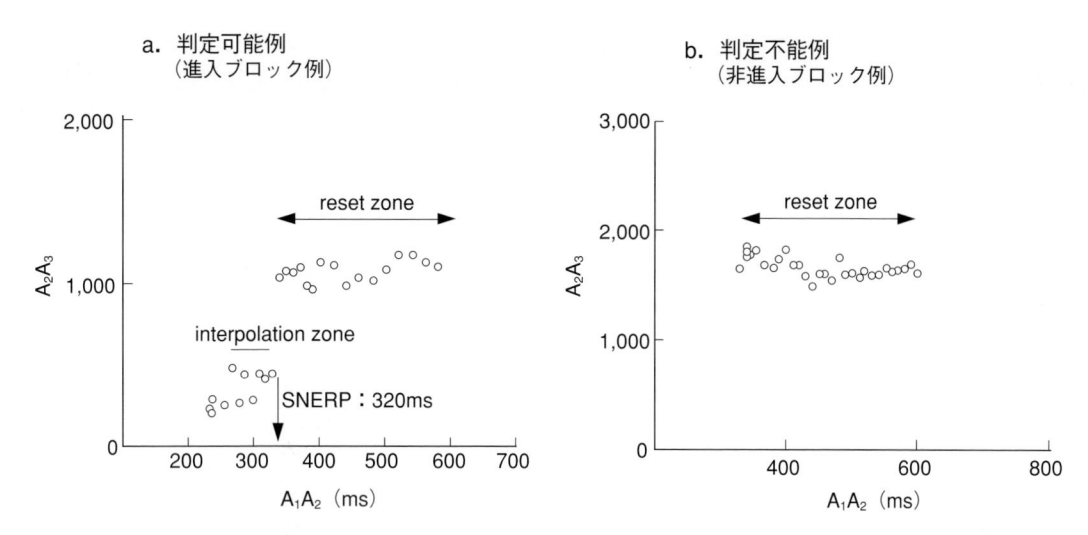

図 5　洞結節有効不応期の測定法
aは間入期（interpolation zone）出現例（本文参照），bは間入期を認めず不応期測定不能例である。aはreset期を認め，A_1A_2間隔を短縮してもA_2A_3間隔は1,000 ms前後と一定である。A_1A_2間隔を320 msに短縮すると，突然A_2A_3間隔は短縮し間入期に入ったと判定される。すなわち，逆行性洞房伝導の有効不応期のため進入ブロックが出現している。間入期へ移行したときの最長A_1A_2間隔が洞結節有効不応期と判定され，本例では320 msと測定される。
bの症例では間入期が認められず，SNERPの測定は不能である。詳細は本文参照
A_1A_2：心房早期刺激間隔，A_2A_3：心房早期刺激後の回復心房周期長

（sinus node recovery time；SRT）といい，洞自動能の指標として用いられる。

図4に示すように，SRTより心房頻回刺激前の心房周期長を減じた時間を修正洞結節回復時間（corrected sinus node recovery time；CSRT）といい，これも洞自動能の指標として用いられる。図4には示していないが，心房頻回刺激停止後，刺激前の心房周期長に回復するまでの時間を総洞周期長回復時間（total recovery time；TRT）も洞自動能の指標として用いられる。

各指標の基準値
①SRT
1,400 ms未満を基準値とする報告が多い。筆者は1,450 ms未満を基準値としている[3]。SRTの心房頻回刺激前の心房周期長（sinus cycle length；SCL）に対する比率，SRT/SCL（%）は，Mandelら[10]は130%，Josephson[8]は150%，筆者は180%未満を基準値としている[3]。
②CSRT
525 ms未満を基準値とするものが多い。Josephson[8]は，550 ms未満を基準値としている。

③TRT
5秒以内，ないしは4～6心房周期後に刺激前の心房周期長に回復するものを基準値としている[8]。

3）洞結節有効不応期の測定法

Kerrら[9]は，reset期から間入期への移行点を洞結節有効不応期（sinus node effective refractory period；SNERP）としている。実際には，高位右房より，基本心房周期長より100 ms短いペーシング周期長（A_1A_1間隔）で，8発連続刺激を加え，9発目の心房早期刺激（A_1A_2間隔）を10～20 ms短縮し，間入期へ移行したときの最長連結期（最長のA_1A_2間隔）をSNERPとする（図5）。

ペーシング周期長600 msにおける，洞機能正常群のSNERPは325 ± 39 ms，SSS群は522 ± 20 msで有意差を認め，洞結節機能評価に有用な指標である[9]。筆者らの成績[11]では，ペーシング周期長600 msでは洞機能正常群331 ± 37 ms，SSS群392 ± 85 ms（$p < 0.05$）であった。Kerrら[9]，SNERPが450 ms以上の場合には洞機能障害が示唆されると述べている。筆者らの成績[11]

では，SNERPが450 ms以上であった症例は，SSSと確定診断された17例中5例(29%)のみであった。

SNERP測定不能例は，洞機能正常群20例中8例(40%)，SSS群23例中6例(20%)で，間入期が認められなかった[11]。この原因として心房機能的不応期に比し，SNERPが短い可能性があるが[9]，不応期が洞結節中心部に向かうに従い延長すること[12]も関係している。すなわち，逆行性洞房伝導の減衰伝導により[13]，心房早期刺激が不応期を回避し(房室結節におけるjump up現象に相当)，主歩調取り細胞群に再進入し，心房有効不応期に達するまでreset期が持続したとも考えられる。

すなわち，SNERPはSSSの診断法としての有用性は低いが，逆行性洞房伝導能を評価する手段となり得るものと思われる[11]。

4 洞結節電位直接記録法

1980年Harimanら[14]が，双極誘導法を用いカテーテル電極によりヒトでの記録法を報告して以来，洞結節電位(sinus node electrogram；SNE)直接記録法は臨床応用されている。しかしながら，長時間にわたり安定したSNE記録が困難なため，広く臨床応用されていないのが現状である。筆者らはカテーテル誘導用シースを用いることにより，安定した良好なSNE記録を得ており，その記録法について紹介する。

1) SNE記録法

5F4極，電極長4 mm，極間6 mmのカテーテル電極(VIGON社製)を用い，双極誘導法により記録する。SNE多点同時記録を行う場合には電極長2 mm，極間1 mmのカテーテル電極を用いている。SNE記録は0.05〜40 Hz，増幅度100〜200 μV/cm，紙送り速度50〜200 mm/秒で記録する。SNEを陽性方向に記録させるため，双極誘導の遠位端および近位端を陽極または陰極に適宜接続する。

a. 心房内カテーテル操作法

筆者らが考案した長さ85 cmの8F誘導用シースを用い，カテーテル電極を上大静脈に挿入し，ループ状に反転し，上大静脈右房移行部の後側面へ進め記録を開始する。数mmずつ上下方向，前後方向に移動し，SNE記録部位および消失部位を判定し，記録された電位がSNEであることを確認する(図6)。洞房伝導時間の測定法の実例を図7に示す。

基線の動揺(図8)は呼吸性または心房性，心室性不整脈によるカテーテル電極の移動，右房容量の変化に基づくカテーテル電極の接触不良によることが多い。カテーテル電極を心房壁に強く接触させると，SNEおよび心房電位の変形をきたし，洞房伝導時間の測定が困難となる。

b. 記録された電位がSNEであることの確認法

(1) 体表面心電図，高位右房電位，右心耳電位等の同時記録を行い，SNE記録部が心房内最早期興奮部位であること(図6)。

(2) 第4相拡張期脱分極に続き，第0相電位が心房波に先行して記録されていること(第4相が確認できないこともある)(図6)。

(3) P波ないしは心房波(A波)に先行しているSNEが，T波ないしはU波の低周波成分(TU complex)と分離していること(図6)。T波，U波にP波が接近している場合には，単発心房早期刺激により，T波，U波とP波が分離され，SNEが確認される場合がある。

(4) low end filterを0.05から10 Hzに変更すると，SNEの低電位化ないしはSNEが消失する[15](図9)。

(5) primary negativity(SNEを陽性方向に記録しているため，A波の初期成分も陽性方向に記録されている：図6)の存在は主歩調取り細胞群のSNEであり，存在しない場合には副次的歩調取り細胞群，ないしはその他の洞結節細胞群のSNEであると報告されている[16]。

しかしながら，主歩調取り細胞群から進出部が離れている場合には，primary negativityが記録されないことも指摘されている[17]。

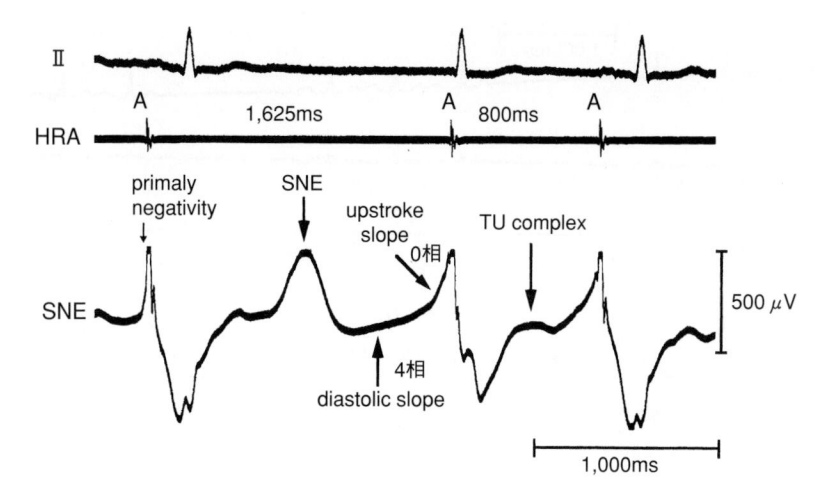

図6 カテーテル電極双極誘導法により記録された洞結節電位の特徴
(43歳,女性,SSS II 群)

上段より,第II誘導,高位右房電位(HRA),洞結節電位(SNE)の同時記録である。第II誘導の第2拍目のQRS波にはP波が先行しておらず,接合部補充収縮が認められる。HRA記録部では心房電位(A波)が認められ,房室干渉解離によりP波はQRS波内に埋没している。AA間隔1,625 msの心房休止期は,SNE記録部で孤立したSNEが1個認められ,2:1洞房ブロックによるものである。

拡張期第4相にdiastolic slopeが認められ,第0相電位(upstroke slope)が心房波(A波)に先行して認められる。第4相と第0相の移行部(変曲点)も明瞭に認められる。変曲点から心房電位が出現するまでの時間が,SNE記録法による順行性洞房伝導時間である。

T波ないしはU波の低周波成分(TU complex)により,第4相が不明瞭な場合には洞房伝導時間の測定は不可能である。双極誘導記録時にSNEを陽性方向に記録したとき,SNEに続く心房電位も陽性方向に記録されている場合には,primary negativeが存在すると判定される(本文参照)。

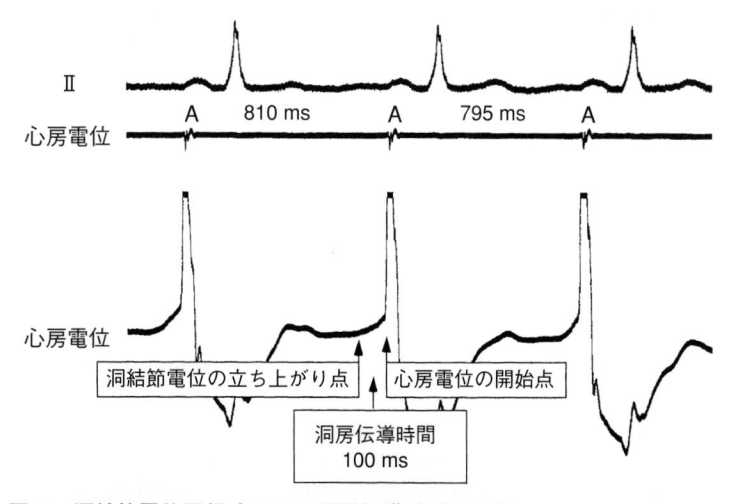

図7 洞結節電位記録法による洞房伝導時間の測定

第II誘導,高位右房電位,洞結節電位同時記録である。
PP間隔,AA間隔で測定される洞周期長は810 ms,795 msである。順行性洞房伝導時間は第4相と第0相の変曲点,すなわち,洞結節電位第0相の立ち上がり点から心房電位の開始点までの時間で,本例では100 msと測定される。

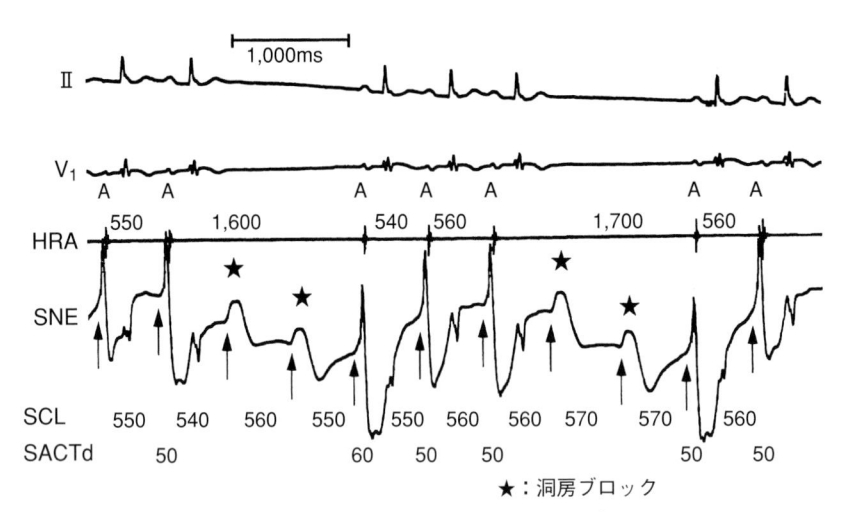

図 8 洞結節電位記録時の基線の動揺(72歳，男性，SSS Ⅲ)

上段より第Ⅱ，V₁誘導，高位右房電位(HRA)，洞結節電位(SNE)の同時記録である。
1,660 ms，1,750 msの心房休止期には，孤立したSNEが2個記録されており，3：2洞房ブロック(3：1洞房伝導)と診断される。
心房電位に先行するSNEを↑で示すが，基線の動揺のため第4相から第0相の変曲点で不明瞭となり，正確な順行性洞房伝導時間の測定は困難である。本例のように孤立したSNEが記録されている場合には，第0相の変曲点を推定し順行性洞房伝導時間の測定は可能であるが，その精度は低い。
SCL：洞周期長，SACTd：SNEにより測定した順行性洞房伝導時間，A：心房電位，★：洞房ブロック，↑：SNEの第0相開始点

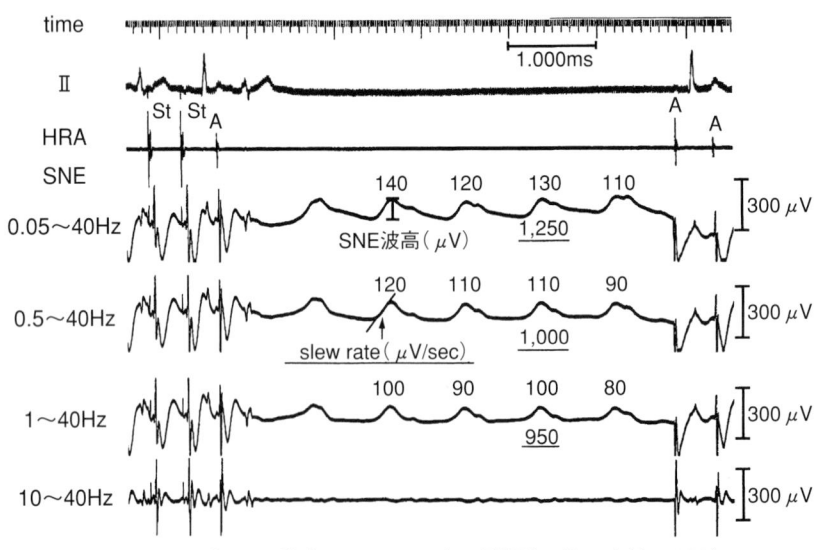

図 9 low end filter と SNE 波高，slew rate との関係(60歳，女性，SSS)

時間軸(time)，第Ⅱ誘導，高位右房電位(HRA)，洞結節電位(SNE)の同時記録である。
心房頻回刺激(St)停止後の心房休止期におけるSNE記録を示す。5個の孤立したSNEを認める(6：5洞房ブロック)。
SNE記録のlow end filterを0.05 Hzから10 Hzに増加するとSNE波高は漸減し，10 Hz(最下段)で消失している。SNE第0相の勾配(slew rate，単位はμV/secで図中下線で示す)も，SNE波高の減少に伴い低下している。増幅度を右端に示す(300 μV)。

5 直接的洞機能検査法と間接的洞機能検査法の比較

1）洞房伝導能の評価

間接法では単発心房早期刺激，心房連続刺激により洞房伝導時間が測定されるが，SSS例では両者とも洞自動能，洞房伝導能を抑制することがある．

図10に実例を示す．症例はSSS例で，reset期後半部における単発心房早期刺激により，洞自動能，順行性洞房伝導能が抑制されている．間接法では，早期刺激後の心房回復周期長（A_2A_3間隔）の延長の機序を解析することはできない．

心房周期長は洞自動能と洞房伝導能により規定されるが，直接法は洞自動能，洞房伝導能の変化を即時的，連続的に分離解析することが可能であり，この関係を評価し得る唯一の検査法である．すなわち，本法を用いることにより，洞調律時における順行性洞房伝導時間の測定が可能となる．

表4に自然洞調律時における洞房伝導時間につ

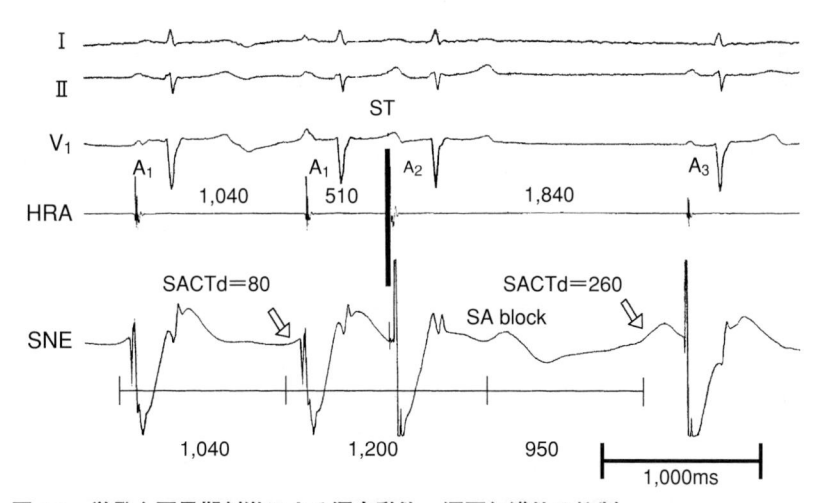

図10 単発心房早期刺激による洞自動能，洞房伝導能の抑制

症例は61歳，女性のSSS例である．
上段より，第Ⅰ，第Ⅱ，V_1誘導，高位右房電位（HRA），洞結節電位（SNE）の同時記録である．
洞周期A_1A_1間隔は1,040 ms，単発心房早期刺激A_1A_2間隔510 ms（洞周期長の49％），回復周期長A_2A_3間隔は1,840 msである．A_1A_2間隔＋A_2A_3間隔（2,350 ms）＞2×A_1A_1間隔（1,040 ms）となり，前述した4つのzoneのいずれにも属さない反応が出現している．
SNE記録では，洞性興奮の順行性洞房伝導時間（direct SACT：SACTd）は80 msである．単発心房早期刺激により洞周期長は1,200 msと延長し，洞房ブロック（SA block）が出現している．洞周期950 ms後に洞房伝導が再開し，SACTdは260 msと延長している．
すなわち，単発心房早期刺激により洞自動能，洞房伝導能が抑制されていることがSNE記録でわかる．

表4 自然洞調律時における洞房伝導時間（SNE記録による）

	正常群		洞不全症候群		p値
	n	SACT(ms)	n	SACT(ms)	
Gomes, et al[18]	16	87 ± 12	12	135 ± 30	$p < 0.001$
Juillard, et al[19]	20	103 ± 17	35	160 ± 47	$p < 0.001$
Reiffel, et al[20]	7	96 ± 15	25	167 ± 80	$p < 0.05$
八木，他[3]	30	68 ± 18	49	93 ± 35	$p < 0.01$

いて，諸家の報告を示す[3,15,18～20]。洞結節電位記録法による洞房伝導時間の基準値は，筆者らの成績では，68±18 msで，2SDの上限値は104 msである（洞機能正常例30例[3]）。洞機能正常例に比し，SSS例では有意に延長していることが報告されている。

1度洞房ブロック（図11），Wenckebach型2度洞房ブロック（図12），高度洞房ブロック（図13）の診断は直接法においてのみ可能であるが，直接法においても以下のような限界が存在する。すなわち，主歩調取り細胞群直上以外の部位から測定した洞房伝導時間は過小評価される可能性がある。Harimanら[17]は，イヌを用い意識下で洞房伝導時間を測定し，ペースメーカー移動により洞房伝導時間が変化すると報告している。

ヒトにおいて，カテーテル電極法により記録されたSNEが主歩調取り細胞群，副次的歩調取り細胞群，ないしは洞結節周辺部細胞群の電位であるか否か判定することは不可能である。

しかしながら，今後，多極電極カテーテルを用いて，洞結節および洞結節周辺部の詳細なマッピングを施行するとともに，洞房伝導に影響すると考えられる各種薬剤を用い，順行性洞房伝導時間を評価することにより，洞結節内，洞結節周辺部伝導に対する新たな知見を得ることも可能になるものと思われる。

2）洞自動能の評価

心房頻回刺激によるoverdrive suppression testは，間接法においては洞自動能の評価法として臨床応用されてきた。

図14に毎分160回，30秒間の心房頻回刺激後の洞停止時間，心房休止時間測定の実例を示す。自然洞調律時の洞周期長は900 msである。直接法による洞結節回復時間（SRT），すなわち洞停止時間は1,660 msと延長している。修正洞結節回復時間（CSRT）は760 msと計測される。洞周期長は漸減し，第4洞周期後に刺激前値まで回復している。

間接法によるSRTは5,820 msと計測され，高度に洞自動能が抑制されたと判定されるが，心房休止は5：4洞房ブロックによるものである。

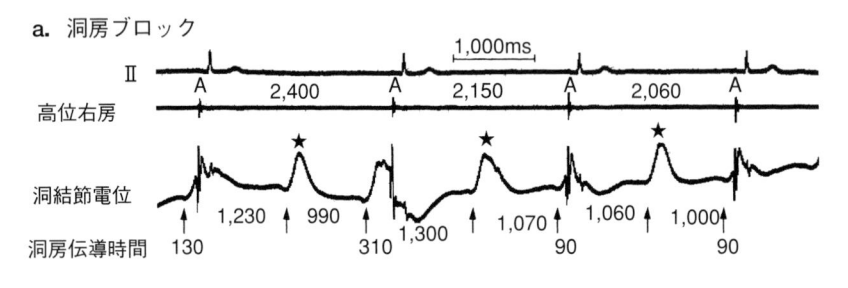

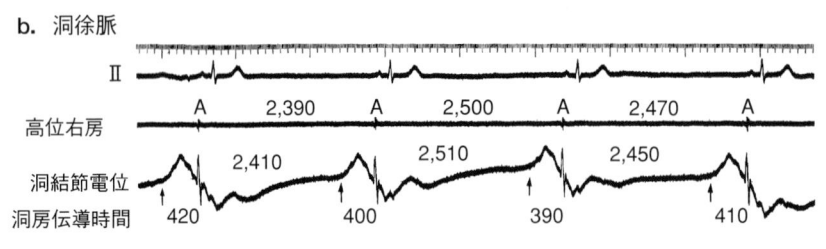

図11 高度の洞徐脈の機序
a. 2：1洞房ブロック（53歳，女性，SSS）
平均心拍数27拍/分，平均洞周期長は1,006 msで洞自動能低下は軽度である。
★：孤立した洞結節電位
b. 洞徐脈と1度洞房ブロックの合併（49歳，女性，SSS）
平均心拍数24拍/分，平均洞周期長は2,457 msで高度の洞自動能低下と著明なSACTの延長を認める。
↑：第0相開始点

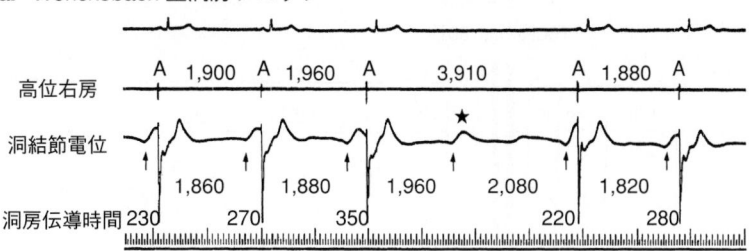

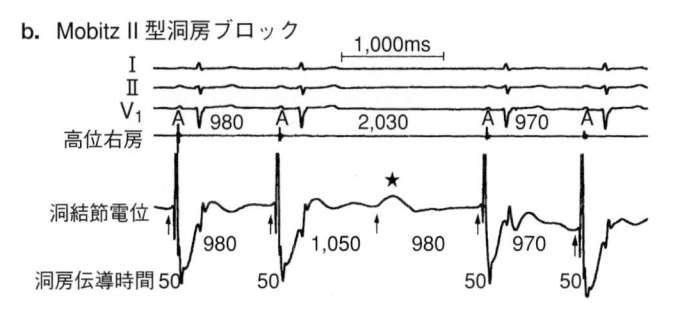

図12 2度洞房ブロックの診断
a. Wenckebach型洞房ブロック（63歳，女性，SSS）
b. Mobitz II型洞房ブロック（61歳，女性，SSS）
a，bともに，心房休止期（a：3,910 ms，b：2,030 ms）に孤立性洞結節電位（★）が認められる。aの洞房伝導時間は漸増し，洞房ブロック直前の350 msに比し，直後では220 msと短縮しておりWenckebach型を呈している。
bでは洞房伝導時間は50 msと洞房ブロック出現前後で変化なく，Mobitz II型の洞房ブロックと診断される。
記号は図11と同じ。

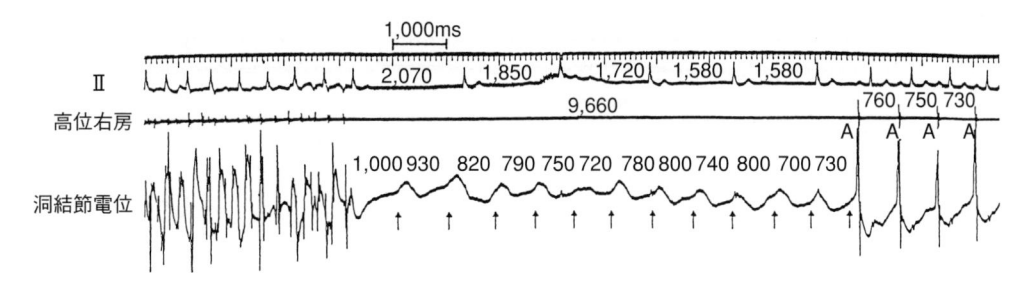

図13 高度洞房ブロック（66歳，女性，SSS）
第II誘導，高位右房電位，洞結節電位の同時記録である。発作性心房細動の自然停止後，第II誘導では周期2,070～1,580 ms，平均心拍数34拍/分の房室接合部補充調律が認められる。高位右房電位記録部位では9,660 msの心房停止が認められる。洞結節電位記録部位では洞周期長1,000～700 msの孤立した洞結節電位が11個認められ，高度洞房ブロックと診断される。体表面心電図では房室接合部性補充調律のためP波の確認は困難であり，心房停止の機序の診断は不可能である。高位右房電位記録においては，心房停止時間は洞調律回復後の心房周期長（750 ms）の10.2倍であり，高度洞房ブロックと診断可能であるが，洞停止と診断されることが多い。
矢印は図11と同じ。

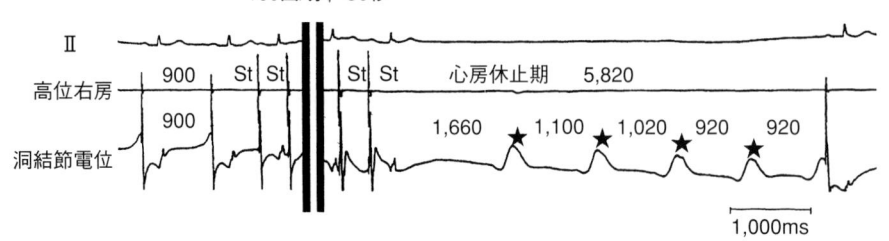

図14 直接法と間接法による洞自動能の評価(72歳，男性，SSS)

上段より第Ⅱ誘導，高位右房電位，洞結節電位の同時記録である。
直接法では心房頻回刺激(St)停止後，1,660 ms後に孤立性洞結節電位(★)が認められる。すなわち，洞結節回復時間(SRT)は1,660 ms，心房刺激前の洞周期長との差で評価される修正洞結節回復時間(CSRT)は760 msと計測され，洞自動能が低下していると判定される。
間接法では心房刺激停止後からP波(心房波)出現までの時間で評価されるSRTは5,820 ms，心房刺激前の心房周期長との差で評価されるCSRTは4,920 msと計測され，高度の洞自動能低下と判定される。しかしながら，心房休止は5：4洞房ブロックによるものである。

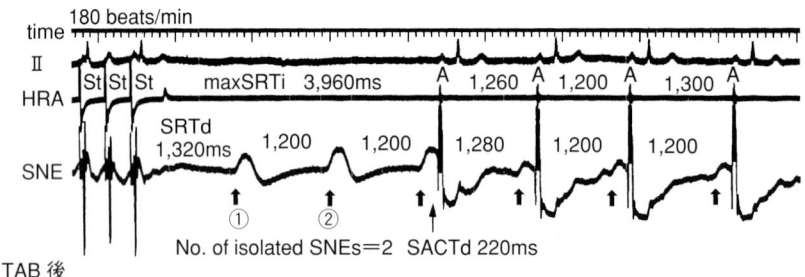

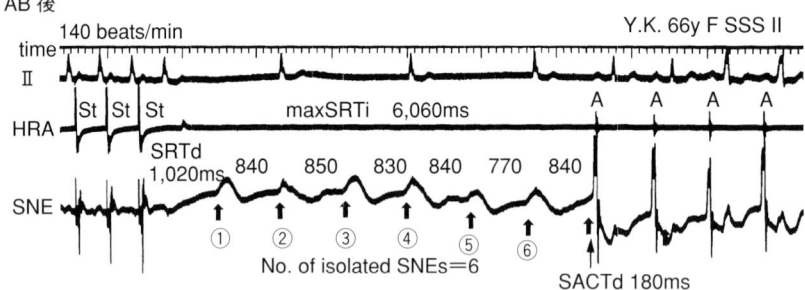

図15 薬理学的自律神経遮断(TAB)前後における洞機能評価

上段より時間軸，第Ⅱ誘導，高位右房電位(HRA)，洞結節電位(SNE)の同時記録である。
TAB前後とも間接法による最大洞結節回復時間(maxSRTi)が得られたときの所見を示す。
TAB前のmaxSRTiは3,960 ms，TAB後のmaxSRTiは6,060 msで，内因性洞自動能は著明に低下していると判定される。
TAB前の直接法による洞結節回復時間(SRTd)は1,320 msである。3,960 msの心房停止は3：2洞房ブロックによるものである。TAB後のSRTdは1,020 msと短縮し，その後に続く洞周期長もTAB前に比し短縮している。この機序として硫酸atropine投与により洞自動能が促進されたものと推測される。TAB後には7：6の高度洞房ブロックが認められ，β遮断薬により洞結節電位第0相の脱分極が抑制され出現したものと考えられる。
すなわち，本症例における内因性洞自動能は温存され，内因性洞房伝導は高度に障害されていると判定される。

Assemanら[21]は，少数例であるが直接法を用いてSSSについて検討し，心房頻回刺激後に洞房進出ブロックが認められたと報告している．筆者ら[3]は49例のSSS例について検討し，心房頻回刺激後，自然洞周期長の2倍以上の心房休止は洞房ブロックによるものであり，SSS例の80％（39例）に認めた．

さらに，筆者らの直接記録法による検討[3]では，心房頻回刺激後の洞停止時間は，洞機能正常群30例の平均値（±SD）は1,014±167（範囲635～1,250）ms，SSS群49例では1,368±357（880～2,550）msであった．洞停止時間の自然洞周期長に対する比率（SRT/SCL：直接法によるもの）は，

洞機能正常群では平均133±16（範囲105～182）％，SSS群では148±21（121～196）％であった．すなわち，洞機能正常群では1.5秒，SSS群では3秒以上の洞停止は認められず，両群とも洞停止時間は自然洞周期長の2倍未満であった．筆者らはSSSの病態の本体は洞房伝導障害であると考えている．

前述したごとく，間接法は洞自動能，洞房伝導能を分離解析することは不可能であり，その有用性には限界がある．しかしながら，洞機能正常例では2度以上の洞房ブロックは認められず，間接法により洞自動能の評価は可能である．SSSにおいては自然洞周期長の2倍以上，かつ3秒以上の

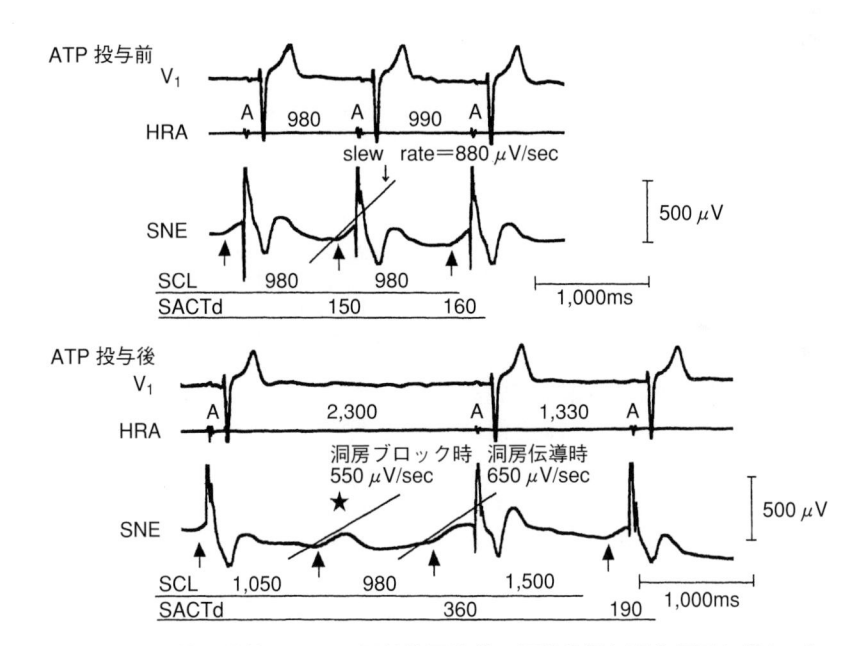

図16　ATP静注前後における洞結節電位第0相脱分極勾配と洞房伝導（58歳，男性，SSS）

図は上段よりV₁誘導，高位右房電位（HRA），洞結節電位（SNE）の同時記録である．下端に洞周期長（SCL），直接法により測定した洞房伝導時間（SACTd）を示す．増幅度を右端に示す（500 μV）．
ATP投与前の第1洞周期のSCLは980 ms，SACTdは150 ms，第2洞周期のSCLは980 ms，SACTdは160 msで，第1洞周期時に比し10 ms延長しているため第2心房周期長は990 msとなっている．第0相脱分極勾配（slew rate）は880 μV/secと計測される．
ATP投与後，2：1洞房ブロック（★印）が出現している．洞房ブロック直後のSCLは980 msと短縮しているが，SACTdは360 msと著明に延長し第1度洞房ブロックが認められる（筆者らはSACTd 120 ms以上を第1度洞房ブロックと定義している）．
2：1洞房ブロック時のslew rateは550 μV/sec，その後に続く洞房伝導時は650 μV/secと計測される．ATP投与前に比し洞房ブロック時，洞房伝導時ともslew rateはいずれも低下している．
すなわち，洞房伝導は第0相脱分極勾配により規定されていることを示唆する所見である．

心房停止は洞房ブロックによるものとの認識の上で，間接法を用いるならば，臨床的意義はあるものと思われる。

SSSにおいて心房頻回刺激がoverdrive suppression of conductionをもたらす機序に関してはいまだ不明である。

3）薬剤による洞機能評価

a. 薬理学的自律神経遮断

前述したごとく洞機能は自律神経系により修飾されている。硫酸atropine，propranolol静脈内投与によりほぼ完全に除神経（TAB）され，内因性洞機能の評価が可能となる。

図15はTAB前後の所見である。TAB前における心房頻回刺激で，間接法により測定される最大洞結節回復時間（maxSRTi）は3,960 ms，TAB後のmaxSRTiは6,060 msと著明に延長している。間接法では内因性洞自動能の著明な低下が存在すると評価される。

直接法ではTAB前の洞結節回復時間（SRTd）は1,320 msで，3：2洞房ブロックが認められる。TAB後のSRTdは1,020 msで内因性洞自動能は促進し，7：6洞房ブロックが出現している。TAB後のSRTdおよび洞周期長は短縮しているが，この機序として硫酸atropine投与により洞自動能が促進されたものと推測される。一方，β遮断薬により第0相脱分極が抑制され（Caチャネルの抑制），高度の洞房ブロックが出現したものと考えられる。

b. ATP静脈内投与

筆者らはATP 10 mgの急速静脈内投与法を用い，洞機能の評価を行っている。本法によるSSSの検出感度および特異度は90％前後で，高率に洞房ブロックが出現する。

図16にATP静脈内投与前後における洞結節電位第0相の脱分極勾配（slew rate）と洞房伝導の関係を示す。ATP投与後に2：1洞房ブロックが出現している。すなわち，ATP静脈内投与後に出現する洞房ブロックの発生機序として，slew rateの低下が関与することを示唆する所見である。

6 まとめ

洞結節電位記録法により，洞不全症候群の病態の本体は洞房伝導障害であることが明らかとなった。しかしながら，洞結節電位記録法は技術的のみならず記録された電位が，どの洞結節細胞群の電位を反映しているのか不明であり，今後解決しなければならない課題を残す検査法である。

（本稿執筆にあたり，日本大学上松瀬勝男教授の御指導に深謝いたします。）

（八木　洋）

●文献

1) Kreitner D : Electrophysiological study of the two main pacemaker mechanisms in the rabbit sinus node. Cardiovasc Res 1985 ; 19 : 304-318
2) 野間昭典：洞房結節細胞自動能のイオン機序．心臓 1997 ; 29 : 236-243
3) 八木　洋，鈴木秀夫，杉野敬一，他：洞自動能，洞房伝導能に対するoverdrive suppressionの臨床的意義と自律神経のoverdrive suppressionに及ぼす影響—洞結節電位記録法による検討—．心電図 1996 ; 16 : 360-368
4) Kerr CR : Effect of pacing cycle length and autonomic blockade on sinus node refractoriness. Am J Cardiol 1988 ; 62 : 1192-1196
5) Jose AD, Collison D : The normal range and determinants of the intrinsic heart rate in man. Cardiovasc Res 1970 ; 4 : 160-167
6) Strauss HC, Saroff AL, Bigger T, et al : Premature atrial stimulation as a key to the understanding of sino-atrial conduction in man. Circulation 1973 ; 47 : 86-93
7) Narula OS, Shanta N, Vasquez M, et al : A new method for measurement of sinoatrial conduction time. Circulation 1978 ; 58 : 706-714
8) Josephson ME : Sinus node function. In Clinical Cardiac Electrophysiology. Techniques and Interpretations, 2nd ed. Philadelphia/London. Lea & Febiger 1993, p71-95
9) Kerr CR, Strauss HC : The measurement of sinus node refractoriness in man. Circulation 1983 ; 68 : 1231-1237
10) Mandel W, Hayakawa H, Danzig R, et al : Evaluation of sino-atrial node function in man by overdrive suppression. Circulation 1971 ; 44 : 59-66
11) 桜井照久，上西　壮，八木　洋，他：洞結節有効不応期と心房不応期との関係．不整脈 1999 ; 15 : 290-294
12) Kodama I, Boyett MR : Regional differences in the electrical activity of the sinus node. Pflugers Arch

1985 ; 404 : 214-226

13) Tzivoni D, Jordan J, Mandel WJ, et al : A second zone of compensation during atrial premature stimulation : evidence for decremental conduction in the sinoatrial junction. J Electrocardiol 1982 ; 15 : 317-324

14) Hariman RJ, Krongrad E, Boxer R, et al : Method for recording electrical activity of the sinoatrial node and automatic atrial foci during cardiac catheterization in human subjects. Am J Cardiol 1980 ; 45 : 775-781

15) 八木 洋, 上西 壮, 杉野敬一, 他：洞結節電位直接記録法による洞自動能, 洞房伝導能の評価. 心臓 1997 ; 29 : 251-259

16) Gomes JA, Winters SL : The origins of the sinus node pacemaker complex in man : demonstration of dominant and subsidiary foci. J Am Coll Cardiol 1987 ; 9 : 45-52

17) Hariman RJ, Hoffman BF, Naylor RE : Electrical activity from the sinus node region in conscious dogs. Circ Res 1980 ; 47 : 775-791

18) Gomes JAC, Kang PS, El-Sherif N : The sinus node electrogram in patients with and without sick sinus syndrome ; techniques and correlation between directly measured and indirectly estimated sinoatrial conduction time. Circulation 1982 ; 66 : 864-873

19) Juillard A, Guillerm F, Chuong HV, et al : Sinus node electrogram recording in 59 patients ; comparison with simultaneous estimation of sinoatrial conduction using premature atrial stimulation. Br Heart J 1983 ; 50 : 75-84

20) Reiffel JA, Zimmerman G : The duration of the sinus node depolarization on transvenous sinus node electrograms can identify its severity. PACE 1989 ; 12 : 1746-1756

21) Asseman P, Berzin B, Desry, et al : Persistent sinus nodal electrograms during abnormally prolonged postpacing atrial pause in sick sinus syndrome in humans ; sinoatrial block vs overdrive suppression. Circulation 1983 ; 68 : 33-41

6章 房室ブロック
房室伝導の種々の現象を含む

1 概念

房室ブロックとは，心房から心室へ刺激が伝達される際に，刺激伝導系のいずれかの部位（房室結節，His束，His-Purkinje系）において，伝導の遅延または途絶が認められるものと定義される。従来，房室ブロックはその心電図所見から，第1度，第2度，第3度に分類されているが，それのみでブロック部位を正確に診断することは困難である。しかし，His束電位図検査が臨床的に応用可能となったことにより，ブロック部位の確認が可能となり，その後多くの臨床的な知見が得られるようになった。特に，失神発作や心不全などの臨床症状の発現は，ブロック部位により差があり，房室結節内ブロックとHis束以下のブロックではその臨床像に大きな差異があることが明らかになった。したがって，房室ブロックの診断に際しては，単にブロックの程度にとどまらず，必要に応じ，積極的なブロック部位診断を進めることが不可欠である。本章では，房室伝導機能評価のための基本的な電気生理検査法の進め方とその結果の解釈につき解説する。

2 原因

房室ブロックの原因はさまざまであるが，先天性と後天性に大別される。先天性では，心奇形に伴うことが多く，修正大血管転位や，心室中隔欠損を伴う心奇形などによく認められる。後天性では，伝導系を含む心筋の虚血，炎症，変性，外傷などが原因となる。一般に日常診療で遭遇する後天性房室ブロックは，加齢に伴う変性，線維化などのいわゆる特発性ともいうべき原因の明らかでないものが多い。その他，二次的なものとしては，虚血性心疾患，心筋症，心筋炎に伴うものなどが多い。これらの原因を表1に示す[1]。

表1 房室ブロックの原因

- 先天性ブロック
    心内膜床欠損，修正大血管転位など
- 後天性ブロック
    特発性：Lev病，Lenègre病
    二次性：虚血性心疾患
        心筋症，心筋炎（リウマチ熱，ジフテリア，ウイルスなど）
        薬剤性（ジギタリス，抗不整脈薬，β遮断薬，Ca拮抗薬*など）
        膠原病（SLE，皮膚筋炎など）
        サルコイドーシス
        腫瘍（中皮腫，横紋筋腫など）
        外傷（外科的，カテーテルアブレーションなど）
- 機能的ブロック
    迷走神経過緊張

*非dihydropyridine系；verapamil, diltiazemなど
〔文献1）より引用，一部筆者改変〕

3 分類（表2）

1）程度による分類

房室ブロックは従来心電図所見より，第1度から第3度までの程度分類がなされている。第1度はPR間隔が0.20秒を超えて延長するものである。

表2 房室ブロックの分類

1) 程度による分類
　第1度房室ブロック
　第2度房室ブロック
　　Wenckebach型
　　MobitzⅡ型
　　2:1房室ブロック
　　高度房室ブロック
　　（3:1以下）
　第3度房室ブロック

2) 部位による分類
　房室結節内（AH）ブロック
　His束内（BH）ブロック
　His束遠位（HV）ブロック

3) 経過による分類
　一過性房室ブロック
　恒久的房室ブロック

表3 房室ブロックの部位とその頻度

ブロック部位	第1度	第2度		第3度
		Wenckebach型	MobitzⅡ型	
心房	+++	+	-	-
房室結節	+++	+++	-	+++
His束	+++	++	+++	+++
脚	+++	++	+++	+++

－：認められない，＋：まれ，＋＋：少ない，＋＋＋：普通にみられる

第2度はWenckebach型とMobitzⅡ型に分類される。Wenckebach型（あるいはMobitzⅠ型）房室ブロックはPR間隔が徐々に延長し，ついにはQRS波が脱落するという周期を繰り返すものである。一方，MobitzⅡ型房室ブロックはPR間隔の延長を伴わずに，突然QRS波が脱落するものである。また，特殊な型として，心房から心室への伝導比により，2：1房室ブロック，あるいは3：1以下の高度房室ブロックに分類される。第3度房室ブロックはP波とQRS波が全く無関係にみられるもので，完全房室ブロックとも呼ばれる。

2）部位による分類

His束電位記録によりブロック部位の診断が可能である。部位別診断は，His束より上部の房室結節内でみられるAHブロック，His束内にブロックが限局するBH*ブロック，His束より遠位でみられるHVブロックに分類される。理論的にはいずれの部位においても伝導遅延・途絶が起こり得るが，臨床的には，心房では第1度ブロックがほとんどであり，房室結節では第2度Wenckebach型ブロックが主でMobitzⅡ型ブロックはみられない，His束以下では第2度Wenckebach型ブロックはまれであるなどの特徴を有する（表3）[2]。ブロック部位の診断は予後やペースメーカー治療の選択に際し重要な臨床的意義を有する。（*：bundle of Hisの略。以下BH）

3）経過による分類

房室ブロックの出現が一過性の場合は一過性房室ブロックと呼ばれ，間欠的，発作性に認められるものである。これに対し，慢性的なものは恒久的房室ブロックと分類される。一過性房室ブロックでは診断確定のために，しばしば運動や薬剤負荷，ペーシングなどによる誘発が必要となる場合がある。

4 房室伝導機能評価のアプローチ

房室伝導機能評価のためには，標準12誘導心電図，Holter心電図，運動負荷心電図，薬剤負荷心電図を行い，房室ブロックの有無，程度，伝導の悪化や改善などを評価する必要がある。さらに，ブロック部位の診断をはじめ，不応期測定，下位中枢の安定性評価および潜在性ブロックの誘発のため，以下の電気生理検査を実施する。図1に房室伝導機能評価の検査の進め方を示す[3]。

1）His束電位図記録

His束電位を記録することにより，刺激伝導系の各部位における伝導時間測定と伝導遅延・途絶部位の診断を行う。これにより房室ブロックはAH，BH，HVの3つの部位に分類できる。

2）漸増性心房ペーシング法

房室結節Wenckebach型ブロックおよびHis-Purkinje系における第2度以上のブロック出現心拍数を確認するために行う。

本ペーシング法は房室結節以下の順行性伝導能の評価に用いられるが，多くの場合，房室結節Wenckebach型ブロック出現ペーシング拍数は検査時点での迷走神経緊張状態をみているもので，本質的な房室結節伝導能を示すものではない。こ

```
心電図 ──┬──→ 運動負荷心電図 ──┐
         │    薬物負荷心電図      │
         │    (atropine)        │
         │  {ブロックの誘発の有無 │
         │   房室伝導の変化}     │
         │                      ↓
         │                  電気生理
         │                    検査
         │                      │
         └──→ Holter心電図      │
{ブロックの程度                  │
 心房・心室拍数                  │
 QRS幅}                         │
              {総心拍数          │
               一過性ブロックの有無│
               長時間心停止の有無 │
               症状との関係}     │
                                 ├──→ His束電位図記録
                                 │    ブロック部位の診断
                                 ├──→ 漸増性心房ペーシング法
                                 │    房室結節Wenckebach型ブロック
                                 │    もしくはHis-Purkinje系における
                                 │    2度以上のブロック出現心拍数
                                 ├──→ 漸増性心室ペーシング法
                                 │    室房伝導の確認
                                 ├──→ 心房期外刺激法
                                 │    心房,房室結節,His-Purkinje系の
                                 │    相対および有効不応期の測定
                                 ├──→ オーバードライブ抑制試験
                                 │    心房:最大洞機能回復時間
                                 │    心室:下位自動能の安定性,
                                 │         潜在性ブロックの誘発
                                 └──→ 薬物負荷試験
                                      atropineやIa群薬に対する
                                      房室伝導の変化の確認
```

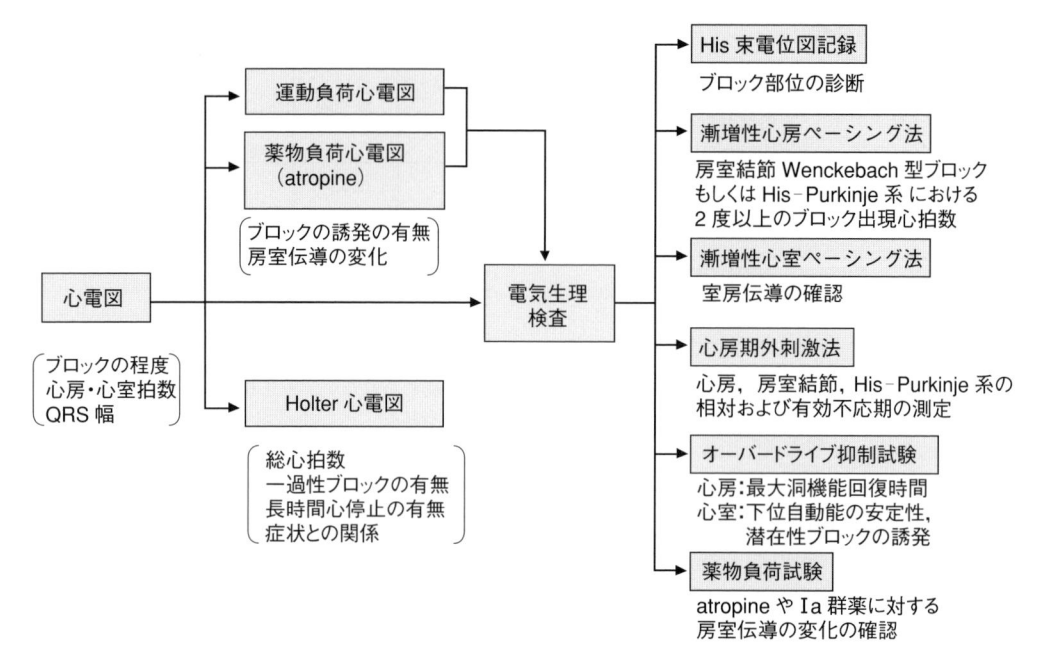

図1　房室伝導機能評価の進め方

のことは,Wenckebach型ブロックの出現したペーシング拍数と同じか,もしくはそれ以上の心房拍数でも,しばしば運動時には1:1伝導が保たれている例があることによっても裏づけられる所見である。しかし,恒久的心房ペーシングの適応を考える上では有用な指標であり,一般的には毎分110以下の低頻度刺激でAHのWenckebach型ブロックが出現する場合は異常と考えられる。

また,His束以下(HV)の伝導においては,ペーシング拍数にかかわらず2度以上のブロック出現を異常とするものもあるが[4],毎分150以下の刺激頻度でブロックが認められる場合は異常な不応期の延長を示すものであり,病的と考えられる。Narulaら[5]もHV時間の正常な例では,毎分150以下の心房ペーシングでHis束以下のブロックを生じる例はなかったと報告している。

3) 漸増性心室ペーシング法

心室ペーシングは室房伝導の有無を確認する目的で行われる。室房伝導の存在は血行動態面での悪影響などの問題があり,ペースメーカー治療に際しても評価が必要である。筆者ら[6]の検討では,室房伝導はブロックの程度が重症になるほどその頻度は減少した。また高度および完全房室ブロックにおいては,BH,HVブロックでは室房伝導が認められるのに対し,AHブロックでは全く認められないという特徴が認められた。すなわち,室房伝導が存在した場合,AHブロックの可能性はきわめてまれと考えられる。

4) 心房期外刺激法

心房,房室結節,His-Purkinje系の相対・有効不応期の測定を行うが,障害があれば正常に比べ異常な延長が認められる。これらの電気生理学的な諸計測値の正常値に関しては他章を参照されたい。

5) overdrive suppression test

心房では頻回刺激した後の最大洞機能回復時間を測定し,洞機能の評価を行う。これはペースメーカー治療に際してペーシングモード決定に必要である。一方心室では,頻回刺激後の下位補充中枢自動能の安定性評価,あるいは潜在性ブロックの誘発などをみる。

6) 薬物負荷試験

硫酸atropine,Ia群薬負荷などによる房室伝導の変化等の評価を行う。atropineで伝導改善が得

られない場合は，房室結節以下の刺激伝導系に器質的障害が及んでいることが示唆される。一方，Ia群薬はHis-Purkinje系に直接作用し，潜在性伝導障害を顕在化する。低用量でブロックが誘発されれば診断意義は大きい。

5 各種検査によるブロック部位の予測診断と電気生理検査の意義

ブロック部位によりその臨床像が異なるため，予後や治療方針決定という観点からも部位診断は重要である。標準12誘導心電図やHolter心電図，運動・薬物負荷心電図などによっても，限界はあるが，ある程度はブロック部位の鑑別が可能である[7]。

1）心電図

第3度房室ブロックにおいてブロック部位を予測するには，心房拍数，補充調律拍数とQRS幅が重要な鑑別指標となる。筆者らの検討では，補充収縮のQRS幅はAHブロックの79%，BHブロックの67%はQRS幅が正常であったが，HVブロックでは全例でQRS幅が0.12秒以上に延長していた（図2）。補充収縮拍数は，ブロック部位が下位になるほど低下する傾向が認められ，逆に心房拍数は増加する傾向が認められた（図3）。すなわち，補充調律のQRS幅が正常で補充調律の拍数が比較的多いものはAHブロックと考えられる。また，QRS幅が正常でも補充調律拍数が少ない場合はBHブロックが考えられる。QRS幅が延長し，かつ補充調律拍数が少ないものはHVブロックと考えられる[8]。

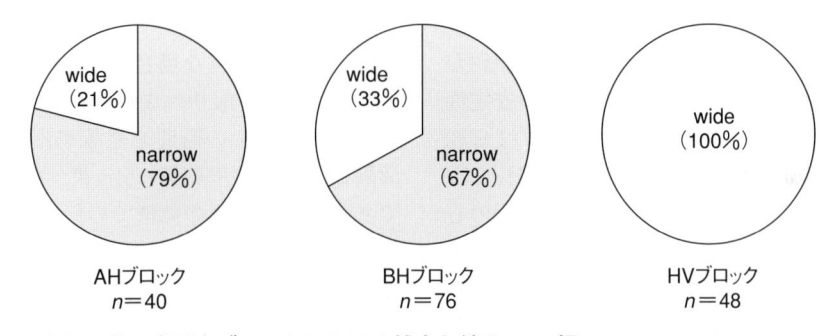

図2 第3度房室ブロックにおける補充収縮のQRS幅
AHブロックの79%，BHブロックの67%は正常幅を示すが，HVブロックでは全例0.12秒以上に延長していた。

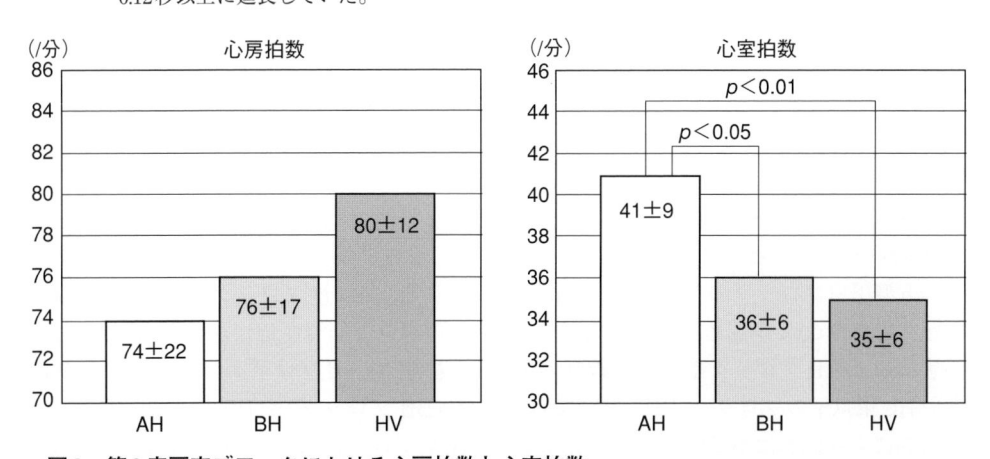

図3 第3度房室ブロックにおける心房拍数と心室拍数
ブロック部位が下位になるほど心室拍数は有意に減少した。逆に心房拍数は増加する傾向が認められた。

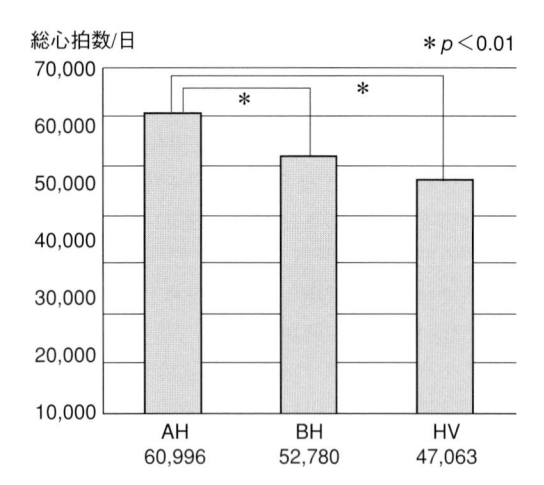

図4 第3度房室ブロックにおける1日総心拍数
AHブロックに比し，BH, HVでは有意に総心拍数が少なかった。

2) Holter 心電図

房室伝導の障害が一過性であり，通常の心電図では記録し得ない場合には，Holter心電図記録がブロックの確認に有用であり，下位中枢の安定性の確認にも役立つ。第3度房室ブロックの1日総補充調律拍数は，AHブロックに比し，BH, HVでは有意に少ない(図4)。また，日中と夜間の心拍数をみると，AHブロックでは日中の心拍増加が認められるものの，BH, HVでは増加率はわずかである。さらに，補充中枢の変動による波形の変化(escape shift)や長時間の心停止や重症不整脈の頻度も下位のブロックで高いことが知られている[9]。

3) 運動負荷・薬物負荷心電図

房室結節には副交感神経支配が及んでいるため，副交感神経過緊張に基づく機能的ブロックであれば，運動や硫酸atropine投与で伝導能は改善することが多い。すなわち，第1度，第2度Wenckebach型房室ブロックの多くは，機能的なAHブロックであり改善が認められる。しかし，器質的障害によるAHブロックや副交感神経の影響が少ないHis束以下のブロック(BH, HV)では，心房拍数増加により伝導は不変かむしろ悪化することが多い。完全房室ブロック例においては，運動・atropine負荷により補充収縮拍数はAHブロックではやや増加を認めるが，BH, HVブロックではわずかな増加にとどまる。また，Ia群薬の負荷は，His束以下の器質的障害を有する潜在性房室ブロックの誘発に用いられるが，高度のブロックを誘発する可能性があるため，体外式ペーシングのバックアップがない限りベッドサイドでは行わない。

以上のような非観血的な検査所見がブロック部位鑑別の参考になるが限界もあり，最終的な確定診断のためには電気生理検査によるHis束電位記録が必要である。

6 各ブロックの電気生理検査所見とその解釈

1) 正常房室伝導

房室伝導が正常な場合は心電図ではPR間隔が0.12〜0.20秒であり，これは心房の興奮から心室興奮の開始までの時間を意味する。しかし，PR間隔は心房，房室結節，His束，脚の伝導の総和であり，それぞれの部位での伝導時間はHis束電位図記録により初めて測定が可能となる。His束電位図上，PA間隔は心房内伝導時間を，AH時間は房室結節内伝導時間を，HV時間はHis束から心室までの伝導時間をそれぞれ表している。一般にみかける伝導遅延は房室結節内での延長によるものがほとんどであり，心房内，His束以下ではまれである。正常His束電位図と正常房室伝導時間については4章を参照のこと。

2) 第1度房室ブロック

心電図の特徴はPR間隔の延長(>0.20秒)であり，P波に続き一定間隔の延長後にQRS波が認められる。第1度ブロックでは刺激伝導系のいずれかの部位で伝導遅延が認められるが，大部分は房室結節内(AHブロック)である[5]。しかし，His束内(BHブロック)やHis束より遠位でも伝導遅延(HVブロック)が認められることがある。これらは，AHブロックとは異なり，その原因として特発性，もしくは虚血や炎症などの二次的なものに

よる線維化や変性など，何らかの器質的障害が存在するものと考えられている．しばしば脚枝などHis束以下の部位での伝導障害を合併することもまれではない．

したがって，たとえ第1度房室ブロックでも，BHまたはHVブロックの場合は，さらに高度のブロックへの進展の可能性が高く，とりわけ失神発作などの既往例では注意深い経過観察が必要である．また抗不整脈薬の投与などに際しても注意が必要である．

電気生理検査を行うことにより，房室結節，His-Purkinje系のいずれかの部位で伝導遅延が生じているかが診断可能である．特に脚ブロックに伴う第1度ブロックを認めた場合は，ブロック部位診断のため電気生理検査が不可欠である[10]．

a. 第1度AHブロック

房室結節内での伝導遅延のため，His束電位図上，AH時間の延長が認められる(図5a)．第1度房室ブロックのほとんどはこのAH時間の延長によるものである．Josephsonらは最長900 msのAH延長例を経験したと報告しており，特にPR間隔が300 ms以上を示す例のほとんど(90%)はAH時間が延長しているという[2]．また房室結節は自律神経の影響を強く受けており，AH時間は必ずしも一定ではなく変動を示すことも多い．心房ペーシングを行うと生理的反応としてAH時間は延長し，ペーシングレートの増加に伴いその延長の程度も強くなる．迷走神経過緊張による機能的な第1度房室ブロックでは，運動負荷や硫酸atropine投与によりAH時間の短縮が認められ，PR時間の短縮や第1度房室ブロックの消失が認められる(図5b)．

極端な例では体位の変換のみで第1度房室ブロックが出没する例もある．一方，房室結節に器質的障害のあるものでは，運動負荷や硫酸atropineの投与によってもAH時間の短縮は認められないか，あってもわずかである(図5c)．また，低頻度でのペーシングにより高度のブロックが出現することもある．

b. 第1度BHブロック

His束内での伝導遅延はHis束電位幅(HH′間隔)の延長で診断が可能である．正常範囲は25 ms以内であり，それ以上に延長したHis束電位を認めた場合は第1度BHブロックと診断できる(図6)．通常，房室結節伝導時間に占めるHis束の割合は小さいため，ここでの伝導遅延により心電図上PR間隔が延長することは少ない．しかし，まれではあるがHH′間隔が延長し分裂した電位(split His)として記録される場合，その程度が著しければ第1度房室ブロックとしてPR間隔の延長がみ

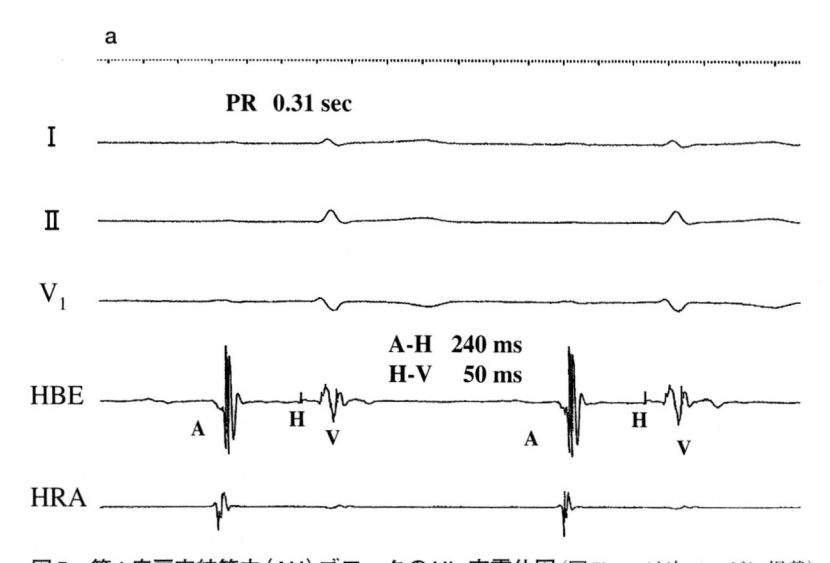

図5 第1度房室結節内(AH)ブロックのHis束電位図(図5b，cは次ページに掲載)
a：心電図上のPR間隔は0.31 secと延長し第1度房室ブロックを呈する．His束電位図では，AH時間が240 msと延長しており，HV時間は50 msと正常範囲である．これより，房室結節での伝導遅延が第1度房室ブロックの原因であることがわかる．

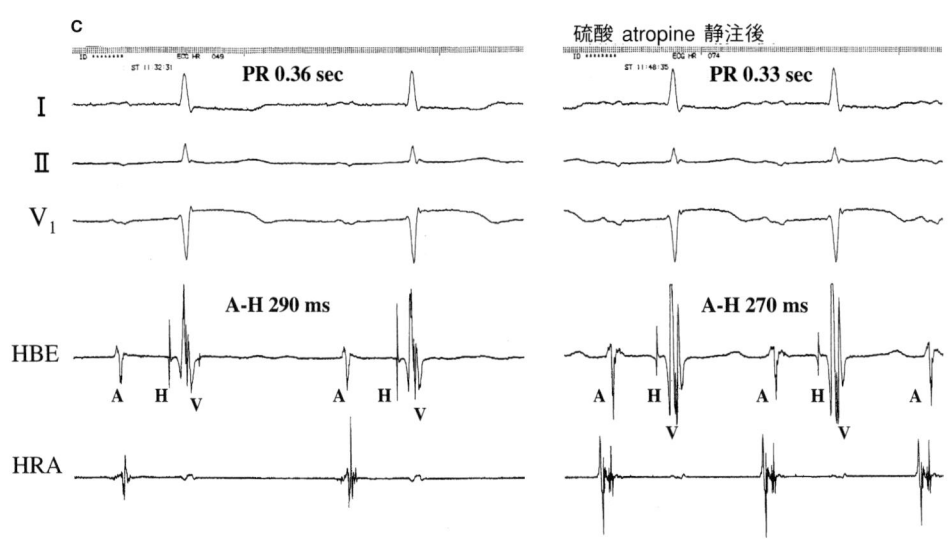

図5（続き）

b：硫酸atropineに対する反応—機能的AHブロック
迷走神経過緊張に伴うAHブロックで，atropine投与前はAH時間が170 msと延長を示すが，投与後は正常に回復しており機能的なブロックであることがわかる。

c：硫酸atropineに対する反応—器質的AHブロック
房室結節に器質的病変が疑われるもので，atropine投与前のAH時間は290 msであるが，投与後も270 msとわずかな短縮にとどまる。

られることがある。また分裂したHH′間隔は障害部位を反映して，著明な伝導遅延とともにわずかな電位を認めることがある（図6矢印）。さらに障害が進行すればもはや電位も記録されず等電位となる。病変が純粋にHis束内にのみ限局していればAH時間，H′V間隔は正常範囲であるが，他の部位での伝導障害を伴うことも多い。

分裂した電位が近位部と遠位部から由来するものであると同定することが診断には重要である。近位部のH波が心房電位（A波）の一部かどうかを鑑別するには，心房ペーシングが有用である。すなわち，近位側のH波であればペーシングレートの増加によりAH時間は漸次延長していくが，A波の一部であればほぼ不変である。一方，遠位側

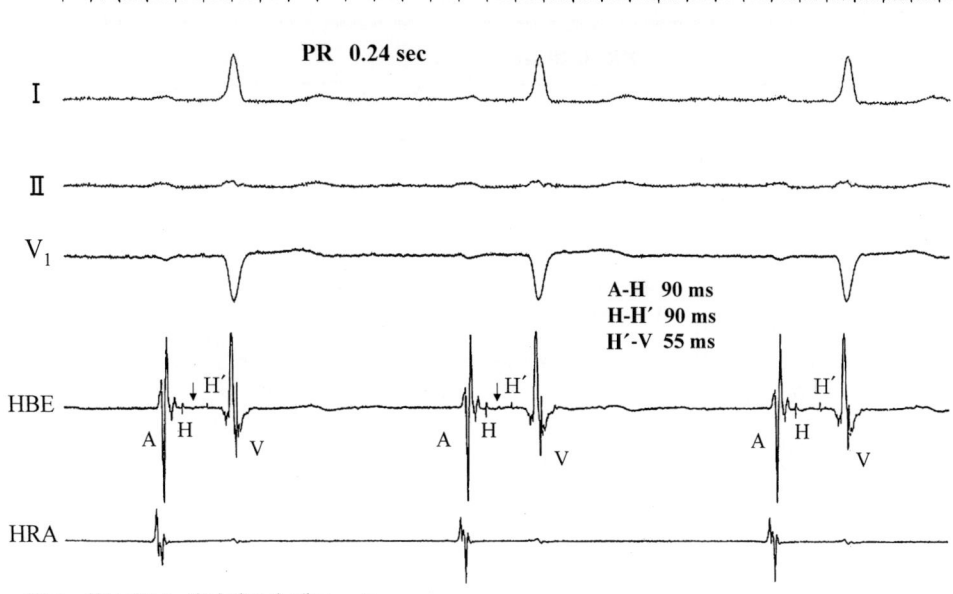

図6 第1度His束内（BH）ブロック
心電図上はPR間隔0.24秒と延長し，第1度房室ブロックの所見である．His束電位図ではAH，H′V時間は正常であるが，分裂したHis束電位（H，H′）が認められる．この間の伝導は90 msと延長しており，PR間隔の延長はHis束内での伝導遅延によるものであることがわかる．

のH′波については右脚電位との鑑別が必要となる．一般的にはH′V時間が35 ms以上あればHis束由来の電位と考えられる．

c. 第1度HVブロック

His束以下での脚からPurkinje系までの伝導，すなわちHV時間は通常55 msを超えない．しかし，右脚ブロックを伴わない左脚ブロックでは60 msまでの延長が認められる．HV時間の延長がみられる場合，QRS幅はほとんどの例で延長しており，脚以下の伝導障害が一様ではないことを示唆している．したがって，QRS幅が正常でHV時間の延長がみられる場合には，実際にはHis束内での伝導遅延であり，遠位部のHis束電位を記録できていないものと考えられる．HV時間の延長を認める場合，その程度は60〜100 msまでが一般的である．実際，HV時間は，AH時間に比べ心電図上PR間隔に占める割合は小さいため，延長が認められてもPR時間の延長に反映されることは少ない（図7a）．しかし，時にはHV時間が100 msを超える場合もある（図7b）．最長345 msまで延長したきわめてまれな例も報告されている[2]．これらの例では，高率により高度な

ブロックに進展する可能性が高い．

さらに図7bに示すごとく原因によっては刺激伝導系が広範に障害され，複数部位での伝導遅延が起こりそれが第1度房室ブロックの原因となることもある．

3）第2度房室ブロック

第2度の房室ブロックは心房興奮の心室への伝導が間欠的に脱落するというもので，2型に分類される．

a. Wenckebach型ブロック

心電図上の特徴は，PR間隔が徐々に延長し，ついにはQRS波が脱落するものである．定型的Wenckebach型ブロックではPR間隔は徐々に延長するが，先行収縮に対する延長の程度は逆に減少し，結果としてRR間隔は短縮する．しかし実際には2拍目における延長の程度が必ずしも最大でないものや，PR延長の程度もきわめて小さいなどの非定型的なものが多い．通常Wenckebach型ブロックの大部分は房室結節内で起こる場合がほとんどである．

His束電位図検査ではAH時間がしだいに延長

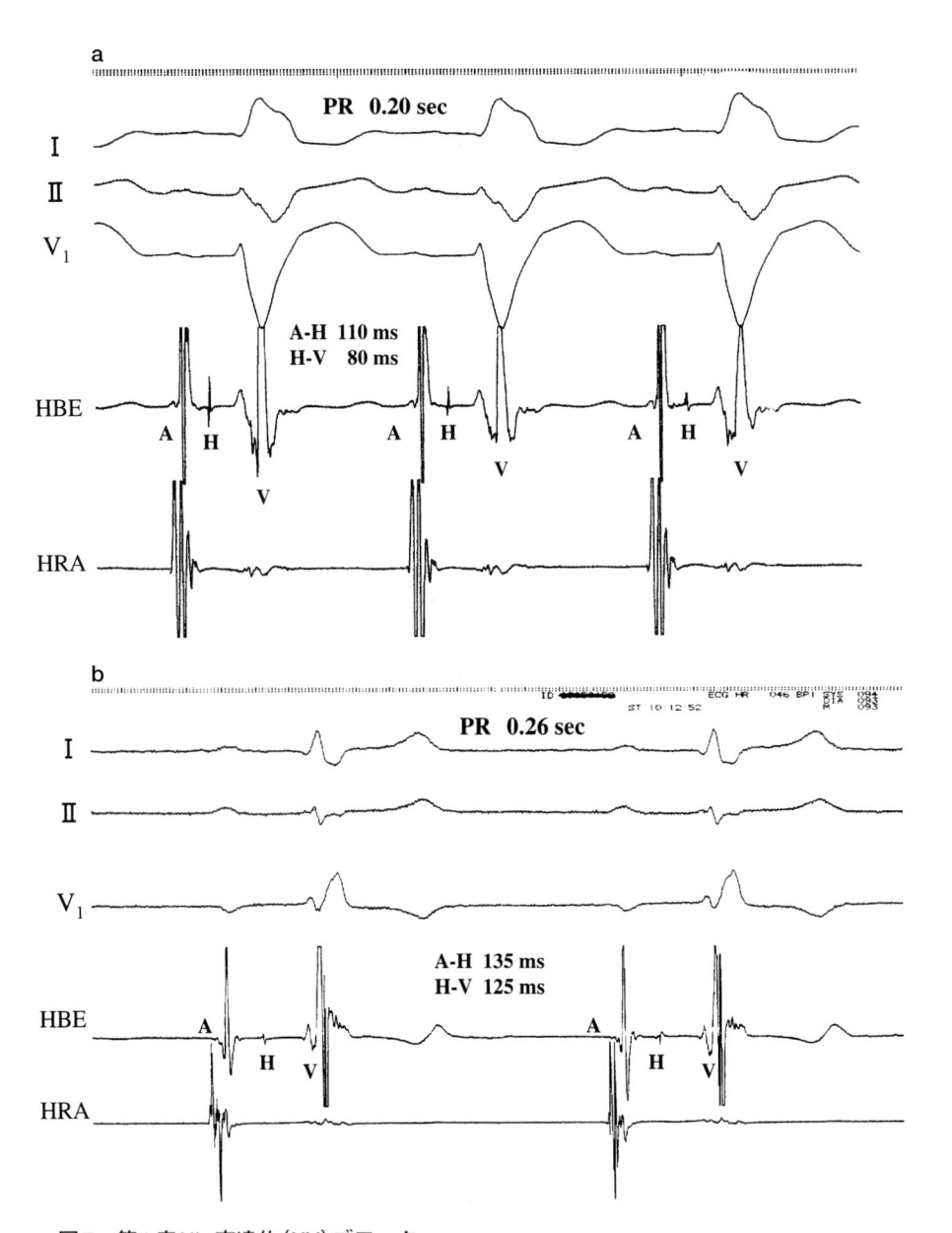

図7 第1度His束遠位（HV）ブロック
a：His束電位図では，AH時間110 msと正常であるが，HV時間が80 msと延長している。しかし，PR間隔は0.20秒と正常上限である。
b：心電図ではPR間隔0.26秒と延長を認めている。His束電位図ではAH時間も135 msと延長しているが，HV時間は125 msと著明に延長しており，脚-Purkinje系における伝導遅延がPR間隔延長の主な原因となっている。

し，最終的にAH間での伝導途絶を生じる（図8）。迷走神経過緊張の状態が出現しやすい若年者やスポーツ選手などでは，しばしば機能的なWenckebach型ブロックが認められるが，病的意義は少ない[11,12]。

しかし，なかには房室結節の器質的病変により生じるものもあり，その臨床的意義は一概に論じられない。機能的ブロックでは運動や硫酸atropine投与により伝導は1：1に改善するが，これに対し先天性心疾患や虚血性心疾患などの器

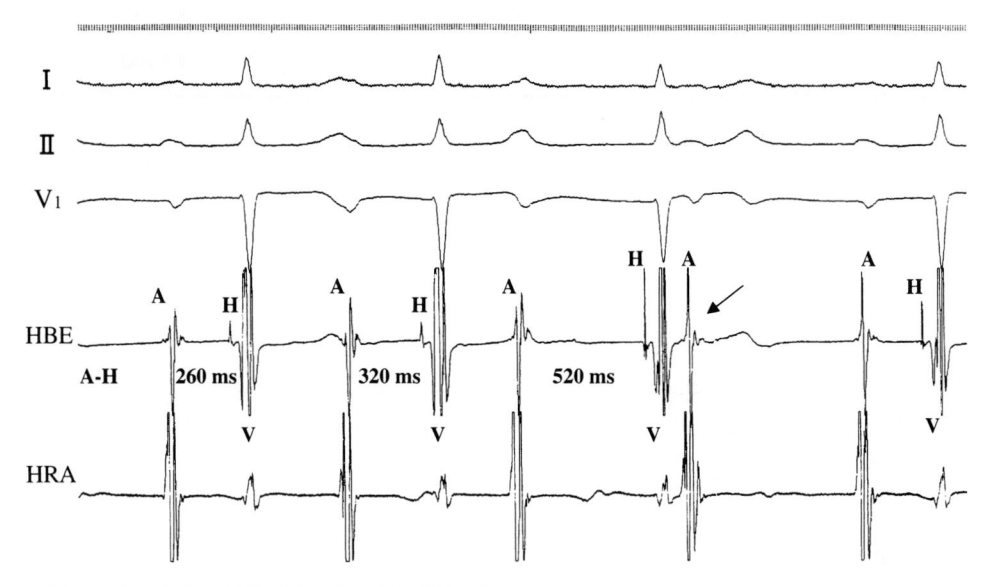

図8 Wenckebach型ブロック―AHブロック
心電図ではPR間隔が徐々に延長し、第4拍目のP波(矢印)に続くQRS波が脱落している。His束電位図ではAH時間が260, 320, 520 msと徐々に延長しており、第4拍目ではAH間で伝導途絶(矢印)が認められ、房室結節内ブロックであることがわかる。

質的障害に起因する場合は、伝導は不変もしくは悪化することが多い。

Wenckebach型ブロックがHis束内、His束遠位でみられることは比較的まれな現象である[13]。His束電位図所見では、Wenckebach型BHブロックの場合HH'間隔が徐々に延長し、ついにはHH'間で伝導途絶を認める(図9)。HVブロックではHV時間が徐々に延長しHV間で脱落を生じる(図10)。Wenckebach型BHおよびHVブロックは何らかの器質的障害が存在していることを示唆しており、ほとんどの例でさらに高度房室ブロックへ進展する[7]。臨床的にも失神などの症状を合併することが多く、ペーシング治療を必要とするためAHブロックとは臨床的意義を異にする。筆者らの経験ではHis束以下でWenckebach型ブロックが認められたのはBHブロック88例中6例(6.8%)、HVブロック72例中4例(5.6%)であった。いずれも洞調律時、心房ペーシング時ともに低い心拍数で第2度Wenckebach型ブロックを生じ、運動負荷や硫酸atropine投与により伝導は不変かまたは悪化しており、全例でより高度なブロックへの進展を認め人工ペースメーカーの植込みを必要とした[14]。

b. Mobitz II 型ブロック

心電図ではPR間隔の延長を伴わず、突然QRS波の脱落を認めるものである。His束電位図記録ではHis束内ブロックの場合、HH'間(BH)で、His束遠位ブロックの場合はHV間(HV)で突然ブロックを生じる(図11)。ブロック部位がHis束以下の場合はWenckebach型ブロックよりMobitz II 型ブロックのほうが頻度は多いとされる[15]。房室結節でMobitz II 型ブロックが出現するという報告もあるが、これらは実際にはHis束内でのブロックか、またはブロック後最初の捕捉収縮のPR間隔が短縮しているという事実から、非典型的なWenckebach型ブロックであると考えられている[16,17]。純粋に房室結節におけるMobitz II 型ブロックは存在しない。また、まれにMobitz II 型ブロックと間違われるものにHis束由来の期外収縮がある。これはHis束からの期外収縮のため偶然に心房から心室への伝導が途絶したようにみられ、Mobitz II 型ブロックと診断されることがありpseudo AV blockと呼ばれている(図12)[18,19]。

房室結節に比しHis束以下の迷走神経支配は極端に少ないため、Wenckebach型ブロックと異なり、第2度Mobitz II 型房室ブロックでは機能的

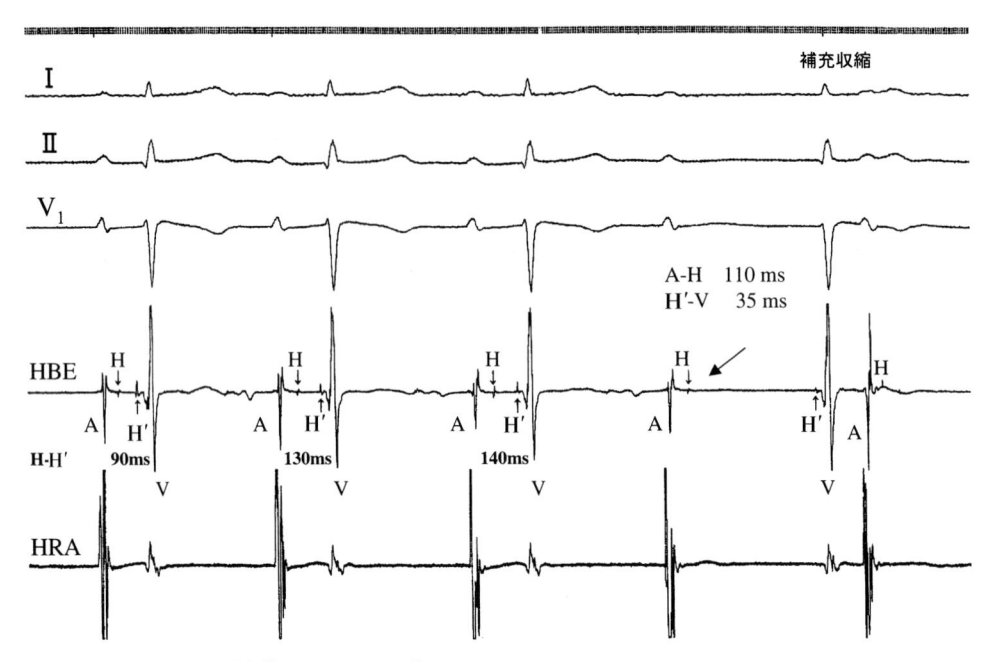

図9 Wenckebach型ブロック—BHブロック
心電図上はPR間隔が徐々に延長し，4拍目でQRSの脱落を認める．His束電位図ではHH′間の伝導時間が90, 130, 140 msと徐々に延長し，最後はHH′間で伝導途絶が認められており（✓），His束内でのWenckebach型ブロックを生じたものであることがわかる．なお脱落後の最初のQRS波は補充収縮である．AH時間は110 ms，H′V時間は35 msと正常範囲である．

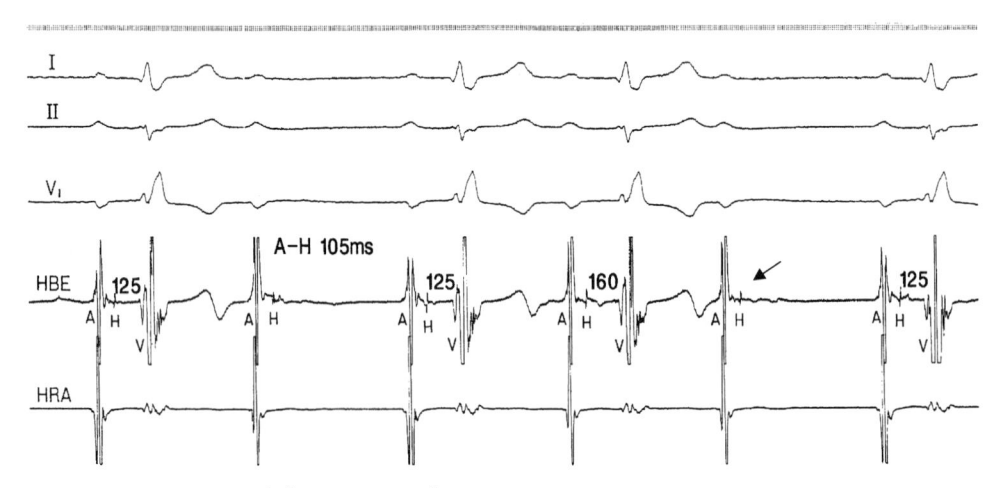

図10 Wenckebach型ブロック—HVブロック
伝導遅延・途絶部位はHV間であり，HV時間は125, 160 msと徐々に延長し，最後はHV間（✓）で伝導が途絶している．もとよりHV時間は延長しており，His-Purkinje系における器質的障害の存在が疑われる．

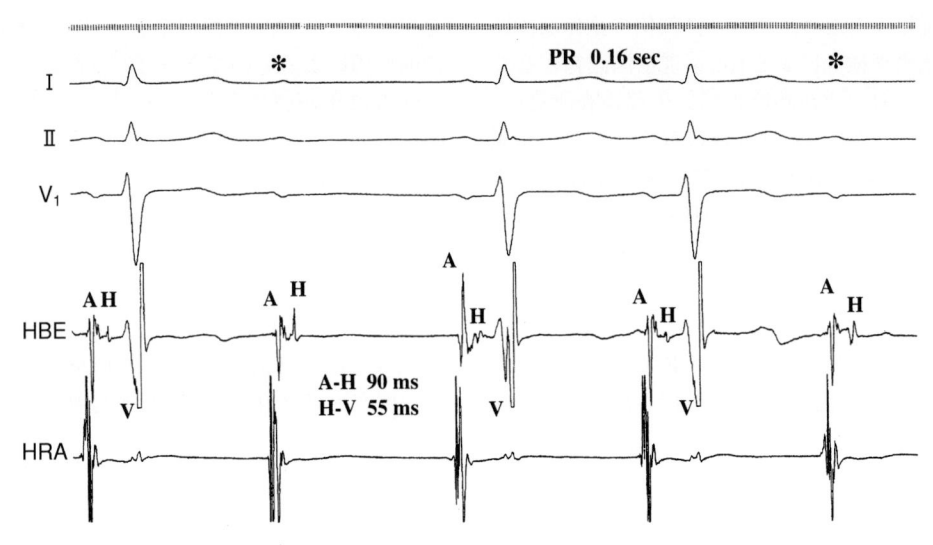

図11 Mobitz II型 HV ブロック

心電図ではPR間隔が0.16秒と一定であり，第2拍および5拍目(*)にQRS波の脱落を認めている。His束電位図ではそれに一致して，HV間で伝導途絶が認められる。AH時間は90 ms，HV時間は55 msで正常である。

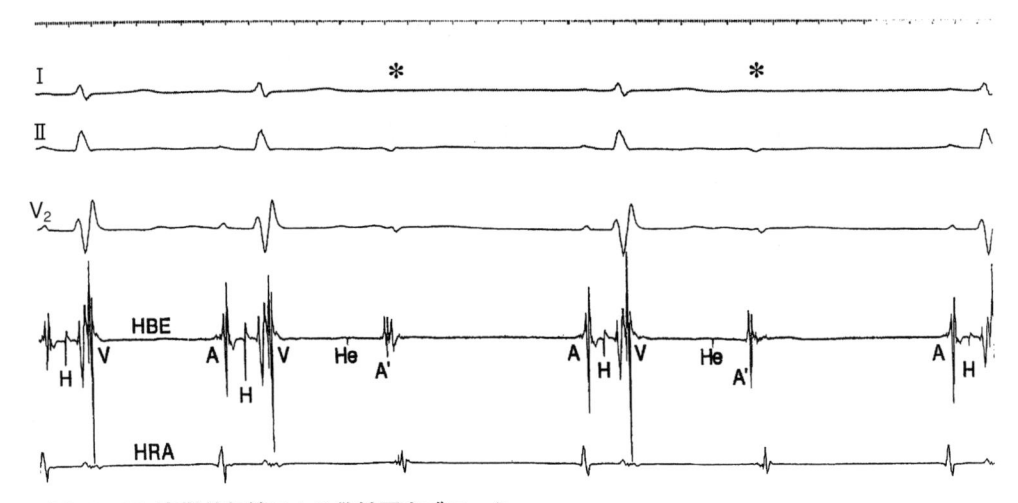

図12 His束期外収縮による偽性房室ブロック

第3拍目および5拍目(*)のP波はQRS波の脱落を伴っているが，比較的連結期が長いため，一見Mobitz II型ブロック様にみえる。詳細に観察すると，P波の形が異なっている。His束電位図ではA波の前に，His束からの期外収縮(He)によると考えられる電位が記録されている。

原因ではなくHis束以下の器質的伝導障害が原因とされる。したがって運動負荷や硫酸atropineによる反応は，伝導の不変もしくは悪化となって現れる。Mobitz II型ブロックでは高率により高度の房室ブロックへの進展が認められることが多く，下位中枢の安定性が予後を左右する重要な因子となる。

4) 2：1房室ブロック

心電図による分類では，Wenckebach型ブロックによるものかMobitz II型によるものか判定困難なため，2：1房室ブロックは特殊なタイプとして独立して扱われることが多い。伝導比が安定して2：1伝導を示す場合，いずれの部位におい

ても発現しうるため，ブロック部位の正確な診断には電気生理検査によるHis束電位図記録が必要である。ブロック出現時の電気生理検査所見は，AHブロックにおいてはA波に続くH波以下が脱落する（図13a）。His束内ブロックではHH′間でブロックを生じる（図13b）。His束遠位ブロックの場合はHV間でブロックを生じる（図13c）。

5）高度房室ブロック

3：1以下の伝導比を示す房室ブロックは，高度房室ブロックと総称され，しばしば極端な徐脈を呈する。ブロック部位が房室結節内（AH）で機能的原因によるものであれば，硫酸atropineなどで伝導改善が認められるが，BH，HVブロックではこのような改善は望めず，より高度のブロックまたは完全房室ブロックへの移行が認められる。AHブロックでは，捕捉収縮以外ではA波に続くH波以下が脱落する。His束内ブロックではHH′間でブロックを生ずる（図14）。

通常，AHまたはBHブロックでは捕捉収縮と補充収縮はほぼ同一のQRS波形を示すことが多く，既存の脚ブロックがなければ補充収縮も幅の

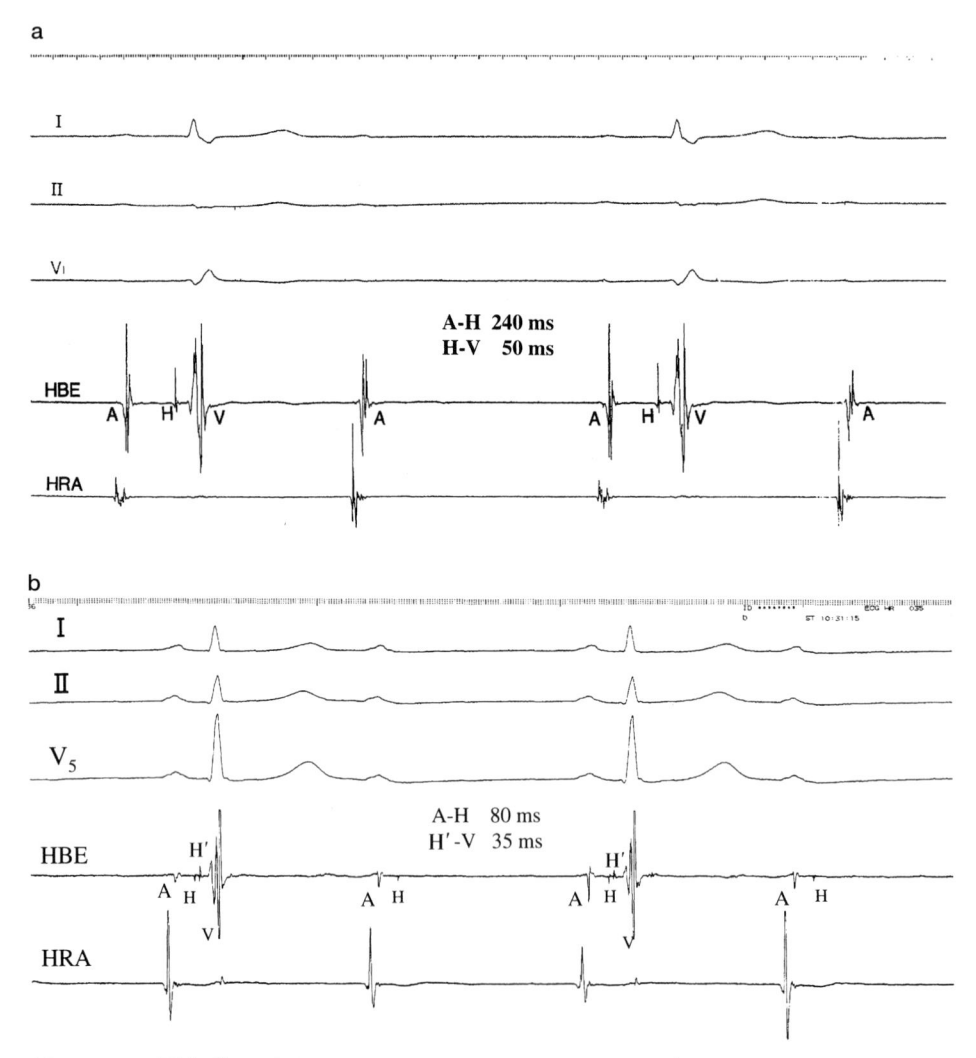

図13 2：1房室ブロック（図13cは次ページに掲載）
a．2：1 AHブロック
ブロック時はA波に続くH波が認められない。捕捉収縮ではAH時間は240 msと延長している。HV時間は50 msで正常である。
b．2：1 BHブロック
ブロック時はH波に続くH′波が認められない。AH時間は80 ms，H′V時間35 msと正常範囲である。

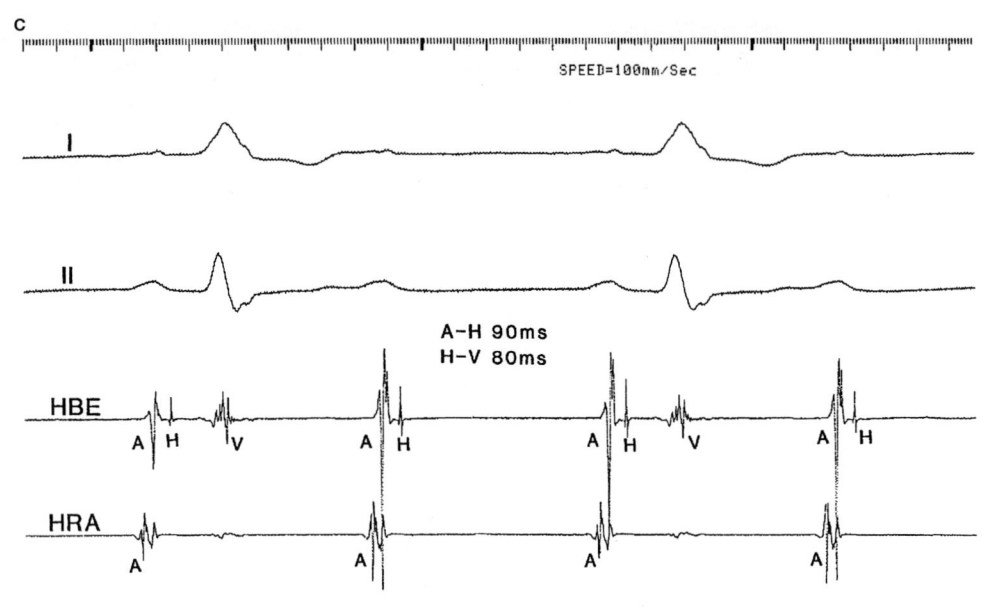

図13（続き）
c. 2：1 HVブロック
ブロック時はH波に続くV波が認められない。捕捉収縮ではAH時間は90 msと正常であるが、HV時間は80 msに延長している。

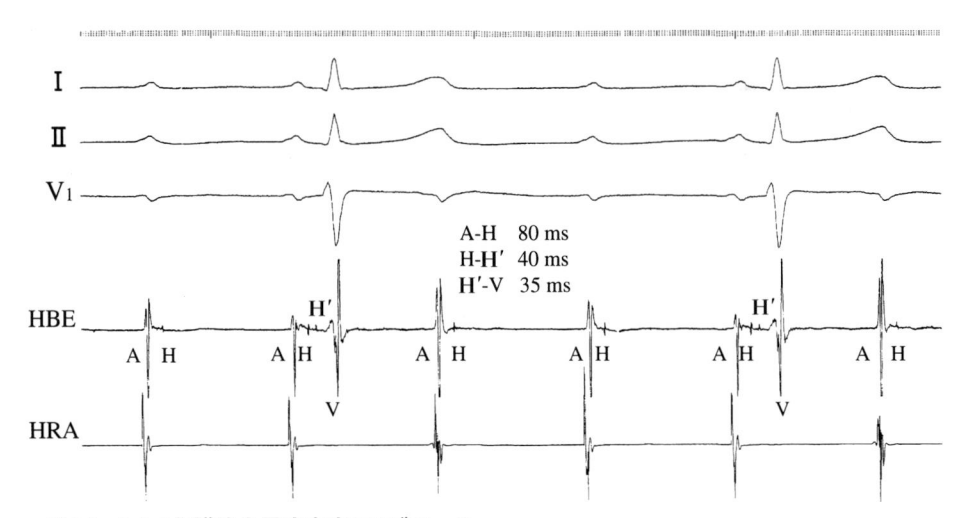

図14　3：1伝導比を示す高度BHブロック
心電図では、P波とQRS波が3：1の伝導比を示している。His束電位図ではQRS波の脱落している個所でHis束内（HH'）での伝導途絶がみられ、3：1伝導の高度房室ブロックと診断した。AH時間は90 ms、H'V時間は35msと正常範囲である。

狭いQRS波を示すとされる。しかし、BHブロックでは正常QRS幅でも捕捉収縮と補充収縮がわずかに異なることはMangiardiら[20]により指摘されており、筆者らの経験でもAHブロックで36.8%、BHブロックでは71.4%で補充収縮QRS波形に変化がみられた[21]。BHブロックの場合、特殊な例として補捉収縮のQRS波の幅は広いものでありながら、補充収縮が幅の狭いQRS波を示す場合がある（図15a）。これは、His束内での伝導は縦方向に比し、横方向の伝導が悪いため、縦解離が存在することによる[22,23]。この場合、His束ペーシングを行うと、補充収縮と同一の狭い

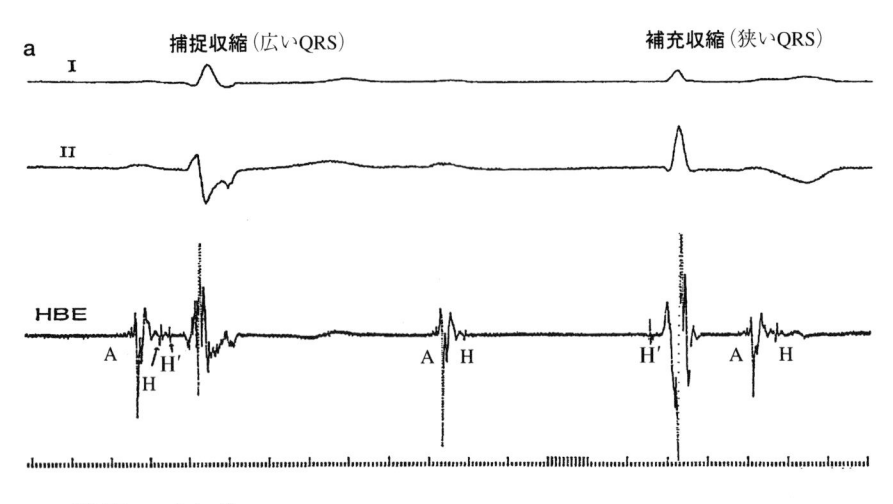

a

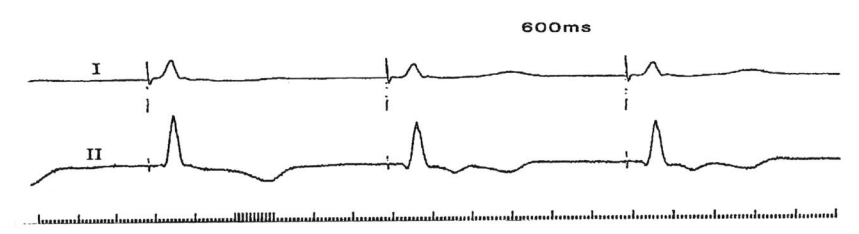

図15 His束内縦解離を伴う高度BHブロック
a：心電図では捕捉収縮が右脚ブロック型の幅広いQRSで，補充収縮はQRS幅が正常化している。His束電位でみると，補充収縮のV波の前にHis束電位（H'）がみられることからHis束由来であることがわかる。このような現象は，His束内の縦解離のため右脚方向へ向かう伝導が障害されており，興奮伝播が遅れるため捕捉収縮時は右脚ブロック型となり，また補充収縮はそれより遠位部から出現しているためQRSは正常化するものと考えられる。
b：His束ペーシングにより補充収縮と同一のQRS波形が得られており，この説を裏づける所見である。

表4 房室ブロックの部位別頻度（1）

部位	高度	第3度	合計
AH	46(22%)	34(25%)	80(23%)
BH	100(48%)	54(40%)	154(45%)
HV	64(30%)	48(35%)	112(32%)
合計	210	136	346

QRS波形が得られることより診断できる（図15b）[24]。筆者らは2種類の形の異なるHis束由来の補充収縮を，His束ペーシングにより同定し得た症例を経験している[25]。HVブロックではH波とV波間でブロックが起こり，補充収縮がみられる場合は心室由来であることから，幅の広いQRS波形を呈する。高度房室ブロックの臨床像はブロック部位より下位の補充中枢の安定性，すなわち補充調律の出現部位とその頻度に依存している。BH，HVブロックではAHブロックに比し下位中枢はより不安定であり，ペーシングの適応である。

6）第3度房室ブロック

第3度房室ブロックは完全房室ブロックとも呼ばれ，心電図上P波とQRS波が全く独立しているもので，QRS波は基本的に下位中枢からの補充調律である。したがってブロック部位が臨床像に大きく影響する。部位診断は先に述べたように，心電図からもある程度予想することができるが，最終的には電気生理検査によりHis束電位を

記録することが必要である。表4は高度および完全房室ブロック346例のブロック部位別内訳であるが，BHブロックの頻度が高度では48％，第3度でも40％と各ブロック部位の中で最も多い頻度である。筆者ら[7]は以前にもBHブロックが従来考えられていたより多いことを報告してきたが，全体でも45％を占めるという事実は注目すべきことと思われる。これは対象の差のみならず，BHブロックの診断に際し分裂His波を丹念に検索するなどBHブロックの存在そのものに注意を払うことの重要を示唆しているものと思われる。

a. 第3度AHブロック

His束電位図ではA波に続くH波が認められない。しかし補充収縮においてはV波に先行するH波がみられるが，A波とは全く独立して記録される（図16）。

先天性完全房室ブロックのほとんどはブロック部位が房室結節であるため，His束電位図上，AHブロックを示す[26]。また急性下壁心筋梗塞では一過性完全房室ブロックがしばしば合併するが，ブロック部位はAHであることが知られている[27]。通常，補充収縮は房室結節の伝導途絶部位直下のHis束近傍から出現するため，QRS波は正常である。しかしまれには心室から補充収縮が出現することもあり，この場合のQRS幅は広くなる。また元来脚ブロックが存在していればQRS幅は広くなる。成人の第3度AHブロックの20～50％では幅の広いQRSを伴うことが報告されている[28]。房室接合部の心拍は毎分45～55前後の頻度であるが自律神経の緊張に左右され，atropineやisoproterenolなどの投与では増加するなど変動がみられる。通常は明らかな自覚症状を伴わないことも多いが，なかには長時間心停止による失神発作などが認められることもある。

b. 第3度BHブロック

BHブロックの頻度は一般に15～20％と報告されている[28,29]が，実際はもっと頻度が多いと考えられ，筆者らの経験でも電気生理検査を行った高度および完全房室ブロック346例中154例（45％）

表5 房室ブロックの部位別頻度(2)

部位	例数	性別		60歳未満		60歳以上	
		男性	女性	男性	女性	男性	女性
AH	80 (23%)	53	27	20	11	33	16
BH	154 (45%)	59	95	14	11	45	84
HV	112 (32%)	82	30	25	9	57	21
合計	346	194	152	59	31	135	121

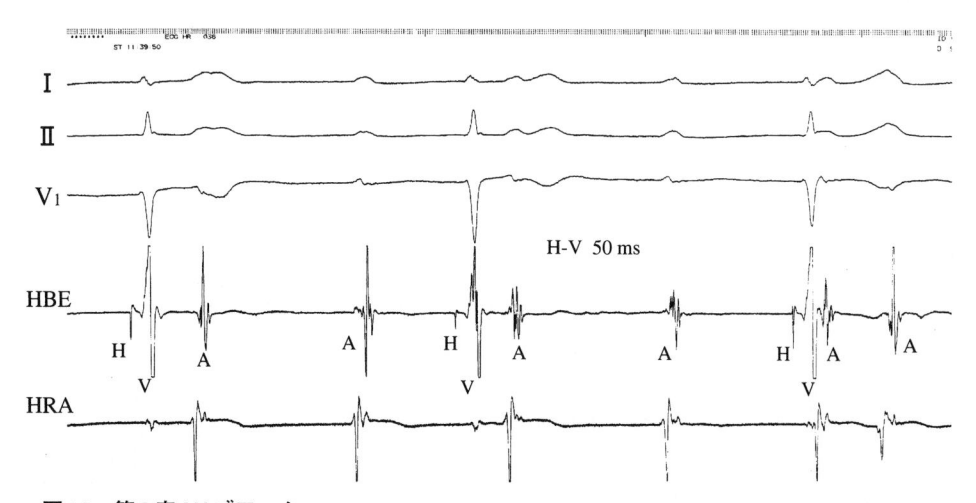

図16 第3度AHブロック
A波に続くH波を認めず，房室結節内での完全伝導途絶と診断できる。補充収縮は房室結節の障害部より遠位から出現しており，QRS幅は狭い。補充収縮のV波の前にはH波が記録されている。HV時間は50 msと正常範囲である。

に認められている。また従来男性より女性に多く，特に高齢女性での頻度が高いとされる(表5)。その理由の1つとして僧帽弁輪石灰化が女性では男性より2.6倍多く，この弁輪石灰化がHis束を圧迫するために起きるという考えもある。しかし病理組織学的には必ずしもあてはまるものではない[30]。臨床的にはHVブロックに近く，失神などの自覚症状も多くみられる。これは下位補充中枢の頻度がおおよそ毎分45以下と少ないことや，迷走神経の関与がHis束以下ではほとんどないため，運動などでも心拍増加は認められないなどの理由による。補充中枢が不安定であることによる長時間心停止なども経験する。

通常病変部位がHis束内であることから，心電図では正常幅のQRS波を示すのが一般的であるが，比較的多くの例でQRS幅の延長を認める。筆者らの施設では76例中25例(33%)であり，遠藤ら[31]も高度房室ブロックを含むBHブロック42例中8例(19%)で幅広いQRS波が認められたとしている。このように，BHブロックでは必ずしも正常幅QRS波を示すわけではなく，心電図上からの部位診断の限界を示していると考えられる。実際，筆者らが病理学的に検討し得た完全BHブロックの4例では，正常幅QRS波であったにもかかわらず，1例は10日後の，残り3例はそれぞれ1年，4年，9年後の病理所見において，全例でHis束末梢から脚にかけての病変を合併していた。経過が10日間と短い例でも軽度の左脚への病変を認めた。このことは，先の心電図上約3分の1の例で幅の広いQRS波を示すことなどから，His束内ブロックはHis束末梢から脚へと進行性であることが推測されている。また，病理学的検討から分裂His電位のうち最初のH波はHis束貫通部から由来するもので，H′波は右脚近位部を含めたHis束分岐部に由来するものと考えられている[32]。

His束電位図ではA波に続く近位部のH波と，補充収縮では遠位部のH′波とそれに続くV波が認められ，AHおよびH′V間で伝導が途絶する所見が認められる(図17a)。ただしHis束電位図の解釈には注意が必要であり，必ずしも分裂したH，H′波が同時にかつ明瞭に記録されるとは限らない。同一の症例であっても，もしH波が記録されないか十分な電位が得られない場合は，AHブロックと誤って診断される場合がある(図17b)。逆にH波が記録されH′波が記録されないと，HVブロックの所見になる(図17c)。したがって，His束電位記録時には心房側から心室側まで丹念に電位を記録する必要がある。

HVブロックの補充収縮は全例幅の広いQRS波

a. 分裂His束電位記録部位

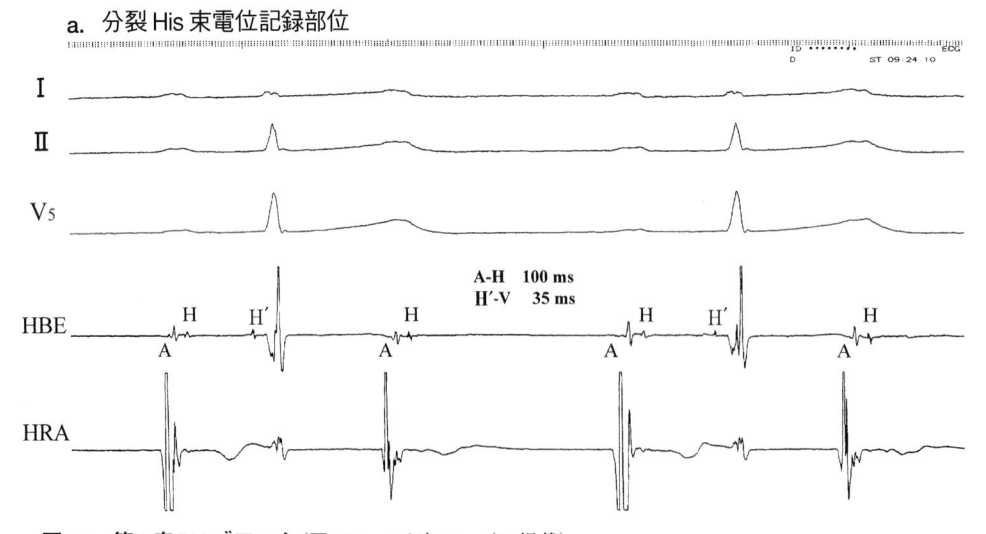

図17 第3度BHブロック(図17b, cは次ページに掲載)
　a：His束電位図では，分裂H波を認めHH′間での伝導途絶が認められる。QRS波が脱落しているP波に相当する個所ではA波とそれに続くH波を認め，また補充収縮のQRS波ではV波に先行するH′波が認められる。AH時間は100 ms，H′V時間は35 msと正常範囲である。QRS幅は正常である。

b．遠位 His 束電位記録部

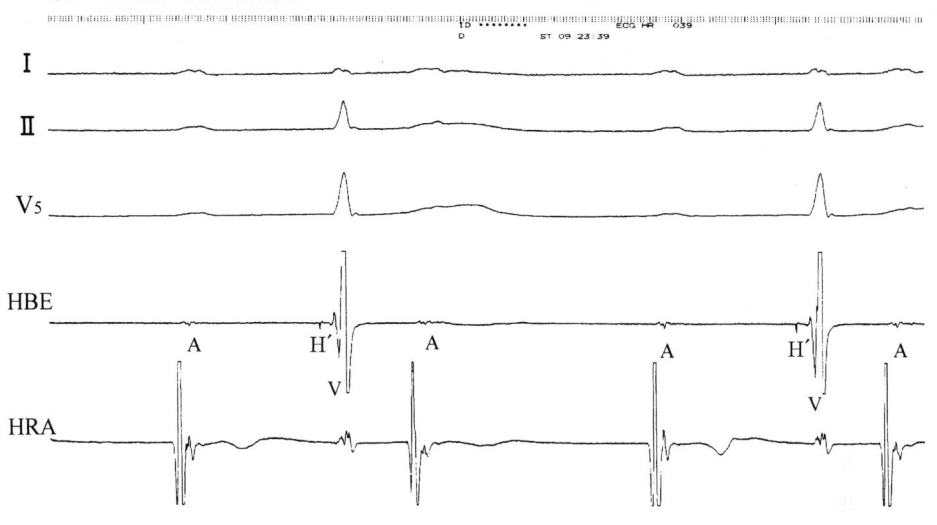

c．近位 His 束電位記録部

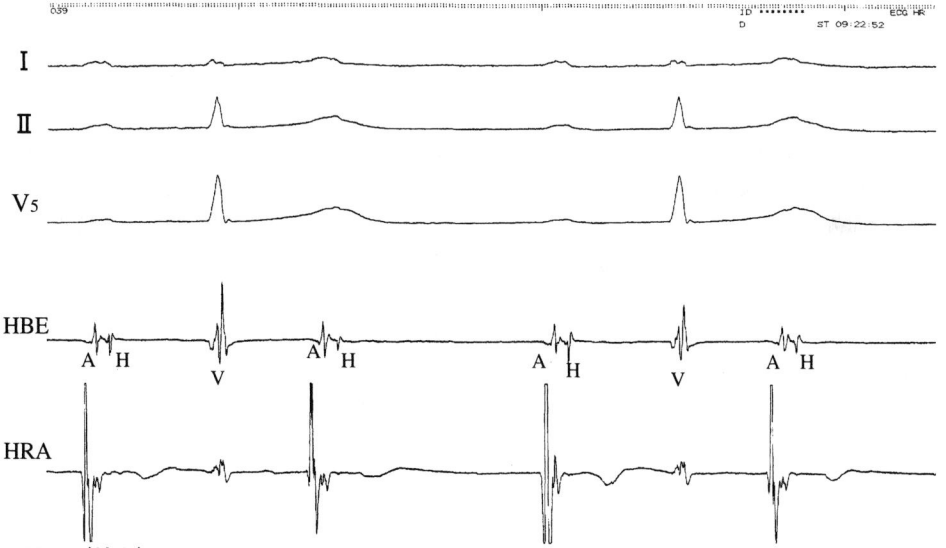

図17（続き）
b：aと同一の症例であるが，より心室側にカテーテルを進めた状態でHis束電位を記録したものである．そのためA波高は低く，V波がより高く記録されている．この際，His束電位はV波の直前にのみ記録され（H'），一見AHブロックの所見である．
c：逆にaの部位よりやや近位で心房側にカテーテルを引き抜いた状態で記録している．ここでは，A波，H波に続くV波が脱落しており，分裂His束電位のH'成分は記録されておらずHVブロックの所見であるが，QRS幅は正常である．

を示すため，もし正常幅QRS波でH'波が記録できず，His束電位図上HVブロックの所見を呈する場合はBHブロックである．またHVブロックの所見がありQRS幅が延長している場合，補充収縮とブロック出現前の捕捉収縮のQRS波が同一であれば，BHブロックと診断できる．これは伝導途絶部位がHis束末端に近い部位にあるため，それ以下のHis束電位が減弱しているためと考えられる．同じことがHis束中枢部で起ればH波が記録されず，AHブロックと診断される．

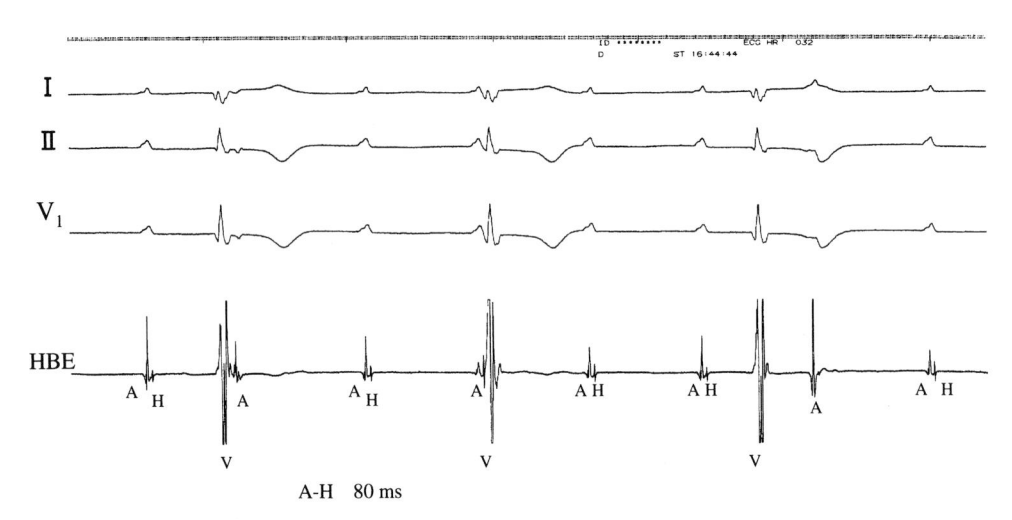

図18 第3度HVブロック
A波，H波に続くV波が脱落しており，V波に先行するH波は認められずHV間での伝導途絶である。AH時間は80 msで正常である。補充収縮のQRS幅は広い。

この場合はHis束電位図で鑑別することは困難であり，運動負荷や硫酸atropine負荷などでAHブロックでは心拍数が増加するが，BHブロックではそれがみられないというような臨床所見が参考になるが，必ずしも完全ではない。

c. 第3度HVブロック

脚からPurkinje系にかけての伝導途絶であるHVブロックは，成人の房室ブロックではBHブロックに次ぎ頻度が多く，筆者らの施設では32%に認められた。補充収縮は左右いずれかの心室から出現するため，QRS波は幅が広くかつ興奮頻度は少ないため著明な徐脈となり，失神発作などの症状の出現が高率である。また補充中枢の不安定さを反映して，別の補充中枢へのシフトや長時間の心停止がしばしば認められる。なかには極端な徐脈のためQT延長を伴い，いわゆるtorsade de pointes型の心室頻拍を生じる例も認められる。His束電位図ではA波に続くH波までの伝導はあるが，V波を伴わずHV間での伝導途絶が認められる（図18）。

d. 脚枝ブロック

HVブロックの中で，しばしば問題となるのは2枝ブロックから3枝ブロックへの移行であり，その際は完全HVブロックとなる。2枝ブロックは右脚ブロック＋右軸偏位，もしくは右脚ブロック＋左軸偏位であり，臨床的には後者が多いが，必ずしもすべてがこのような経過をたどるわけではない。もし2枝ブロックが存在し，短期間で進行性で第1度もしくは第2度のブロックを合併した場合は，間欠的3枝ブロックの出現が考えられるため注意が必要である。この場合は電気生理検査が必須であり，HV時間が100 ms以上に延長している例，毎分150以下の心房刺激でHVブロックが出現する例，心房期外刺激法によるHis-Purkinje系の有効不応期が450 ms以上に延長する例などは3枝ブロックへの進展する可能性が高い。

また潜在性HVブロックの誘発を目的に，His-Purkinje系に抑制的に作用するIa群薬の静注がしばしば用いられるが，低用量負荷で高度のブロックが誘発される場合には伝導障害の存在が強く疑われ，3枝ブロックによる完全HVブロック出現の可能性が高い。また脚における伝導障害が房室ブロックをきたす臨床的傍証として，左脚ブロックを有する例で右心カテーテル検査を施行した際，カテーテルによる右脚の機械的障害が原因で一過性の右脚ブロックをきたし，そのために完全房室ブロックが生じることが知られている（図19）[33,34]。

e. 補充調律の重要性

これまで述べてきたように，完全房室ブロックにおいては補充調律の安定性が臨床像に大きく影

響する（図2〜4参照）。繰り返しになるが，各ブロック部位別に補充調律の特徴を表6に示す。

7 潜在性房室ブロックの診断と誘発法

His-Purkinje系の器質的障害に起因する房室ブロックの中には，失神発作などの臨床症状を有するものの，しばしばその発現が一過性であり確定診断が困難な場合がある。このような場合，繰り返しHolter心電図などを記録し，症状と所見が一致すれば診断が確立するが，当然，他の不整脈や原因疾患との鑑別も必要である。それでも，より高度のブロックが臨床症状出現の原因である可能性が強く疑われる場合には，それを再現する

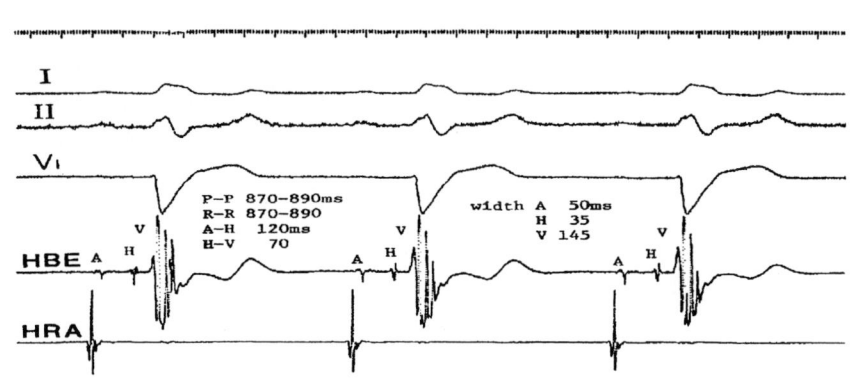

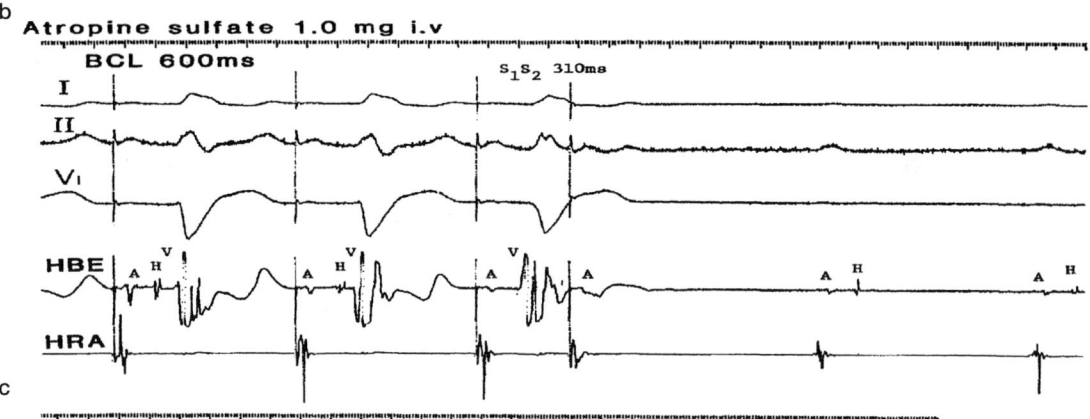

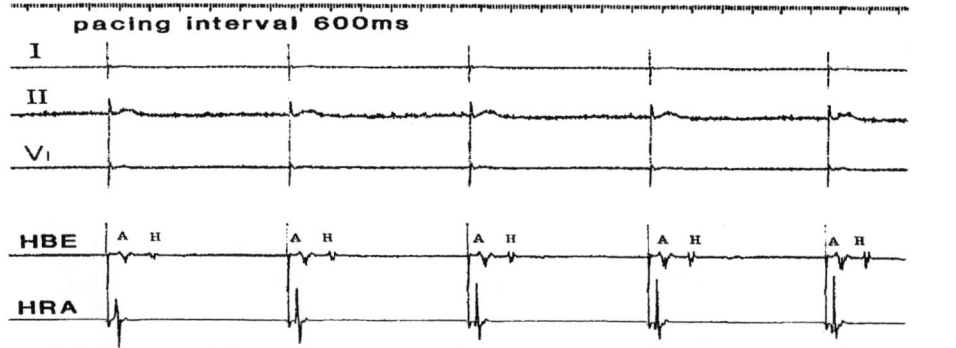

図19 左脚ブロック例での右心カテーテルによる完全房室ブロックの発現
a：洞調律時は左脚ブロックで，HV時間は70 msと延長を示す。
b：期外刺激法による不応期測定中にHVブロックが出現。
c：このブロックは約10秒間持続し，その後自然に洞調律に回復した。この現象は繰り返し観察され，カテーテルによる右脚の障害の結果，両脚ブロックになったものと考えられる。
BCL：basic cycle length＝基本刺激周期

表6 ブロック部位別にみた補充調律の特徴

ブロック部位		AH	BH	HV
QRS幅	正常	79%	67%	0%
	延長	21%	33%	100%
補充調律拍数／分		41 ± 9	36 ± 6	35 ± 6
1日総心拍数		60,996	52,700	47,063
atropine, 運動負荷		増加	ごくわずかな増加	
長時間心停止		まれ	しばしば	しばしば
補充中枢のシフト		まれ	しばしば	しばしば
重症心室不整脈		まれ	しばしば認められる	

表7 潜在性房室ブロックの誘発法

1. 運動負荷
2. 硫酸atropine
3. 心房ペーシング
4. 心室頻回刺激法
5. Ia群薬負荷試験

ために誘発が必要となる。過去に脳虚血症状の既往があり，また2度以上のブロックが一過性に認められており，その後洞調律で経過している例を潜在性房室ブロックと定義し，このような例での房室ブロック誘発法につき述べる。

　潜在性房室ブロックの誘発には，房室伝導機能評価の項で述べた方法を単独もしくは組み合わせて用いる（表7）。この中で運動負荷，硫酸atropine負荷，心房ペーシングは心房拍数増加を目的に行う。器質的障害により不応期が異常に延長している場合は，心房拍数の増加に伴いより高度のブロックが誘発される。次の心室頻回刺激（オーバードライブ抑制試験：overdrive suppression test）は，fatigue現象を利用したもので，

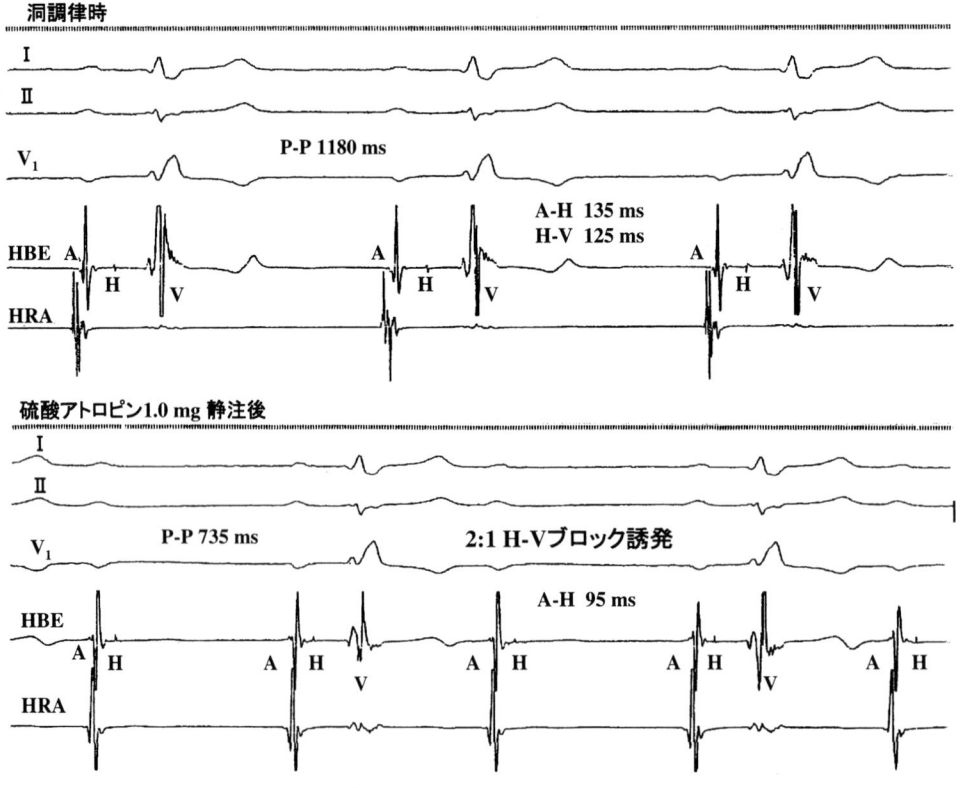

図20 硫酸atropineによる房室ブロック誘発
　上段は洞調律時のHis束電位図であるが，AH時間135 ms，HV時間125 msと延長を認めるが1：1伝導である。下段は硫酸atropineの静注による心房レートの上昇に伴い，HV間での2：1房室ブロックが誘発されている。AH時間は95 msと改善している。

直接刺激伝導系にストレスを加える方法である。fatigue現象とは心室または心房を高頻度で刺激し，これを中止した際にHis-Purkinje系の伝導が抑制され，房室ブロックが出現するとかさらに高度のブロックが誘発されるというものであり，器質的障害を有する例に認められる。この現象は時間および頻度依存性であることが知られている[35]。Ia群薬負荷は薬剤のHis-Purkinje系における伝導抑制作用を利用した方法である[2]。

1）運動負荷

運動負荷中に2度以上の房室ブロックが誘発された場合は，通常ブロック部位にかかわらず刺激伝導系の器質的伝導障害が示唆される。運動負荷は非侵襲的に行うことができるという利点があるが，より高度のブロックに進展することもありモニター下での負荷が望ましい．

2）硫酸atropine

硫酸atropine（0.02 mg/kg）投与後に第2度以上の房室ブロックが誘発された場合は，ブロック部位にかかわらず刺激伝導系の器質的病変が示唆される（図20）。これも，より高度のブロック発現に注意が必要であり電気生理検査時に施行することが望ましい。運動負荷，硫酸atropine負荷ともに洞機能不全などのため心房拍数が十分増加しない場合は，2度以上の房室ブロックが誘発されないこともあり注意を要する。

3）心房ペーシング

AHブロックでは，毎分110以下の心房ペーシングで2度以上の房室ブロックを生じる場合は異常と考えられ，硫酸atropine静注後に毎分120以上に改善しない場合は房室結節の器質的障害が考えられる。His束以下のブロックでは毎分150以下のペーシングでブロックを生じた場合は異常と考えられる（図21a～c）。

また，発作性房室ブロックの機序として第4相ブロックが考えられる例では，心房頻回刺激後の洞徐脈が房室ブロックを引き起こすことがある（図22）。

4）心室頻回刺激法

心室頻回刺激を行った際，ペーシング停止後に2度以上の房室ブロックが認められた場合は，His-Purkinje系の器質的障害が考えられる。高頻度でかつ長時間刺激を行うほど誘発されやすい[35]。また，本法はブロック出現後の下位補充中枢の安定性を評価することが可能であり，BH，HVブロックにおいては，しばしば長時間にわた

a. AH Wenckebachブロックの誘発

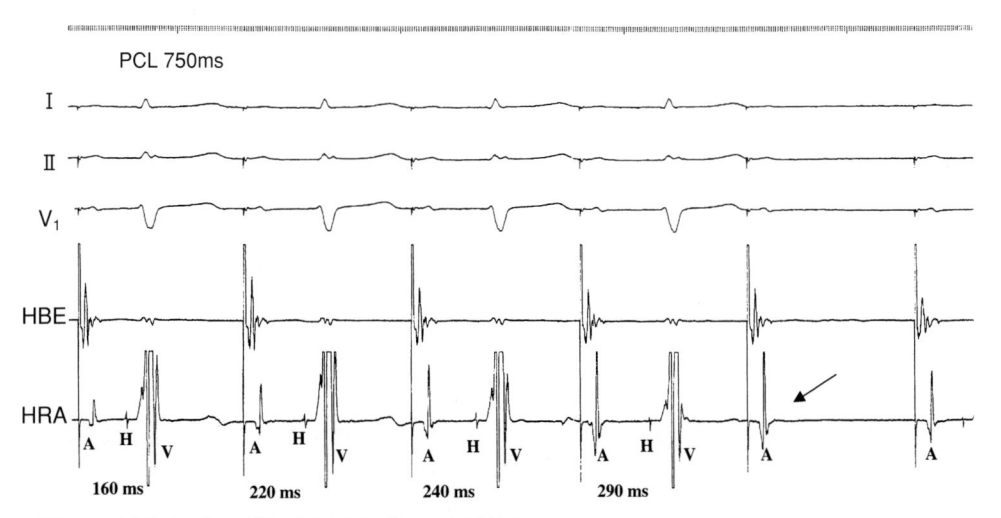

図21　心房ペーシングによる房室ブロック誘発（図21b，cは次ページに掲載）
a：PCL750 ms（毎分80）の心房ペーシング拍数で，AH間のWenckebach型ブロックが出現している（↙のA波に続くQRS波が脱落）。
PCL：pacing cycle length＝ペーシング周期

b. 2：1 BHブロックの誘発

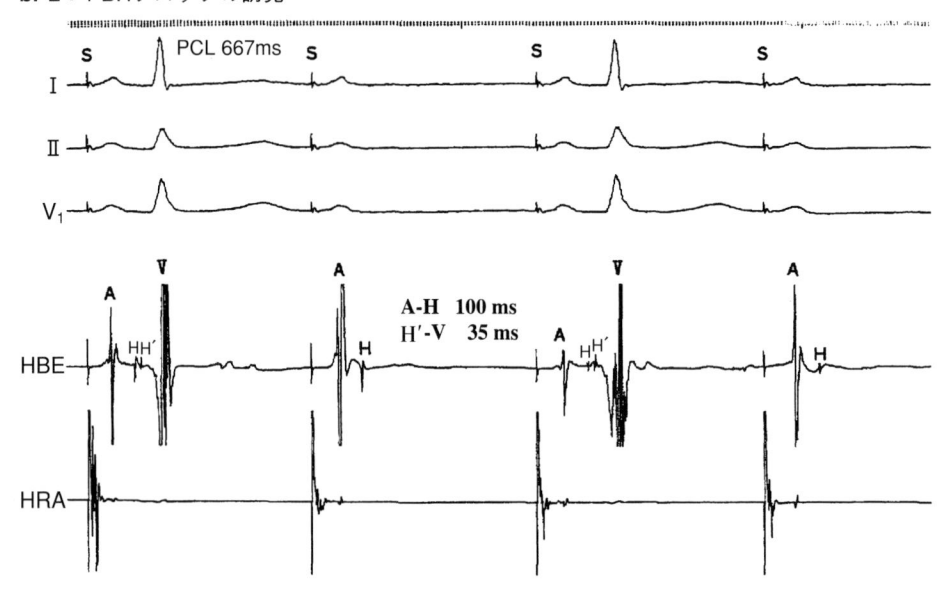

c. 2：1 HVブロックの誘発

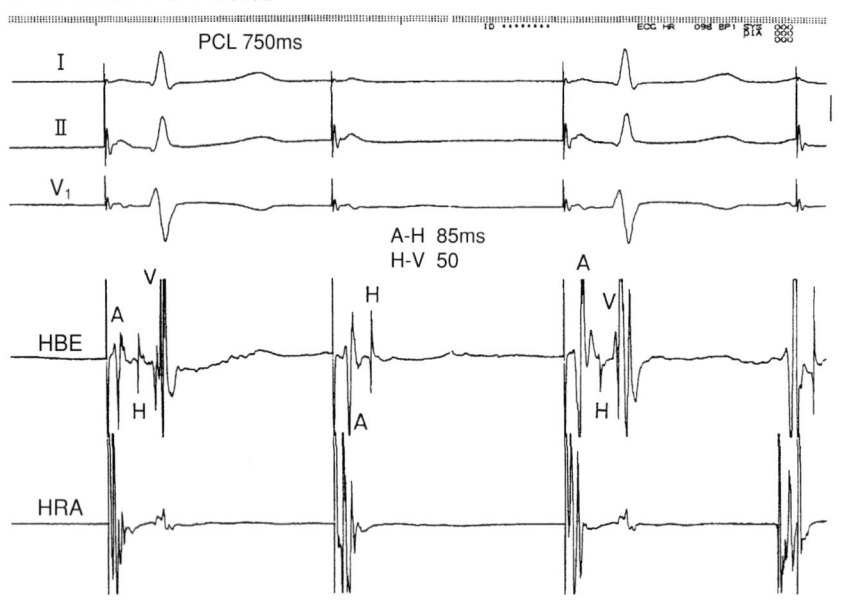

図21（続き）
b：PCL 667 ms（毎分90）の心房ペーシング拍数で，HH′間の2：1ブロックが認められる。
c：PCL 750 ms（毎分80）の心房ペーシング拍数で，HV間の2：1ブロックが認められる。

り補充収縮が出現しない場合がみられる（図23）。

5）Ia群薬負荷試験

Ia群抗不整脈薬はHis-Purkinje系の伝導抑制作用を有するため，薬剤投与によりHV時間が2倍以上に延長するとか，100 ms以上に延長する場合，さらには2度以上の房室ブロックが出現した場合はHis-Purkinje系の器質的伝導障害を示唆する所見であり，より高度のブロックへ進展する可能性が高い。特に低用量でこれらの所見が得

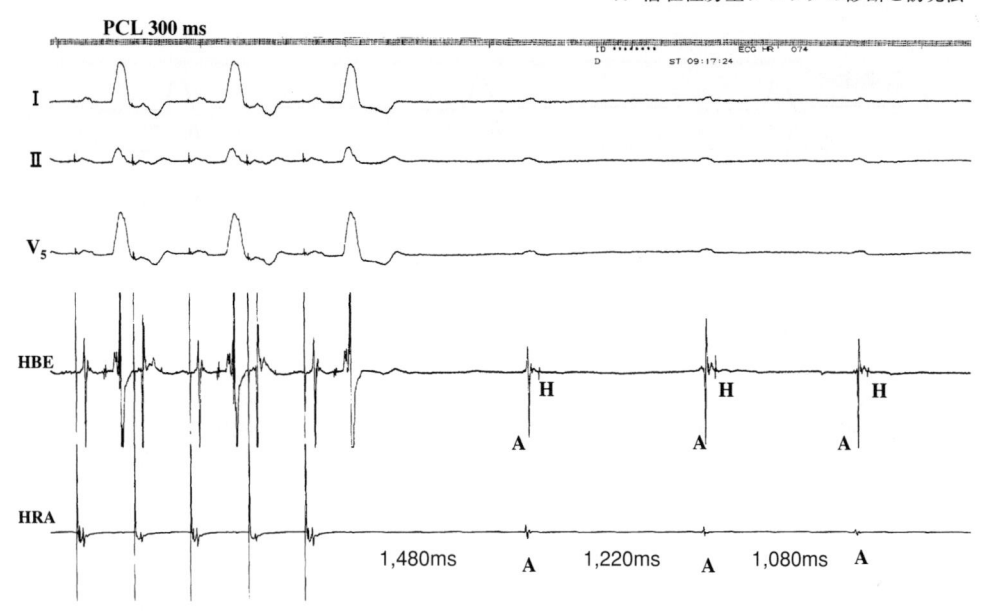

図22 徐脈依存性房室ブロック

発作性房室ブロックの例で，検査時は1：1伝導であったがHis束電位図では分裂したHis波を認め，BHブロックと診断した．毎分200の心房頻回刺激停止直後から，H′V間での房室ブロックが誘発された．刺激停止後のAA間隔は延長しており，伝導回復までにさらに数秒間を要した．

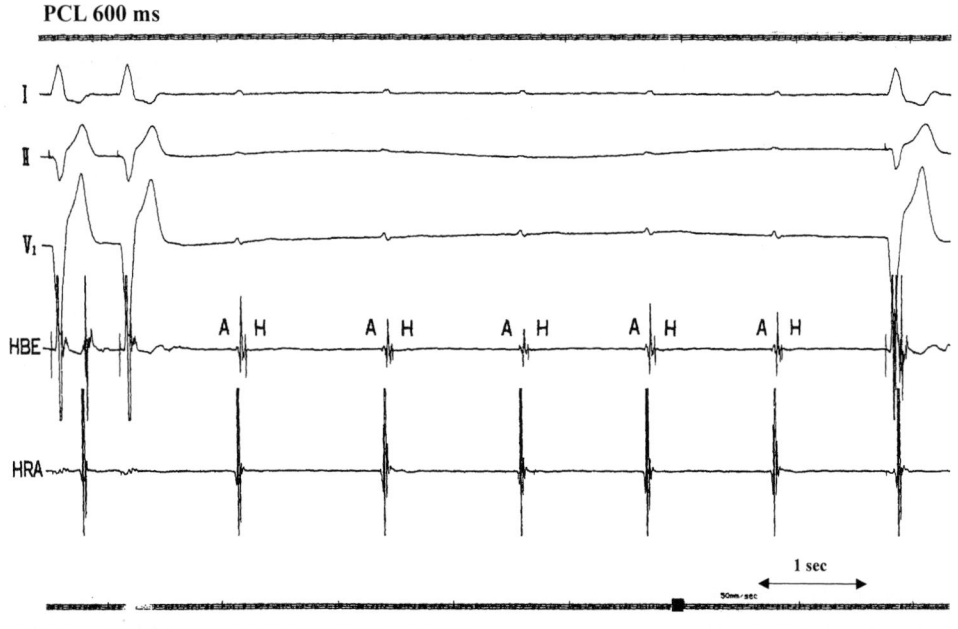

図23 心室頻回刺激による房室ブロック誘発

高度BHブロックの例で，毎分150の心室頻回刺激を30秒間行った．停止直後に完全BHブロックが誘発され，補充収縮の出現はなく約7秒間の心停止が認められた．

られれば診断意義は大きい．現在，使用される薬剤（使用量）はcibenzoline（1.4 mg/kg），disopyramide（1.0 mg/kg），procainamide（10 mg/kg）などである．薬剤単独で誘発できない場合は，前述の心房や心室ペーシングとの組み合わせで行うこともある．本負荷試験は，常に高度房室ブロック誘発の可能性があり，ベッドサイドでは行わない．必ず電気生理検査時に，心室ペーシングが

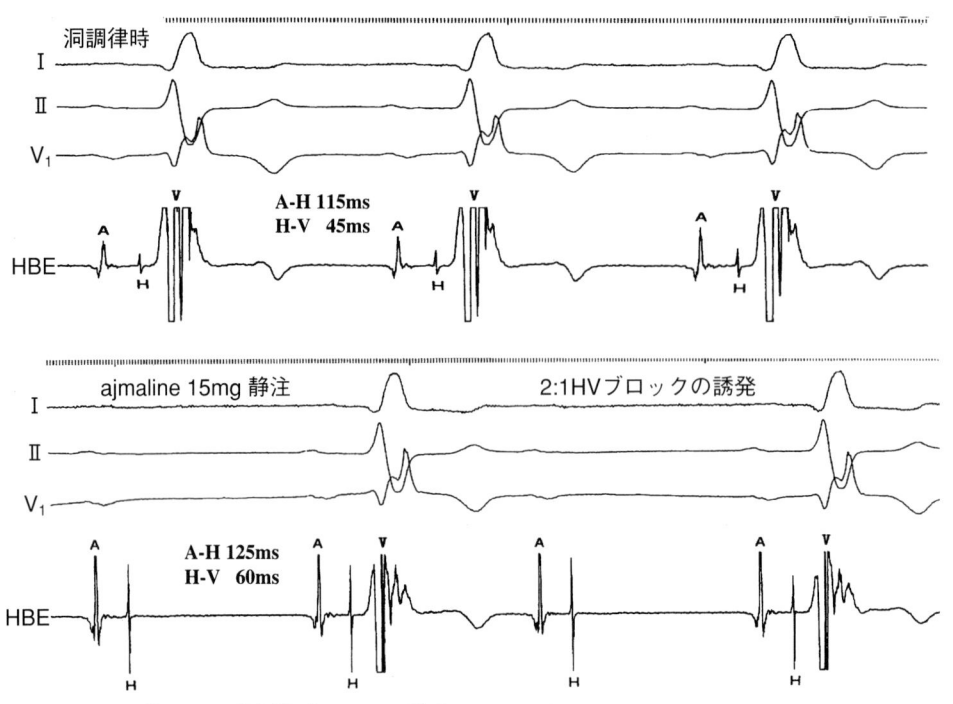

図24 Ia群薬による潜在性ブロックの誘発
症例は発作性房室ブロック例で，失神発作の既往がある。上段は洞調律時のもので，AH時間115 ms，HV時間45 msと正常である。この例にIa群薬であるajmalineを静注したところ，15 mgの投与量で2：1HVブロックが誘発された。

可能な状況下で行うべきである（図24）。

8 房室伝導に関するその他の諸現象

1）gap現象

房室あるいは室房伝導において，期外刺激法により連結期を短縮していくとある時点で伝導途絶をきたすが，さらに連結期を短縮すると伝導が再開するというもので，すなわち興奮の伝導にgapが認められるという現象である。房室伝導におけるgapという用語は，Moeら[36]により最初に提唱されたが，この現象は房室伝導系各部において不応期に差があるために生じるものである。つまり期外刺激を行う際，最初に不応期の長い遠位部で伝導途絶を生じるが，さらに連結期を短縮していくと不応期の短い近位部での伝導遅延が生じるため，この間に遠位部は不応期を脱し伝導が回復するという機序である。Damatoら[37]によりgap現象は遠位伝導途絶部位と近位伝導遅延部位か

表8 Damatoによるgap現象の分類

gap現象のタイプ		遠位（最初）のブロック出現部位	近位の伝導遅延部位
房室伝導	Ⅰ型	HV	AH
	Ⅱ型	HV（遠位）	HV（近位）
	Ⅲ型	HV	His束内
	Ⅳ型	AH（遠位）	AH（近位）
	Ⅴ型	AHまたはHV	PA（心房内）
	Ⅵ型	HV	なし（過常伝導）
室房伝導	Ⅰ型	HA	VH
	Ⅱ型	VH	VH（心室側）

ら，房室（順行性）伝導では6つのタイプに，また室房（逆行性）伝導では2つのタイプに分類されている（表8）。順行性Ⅰ型gap現象の例を図25に，逆行性Ⅱ型gap現象の例を図26に示す。

2）jump-up現象

心房から房室結節への進入経路に，2種類以上の異なる伝導速度および不応期を有する場合に認

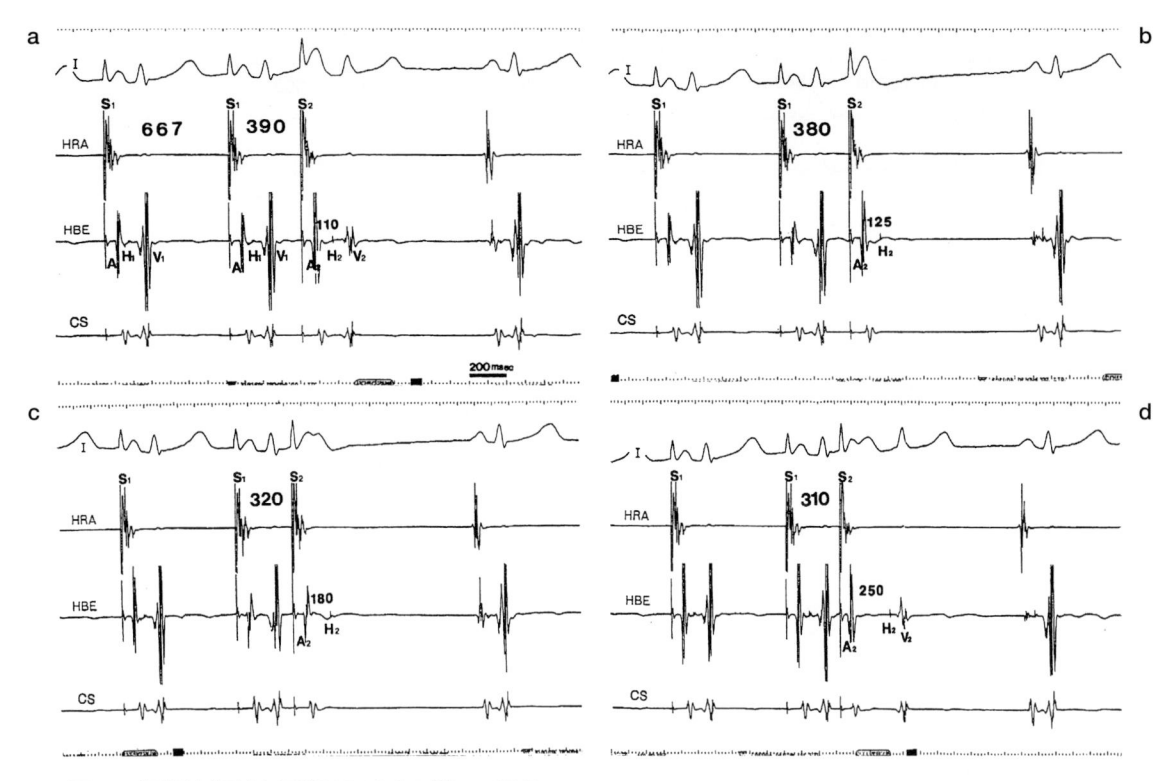

図25　順行性（房室）伝導におけるⅠ型gap現象

基本刺激間隔（S_1S_1）667 msにおける心房期外刺激法を示すが，連結期（S_1S_2）390 msのときのA_2H_2時間は110 msである（**a**）。S_1S_2を380 msに短縮するとA_2H_2時間は125 msに延長を示すが，V波は脱落しておりH_2V間でのブロックが生じている（**b**）。このブロックはS_1S_2 320 msまで続いており，このときのA_2H_2時間は180 msであった（**c**）。さらにS_1S_2を310 msへと10 ms短縮すると，A_2H_2間隔は250 msへと著明に延長（jump-up現象，図27参照）を示し，同時にV波を伴いHV間の伝導が回復している（**d**）。これはHis-Purkinje系の不応期が長いために，最初にHis-Purkinje系（遠位部での伝導途絶）で生じたブロックが，連結期が短縮するのに伴いAHの延長（近位部での伝導遅延）をきたし，最終的にjump-upによりAHの伝導時間が延長している間に，不応期を脱したためHV間の伝導が再開したものである。

められる現象である。最も多いパターンは房室結節二重伝導路で，伝導速度が速く，不応期の長いfast pathwayと，伝導速度が遅く不応期の短いslow pathwayの存在下で認められる。心電図上では，時にPR間隔の突然の延長という所見が認められることがある。電気生理検査では，心房期外刺激法において基本刺激中に連結期を10 ms短縮した際に，AH時間が50 ms以上に延長した場合はfast pathwayからslow pathwayへ伝導が移行したと考えられ，これをjump-up現象と定義している（図27a，b）[2]。房室結節二重伝導路におけるjump-up現象は房室結節回帰性頻拍時の回旋開始時の機序として重要である。この現象は，時に心室ペーシング時の室房伝導においても認められる。

3）不顕伝導（concealed conduction）

不顕伝導は，房室伝導においてLangendorfら[38,39]により導入され，知られるようになった概念である。一般に房室接合部に生じることが多く，心房あるいは心室から伝導した興奮が残す不応期によって，次の興奮の伝導に影響を与えるもの[40]であり，房室（順行）および室房（逆行）伝導ともに認められる。代表的なものでは図28に示すように，心室期外収縮の出現により次の心房からの興奮は房室接合部において伝導遅延や途絶をきたす。これは，心室期外収縮からの逆行性興奮が房室接合部へ進入することにより，同部位に不応期を残すいわゆる不顕伝導により生じる現象である。不顕伝導は脚枝や心房などでもみられるこ

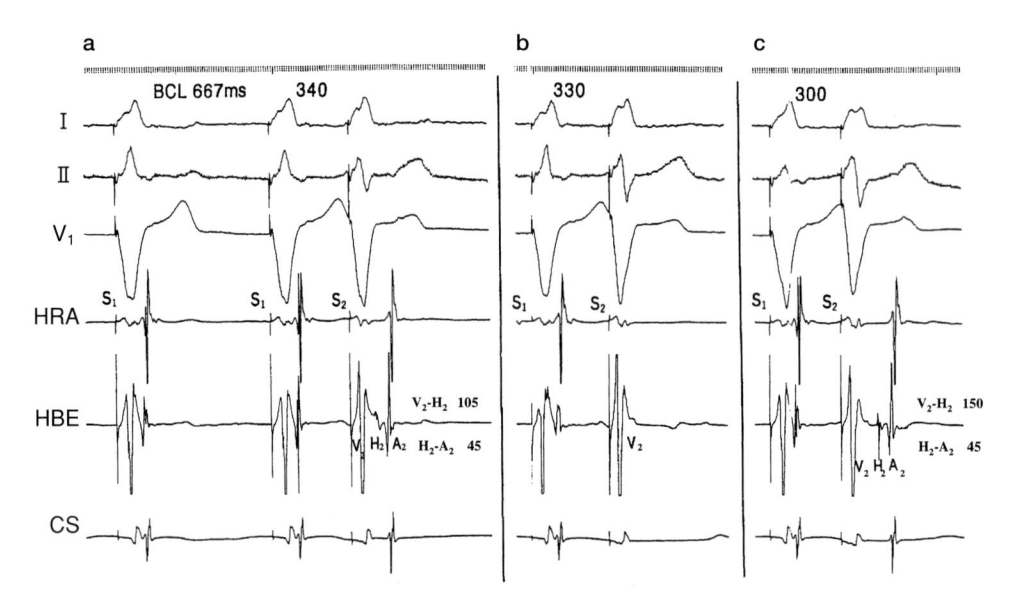

図26 逆行性(室房)伝導のⅡ型gap現象

a：基本刺激間隔(S_1S_1)667msにおける心室期外刺激法を示すが，連結期(S_1S_2)340msまでは室房伝導が認められ，V_2H_2 105 ms，H_2A_2 45 msであった。

b：連結期330 msに短縮するとV_2H_2間でブロックが出現し，310msまで同様にブロックを認めた。

c：さらに連結期を300 msへ短縮すると，再び室房伝導が認められ，このときV_2H_2時間は150 msへ延長したが，H_2A_2時間は45 msで不変であった。すなわち最初にHis束側でブロックを生じた部位が，心室側での伝導遅延の間に伝導可能となった室房伝導のⅡ型gap現象と考えられる。

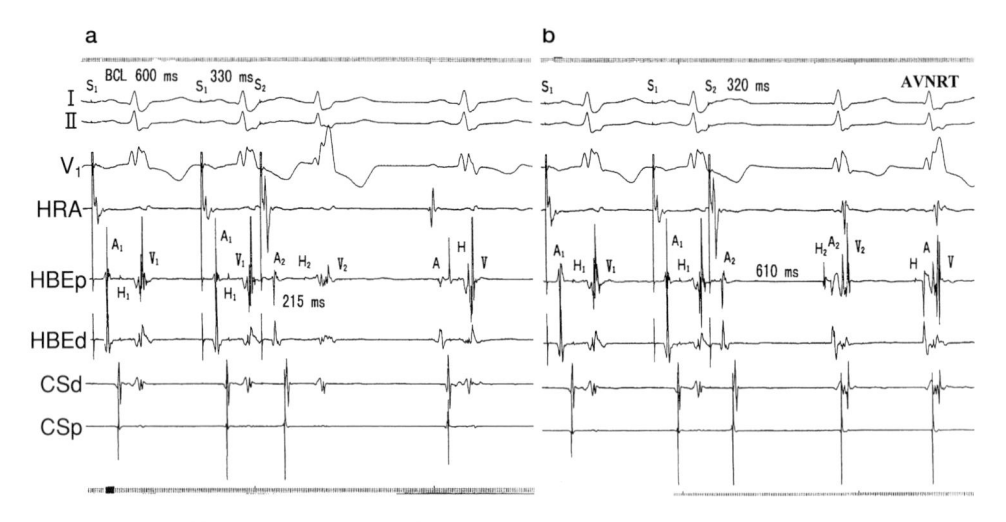

図27 房室結節におけるjump-up現象

a：基本刺激間隔(S_1S_1)600 msにおいて連結期(S_1S_2)330 msで期外刺激を入れた際のA_2H_2時間は215 msである。

b：S_1S_2を320 msへと10 ms短縮すると，A_2H_2時間は610 msへと著明に延長し，いわゆるjump-up現象が認められている。それと同時に房室結節リエントリー性頻拍(AVNRT)が誘発されている。

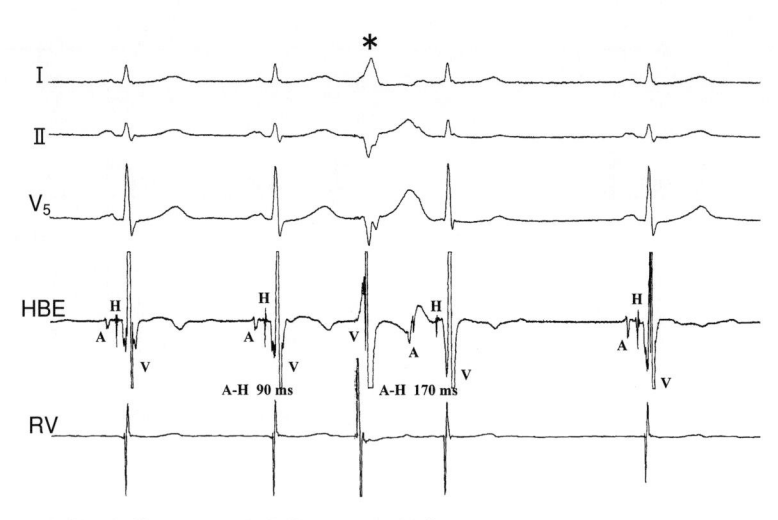

図28 心室期外収縮による房室結節への不顕伝導

第1, 2, 4拍目のAH時間は90 msと正常であるが，第2拍目と第3拍目の間に，間入性の心室期外収縮（＊）が出現している．これにより，房室結節への不顕性逆行伝導が生じ不応期を残したため，第3拍目のAH時間は170 msへと延長を認めている．

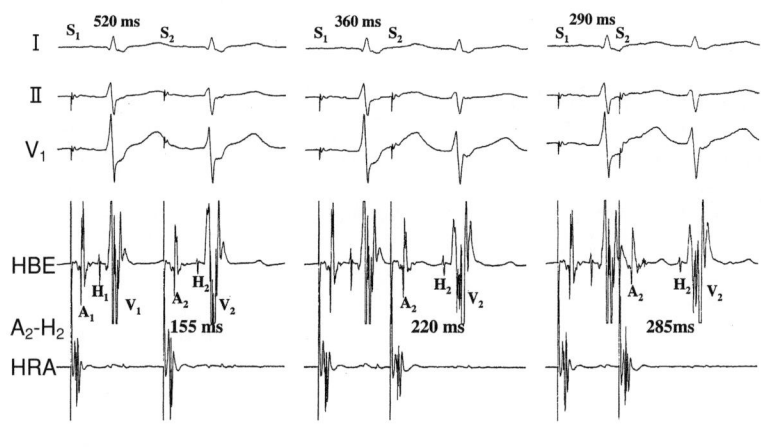

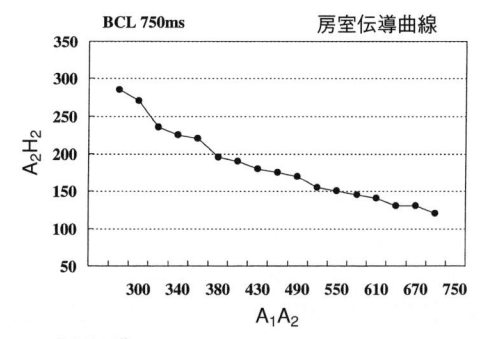

図29 房室結節における減衰伝導

上図は，心房期外刺激法（BCL 750 ms）において，連結期を短縮した際のAH時間を示す．連結期が520, 360, 290 msと短縮するのに伴い，AH時間はそれぞれ155, 220, 285 msと徐々に延長を示している．下図はこれを連続的に表示した房室伝導曲線であるが，A_1A_2時間の短縮に伴いA_2H_2時間は延長している．

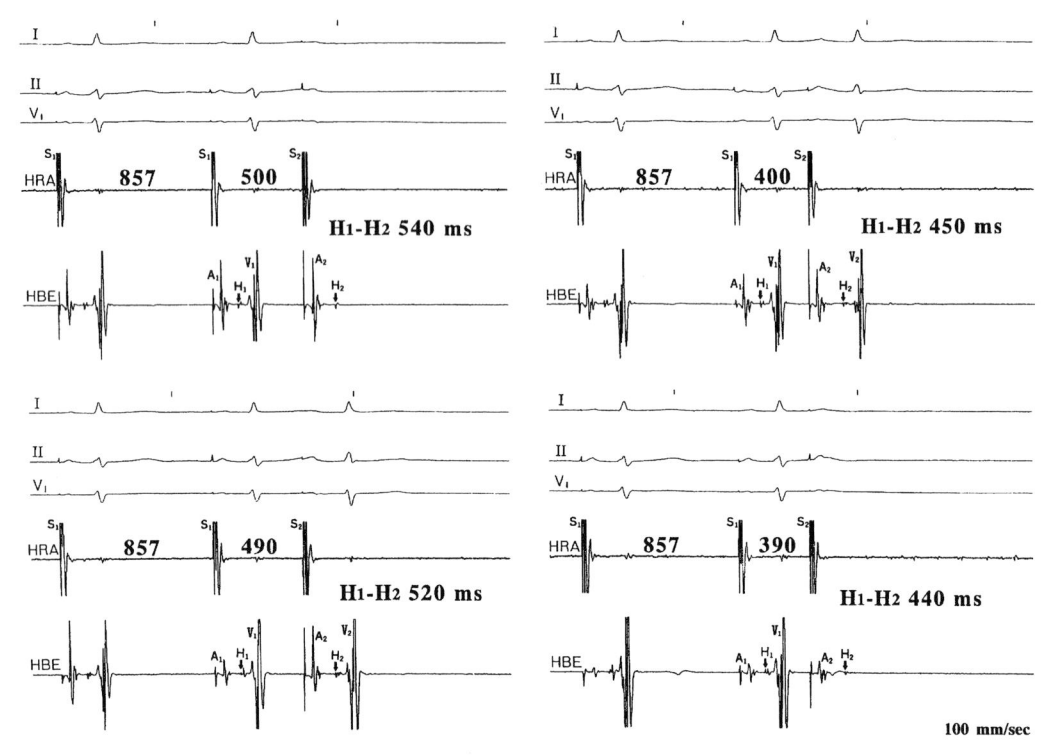

図30 His-Purkinje系における過常伝導

高度BHブロックの例であるが,基本刺激間隔857 msで心房期外刺激法を行ったところHis-Purkinje系の有効不応期は605 msと延長を示していた。S_1S_2間隔500 ms(H_1H_2 540 ms)では伝導が認められないが,S_1S_2間隔490-400 ms(H_1H_2 520-450 ms)においては伝導が回復し,S_1S_2間隔を390 ms(H_1H_2 440 ms)へと短縮すると再び伝導は途絶した。このように本来であれば伝導は期待できない範囲で伝導がみられるものを過常伝導という。

とが知られている。

4) 減衰伝導 (decremental conduction)

減衰伝導とは高頻度刺激あるいは期外刺激などによりある部位での伝導が徐々に遅延してくる現象であり,房室結節において認められるものが代表的なものである。すなわち心房ペーシング拍数の増加とともに,房室結節内伝導時間(AH時間)は徐々に延長してくる。また心房期外刺激法では連結期の短縮に伴い,A_2H_2時間は徐々に延長してくる(図29)。正常心においては,房室伝導ブロックはほとんど房室結節において生じる。しかしその他にも副伝導路やまれには障害を伴うHis-Purkinje系,心房・心室筋においてもこのような現象が認められることがある。減衰伝導特性を有する副伝導路には,Mahaim線維,PJRT(permanent form of junctional reciprocating tachycardia)の原因となる後中隔副伝導路などが知られている[41,42]。

5) 過常伝導 (supernormal conduction)

過常伝導とは,本来であれば伝導遅延や伝導途絶が予想される時相において,伝導時間が短縮したり,あるいは途絶せずに伝導されるという現象である(図30)。通常,房室伝導系に器質的な障害が存在する場合にみられ,一見伝導が改善したようにみえるが,これは正常より伝導が良好ということを意味するものではない。現在,他の電気生理学的機序では説明不可能なものを過常伝導とするのが一般的である。したがって真の過常伝導と①gap現象,②peeling back現象(4章,77ページ参照),③先行周期の変化に基づく不応期の短縮,④脚枝におけるWenckebach周期,⑤徐脈依存性ブロック,⑥summation,⑦房室結節二

重伝導路などの予想されたよりも伝導がよい状態 (偽性過常伝導) をきたす電気生理学的現象とは区別すべきである[2]。Damato ら[37]の分類した gap 現象のうちタイプ 6 は His-Purkinje 系で最初にブロックが起こるものであるが，真の過常伝導と考えられている。まれに過常伝導が副伝導路にみられることもある。

(中里祐二)

● 文献

1) Kocovic DZ, Friedman PL : Atrioventricular nodal block. In Podrid PJ(ed): Cardiac Arrhythmia. Baltimore, Williams & Wilkins, 1995, p1039-1050
2) Josephson ME : Atrioventricular conduction. In Clinical Cardiac Electrophysiology. 2nd ed. Philadelphia, Lea & Febiger, 1993, p96-191
3) 中里祐二：房室伝導能の評価と検査の進め方．笠貫宏(編)：心臓病診療プラクティス 5. 心電図で解く．文光堂，1995, p158-166
4) Denes P : Atrioventricular and intraventricular block. Circulation 1987 ; 75(suppl III): 19-25
5) Narula OS : Current concepts of atrioventricular block. In Narula OS(ed): His Bundle Electrocardiography and Clinical Electrophysiology. Philadelphia, FA Davis, 1975, p139-175
6) 中里祐二：洞機能不全症候群および房室ブロックにおける室房伝導に関する検討．順天堂医学 1986；32；491-500
7) 中田八洲郎：房室ブロック．早川弘一(編)：臨床心臓電気生理学．南江堂，1994, p97-124
8) 中里祐二，中田八洲郎：高度および完全房室ブロックにおける臨床電気生理学的検討．心臓ペーシング 1987；3：355-363
9) 中里祐二，中田八洲郎：完全房室ブロックにおける自律神経の影響について．心臓ペーシング 1991；7：412-417
10) Rosen KM, Rahimtoola SH, Chuquimia R, et al : Electrophysiological significance of first degree atrioventricular block with intraventricular conduction disturbance. Circulation 1971 ; 43 : 491-502
11) Brodsky M, Wu D, Denes P, et al : Arrhythmias documented by 24 hour continuous electrocardiographic monitoring in 50 male medical students without apparent heart disease. Am J Cardiol 1977 ; 39 : 390-395
12) Meytes I, Kaplinsky E, Yahini J, et al : Wenckebach A-V block : a frequent feature following heavy physical training. Am Heart J 1974 ; 90 : 426-430
13) Narula OS, Samet P : Wenckebach and Mobitz type II A-V block due to block within the His bundle and bundle branches. Circulation 1970 ; 41 : 947-965
14) 戸叶隆司，中田八洲郎，安田正之，他：His-Purkinje 系における Wenckebach 型房室ブロックの臨床電気生理学的検討．心電図 1996；16：1-14
15) Rosen KM, Dhingra RC, Loeb HS, et al : Chronic heart block in adults. Arch Intern Med 1973 ; 131 : 663-672
16) Rosen KM, Loeb HS, Gunnar RM : Mobitz type II block without bundle branch block. Circulation 1971 ; 44 : 1111-1119
17) Denes P, Levy L, Pich A, et al : The incidence of typical and atypical A-V Wenckebach periodicity. Am Heart J 1975 ; 88 : 26-31
18) Rosen KM, Rahimtoola SH, Gunnar RM : Pseudo AV block secondary to premature non-propagated His bundle depolarizations. Circulation 1970 ; 42 : 367-373
19) 住吉正孝，中田八洲郎，高橋尚子，他：ヒス束期外収縮の 1 例．臨床心臓電気生理 1989；21：143-150
20) Mangiardi LM, Ronzani G, Gaita F, et al : Clinical and electrocardiographic features and long-term results of electrical therapy in patients with isolated His bundle disease. Am Heart J 1986 ; 112 : 1183-1191.
21) 住吉正孝，中田八洲郎，大野安彦，他：A-H およびヒス束内ブロックにおける捕捉収縮と補充収縮の心電図学的検討．心電図 1990；10：445-453
22) James TN, Sherf L : Fine structure of the His bundle. Circulation 1971 ; 44 : 9-28
23) 棚橋尉行，中田八洲郎，住吉正孝，他：ヒス束内縦解離を伴った高度房室ブロックの 1 例．臨床心臓電気生理 1986；9：11-16
24) 住吉正孝，中田八洲郎，戸叶隆司，他：ヒス束内ブロックにおけるヒス束ペーシングの臨床的意義．心電図 1992；3：277-283
25) 住吉正孝，中田八洲郎，大野安彦，他：2 種類の補充収縮と同一の QRS 波形がヒス束ペーシングにより得られたヒス束内ブロックの 1 例．臨床心臓電気生理 1991；14：9-17
26) Rosen KM, Rahimtoola SH, Gunnar RM, et al : Site of heart block as defined by His bundle recordings : pathological correlates in three cases. Circulation 1972 ; 45 : 965-987
27) Rosen KM, Loeb HS, Chuquimia R, et al : Site of heart block in acute myocardial infarction. Circulation 1970 ; 42 : 925-933
28) Rosen KM, Dhingra RC, Loeb HS, et al : Chronic heart block in adults. Arch Intern Med 1973 ; 131 : 663
29) Puech D, Wainwright RJ : Clinical electrophysiology of AV block. Cardiol Clin 1983 ; 1 : 209-224
30) Pomerance A : Pathological and clinical study of calcification of the mitral valve ring. J Clin Pathol 1970 ; 23 : 354-361
31) 遠藤康弘，笠貫宏，大西哲，他：ヒス束内ブロックの臨床的・電気生理学的検討，およびその長期予後．呼と循 1986；34：43-49
32) Nakazato Y, Nakata Y, Tokano T, et al : Intra-His bundle block corresponds with interruption of the branching portion of the His bundle. PACE 1994 ; 17 : 1124-1133

33) Guputa PK, Haft JI : Complete heart block complicating cardiac catheterization. Chest 1972 ; 61 : 185-187
34) Kimbiris D, Dreifus LS, Linhart JW : Complete heart block occurring during cardiac catheterization in patients with preexisting bundle branch block. Chest 1974 ; 65 : 95-97
35) Narula OS, Runge M : Accommodation of A-V nodal conduction and fatigue phenomenon in the His-Purkinje system. In Wellens HJJ(ed): The Conduction System of the Heart. Leiden, HE Sternfert Kroese, 1976, p529-544
36) Moe GK, Mendez C, Han J : Aberrant A-V impulse propagation in the dog heart : a study of functional bundle branch block. Circ Res 1965 ; 16 : 261-286
37) Damato AN, Akhtar M, Ruskin J, et al : Gap phenomena : anterograde and retrograde. In Wellens HJJ(ed): The Conduction System of the Heart : Structure, Function and Clinical Implications. Philadelphia, Lea & Febiger, 1976, p504-528
38) Langendorf R : Concealed A-V conduction : The effect of blocked impulses on the formation and conduction of subsequent impulses. Am Heart J 1948 ; 35 : 542-552
39) Langendorf R, Pick A : Concealed conduction : Further evaluation of a fundamental aspect of propagation of the cardiac impulse. Circulation 1956 ; 31 : 381-399
40) Langendorf R : New aspect of concealed conduction of the cardiac impulse. In Wellens HJJ(ed): The Conduction System of the Heart : Structure, Function and Clinical Implications. Philadelphia, Lea & Febiger, 1976, p410-423
41) Klein GJ, Guiraudon G, Guiraudon C, et al : The nodoventricular Mahaim pathway ; An endangered concept? Circulation 1994 ; 90 : 636-638
42) Coumel P : Junctional reciprocating tachycardias. The permanent and paroxysmal forms of AV nodal reciprocating tachycardia. J Electrocardiol 1975 ; 8 : 79-90

7章 心室内伝導障害

1 心室内伝導障害の定義

広義には脚ブロックを含めてHis束以下の伝導障害で心室内の伝導時間が0.12秒以上に延長する病態をすべて包括する。狭義には明らかな右脚ブロック，左脚ブロック，WPW症候群を除いた心室内伝導時間延長病態をさす。したがって電気生理学的に心室内伝導障害はHis-Purkinje系の伝導障害としてとらえることができる[1]。心内心電図ではHis束電位を含めた心室内の興奮様式を検討することにより，伝導障害が関与する部位を明確にでき，予後を推測することも可能である。体表面心電図で正常QRS幅は0.12秒未満とされているが，実際には0.10秒未満のことが多い。臨床的にはQRS幅が0.10秒以上あれば軽度心室内伝導障害とされる。したがって，広くは不完全脚ブロックや左脚ヘミブロックも心室内伝導障害に含まれる[1]。

2 心室内伝導障害の分類

心電図でQRS幅が0.12秒以上に延長する病態として，①右脚ブロック，②左脚ブロック，③両脚ブロック，④上記にあてはまらない心室内伝導障害[2]に分けることができる。さらに心室内伝導障害が軽度に出現した場合として不完全右脚ブロック，不完全左脚ブロック，左脚ヘミブロックが含まれる。これらは器質的心室内伝導障害と機能的心室内伝導障害に分けられる。

1) 心電図所見

a. 右脚ブロック

QRS幅が0.12秒以上あり，V_1でRsR′型またはrSR′型を示し，幅広いS波がI，aV_L，$V_{5,6}$でみられる。ST低下とT波逆転がV_1〜$V_{3,4}$の右側胸部誘導でみられる。電気軸は右脚ブロックそのものでは特異的偏位を示さない。

b. 不完全右脚ブロック

QRS幅が0.12秒未満で，上述のI，V_6誘導におけるS波の存在，V_1のrSR′波形から診断される。

c. 左脚ブロック

QRS幅は0.12秒以上で，I，$V_{5,6}$においてQ波とS波が欠如し，R波が幅広くnotchあるいはplateauを形成する。V_1でS波は深く幅広いか，QS型を呈する。I，$V_{5,6}$でST低下とT波逆転がみられる。

d. 不完全左脚ブロック

QRS幅が0.10秒以上かつ0.12秒未満で，QRS波形の特徴は完全左脚ブロックと同様である。

e. 左脚ヘミブロック

左脚は短い本幹から前枝と後枝に分かれるが，左脚前枝と左脚後枝のブロックをヘミブロックといい，心電図でも鑑別可能とされている。

(1) 左脚前枝ブロック(left anterior hemiblock；LAH)：QRS電気軸が−60°付近の著明な左軸偏位を示し，I，aV_LでqR型，II，III，aV_FでrS型を示す。

(2) 左脚後枝ブロック(left posterior hemiblock；LPH)：QRS電気軸は+120°以上の著明な右軸偏位を示す。I，aV_LでrS型，II，III，aV_FでqR

型のQRS波を呈する．単独でみられることはまれで，右脚ブロックと合併することが多い．

f. 両脚ブロック

右脚ブロックと左脚ブロックが時間差をもって交互に出現する場合をさす．交代性右脚・左脚ブロックとして3枝ブロックに分類される．右脚ブロックと左脚ブロックが同時に生じれば完全房室ブロックとなる．

g. 狭義の心室内伝導障害

QRS幅が0.12秒以上で，右脚ブロックでも左脚ブロックでもWPW症候群でもないものをさす．非特異的あるいはびまん性心室内伝導障害ともいわれ，A群とB群に分類されている[2]．A群は0.12秒以上のQRS幅，著明な左軸偏位，I誘導のqR型，右側胸部誘導（V_1, V_2）でrSあるいはQS型，左側胸部誘導（V_5, V_6）でRSあるいはrS型を呈し，左脚ブロックに類似する．B群は0.12秒以上のQRS幅，V_1誘導でrSR′型，著明な左軸偏位を呈し，右脚ブロック＋左脚前枝ブロックに類似する．

3 心臓電気生理検査の方法（データの読み方）

1）心内心電図からみた心室内伝導障害

心室内伝導障害がある症例の心内電位図はHV時間の延長として表されることが多い（図1）．正常範囲のHV時間は35～55 msとされているので，55 ms以上のHV時間を示す症例は心室内伝導障害があると判断される[3]．一方，解剖学的にみると心室内の特殊伝導系はHis束から左右の脚枝へ移行するが，His束で伝導障害が生じた場合にもHV時間は延長する．しかし，この場合の左右心室内における興奮伝導は，心房からの興奮が左右脚枝を同時に正常伝導した場合と同様であるために，QRS幅は狭くなる．したがって，HV時間の延長がみられても体表面心電図でQRS幅が広くなければ，心室内伝導障害とはいえないことになる．このことから心室内伝導障害は左右の脚が分岐する部位より末梢で生じる伝導障害ということができる[1]．

さらに，一方の脚枝の末梢で生じる伝導障害は，体表面心電図上のQRS波形にわずかな変化を生じるが，脚の中枢側の伝導は正常で，なおかつ反対側の脚の伝導は正常であるために，HV時間の延長があっても正常HV時間内の延長にとどまることが予想される．実際には心室内の伝導障害であるが，伝導障害の生じた前後のHV時間を比較しないと延長の程度は明らかとならない．

a. 右脚ブロックの心内心電図

ブロックが生じている部位により3とおりに分類される．①近位右脚ブロック，②遠位右脚ブロック，③末梢の伝導系にも障害のある終末部右脚ブロックである[4]．

近位右脚ブロックでは右脚電位が記録されず，右室興奮は左室の興奮に続いて経中隔的に生じる．正常人の心室内興奮は左室側中隔が興奮を開始し，5～10 ms遅れて右室前乳頭筋起始部の右室側中隔が興奮する．右室中隔面からみると，前乳頭筋付着部位が最初に興奮し，次いで中隔面に沿って近位側と遠位側へ興奮が伝播して，隣接する右室自由壁の興奮が起こる．近位右脚ブロックでは中位および下位中隔の興奮はQRS波の開始よりも30 ms以上遅れる．

遠位右脚ブロックでは近位あるいは中部右脚の興奮は正常であり，自由壁の興奮は遅延して右室流出路の興奮の後に出現する．外科的処置に際してみられる．

終末部右脚ブロックでは前乳頭筋付着部までの興奮は正常である．右室前中央部付近の自由壁の興奮は正常で，右室流出路の興奮が遅延する．これらの右脚ブロックは右室に容量負荷のかかる心疾患に際してみられる．

心房早期刺激を加えて右脚ブロックを作成したときの右室中隔心内膜下興奮様式をみると，近位右脚ブロックと終末部右脚ブロックの違いがわかる．現在の心内His束電位記録法は時定数0.003秒（低域カット55.6 Hz）のフィルターが用いられており，1 mm間隔の双極電極を10 mmおきに5対装着した1本の近接双極電極カテーテルを用いれば，His束電位や右脚電位は急峻な振れとして当該部位で連続して記録できる．しかし，右室中隔の心室興奮波の始まりには低周波成分が重複していて，等電位線からの立ち上がり点を測定するとほとんど時間差がみられず，対照誘導のQRS

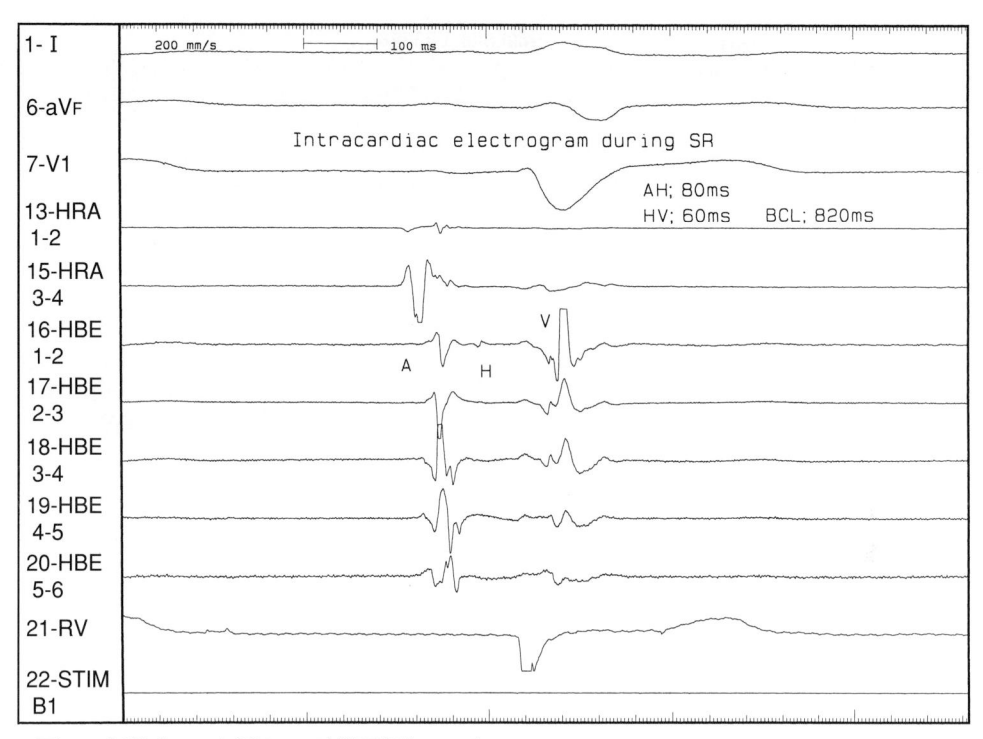

図 1　左脚ブロック例のHV時間延長(60 ms)

波の始まりと一致してしまう。そこで120～500 Hzのband pass filterを通して再生し，それぞれの近接双極電極から記録された心内膜下興奮波の最初の急峻な振れが等電位線を横切る点をintrinsic deflection(注：心電学用語の近接効果ではなく，周りの興奮波を除いた当該部位の興奮という意味。真の振れ)として，右室中隔心内膜下興奮様式[5]を比較した(図2, 3)。

　図2の対照誘導はベクトル心電図のFrank誘導で示してあり，X, Y, ZはそれぞれⅠ，aV_F，V_1誘導に相当する。右室中隔面に沿って記録される興奮波はそれぞれ近位側からHBE1-2～HBE9-10で示してある。HBE7-8が近位His束電位記録部(HBE1-2)からの距離で計算すると前乳頭筋付着部位に相当する。基本刺激(S_1)時に記録される右室中隔心内膜下の興奮をHis束電位(H_1)からの時間でみると，上，中，下段ともHBE7-8が最も短く，右室中隔面では最早期興奮部位であることがわかる。早期刺激(S_2)を350 msで加えたあとで，上段のわずかにQRS波が変化したminimal changeでは，最早期興奮部位がHBE7-8であることは変わらず，S_1時と同様に近位側へは約10 msの間隔で遅れて興奮波が記録されている。中段の不完全右脚ブロックが生じたときにはHBE7-8とHBE9-10が15 ms以上遅延している。さらに早期刺激間隔(S_1S_2)を325 msに短縮すると，QRS波形は完全右脚ブロックとなり，右室中隔の興奮はQRS波の立ち上がりから遅れていることがわかる。H_2からそれぞれのintrinsic deflectionまで計測すると，HBE3-4の84 msからHBE5-6の87 msまでわずか3 msの間にすべての箇所の興奮が生じている。このことから不完全右脚ブロックでは前乳頭筋基部から末梢で伝導遅延が生じ，完全右脚ブロックでは右脚本幹の近位右脚で伝導途絶が起こり，右室中隔興奮は左室中隔からの心筋間伝導で興奮させられていると考えられる。刺激伝導系の活動電位持続時間はHis束遠位端からPurkinje線維網にかけて徐々に長くなる。したがって，右脚近位部より末梢のほうがより長い不応期をもつことになり，右脚の前乳頭筋起始部より末梢の領域が右脚主幹部より早く不応期に入るものと考えられる。このことは機能的不完全右脚ブロックが前乳頭筋起始部より末梢の領域で生じていることを支持している。

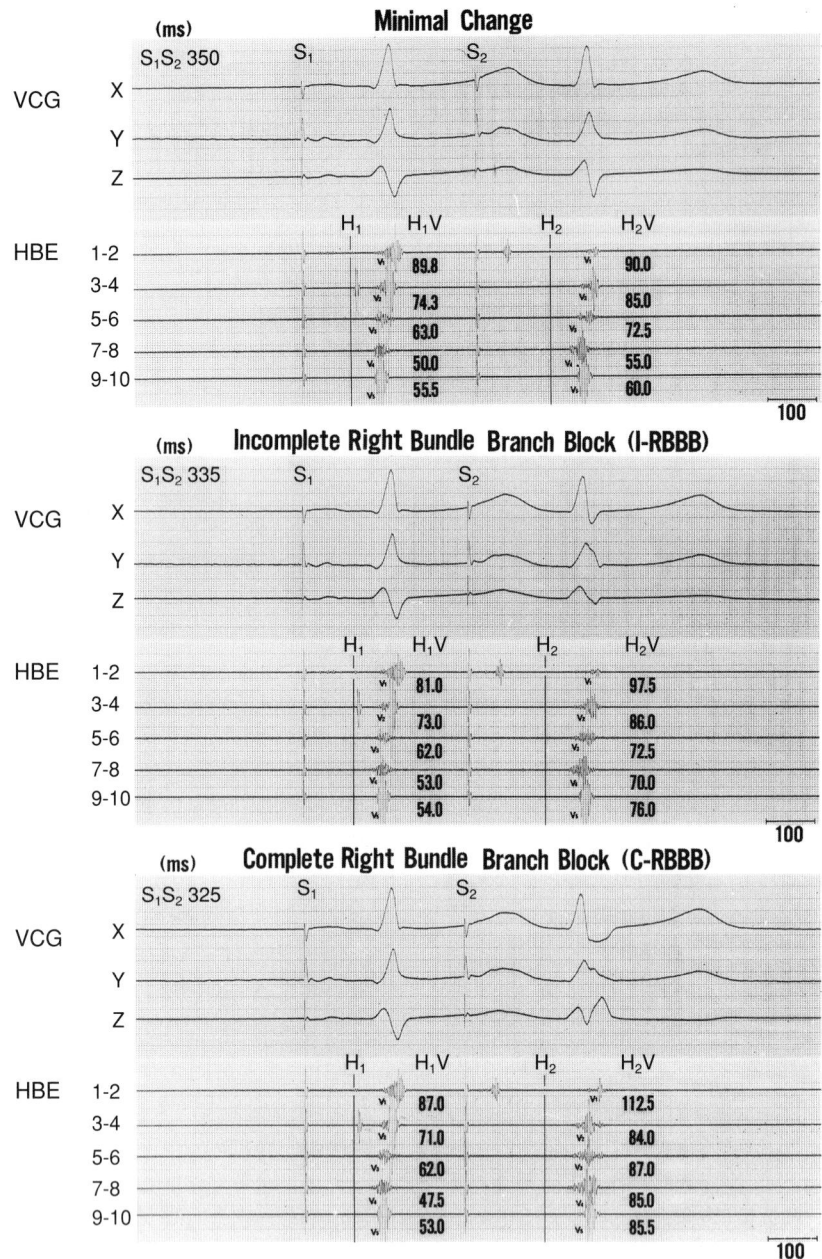

図2 右脚ブロックの右室中隔心内膜下興奮様式
説明は本文参照

b. 左脚ブロックの心内心電図

右室中隔面からの興奮伝播をみた報告はあるが，左室側からの情報は少ない．左室側からでも大動脈弁直下でHis束電位は記録できるが，右脚のようにHis束から連続して脚の電位は記録されない．これは左脚本幹がきわめて短く，左脚が扇状に広がっているためと考えられる．右室側から

みた特徴として，右室の興奮は正常で右室中隔興奮はQRS波の早期部分を占めていることであろう．

図3に心房早期刺激により完全左脚ブロックが生じた例を示した．図2に示した方法と同様に右室心内膜下興奮様式をみたものである．基本刺激時からX誘導のS波が深いので，この時点からすでに不完全右脚ブロックを呈している．このため

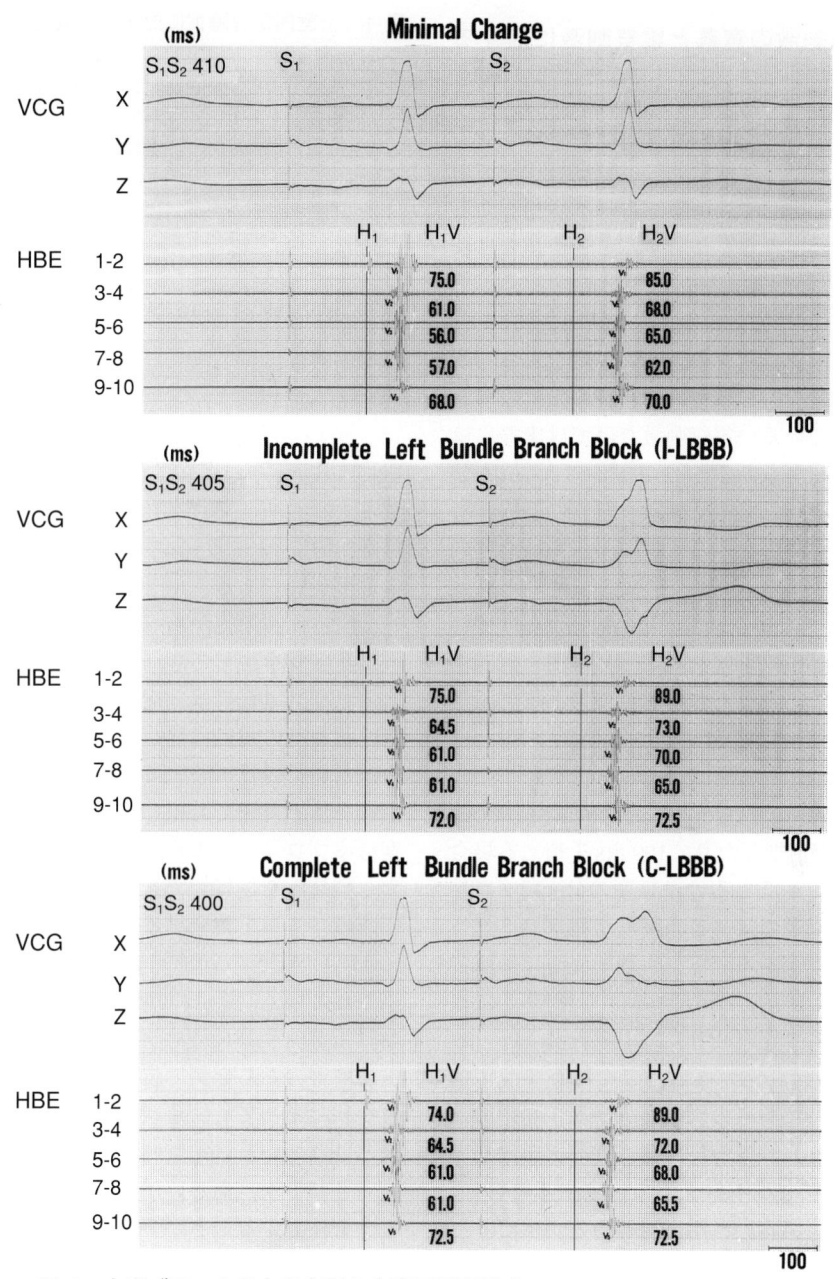

図3 左脚ブロックの右室中隔心内膜下興奮様式
説明は本文参照

にHBE7-8とHBE9-10はすでに正常より遅れて興奮している．心房早期刺激間隔を410 ms（上段）から405 ms（中段）へ短縮させるとQRS波形は大きく変化し，不完全左脚ブロックとなる．この時点で右室中隔興奮は明らかにHBE7-8が最も早く，QRS波の前半に右室中隔心内膜下興奮が記録されている．さらに早期刺激間隔を400 msへ短縮するとS$_2$に続くQRS波は完全左脚ブロックとなり，右室中隔心内膜下興奮はQRS波の立ち上がりと同時に記録され，QRS波の早期部分を占めている．これにより左脚ブロックのときは興奮波が右脚を伝導して下行し，心室は右室側から興奮することが明らかである．

2）心臓電気刺激の意義と電気刺激に対する反応

　心室内伝導障害が生じ，それが左右どちらかの脚ブロックであれば，臨床的には将来もう一方の脚ブロックを併発して，房室ブロックへ移行する可能性があるかどうかを検討することが必要になる．

　この目的で心房頻回刺激や心房早期刺激を行い，一過性房室ブロックの誘発の可否をみる．この刺激法は健常な方の脚枝の潜在的な伝導障害をみるのに適している．電気刺激だけでは実際には機能的脚ブロックをみることになるので，抗不整脈薬を静脈内投与して電気刺激を行うことで，潜在的な房室伝導障害をみることができる．心室内伝導に影響のあるIa群抗不整脈薬が用いられるが，欧米では主にprocainamideが用いられている．procainamideでなくとも，HV時間を延長する抗不整脈薬であればどれでも可能である．正常人あるいは中等度のHV時間延長例（55～80 ms）では，procainamide 10 mg/kgの静注で10～20％程度のHV時間の延長を示す[4]．procainamide静注でHV時間が倍増したり，100 msを超える場合や（図4a，b），Ⅱ度あるいはⅢ度のHis束ブロックが出現する場合には，将来高度房室ブロックへ移行する可能性がある．電気生理検査時に静脈内投与法で使用できるその他の抗不整脈薬にはdisopyramide, aprindine, cibenzoline, flecainide, pilsicainideがある．この検査の臨床的意義は洞調律時に将来の房室ブロックが発生する可能性をみることのほかに，発作性心房細動などの頻脈性不整脈を抗不整脈薬で治療する場合に，心室内伝導障害あるいは房室伝導障害が生じる可能性を検討できることである．

　抗不整脈薬以外に心室頻回刺激により潜在的房室伝導障害を検討することができる．心室内伝導障害のある例に，自己心拍数よりわずかに短い刺激周期で心室刺激を一定時間行い，心室刺激を停止すると一過性房室ブロックが誘発される（図5）．この刺激周期を徐々に短縮しても刺激時間を徐々に延長しても，一過性房室ブロックの程度は高度になる（図6）．この現象をfatigue現象という（4章　電気生理検査総論─計測・評価参照）[6]．

表1　心室内伝導障害に対する電気生理検査

Class Ⅰ
1. 失神・痙攣・眩暈・ふらつきなどの脳虚血症状があり，その原因が不明の患者
2. 心室内伝導障害と心室頻拍との鑑別が必要な患者

Class Ⅱ
1. 無症候性であるが，伝導遅延を増大または房室ブロックを誘発するおそれのある薬剤の投与が考慮されている患者

Class Ⅲ
1. 無症候性で心室内伝導障害のある患者
2. 症候性であるが，その症候と伝導障害との関連性が心電図所見などにより除外される患者

His-Purkinje系の潜在的伝導障害がある場合に生じるとされている．fatigue現象が認められれば房室伝導障害（高度房室ブロック）が早晩に顕性化する可能性がある．

　心室内伝導障害があって眩暈や失神などの徐脈による症状を生じても，実際に著しい徐脈がとらえられない場合には，症状の原因が明らかにされない限りその対処は難しい．眩暈や失神は一過性の著しい徐脈性不整脈でも生じるが，一過性の心室頻脈性不整脈でも生じるからである．一過性高度房室ブロックによる症状と判断してペースメーカー植込みを施行しても，一過性心室頻拍を生じて眩暈や失神を再発することもありうる．

　AHA/ACCのガイドライン[7]でもこの点が指摘されている（表1）．慢性心室内伝導障害患者における電気生理検査のクラス1の適応は，心室内伝導障害のある症例で眩暈や失神などの徐脈による症状はあっても，症状の原因が明らかでない場合とされている．電気刺激で高度房室ブロックが誘発されるか，あるいは頻脈性不整脈が誘発されるかを検討することができるからである．

3）心室内伝導障害の臨床的意義

　心室内伝導障害例をみたときに考慮しなければならないのは，房室ブロックへ進展する可能性があるかどうかと基礎にある心疾患の病態である．

　房室ブロックへの進展については，複数脚枝の障害が併存するかどうかにかかっている．脚枝を右脚，左脚前枝，左脚後枝の3束に分けた束枝ブロックの概念が提唱されている．右脚ブロック単独，左脚ブロック単独，左脚前枝ブロックあるい

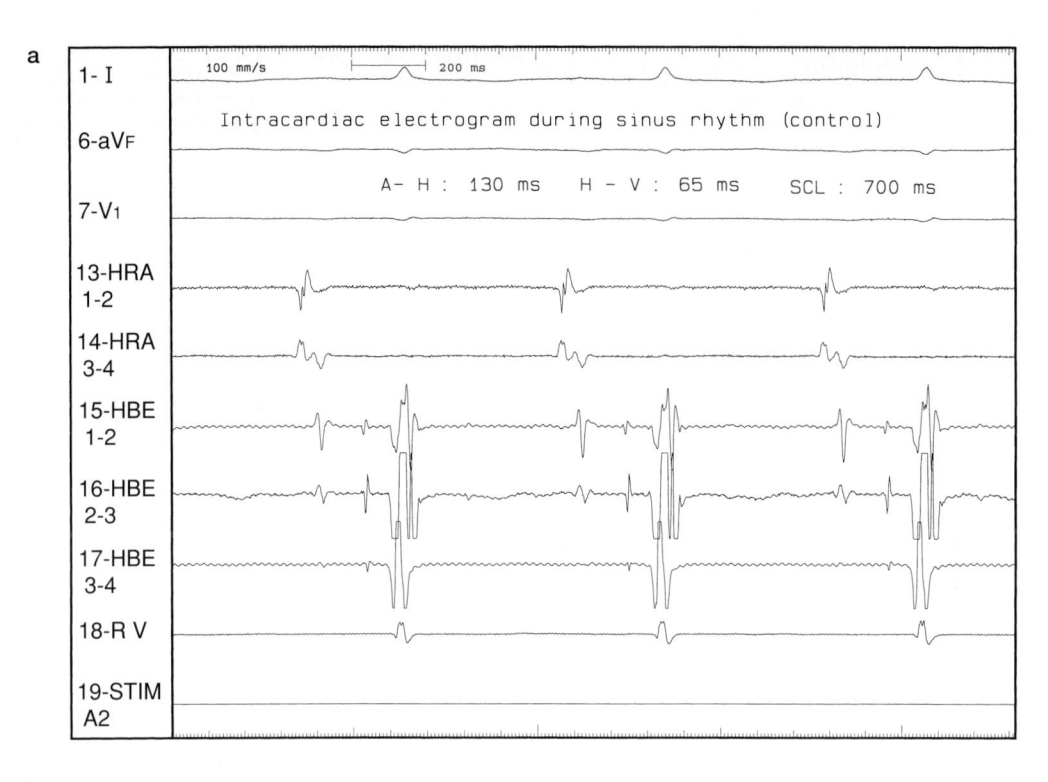

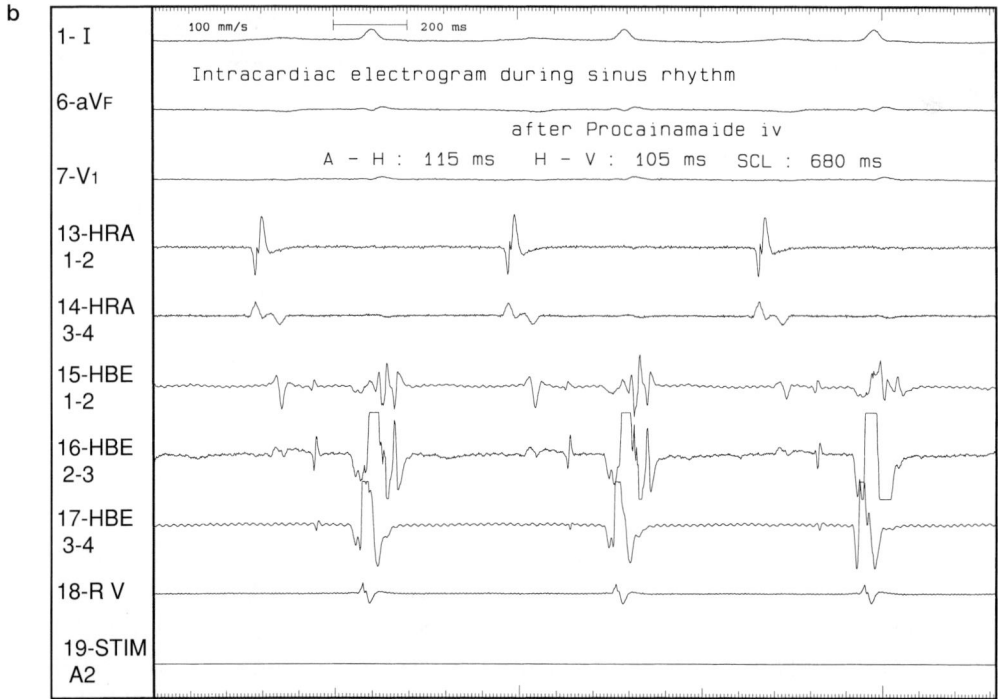

図 4　procainamide による潜在的房室伝導障害の検討
a はコントロールで HV 時間は 65ms，b は procainamide 静注後で HV 時間は 105ms に延長している。

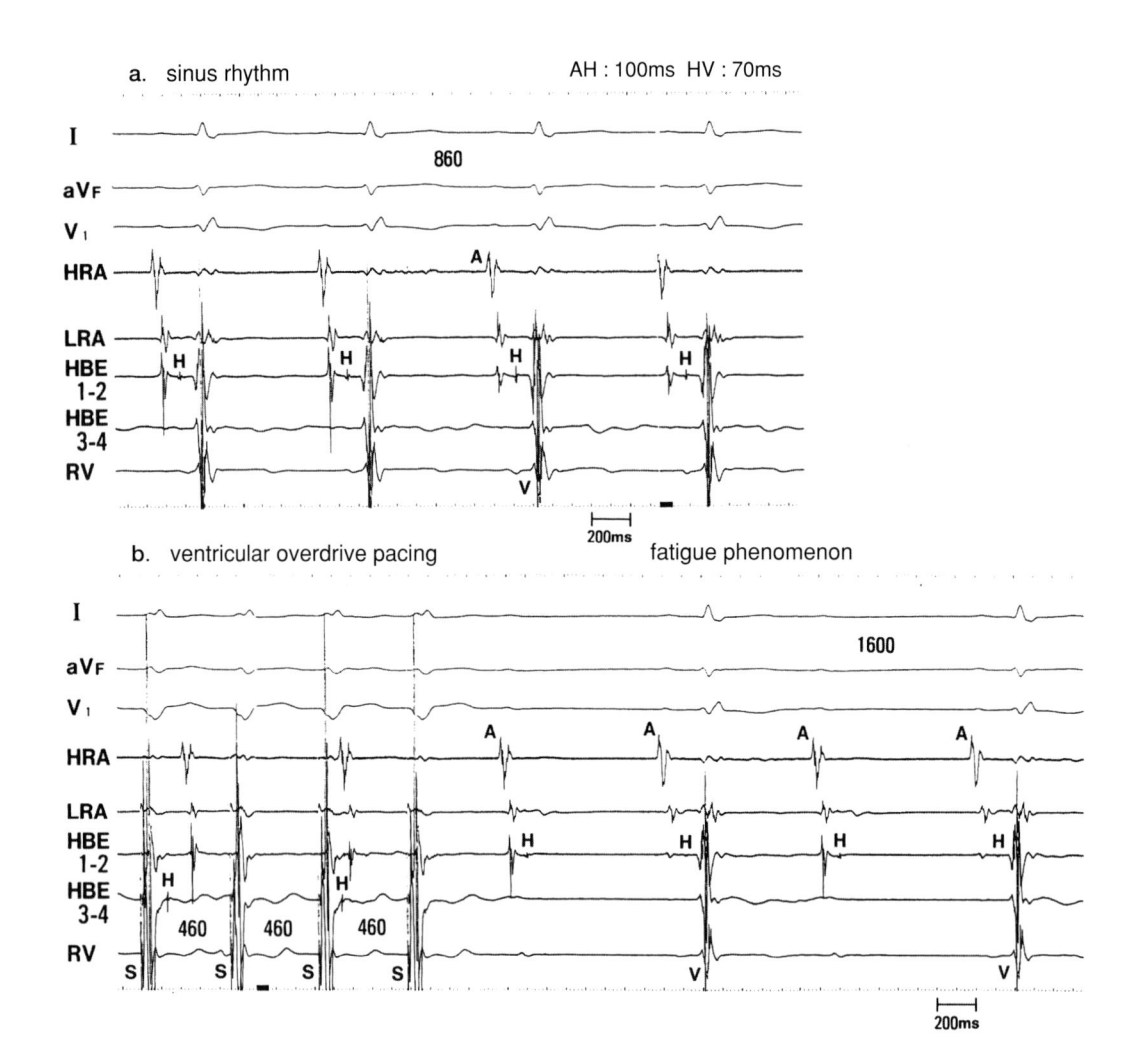

図 5　心室頻回刺激後の一過性房室ブロック
aは洞調律で右脚ブロックを示す。bは130/分の心室頻回刺激後にみられた2：1 HVブロック。

は左脚後枝ブロック単独では房室ブロックへ進展する可能性はほとんどない。しかし，右脚と左脚前枝あるいは左脚後枝のうちどちらかの伝導障害が併存しているか，交互に完全脚ブロックが出現する三束（三枝）ブロックがみられる場合には房室ブロックへ進展する可能性が高い。

a. 一束ブロック
右脚，左脚前枝，左脚後枝のうち一束のみにブロックを生じる場合で，右脚ブロック，左脚前枝ブロック，左脚後枝ブロックがこれに相当する。一束ブロックのみでは房室ブロックへ移行しない。

b. 二束ブロック
右脚，左脚前枝，左脚後枝のうち2本の脚枝に伝導障害が生じている場合を二束（二枝）ブロックという。3本ともに伝導障害が生じれば，心房からの興奮が脚枝を伝導して心室へ伝導されないために房室ブロックとなる。房室ブロックへ移行する危険性のある心室内伝導障害として，二束ブロックの意義がある。二束ブロックのうち最も多いのは，完全右脚ブロック＋左軸偏位と，左脚前枝ブロック＋左脚後枝ブロックとしての完全左脚ブロックである。左脚後枝ブロックは単独で生じることはまれで，右脚ブロックとともに生じることが多いがその頻度は低いといわれる。このうち

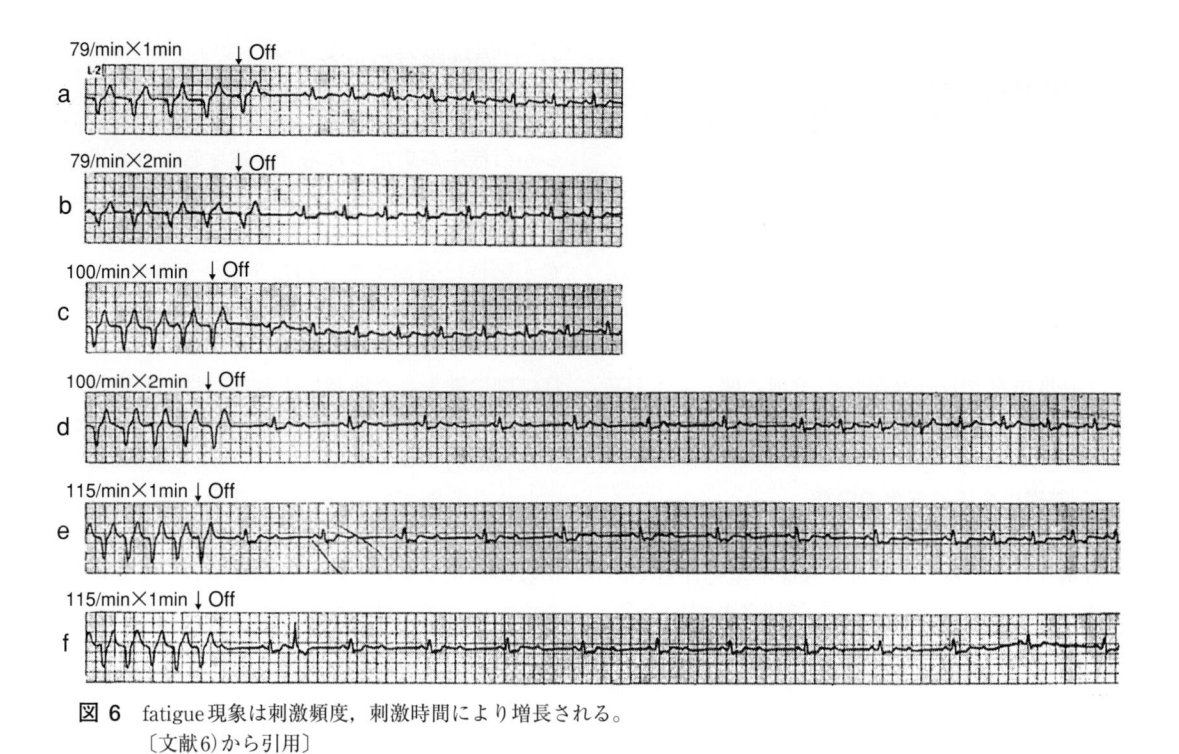

図6 fatigue現象は刺激頻度，刺激時間により増長される。
〔文献6)から引用〕

右脚ブロック＋左脚前枝ブロックの組み合わせは右室側にも左室側にも伝導障害が存在することで，左脚後枝にも伝導障害が波及する可能性があることになる。左脚後枝は前枝に比べて太いことから容易には伝導途絶を起こさないと考えられているが，組織の線維化や退行変性が生じる病態では左脚後枝にも伝導障害が及ぶ。このことから右脚ブロックに左軸偏位が強くなって右脚ブロック＋左脚前枝ブロックの二束ブロックが生じたときには，三束ブロックへ移行する可能性もあるので注意が必要である。これに対し，左脚前枝ブロック＋左脚後枝ブロックから完全左脚ブロックを生じたときには左室内の病態であり，右脚には影響が及ばないのが一般的である。この意味では右脚ブロック＋左脚後枝ブロックの二束ブロックも房室ブロックへ移行する心室内伝導障害として要注意である。両脚にまたがる二束ブロックでは，伝導遅延や伝導途絶が近位部の障害に起因するときに完全房室ブロックへ移行することが危惧されている。

この二束ブロックが三束ブロックへ移行して房室ブロックへ移行する可能性があるか否かを検討するには，心房頻回刺激か心室頻回刺激後のfatigue現象をみることが適している。fatigue現象は心房頻回刺激後よりも心室頻回刺激後によくみられる。この理由として，心室刺激のほうが病的な心室伝導系に近くて刺激が伝えられやすいことと，心室刺激のほうが広範な心室伝導系に影響を与えやすいことが考えられている。

c. 三束ブロック

高度房室ブロックへ移行しやすい状態であり，三束ブロックの可能性があれば速やかに電気生理検査でブロック部位を確認すべきである。理論的には不完全ブロックを加えて8とおりの組み合わせが考えられるが，実際に診断できる可能性があるのは4とおりである。①完全房室ブロック（右脚ブロック＋左脚前枝ブロック＋左脚後枝ブロック），②右脚ブロック＋左脚前枝ブロック＋Ⅰ度またはⅡ度房室ブロック，③右脚ブロック＋左脚後枝ブロック＋Ⅰ度またはⅡ度房室ブロック，④左脚ブロック＋Ⅰ度またはⅡ度房室ブロックである。右脚ブロックと左脚ブロックが交互に出現したり，同一心電図上で両方の脚ブロック波形がみられる場合も，交代性脚ブロックとして①に準じ

て三束ブロックとみなされる。

d. HV時間の延長

房室ブロックへ移行する可能性をみる指標として、HV時間が挙げられる。二束ブロック例のHV時間をみると、右脚ブロック＋左脚前枝ブロック例で50%、左脚ブロック例の75%でHV時間が延長している[4]。しかし、二束ブロック例で高頻度にみられるHV時間の延長と比較して、高度房室ブロックへ移行するのは少数であることから、高度房室ブロック発生の予測に関して、HV時間延長所見の感度は高い（82%）が特異度は低い（63%）といわれる[3]。

e. 基礎にある心疾患の病態

心室内伝導障害のうち、特に左脚ブロックを呈する場合には、左室の重篤な機能不全を伴っている場合のあることは以前から指摘されていた[8]。拡張型心筋症では左脚ブロックを呈する患者も多く、心機能の低下には右室の興奮より左室の興奮が遅延する結果、右室と左室の収縮が同期しないことも寄与していると考えられるようになった。すなわち、右室と左室の収縮の同期不全を改善すれば、心機能の改善が見込まれるのではないかと考えられたのである。そこで、心室内伝導障害（QRS波の幅が120ms以上）があって、左室機能の低下した症例のうち、当初は左脚ブロックのある症例に対して、右室と左室の電気的興奮を同期させるために、右室と左室をほぼ同時に興奮させる両心室ペーシングが行われるようになった。このことにより左脚ブロックのために同期していなかった右室と左室の興奮と収縮が同期するようになって心機能が改善されるので、この治療法は心臓再同期療法（cardiac resynchronization therapy；CRT）といわれるようになった。同期不全により心不全になるという考えからすれば、CRTが有効な症例は左脚ブロックあるいは心室内伝導障害があって同期不全がある症例ということになる。しかし、左脚ブロックを含めて、心室内伝導障害の症例の28〜48%に左室同期不全は認められないことも明らかにされている[9]。心室内伝導障害があるからといって必ず心機能が低下しているわけではなく、伝導障害という電気病であることも考慮しておかなければならない。

4）一過性脚ブロック

脚ブロックが一過性にみられる場合には、いくつかの機序が想定される。後述するような機能的脚ブロックであれば、①先行心拍による脚枝の不応期のために生じる第3相ブロックで、早期に興奮が脚枝に到達するために生じる頻脈依存性（頻度依存性）脚ブロック、②第4相の静止膜電位の減少により生じる徐脈依存性脚ブロック、③逆行性に脚に進入した興奮により順行性の興奮が不応期に入って生じる脚ブロック、などが挙げられる。また機能的ブロックではなく、④一過性の虚血により生じる脚ブロックや、⑤非虚血性間欠的脚ブロックもこの範疇に入る。間欠性脚ブロックは心拍数の変化がないのに一時期脚ブロックが出現するもので、多くは③の脚における逆行性興奮が関与している可能性がある。

5）機能的脚ブロック

機能的脚ブロックは左右脚枝の不応期の差による脚ブロックの出現であり、一過性の心室内変行伝導により生じたものである。心室内変行伝導の機序として第3相ブロックと第4相ブロックが考えられている（「4章 電気生理検査総論―計測・評価」参照）。第3相ブロックが主にみられ、通常、右脚の機能的不応期が左脚よりも長いため右脚ブロック型の変行伝導が多く出現する。

しかし、筆者の研究[5]でも、変行伝導の8.5%は完全左脚ブロック型を示すものがあり、脚の不応期は症例によって若干の相違があるものと思われる。変行伝導による脚ブロックは明らかに一過性であり、年齢、基礎心疾患の有無の差による相違はないことが多い。

第3相ブロックの電気生理学的機序は、次のように考えられている。Purkinje細胞の活動電位の立ち上がりが−90〜−80 mVの比較的深い静止電位から生じているときの脱分極速度に比べ、膜電位の浅いところから脱分極を起こすと脱分極速度が低下して興奮の遅延が生じることになる。

すなわち、上室性興奮が先行心周期より早期にHis-Purkinje系に伝播され、その部位の活動電位の第3相に興奮が入ることを想定すればよい。細胞の相対的不応期にあたる第3相に新たな脱分

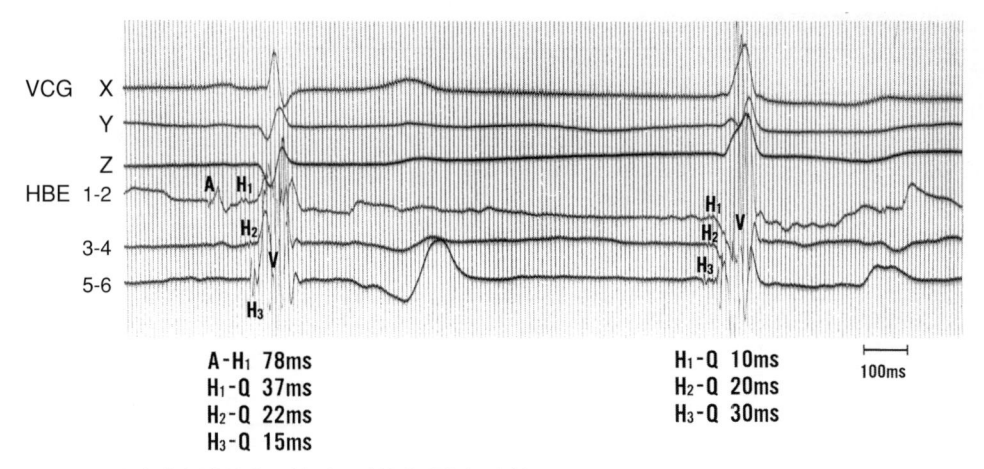

図7 心室内伝導障害の鑑別—近位右脚起源心拍
説明は本文参照

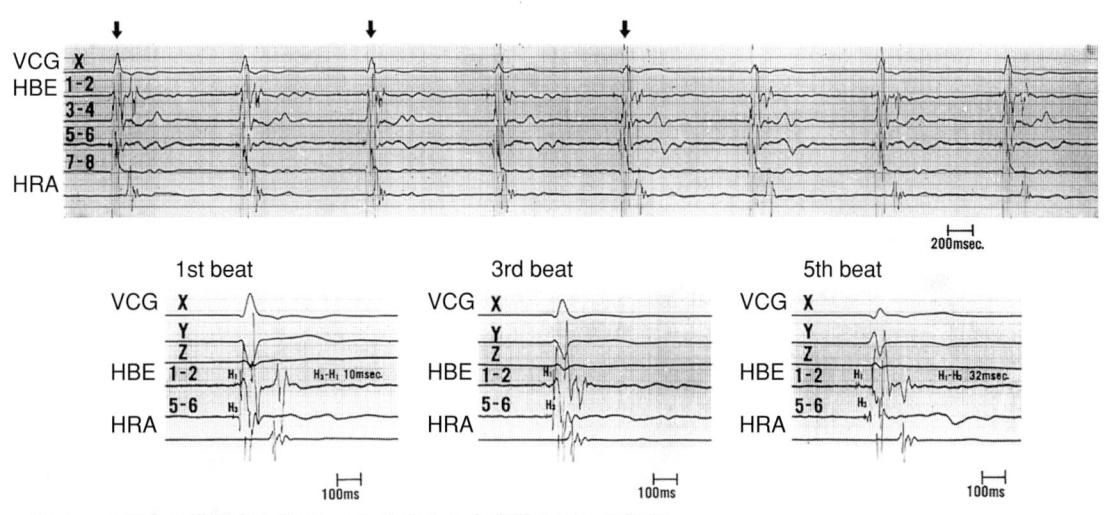

図8 心室内伝導障害の鑑別—His束電位と右脚電位による推測
説明は本文参照

極が生じるときには，その活動電位の立ち上がりは第4相の拡張期脱分極中に生じる活動電位より浅い膜電位から生じることになり，活動電位の脱分極速度が低下するというものである．これが脚枝で起これば脚の伝導遅延を生じ，脚ブロック波形を示すことになる．

第4相ブロックは，Purkinje細胞の第4相拡張期脱分極が進む中で，房室結節を通過した電気刺激が先行心周期より長い間隔をもって到達すると，Purkinje細胞は浅い膜電位から脱分極することになり，活動電位の脱分極速度が低下して伝導遅延を生じるためと考えられている．これは徐脈依存性脚ブロックの機序と考えられている．第4相ブロックはおおよそ左脚ブロック型が多いことが知られている．また，第4相ブロックがみられる例の多くは基礎心疾患を伴うといわれており，予後は基礎心疾患の病態に左右される．

実際の臨床で遭遇することが多いのは，第3相ブロックによると考えられる変行伝導で，第4相ブロックによるものは少ない．心室内変行伝導は心電図判読に際して重要な所見となるが，治療の対象にはならない．

表 2　心室内伝導障害の評価〔文献4)を改変〕

評価法	正常	異常
基本 H-V 時間	≦55 ms*	>55 ms
心房ペーシング	His束下ブロック(-)あるいは>150拍/分で(+)	≦150拍/分でHis束ブロック
心房早期刺激法	His-Purkinje系有効不応期 ・≦450 ms ・ペーシング周期短縮に伴い短縮	His-Purkinje系有効不応期 ・>450 ms ・ペーシング周期短縮に伴い延長
薬物負荷 (procainamideなど)	H-V時間延長(15〜20%)	H-V時間延長(100%あるいは>100 ms) II〜III度His束ブロック

*左脚ブロックがあるときの正常値は<60 ms
　異常値を示す例は高度房室ブロックへ移行しやすい

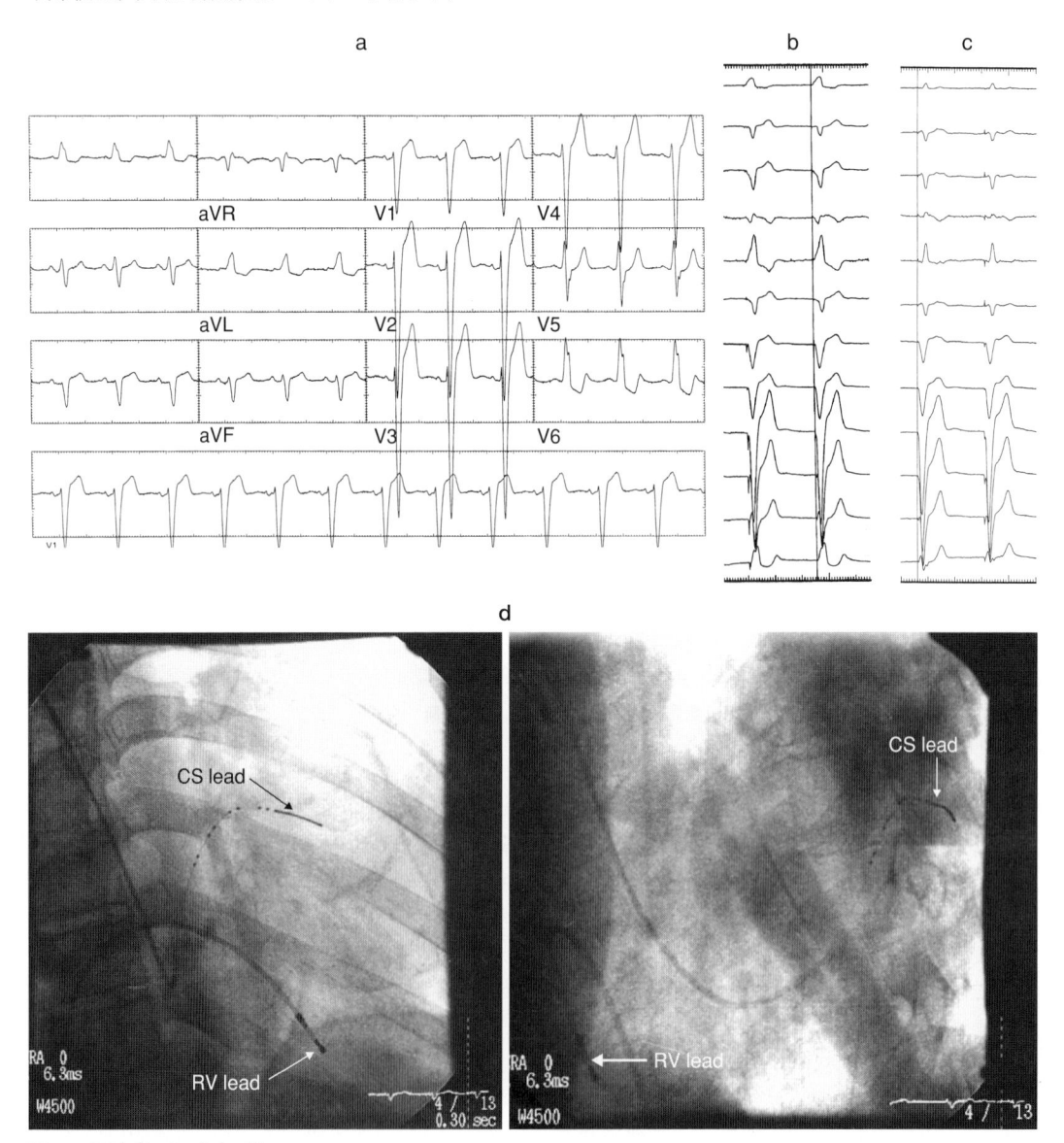

図 9　両心室ペーシング
aは自己調律(洞調律)時，bは右室心尖部と冠静脈洞を介した左室下壁からの同時刺激時，cは右室心尖部と冠静脈洞を介した左室基部近傍からの同時刺激(この部位から刺激したQRS幅が最も狭い)。dはcの電極カテーテルの位置を示す。左が正面像で，右は左前斜位像を示す。CS lead：冠静脈洞から左室基部近傍に挿入した電極カテーテル。RV lead：右室心尖部に位置させた電極カテーテル。

6) 心内心電図による心室内伝導障害の鑑別

通常の心室内伝導障害は上室からの刺激興奮がHis-Purkinje系に伝播する際にみられる現象であるが，脚枝起源の心拍でも心室内伝導障害に類似した波形を示す．心室波に先行する心房興奮がみられず，比較的幅広いQRS波を示す場合にはHis束から右脚への電位を記録することにより起源を詳細に推定することができる[10]．図7は1 mm間隔の双極電極間距離が13 mmごとになっている多極電極カテーテルで記録した心内心電図である．HBE1-2でHis束電位を記録すると，HBE5-6で記録した電位はHis束電位から26 mm離れた部位の電位であり，His束の長さが10～20 mmであることを考慮すると，右脚電位となる．第1拍目はA波が先行する洞調律で，V波の前にH_1（His束電位），H_2，H_3（右脚電位）が順にみられる．第2拍目の前にはA波はなく，V波の前にH_3（右脚電位），H_2，H_1（His束電位）の順に10 msの間隔で棘波が記録されている．図7の対照誘導はベクトル心電図X，Y，Zで示してあり，Z誘導の極性は下が陽性で上が陰性となっているので，左脚ブロック型を示している．このことから第2拍目は近位右脚から生じた心拍であることが理解できる．図8のようにQRS波がしだいに変化する症例でもHis束から右脚にかけての電位を記録することにより，心拍の起源を推定できる．5拍目ではH_1-Q間隔50 ms，H_1H_3間隔は32 mmである．1拍目はH_3が最初に記録され，H_1-Q間隔は20 msと短縮しH_3H_1間隔が10 msであることから，HBE3-4の記録部位よりやや末梢側から興奮が生じて，H_1は逆行性に上行した棘波，H_3は順行性に伝導した棘波とみることができる．いずれもA波はV波の後に記録されているので，1拍目は房室接合部起源，3拍目は近位右脚起源と確認できる．本例では1拍ごとにQRS波形が変化し，V波に先行するHis束電位と右脚電位の位置関係がしだいに変化していることからwandering pacemakerと考えられる．

7) 治療の意義

a. ペースメーカー治療

脚ブロックそのものを治療する必要はない．近い将来に高度房室ブロックへ移行する例を識別して，同意が得られればDDDペースメーカーを使用するか，同意が得られなければ症状が出現したときに治療できるように追跡観察することしかできない．高度房室ブロックへ移行しやすい例の電気生理検査所見をまとめると次のようになる．高度房室ブロックへの移行が危惧される心室内伝導障害例として，①150/分以下の心房頻回刺激で，His束ブロック（HVブロック）の出現，②薬物負荷による100%以上あるいは100 ms以上のHV延長，③薬物負荷でⅡ～Ⅲ度のHis束ブロックを生じる，などの所見が挙げられている[4]（表2）．

b. 心臓再同期療法（CRT）

心室内伝導障害はあくまで心臓の電気的興奮に関する電気生理学的な現象であり，血行動態からみた心機能には大きな影響を及ぼさないのが一般的である．しかし，血行動態を支配している左室に心室内伝導障害が生じた場合には，右室と左室の収縮同調性がわずかでも損なわれる．左室機能が著しく低下している場合にこの収縮同調性が強く障害され，さらに左室の正常興奮時よりも悪影響を及ぼすことになる．拡張型心筋症のような心機能低下例ではしばしば心室内伝導障害の所見がみられ，特に左脚ブロック所見を伴うことが多い．このような左脚ブロックを伴う心機能低下例に対して，右脚の興奮と同時に左脚を興奮させることで心室内伝導障害を改善させ（図9），収縮同期性の回復とともに血行動態を改善できることが示されている．この意味で，CRTは脚ブロックを伴った慢性心不全例の心機能を改善させる可能性があるために，現在最も注目されている治療法の1つである[11]．

当初は広いQRS幅が心室間同期不全を反映すると考えられていたために，QRS幅をもとにCRTの選択がなされた．初期の選択では心電図で左脚ブロックパターンのあることが必要とされているが，最近では非特異的心室間伝導遅延を認める症例，あるいは右脚ブロックパターンを認める症例にもCRTが行われるようになっている．現在のところCRTの適応症例は，①NYHA心機能分類Ⅲ度とⅣ度，②左室駆出率<35%，QRS幅>120msの心室内伝導障害例とされている[12]．

（杉　薫）

● 文献

1) Willems JL, Robles de Medina EO, Bernard R, et al : Report of WHO/ISFC Task Force : Criteria for intraventricular conduction disturbances and pre-excitation. J Am Coll Cardiol 1985 ; 5 : 1261-1275
2) Wachtel FW, Lamelas M, Grishman A, et al : The vectorcardiographic and electrocardiographic appearance of left venticular hypertrophy with conduction delay. J Mount Sinai Hosp 1956 ; 23 : 157-171
3) Dhingra RC, Palileo E, Strasberg B, et al : Significance of the HV interval in 517patients with chronic bifascicular block. Circulation 1981 ; 64 : 1265-1271
4) Josephson ME : Intraventricular conduction disturbances. In Clinical Cardiac Electrophysiology : Techniques and Interpretations, 2nd ed. Philadelphia, Lea & Febiger, 1993, p117-149
5) 杉 薫：心室内変行伝導における右室中隔心内膜下興奮様式の研究．呼と循 1981 ; 29 : 1221-1229
6) Narula OS, Runge M : Accommodation of A-V nodal conduction and fatigue phenomenon in the His-Purkinje system. In Wellens HJJ, et al(eds): The Conduction System of the Heart. Structure, Function and Clinical Implications. Leiden, Stenfert Kroese, 1976, p529-544
7) ACC/AHA Task Force Report : Guidelines for clinical intracardiac electrophysiological and catheter ablation procedures. Circulation 1995 ; 92 : 673-691
8) Hamby RI, Weissman RH, Prakash MN, et al : Left bundle branch block : a predictor of poor left ventricular function in coronary artery disease. Am Heart J 1983 ; 106 : 471-477
9) Ghio S, Constantin C, Klersy C, et al : Interventricular and intraventricular dyssynchrony are common in heart failure patients, regardless of QRS duration. Eur Heart J 2004 ; 25 : 571-578
10) 杉 薫，芳野二郎，円藤通典，他：脚枝調律の臨床的検討．臨床心臓電気生理 1981 ; 4 : 13-18
11) Auricchio A, Stellbrink C, Block M, et al : Effect of pacing chamber and atrioventricular delay on acute systolic function of paced patients with congestive heart failure. Circulation 1999 ; 99 : 2993-3001
12) Bax JJ, Abraham T, Barold SS, et al : Cardiac resynchronization therapy. Part 1-Issues before device implantation. Am J Coll Cardiol 2005 ; 46 : 2153-2167

8章 房室結節リエントリー性頻拍

房室結節リエントリー性頻拍(atrioventricular nodal reentrant tachycardia;AVNRT)は,発作性上室頻拍の中でも,副伝導路を介する房室リエントリー性頻拍とならんで最も高頻度に遭遇する頻拍の1つである。その頻度はすべての上室頻拍の30〜40％を占め,女性に多くみられるという特徴をもつ。AVNRTの頻拍レートはさまざまであるが,房室リエントリー性頻拍のレートに比べてやや遅い。一般に100〜220/分程度であるが,時に250/分を超えるものもある(特に小児科領域の症例)。

AVNRTは,その約90％を占める"通常型(slow-fast型)"と頻度のまれな"稀有型(fast-slow型)"とに分類される。通常型AVNRTは頻拍中のPR(AH)間隔がRP(HA)間隔よりも長いタイプ,稀有型AVNRTは頻拍中のPR(AH)間隔がRP(HA)間隔よりも短いタイプのAVNRTと定義される(図1)。さらに最近ではslow-slow型

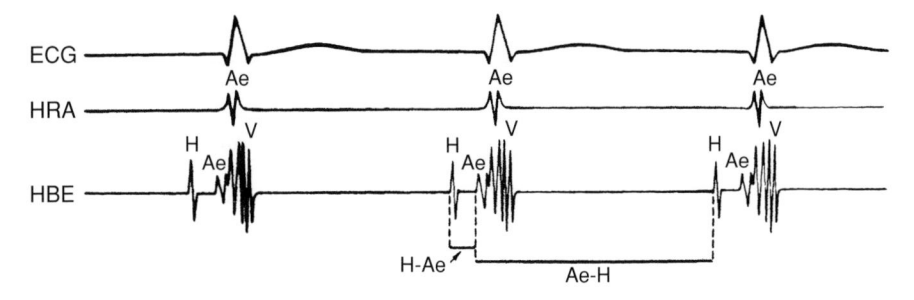

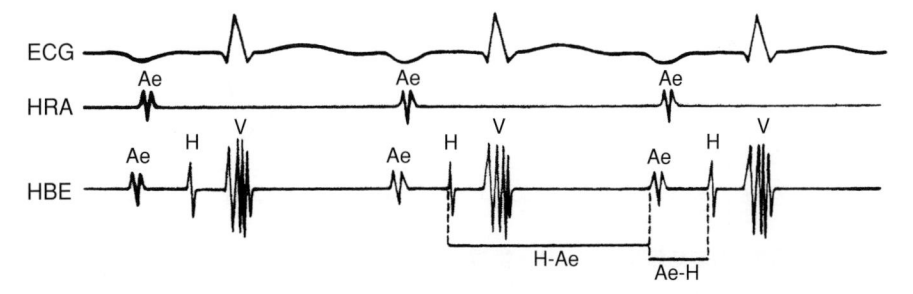

図1 房室結節リエントリー性頻拍の分類("通常型"と"稀有型")
説明本文参照
HRA:高位右房,HBE:His束電位図,Ae:心房エコー,H:His,V:心室波

AVNRT[1]という新しいタイプも分類に加えられた(後述)。

1 房室結節二重伝導路とリエントリー

AVNRTのリエントリー路を構成する伝導路が房室結節二重伝導路である。二重伝導路の研究は，電気生理学的手法を用いて伝導時間と不応期の異なる2つの房室結節伝導路（α路，β路）が明らかにされたことより始まった[2,3]。これらの伝導路は実際の解剖学的所見に基づいて定義されたものではなく，機能的な観点より定義された伝導路であった。α路の伝導速度はβ路のそれに比べ遅く，不応期は短いという特徴をもち，α路は遅伝導路（slow pathway），β路は速伝導路（fast pathway）と呼ばれる。これらの機能的に定義された伝導路の解剖学は，房室結節領域の複雑な構造・構築のゆえに，今日においても不明な点が多い。この点は，解剖学的に明確に規定されたWPW症候群のリエントリー回路（興奮は心房→房室結節→心室→Kent束→心房と旋回する）とは異なるものである。近年，高周波カテーテルアブレーション法が導入されて速伝導路，遅伝導路の選択的焼灼が可能となり，両伝導路のおおよその解剖学的位置関係が明らかにされつつある。

図2でAVNRTの発生機転を，房室結節二重伝導路の"古典的モデル"を用いて解説する。洞調律時，心房からの興奮は両伝導路に同時に進入していくが，速伝導路（＝β路）経由の興奮が先に下位共通路に到達し，His束を経て心室へ伝導していく。遅伝導路（＝α路）の興奮は，速伝導路より逆行性に進入した興奮と遅伝導路内で衝突し，消滅する（図2a）。いまだ速伝導路が不応期より脱していない時期に，早いタイミングで心房期外収縮が発生すると（図2b），その興奮は速伝導路を伝導することができず，別の経路である（すでに不応期を脱した）遅伝導路を順行し，心室へ伝導していく。この興奮が下位共通路に到達したとき

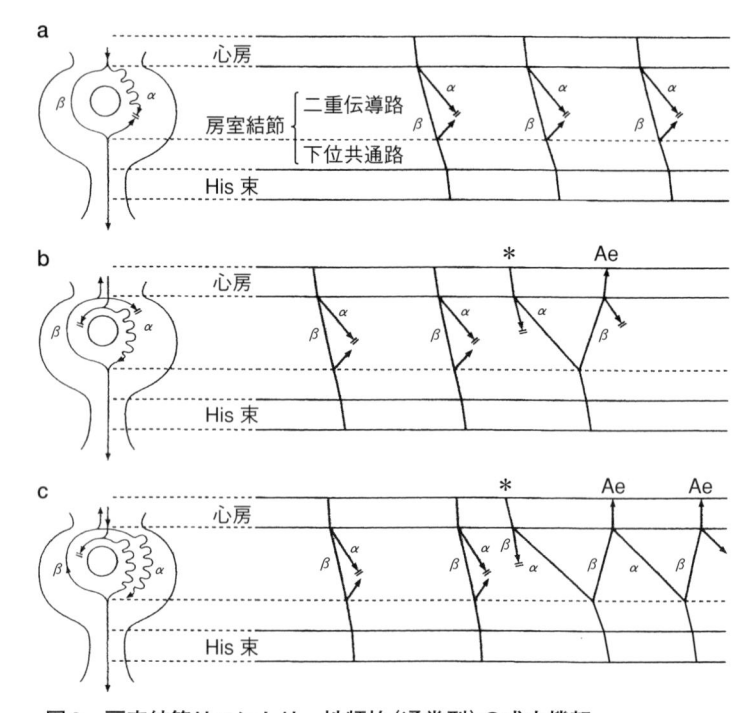

図2 房室結節リエントリー性頻拍（通常型）の成立機転
本頻拍の成立には，リエントリー回路として房室結節の機能的縦解離（房室結節二重伝導路），一方向性ブロック，遅い伝導の3条件が必要である。
説明本文参照
α路＝遅伝導路，β路＝速伝導路，＊：心房期外収縮

に速伝導路が不応期を脱していれば，その興奮は速伝導路を逆行して心房を興奮させる（Ae＝回帰性心房興奮，図2b）。速伝導路からの興奮は遅伝導路に再度進入するが，その不応期に遭遇した場合には遅伝導路内で消滅する。一方，このとき，もし遅伝導路が不応期より脱していれば，その興奮は再び遅伝導路を順行することが可能となる（図2c）。この繰り返しにより，slow‐fast型AVNRTが成立する。fast‐slow型AVNRTではこの関係が逆となり，速伝導路を順行し，遅伝導路を逆行するパターンをとる。

AVNRTのリエントリー回路は，当初，6 mm×3 mm×1 mm程度の大きさの房室結節（compact AV node）の内部に限局するものと考えられていた[4～10]が，その後のアブレーション治療法の成績などに基づき，現在ではリエントリー回路は房室結節内に限局するのではなく，その一部は傍結節心房筋（perinodal atrial tissue）を含んでいるとの説（図3）が有力となっている[11,12]。後者の説を支持する根拠として，房室結節（compact AV node）より1～2 cm離れた後中隔部位での遅伝導路アブレーションが，房室結節伝導を障害することなくAVNRTを治癒せしめることが可能であるという事実が挙げられる。

2 AVNRTの誘発様式

電気生理検査におけるAVNRTの誘発様式をslow‐fast型とfast‐slow型の2型に分けて解説する。

1) slow-fast型AVNRTの誘発

a. 心房単発期外刺激法（S_1S_2法）による誘発

slow‐fast型AVNRTの誘発方法としては最も一般的なものである。通常8～10発の心房基本刺激（S_1）を行った後，単発の期外刺激（早期刺激）を与える。期外刺激の興奮はその早期性に依存して房室結節をゆっくり伝導し，長いPR（AH）時間を示す。期外刺激の興奮が速伝導路の不応期に遭遇してその伝導がブロックされ，かつ十分な伝導遅延をもって遅伝導路を伝わるとリエントリー発生の条件が満たされ，slow‐fast型AVNRTが誘発される。実例を示す（図4）。基本周期は550 ms，

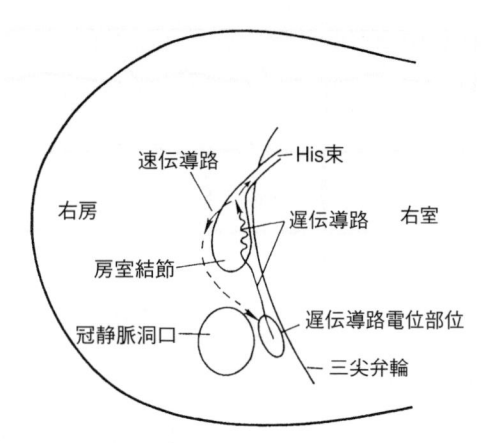

図3 房室結節リエントリー性頻拍のリエントリー路の模式図〔文献12）より一部改変して引用〕

S_1刺激によるAH時間は70 msである。連結期（S_1S_2）330 msにおいてS_2刺激の興奮は120 msのAH時間で速伝導路を伝導している（速伝導路の相対不応期における伝導）。連結期をさらに10 ms短縮させると速伝導路は絶対不応期となり，興奮は（不応期とはなっていない）遅伝導路を下降する。このためAH時間は245 msへと突然延長し（AH時間のジャンプ現象），AVNRTが誘発されている（Ae：房室結節エコー）。

本症例の房室伝導曲線を図5に示す。330～550 msの連結期ではAH時間は短いが，240～320 msの連結期ではAH時間は著明に延長し，その結果，房室伝導曲線は"不連続性"の曲線となっている。前者の短いAH時間は速伝導路経由の伝導を，後者の長いAH時間は遅伝導路経由の伝導を反映するものである。心房期外刺激法において，連結期を10 ms短縮させたときに50 ms以上の突然のAH時間の延長（ジャンプ現象）がみられた場合に，房室結節二重伝導路（速伝導路と遅伝導路）が存在するものと定義される[13]。

典型的なslow‐fast型AVNRTの症例においても，ジャンプ現象がみられず房室伝導曲線が"不連続性"とならない場合がある。伝導曲線が"不連続性"とならない理由としては，以下のような説明が考えられる。①速伝導路と遅伝導路の不応期がほとんど同一であるため，遅伝導路へのジャンプ現象が出現しない。②心房筋の機能的不応期が房室結節の速伝導路の有効不応期よりも長いた

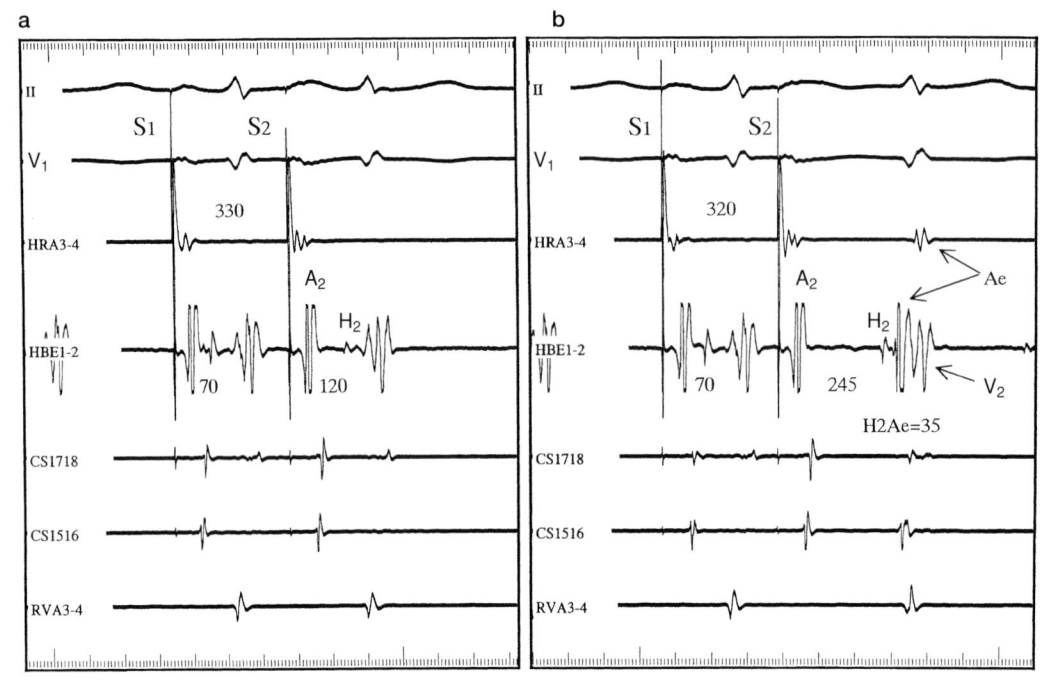

図4　高位右房からの単発期外刺激法による slow-fast 型 AVNRT の誘発(70歳，女性)
a：S_1S_2 間隔 = 330 ms，b：S_1S_2 間隔 = 320 ms。基本周期(550 ms)は省略されている。説明本文参照
HRA3-4：高位右房(近位電極)，HBE1-2：His 束電位図(遠位電極)，CS1718(CS1516)：冠静脈洞電位図 (CS17-18電極・CS15-16電極)，RVA3-4：右室心尖部(近位電極)，S_1(S_2)：基本(期外)刺激，A：心房波，H：His 波，V：心室波，Ae：心房エコー

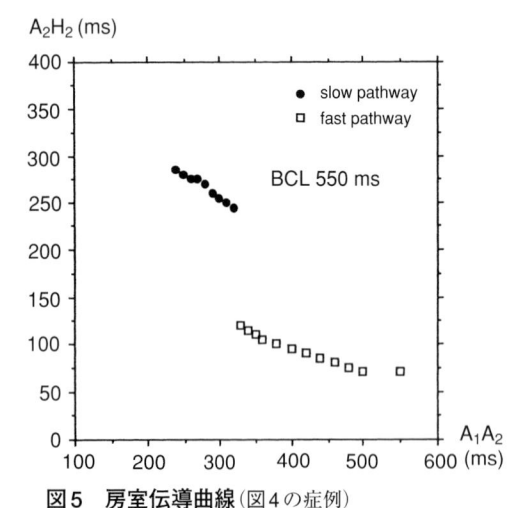

図5　房室伝導曲線(図4の症例)
横軸に連結期(A_1A_2 間隔)，縦軸に房室結節伝導時間(A_2H_2 間隔)を示す。
BCL：basic cycle length = 基本刺激周期

め，速伝導路のブロックが出現しない。③速伝導路の不応期が長いために，心房基本刺激においてすでに速伝導路は伝導ブロックとなっており，描かれた伝導曲線は遅伝導路の伝導のみを反映する。④速伝導路と遅伝導路を経由する AH 時間の間に大きな差がみられないため，房室伝導曲線が"不連続性"とならない[14,15]，等である。以上のような場合においても，①ペーシング部位や心房基本刺激の周期長を変える，②心房2発期外刺激法($S_1S_2S_3$法)を行う[16]，あるいは③種々の薬剤(atropine，verapamil など)を投与することなどにより，"不連続性"の房室伝導曲線を証明しうることがしばしばある。

b．心房2発期外刺激法($S_1S_2S_3$法)による誘発

心房単発期外刺激法(S_1S_2法)により slow-fast 型 AVNRT が誘発されない場合に，心房2発期外刺激法($S_1S_2S_3$法)を試みると頻拍が誘発されることをしばしば経験する。このような症例では，単発期外刺激のみでは AH 時間の延長が不十分であるが2発目の期外刺激により十分な AH 時間の延長が得られ(もしくは速伝導路が不応期に遭遇し)，その結果，房室結節リエントリーが成立するものと考えられる。図6に心房2発期外刺激法

によりslow-fast型AVNRTが誘発されたところを示す。図6上段では300 ms/340 msの連結期で、下段では300 ms/320 msの連結期で2発の期外刺激を与えている。S_2S_3間隔を20 ms短縮させることによりS_3刺激に由来するA_3H_3間隔は突然140 ms延長(135 ms→275 ms)して遅伝導路経由の伝導となり、slow-fast型AVNRTが誘発されている。

c. 心房頻回刺激法による誘発

心房頻回刺激によってもしばしばslow-fast型AVNRTが誘発される。図7に実例を示す。刺激周期を340 msに短縮すると、S_5刺激において突然のAH時間の延長(135 ms→260 ms)が起こり、slow-fast型AVNRTへの移行がみられている。この例のように、一定レートの心房頻回刺激法において、50 ms以上の突然のAH時間の延長(ジャンプ現象)がみられた場合にも、房室結節二重伝導路が存在するものと診断される[13]。

d. 心室刺激法(頻回刺激法,期外刺激法)による誘発

slow-fast型AVNRTが心室刺激法により誘発されることはまれであり、当科の経験では158例中11例(7%)にすぎない。しかしながらJoseph-son ら[13]、Wuら[17]によれば心室刺激による誘発率は各々40%、30%程度であり、それほどまれなものではないという。

心室刺激法によるslow-fast型AVNRTの誘発率が低い理由としては、以下のような説明が考えられるであろう。①slow-fast型AVNRTでは、速伝導路の逆伝導がきわめて良好であるために、心室刺激の場合、リエントリーの必要条件である一方向性ブロックや速伝導路の伝導遅延が起こりにくい。②心室刺激によりslow-fast型AVNRTが誘発されるためには、まず遅伝導路における逆伝導ブロックが起こり、同時に、速伝導路を上行した興奮が遅伝導路へ進入し、さらに下降してゆくことが必要となる。しかるに遅伝導路の逆行性不応期は、正伝導性不応期がそうであるように、比較的短いことが推察され、遅伝導路の逆伝導ブロックが起こりにくいということが考えられる。

心室頻回刺激によるslow-fast型AVNRTの誘発を図8に示す。図8aは5発の頻回刺激、図8bは6発の頻回刺激の記録を示す。前者ではS_5刺激による遅伝導路への逆行性不顕伝導(retrograde concealed conduction)が存在するため、速伝導路を上行した興奮は遅伝導路を下降することがで

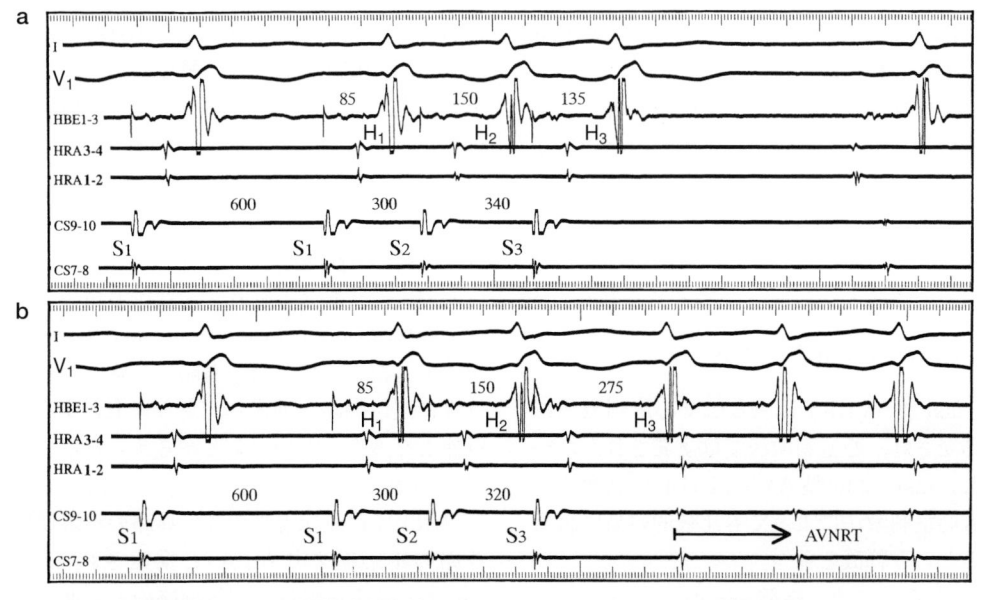

図6 冠静脈洞からの2発期外刺激法によるslow-fast型AVNRTの誘発(58歳,女性)
説明本文参照
a:S_1S_2間隔 = 300 ms, S_2S_3間隔 = 340 ms, b:S_1S_2間隔 = 300 ms, S_2S_3間隔 = 320 ms

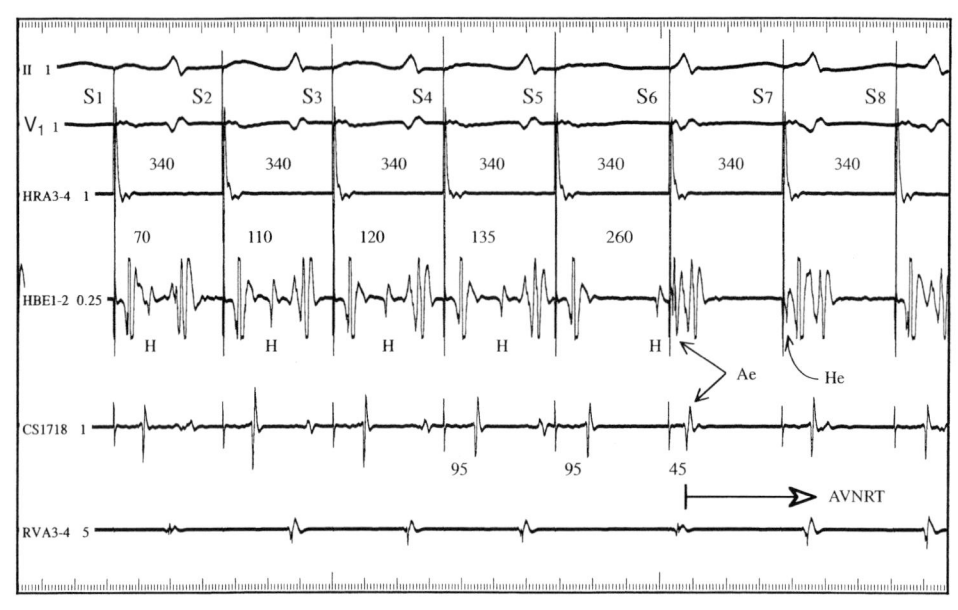

図7 高位右房からの頻回刺激法によるslow-fast型AVNRTの誘発（刺激周期＝340 ms）
（70歳，女性）
S_5刺激によりAHが260 msに延長しAVNRTが誘発されて心房エコー波（Ae）が出現したため，S_6刺激はHBE1-2電位図とCS1718電位図の心房波を捕捉しておらず，高位右房のみを捕捉している。
説明本文参照

きず，頻拍への移行はみられない。6発の頻回刺激を行うと，今回は遅伝導路の逆伝導ブロックのため遅伝導路への逆行性不顕伝導が消失し，その結果，速伝導路を上行したS_6刺激の興奮が遅伝導路を下降することが可能となって，slow-fast型AVNRTへの移行がみられている。

きわめてまれに，いかなる心房刺激を用いても頻拍が誘発されず，心室刺激によってのみ誘発されるslow-fast型AVNRTが存在する（後述）。このような症例では，通常のslow-fast型AVNRTとは異なり，正伝導において遅伝導路の不応期が速伝導路の不応期よりも長い[17]と考えられる。

2）fast-slow型AVNRTの誘発

slow-fast型AVNRTは主として心房刺激法によって誘発され，心室刺激法では誘発されがたいのに対し，fast-slow型AVNRTは心房刺激法によっても心室刺激法によっても比較的容易に誘発されうるという特徴をもつ。

a. 心房刺激法による誘発

fast-slow型AVNRTが心房期外刺激法あるいは頻回刺激法によって誘発される場合，slow-fast型とは異なり，AH時間の軽度の延長をもって頻拍が誘発されることが多い。心房期外刺激法によるfast-slow型AVNRTの誘発を図9に示す。基本周期は600 msである。図9a（連結期480 ms）においてS_1刺激とS_2刺激によるAH時間はそれぞれ90 ms，105 msであり，興奮はともに速伝導路を経由している。連結期を460 msに短縮すると（図9b），S_2刺激は同様に速伝導路（AH時間＝115 ms）を伝導しているが，頻拍が誘発されている。図9bにおいて頻拍が誘発された機序としては，連結期460 ms（＝遅伝導路の正伝導性不応期）において，それまで存在した遅伝導路への正伝導性不顕伝導（anterograde concealed conduction）が消失したために，速伝導路を下降した興奮が逆行性に遅伝導路へ進入し，さらに上行することが可能となった，ということが考えられる。この例でみられるがごとく，一般に，fast-slow型AVNRTでは正伝導性の遅伝導路の不応期は速伝導路の不応期よりも長いと推定される（slow-fast型では正伝導性の遅伝導路の不応期は速伝導路の不応期よりも短い）。

fast-slow型AVNRTは心房頻回刺激法によっ

2. AVNRTの誘発様式　153

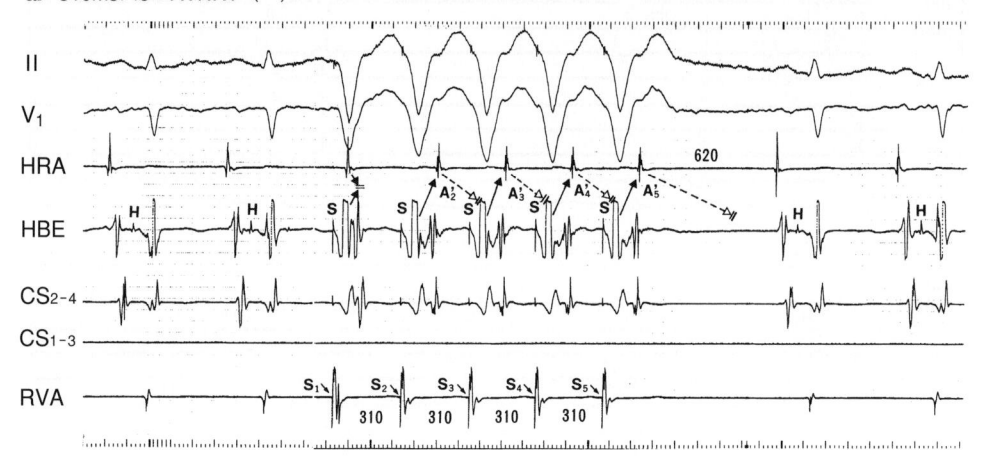

a. 310ms×5：AVNRT（−）

b. 310ms×6：AVNRT（＋）

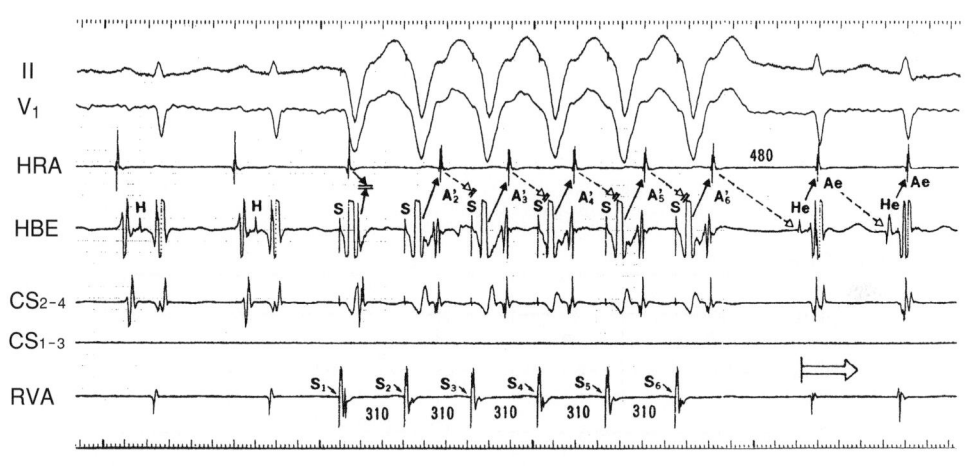

図8　心室頻回刺激法によるslow-fast型AVNRTの誘発（刺激周期310 ms）（64歳，女性）
a：5発の頻回刺激では頻拍は誘発されない．b：6発の頻回刺激により頻拍が誘発されている．
説明本文参照

ても誘発されるが，この場合にもAH時間の突然の延長（ジャンプ現象）を認めずに誘発されることが多い．

b. 心室刺激法（頻回刺激法，期外刺激法）による誘発

fast-slow型AVNRTにおいては，逆行性に機能する速伝導路と遅伝導路（逆行性二重伝導路）を有する症例が多い[18]．このため，心室期外刺激法あるいは頻回刺激法により頻拍が誘発される場合，しばしば突然の室房伝導時間の延長を認める．心室期外刺激法により，突然の室房伝導時間の延長をもってfast-slow型AVNRTが誘発された症例を図10に示す[19]．

図10a（連結期610 ms）において，S_1刺激とS_2刺激による最早期心房興奮部位はともにHis束電位図（HBE）上の前中隔右房であり，興奮は前中隔に存在する1本の伝導路を経由して心房へ伝達されている．連結期を600 msに短縮すると（図10b），S_2刺激による最早期興奮部位は冠静脈洞近位部（CS3-4部位）へとシフトし，fast-slow型AVNRTが誘発されている．この際HBE上の室房伝導時間は460 msであり，145 ms（315 ms→460 ms）の突然の延長を示している．すなわち，心室刺激の興奮の逆伝導が前中隔の速伝導路より

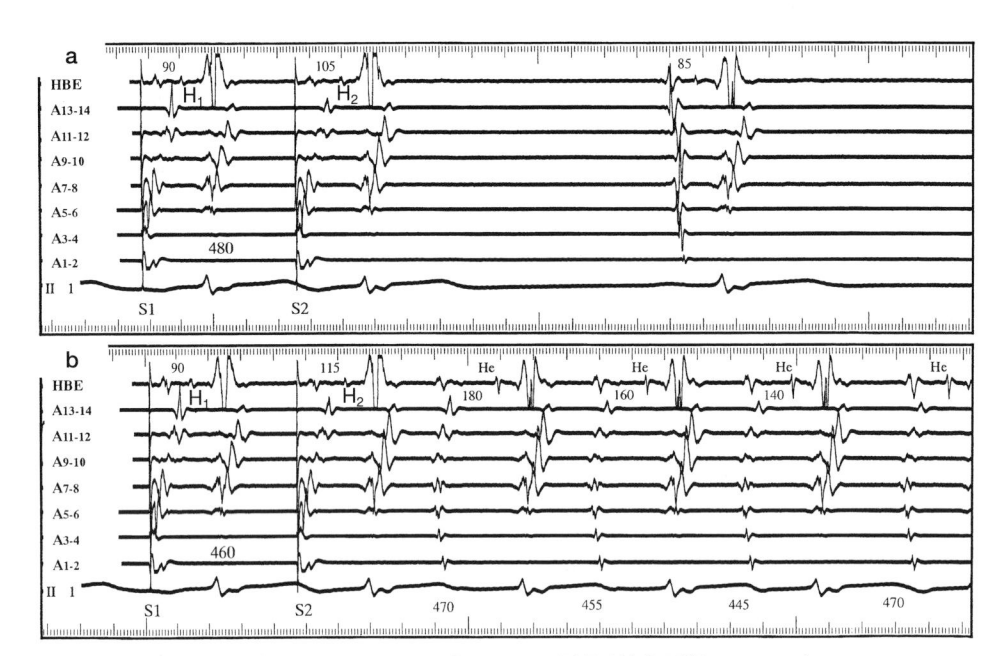

8章 房室結節リエントリー性頻拍

図9 心房期外刺激法によるfast-slow型AVNRTの誘発（基本周期＝600 ms）（31歳，男性）
a：連結期＝480 ms，b：連結期＝460 ms
A1-2電位図：三尖弁輪周囲においた20極電極カテーテル（$A_1 \rightarrow A_{20}$）の先端双極電極により記録した電位図。先端の8極は冠静脈洞内に留置され，A7-8電極がCS入口部に位置している（カテーテル配置は図45参照）。頻拍の最早期心房波はA7-8電極により記録されている。説明本文参照

a. S_1S_2＝610ms

b. S_1S_2＝600ms

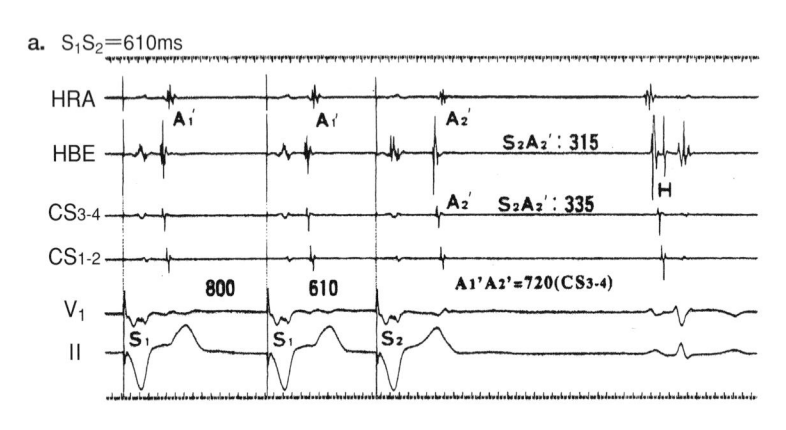

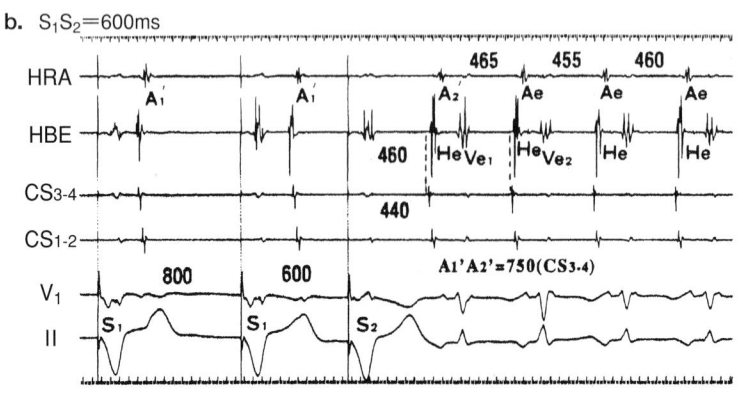

図10 心室期外刺激法によるfast-slow型AVNRTの誘発〔文献19）より引用〕
基本周期は800 msである。説明本文参照

後中隔の遅伝導路へとシフトし，それとともにfast-slow型AVNRTが誘発された。

3 房室結節の逆伝導

1）slow-fast型AVNRTの逆伝導

まれな例外[20]を除くと，slow-fast型AVNRT症例の室房伝導能はきわめて良好であり，ほとんど全例において室房伝導の存在を認める。通常150～200/分程度のペーシング頻度まで，速伝導路を経由する1：1の室房伝導が観察される。この際，ほとんどの症例で速伝導路の伝導時間と不応期が短いため遅伝導路経由の逆伝導は出現せず，正伝導時に観察されるような典型的なWenckebach型の減衰伝導はみられない（図11）。図11において，ペーシング周期310 msでは1：1の室房伝導を示しているが，周期を300 msに短縮すると突然2：1の室房ブロックとなり，いわゆるWenckebach型というよりはMobitz II型類似の室房伝導ブロックのパターンをとっている。この間，室房伝導時間を見ると，ペーシング周期600 msでは150 msであった（図には示さない）ものが，周期を310 msに短縮しても，わずかに15 msの延長（150 ms→165 ms）を示すにすぎない。このためslow-fast型AVNRTの逆伝性速伝導路は副伝導路的な電気生理学的特徴を有していると表現されることが多い。

a. His-Purkinje系における伝導遅延

心室期外刺激法によりslow-fast型AVNRT症例の室房伝導を検討する場合，最も早期の期外刺激による室房伝導時間は，基本刺激時に比し100 ms以上の延長を認めることが多い。実例を図12に示す。連結期260 msの期外刺激に対して，高位右房（HRA3-4）までの伝導時間は120 ms（130 ms→250 ms）の延長を示している。この際，伝導時間の延長の大部分はHis-Purkinje系における伝導遅延によるものであり（SH時間が50 ms→170 msへと延長している），房室結節での減衰伝導（HA時間の延長）が観察されることはまれである。HA時間の延長が起こらない理由は以下のごとく説明される。心室刺激の興奮はHis-Purkinje系を経由して房室結節に到達し，さらに心房へと伝達される。この伝導過程において，早期に与えられた心室期外刺激の興奮はHis-Purkinje系の相対不応期に遭遇して伝導遅延を起こすが，この伝導遅延の出現のために房室結節に対しては十分に早期の期外刺激とはなりえず，房室結節伝導の相対不応期に遭遇しえないためである。

slow-fast型AVNRT例において心室期外刺激法によりHA時間を計測すると，HA時間は30～80 ms程度の短い伝導時間を示し（図12），顕著に延長した数値を示す例はほとんどない。

b. 遅伝導路経由の逆伝導の出現

slow-fast型AVNRTの逆伝導においては，通常，速伝導路の不応期が短いために遅伝導路経由の逆伝導が出現することはまれであるが，時として速伝導路の不応期の方が長く，遅伝導路を介する逆伝導が観察されることがある。この場合，心室期外刺激法では短いHA時間のみが示され，心室頻回刺激法によって初めて遅伝導路を経由する長いHA時間が出現するというパターンをとることが多い[21]。

実例を示す（図13～15）。図13は心室期外刺激法の際の記録であるが，HA時間は30 msと短く頻拍中のHA時間（＝25 ms，図14）とほぼ同一であり，速伝導路を経由していることがわかる。心室期外刺激法ではいかなる連結期においても遅伝導路の伝導は観察されなかったが，頻回刺激法において長いHA時間の出現をみた（図15）。

2）fast-slow型AVNRTの逆伝導

逆行性の遅伝導路がfast-slow型AVNRTのリエントリー回路の必須の逆伝導路を形成するので，洞調律時の心室ペーシングにより遅伝導路経由の逆伝導の存在が示されるはずであるが，全例でその存在が示されるとは限らない[18]。すなわち，fast-slow型AVNRT症例の洞調律時の逆伝導能に関しては，かなり良好な速伝導路経由の逆伝導を示す症例，遅伝導路経由の逆伝導のみを示す症例，長い連結期では速伝導路・短い連結期では遅伝導路経由の逆伝導を示す症例，洞調律時には全く逆伝導を有しない症例など，さまざまなタイプが存在する。良好な速伝導路経由の逆伝導を示す症例を呈示する（図16，17）。

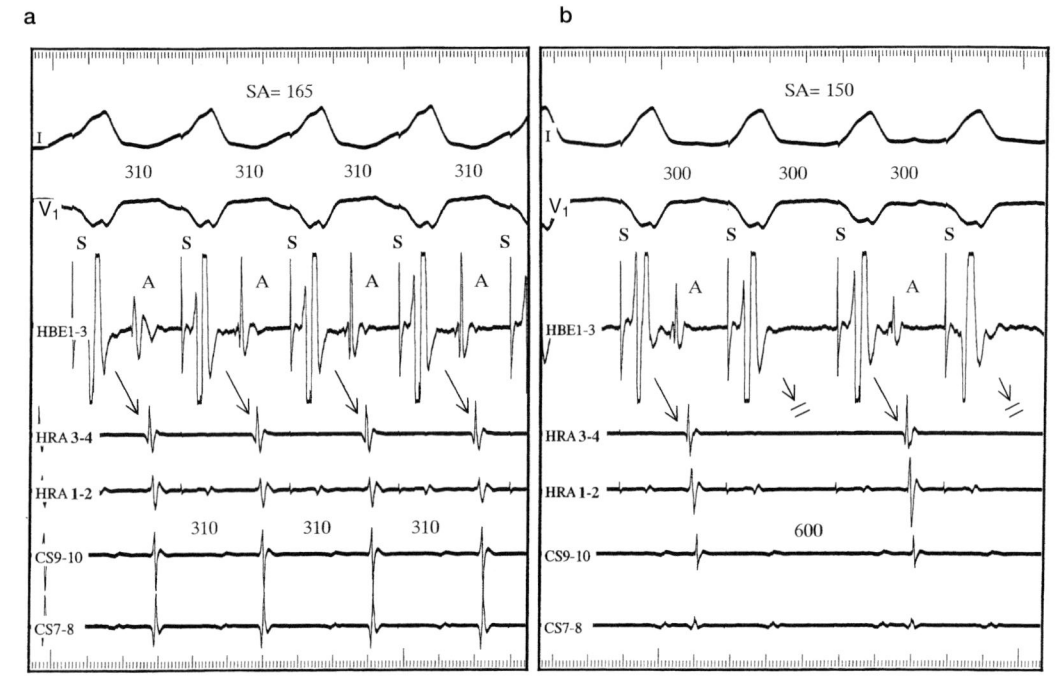

図11　心室頻回刺激法による室房伝導の評価(58歳，女性)
a：刺激周期＝310 msにて1：1の室房伝導を認める(最早期心房興奮はHis束電位記録部位)。
b：刺激周期＝300 msにて2：1の室房ブロックの出現を認める。

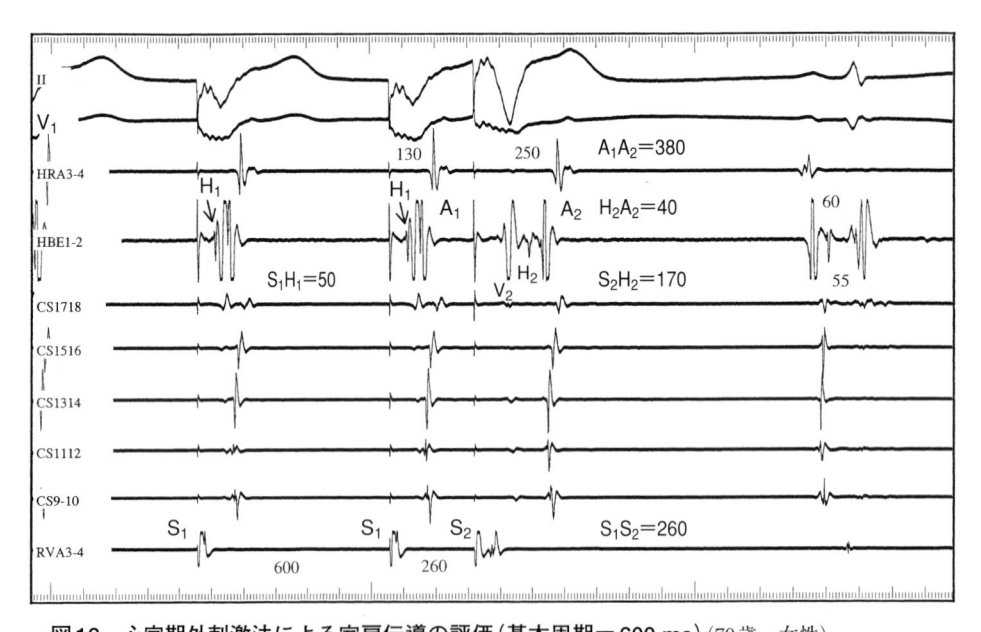

図12　心室期外刺激法による室房伝導の評価(基本周期＝600 ms)(70歳，女性)
連結期＝260 msの際の記録を示す。最早期心房興奮はHis束電位図上の心房波により記録されている。

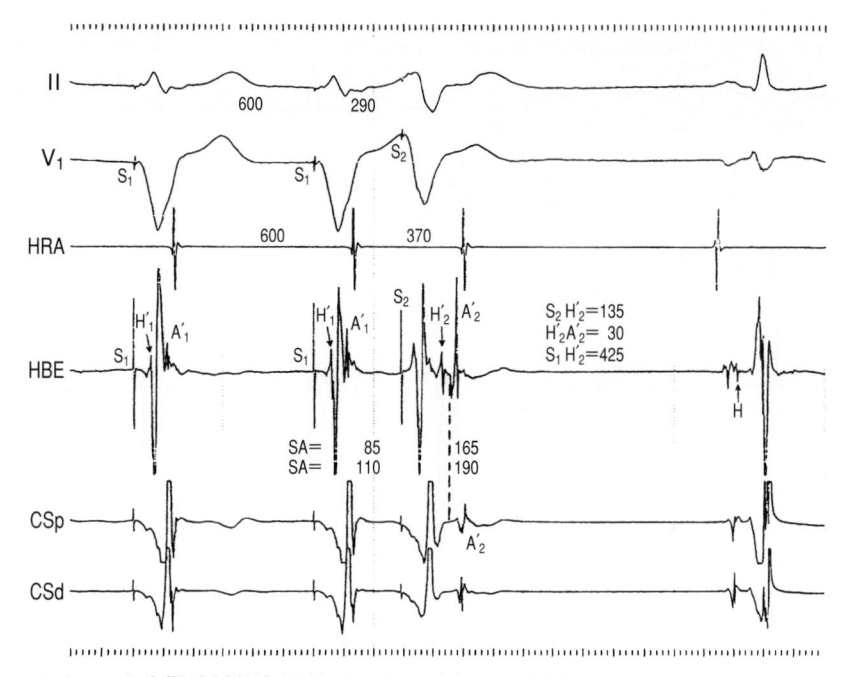

図13 心室期外刺激法〔文献21)より引用〕(74歳,女性)
基本周期＝600 ms,連結期＝290 ms にて期外刺激を与えた。最早期心房興奮は His 束電位図(HBE)上の心房波により記録され,CS 近位部(CSp)よりも 25 ms 先行している。HBE 上における SA 時間は $S_1A_1 = 85$ ms, $S_2A_2 = 165$ ms,CS 近位部における SA 時間は $S_1A_1 = 110$ ms, $S_2A_2 = 190$ ms である。

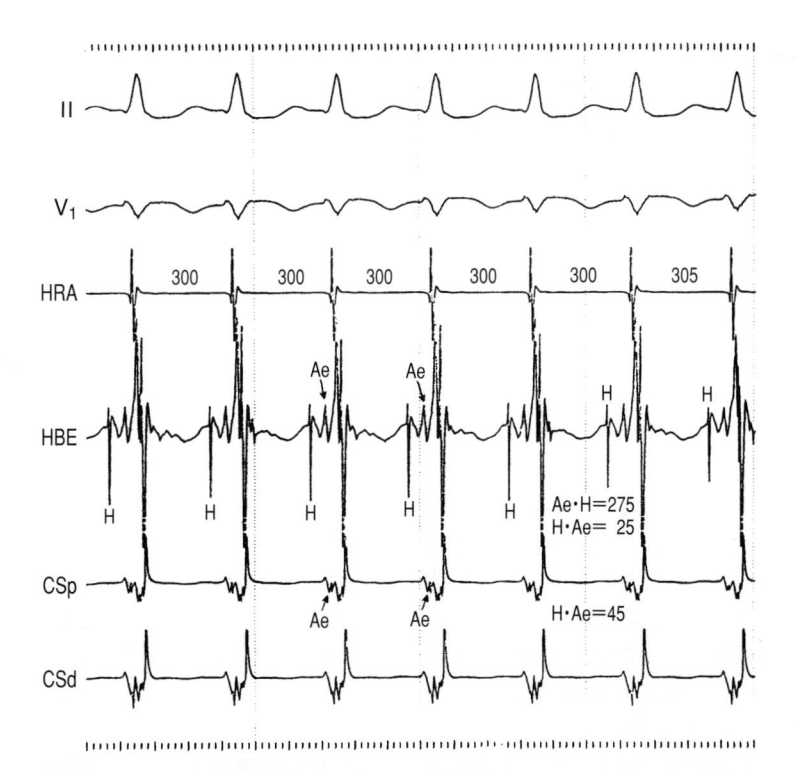

図14 slow-fast 型 AVNRT(図13と同一症例)
最早期心房興奮は His 束電位図上の心房波により記録され,CS 近位部(CSp)よりも 20 ms 先行している。Ae:心房エコー波

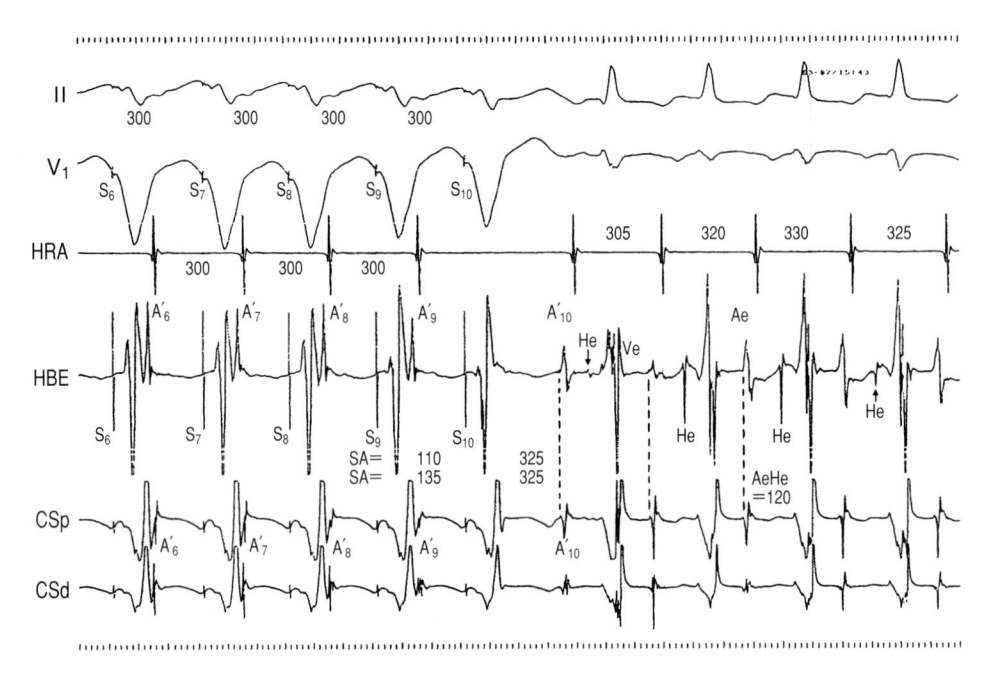

図15 頻回刺激法による逆行性遅伝導路の出現(図13と同一症例)
刺激周期300 msにて10発の頻回刺激(S_1→S_{10})を行った。S_1〜S_9刺激は速伝導路を逆伝導しているが，S_{10}刺激は速伝導路の不応期に遭遇し，遅伝導路を逆伝導している。S_{10}刺激の後，非持続性のfast-slow型AVNRTの誘発がみられた。S_{10}刺激において，HBE上におけるSA時間とCS近位部におけるSA時間は同一(325 ms)となっている。

4 AVNRTのリエントリー路の局在

1) 心房筋組織

　AVNRT(特にslow-fast型AVNRT)のリエントリー回路に心房筋組織が含まれるか否かに関しては，長い間論争が繰り広げられてきた。当初はJosephsonら[7]が観察したごとく，AVNRTの興奮と心房筋との興奮の間に解離(図18)がみられたことより，『リエントリー路は房室結節内(compact AV node内)に限局し，心房筋とリエントリー路の間には結節内の上位共通路(upper common pathway)が存在する』とする説が提唱された。その後，筆者らは，頻拍中に冠静脈洞近位部(左房)からの刺激を行った際に，右房電位を捕捉しないタイミングでの心房刺激がslow-fast型AVNRTをリセットする(図19)ことを観察し，遅伝導路が房室結節の外部に存在する可能性を指摘した[22]。その後，佐藤らも同様の報告を行った[23]。さらに近年ではアブレーション治療の結果[12]などに基づき，回路の一部に心房筋組織が含まれるとの説が有力となっている。

　固有心房筋より移行細胞群(transitional cells)を経て房室結節へ連なる一連の伝導系組織というものを考慮した場合，これらは一連の連続した組織構築を有しており，固有心房筋と房室結節の境界を明確に区分する組織(例えば心房と心室を区分する房室線維輪などの組織)は存在しない。したがって，『そのような明瞭な境界の存在しない心房と房室結節の境界領域において，房室結節リエントリー路という解剖学的構造物(特に上位共通路)がどちらの組織に属するのかを決定することがそもそも可能であるのか』という基本的な問題点が存在すると考えられる。現時点においては，回路の一部に心房筋を含む可能性が高いとはいえるものの，AVNRTの全回路の正確な全体像は依然として未解明といわざるをえない。さらには，頻拍の興奮と心房筋の興奮が1対1の対応を示さないAVNRTも報告されている。したがって，

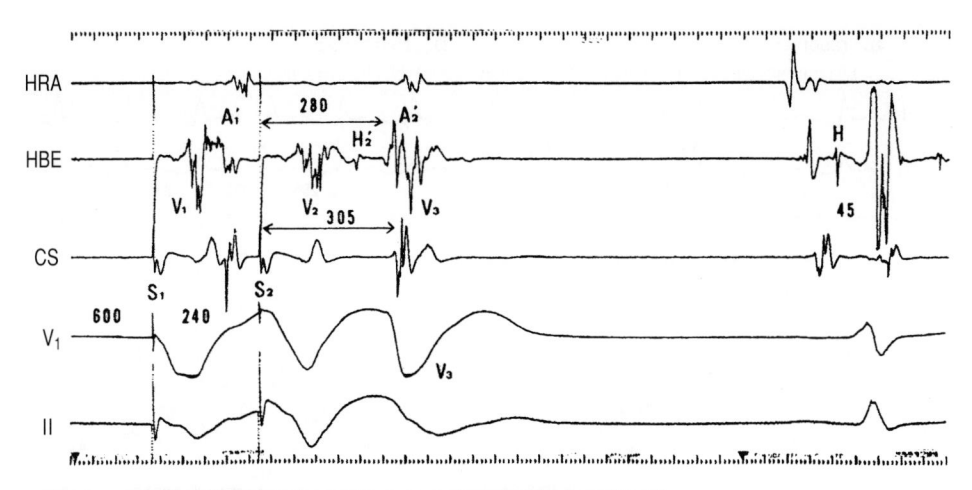

図16 心室期外刺激法においてみられた速伝導路経由の逆伝導
基本周期(S_1S_1) = 600 ms，連結期(S_1S_2) = 240 msの際の記録を示す。S_1刺激・S_2刺激時の最早期心房興奮はともにHBE部位で記録され，冠静脈洞(CS)近位部よりも25 ms先行している。H_2A_2時間は60 msと短く，速伝導路経由の室房伝導が考えられる。S_2刺激の逆伝導において"$V_2→H_2→A_2$"の興奮順序がみられること，減衰伝導がみられることより副伝導路の存在は否定的である。S_2刺激によりV_3現象(bundle branch reentry)の出現もみられている。

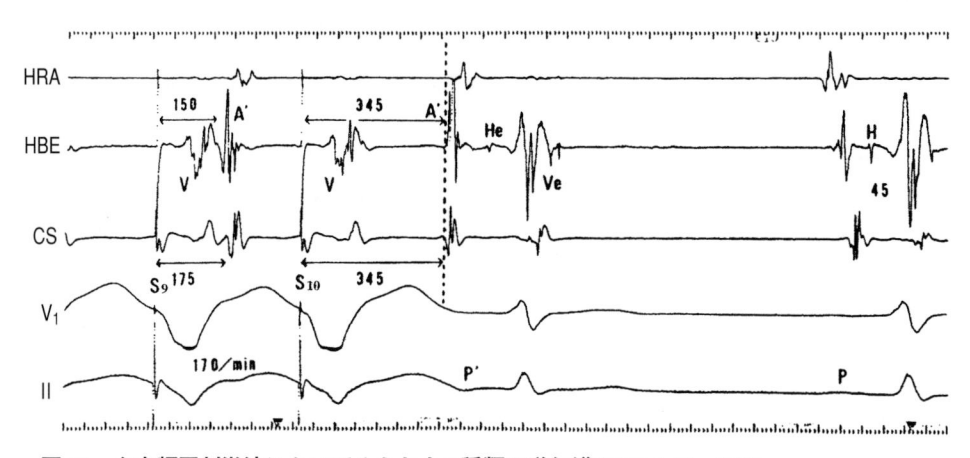

図17 心室頻回刺激法においてみられた2種類の逆伝導(図16と同一症例)
ペーシング頻度は170/分で，最後の2拍(S_9, S_{10})を示している。心室期外刺激法では速伝導路の逆伝導のみがみられたが(図16)，頻回刺激法により速伝導路(S_9刺激)と遅伝導路(S_{10}刺激)を経由する逆伝導がみられた。S_9刺激においてSA時間はHBE上で150 ms，CS記録部位で175 msと伝導時間は短い(速伝導路)。S_{10}刺激において，HBE部位とCS記録部位のSA時間は345 msと長い(遅伝導路)。S_{10}刺激の後，単発の房室結節リエントリー波(Ve)が出現している。

房室結節リエントリーの成立機転は，"房室接合部リエントリー"もしくは"Koch三角リエントリー"によるというにとどめるのが無難な表現といえるかもしれない。

2) His束

一般に，His束はAVNRTのリエントリー回路に含まれないとされるが，回路内に含まれると主張する研究者も一部に存在する。後者は，AVNRTのリエントリー回路とHis束との間に，結節内の下位共通路(lower common pathway)が

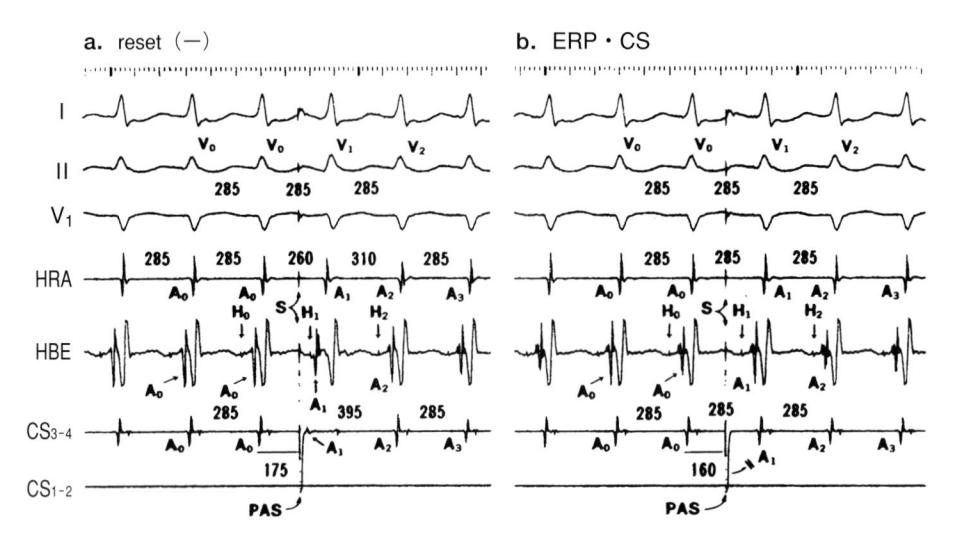

図18 slow-fast型AVNRTにおいて観察された頻拍の興奮と心房筋の興奮の解離(52歳,男性)

a：安定したAVNRT中に冠静脈洞(CS)近位部に留置したカテーテルよりA_0-S間隔 = 175 msで心房プログラム刺激(PAS)を与えたところ，その刺激は心房全体(左房と右房)を捕捉したが頻拍をリセットしえず，頻拍周期は不変であった．

b：連結期を160 msに短縮すると心房筋の不応期に遭遇した．本例ではいかなる連結期の心房刺激によっても頻拍のリセットがみられなかったが，この所見は一般にリエントリー路が房室結節内(compact AV node内)に限局することを支持するものと解釈される．

HRA：高位右房，HBE：His束電位図，CS：冠静脈洞，A, H, V：atrial, His, ventricular electrogram, PAS：programmed atrial stimulation

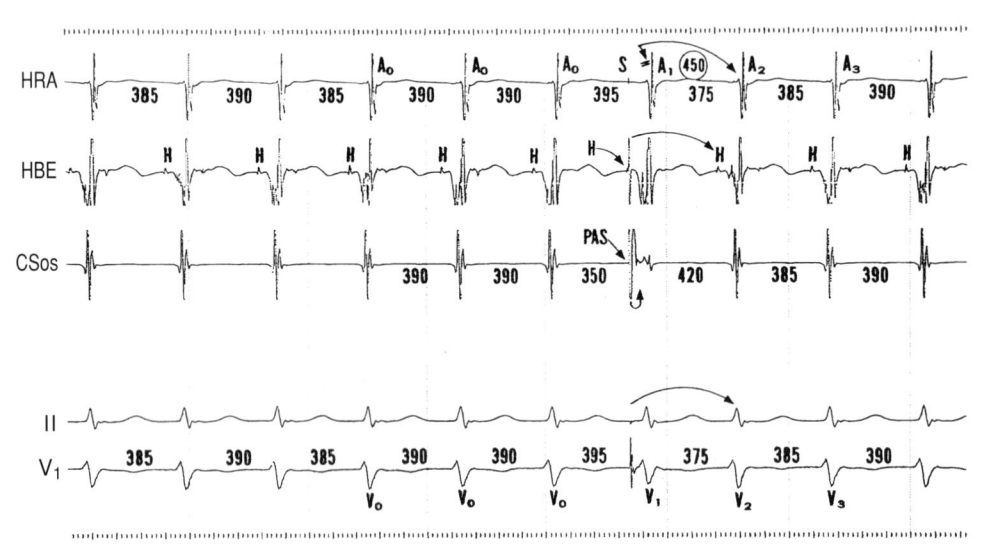

図19 slow-fast型AVNRTにおいて観察された左房興奮と右房興奮の解離現象(51歳,女性)

安定したAVNRT中に冠静脈洞入口部(CSos)より心房プログラム刺激(PAS)を与えたところ，そのインパルスはHis束波・心室波(V_2)を捕捉し，しかるのち1周期遅れて450 msという長い伝導時間をもって高位右房(HRA)を捕捉した．このことは，A_0A_1周期・V_0V_1周期が395 msと短縮を示さず，A_1A_2周期・V_1V_2周期が375 msへ短縮したことによって示される．この際，興奮が与えられた時相において，左房(CSos)は興奮によって直接捕捉されるが右房(HRA)は捕捉されていない(左房と右房の解離)．この両心房の解離現象は，AVNRTの旋回路が房室結節内に限局し，1本の上位共通路のみによって心房と結合している場合には起こり得ないと考えられる．したがって，この現象は遅伝導路が房室結節の外部，冠静脈洞寄りに存在することを支持する所見と解釈しうる．

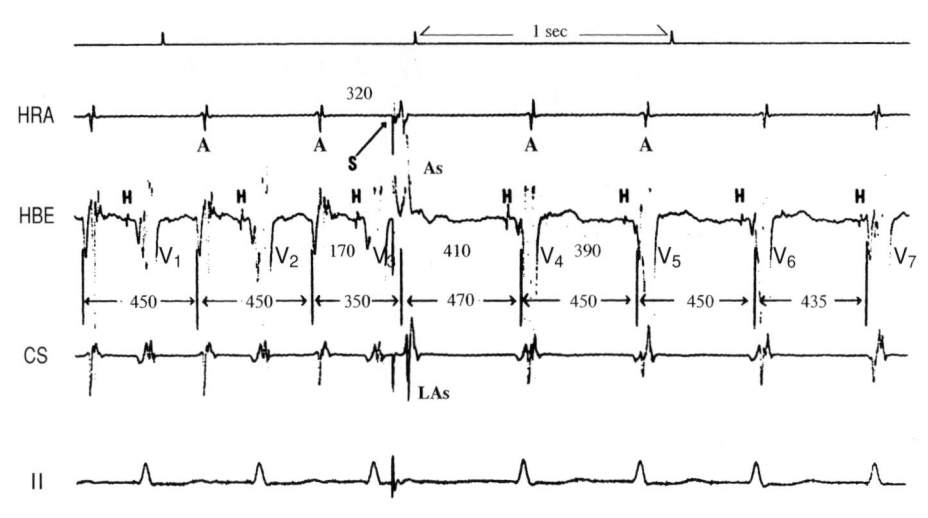

figure（図20）の説明は本文参照。

図20　下位共通路の存在が示唆された fast-slow 型 AVNRT〔文献25）より引用〕
説明本文参照

存在しないとする説である。房室結節内に下位共通路が存在する場合，洞調律時において頻拍周期と同一周期にて心室ペーシングを行った場合のHA時間は，下位共通路の伝導時間を含むために，下位共通路の伝導時間が含まれないAVNRT中のHA時間よりも長くなるということが推察される。Millerらはこの仮説に基づいて心室ペーシング時のHA時間とAVNRT中のHA時間を比較検討したところ，常に前者が後者よりも長いことを観察した[10]。この結果は，AVNRTのリエントリー回路とHis束との間に下位共通路が存在する，すなわちHis束はリエントリー回路に含まれないことを強く示唆するものである。他方，Liら[24]はほぼ同様の検討を行い，『約1/3の症例では，His束がリエントリー回路の一部を構成している』という異なった結果を導き出している。両者の結論が異なった理由は必ずしも明らかではない。房室接合部に留置されたHis束カテーテルは不安定であり，心室ペーシング時のHA時間とAVNRT中のHA時間を，安定した良好な記録条件の下に正確に計測することはしばしば困難である。このゆえに，①両研究が対象とした全症例において良好なH波とA波の記録が可能であったか，②HA時間を正確に計測することが可能であったかどうか，がまずもって問題となる。もし計測されたHA時間が信頼しうるものでない場合には，心室ペーシング時のHA時間とAVNRT中のHA時間を比較すること自体が無意味なものとなるであろう。

図20に，結節内の下位共通路の存在が強く示唆されたAVNRTの1例を示す[25]。周期450 msの安定した頻拍中に，高位右房より連結期320 msで単発のプログラム刺激を与えたところ，頻拍周期はほぼ不変のまま，fast-slow型のAVNRTよりslow-fast型のAVNRTへと変化した。この変化は下位共通路の存在を想定することにより以下のごとく説明可能と考えられる。すなわち，AVNRTは房室結節上部の二重伝導路（リエントリー回路）において一定の周期で持続しているが，早期にリエントリー回路に進入した心房プログラム刺激の興奮が，回路内の速伝導路で伝導遅延を起こさず，下位共通路においてその相対不応期に遭遇したために著明な伝導遅延（AH = 410 ms）を起こして伝達され，異なるパターンのAVNRTに変化させたという解釈である。下位共通路の存在を仮定しない場合には，fast-slow型AVNRTが，別の回路を旋回するslow-fast型のAVNRTへ変化したという解釈が必要となるが，その場合には頻拍周期の変化を伴うものと推察される。本例では頻拍周期が一定であったことより，単一のリエントリー回路を想定する解釈がより論理的であると思われた。

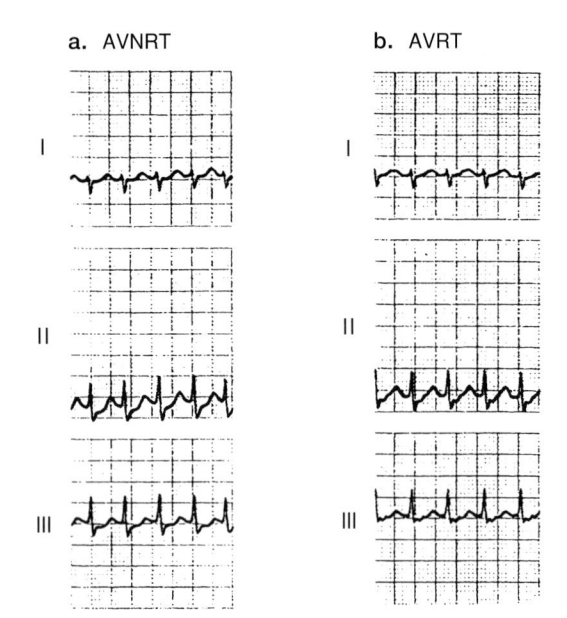

図21 slow-fast型AVNRTと房室リエントリー性頻拍(AVRT)が誘発された1例(55歳,女性)
誘発されたAVNRTとAVRTの心電図を示す。AVNRTにおいては逆行性P波の存在は明瞭ではないが,AVRTではⅡ,ⅢにてQRS波の直後に逆行性P波と思われる波形を認める。

5 AVNRTの診断基準

　リエントリー性上室頻拍症の診断において,AVNRT以外のすべての頻拍機序(房室リエントリー性頻拍,心房内リエントリー性頻拍など)が否定されたとき,AVNRT(slow-fast型・fast-slow型)の"確定診断"が初めて可能となるが,一般には以下のような所見が得られたときにAVNRTが診断される。

1) slow-fast型AVNRT

　(1) 頻回刺激または期外刺激法により房室結節二重伝導路の存在が診断される[26〜29]。
　(2) ペーシングによる頻拍の誘発が可能で,誘発はAH時間のクリティカルな延長に依存する(心房内リエントリーよりも房室結節リエントリーを示唆する所見)。
　(3) 頻拍中の心房興奮順序は房室接合部(His束記録部位)が最早期である。
　(4) His束興奮が不応期の際に与えられた心室プログラム刺激が頻拍をリセットしない(図21,22)(速伝導性の副伝導路の関与を否定する所見)。

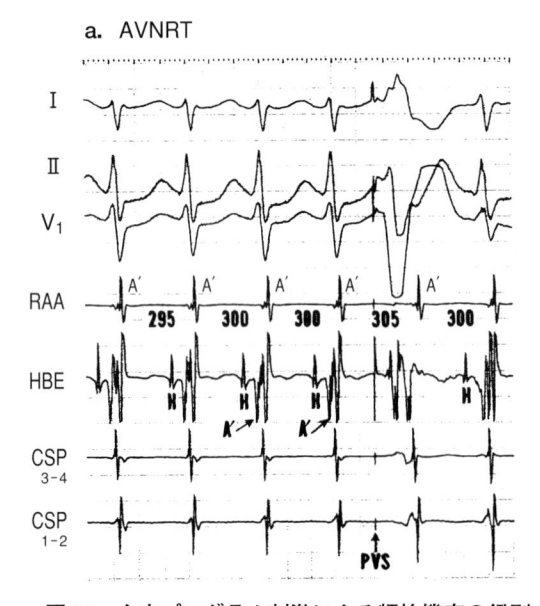

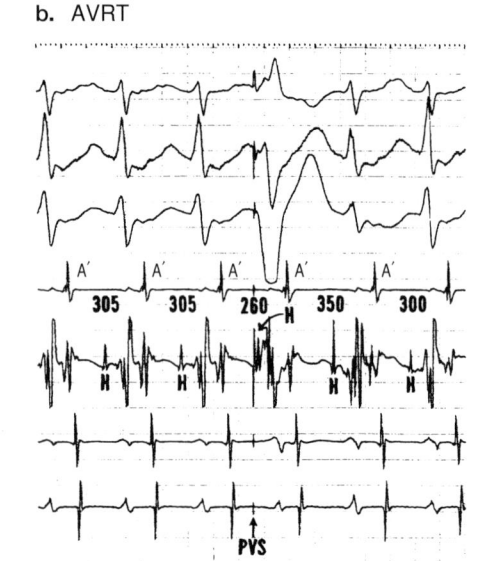

図22 心室プログラム刺激による頻拍機序の鑑別(図21と同一症例)(55歳,女性)
　a:His束が不応期の際に与えられた心室プログラム刺激(PVS)が頻拍をリセットしないこと,心房波と心室波の興奮が同時であることより,AVNRTが診断される。
　b:His束が不応期の際に与えられた心室プログラム刺激(PVS)が頻拍をリセットした(頻拍周期が305 ms→260 msへと短縮)ことより,前中隔の副伝導路が関与する房室リエントリー性頻拍(AVRT)が診断される。RAA:右心耳

(5) 頻拍中のHis束部位における室房伝導時間が60 ms以下[30]（『体表心電図上P波がQRS波に重なる』と同義）。

これらの診断基準を用いることにより，slow-fast型AVNRTの診断は比較的容易になしうると考えられる。まれに，心房頻拍が房室結節遅伝導路を経由して著明に長いPR時間を示すとP波がQRS波に重なり，一見，体表心電図にてslow-fast型AVNRTのごとく見えることがある。すなわち自動能性心房頻拍（P波は陽性）の興奮が速伝導路を経由していればAVNRTと誤診することはないが，遅伝導路を経由しているとP波がQRS波とほぼ重なり，陽性P波が不明瞭となることがある。このような場合，slow-fast型AVNRTの可能性も考えられるが，電気生理検査で高位右房電位がHis束記録部位の心房興奮に先行するという所見が示されれば，slow-fast型AVNRTの可能性は否定される。

2）fast-slow型AVNRT

(1) 心室頻回刺激または期外刺激法により逆行性の房室結節二重伝導路の存在が診断される。

(2) 心室ペーシングにより頻拍が誘発され，頻拍誘発は室房伝導時間（HA時間）のクリティカルな延長に依存する[31]。

(3) 頻拍中の心房興奮順序（図23）は心房後中隔部位（冠静脈洞入口部）が最早期であり[32]，この興奮順序は洞調律時の心室ペーシング時におけるものと同一である（まれにHis束記録部位が最早期である症例も存在する[18]）。

(4) His束興奮が不応期の際に与えられた心室プログラム刺激が頻拍をリセットしない（図24）[33]〔遅伝導性の副伝導路（slow Kent束）の関与を否定する所見〕。

(5) 頻拍中のRP（HA）間隔がPR（AH）間隔よりも長い（"long RP"頻拍）。

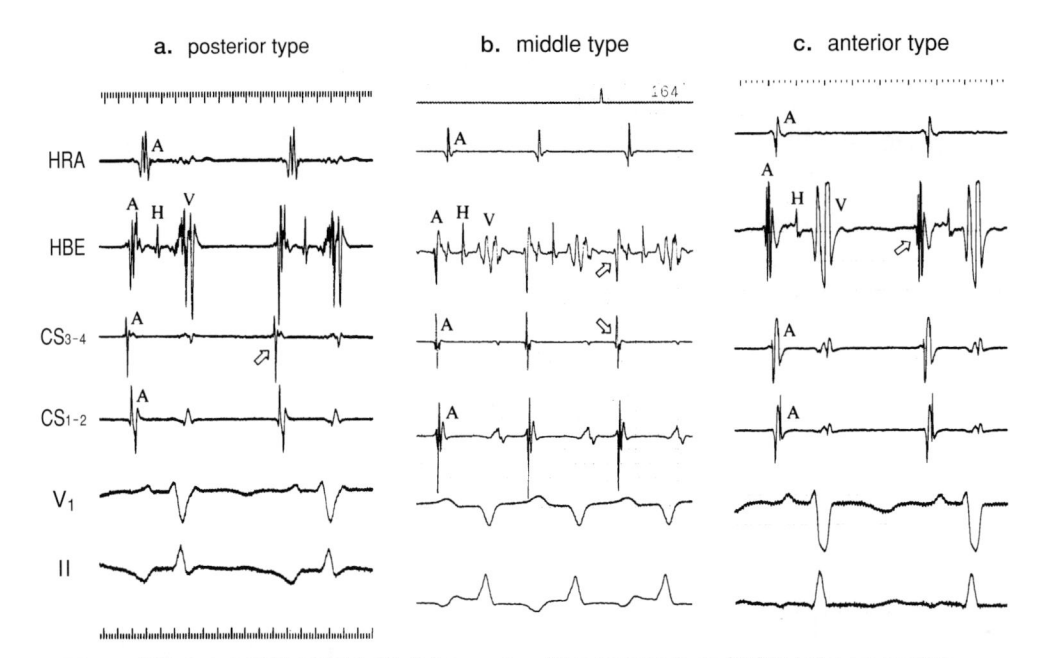

図23　頻拍中の心房興奮順序に基づくfast-slow型AVNRTのタイプ分類〔文献18）より引用〕

fast-slow型AVNRTは，頻拍中の心房興奮順序により3つのタイプ（posterior type, middle type, anterior type）に分類される。
posterior type（a）：冠静脈洞入口部→His束記録部位の興奮順序を示すタイプ。
middle type（b）：His束記録部位と冠静脈洞入口部の興奮がほぼ同時であるタイプ。
anterior type（c）：His束記録部位→冠静脈洞入口部の興奮順序を示すタイプ。
posterior typeのものが最も多く，anterior typeはまれである。Ⅱ，Ⅲ，aVF誘導の陰性P波はposterior type（冠静脈洞入口部が最早期興奮）では深く，anterior type（His束記録部位が最早期）では浅いという特徴がみられる。

a. SVT（1）

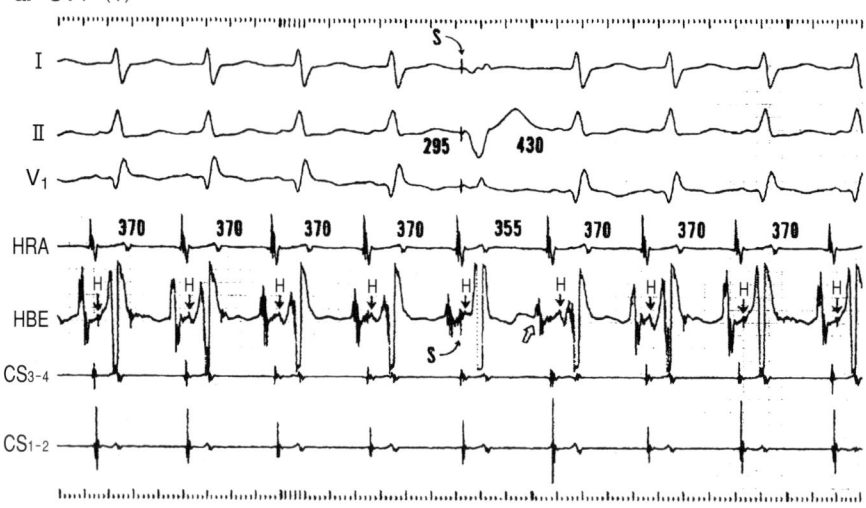

b. SVT（2）

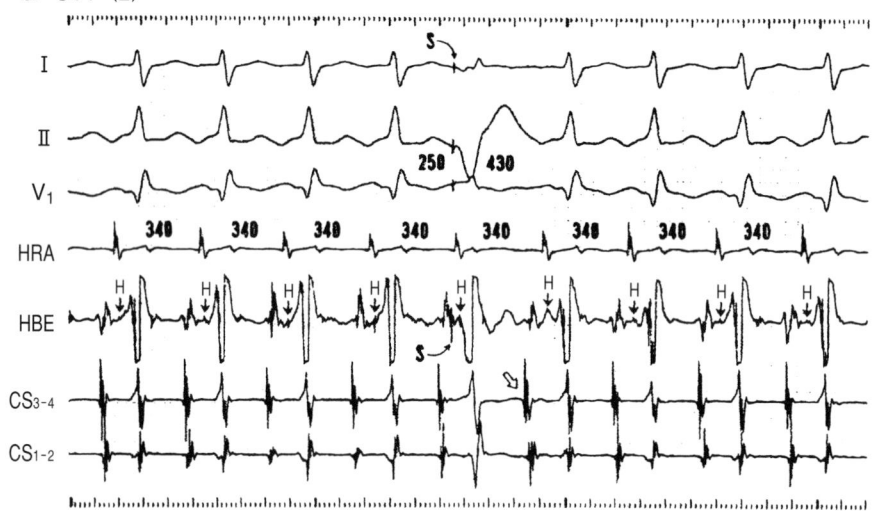

図24 2種類の"long RP頻拍"が誘発された症例における頻拍の鑑別診断〔文献33）より引用〕（52歳，女性）

本症例では2種類の"long RP頻拍"が誘発された。頻拍中の最早期興奮部位は，SVT（1）ではHis束記録部位（HBE），SVT（2）では冠静脈洞入口部（CS3-4）であった。

a：His束が不応期の際に与えられた心室プログラム刺激が頻拍をリセットしたことより（HRAの頻拍周期が370→355 msへと短縮），SVT（1）は"slow Kent束"が関与する房室リエントリー性頻拍（slow Kent束頻拍）と診断される。

b：His束が不応期の際に与えられた心室プログラム刺激が頻拍をリセットしないことより（HRAの頻拍周期は340 msのまま不変），SVT（2）はfast-slow型AVNRTであることが診断される。

これらの診断基準を用いることによりfast-slow型AVNRTが診断されるが，これらのみではfast-slow型AVNRTの確定診断とは成り得ないことがしばしばある。例えば，所見（4）よりslow Kent束が否定されるであろう。しかしslow Kent束頻拍[34]（permanent form of junctional reciprocating tachycardia；PJRT）においても，例えば，心室プログラム刺激を100 msだけ早期に与えた

際にslow Kent束の室房伝導時間が同じく100 ms だけ延長して，外見上，頻拍がリセットされないこともありうる[35]）。したがって，（4）の基準はfast-slow型AVNRTの診断を確定するものではない。

fast-slow型AVNRTの確定診断のためには①slow Kent束頻拍と②下位右房内リエントリー性頻拍とを除外することが必要である。slow Kent束頻拍を除外する最も確実な方法は，①2度房室ブロックの出現にもかかわらず，頻拍が持続することを示す[18,36]，②傍His束ペーシング[37]の所見に基づき副伝導路の存在を除外する（10章 副伝導路症候群参照），ことである。他方，下位右房内リエントリー性頻拍を除外する最も確実な方法は①心房へ伝導しない心室刺激が頻拍を停止させることを示す[19]（図25），②心室ペーシングによる頻拍の誘発の際，頻拍が"V→A→V"の興奮順序（V：心室波，A：心房波）により誘発されることを示す[18]（図26），ことである（心房内リエントリー性頻拍は"V→A→A→V"の興奮順序（図27）により誘発される）。しかしながらfast-slow型AVNRTの誘発においても，まれに"V→A→A→V"興奮を示す場合があり，注意を要する。すなわち①二重心房応答を介してfast-slow型AVNRTが誘発される場合[38]，②室房伝導した興奮が1回のAH blockを起こした後，fast-slow型AVNRTへ移行する場合（図28）があることが報告されている[39]。

6 まれなタイプのAVNRT

1）房室結節三重伝導路を有するAVNRT

心房期外刺激法を用いて作成した房室結節伝導曲線が2か所で非連続性となり，3本の非連続性の伝導曲線が描かれる場合に三重伝導路[40]が診断される。三重伝導路の存在は心室期外刺激法によっても証明されることがある（逆行性三重伝導路）。房室結節領域は，房室結節とその周囲の移行帯細胞との境界が不均一であるために異方向性伝導が起こりやすい領域であると推定される。房室結節三重伝導路が，解剖学的に異なる独立した3本の伝導路を意味するのか，あるいは1本ないし2本の伝導路が異方向性伝導（anisotropic conduction）によって異なる伝導特性を示すために，一見3本の伝導路のごとく見えるかについては，

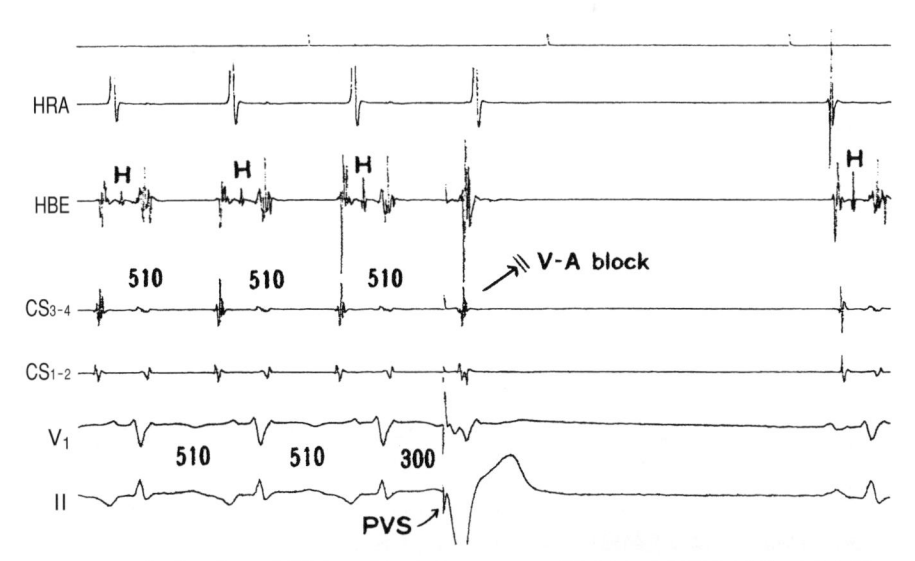

図25 心室プログラム刺激（PVS）によるfast-slow型AVNRTの停止〔文献19より引用〕（66歳，女性）
安定した周期（510±5 ms）を示すfast-slow型AVNRT中にPVSを加え，頻拍の停止を試みた。連結期=300 msにおいて逆伝導路におけるブロックにより頻拍の停止をみた。頻拍停止時，PVSのインパルスは心房へ伝達されておらず，心房内リエントリー性頻拍は否定される。

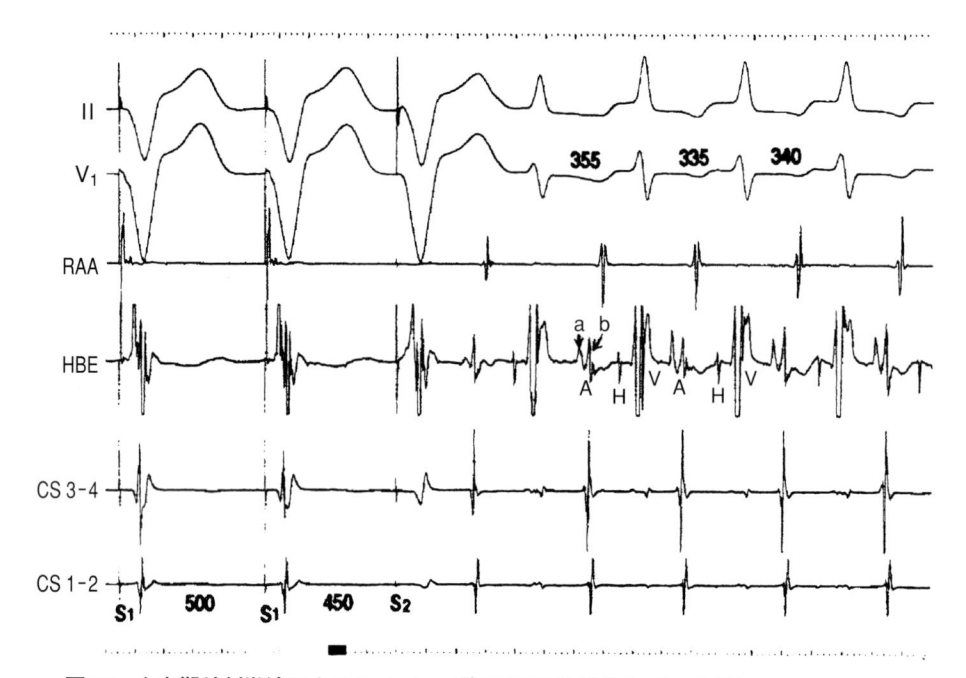

図26 心室期外刺激法によるfast-slow型AVNRTの誘発(57歳，女性)
基本周期500 ms，連結期450 msにて心室期外刺激(S_2)を加えたところ，fast-slow型AVNRTが誘発された。この際 "V→A→V" の興奮順序(V：心室波，A：心房波)により頻拍が誘発されていることより，心房内リエントリー性頻拍は否定される。基本刺激は心房・心室同時ペーシング法を行っている。室房伝導時の最早期心房興奮はHis束電位図(HBE)部位で記録されている。HBE部位の心房波は二峰性電位(a, b)を示している。

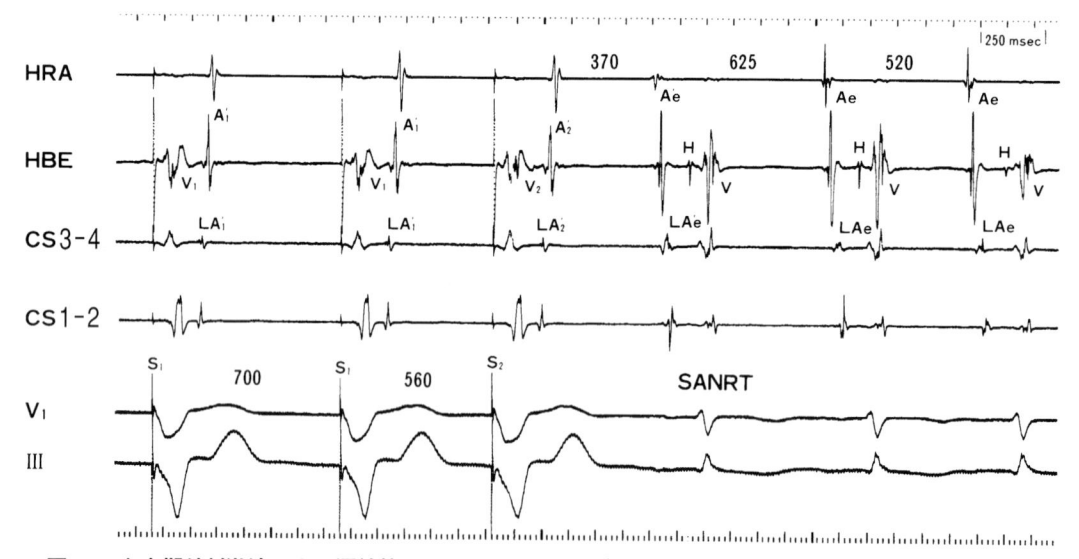

図27 心室期外刺激法による洞結節リエントリー性頻拍(SANRT)の誘発(42歳，女性)
基本周期700 ms，連結期560 msにて心室期外刺激(S_2)を加えたところ，SANRTが誘発された。この際 "V→A→A→V" の興奮順序(V：心室波，A：心房波)により頻拍が誘発されていることより，AVNRTおよび房室リエントリー性頻拍は否定され，心房内リエントリー性頻拍またはSANRTが診断される。誘発された頻拍の最早期心房興奮部位は高位右房(HRA)であることより，SANRTが推定される。期外刺激法時，心室インパルスの最早期興奮部位は冠静脈洞遠位部(CS1-2)であることより，室房伝導は(たまたま合併した)潜在性左側Kent束を経由していることがわかる。

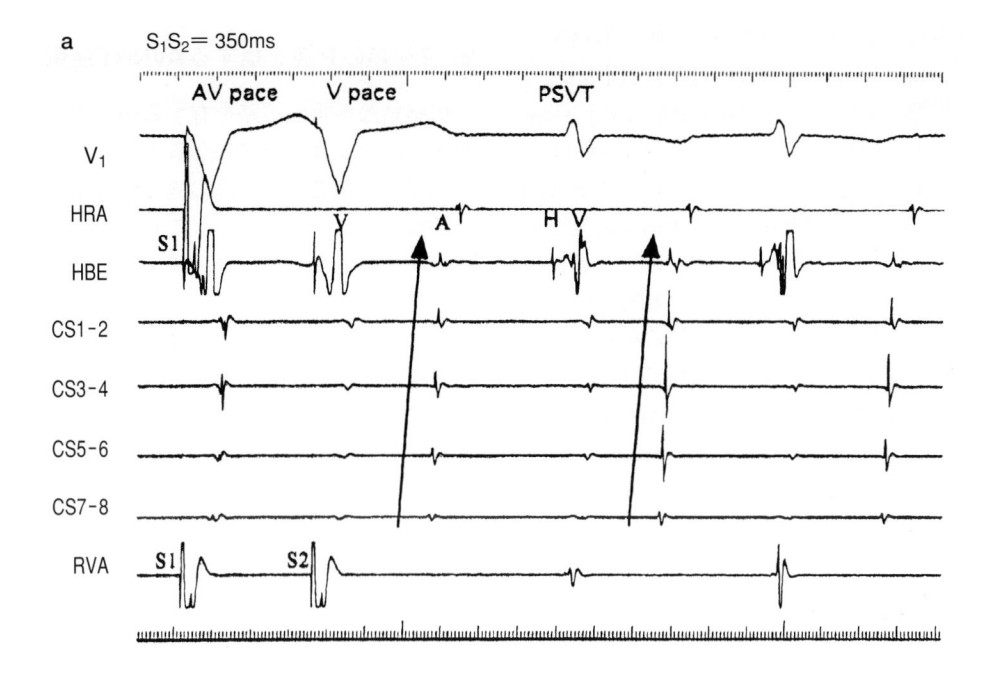

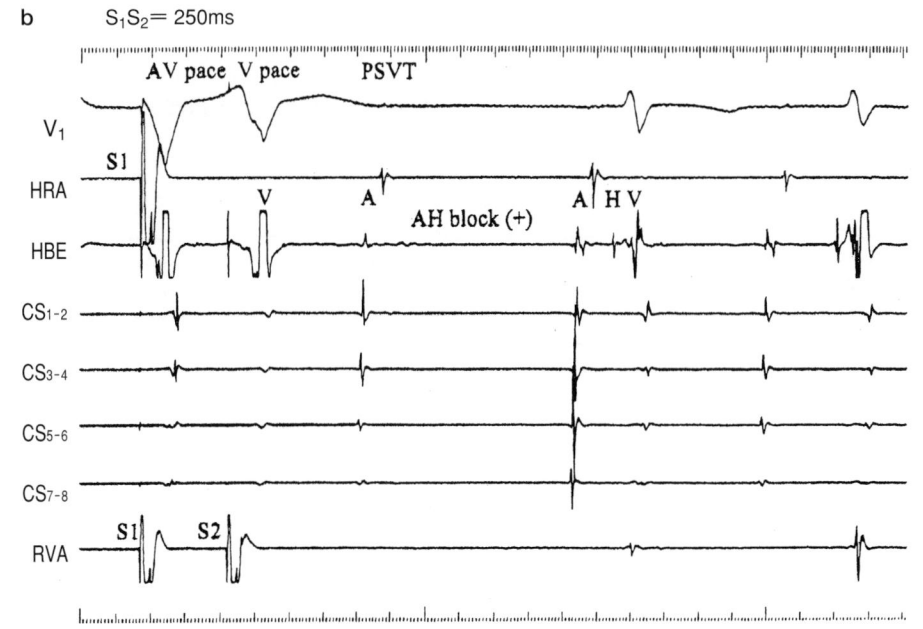

図28 心室期外刺激法による fast-slow 型 AVNRT の誘発〔文献39)より引用〕
a："V→A→V" 興奮による誘発，b："V→A→A→V" 興奮による誘発を示す。
a："V→A→V" 興奮による誘発を示すこと，室房伝導時の心房興奮順序（房室結節経由）と頻拍時の心房興奮順序が同一であることより心房内リエントリー性頻拍は否定され，AVNRT が診断される。
b：一見 "V→A→A→V" 興奮により頻拍が誘発されているため，心房内リエントリー性頻拍の可能性が示唆される所見である。室房伝導した S_2 インパルスが1回の AH block を起こした後，fast-slow 型 AVNRT へ移行したものと解釈される。
AV pace：atrio-ventricular pacing，V pace：ventricular pacing

いまだ十分にはわかっていない。三重伝導路を有する場合, fast pathway 以外の（伝導時間の長い）2本の伝導路を intermediate pathway + slow pathway と呼ぶが, slow pathway + very slow pathway と呼ぶ場合もある。3本の異なる伝導路が存在する場合, 理論上6種類の頻拍が誘発される可能性がある。Lee ら[41]は, AVNRT が診断された78例中, 三重伝導路の存在が電気生理学的に証明された7例において誘発される頻拍の種類を検討した。その結果, 複数の AVNRT（intermediate-fast 型, fast-intermediate 型, intermediate-slow 型）が誘発された症例は1例のみであり, 他の5例では1種類の AVNRT のみが誘発され, 残り1例では非リエントリー性頻拍が誘発された。このように, 三重伝導路が存在しても多種類の AVNRT が誘発されることはまれである。房室結節三重伝導路を有する AVNRT 症例の頻拍周期は一般に延長している（400〜600 ms）場合が多い。このため, 頻拍中の心房プログラム刺激により"心室二重応答：double ventricular responses"を示すことがある（図29）。

2）2種類のP波を呈する AVNRT 症例

房室結節多重伝導路を有する例あるいは遅伝導路アブレーション後に異なるタイプの AVNRT が誘発される例では, 周期の異なる複数の AVNRT が観察されることがある。これらの症例ではその回路が異なるために形態の異なるP波が観察される可能性がある。頻拍時のP波の全体像を正確に把握することはしばしば困難であるために, 複数の異なるP波を観察したとする報告はほとんどみられていない。筆者らの研究室では過去にそのような症例を3例経験している[42]ので, そのうちの1例を示す（図30, 31）。臨床的に観察された fast-slow 型 AVNRT とアブレーション後に誘発された fast-slow 型 AVNRT の逆行性P波を比較すると（図30）, II, III, aVF 誘導において明らかにその形態が異なることがわかる（浅い陰性P波と深い陰性P波）。この際, 心内心電図記録（図31）により両頻拍の心房興奮順序を比較すると, 前者の AVNRT（浅い陰性P波を示す）では前中隔右房（His 束電位図記録部位）が, 後者の AVNRT

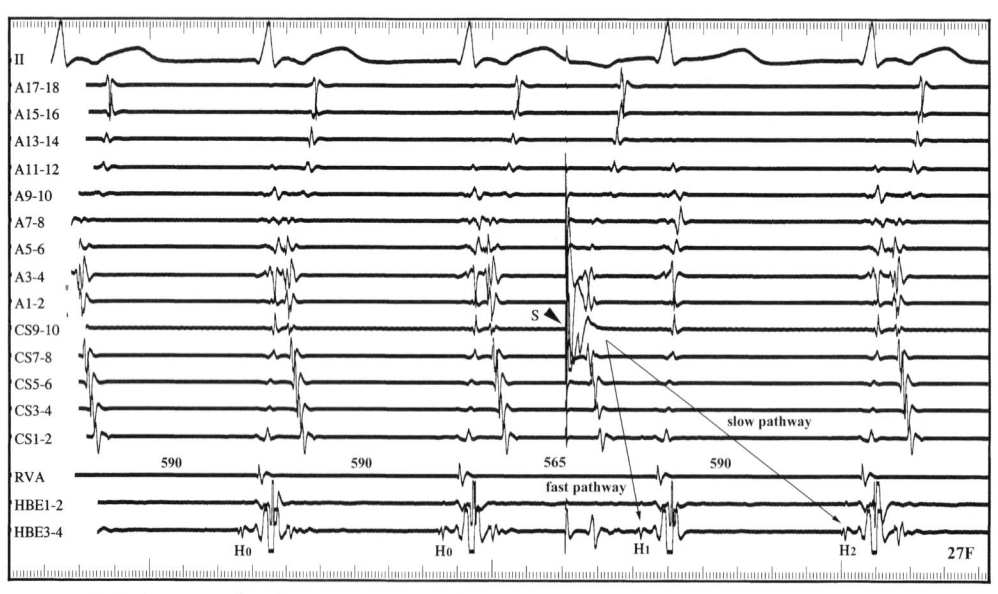

図29　頻拍中の心房プログラム刺激により誘発された心室二重応答
頻拍周期は590 ms と長い。心房刺激（S）は刺激直後の頻拍周期を短縮している（590→565 ms）が, 頻拍を停止させないことより, 心室二重応答（房室結節二重伝導路を経由）と診断される。
A1-2電位図：三尖弁輪周囲においた20極電極カテーテル（A1→A20）の先端双極電極により記録した電位図。先端の4極（A1-4）は冠静脈洞内に留置され, A3-4電極が CS 入口部に位置している（図40参照）。頻拍の最早期心房波は A3-4電極（CS 入口部）により記録され, His 束電位図（HBE）上の心房波に先行している。

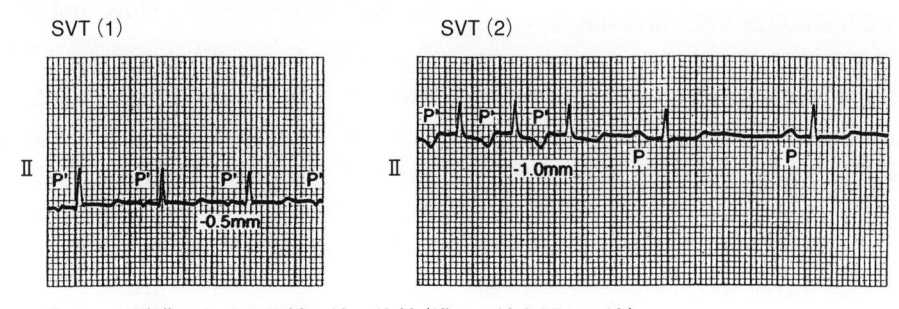

図30　Ⅱ誘導における陰性P波の比較（浅いP波と深いP波）
SVT（1）は臨床的に観察されたfast-slow型AVNRT, SVT（2）はアブレーション後に誘発されたAVNRTを示す。

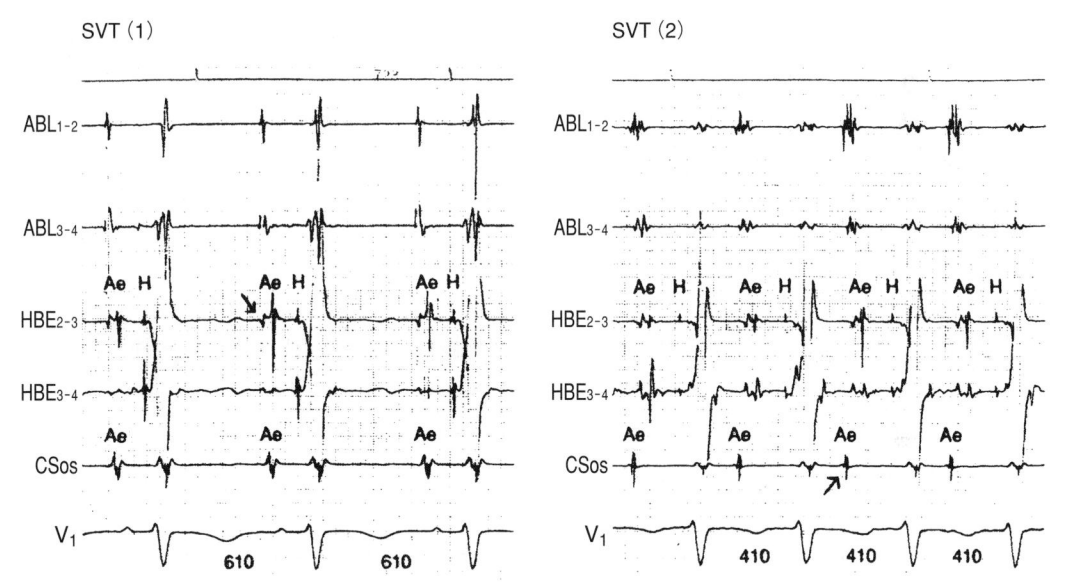

図31　心内心電図による心房興奮順序の比較（図30と同一症例）
浅い陰性P波を示すSVT（1）では前中隔右房（His束電位図記録部位）が最早期興奮部位である（下向き矢印）。
深い陰性P波を示すSVT（2）では後中隔部位（冠静脈洞入口部）が最早期興奮部位となっている（上向き矢印）。

（深い陰性P波を示す）では後中隔部位（冠静脈洞入口部）が最早期であることがわかる。他の2例においても同様の所見がみられた。このことより，前中隔に心房進出部位を有するAVNRTは浅い陰性P波を，後中隔に心房進出部位を有するAVNRTは深い陰性P波を示すということが推察される。

3）心室刺激によってのみ誘発されるslow-fast型AVNRT

slow-fast型（通常型）AVNRTのほとんどは心房刺激法によって誘発されるが，心室刺激によって誘発されることもある。きわめてまれに，心房刺激法では全く頻拍が誘発されず心室刺激法によってのみ誘発されるslow-fast型AVNRTの存在が報告されている[17]が，十分には検討されていない。当科ではこのような症例を5例経験しているが，その電気生理学的特徴をまとめると以下のごとくとなる。

（1）心房期外刺激法による検討では連続性の房室伝導曲線（速伝導路の伝導曲線）を示し，遅伝導路の存在は証明されない。遅伝導路の不応期は速伝導路のそれよりも長いことが推定される。

（2）心房（右房・左房）からの2連発刺激や頻回

刺激によっても遅伝導路の出現はみられない。

（3）心室刺激法によってのみslow‒fast型AVNRTが誘発される（図32）。誘発された頻拍がslow‒fast型AVNRTであることより，二重伝導路（遅伝導路＋速伝導路）の存在が初めて診断される。

（4）頻拍に対し心房よりエントレインメント刺激を行うと遅伝導路経由の伝導がみられる（図33）。ペーシング周期をさらに短縮させると頻拍は停止し，刺激途中より1：1の速伝導路伝導となる（図34）。この現象より，"遅伝導路不応期＞速伝導路不応期"が証明される。まれに，AVNRT中に"double ventricular responses"を呈する症例において，『速伝導路を伝導可能な心房刺激のインパルスが遅伝導路の不応期に遭遇して頻拍のインパルスが途絶する』ことにより，頻拍が停止する場合がある（図35）。

（5）通常の遅伝導路アブレーション部位における通電により，頻拍は治癒する。遅伝導路アブレーションの成功は，心室刺激によっても頻拍が誘発されないことにより確認される。

4）偽性陽性P波を伴うslow-fast型AVNRT

AVNRTを示唆する心電図所見として，V_1誘導の偽性r'波，下壁誘導の偽性S波などが挙げられている[43]。AVNRTにおける下壁誘導（Ⅱ，Ⅲ，aVF誘導）の偽性S波の成因は"陰性P波"の存在によるものである〔房室結節を逆伝導する興奮によるP波は陰性[44]と考えられている（図36）〕。したがって，上室性頻拍において下壁誘導でQRS波の直後に"陽性P波"を認めた場合にはAVNRTは否定的と考えられる。しかしながら当科では，AVNRTがまれに"陽性P波"を示す場合があることを観察している[45,46]。すなわち，AVNRTの逆行性P波（陰性・陽性の二相性P波）の後半陽性成分がQRS波の直後に出現した場合，一見，陽性P波（偽性陽性P波）を呈することがあると考えられる。図37～39に，そのような"陽性P波"を呈したslow‒fast型AVNRTの1例[46]を呈示する。図37において，頻拍時の逆行性P波がQRS波の直後に明瞭な陽性P波として認められる。心室期外刺激法において逆行性P波の形態を観察したところ，P波は"陰性・陽性"の二相性であることが判明した（図38，矢印）。し

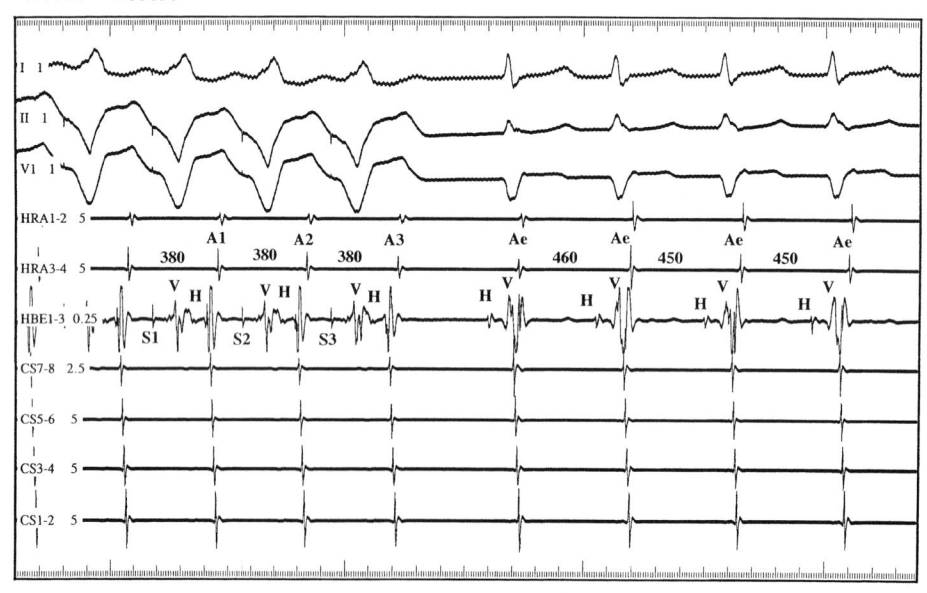

図32　心室頻回刺激法によるslow-fast型AVNRTの誘発（57歳，男性）
周期380 msの心室頻回刺激の最後の3発（S_1，S_2，S_3）を示す。S_3刺激の後"V→A→V"興奮によりslow‒fast型AVNRTが誘発されている。本例では心房からの2連発期外刺激法でも遅伝導路の存在を証明することができなかった。

PCL＝400 ms（entrainment from HRA）

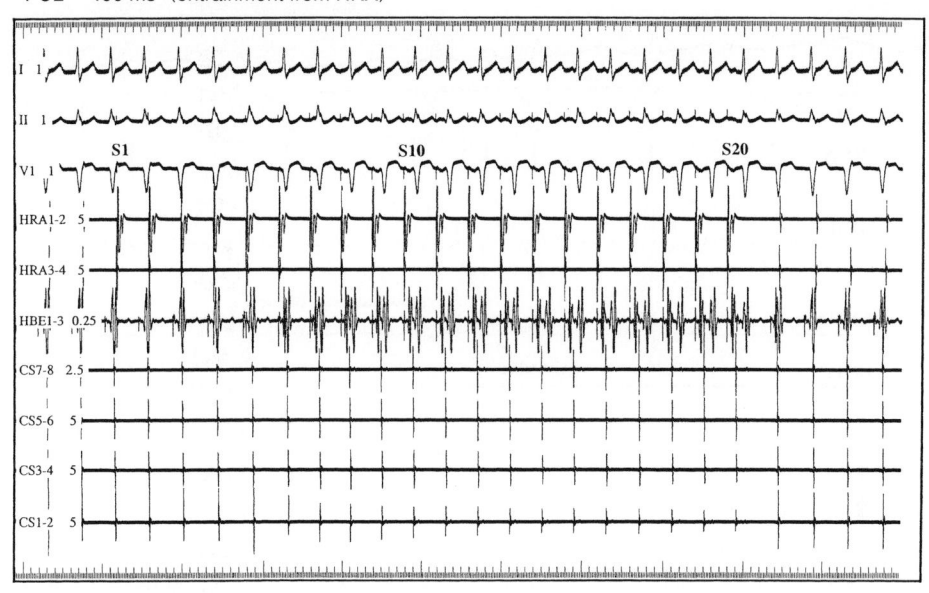

図33　高位右房（HRA）からのエントレインメント（図32と同一症例）
頻拍周期460 msのslow-fast型AVNRTに対し，ペーシング周期400 msにて20発のentrainment pacingを行った。ペーシングによっても頻拍は停止せず，エントレインメント現象が観察された（周期400 msのペーシングインパルスが遅伝導路を伝導していることを意味する）。

PCL＝390 ms（termination by HRA pacing）

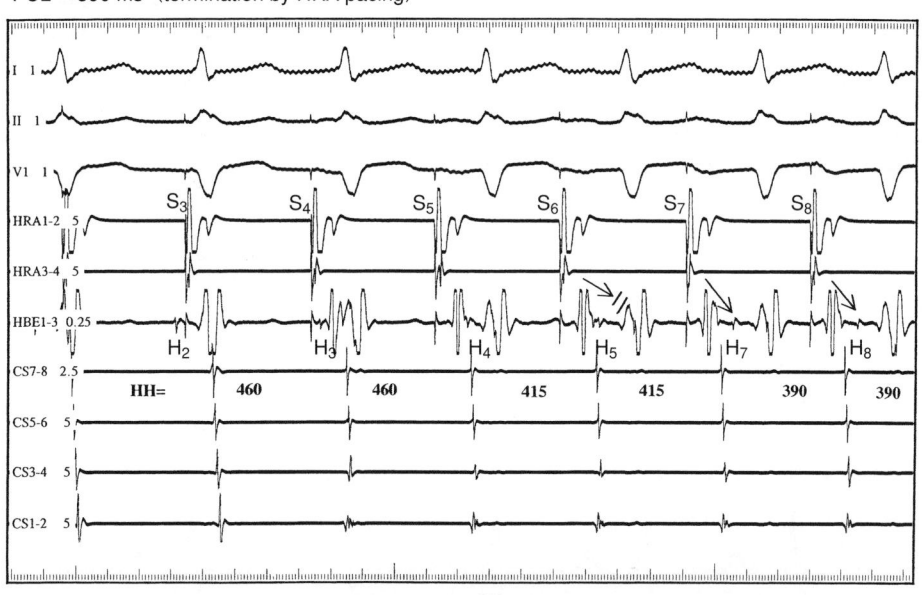

図34　高位右房（HRA）からの頻回刺激による頻拍の停止（図32と同一症例）
ペーシング周期390 msにて20発の心房頻回刺激を行ったところ，頻拍の停止が観察された。$S_3・S_4$刺激は頻拍回路に進入しておらず，S_5刺激が回路に進入して頻拍周期を短縮させている（H_4H_5間隔＝415 ms）。S_6刺激は遅伝導路を伝導しえずAH blockとなり，頻拍を停止させている。S_6刺激による頻拍停止の後，$S_7・S_8$刺激はAH間隔110 msで速伝導路を伝導している（『遅伝導路の不応期＞速伝導路の不応期』と推定される）。

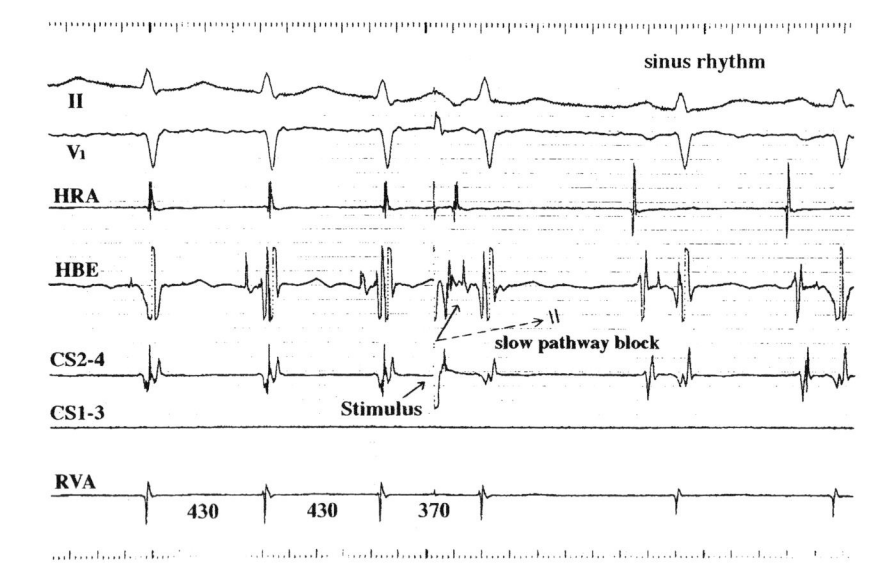

図35 遅伝導路ブロックによるslow-fast型AVNRTの停止(64歳, 女性)
頻拍中に冠静脈洞近位部(CS)より心房プログラム刺激を行ったところ, 頻拍の停止を得た。頻拍停止時, プログラム刺激のインパルスは, 『遅伝導路の不応期>速伝導路の不応期』のために, 速伝導路を伝導しているが遅伝導路にてAH blockとなっている。このことより, 遅伝導路ブロックが頻拍停止の機序であると考えられる。

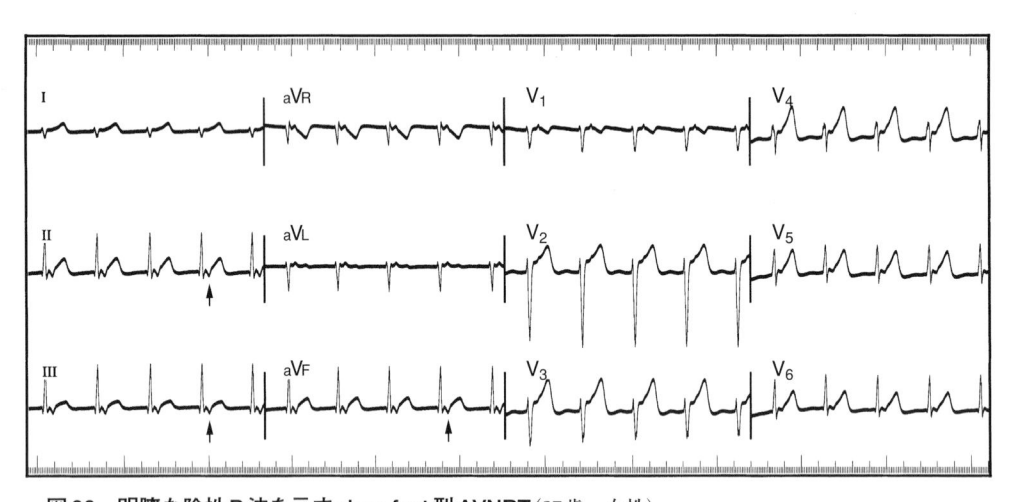

図36 明瞭な陰性P波を示すslow-fast型AVNRT(27歳, 女性)
Ⅱ, Ⅲ, aVF誘導において, 明瞭な陰性P波(矢印)が記録されている。

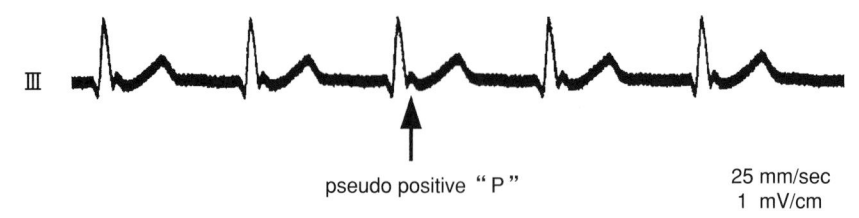

図37 偽性陽性P波を伴うslow-fast型AVNRTの心電図(Ⅲ誘導)〔文献46)より引用〕

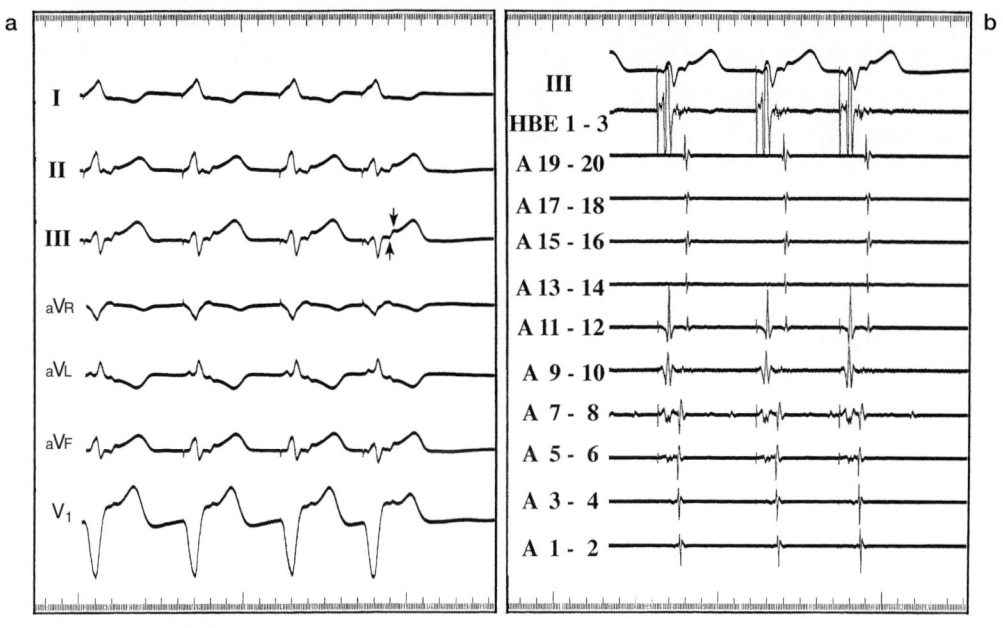

図38 心室期外刺激法において観察された二相性P波（図37と同一症例）
a：体表心電図，b：心内心電図
aのⅢ誘導の矢印が示すごとく，房室結節を逆伝導するインパルスによるP波は二相性（前半陰性・後半陽性）となっていることがわかる。
A1-2電位図：三尖弁輪周囲においた20極電極カテーテル（A1→A20）の先端双極電極により記録した電位図。先端の6極は冠静脈洞内に留置され，A5-6電極がCS入口部に位置している。

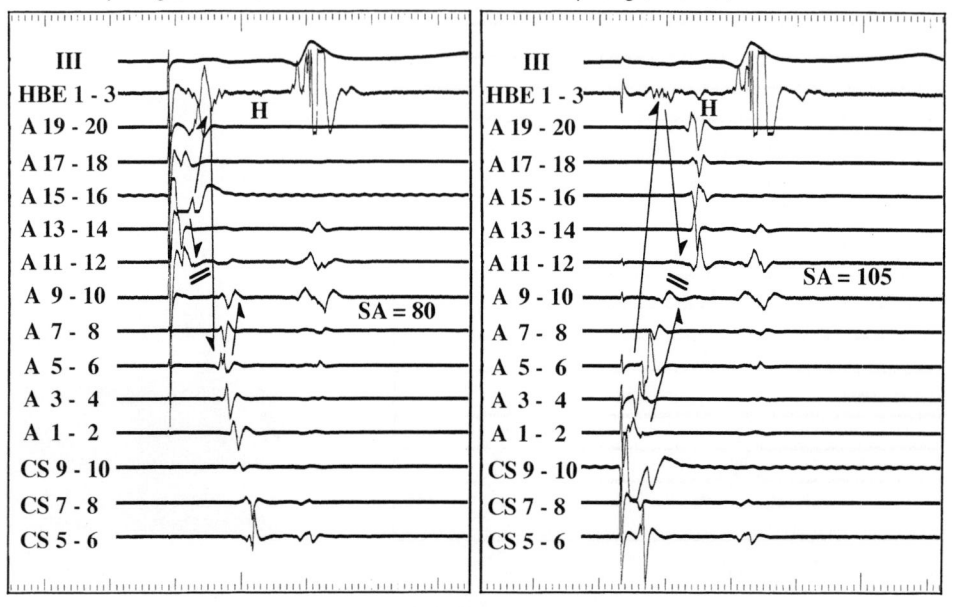

図39 下位右房峡部における両方向性の伝導ブロック（図37と同一症例）
a：外側右房（LLRA）ペーシングにより，峡部の反時計方向ブロックが示される。
b：冠静脈洞（CS）ペーシングにより，峡部の時計方向ブロックが示される。

がって，slow-fast型AVNRTにおいてみられる "陽性P波"は，二相性P波の後半陽性成分が形成しているものと推察される（前半陰性成分はQRS波に埋没）。偽性陽性P波の原因となる二相性P波の成立機転は必ずしも明らかではない。偽性陽性P波を呈した4例中2例において下位右房峡部（subeustachian isthmus）の伝導を検討したところ，2例とも下位右房峡部における両方向性の伝導ブロック（図39）を示していた。

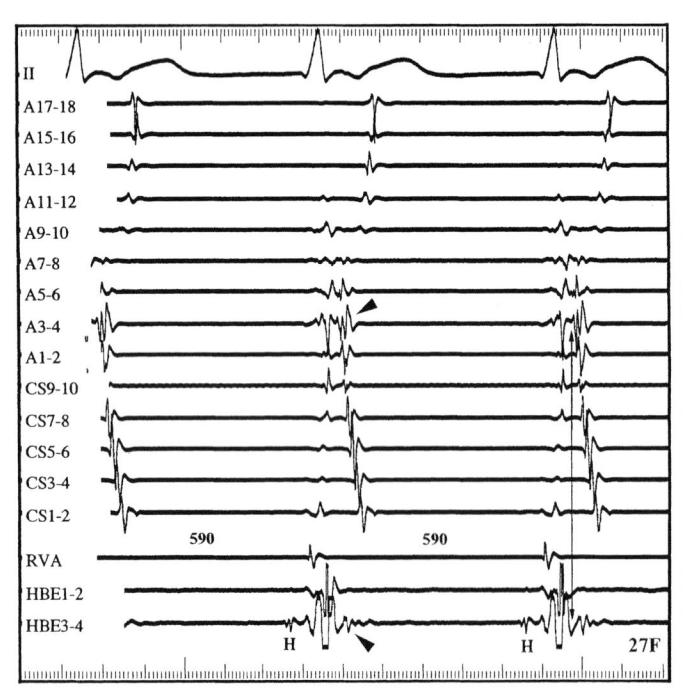

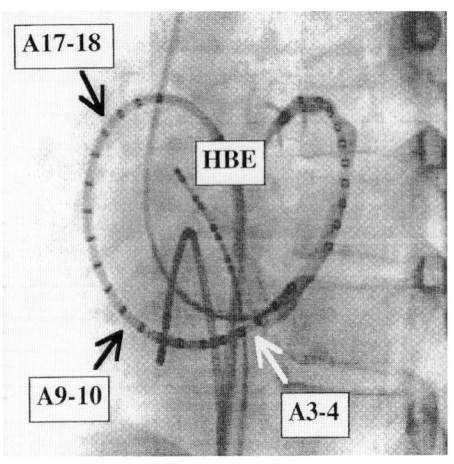

5）slow-slow型AVNRT

AVNRTはこれまでslow-fast型とfast-slow型の2つのAVNRTに分類されてきたが，最近ではさらにslow-slow型AVNRTという新しい分類が加えられた[1]。slow-slow型AVNRT中の最早期興奮部位は後中隔右房（CS入口部）であり，順行性の遅伝導路と逆行性の"遅伝導路"はともに後中隔にあるとされる。しかしながら，slow-slow型AVNRTのHA時間は－30 ms～260 msであり[1]，きわめて短いHA時間を示す症例も存在する。頻拍時に短いHA時間を示すAVNRTを"slow-slow型"と呼ぶことには用語上の矛盾が存在すると考えられる。このようなタイプのAVNRTは"long AH/short HA型"のAVNRTと呼称すべきであり，その順行性遅伝導路と逆行性速伝導路がともに後中隔に存在するタイプ[47]と解釈される。"slow-slow型"AVNRT症例において，前中隔の速伝導路と後中隔の速伝導路の2本の逆行路を有する症例も報告されている[1]。"slow-slow型"AVNRTの1例を示す（図40）。His束電位図におけるHA時間は150 ms（AH時間＝440 ms）であり，A3-4電位図（CS入口部）におけるHA時間（130 ms）よりも長く（逆行路部位は後中隔），"slow-slow型"AVNRTと診断される。本症例のアブレーション成功部位は，通常のslow-fast型AVNRTと同様に後中隔の遅伝導路部位であった。"slow-slow型"AVNRTの最早期興奮部位は通常，CS入口部（後中隔右房）であ

図40 "slow-slow型" AVNRT
頻拍時の心内心電図と電気生理検査時のカテーテル位置（左前斜位）を示す。
A3-4電位図（CS入口部）における心房波は，His束電位図（HBE）における心房波よりも20 ms先行している（矢印）。
A1-2電位図：三尖弁輪周囲に置いた20極電極カテーテル（A1→A20）の先端双極電極により記録した電位図。先端の4極はCS内に留置され，A3-4電極がCS入口部に位置している。

double response tachycardia

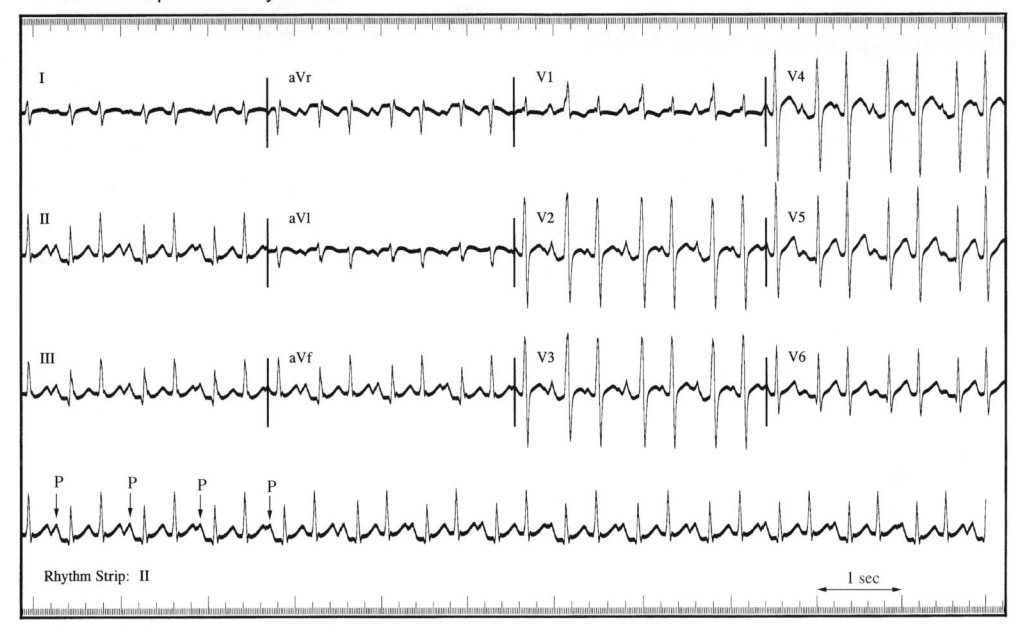

図41 非リエントリー性二重応答性頻拍（体表心電図）（50歳，男性）
平均心拍数約150/分の頻拍で，一見，心房期外収縮による二段脈のごとく見えるが，1つのP波に対し2つのQRS波が続いている。

double response tachycardia

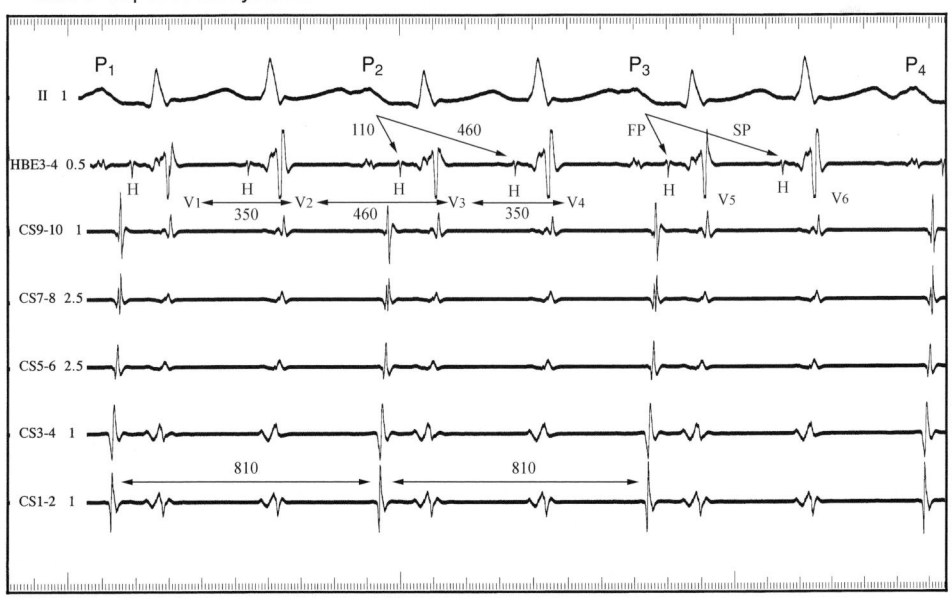

図42 非リエントリー性二重応答性頻拍（心内心電図）（図41と同一症例）
心室波は周期350 msと460 msの交互脈を呈している。1つの心房波に対し2つのHis波と心室波が対応している（double response tachycardia）。1つの心房波に対し，2つのAH時間が存在する（速伝導路＝110 ms，遅伝導路＝460 ms）。

るが，まれに左房自由壁であることもある[48,49]。

6）left-variant typeのslow-fast型AVNRT[1]

逆行性速伝導路は slow-fast型AVNRTと同様に前中隔にあるが，通常の右房後中隔や冠静脈洞近位部のアブレーションでは遅伝導路の焼灼が困難で，左房後中隔への通電により遅伝導路の焼灼に成功するまれなタイプが報告されている[1]。焼灼成功部位に遅伝導路が存在するとした場合，遅伝導路は左房側に存在すると考えられる。

7）非リエントリー性二重応答性頻拍（double response tachycardia）

房室結節二重伝導路が関与する上室頻拍の成立機転は，ほとんどがリエントリー機序によるものであるが，きわめてまれに非リエントリー機序による頻拍が報告されている[50,51]。すなわち，1回の洞興奮が，2本の伝導路（速伝導路と遅伝導路）を十分な時間差をもって伝導し心室を2回興奮させ得たとき，二重応答機序による"非リエントリー性房室結節頻拍"（double response tachycardia）が出現しうる。二重伝導路を伝導する心室二重応答が出現したとき，しばしば，その2番目の興奮である遅伝導路経由の興奮が速伝導路を逆伝導して心房に再入し，房室結節リエントリー性頻拍に移行するため，持続性のdouble response tachycardiaが起こることはまれである。房室結節二重伝導路および心室二重応答を有し，かつ速伝導路および遅伝導路を経由する逆伝導が全く存在しない症例において，非リエントリー性二重応答性頻拍が起こりうると考えられる。図41，42にそのような例を示す。本例は，潜在性副伝導路を介する持続性の房室リエントリー性頻拍を有しており，アブレーション前にはdouble response tachycardiaは記録されていなかった。アブレーションにより副伝導路を切断したところ，その直後より持続性の非リエントリー性二重応答性頻拍の出現をみた（図41，42）。本例では，アブレーション後に行った心室刺激法により，速伝導路および遅伝導路を経由する逆伝導は全く存在しないことが示された。通常の遅伝導路アブレーションにより心室二重応答は消失し，double response tachycardiaも治癒した。

7 未解明の問題点

AVNRTあるいは房室結節伝導に関して，いくつかの未解明の問題点が存在すると考えられる。

1）slow-fast型AVNRTの最早期心房興奮部位はどこか

房室結節速伝導路を逆伝導するインパルスの最早期興奮部位（＝速伝導路の心房端）は，一般に前中隔部位（His束電位図記録部位）であると考えられてきたが，最近では別の部位が最早期興奮部位であるとする説も提唱されている[1]。大友らの検討によれば，速伝導路の心房端はKochの三角の外部のTodaro索に接する領域にあるという[1]（図43）。筆者らもslow-fast型AVNRTの症例において，頻拍中ならびに心室期外刺激法時に心房マッピングを行い，逆行性速伝導路の最早期興奮部位を検討した。筆者らの検討によれば，Kochの三角の中部～上部の興奮のタイミングはHis束電位図記録部位の興奮時相とほぼ同時である症例が多かったが，なかにはKochの三角の中部（mid-Koch部位）の興奮が最早期である症例も存在した（図44，45）。後者の症例において，筆者らが最早期と同定したmid-Koch部位はKochの三角の内部であるのに対し，大友らが最早期と同定した部位はKochの三角の外部に位置している。これらの検討において異なる結果が得られた理由は明らかではないが，透視画像より判定されるマッピングカテーテルの位置（図45）は両者において比較的近似している。この最早期興奮部位がKochの三角の内部にあるのか，外部にあるのかについてはさらなる検討が必要かもしれない。

2）房室結節経由の逆行性P波はすべて陰性か

AVNRTの逆行性P波（＝房室結節経由の逆行性P波）は心室波に埋没して見えないことが多いが，時として心室波の終末部に"偽性S波"として出現し，AVNRTを示唆する心電図所見とされている[52]。偽性S波説とは，"房室結節を経由する逆行性P波は陰性であり，陰性P波が偽性S波を形成する"とする説である。はたして，房室結節経由の逆行性P波はすべて陰性なのであろう

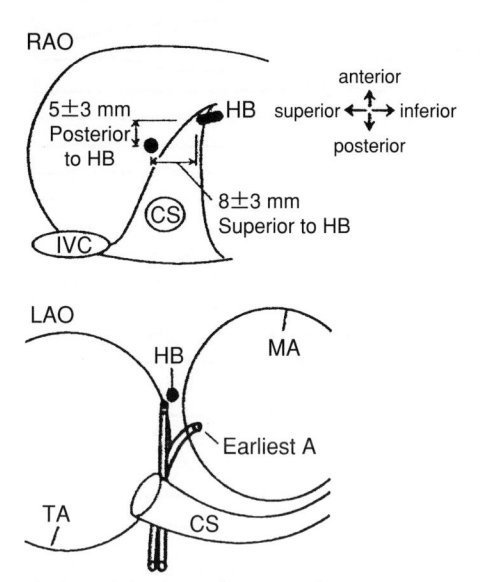

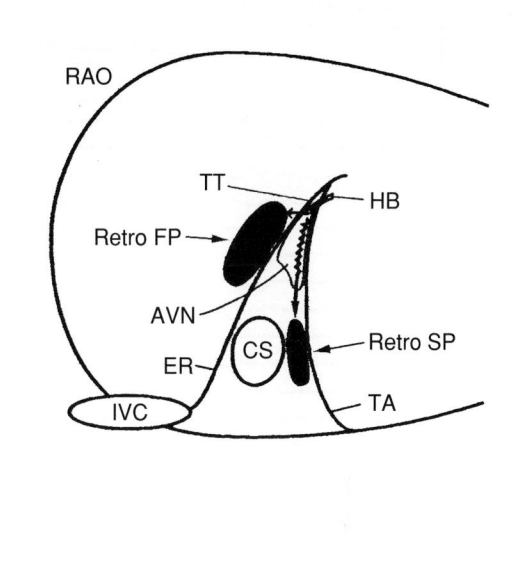

図43 房室結節速伝導路を逆伝導するインパルスの最早期興奮部位〔文献1)より引用〕
a：速伝導路の心房端はKochの三角の外で，His束部位よりも5 mm後方，三尖弁輪より8 mm離れた部位にある(RAO：右前斜位)。速伝導路の心房端はHis束部位よりも左側に偏位している(LAO：左前斜位)。
b：模式図。HB：His束，FP：速伝導路，SP：遅伝導路，TT：Todaro索，AVN：房室結節，TA：三尖弁輪，IVC：下大静脈，CS：冠静脈洞，ER：Eustachian襞

か。ヒトにおいて，この点を厳密に検討した研究は過去にないが，その理由は逆行性P波がST・T波部分に出現するためP波の形態を正確に評価することが困難であることによる[44)]。

まれな例として，房室結節経由の逆行性P波が明瞭に認められた洞不全症候群2例のペースメーカー心電図(図46,47)を示す(2例ともに房室結節逆伝導のP波であることが確認されている)。63歳症例のRP時間は0.66秒と著明に延長し(遅伝導路経由)，逆行性P波(矢印)が等電位線上に出現して明瞭な陰性P波として認められる(図46)。他方，77歳症例のRP時間は0.20秒と短く(速伝導路経由)，逆行性P波(矢印)が明瞭な二相性(陰性/陽性)のP波としてST部分に認められる(図47)。後者のような明瞭な二相性P波が記録されることはまれであり，大多数の症例では，P波の極性判定は不可能もしくは不正確なものとなっている[44)]。したがって，"逆行性P波は陰性"という教科書的な概念は，等電位線上に明瞭なP波が出現する遅伝導路(後中隔)経由の陰性P波の形態

に基づいて提唱されたものであり，形態が不明瞭な速伝導路(前中隔)経由のP波の極性は考慮されていなかったものと推察される。

筆者らは，房室結節経由の逆行性P波の極性に関して，以下のような心電図学的検討を行った。すなわち，His束電位記録部位に置かれた電極カテーテルをわずかに心房側に引き，選択的な心房ペーシング(peri-compact node atrial pacing)を行うことによって下位前中隔右房由来のP波の形態・極性を検討した[53)]。"peri-compact node atrial pacing"ではペーシングカテーテルは房室結節に近接しているので，その際のP波は房室結節経由の逆伝導P波に近似するものと仮定したのである(擬似的逆伝導性P波)。擬似的逆伝導性P波の極性は，Ⅱ，Ⅲ，aVF誘導において，1/3の症例で陰性，1/3の症例で二相性(陰性/陽性)，残り1/3の症例で陽性(前半平坦/後半陽性)(図48)であった。この結果は，房室結節経由の逆行性P波は必ずしも陰性ではないことを示唆するものであろう。

mapping of retrograde atrial activation

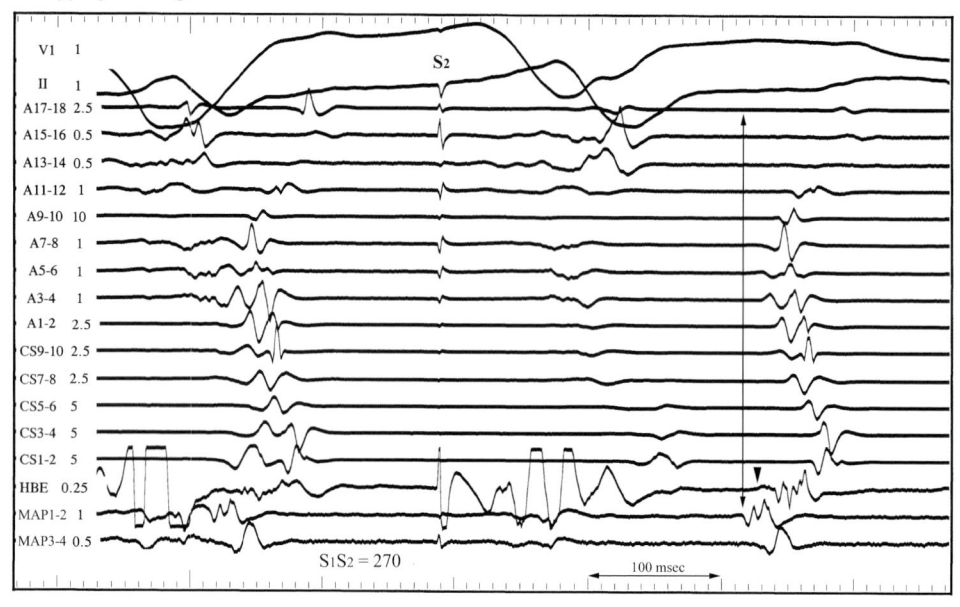

図44 心室期外刺激法による最早期興奮部位のマッピング(44歳，女性)
基本周期：600 ms，連結期：270 msで期外刺激(S_2)を与えた。mid-Koch部位(MAP1-2)の心房波は，His束電位図(HBE)の心房波よりも10 ms先行している(矢印)。
A1-2電位図：三尖弁輪周囲においた20極電極カテーテル(A1→A20)の先端双極電極により記録した電位図。先端の6極はCS内に留置され，A5-6電極がCS入口部に位置している。

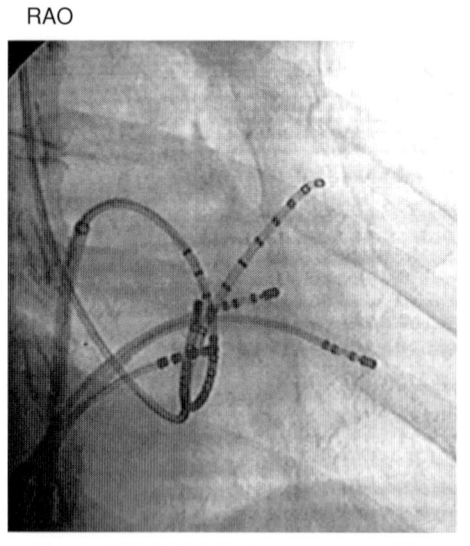

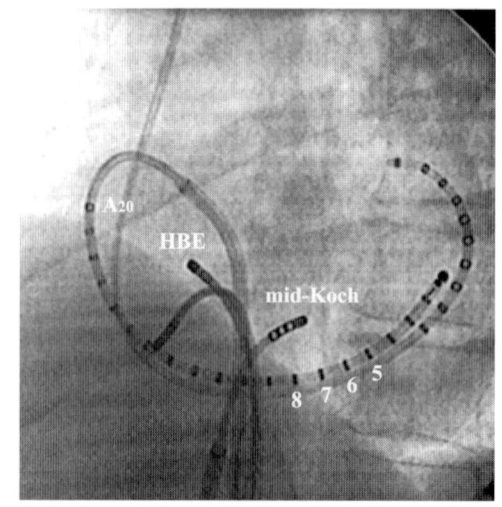

図45 電気生理検査時のカテーテル位置(図44と同一症例)
RAO：右前斜位30度，LAO：左前斜位60度の透視画像を示す。
Koch三角内において，mid-Koch部位のマッピングカテーテルは左側へ偏位している。
三尖弁輪周囲においた20極電極カテーテル(A1→A20)の先端6極はCS内に留置され，A5-6電極がCS入口部に位置している。

7. 未解明の問題点   179

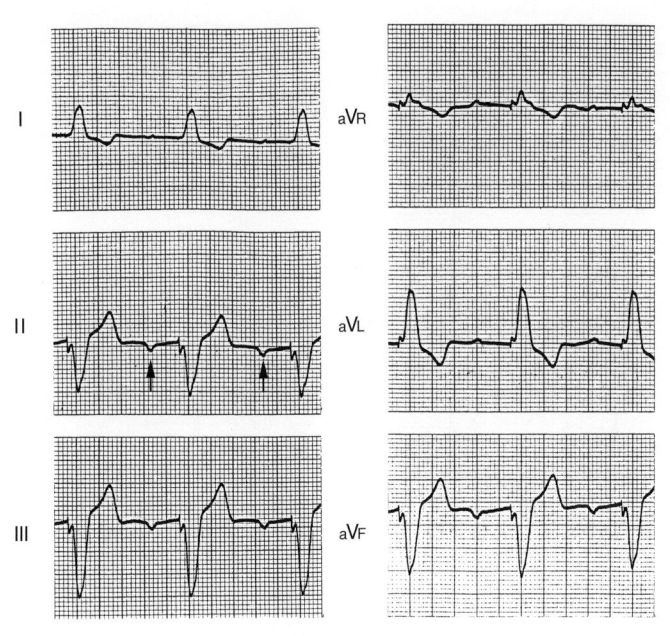

図46　ペースメーカー心電図(63歳，男性)
遅伝導路経由の逆行性P波(矢印)が等電位線上に明瞭な陰性P波として認められる。

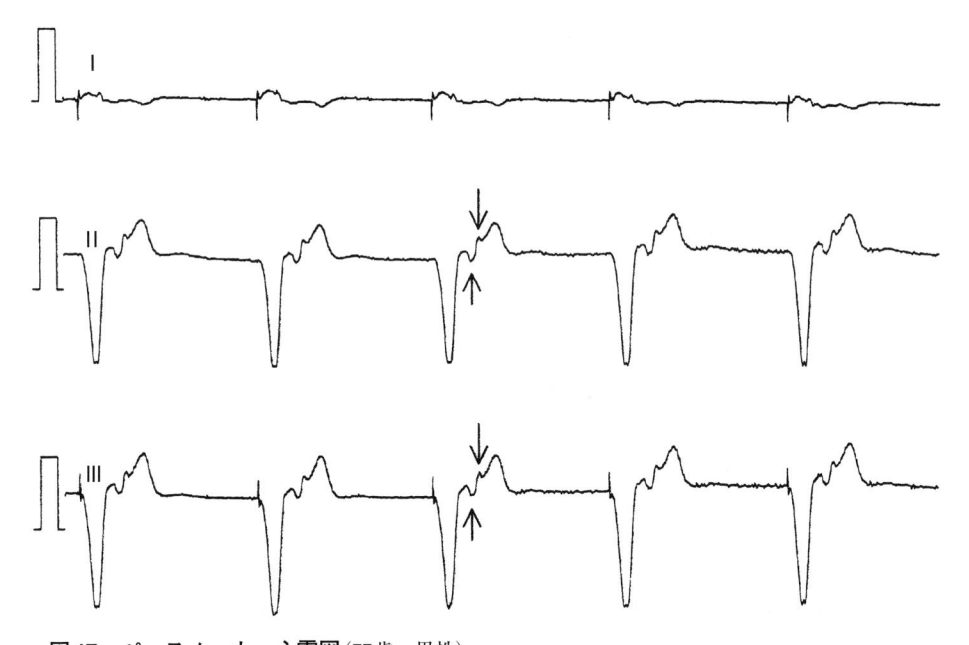

図47　ペースメーカー心電図(77歳，男性)
速伝導路経由の逆行性P波(矢印)が明瞭な二相性(陰性/陽性)のP波としてST部分に認められる。

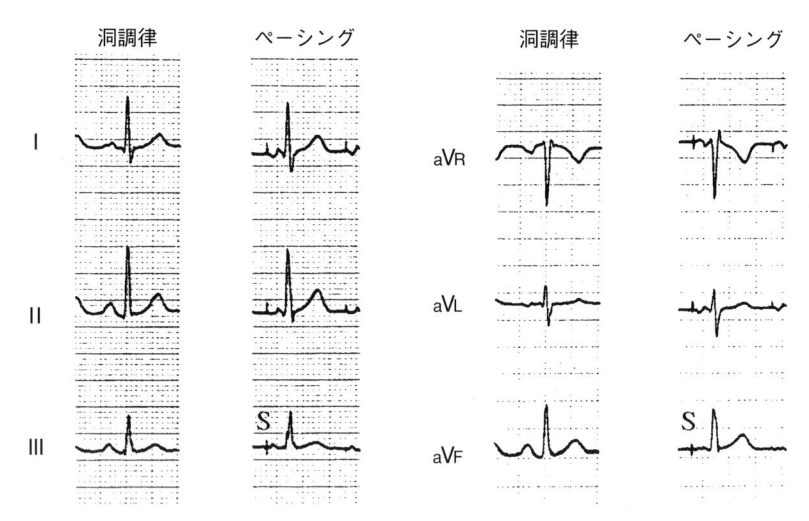

図48 HBEカテーテルを用いた"peri-compact node atrial pacing"によるP波(64歳，男性)

ペーシングによるP波は，Ⅱ・Ⅲ・aVF誘導において陽性P波(前半平坦/後半陽性)を呈している。

3) 心房ペーシング部位を変えるとAH時間が変化するのはなぜか

心房ペーシング部位を変えるとAH時間が変化することが知られているが，その機序についてはいまだ十分にわかってはいない[54〜56]。図49は冠静脈洞遠位部(a，165 ms)，中間部(b，115 ms)，近位部(c，120 ms)，高位右房(d，155 ms)からペーシングした際のAH時間を示している[56]。すなわち，AH時間は前方インプットを経由すると長いAH時間を示し(a, d)，後方インプットを経由すると短いAH時間を示している(b, c)。AH時間が変化する機序として2つのメカニズムが提唱されている。すなわち，①AH時間は真の房室結節伝導時間を示すものである。ペーシング部位を変えるとインパルスの進入様式と結節内伝導様式が変化し，そのため真の房室結節伝導時間が変化する。②AH時間は必ずしも真の房室結節伝導時間を示すものではない。ペーシング部位を変えると，His束電位図上の心房波の出現タイミングと房室結節へのインパルスの進入タイミングの時相関係が変化するため，見かけ上のAH時間が変化する，という2説である。これらの2説のうち，どちらかを強く支持する確定的な証拠は今までに得られていない。あるいは，両者の機序がともにAH時間の短縮ないし延長に関与しているのかもしれない。

4) ATP感受性心房内リエントリー性頻拍はAVNRTとは異なる頻拍か

1997年，家坂らは"ATP感受性心房内リエントリー性頻拍"という疾患概念を提唱し，本頻拍が通常のfast-slow型AVNRTとは異なる頻拍であることを強調した[57]。"ATP感受性心房内リエントリー性頻拍"は，頻拍中しばしば房室ブロックを合併し，ごく少量のATP(平均3.9 mg)によって頻拍が停止するという特徴を持つ。頻拍中の最早期興奮部位はHis束電位記録部位の近辺であり，最早期興奮部位におけるアブレーションが頻拍を根治させるが，いわゆる遅伝導路アブレーションはしばしば無効である。一般に，遅伝導路アブレーションがfast-slow型AVNRTの治療に有効であることを考慮した場合，ATP感受性心房内リエントリー性頻拍がfast-slow型AVNRTとは若干異なる頻拍であるということが推察されよう。しかしながら，ATP感受性心房内リエントリー性頻拍のリエントリー回路がcompact AV node部位に近接ないし限局していると考えれば，fast-slow型AVNRTの1亜型(遅伝導路と速伝導路がともに前中隔に存在する前中隔型のfast-slow型AVNRT)という解釈も可能であろう。本

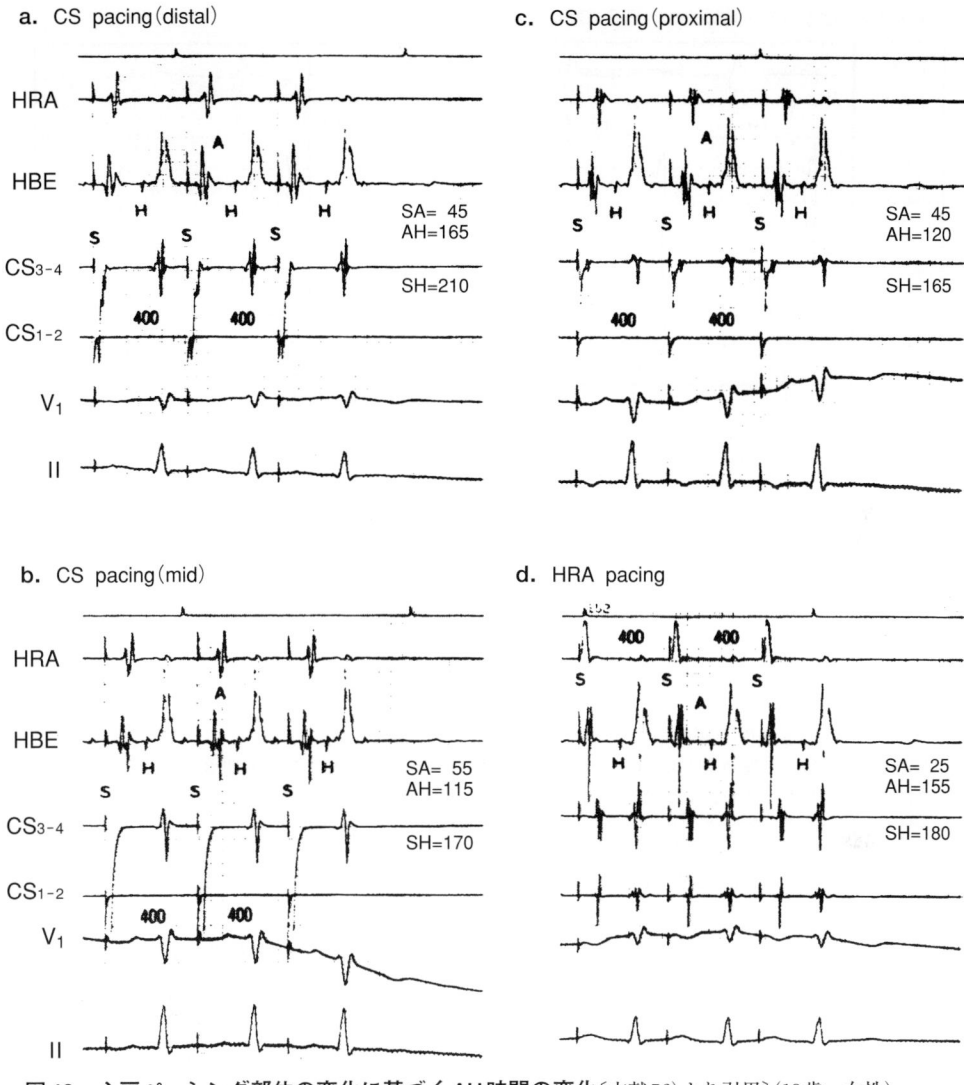

図49 心房ペーシング部位の変化に基づくAH時間の変化〔文献56)より引用〕(19歳, 女性)

頻拍の機序として, 家坂らは, 房室結節内あるいは移行細胞群におけるリエントリーを想定している[57]が, もしそうである場合には"atrial reentrant tachycardia"という用語の使用は適切とはいえないかもしれない。当科においても3例の"ATP感受性心房内リエントリー性頻拍"を経験しているが, アブレーション成功部位はいずれも最早期心房興奮を示す前中隔部位(His束電位記録部位近辺)であった。当科で経験した"ATP感受性心房内リエントリー性頻拍"の誘発を示す(図50)。連結期 = 440 msという遅いタイミングの期外刺激が頻拍を誘発していることより, 心房内の伝導遅延を必要とせずに頻拍が誘発されたものと考えられ, したがって"atrial reentry"機序は否定的と思われる[13]。

5) 洞調律時, 房室結節インプットはdual inputか

臨床例にしろ実験的検討にしろ, 生体位心において, 洞性興奮が房室結節に進入する際の伝導様式についてはいまだ詳細な検討は行われていない[58]。洞結節由来のインパルスが房室結節に進入する際には, 前方インプットを経由する経路と後方インプットを経由する経路の2つの進入経路が

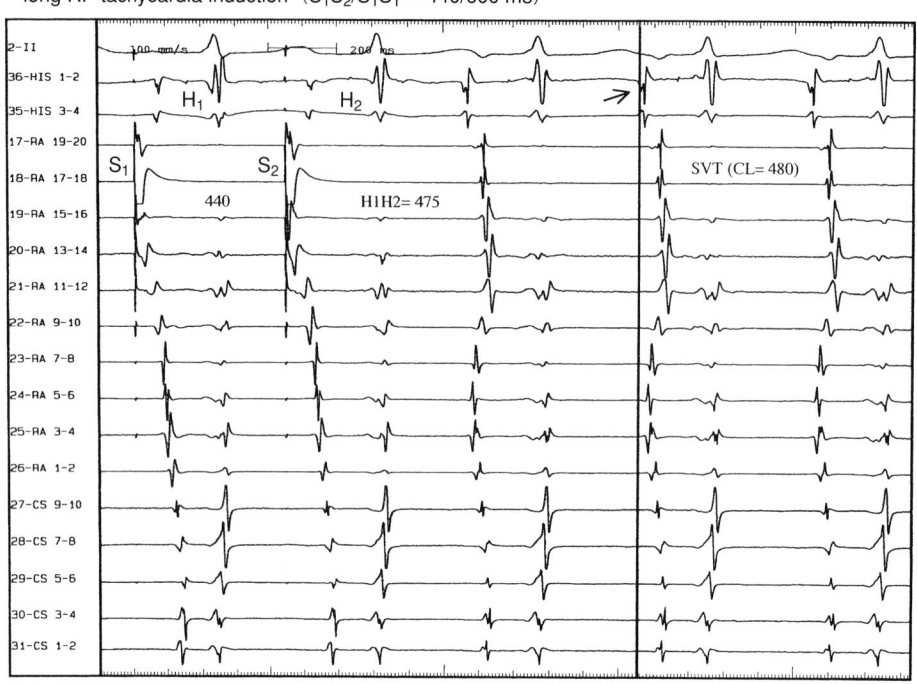

long RP tachycardia induction（$S_1S_2/S_1S_1=$ 440/600 ms）

図50 "ATP感受性心房内リエントリー性頻拍"の誘発（79歳，男性）
基本周期600 ms，連結期440 msにて心房期外刺激（S_2）を加えたところ，周期480 msの上室性頻拍が誘発された。誘発された頻拍は浅い陰性P波を示し，最早期心房興奮はHis束電位図部位（矢印）で記録されている。アブレーション成功部位はHis束記録部位近傍であった。
RA1-2電位図：三尖弁輪周囲においた20極電極カテーテル（RA1→RA20）の先端双極電極により記録した電位図。先端の4極はCS内に留置され，RA3-4電極がCS入口部に位置している。

想定されるが（図51），房室結節伝導においてどちらのインプットが優勢に機能しているかについてはよくわかっていない。筆者らは，臨床例（生体位心）において，三尖弁輪周囲に20極電極カテーテルを配置し，洞調律時のマッピングを行って洞結節興奮の伝播様式を検討した。この際，20極電極カテーテルの先端を冠静脈洞近位部に留置させ，右房峡部内の伝導様式を詳細に検討した。図52にそのような検討を行った1例を示す。図52において20極電極カテーテルのA_{3-4}電極が冠静脈洞入口部に位置し，A_5-A_{10}電極が右房峡部内に位置している（A_1電極がカテーテルの先端電極）。洞結節より発した興奮波は，三尖弁周囲を時計方向（白矢印，CW方向）と反時計方向（黒矢印，CCW方向）に分かれて伝播し，右房峡部内のA_{5-6}電極部位において衝突して融合波を形成している。この伝播様式は『洞結節興奮の反時計方向の興奮波は，右房峡部において消滅するため房室

結節の後方インプットに到達しえない』ことを示すものである。したがって，このような右房峡部内における衝突を示す症例では，もっぱら前方インプットを経由する前方興奮が房室結節伝導を担っているものと考えられる。他方，右房峡部における衝突を示さない症例においては，前方インプットと後方インプットのどちらが房室結節伝導において優勢に機能しているかは不明である。

6）slow-fast型AVNRTの遅伝導路において，伝導遅延はどの部位で起こっているのか

slow-fast型AVNRTにおいて，頻拍中の長いAH時間は『後中隔の遅伝導路起始部よりHis束電位部位までの伝導時間』を示しているが，伝導遅延が遅伝導路の全長で起こっているのか，あるいはその一部に限局して起こっているのかについてはよくわかっていない。Hainesら[60]は図53のような頻拍回路を想定し，後中隔の遅伝導路に

7. 未解明の問題点　183

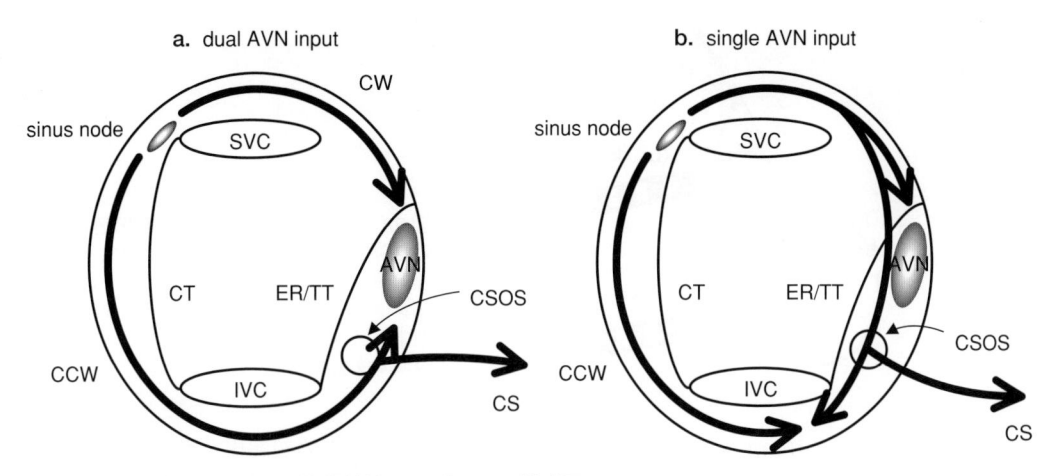

図51　洞調律時における房室結節インプットの模式図
a（dual input仮説）：洞結節からの興奮が前方インプットと後方インプットの両経路を経由して房室結節に進入している。
b（single input仮説）：洞結節からの興奮のうち，時計方向の興奮のみが前方インプットを経由して房室結節に進入し，房室伝導を担っている。洞結節からの2つの興奮は右房峡部で衝突する。
SVC：上大静脈，IVC：下大静脈，CT：分界稜，ER：Eustachian ridge，TT：Todaro索，CSOS：冠静脈洞口，AVN：房室結節，CW：時計方向，CCW：反時計方向

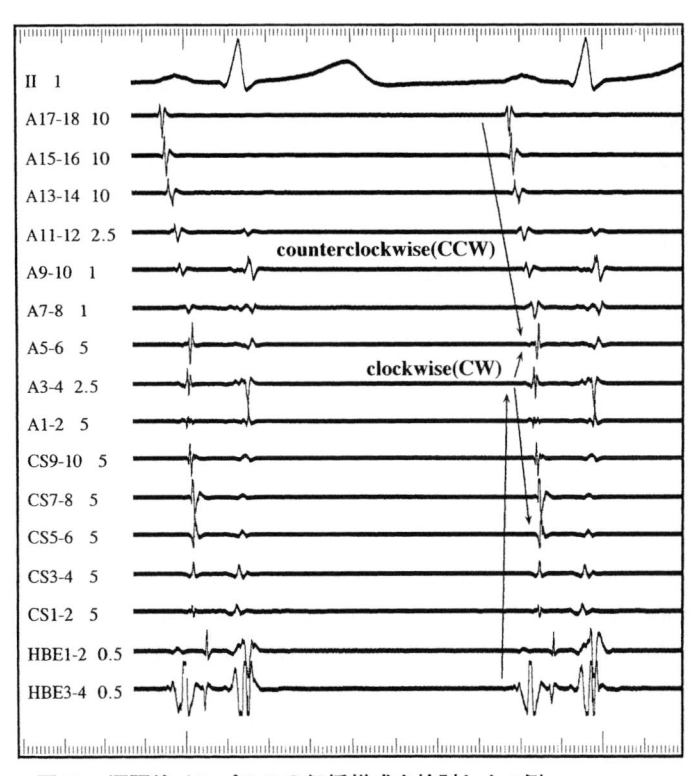

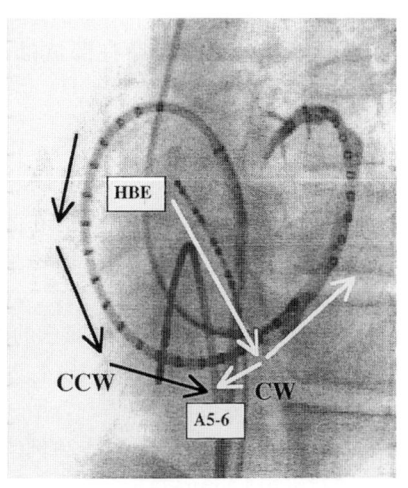

図52　洞調律インパルスの伝播様式を検討した1例
説明本文参照

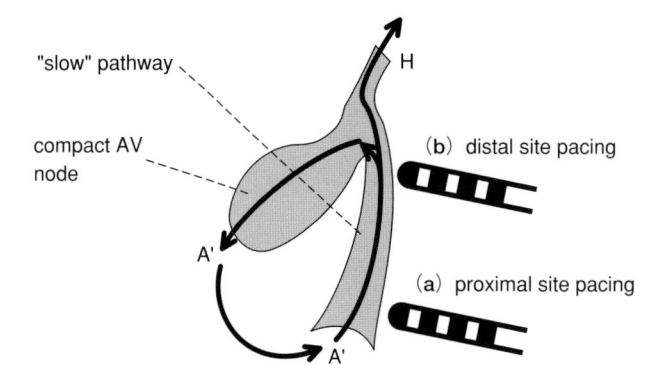

図53 遅伝導路領域における伝導遅延部位の同定〔文献59）より引用，一部改変〕
遅伝導路の上流（a）と下流（b）においてエントレインメントペーシングを行い，伝導遅延部位の同定を試みた。
説明本文参照

沿った部位（a，b部位）よりentrainment pacingを行って，実際に伝導遅延が起こっている部位を同定しようと試みた。もし伝導遅延が遅伝導路の全長において起こっているのであれば，entrainment時，上流からのペーシング（proximal site pacing）よりも下流からのペーシング（distal site pacing）において，より短いSH（AH）時間が得られるものと推定される。その結果は，ペーシング部位のいかんにかかわらずSH時間はほぼ一定で，頻拍周期の89％を占めたという。彼らは『伝導遅延部位はすべてのペーシング部位よりも下流にあり，いわゆる後中隔の遅伝導路領域においては伝導遅延は起こっていない』と結論づけた[59]。実際に伝導遅延が起こっている部位はcompact AV node下部などが推定されるが，現時点ではいまだ不明といえよう。

7）遅伝導路の形態，存在部位はどのようなものであるのか

slow-fast型AVNRTに対する後中隔の遅伝導路アブレーションは現在確立された治療法となっているが，『遅伝導路の形態，存在部位は実際にはいかなるものであるのか』という疑問に関しては，いまだに明快な解答が示されていない。井上，Beckerらは剖検心を用いた組織学的研究により，房室結節後方組織が2つの分枝（右方突起と左方突起）に分かれることを報告した[60]。彼らは，対象とした21例中，右方突起は20例に存在してその長さは平均4.4 mmであること，左方突起は14例に存在してその長さは平均1.8 mmであることを示した。彼らはさらに，右方突起または左方突起が遅伝導路に相応する構造物である可能性を推察したが，これらの突起構造が遅伝導路であることを示す十分な電気生理学的根拠は現在まで得られていない。筆者らは20極電極カテーテルの遠位のA_1-A_{10}電極を用いてCS近位部と右房峡部の興奮を記録し，遅伝導路逆伝導による最早期興奮部位の変化を検討した[61]。1例を図54に示す。

本例では基本刺激として心房心室同時刺激法を用いた心室期外刺激法を行った。連結期（S_1S_2）＝600-450 msにおいて房室結節遅伝導路を経由する室房伝導が認められた（速伝導路を介する室房伝導はみられなかった）。S_1S_2＝500 msにおいて2種類の室房伝導時間（S_2A_2＝244 ms，363 ms）がみられている。伝導時間の長短により前者はslow pathway経由，後者はvery slow pathway経由の室房伝導であると考えられる。very slow pathway経由の際，単発の房室結節リエントリーを伴っている。両者の最早期興奮部位は異なり，slow pathway経由ではA_{5-6}電極（CS入口部）が，very slow pathway経由の際にはA_{3-4}電極（CS近位部）が最早期となっている（左方偏位）。この所見は，房室結節の左方突起の存在を仮定することにより，以下のごとく解釈可能であるかもしれない。すなわち，A_{5-6}電極を最早期とするslow pathwayは，後中隔部位（CS入口部）を走行する伝導路であり，他方，very slow pathwayは，後中隔部位から左方に伸展する左方突起を経由して走行する伝導路であるとする解釈である。この解釈の妥当性に関しては多数例での検討が必要であろう。

〔鈴木文男〕

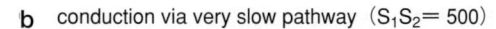

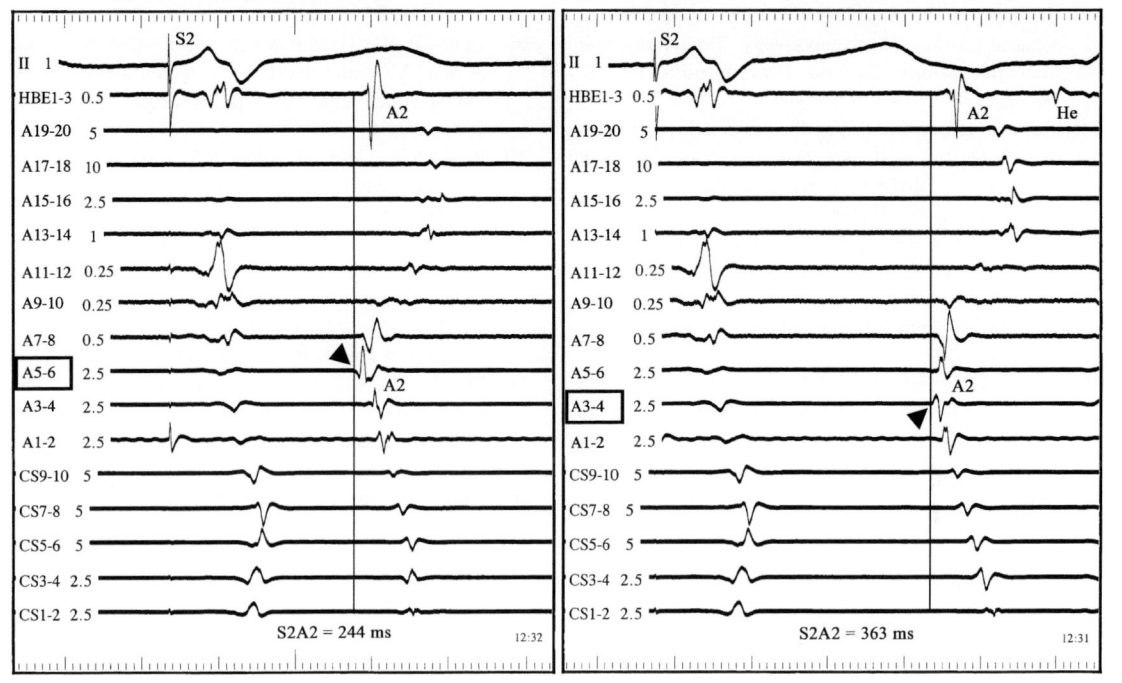

図54 心室期外刺激法(基本周期＝600 ms)
基本周期は省略されている。bにおいて，房室結節リエントリーによるHis束興奮波(He)が出現している。

●文献

1) Otomo K, Wang Z, Lazzara R, et al : Atrioventricular nodal reentrant tachycardia : electrophysiological characteristics of four forms and implications for the reentrant circuit. In Zipes DP, Jalife J (eds) : Cardiac Electrophysiology. From Cell to Bedside, 3rd ed. Philadelphia, WB Saunders, 1999, p504-521

2) Moe GK, Preston JB, Burlington H : Physiologic evidence for a dual A-V transmission system. Circ Res 1956 ; 4 : 357-375

3) Moe GK, Mendez C : The physiologic basis of reciprocal rhythm. Prog Cardiovasc Dis 1966 ; 8 : 461-482

4) Mignone RJ, Wallace AG : Ventricular echoes : Evidence for dissociation of conduction and reentry within the AV node. Circ Res 1966 ; 19 : 638-649

5) Janse MJ, Capelle FJ, Freud GE, et al : Circus movement within the AV node as a basis for supraventricular tachycardia as shown by multiple microelectrode recording in the isolated rabbit heart. Circ Res 1971 ; 28 : 403-414

6) Schuilenburg RM, Durrer D : Further observations on the ventricular echo phenomenon elicited in the human heart : Is the atrium part of the echo pathway? Circulation 1972 ; 45 : 629-638

7) Josephson ME, Kastor JA : Paroxysmal supraventricular tachycardia : Is the atrium a necessary link? Circulation 1976 ; 54 : 430-435

8) Scheinman MM, Gonzalez R, Thomas A, et al : Reentry confined to the atrioventricular node : Electrophysiologic and anatomic findings. Am J Cardiol 1982 ; 49 : 1814-1818

9) Portillo B, Mejias J, Leon-Portillo N, et al : Entrainment of atrioventricular nodal reentrant tachycardias during overdrive pacing from high right atrium and coronary sinus : With special reference to atrioventricular dissociation and 2 : 1 retrograde block during tachycardias. Am J Cardiol 1984 ; 53 : 1570-1576

10) Miller JM, Rosenthal ME, Vassallo JA, et al : Atrioventricular nodal reentrant tachycardia : Studies on upper and lower "common pathways." Circulation 1987 ; 75 : 930-940

11) Jackman WM, Beckman KJ, McClelland JH, et al : Participation of atrial myocardium (posterior septum) in AV nodal reentrant tachycardia : evidence from resetting by atrial extrastimuli. PACE 1991 ; 14 : II-646 (abstract)

12) Jackman WM, Beckman KJ, McClelland JH, et al : Treatment of supraventricular tachycardia due to atrioventricular nodal reentry by radiofrequency catheter ablation of slow-pathway conduction. N

Engl J Med 1992 ; 327 : 313-318
13) Josephson ME : Supraventricular tachycardias ; *In* Clinical Cardiac Electrophysiology. Techniques and Interpretations, 2nd ed. Philadelphia, Lea & Febiger, 1993, p181-274
14) Sheahan RG, Klein GJ, Yee R, et al : Atrioventricular node reentry with "smooth" AV node function curves : a different arrhythmia substrate? Circulation 1996 ; 93 : 969-972
15) Tai CT, Chen SA, Chiang CE, et al : Complex electrophysiological characteristics in atrioventricular nodal reentrant tachycardia with continuous atrioventricular node function curves. Circulation 1997 ; 95 : 2541-2547
16) Kuo CT, Lin KH, Cheng NJ, et al : Characterization of atrioventricular nodal reentry with continuous atrioventricular node conduction curve by double atrial extrastimulation. Circulation 1999 ; 99 : 659-656
17) Wu D, Kou HC, Yeh SJ, et al : Determinants of tachycardia induction using ventricular stimulation in dual pathway atrioventricular nodal reentrant tachycardia. Am Heart J 1984 ; 108 : 44-55
18) Nawata H, Yamamoto N, Hirao K, et al : Heterogeneity of anterograde fast-pathway and retrograde slow-pathway conduction patterns in patients with the fast-slow form of atrioventricular nodal reentrant tachycardia : electrophysiologic and electrocardiographic considerations. J Am Coll Cardiol 1998 ; 32 : 1731-1740
19) Suzuki F, Kawara T, Sato T, et al : Fast-slow form of "atrioventricular nodal" reentrant tachycardia suggesting atrial participation in the reentrant circuit. Am J Cardiol 1989 ; 63 : 1413-1416
20) Molina RZ, Fujimura O, Sharma AD, et al : Atrioventricular nodal tachycardia in the absence of retrograde conduction. Can J Cardiol 1989 ; 5 : 143-146
21) 山本直人，鈴木文男，縄田浩子，他：retrograde slow AV nodal pathwayの存在が心室期外刺激法によっては示されず心室頻回刺激法によって示された房室結節リエントリー性頻拍の4例．心電図 1991 ; 11 : 96-105
22) Suzuki F, Hiejima K : Right and left atrial dissociation demonstrated by atrial rapid pacing or extrastimulation during AV nodal reentrant tachycardia. Circulation 1990 ; 82 : III-474 (abstract)
23) Satoh M, Miyajima S, Koyama S, et al : Orthodromic capture of the atrial electrogram during transient entrainment of atrioventricular nodal reentrant tachycardia. Circulation 1993 ; 88 : 2329-2336
24) Li YG, Bender B, Bogun F, et al : Location of the lower turnaround point in typical AV nodal reentrant tachycardia : a quantitative model. J Cardiovasc Electrophysiol 2000 ; 11 : 34-40
25) 鈴木文男，高橋正喜，佐竹修太郎，他：房室結節リエントリー性頻拍における心房エコーの時相変化に関する検討：共通路の役割について．心臓 1982 ; 14 : 860-867
26) Denes P, Wu D, Dhingra RC, et al : Demonstration of dual AV nodal pathways in patients with paroxysmal supraventricular tachycardia. Circulation 1973 ; 48 : 549-555
27) Rosen KM, Mehta A, Miller RA : Demonstration of dual AV nodal pathways in man. Am J Cardiol 1974 ; 33 : 291-294
28) Denes P, Wu D, Dhingra RC, et al : Dual atrioventricular nodal pathways : A common electrophysiological response. Br Heart J 1975 ; 37 : l069-1076
29) Wu D : Dual atrioventricular nodal pathways : A reappraisal. PACE 1982 ; 5 : 72-89
30) Benditt DG, Pritchett EL, Smith WM, et al : Ventriculoatrial intervals : diagnostic use in paroxysmal supraventricular tachycardia. Ann Intern Med 1979 ; 91 : 161-166
31) Sung RJ, Styperek JL, Myerburg RJ, et al : Initiation of two distinct forms of atrioventricular nodal reentrant tachycardia during programmed ventricular stimulation in man. Am J Cardiol 1978 ; 42 : 404-415
32) Sung RJ, Waxman HL, Saksena S, et al : Sequence of retrograde atrial activation in patients with dual atrioventricular nodal pathways. Circulation 1981 ; 64 : 1059-1067
33) 百瀬滋紀，原田智雄，富田　泰，他：機序の異なる2種類のlong RP'頻拍が誘発された上室性頻拍の1例．心電図 1994 ; 14 : 277-275
34) Gallagher JJ, Sealy WC : The permanent form of junctional reciprocating tachycardia : further elucidation of the underlying mechanism. Eur J Cardiol 1978 ; 8 : 413-430
35) McGuire MA, Janse MJ, Ross DL : "AV nodal" reentry : Part II : AV nodal, AV junctional, or atrionodal reentry? J Cardiovasc Electrophysiol 1993 ; 4 : 573-586
36) Yeh SJ, Yamamoto T, Lin FC, et al : Atrioventricular block in the atypical form of junctional reciprocating tachycardia : evidence supporting the atrioventricular node as the site of reentry. J Am Coll Cardiol 1990 ; 15 : 385-392
37) Hirao K, Otomo K, Wang X, et al : Para-Hisian pacing. A new method for differentiating retrograde conduction over an accessory AV pathway from conduction over the AV node. Circulation 1996 ; 94 : 1027-1035
38) Yamabe H, Okumura K, Tabuchi T, et al : Double atrial responses to a single ventricular impulse in long RP' tachycardia. PACE 1996 ; 19 : 403-410
39) 中川　毅，須山和弘，田口敦司，他：ATP感受性ATとの鑑別が困難であった非通常型房室結節リエントリー性頻拍の1症例．臨床心臓電気生理 2000 ; 23 : 237-246
40) Swiryn S, Bauernfeind RA, Palileo EA, et al : Electrophysiologic study demonstrating triple antegrade AV nodal pathways in patients with sponta-

neous and/or induced supraventricular tachycardia. Am Heart J 1982 ; 103 : 168-176
41) Lee KL, Chun HM, Liem LB, et al : Multiple atrioventricular nodal pathways in humans : electrophysiologic demonstration and characterization. J Cardiovasc Electrophysiol 1998 ; 9 : 129-140
42) 本川克彦,鈴木文男,浅見光一,他:逆行性(室房伝導)インパルスは心房前中隔を経由すると浅い陰性P波,後中隔を経由すると深い陰性P波を形成する.心電図 1995 ; 15 : 720-730
43) Kalbfleisch SJ, El-Atassi R, Calkins H, et al : Differentiation of paroxysmal narrow QRS complex tachycardias using the 12-lead electrocardiogram. J Am Coll Cardiol 1993 ; 21 : 85-89
44) Akhtar M : Retrograde conduction in man. PACE 1981 ; 4 : 548-562
45) Suzuki F, Toshida N, Hirao K, et al : Biphasic P wave masquerading as a retrograde positive P wave during atrioventricular nodal reentrant tachycardia. Eur Heart J 1996 ; 17 : 1604-1605
46) 芦川英信,鈴木文男,廣野喜之,他:QRS波の直後に"偽性陽性P波"を形成したslow-fast型房室結節リエントリー性頻拍の1例.臨床心臓電気生理 2001 ; 24 : 143-151
47) Patterson E, Scherlag BJ : Longitudinal dissociation within the posterior AV nodal input of the rabbit : a substrate for AV nodal reentry. Circulation 1999 ; 99 : 143-155
48) Hwang C, Martin DJ, Goodman JS, et al : Atypical atrioventricular node reciprocating tachycardia masquerading as tachycardia using a left-sided accessory pathway. J Am Coll Cardiol 1997 ; 30 : 218-225
49) Yano K, Horikawa T, Hirao K, et al : Slow-fast form of atrioventricular nodal reentrant tachycardia with eccentric retrograde left-sided activation. Jpn Heart J 1999 ; 40 : 655-664
50) Csapo G : Paroxysmal nonreentrant tachycardias due to simultaneous conduction in dual atrioventricular nodal pathways. Am J Cardiol 1979 ; 43 : 1033-1045
51) Sutton FJ, Lee YC : Paroxysmal nonreentrant tachycardia due to simultaneous conduction via dual atrioventricular nodal pathways. Am Heart J 1985 ; 109 : 157-159
52) Josephson ME, Wellens HJJ : Differential diagnosis of supraventricular tachycardia. Cardiol Clin 1990 ; 8 : 411-442
53) 川端美穂子,鈴木文男,矢野 佳,他:房室結節経由の逆伝導性P波の極性は陰性か? Jpn Circ J 1998 ; 62(supple-I):664(抄録)
54) Amat-y-Leon FA, Denes P, Wu D, et al : Effects of atrial pacing site on atrial and atrioventricular nodal function. Br Heart J 1975 ; 37 : 576-582
55) Ross DL, Brugada P, Bar FW, et al : Comparison of right and left atrial stimulation in demonstration of dual atrioventricular nodal pathways and induction of intranodal reentry. Circulation 1981 ; 64 : 1051-1058
56) Suzuki F, Harada T, Kawara T, et al : Nonuniformity of AH intervals during stimulation at different left atrial sites. PACE 1993 ; 16 : 1994-2006
57) Iesaka Y, Takahashi A, Goya M, et al : Adenosine-sensitive atrial reentrant tachycardia originating from the atrioventricular nodal transitional area. J Cardiovasc Electrophysiol 1997 ; 8 : 854-864
58) Janse M : Influence of the direction of the atrial wave front on A-V nodal transmission in isolated hearts of rabbits. Circ Res 1969 ; 25 : 439-449
59) Haines DE, Nath S, DiMarco JP, et al : Entrainment mapping in patients with sustained atrioventricular nodal reentrant tachycardia: insights into the sites of conduction showing in the slow atrioventricular nodal pathway. Am J Cardiol 1997 ; 80 : 883-888
60) Inoue S, Becker AE : Posterior extensions of the human compact atrioventricular node: a neglected anatomic feature of potential clinical significance. Circulation 1998 ; 97 : 188-193
61) 山岸聖史,鈴木文男,瀬崎和典,他:房室結節後方組織(posterior extensions)の構造—電気生理検査によるleftward extensionとrightward extensionの推定.臨床心臓電気生理 2006 ; 29 : 1-6

9章 房室結節リエントリー性頻拍以外の上室頻拍

　上室頻拍（心室より上部，すなわち心房あるいはHis束分岐部より上部を発生源とするか，頻拍の維持にそれらが不可欠なもの）の中で，ここでは下記の頻拍について述べる。

　　洞結節リエントリー性頻拍
　　心房内リエントリー性頻拍
　　incisionalリエントリー性心房頻拍
　　自動性心房頻拍
　　多源性心房頻拍
　　focal心房頻拍
　　inappropriate sinus tachycardia
　　自動性房室接合部頻拍

1 洞結節リエントリー性頻拍

1）概念・定義

　洞結節リエントリー性頻拍（sinoatrial nodal reentrant tachycardiaまたはsinoatrial node reentrant tachycardia；SANRT）は，洞結節を回路に含むリエントリー性頻拍である。

2）病因・臨床像

　洞結節は高度に異方向性伝導性をもつ構造であり，結節内外では伝導は不均一でリエントリーが発生しやすい。洞結節単独ではこの頻拍持続には小さすぎるので，結節周囲心房筋を含んだ回路が想定されているが，確定されていない。電気生理検査を実施した患者の中で，単発エコーは10～15％とよく経験されるが，持続型は約3％と少ない[1]。他の機序の頻拍に比べ，やや老齢で，器質的心臓病を合併することが多く，性差はないとされる。

3）診断

診断基準

1. P'波形は洞性P波に一致あるいは近似
2. 高位外側右房から興奮がより下位心房に伝播
3. 期外刺激時，一定の連結期の範囲内で再現性をもって誘発可能
4. 誘発には房室結節伝導遅延や不連続な房室伝導曲線の存在は不要
5. 頻拍は期外刺激により再現性をもって停止可能
6. 迷走神経刺激により通常，頻拍は徐拍化あるいは停止する

〔文献1）を一部改変して引用〕

　心拍数は他の上室頻拍より少なく，平均130～140/分である（80～200/分）。心拍数によってP'R間隔は正常～延長（高心拍時，P'R間隔延長）あるいは房室ブロックを呈することがあるが，頻拍は持続し周期は不変である。症状は他の心房頻拍と同様で，動悸・めまい，頻度は少ないもののまれに失神がある。発作時の12誘導心電図である程度の診断が可能であるが，他の頻拍との鑑別，診断確定のためには電気生理検査が必要となる。心房期外刺激時，比較的長い基本刺激周期，長い期外刺激連結期により容易に誘発可能で，時に心室期外刺激によっても誘発される。

4）治療

　洞結節リエントリーによる頻拍が心電図上疑われ，症状があればβ遮断薬（propranololなど），Ca拮抗薬（verapamilなど），ジギタリスの投与が

有用である．カテーテルアブレーションも成功率が高く有効である．洞結節を含む分界稜にマッピングカテーテルを留置し，後述するfocal心房頻拍のアブレーションに準じて標的部位を決定する．

5）症例

42歳，男性．過去25年間にわたり，年5〜6回出現する動悸発作の精査のため入院．身体所見，12誘導心電図，胸部X線，心臓超音波検査では器質的心疾患の存在を思わせる所見はなかった．電気生理検査時の心房期外刺激の際，基本刺激によっても頻拍が誘発されるため，洞調律時に単発の心房期外刺激を加えたところ，洞性P波に近似した比較的遅い心拍数（133/分）の頻拍が誘発された（図1）．この頻拍は，心室期外刺激法によっても誘発され，単発の心房期外刺激によって停止が可能であった．図2にverapamilの静脈内投与により頻拍は徐拍化後，停止したところを示す．

2 心房内リエントリー性頻拍

1）概念・定義

心房内にリエントリー回路が存在し，頻拍の開始，維持に回路以外の心房筋，房室結節，洞結節，心室を必要としないのが心房内リエントリー性頻拍（intraatrial reentrant tachycardia；IART）である．

2）病因・臨床像

器質的心疾患を持つ患者に発生しやすく，リエントリーの成立に必要な伝導遅延をきたすような心房筋の変性，線維化といった病理学的背景の存在が推測される．また，手術後の心房切開痕（後述），解剖学的欠損などの周囲を旋回する場合もみられる．洞結節リエントリーより頻度は高く，電気生理検査実施患者の6％を占める[1]．心拍数は120〜240/分のものが大部分である．

3）診断

高い心拍数の場合はP′R間隔は延長するが，大部分の症例では頻拍中のP′R間隔はRP′間隔よりも短く，いわゆるlong RP′頻拍型となり，他の機序の頻拍との鑑別が必要となる．心房期外刺激時，心房筋が相対不応期にあるときに加えられた期外刺激により誘発される．このとき，心房内伝導遅延がリエントリー成立に必須だが，房室結節の伝導遅延は必要条件ではない．また，心房からの期外刺激や頻回刺激により頻拍は再現性をもっ

> 診断基準
> 1. 心房内伝導遅延を引き起こす心房期外刺激によって，再現性をもって誘発される
> 2. 頻拍中のP′波形，心房内興奮順序は洞調律時と異なる
> 3. P′R間隔は心拍数に依存する
> 4. 房室ブロックが発生しても頻拍は持続
> 5. 迷走神経刺激により頻拍は停止することも，しないこともある

〔文献1）を一部改変して引用〕

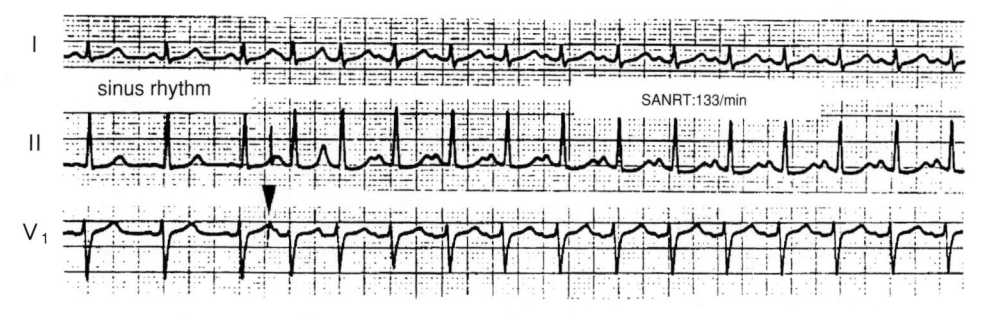

図1 心房期外刺激による洞結節リエントリー性頻拍の誘発（42歳，男性）
PR延長を伴わず洞性P波類似のP′波形を有する頻拍が誘発されている．

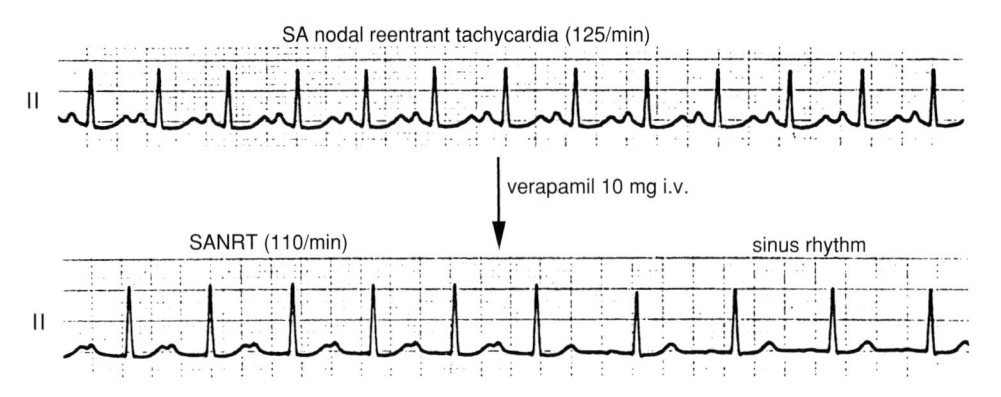

図2 洞結節リエントリー性頻拍に対するverapamilの効果(42歳，男性)
verapamil 10 mg静注により，徐拍化した後頻拍は停止。房室伝導抑制により二次的にPR時間の延長もみられる。

て停止可能である。心室からの本頻拍の誘発，停止は(逆行性房室副伝導路が存在しない限り)まれとされる。迷走神経刺激手技(頸動脈洞マッサージ)で房室ブロックは生じても，頻拍は停止しにくい。停止しやすいものは，頻拍周期が長く(平均430 ms)，右房に回路が存在する頻拍との報告もある[1]。

4) 治療

verapamil，ジギタリス，amiodarone(時にpropranolol，アデノシン三リン酸＝ATP)が頻拍停止に有効である。verapamil，ATPの有効性は回路の心房筋に迷走神経線維が密に存在するのか，心房筋自体がカテコラミン促進性，カルシウム依存性の遅伝導性を有しているのかは不明である。最近の報告ではカテーテルアブレーションにより95%以上の例で治癒に成功したとの報告がある[2]。アブレーションの標的部位を決定するには，心房内各所より頻拍中に心房頻回刺激を加えるentrainment mapping法を用いる。すなわち，刺激中のP波形も心房興奮順序も頻拍時と同一で，最終刺激から刺激部位で記録される最初の心房電位出現までの時間(post-pacing interval：PPI)が頻拍周期に一致するという"潜在性entrainment"の条件を満足する部位を見つけることが必要である。

5) 症例

15歳，男性。中学入学時の心電図検診で初めて心電図異常を指摘された。運動時の軽い息切れ以外の症状はなかったが，精査のため当院入院。心電図を図3に示す。持続性の心房粗動波を呈し，安静時は4～6：1房室伝導でむしろ徐脈傾向であった。粗動波はⅡ，Ⅲ，aV_Fで陽性，V_1で陰性であった。心臓電気生理検査では，頻拍中に刺激部位を変えて心房頻回刺激法を実施すると，右房後中隔峡部ではPPI(上述)は一致したが，三尖弁輪部9時の位置では不一致のため，CARTOマッピングを実施した。図4のごとく下大静脈とそれに近接する瘢痕領域周囲を旋回する興奮伝播が記録され，いわゆるlower loop心房内リエントリーと診断された。峡部への通電で頻拍は停止

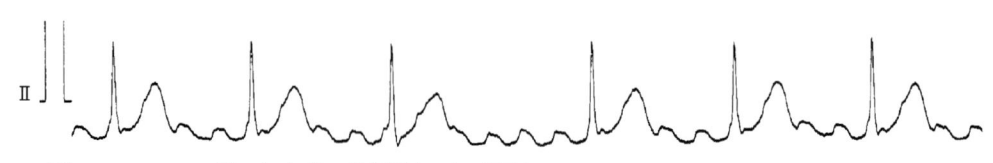

図3 lower loopリエントリー性頻拍(15歳，男性)
第Ⅱ誘導心電図では周期220 msの陽性P波があり，一見粗動波様である。心室には4：1～6：1伝導している。

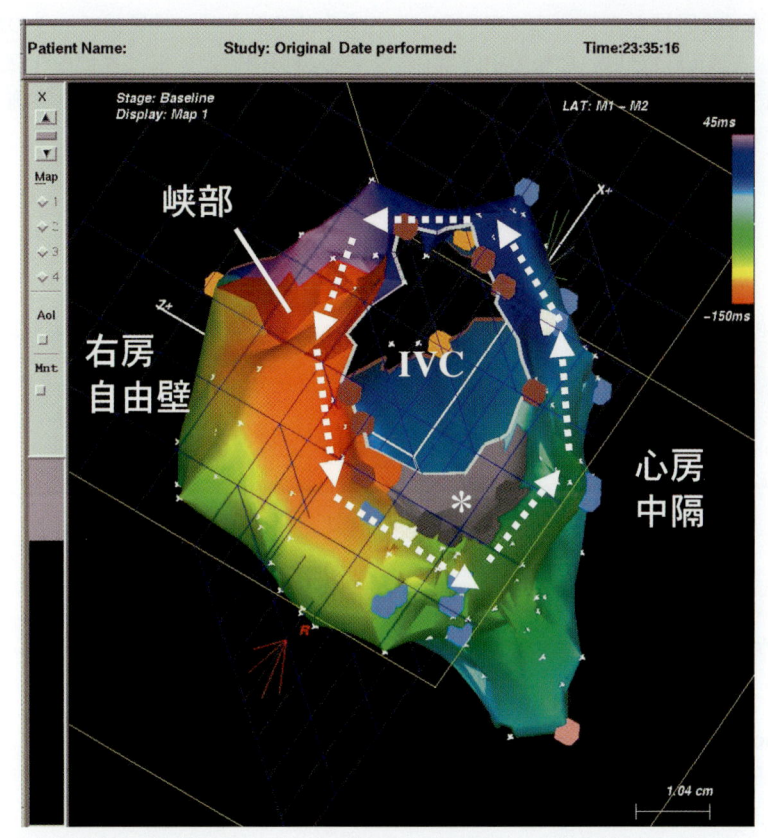

図4 lower loop リエントリー性頻拍中の CARTO マッピング（15歳，男性）
頻拍時の右房内興奮伝播様式を下大静脈（IVC）側から見ている．IVC に接するように図中灰色で示した瘢痕が存在し，興奮波はこの瘢痕と IVC の周囲を反時計方向に旋回している．

し，以後洞調律化した．

3　incisional リエントリー性心房頻拍

1）概念・定義

先天性心疾患などに対し加えた心房切開術後に生じた切開痕（incision），傷害心房筋組織および本来ある心房内構造物が関連したマクロリエントリー性心房頻拍をいう．

2）病因・臨床像・診断・治療

解剖学的障壁としては，①正常構造物（三尖弁輪部，冠静脈洞開口部，大静脈），②縫合部（明瞭な分裂波が記録される），③電気的活動が記録されない非心房筋組織部（心房中隔パッチ，Fontain 導管部，広範囲の瘢痕部）が考えられる．電気生理検査では，切開痕の位置，広がりを把握し，次に頻拍と切開痕との関係を決定する．そのためには，心房内リエントリー性頻拍（上述）に準じた entrainment mapping 法を駆使する．本頻拍に対しては"伝導峡部"を標的部位としてアブレーションを実施する．あるいはリエントリー回路を横断するように切開痕から近接する周囲構造物（三尖弁輪，下大静脈，上大静脈など）に向かって線状焼灼を行う．

3）症例

68歳，女性．36歳時に心房中隔欠損症に対するパッチ閉鎖術実施．67歳時動悸発作が出現し，通常型心房粗動を認めた．その後，動悸の再発を認め，心電図（図5）は非通常型心房粗動様であっ

た。多剤無効のため2回目のカテーテルアブレーションを行った。CARTOを用いた頻拍中のactivation mappingでは図6のごとく，興奮波が右房自由壁に存在する瘢痕（面積約1 cm²）周囲を旋回するリエントリー性頻拍で，この瘢痕は開心術時の心房切開痕の一部と考えられた。頻拍中，瘢痕部から下大静脈に線状焼灼を実施して頻拍は停止した。

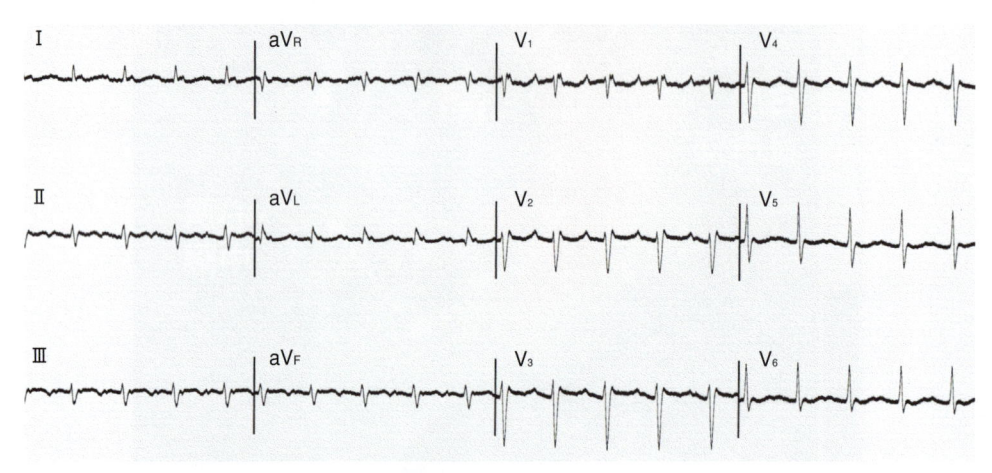

図5　incisionalリエントリー性心房頻拍（68歳，女性）
周期290 msの心房頻拍で，2：1房室伝導を示す。

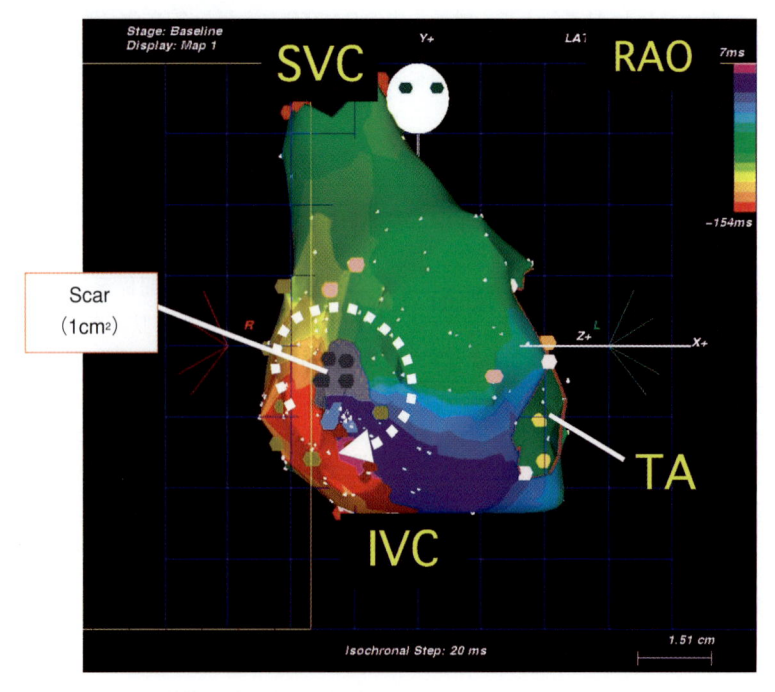

図6　incisionalリエントリー性心房頻拍中のCARTOマッピング（68歳，女性）
興奮波は右房自由壁に存在する瘢痕部周囲を時計方向に旋回している。

4 自動性心房頻拍

1）概念・定義

心房頻拍の中で，その機序が自動能亢進のもの（automatic atrial tachycardia；AAT）をさす。その一部には撃発活動（triggered activity）が原因と考えられるものが含まれている可能性があるが，両者の鑑別は一般に困難であり，心電図・臨床所見などから総合的に診断する。発生部位は洞結節以外であり，異所性心房頻拍（ectopic atrial tachycardia）は同義と考えられる。

2）病因・臨床像

心拍数は通常，心房内リエントリー性頻拍より遅く，175/分以下（時に100/分前後）である。本頻拍は一過性に出現することが多い。特殊型として，その出現様式から，非持続性頻拍と洞調律が交互に出現することを繰り返す反復型（repetitive型）と，頻拍が持続するpersistent型がある。成人のAATは，一般に心筋梗塞などの器質的心疾患に伴うことが多く，慢性閉塞性肺疾患の増悪期，飲酒時，電解質異常時などに一過性に出現する。特に交感神経系の興奮を高める状況が頻拍の誘因となることが多い。持続型AATの多くは心不全症状を呈し，特に小児の場合には頻拍依存性拡張型心筋症の病態をとる。また，ジギタリス中毒時にみられるPAT with blockをはじめとする，房室ブロックを伴う心房頻拍の多くは機序が自動能亢進の可能性がある。

3）診断

> **診断基準**
> 1. 頻拍開始時に心拍数のwarm-up現象を認める
> 2. 頻拍時のP′波形は，洞調律時と異なる
> 3. 房室ブロックにもかかわらず頻拍は持続
> 4. 心房期外刺激による誘発と停止は不可能
> 5. 心房頻回刺激による頻拍の抑制
> 6. 迷走神経刺激では頻拍は停止しない
>
> 〔文献1）を一部改変して引用〕

本頻拍では心房刺激による再現性のある誘発，停止はできない。頻拍発生時の第1拍目のP′波形は，2拍目以降のP′波形と同一形態で，この点リエントリー性のもの*との鑑別の手がかりとなる（*非通常型房室リエントリー性頻拍は除く）。発生源が単一であれば，心房内興奮順序も1拍目と2拍目以降とは同一である（図7）。発生後，数心拍の間P′P′間隔は漸次短縮しピークの心拍数に達する（warm-up現象）。停止に際し，時に心拍数が少なくなる（cool-down現象）。P′R間隔はP′レートに依存しレートが上昇していくとP′R間隔は延長し，房室ブロックに至ってもP′レートは不変である（頻拍は持続）。頻拍中，P′レートより速い心房頻回刺激を行うと，頻拍のentrainment現象は得られず，通常，頻拍レートは一過性に遅くなるoverdrive suppression現象がみられる[1]。

頻拍持続中，心房内をカテーテルマッピングし，P波より有意に先行し，単極誘導でQSパターンを呈する最早期興奮部位があれば，そこが頻拍起源とみなせる。

4）治療

ジギタリス投与中であれば中止する。それ以外の場合，一般に抗不整脈薬に抵抗性を示す。心房拍数を減らすにはIc群薬やIII群薬が，房室伝導を抑制して心室拍数を減らすにはβ遮断薬やverapamilを用いる。直流電流による電気的洞調律化は無効である。重症例には，非薬物療法として開胸下の頻拍発生源切除術，冷凍凝固術が以前より選択されてきた。最近はカテーテルアブレーションによる根治術が可能となり，薬物抵抗性であれば実施を考慮すべきである。

5 多源性心房頻拍

1）概念・定義

本頻拍の機序としては自動能亢進性であり広義の自動性心房頻拍に含められる。P′波形を複数（3個以上）認め，その波形，間隔が次々に変化する多源性心房頻拍（multifocal atrial tachycardia）は，時に無秩序型心房頻拍（chaotic atrial tachycardia）と称される（図8）。

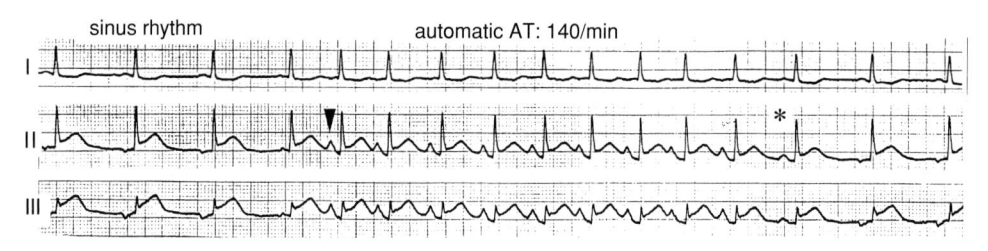

図7　心房自動頻拍

1拍目（矢印▼）Pは2拍目以降のP'波と同一波形である。停止前P'波（＊印）の形態が異なるのは，頻拍P'波と洞性P波との融合波によるものと考えられる。（比江嶋一昌先生の御厚意により掲載）

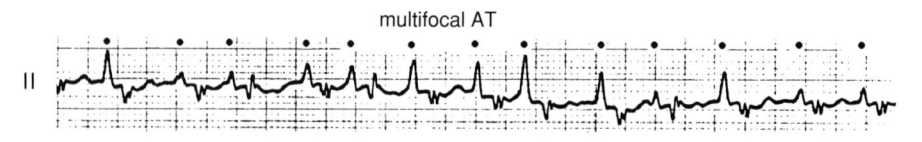

図8　多源性心房頻拍(83歳，女性)

黒点で示したP'波形は高さが大きく異なる，異常P'波の存在，P'P'間隔が一定でないことよりmulti-focal ATと診断。（比江嶋一昌先生の御厚意により掲載）

2）病因・臨床像・診断

　心房拍数は100/分以上であるが，めったに150/分以上にはならない。そのほとんどが心室に伝導するので，心房拍数が血行動態，臨床症状に直接関係する。心（室）拍数上昇は高度でないので，無症状の場合もある。24時間Holter心電図が，診断，薬効評価には有用で，電気生理検査の必要性は低い。慢性閉塞性肺疾患やうっ血性心不全を持つ高齢者にみられる。小児期にも起こり得る。この頻拍は最終的に心房細動に移行することが多い。ジギタリスとの関連性はまれとされるが，テオフィリン，β_2刺激薬投与時に本頻拍が発生する場合がある。

3）治療

　背景疾患の治療を行う。通常の抗不整脈薬は心拍数を下げるのには有用でなく，verapamil，amiodaroneが有効である。洞機能不全は合併することは少なく，禁忌がなければβ遮断薬は有効となり得る。カリウム，マグネシウムの補充が頻拍抑制に有効なこともある。

6　focal 心房頻拍

1）概念・定義・診断

　本頻拍の機序は自動能亢進（一部はマイクロリエントリー？）が考えられ，その点広義には自動性心房頻拍に含められる。カテーテルアブレーション治療による知見の集積に伴い臨床的に名づけられた診断名といえる。

　頻拍機序にかかわらず刺激生成源が心房あるいは大血管の小領域に限局した心房頻拍を，focal atrial tachycardiaと称する。心房刺激，薬剤に対する反応性などからは必ずしも機序が判明しにくいときには，臨床的に有用な診断名と考えられる。発生源としては下記の部位の頻度が高い[4]。いずれも解剖学的に不均一な部位である。

(1) 右房分界稜沿い―上部，中部，下部（上部は洞結節リエントリー性を含む）
(2) 肺静脈（特に上部）
(3) 冠静脈洞開口部
(4) 三尖弁輪部：特に下～下側部
(5) 僧帽弁輪部

(6) 房室結節部：速伝導路領域
　(7) その他：上大静脈—右房接合部，左心耳など

2) 治療

　アブレーションの場合，頻拍機序に関係なく頻拍中の心房最早期興奮部位が最適の標的となる。P波に最低30 ms先行（20〜60 ms）し，単極誘導上QSパターンを呈し，局所心房波はしばしば分裂波形（fractionated）となる[4]。局所の伝導遅延か，細胞間結合が疎な異常自動能部位を反映している可能性がある。

3) 症例

　42歳，男性。10年前心肥大，不整脈を指摘されたが無症状のため放置。入院2か月前より発作性の動悸，呼吸困難が誘因なく出現し30分程持続するようになり，近医受診。心房頻拍とそれに伴う頻拍依存性心筋症（左室駆出率40％）が疑われた。薬物療法は無効のため当科入院となった。

　入院時，頻拍は持続性でありverapamil投与下の心電図（図9）では，2：1房室伝導の心房頻拍（心房レート152/分）を呈した。本頻拍中，CARTOを用いてactivation mappingを実施したところ，図10のごとく左心耳を中心に遠心的に興奮波が伝播することが判明した。カテーテルで詳細にマッピングした結果，左心耳先端部が最早期（図11）であり同部の通電により頻拍は停止し，洞調律が維持された。

7 inappropriate sinus tachycardia

1) 概念・定義・診断

　新しい概念の頻拍で，近年報告が増えている。洞性P波と同じ波形を持ち，安静時心拍数が多い（100/分以上）か，軽度の労作により過剰に心拍数が上昇する心房頻拍をinappropriate sinus tachycardiaと称し，慢性非発作性洞頻脈，持続性洞頻脈と類義である。疾患は多様なものを含む症候群

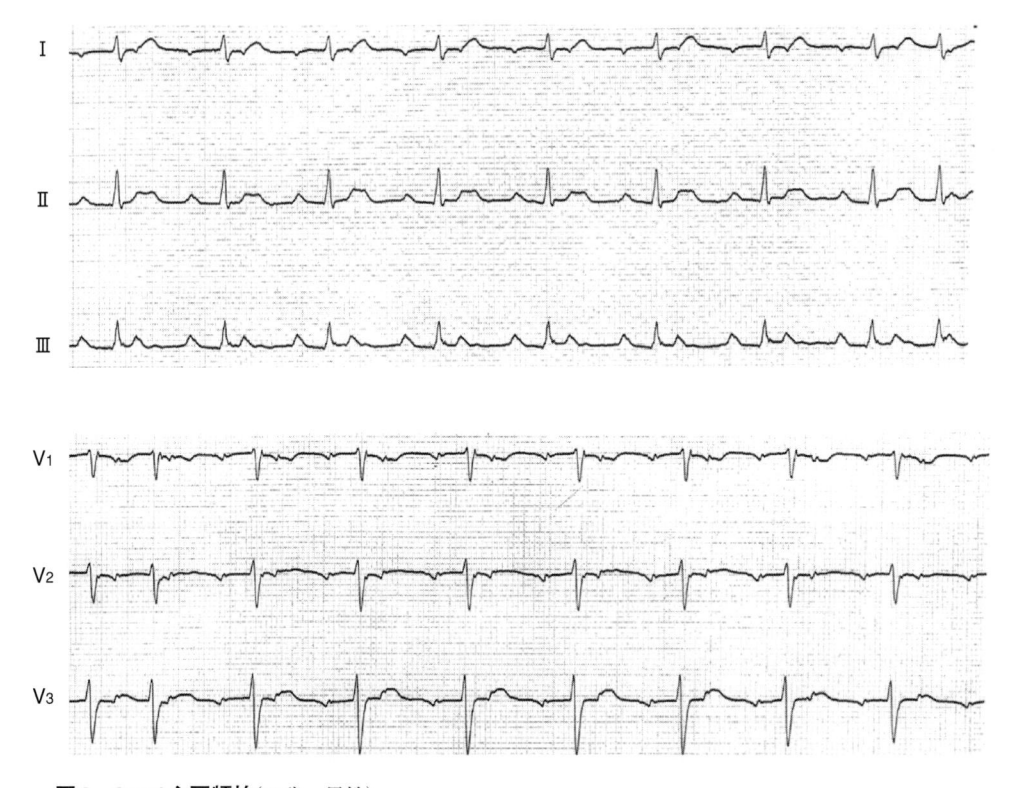

図9　focal心房頻拍（42歳，男性）
2：1房室伝導の心房頻拍である。I誘導で陰性，II，III誘導で陽性，V_1-V_3誘導で−/＋の二相性P波を示す。

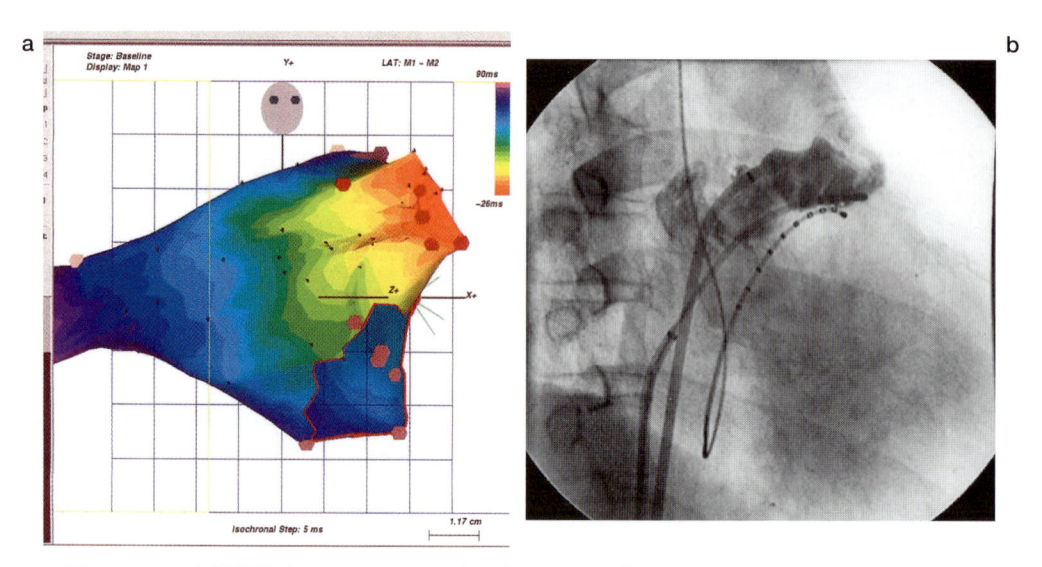

図10 focal 心房頻拍時の CARTO マッピング(42歳, 男性)
a：CARTO マッピングでは左心耳を中心に興奮は周囲に同心円状に伝播している。
b：心房頻拍時の最早期興奮部位は左心耳先端部である。

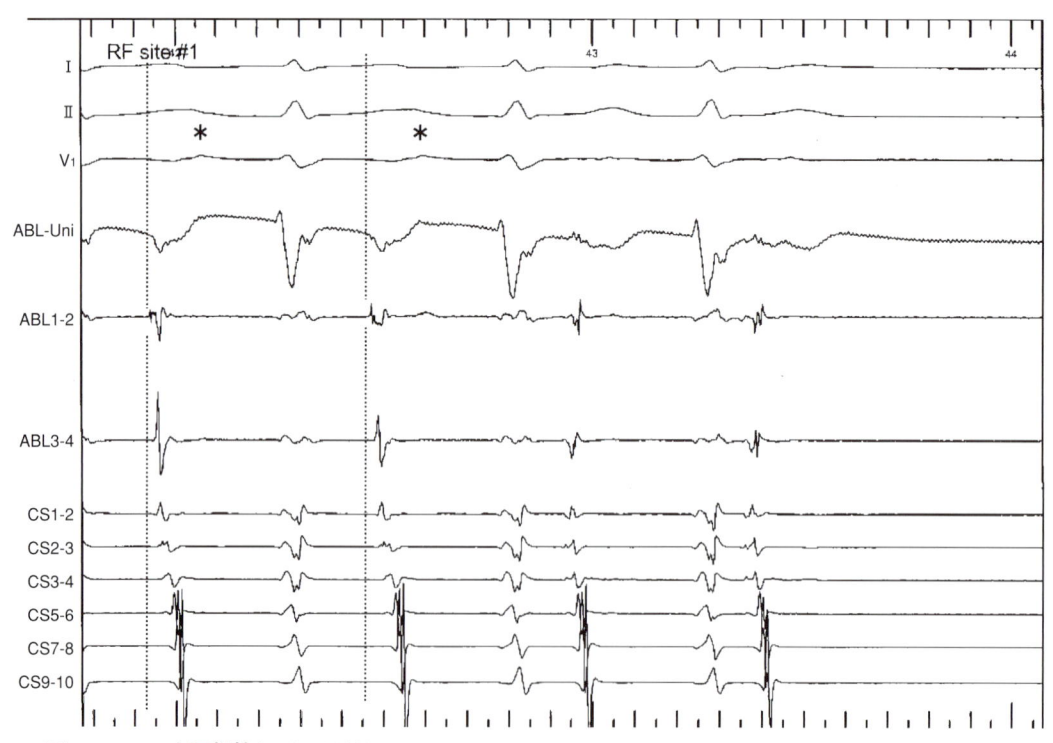

図11 focal 心房頻拍(42歳, 男性)
アブレーション成功部位（図10参照）の局所電位を示す。左2拍が心房頻拍であり，このときアブレーションカテーテルで記録される単極誘導電位はQSパターン，双極誘導電位（ABL1-2）はP波（図中＊印）より約50 ms先行している。カテーテル刺激（右の2拍）により頻拍は停止している。

であるが，二次性洞頻脈の除外，洞結節リエントリー性頻拍の除外が必要である．

2）病因・診断

機序として洞結節を支配する自律神経の異常説，洞結節自体の自動能異常説，洞結節周囲に起こる焦点型の自動心房頻拍説の3つが提唱されている[5]．最近，房室結節リエントリー性頻拍のカテーテルアブレーションの際，速伝導路を焼灼するとその後，本頻拍が約10％ほど出現するとの報告がある．多くは1か月以内に自然軽快し，治療の対象にはならない．アブレーション後の心拍変動解析から，迷走神経の減弱が示唆されている．洞結節への節後性迷走神経線維は，右房前〜中中隔の房室結節領域を通過することが知られている[6]が，アブレーション時にこの神経への傷害が起こると洞結節活動への迷走神経制御が減弱し，除神経状態に陥り交感神経優位となる可能性が考えられる．

アブレーションに関係ない場合，90％は女性に発症する．背景の心疾患はないが，まれに僧帽弁逸脱症の合併が知られている．動悸などの症状と心電図との関連をみるため，診断には運動負荷心電図，Holter心電図が有用である．洞結節リエントリー性頻拍との鑑別には電気生理検査時の期外刺激による頻拍誘発性が有用である．自動性心房頻拍との鑑別は頻拍中の心房興奮順序により可能である．本頻拍の開始，停止様式は緩徐である点，迷走神経刺激時に徐拍化し発生源が徐々に下方に移動する点でfocal ATとは異なるが，時に両者の区別は困難である．

3）治療

薬物としては，β遮断薬，verapamilをまず試み，無効ならpropafenoneなどを選択する．治療抵抗性で症状が強い場合は，カテーテルアブレーション治療を考慮する．分界稜上部への高周波電流を用いた焼灼による洞結節修飾術を実施するが，50％の例で症状は再発する[7]．洞結節の完全焼灼（結果として接合部調律化）では長期の有用性は72％となるが，ペースメーカー植込みが必要となる．

8 自動性房室結合部頻拍

1）概念・定義

自動性房室結合部頻拍〔automatic atrioventricular(AV) junctional tachycardia〕は幼児，小児にみられる房室解離を伴う，QRS幅の狭い頻拍として最初に報告されたが，成人にも発生する．

2）病因・臨床像

非リエントリー性であり，異常自動能が大部分の患者における原因と考えられるが，一部で心室刺激で誘発され撃発活動の関与も否定できない．房室結節の中央部には自動能は欠除するとされており，心房インプット部（移行細胞）かHis束が興奮の発生源であるが，P'とQRS関係などから前者が有力とされる．

先天性房室接合部自動頻拍は小児の頻拍の1％以下を占めるまれな上室性頻拍である．この場合，心拍数は平均230/分と高く，予後も不良である．成人にみられる本頻拍は良性で症状は動悸程度にとどまる．器質的心疾患の合併はないが，反復型が長期に続けば頻拍誘発性心筋症が起こり得る．

心電図上，脚ブロックを合併しない限り，QRS幅の狭い頻拍で通常房室解離がみられ，心拍数は110〜250/分である．心拍は不規則でP波が不明瞭のため，心房細動，多源性心房頻拍と間違われやすい．洞性P波が時に心室に伝わるのが認められれば鑑別は可能である．脚ブロック合併時は，多形性心室頻拍との鑑別が必要となる．潜在性接合部性期外収縮が存在すると心電図上房室ブロックが出現する．

電気生理学的特徴として，頻拍中のHis束電位が心室電位に先行しそのHV間隔は洞調律時と同様である．心房，心室からの刺激では再現性をもった誘発・停止は不可能であるが，心室刺激，isoproterenol投与により頻拍が発生することがある．頻拍中，房室解離は一過性に出現するものを含めると80％にみられ，室房伝導時には逆行性P波はQRS波に先行もしくは重なり，心房内では前中隔〜中中隔が最早期に興奮する．adenosine投与で42％で停止したが，迷走神経刺激は無効

だったとの報告がある[8]。

3）鑑別診断

非発作性房室接合部性頻拍が鑑別対象となる。この頻拍のほうが臨床的にはより頻度が高く、心拍数はより遅く（70〜120/分）、RR間隔は通常規則正しい。また、ジギタリス中毒、慢性閉塞性肺疾患、電解質異常、心臓手術後などに出現しやすい。頻拍中は1：1室房伝導となることが多い。機序として、遅延後脱分極による撃発活動が想定されている。

4）治療

26人の幼児における先天性房室接合部自動頻拍の検討では、薬剤不応のことが多く35％の死亡率を示した。digoxinは無効、propranololは2/16で有効、amiodaroneは8/14で有効との報告がある[9]。成人例では、小児の場合より治療に反応し、特にβ遮断薬はある程度の有効性が認められる。薬剤無効で重症例では、房室接合部アブレーションによる房室ブロック作成術＋ペースメーカー植込み術が試みられてきた。最近では、頻拍

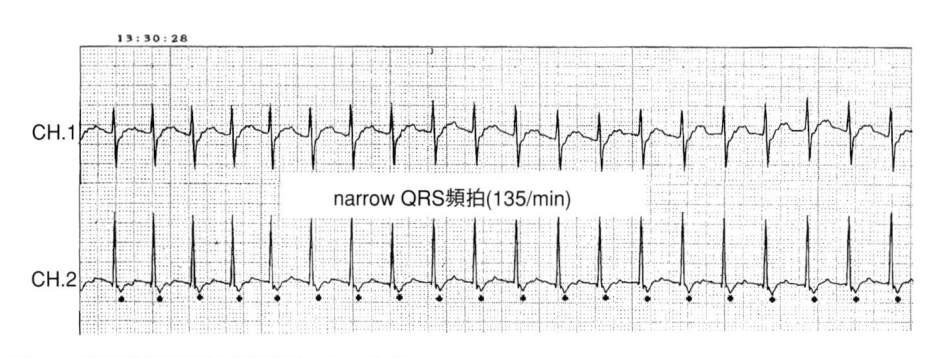

図12 自動性房室接合部頻拍(24歳，女性)
心電図上は、QRS幅の狭い頻拍でP′波がQRS波の後方にみられ、発作性上室頻拍と鑑別困難である。

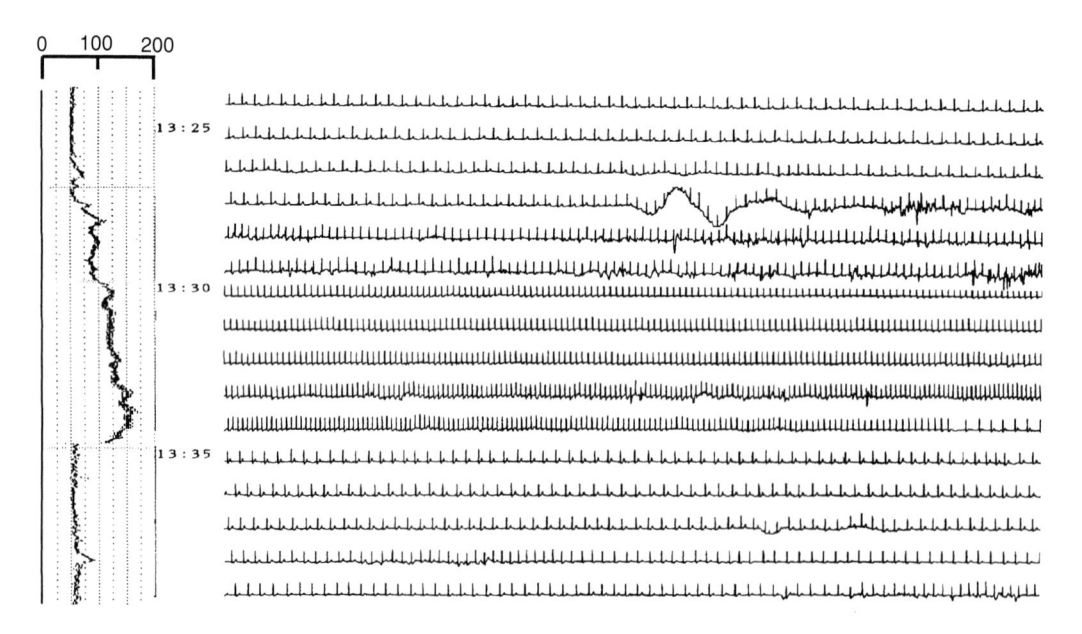

図13 自動性房室接合部頻拍発作時のHolter心電図（図12と同一症例）
図12の心電図が記録された動悸時のHolter心電図である。動悸出現後、心拍数は変動しながら徐々に増加していき、頻拍停止前には逆に心拍数は低下している。

中の最早期心房興奮部位（後中隔〜中，前中隔）への高周波アブレーションが，（房室ブロックを誘発せずに）頻拍治療に有効との報告がある[8]。

5）症例

24歳，女性。妊娠18週で初めて動悸を自覚。Holter心電図で，心拍数150/分前後の頻拍が記録された（図12）。P'波がQRS波の直後にみられ房室結節リエントリー性頻拍が疑われた。頻拍は自然停止をするが症状が強く，verapamil，digoxinの内服で出産まで頻拍をコントロールした。その後，再度妊娠希望のため精査加療目的に当科入院となった。電気生理検査時の心房，心室刺激では頻拍は誘発不能。isoproterenol点滴下の心房期外刺激で房室結節リエントリーが数拍出現したため，遅伝導路のアブレーションを実施したが，症状は再発した。図13に示した本例のHolter心電図の頻拍発生パターンがいわゆる発作性頻拍パターンとは異なり徐々に心拍数が上昇していることなどより，この頻拍は自動性房室接合部頻拍と考えられた。

（平尾見三）

● 文献

1) Josephson ME : Supraventricular tachycardias. *In* Clinical Cardiac Electrophysiology. Techniques and Interpretations, 2nd ed. Philadelphia, Lea & Febiger, 1993, p181-274
2) Chen CC, Tai CT, Chiang CE, et al : Atrial tachycardias originating from the atrial septum. J Cardiovasc Electrophysiol 2000 ; 11 : 744-749
3) Kalman JM, VanHare GF, Olgin JE, et al : Ablation of "incisional" reentrant tachycardia complicating surgery for congenital heart disease. Circulation 1996 ; 93 : 502-512
4) Lesh MD : Catheter ablation of atrial flutter and tachycardia. *In* Zipes DP, Jalife J (eds) : Cardiac Electrophysiology : From Cell to Bedside, 3rd ed. Philadelphia, WB Saunders, 2000, p1009-1027
5) Olgin JE : Sinus tachycardia and sinus node reentry. *In* Zipes DP, Jalife J (eds) : Cardiac Electrophysiology : From Cell to Bedside, 3rd ed. Philadelphia, WB Saunders, 2000, p459-468
6) Kocovic DZ, Harada T, Shea JB, et al : Alterations of heart rate and heart rate variability after radiofrequency catheter ablation of supraventricular tachycardia. Delineation of parasympathetic pathways in the human heart. Circulation 1993 ; 88 : 1671-1681
7) Shinbane J, Less M, Scheinman M, et al : Long-term follow-up after radiofrequency sinus node modification for inappropriate sinus tachycardia. J Am Coll Cardiol 1997 ; 29 : 199A(abstract)
8) Hadman M, VanHare GF, Fisher W, et al : Selective catheter ablation of the tachycardia focus in patients with macroreentrant junctional tachycardia. Am J Cardiol 1996 ; 78 : 1292-1297
9) Villain E, Vetter VL, Garcia JM, et al : Evolving concepts in the management of congenital junctional ectopic tachycardia : A multicenter study. Circulation 1990 ; 81 : 1544-1549

10章 副伝導路症候群

　心房に続く心室の興奮が副伝導路を経由するため，房室結節（田原結節）を経由するよりも早期に生じる疾患群を，副伝導路症候群あるいは早期興奮症候群と称する[1]。本症候群は，頻拍発生原因の最も重要なメカニズムである「リエントリー」の概念を理解するロゼッタストーンとして，あるいは根治的治療の可能性が最も高い不整脈疾患として，臨床電気生理学の中できわめて重要な位置を占める。また，本章では早期興奮症候群の概念を逆行性興奮にも拡げ，心電図上は早期興奮を呈さない潜在性副伝導路症候群についても解説する。

1 副伝導路症候群に対する電気生理検査の目的

　約10年前まで，副伝導路症候群に対する電気生理検査は主にその診断（頻拍機序解明），重症度判定，薬効評価，手術適応の決定などに用いられてきた。しかし，カテーテルアブレーションが本症候群に対する第一線の治療法として確立された1990年以降，電気生理検査は根治的治療に必要な項目に限って施行される傾向にある。カテーテルアブレーションによって副伝導路の伝導（早期興奮）を途絶させることは心臓内科医にとってこの上ない喜びを覚える瞬間であるが，伝導途絶のみを目的とした手技手段に陥ると，診断を誤り重要な所見を見逃す危険性がある。一見遠回りに思えるが，古典的あるいは基本的な副伝導路の電気生理学的知識に精通することは，結果としてカテーテルアブレーションの成功率を極限にまで高め，

表1　WPW症候群に対する電気生理検査のガイドライン（ACC/AHA）

クラスⅠ
　1）カテーテル（または外科的）アブレーションを施行する症例
　2）WPW症候群で心停止または原因不明の失神の既往がある場合
　3）症状を有し不整脈の機序や副伝導路および正常伝導路の性質の検討が有用な場合

クラスⅡ
　1）無症状であるが心臓急死の家族歴を有する場合や，無症状で不整脈の既往もないが職業上や活動上，不整脈が起こった場合に危険性が高く，副伝導路の性質や誘発不整脈の性質などが治療や活動性に関して重要な情報をもたらす場合
　2）他の心疾患に対して心臓手術が施行されるWPW症候群

クラスⅢ
　　クラスⅡ以外の無症状のWPW症候群

時に重大な発見につながる基礎になることを忘れてはならない。

2 電気生理検査の適応

　表1に，1995年に発表されたACC/AHAのWPW症候群に対する電気生理検査適応のガイドラインを示す[2]。クラスⅠとは電気生理検査を適応することに関して専門家の意見が一致するもので，クラスⅡはその適応に関して意見が分かれるもの，クラスⅢは適応とならないものを示す。最近はWPW症候群に対して，アブレーションを目的としない電気生理検査は皆無に等しく，これらは原則としてカテーテルアブレーションに関する適応としても通用する基準である。

表2 WPW症候群に対する電気生理検査の適応

クラスⅠ
1. 副伝導路に対するカテーテルアブレーションや手術療法のための評価を受ける患者
2. 心停止の既往や原因不明の失神発作を有する患者
3. 症状を有する患者で，不整脈の機序や副伝導路および正常伝導路の電気生理学的特性を知ることが適切な治療法の決定に役立つ場合

クラスⅡa
1. 症状を有しない患者で，心臓突然死の家族歴が有るか，重篤な発作が多くの人命に関わる危険度の高い職業や生活環境にあり，副伝導路の電気生理学的特性や頻拍誘発性の有無を知ることがその後の生活設計や治療の決定に役立つと考えられる患者

クラスⅡb
1. 他の理由で心臓手術を受ける患者
2. 症状はないが，本人が検査を希望する患者

クラスⅢ
1. 上記classⅡ以外の，症状のない患者

ACC/AHA/ESCの上室性不整脈に対する治療ガイドラインが2003年に報告された[3]。これによると無症候性の顕在性WPW症候群に対するカテーテルアブレーションの適応はクラスⅡa(エビデンスや専門家の意見によると施行するほうが望ましい場合)となっている。特に複数の副伝導路を有する症例は突然死のハイリスク群と考えられており[4]，カテーテルアブレーションの適応決定やリスク予測を目的とした電気生理学的検査も今後は広く行われるようになるであろう。

また，我が国でも2006年に日本循環器学会からWPW症候群に対する電気生理学的検査適応のガイドラインが発表された(http://www.j-circ.or.jp/guideline/pdf/JCS2006_yamaguchi_iwao_h.pdf)。その適応基準を表2に示すが，ACC/AHAガイドラインと大きな違いはなく，クラスⅡの適応をより細かく使いやすく分類している。

3 電気生理検査の実際

1) カテーテル留置の実際(図1)

副伝導路は房室弁輪に存在することがほとんどであり，その周辺の電位をくまなく，できれば同時に記録すること(マッピング)が診断に重要な手技となる。副伝導路の局在を詳しく観察するためには，多数(8～20極)の電極と小さい電極間隔(2～5mm)を有するカテーテルを用いることが望ましい。

a. 僧帽弁輪自由壁側のマッピング(冠静脈洞内マッピング法)

冠静脈洞内に多電極カテーテルを留置すれば，僧帽弁輪のマッピングは比較的容易である。

筆者らの施設ではほとんどの症例で尺側皮静脈を用いている。この方法はあまり一般的でないようだが，穿刺は容易であり合併症も少ない。穿刺側上肢を約70～90度に回外させた肢位で操作すれば右房内での操作は容易である。

カテーテル先端が右房中部～下部に達した段階で左前斜位45度とし，反時計方向のトルクをかけて先端を中隔側に向ける。この際，電極間隔が最も拡大する方向(すなわちカテーテル全体が透視方向に対して直角に向く状態)を保持しながら，少しずつ進めてみるのがよい。通常は心陰影の下1/4ぐらいに冠静脈洞が開口するので，その周辺をねらう。若年で立位心の患者では，より頭側に開口することにも留意する。

挿入が困難なときは，いったんカテーテル先端を右室内まで進め，左前斜位で見ながら反時計方向にトルクをかけながら引いてくると，冠静脈洞に入ることも多い。静脈洞内への到達は，操作中にカテーテル先端が抵抗なく突然に背部方向へ進むことでわかる。

あらかじめ左側副伝導路の部位が推察できていればその周辺に留置してもよいが，先端が抵抗なく遠位部まで進むときはそこから検査を開始し，必要に応じて引いてくる。最終的に右前斜位にてカテーテルの走行が僧帽弁輪に沿っていることと，心内電位で心房心室波の双方が記録されることを確認する。

下大静脈経由で冠静脈洞内に多極のカテーテルを挿入する場合は，特殊なカテーテルが必要である。筆者らは，最大16極を有する3F程度の極細のカテーテル(PathfinderまたはEnsemble)をガイディングカテーテル(6F AL-1)と組み合わせて使用している(図1a)。この電極カテーテルは柔軟性に優れ，冠静脈洞の最深部にまで到達することが可能であり，特に左側前壁側にある副伝導路の同定に有用である。

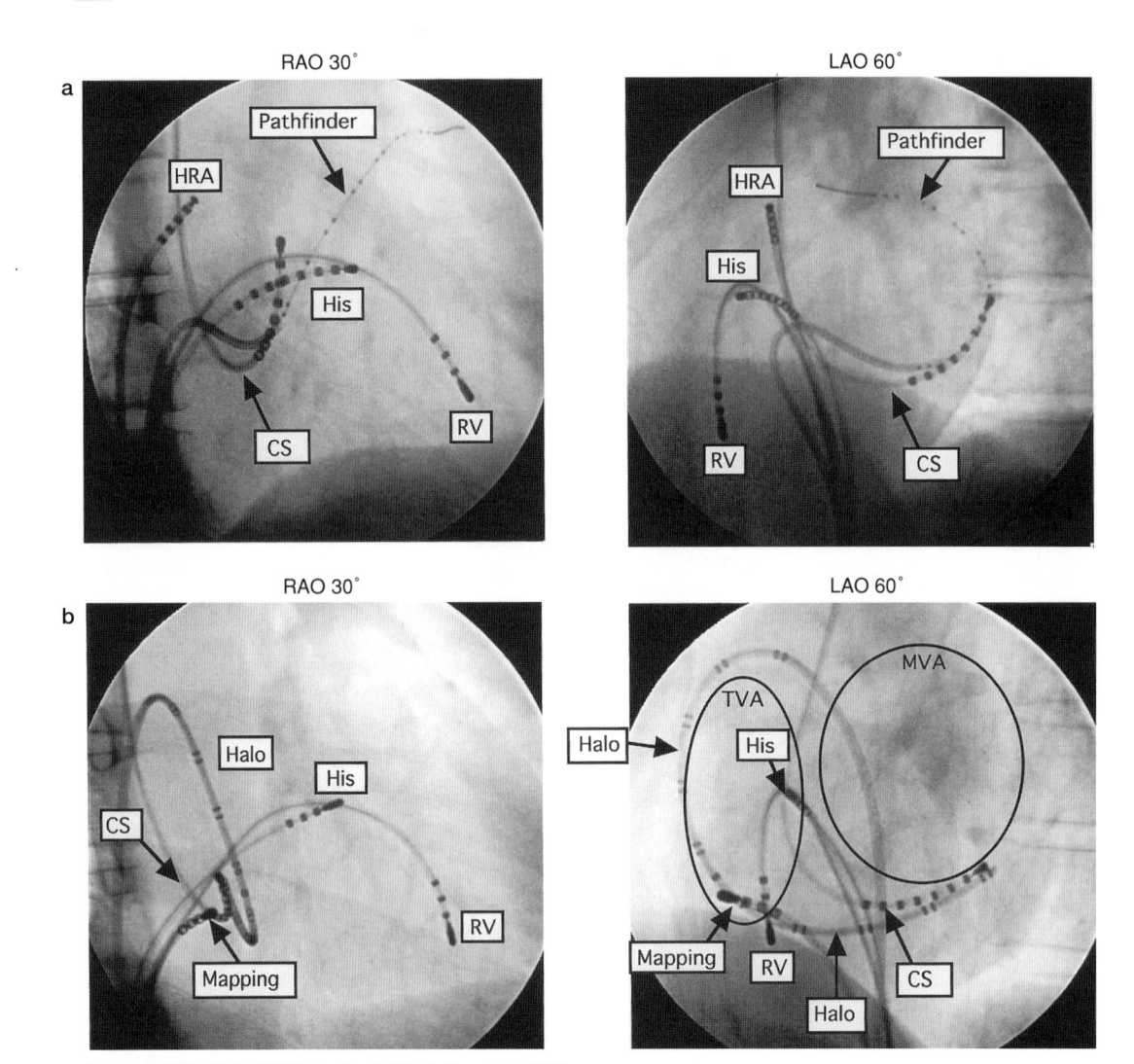

図1 早期興奮症候群における電極カテーテル留置

複数の電極カテーテルを心腔内各所に配置した際の透視像（右前斜位30度と左前斜位60度を示す）。

a：僧帽弁輪のマッピングを行う場合の電極カテーテル配置

冠静脈洞（CS）内には僧帽弁輪のマッピングを目的とした8極の6Fカテーテルが右肘静脈から上大静脈を経由して挿入されている。しかし，このカテーテルの径が大きいためか，より遠位に存在する左側副伝導路付着部までの到達が困難であった。このような場合は下大静脈経由で極細のカテーテル（Pathfinder）が有用である。冠静脈洞造影用のカテーテルをガイディングとして冠静脈洞内へアプローチする。Pathfinderは冠静脈洞のかなり深い位置まで挿入でき，時に左前下行枝に伴走する大心静脈の遠位部まで到達することも可能である。

b：両房室弁輪のマッピングが必要な場合の電極カテーテル配置

冠静脈洞（CS）内には僧帽弁輪（MVA）のマッピングを目的とした8極のカテーテルが右肘静脈から上大静脈を経由して挿入されている。三尖弁輪（TVA）には三尖弁輪マッピングを目的としてデザインされたHaloカテーテルが留置されている。そのほか，His束（His），右室（RV），三尖弁輪後側壁（Mapping）の3本のカテーテルが下大静脈経由で挿入されている。His束電位記録用のカテーテルは三尖弁輪の中隔側に位置している（通常，Haloカテーテルは右側副伝導路が疑われたときにのみ使用される）。

b. 三尖弁輪自由壁のマッピング

三尖弁輪自由壁は中隔や僧帽弁輪に比べて心収縮に伴う前後方向の動きが大きく，カテーテルの固定が最も困難な領域の1つであった。過去には右冠動脈内に電極を挿入する方法も取られていたが，冠動脈攣縮誘発，内膜損傷など合併症の危険

性が高く，広く一般に浸透するまでには至らなかった。

簡便で安全な弁輪周囲の電位記録は，三尖弁輪マッピング専用のカテーテル（Haloカテーテル）が開発されて可能になった（図1b）。しかし，Haloカテーテルには先端を冠静脈洞内に固定させて，右房内をぐるりと一周させる特殊な操作法が求められるため，多少の慣れが必要である。

c. 房室弁輪中隔側のマッピング

三尖弁輪の中隔側のマッピングは，His束近傍と冠静脈洞開口部に留置したカテーテルを解剖学的指標として，別のカテーテルを随時移動させて1点ずつ施行する。右側中隔は心臓の動きが小さく，カテーテルの固定は比較的容易である。左側中隔弁輪のマッピングは直接的に左室あるいは左房内にカテーテルを挿入する以外に方法はなく，手技的にも困難であり，アブレーションを目的とした場合にのみ行われる。

d. His束電位の記録

電気生理検査施行中，His束電位を常時記録しておくことは頻拍の機序，副伝導路の位置や伝導特性などを知る上で極めて重要である。特に予想外の所見が記録された場合などに，His束電位が解釈の決め手になることも少なくない。

e. その他の電極カテーテル

主にプログラム電気刺激を行う目的で右房，右

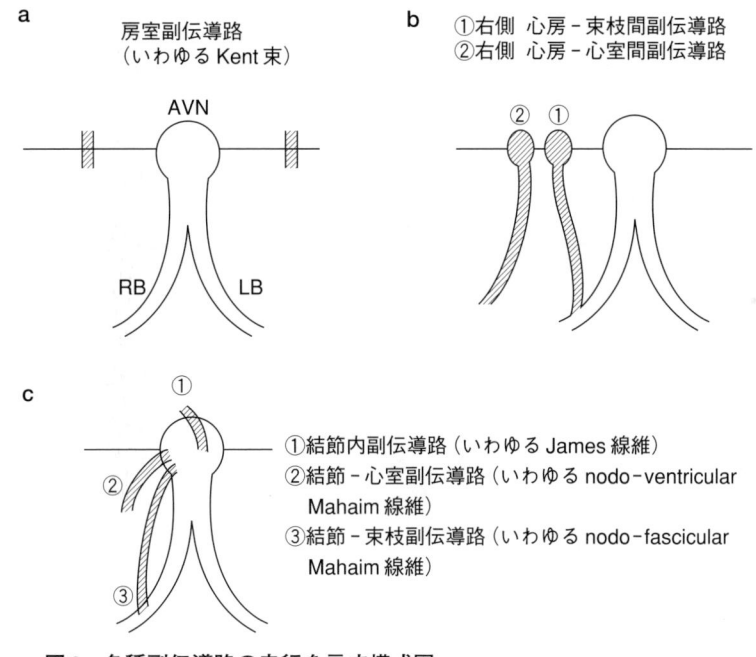

図2 各種副伝導路の走行を示す模式図
本章で述べる主な副伝導路が走行する経過の模式図を示す。

Side Memo

Lown-Ganong-Levine症候群（LGL症候群）

洞調律中に短縮したPR時間と正常QRSを呈し，上室性頻脈を合併するLGL症候群においては結節内副伝導路（いわゆるJames束）が房室結節の速い伝導速度の原因であり，頻拍の基盤になりうると考えられていた。しかし，房室結節内に副伝導路が存在することを電気生理学的に証明することは極めて困難であり，速い伝導速度を有する房室結節と鑑別することはまず不可能である。さらに，本症候群に発生するほとんどの頻拍は通常のAVNRTと本質的に全く同じであり，あえて副伝導路の存在を考えなくてもその病態は十分に説明できる。したがって，本症候群の病態は単に伝導性が亢進している房室結節に合併したAVNRTの一亜型にすぎないと考えられている。

室内にも電極カテーテルを挿入する。したがって，早期興奮症候群に対する電気生理検査時は，同時に合計4～5本の電極カテーテルを心腔内に挿入する必要がある（図1）。

4 副伝導路の種類とその概念の変遷

副伝導路には図2のごとく，病理学的あるいは電気生理学的な所見から多くの種類が報告されている。従来よりこれらの伝導路は発見者あるいは提唱者の名を冠して，Kent束，James線維，Mahaim線維などと呼称されてきた[5,6]。

しかしながら，当時彼らが持っていた副伝導路の概念は必ずしも正確ではなく，最近の電気生理学的所見に合致しないことも明らかになってきた。例えば，QRS初期成分がデルタ波様を呈するがPR時間が短縮していないものには結節-心室副伝導路（いわゆるMahaim線維）が存在すると考えられていたが，この病態については多くの場合，三尖弁輪自由壁から右心室あるいは右脚へ連結する特異な副伝導路が存在することが証明され，疾患の概念は大きな変革を余儀なくされている（後

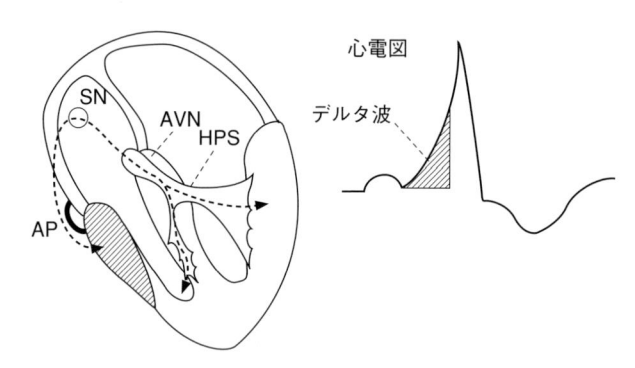

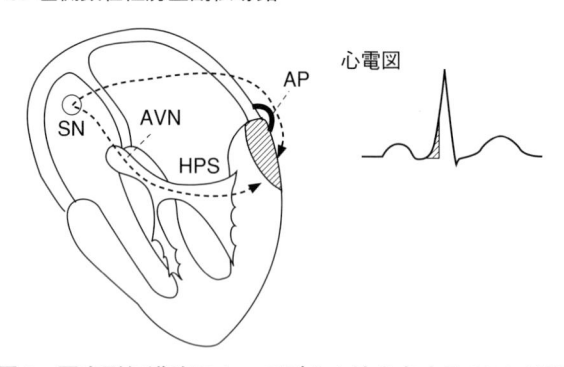

図3 房室副伝導路によってデルタ波を有するQRSが形成される過程

房室副伝導路（AP）は房室弁輪に付着しているため，APを通った心室の興奮（QRSの初期成分）は心基部から始まる。心基部付近にはHis-Purkinje系がなく，その心筋伝導速度が比較的遅くなり，QRSの初期はスラーのある立ち上がりを示す（デルタ波の形成）。aに示すように右側の副伝導路は洞結節に近接しており，副伝導路に心房興奮が早く達するためにデルタ波が大きくなりやすい。一方，左側の場合（b），心房波は房室結節により早く達するため，正常伝導路を介したQRS成分の割合が大きくなり，デルタ波は小さくなる。無論，デルタ波の大きさは副伝導路の付着部位のみならず，副伝導路や房室結節の伝導速度にも依存している。

述)。

そこで本章ではこれまで主に電気生理学的な所見から確認されている副伝導路を以下のように定義し,括弧内の通称は原則として用いないこととする[7〜14]。すなわち,①心房と心室を直接結ぶ房室副伝導路(Kent束)[8〜12],②心房(右房)とHis-Purkinje系(右脚)を結ぶ心房-束枝副伝導路[15],③心房(右房)と心室(右室)間を長い距離で結ぶ特殊な房室副伝導路[16],④房室結節と心室筋を結ぶ結節-心室副伝導路(nodo-ventricular Mahaim線維)[17,18],⑤房室結節とHis-Purkinje系を結ぶ結節-束枝副伝導路(nodo-fascicular Mahaim線維)[6],⑥結節内副伝導路(James線維)[19]に分類し,各論について述べることとする。

5 房室副伝導路(いわゆるKent束)の電気生理学的特徴

房室副伝導路は副伝導路の中で最も多く認められ,その存在が電気生理学的にも病理学的にも証明されている副伝導路である。

1)心電図所見

副伝導路が順向性(心房→心室方向)に伝導する場合(顕在性副伝導路)には,WPW症候群としての特徴的な心電図所見,すなわち,PR短縮(≦0.12秒),デルタ波の存在,幅広いQRS波(≧0.12秒)が認められる。しかし,逆方向性のみの場合(潜在性副伝導路)は当然のことながら早期興奮は認められず,洞調律中の心電図から副伝導路の存在や部位を考察することはできない。

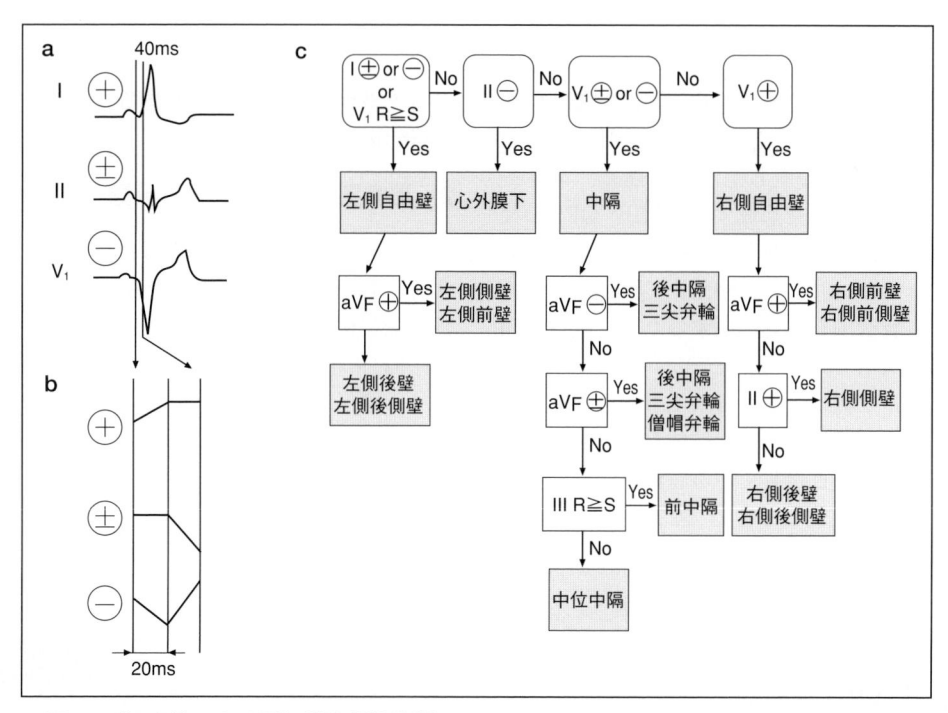

図4 デルタ波による副伝導路部位診断
体表面心電図上のデルタ波による副伝導路部位推察のアルゴリズム
a:後中隔三尖弁輪の副伝導路患者のⅠ,Ⅱ,V₁誘導心電図を示す。
b:デルタ波初期20 msの極性を示す。この場合,6あるいは12誘導を同時記録しないとデルタ波の開始点と極性の判定が困難な症例もある。
c:デルタ波初期の極性によって推定される副伝導路の部位。いくつかの例外も経験されることがある。
(Arruda MS, McClelland JH, Wang X, et al:Development and validation of an ECG algorithm for identifying accessory pathway ablation site in Wolff-Parkinson-White syndrome. J Cardiovasc Electrophysiol 1998;9:2-12より改変して引用)

図5 副伝導路部位の分類
Ao：大動脈，CSOS：冠静脈洞入口部
MV：僧帽弁輪，PA：肺動脈
TV：三尖弁輪

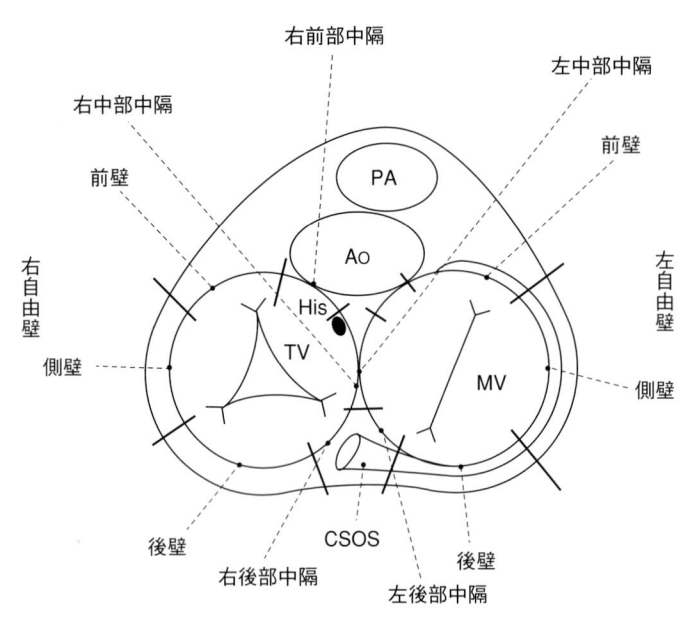

（注：左側の前部中隔には副伝導路は存在しえない）

　顕在性副伝導路は，房室結節よりも伝導速度が速いため心室を早期に興奮させるが，付着部位がHis-Purkinje系の存在しない心室基部であるため，QRS初期成分の立ち上がりが遅く，スラーのある形（デルタ波）を形成する（図3）。QRSの後半成分は正常伝導路の興奮との融合波となる。したがって，QRS初期の形態は副伝導路の付着部位によって特徴的な所見を呈するため，副伝導路部位診断に有用である（図4）[20,21]。

　また，デルタ波の大きさは副伝導路の部位と伝導速度，房室結節の伝導速度に依存しており，一般的には洞結節に近接している右側副伝導路のデルタ波がより顕在化しやすい（図3）。一方，副伝導路の伝導が遅かったり，房室結節の伝導が促進していると，副伝導路の順伝導が存在していてもデルタ波が不明瞭な場合もある（inapparent pre-excitation）[21]。

2）房室副伝導路の部位と分類

　図5に副伝導路を部位別に分類した図を示す[21]。各部位の境界付近に存在する場合は，例えば左側後側壁副伝導路などと分類する。左側の前部中隔（僧帽弁と大動脈弁が接する所）には心筋はなく，副伝導路も存在し得ない。

3）房室副伝導路の電気生理学的特性

a. 伝導方向性

　房室副伝導路には両方向に伝導可能なものと，

Side Memo

潜在性WPW症候群

　逆方向のみ伝導可能な房室副伝導路を有する患者を「潜在性WPW症候群」と診断する事例が散見されるが，果たしてこの診断名は妥当なのであろうか。WPW症候群とするためには順方向性の早期興奮によるデルタ波によって，房室副伝導路の存在が認識される体表面心電図上の所見が必須であり，筆者はデルタ波のない患者に対してWPW症候群の名称はできるだけ用いないようにしている。正確には「潜在性房室副伝導路に伴うAVRT（房室リエントリー性頻拍）」と診断するのが妥当であろう。

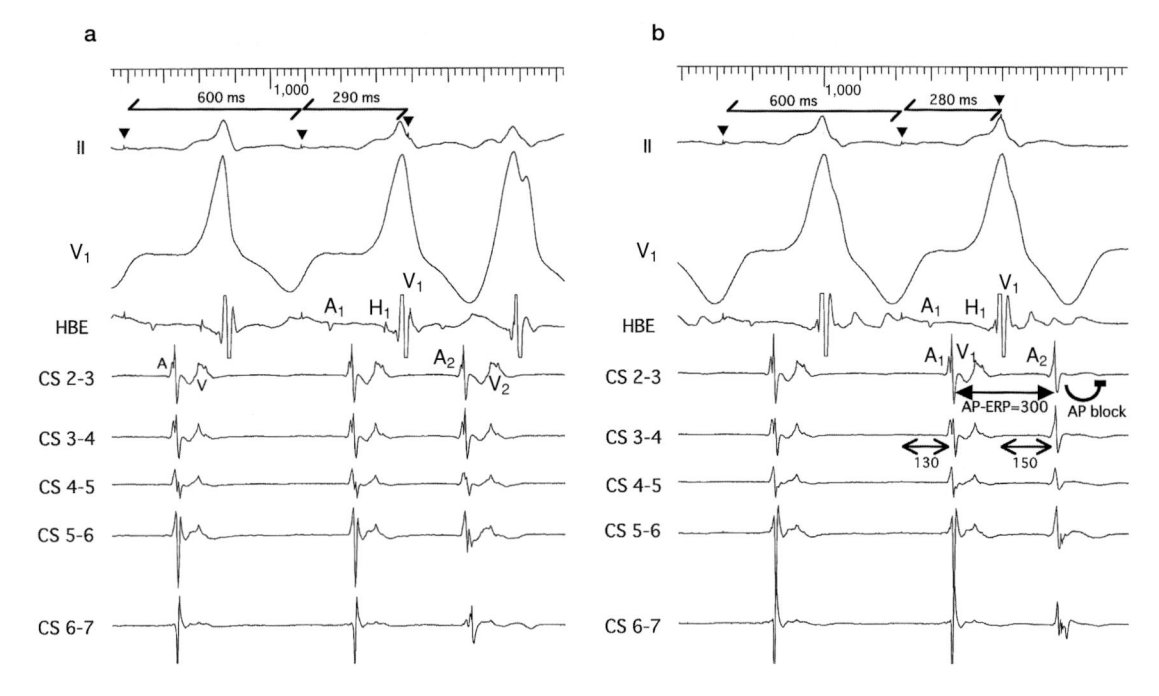

図6 副伝導路の有効不応期（順方向性）

a：左側の顕在性房室副伝導路を有する患者に対して高位右房から単発期外刺激（基本刺激 S_1S_1 600 ms，連結期 S_1S_2 290 ms）を行った。期外刺激に対する副伝導路の伝導性は維持されており，デルタ波を有するQRSが形成されている。期外刺激時のHis束電位図（HBE）のH波は房室結節の伝導遅延によりV波に埋没したか，あるいはAHブロックが生じたため確認できない。そのためデルタ波はいっそう顕在化し，幅広いQRS波を呈している。冠静脈洞（CS）内でのA-V間隔は一定で，早期刺激に対して伝導が遅延していないことに注意。

b：期外刺激の連結期を280 msに短縮させたところ，突然にQRS波が脱落した。S_2に対して心房は反応しており，副伝導路での伝導ブロックによりQRS波が脱落したことがわかる。この時点が副伝導路の有効不応期（AP-ERP）と判定される。ただし，正確なAP-ERP値は，期外刺激時に右房高位から左房までの伝導遅延（130 ms→150 ms）が生じているため，右房に入れた連結期（S_1S_2間隔）ではなく，副伝導路付近左房の A_1A_2 間隔（300 ms）となる（矢印）。この症例では副伝導路ブロック出現時，正常伝導路はすでに有効不応期に達しており，正方向性AVRTは成立しない。

一方向のみ伝導可能なものがある。順方向性伝導（デルタ波）を有する患者には逆方向性の伝導も観察されることが多く，順方向性伝導のみを有する房室副伝導路は比較的まれである[22]。一方，逆行性伝導のみを有する房室副伝導路（いわゆる潜在性副伝導路）は多く観察される[22]。これは，房室副伝導路の逆方向の伝導性が順方向のそれに比べて保たれやすい一般的特性を示しているのか，電気生理検査が頻拍症状（特に正方向性の房室リエントリー性頻拍：atrioventricular reentrant tachycardia；AVRT）を有する患者に対して行われるためのバイアスなのかは，明らかではない。症状のないWPW症候群患者については電気生理検査が施行されることが少ないため，その電気生理学的特性については不明である。

b. 房室副伝導路の伝導能評価
①順向性伝導特性の評価

心房早期刺激法により副伝導路の順向性不応期が確認される。5～8発の基本刺激（周期600または400 ms）の後に，短い連結期の期外刺激を行う。期外刺激の連結期を10 msずつ短縮し，副伝導路の伝導が途絶したところが副伝導路の不応期である（図6）。心房の不応期が副伝導路のそれよりも長い場合は，心房が先に脱落してしまうため，正確な評価ができない。

心房高頻度刺激により，副伝導路の1：1伝導能を知ることができる。順方向の伝導能は患者の有するリスクを評価するのに重要で，250/分以上の1：1伝導能を示す場合は心房細動時に突然死に至る可能性があると考えられている[23]。デルタ

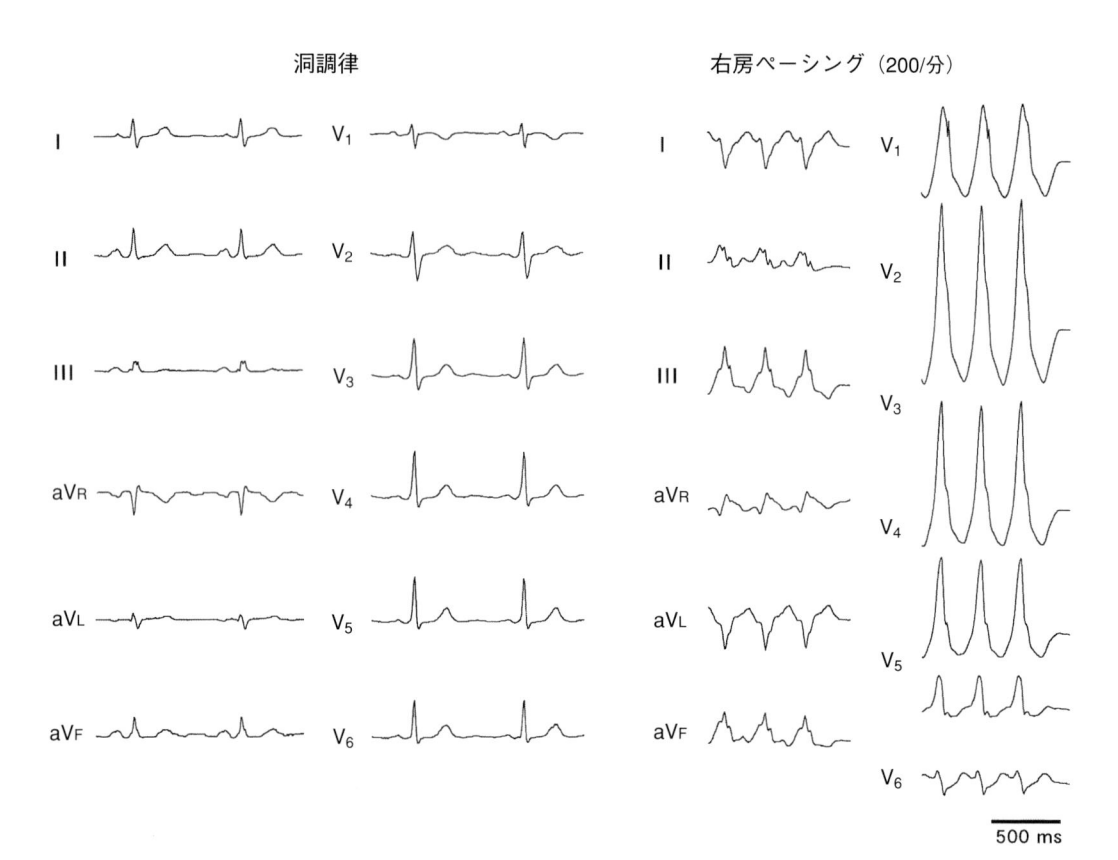

図7 不明瞭な早期興奮(デルタ波)を示す体表面心電図

洞調律時(左図),早期興奮を示すデルタ波はわずかに認められるにすぎず,動悸発作の主訴がなければ見逃される可能性がある。本患者の房室結節の伝導速度が比較的速いこと(AH時間70 ms)と,房室副伝導路が右房の洞結節から遠いところ(左側側壁)に位置していることにより,副伝導路を介した心室の早期興奮領域が小さく,デルタ波がはっきりしない。右房より200/分でペーシングを行ったところ(右図),正常伝導路の伝導遅延が生じ,心室波は副伝導路のみによって興奮し,デルタ波が顕著になった。デルタ波の大きさは各伝導路の伝導速度,副伝導路の位置などによって決定される。

波の存在が不明瞭な患者では,高頻度ペーシングにより早期興奮波が顕在化し,副伝導路の存在とその部位がより確実に判定できる(図7)。

典型的な副伝導路の伝導速度は早く,all or noneの伝導特性を呈する[24]。早期刺激によって副伝導路は伝導遅延(減衰伝導)をきたすことなく,不応期に達すると突然に伝導ブロックが生じる(図6)。高頻度刺激でも,伝導時間(伝導速度)は保たれたまま突然に2:1の伝導ブロックをきたす。

(i) 副伝導路と房室結節のlinking現象

副伝導路の順伝導能が正常伝導路よりも低下している患者においては,心房ペーシング中に持続的な副伝導路ブロックを呈することがある(図8a)。この現象は,心房ペーシングの周期が副伝導路の不応期よりも短く,房室結節の不応期よりも長い領域(ゾーン)において観察することができるため,正常伝導路からの興奮が副伝導路へ逆行性に影響を与えた潜行伝導の結果(副伝導路と房室結節のlinking)と考えられる[25]。持続性副伝導路ブロック中に,ATP静注などで房室結節伝導のブロックを作ると潜行伝導が消失し,デルタ波が再び現れることからもlinkingが強く示唆される(図8b)。

(ii) 過常伝導(supernormal conduction)

順方向の伝導性が比較的不良な副伝導路に認められる。心房早期刺激時,連結期の短縮に伴い,いったん途絶した副伝導路の伝導がより短い連結期で再び再開する現象をさす[26]。図9に本現象が

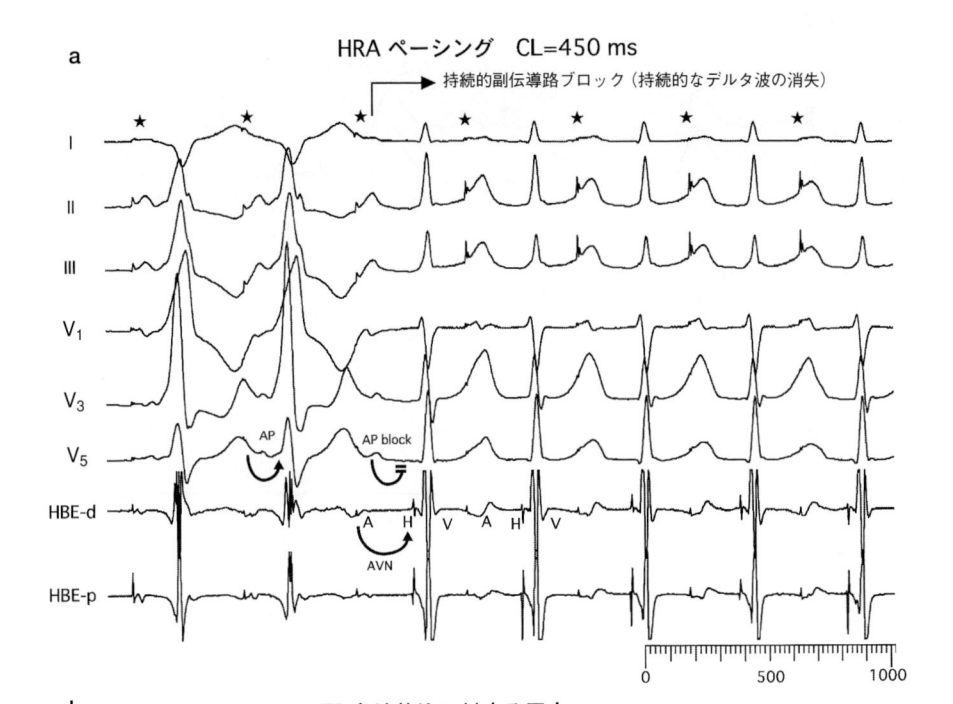

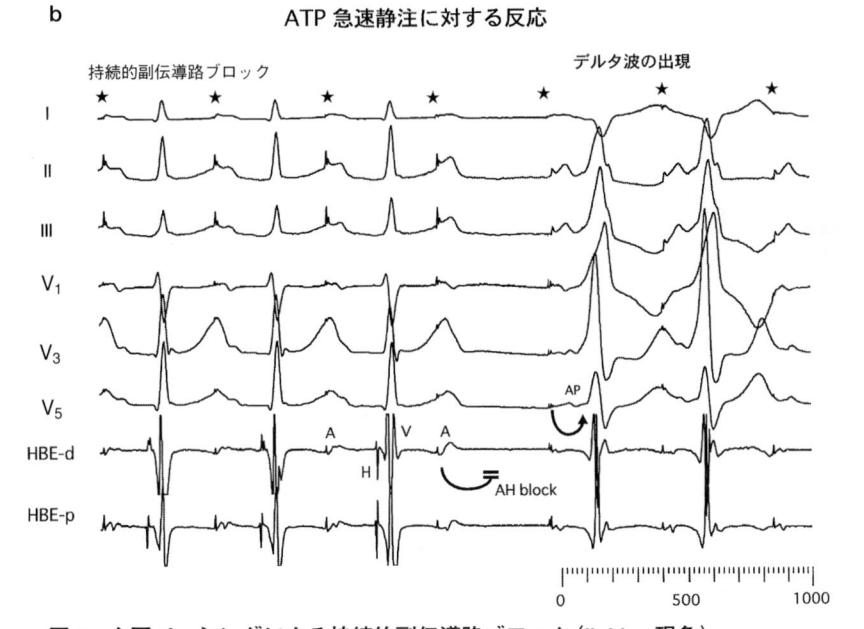

図8 心房ペーシングによる持続的副伝導路ブロック（linking現象）

a：左側前側壁に存在する両方向性に伝導可能な房室副伝導路に対して高位右房（HRA）から周期450 msでペーシングを行った。3拍目にデルタ波の消失，PR時間の延長，明瞭なHis興奮が認められ，副伝導路の伝導が途絶（AP block）し，正常伝導路（AVN）を介した房室伝導に移行したことがわかる。この周期でペーシングを継続するとデルタ波は再現せず，持続的な副伝導路ブロックが維持できる。

b：持続的副伝導路ブロックの機序を確かめるため，ATPにより一時的な房室ブロック（AH block）を誘発した。4拍目のペーシング後にAH blockによってQRS波が脱落している。AH blockが生じた次の心房ペーシング後，これまで完全に消失していたデルタ波が出現した。このことより，持続的な副伝導路の順向性伝導ブロックは房室結節の順伝導と関連していること（linking現象）が確認された。

いったん副伝導路ブロックが生じると房室結節を介した興奮が逆行性に副伝導路に潜行し，順方向性の長い不応期を誘導するため持続的なブロックが形成されたものと考えられる。このような現象は副伝導路の順伝導が正常伝導路のそれよりもかなり減退している患者に認められやすい。

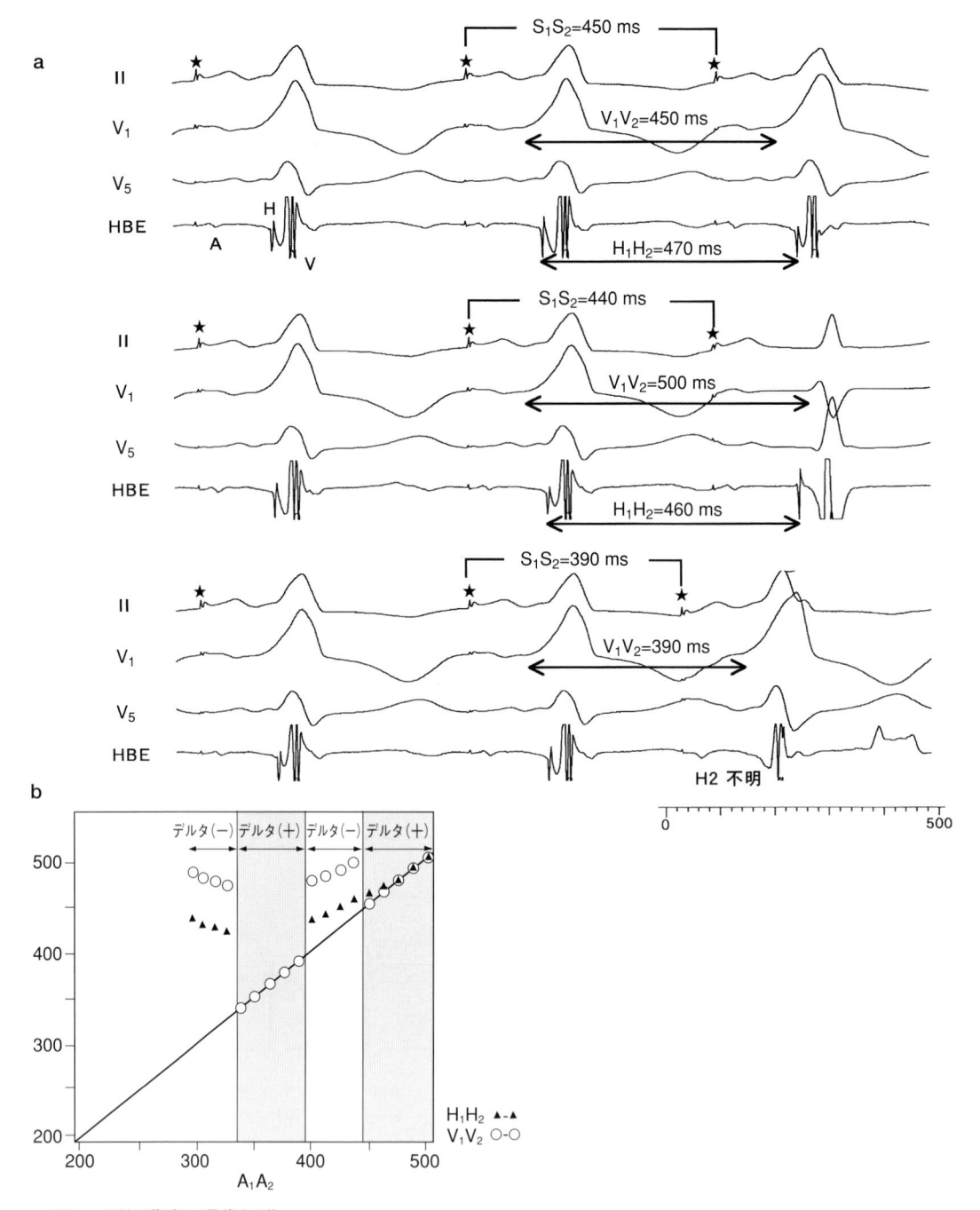

図9　副伝導路の過常伝導

a：左側の顕在性房室副伝導を有する患者に対して高位右房から基本刺激500 msにて単発期外刺激を行った。連結期450 ms（上段）では副伝導路の伝導は維持されており、デルタ波が認められる。連結期440 msの時点で副伝導路の伝導ブロックによりデルタ波が消失し、QRS波は狭小化した（中段）。連結期をさらに短縮させていくと、390 msの連結期で副伝導路の伝導が回復し、デルタ波が再び出現した（下段）。比較的伝導能が低い副伝導路には時にこのような過常伝導が認められる。

b：本患者における右房期外刺激時の房室伝導曲線を示す。連結期330 msでデルタ波は再び消失し、全経過を通してデルタ波の出没により4つのゾーンが形成されている。

注：デルタ（−）のゾーンではS$_2$に対してデルタ波が消失するため、V$_1$V$_2$間隔はH$_1$H$_2$間隔よりも延長し（A$_2$H$_2$が延長し）、これらは解離する。A$_1$A$_2$が390から330 msの間はHis電位がQRS波に埋没してしまうため、H$_1$H$_2$の値は不明である。A$_1$A$_2$が320 msになった時点で再びデルタ波が消失し、S$_2$に対するHis電位が出現するためH$_1$H$_2$の計測が可能になる。

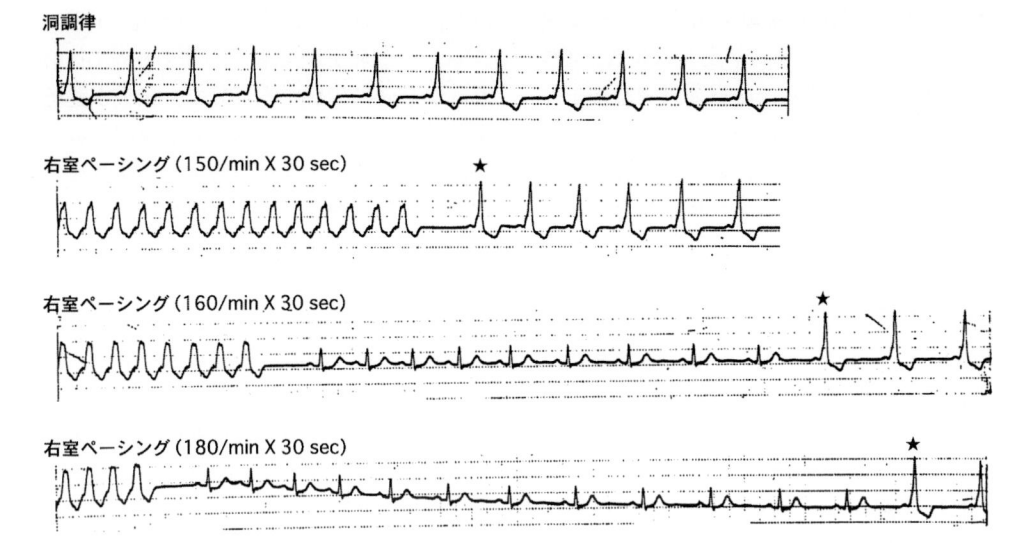

図10 fatigue現象

使用頻度依存性に認められた房室副伝導路のfatigue現象(順方向性)を示す。洞調律中は継続してデルタ波が認められる。本患者の副伝導路の1:1伝導は順方向性が140/分、逆方向性が220/分まで可能であり、順方向性伝導は良好でない。右室ペーシングにより150～180/分のレートで30秒間、副伝導路を1:1逆伝導させた後の順伝導能を観察した。150/分のペーシング後、デルタ波は消失していない。160/分、180/分にペーシングレートを上げると、その後、一過性のデルタ波消失が認められる。順方向性の副伝導路ブロックの持続はその前の逆方向性伝導の興奮頻度(ペーシングレート)に依存している。

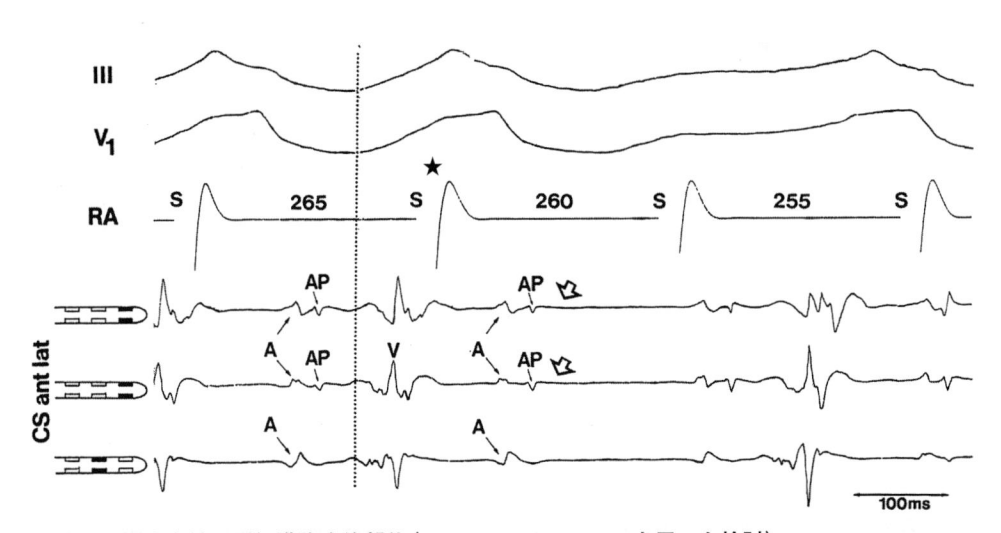

図11 順方向性の副伝導路途絶部位(Orthogonal Catheterを用いた検討)

冠静脈洞内の全周性のマッピングが可能であるOrthogonal Catheterを用いて記録された副伝導路電位を指標にして副伝導路の順方向性伝導途絶部位が検討された。心房ペーシング周期の漸減によりQRS波が消失している(★印)。冠静脈洞内からの記録ではこのときにも副伝導路電位(AP)が観察され、心室との接合部でブロックが生じたと考えられる。左側房室副伝導路では本症例のように副伝導路-心室間において伝導が途絶しやすく、右側では心房-副伝導路間、副伝導路-心室間がほぼ同率で途絶しやすいと考えられている。〔文献27)より引用〕

認められた際の房室伝導曲線を示すが，デルタ（＋）のゾーンと（－）のゾーンが交互に現れ，4つの相が示されている．また，心室期外刺激法を行ったとき，ある連結期の範囲内で期外刺激後の房室伝導時間が短縮することも，過常伝導特性のひとつと考えられる．詳しい電気生理学的な発生機序については不明である．

（iii）fatigue現象

顕在性房室副伝導路において，正方向性AVRTや心室ペーシングの停止後に順方向性伝導が一過性に途絶することがある．副伝導路の順方向性伝導能が比較的低下した患者によく認められ，デルタ波の消失する時間が，先行する副伝導路の逆向性伝導あるいは潜行伝導の頻度に依存して発生するため，fatigue現象と称される（図10）．発生機序に関しては明らかにされていない．

（iv）副伝導路における順伝導の途絶部位

副伝導路における順方向性の伝導ブロックは心房との接合部，副伝導路内，心室との接合部のいずれかで生じると考えられる．特殊なカテーテルを用いて記録された副伝導路電位を指標にした検討では，順伝導が消失した場合にも副伝導路電位が記録されることが多く，心室との接合部付近で最も伝導ブロックが生じやすい（図11）[29]．

いくつかの実験でも，心筋の峡部（isthmus）が大きな心筋に接続する部分で，伝導が途絶する現象が確認されている．細い副伝導路を経由した順向性の興奮が，大きな心筋量を有する心室筋に向かって入り込もうとすると興奮は分散し，それぞれの心室筋細胞に対する起電力が急速に失われるため，伝導が途絶しやすいと考えられている[30,31]．

②逆行性伝導特性の評価

心室刺激は，逆行性伝導のみを有する潜在性副伝導路の存在を確認するのに最も簡便な方法である．逆伝導性心房波の最早期興奮部位が左側あるいは右側の自由壁に認められれば，その近傍に房室副伝導路が存在することは確実である（図12）．もし，中隔の房室結節付近に最早期興奮が認められた場合は，逆行性正常伝導との鑑別が必要になる（「房室結節リエントリー性頻拍との鑑別」の項，230ページ参照）．

早期刺激によって副伝導路の逆行性不応期が，また高頻度刺激によって逆行性1：1伝導能が評価される．順向性伝導と同様に減衰伝導特性は小さく，all or noneの反応を示すことが多い（図12）．

Side Memo

発作性上室頻拍（PSVT）の意味するもの （8章参照）

一般的にPSVTと呼称されている頻拍の多くは，房室結節リエントリー性頻拍（AVNRT）と房室リエントリー性頻拍（AVRT）である．しかし，「PSVT」の字面をそのまま解釈すると，発作性に出現する上室（すなわち心房～His束まで）を起源とする頻拍の総称であり，広義には発作性心房細動などもその範疇に含まれることになる．一方，心室を回路の一部に含むAVRTは厳密な意味でのPSVTではないことにもなる．このようにPSVTという言葉には混乱を招きやすい一面があるが，その一方でAVNRTかAVRTかの明確な鑑別ができない場合の総称としては便利である．したがって，最近ではPSVTを「房室結節がリエントリー性頻拍の一部として含まれるもの」と定義し，通例に則した考え方を勧める傾向にある．しかし，心電図学的あるいは電気生理学的に機序が判明しているPSVTについては可能な限り「AVRT」など特異的な名称を用いるべきである．

偽性心室頻拍（pseudoventricular tachycardia；pseudo VT）

心房細動を合併したWPW症候群の体表面心電図が心室頻拍に類似することから，おそらく「偽性房室ブロック」などにならって提唱されたのであろう．「心房細動を合併したWPW症候群」というよりも簡略で便利な名称であるが，わが国以外では全く使用されていないことを十分に承知しておく必要がある．心電図の判読に習熟している者にとってはVTとの鑑別はそれほど困難でなく，筆者にはあまり的確な命名法とは思えない．

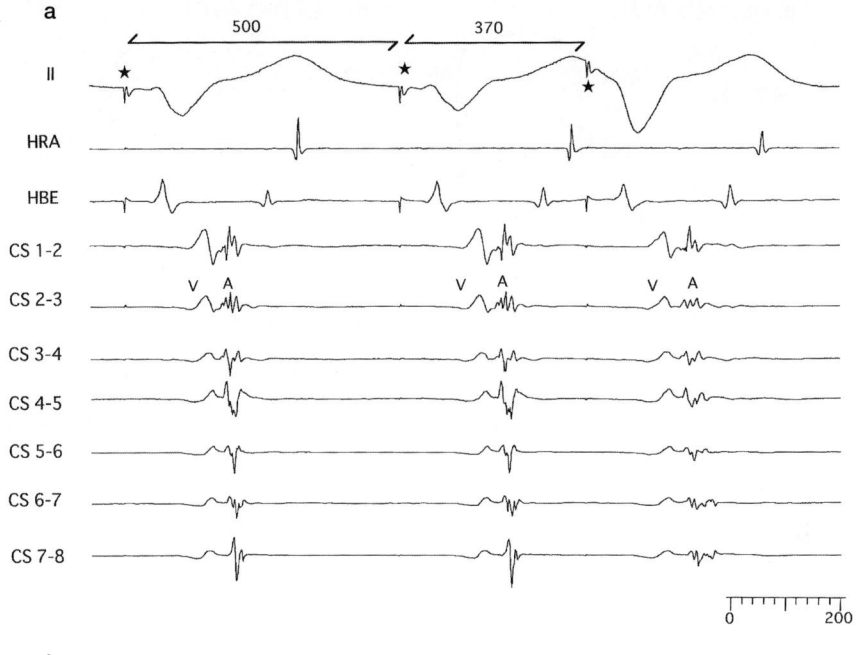

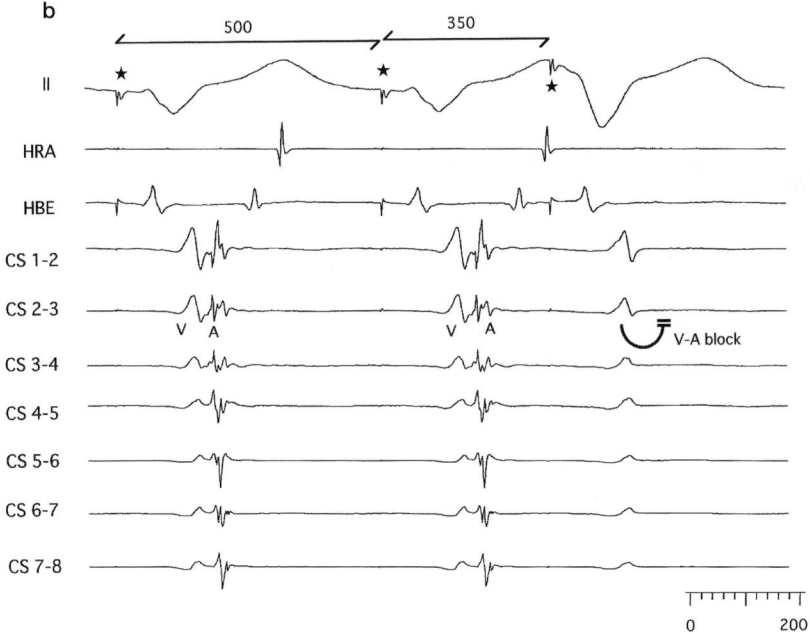

図12 副伝導路の逆行性有効不応期

a：左側壁副伝導路を有する患者に対して施行した右室からの単発期外刺激時の反応を示す．逆行性心房波は左側の前側壁で最早期であり，その付近に副伝導路が存在していることがわかる．基本刺激500 msにて心室早期刺激（S_1S_2間隔370 ms）を右室心尖部に与えているが，期外刺激に対しても副伝導路は伝導を維持しており，基本刺激時と同様のsequenceで心房波が観察される．局所（CS 2-3）のV-A伝導時間はほぼ一定で，期外刺激時においても副伝導路は伝導遅延を呈していないことに注目されたい．

b：S_1S_2間隔を350 msに短縮させたところ突然に房室伝導が途絶し，S_2に対する逆行性心房波が認められなくなった．この連結期が副伝導路の逆行性有効不応期である．副伝導路の多くはこのように顕著な伝導遅延を事前には呈さず伝導ブロックが生じる（all or noneの反応）．

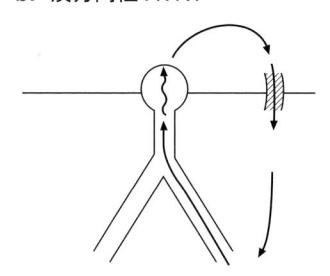

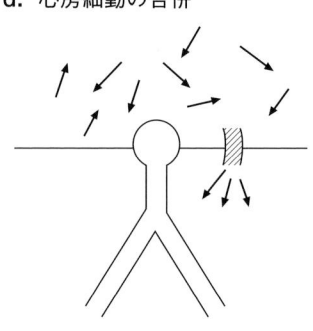

図13 房室副伝導路に合併する不整脈の模式図

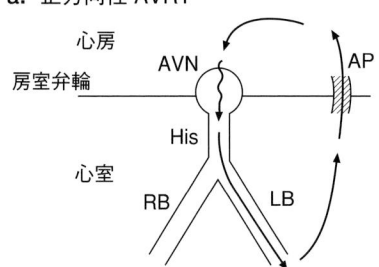

a：正方向性AVRT：房室副伝導路患者に最も多く合併する頻拍である。正常伝導路を順向性に副伝導路を逆向性に伝導するため，頻拍中は正常なQRS波を呈する。
b：反方向性AVRT：正常伝導路を逆向性に副伝導路を順向性に伝導するため，頻拍中はデルタ波によって興奮する幅広いQRS波を呈する。正常伝導路（房室結節）の逆伝導性が亢進している患者にのみ発症し得るまれな頻拍である。
c：副伝導路間AVRT：両方向性の伝導ともに副伝導路を介する頻拍である。副伝導路間が距離的に離れていること，一部に伝導遅延をきたす心筋が存在することなどいくつかの条件を備えた患者にのみ発症する。
d：心房細動の合併：伝導性の良好な顕在性房室副伝導路（WPW症候群）に合併すると，突然死をきたす可能性のある頻拍である。
AP：副伝導路，AVN：房室結節，LB：左脚，RB：右脚

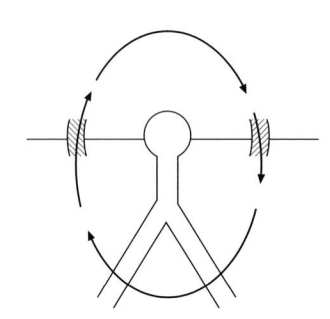

6 房室副伝導路に合併する頻拍

図13に副伝導路に合併する頻拍の種類とその機序を図示する。最も頻度が高いものは房室リエントリー性頻拍（AVRT）であり，そのほとんどは房室結節を順向性に，副伝導路を逆向性に伝導する正方向性AVRT（orthodromic AVRT）である（図13a）。房室結節を逆向性に副伝導路を順向性に伝導する反方向性AVRT（antidromic AVRT）や，複数の副伝導路を順向性，逆向性に伝導する複数副伝導路間AVRTはまれである（図13b, c）。また，順向性伝導が亢進している副伝導路に心房粗細動が合併すると，時に致死的な不整脈（心室細動）に発展することもある（図13d）。

1）正方向性AVRTの成立条件（図14）

正方向性AVRT発生の最も基本的な条件は当然のことながら，副伝導路に逆行性伝導が存在することである。この条件に加え，最終的にリエントリー回路成立に至るためには，伝導路の一方向性ブロック（副伝導路のみでの伝導ブロック）と伝導遅延（房室結節の伝導遅延）が必須となる[32, 33]。

a. 心房期外刺激による正方向性AVRTの誘発

心房期外刺激によって正方向性AVRTが誘発されるための要因は，①副伝導路の順向性不応期

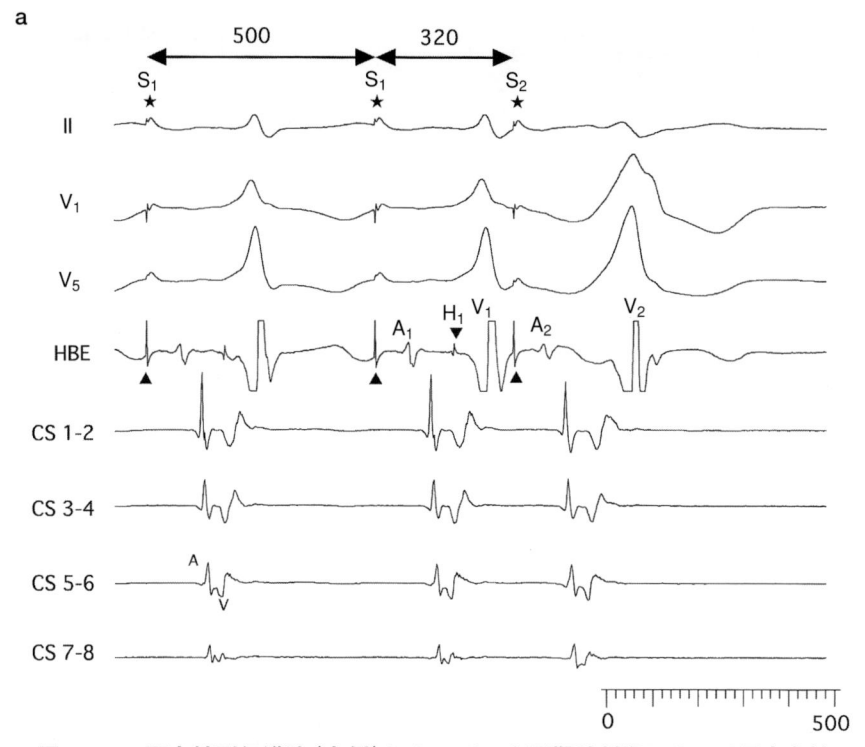

図14-a 顕在性副伝導路(左側)において，心房期外刺激によって正方向性 AVRTが誘発される過程(b, cは次ページに掲載)

基本刺激500 msにて心房期外刺激(S_1S_2間隔320 ms)を右房に与えた。期外刺激に対して副伝導路を介したデルタ波が認められ，副伝導路での伝導ブロックは生じていない。H_2電位は副伝導路を介した心室波に埋没したため記録されていない。

が房室結節のそれよりも長い(一方向性ブロックが生じやすい)こと，②房室結節の減衰伝導特性により伝導遅延が生じること，が基本的な条件となる。さらに副伝導路のブロックがより心房付近(より浅いところ)で生じる場合は，回路の形成が成立しやすくなる[34](PJRTの項，240ページ参照)。

図14に顕在性副伝導路(左側)を有するWPW症候群において高位右房からの早期刺激によって正方向性AVRTが誘発される際の実記録を示す。

図14aでは心房期外収縮(S_1S_2間隔320 ms)に対してデルタ波が認められ，副伝導路でのブロックは生じていないことがわかる。

図14bでは期外刺激の連結期がさらに280 msに短縮された。心房期外刺激後のQRS波は正常化(デルタ波が消失)し，QRS波に先行して明瞭なHis束電位(H_2)が観察される。これらの所見は副伝導路の伝導が途絶し，正常伝導路のみを通ってQRS波が形成されたこと，すなわち一方向性ブロックが発生したことを示している。このとき，副伝導が逆向性に再び興奮し得るに十分な伝導遅延が生じるため，興奮波が心房へbreak-throughすることができる(Ae)。ここではリエントリー形成に必要な2つの条件(すなわち，一方向性ブロックと伝導遅延)が同時に満たされ，正方向性AVRTが誘発される。

図14cに，同じ患者における心房期外刺激時の房室伝導曲線を示す。図中デルタ波(+)と表示した範囲内では心房期外刺激A_1A_2に対してV_1V_2はほぼ同じ値を示し，$y=x$の直線上に並んでいる。これは房室副伝導路に減衰伝導特性がないことを示す。しかし曲線はA_1A_2間隔が290 msに短縮したとき，突然にV_1V_2間隔が延長して不連続となる。これは図14bに相当し，A_1A_2間隔(290 ms)が副伝導路の有効不応期に達し，興奮は伝導の遅い正常伝導路を経由してQRS波が形成されたことを表す。この時点で同時に伝導遅延の条件が満

正常伝導路のみを通ってQRS波が形成されたこと，すなわち一方向性ブロックが発生したことを示している。このとき，副伝導が逆行性に再び興奮し得るに十分な伝導遅延が房室結節において生じるため（A_2H_2時間の延長），興奮波が心房へbreakthroughすることができ（Ae），正方向性AVRTが誘発される。

cに房室伝導曲線を示す。図中デルタ（＋）と表示した範囲内（A_2に対してデルタ波が存在している範囲内）では，心房早期刺激A_1A_2に対してV_1V_2はほぼ同じ値を示し，$y=x$の直線上に並んでいる。これは房室副伝導路に減衰伝導特性がないことを示す。一方，H_1H_2時間は房室結節の減衰伝導特性により延長し，$y=x$の直線よりも上方へシフトし，V_1V_2との間に解離が生じる。V_1V_2はA_1A_2間隔が290 msに短縮したとき，突然に延長して不連続となる。これは図14bに相当し，A_1A_2間隔（290 ms）が副伝導路の有効不応期に達し（デルタ波の消失），興奮は不応期の短い，ただし伝導速度の遅い正常伝導路を経由してQRS波が形成されたことを表す。これ以降，房室結節が不応期に達するA_1A_2間隔270 msまでの30 msの間，AVRTの誘発が可能なゾーン（AVRT誘発ゾーン）が形成される。グラフ中のa，bは図14のa，bの実記録のところを示している。

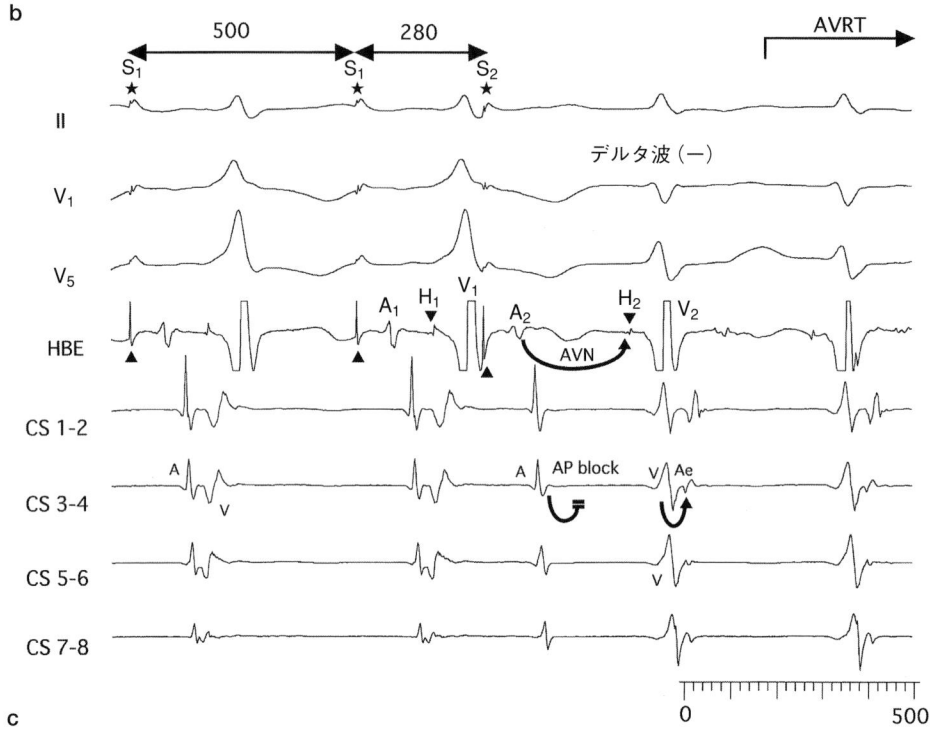

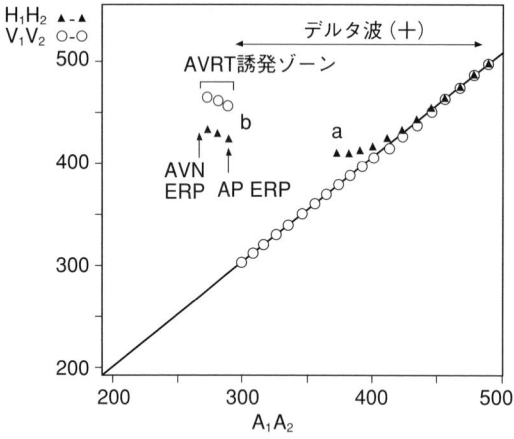

図14（続き）b, c

bでは期外刺激の連結期がさらに280 msに短縮された（このとき，A_1A_2間隔はS_2に対する心房内伝導遅延により290 msとなっている）。期外刺激後のQRS波は正常化（デルタ波が消失）し，QRS波に先行して明瞭なHis束電位（H_2）が観察される。これらの所見は副伝導路の伝導が途絶し，たされたためAVRT（リエントリー）が誘発された（図14b参照）。

①心房期外刺激部位によるAVRT誘発ゾーンの変化

左側副伝導路を有する患者に対して冠静脈洞から心房期外刺激を行った場合，右房からの刺激よりもAVRT誘発ゾーンが拡大することがある[35]。副伝導路に近い冠静脈洞（左房）から期外刺激を入れると，副伝導路にブロックが生じて興奮が逆行性に戻ってくるまでの間隔（副伝導路が再興奮す

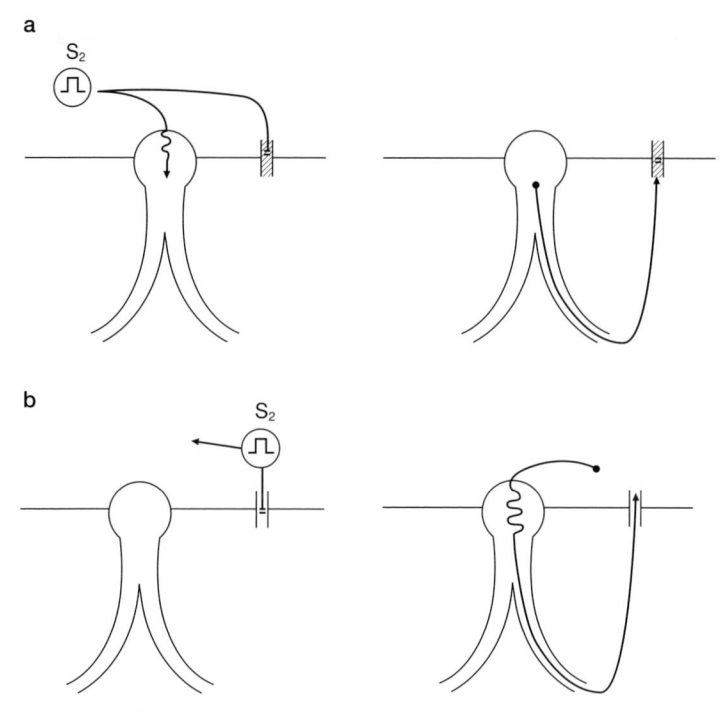

図15 左側房室副伝導路を介する正方向性AVRT誘発ゾーン：右房刺激と左房刺激での比較

a：副伝導路の順方向性伝導の不応期にあたる連結期で右房より期外刺激（S_2）を送出したときの伝導模式図である．副伝導路に興奮が達したとき（一方向性ブロックが生じたとき），正常伝導路には興奮がすでに侵入している（左図）．正常伝導路を介して再び興奮が副伝導路に戻ってくるまでの距離は右図の矢印のごとくである（●から矢印先端まで）．

b：aと同じ連結期で左房よりS_2を送出したときの模式図である．副伝導路に興奮が達したとき，正常伝導路に向かう興奮はまだ心房内にあり，房室結節まで達していない（左図）．正常伝導路を介して再び興奮が副伝導路に戻ってくるまでの距離は右図の矢印で示すごとく，明らかにaで示す経路よりも長い．したがって副伝導路が再び逆行性に興奮するまで十分な（副伝導路の不応期を脱するに十分な）時間が経過するため，リエントリー回路が容易に形成され，誘発ゾーンが広くなる．

るまでの時間）がより長くなり，副伝導路の不応期を脱する条件に恵まれやすくなるためである（図15）．

②潜在性房室副伝導路における房室伝導曲線と正方向性AVRT誘発ゾーン

順伝導は房室結節を介するため，房室伝導曲線は房室結節の伝導特性のみが示される．長い連結期（A_1A_2 440 ms）の時点でV_1V_2間隔が$y = x$のラインから上方にシフトし，房室結節は広い範囲で相対不応期を有していることがわかる．図14cに示した副伝導路の伝導特性との違いに注意されたい．リエントリー成立条件としての一方向性ブロックは最初から存在しており，伝導曲線は連続性を保ったまま，房室結節での伝導遅延の条件を満たすだけでAVRTが発生する（図16a, b）．

b．心室期外刺激による正方向性AVRTの誘発

心室期外刺激によっても正方向性AVRTが誘発されやすくなる要因は，①房室結節の逆伝導がないか，伝導性があっても副伝導路よりも長い不応期を有する（一方向性ブロックの条件），②房室結節の逆方向性ブロックが心室により近いレベルで生じること，③房室結節の順方向性の不応期が短いことなどである[22]．

c．一方向性ブロックが生じる伝導路の深さと

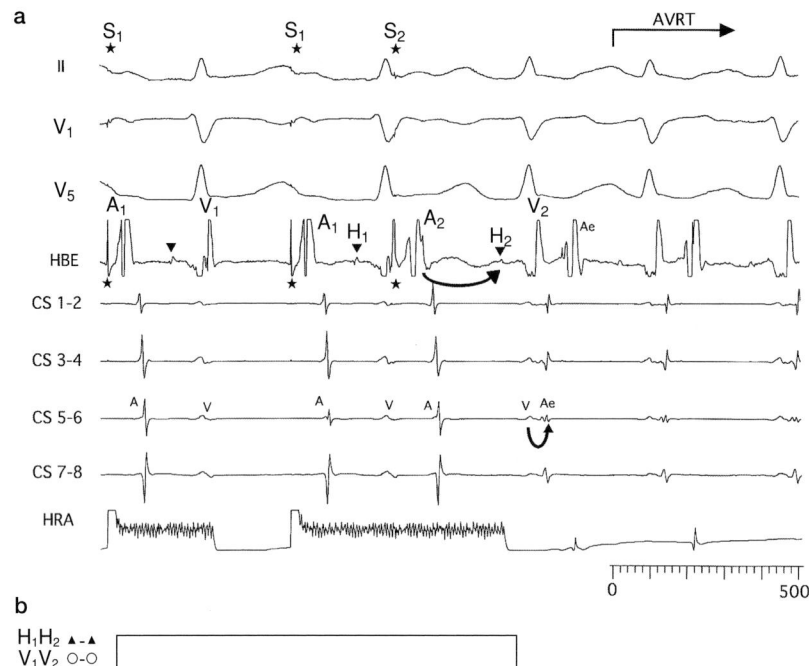

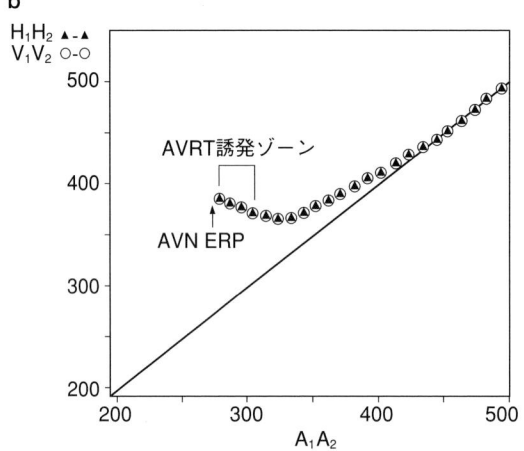

図16 潜在性房室副伝導路（左後側壁）を有する患者において心房期外刺激によって正方向性AVRTが誘発される過程

a：基本刺激500 msにて心房期外刺激（S_1S_2間隔280 ms）を右房に与えた（A_1A_2間隔はS_2に対する心房内伝導遅延により300 msとなっている）。このとき、A_2H_2時間は350 msに延長し、副伝導路が逆向性に再び興奮し得るに十分な伝導遅延が房室結節において生じるため、興奮波が心房を興奮させることができる（Ae）。

b：本症例の心房期外刺激時の房室伝導曲線である。本症例の副伝導路は順向性伝導を有していないため、房室結節の特性のみが示され、連続性の曲線が形成されている。A_1A_2が300 msのとき、十分な伝導遅延の条件が満たされ、正方向性AVRTが誘発される。それ以後、房室結節が有効不応期に至るA_1A_2 275 msまでの間、AVRT誘発ゾーンが形成される。

AVRTの誘発性

例えば心房期外刺激によって正方向性AVRTの誘発を試みる場合、副伝導路に生じるブロックの場所が浅い（つまり心房側に近い）ほど、その誘発ゾーンは広がる。すでに述べたが、通常の潜在性副伝導路での順方向性ブロックはその最も深いところ、すなわち心室との接合部で生じると考えられている[29]。これは、おそらく多くの患者にお

a. 左側副伝導路を介するAVRT

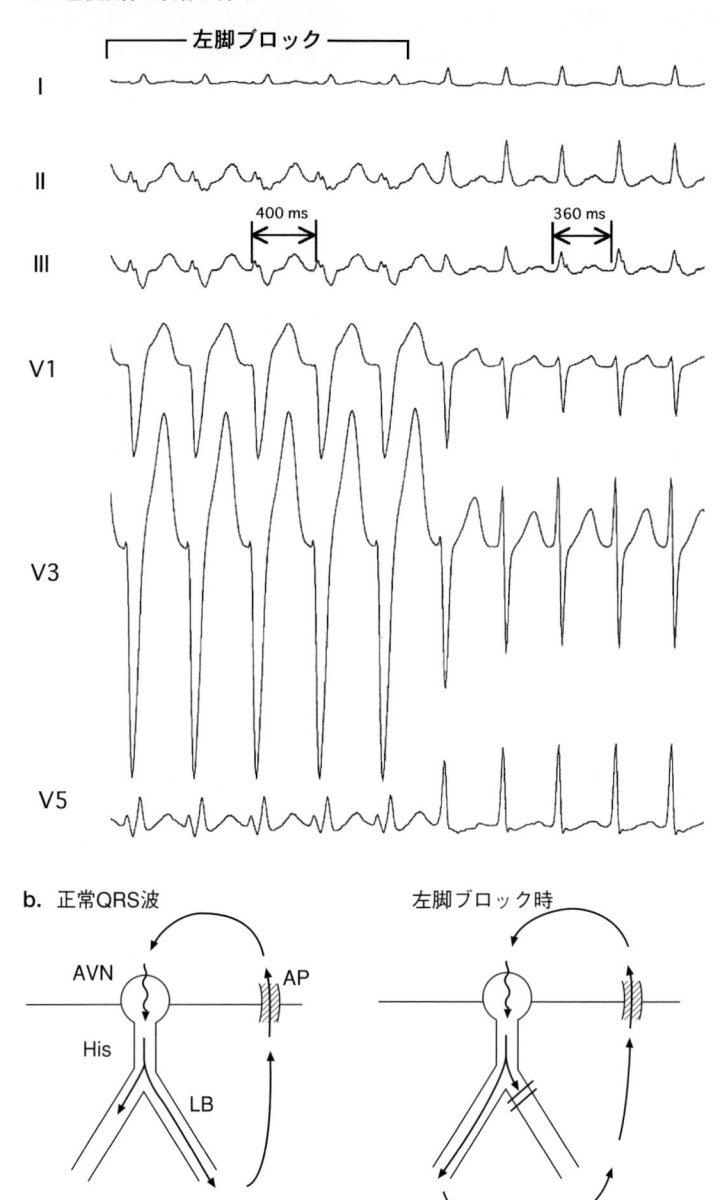

図17 脚ブロックが生じた際のAVRT頻拍周期の変化（Coumel現象）
a：左側の副伝導路を介したAVRTに一次的な左脚ブロックが生じた際の体表面心電図を示す。左脚ブロック中の頻拍周期は400 ms，脚ブロックが回復した後のそれは360 msであり，左脚ブロックの発生に依存した頻拍周期の変化が認められる。
b：この現象を説明する模式図を示す。正常QRS波のときには左脚が回路の一部として利用され，最も短い回旋経路を形成する。左脚ブロックが生じると左側副伝導路に至る興奮伝播は右脚を迂回するため，回旋経路が延長し頻拍周期が延長する。

いて頻拍がそれほど頻発しない理由を説明する[35]。一方，後述する遅延伝導性副伝導路による頻拍，permanent form of junctional reciprocating tachycardia (PJRT) では副伝導路の順方向性の伝導ブロックがきわめて浅いレベルで生じているため，洞調律からでも容易にAVRTが発生する条件が形成されると考えられる（PJRTの項，240ページ参照）。

2) 頻拍中の脚ブロック出現による頻拍周期の変化（Coumel現象）[36]

AVRT中に生じた脚ブロックにより頻拍周期が延長する現象をさす。図17は，左側の副伝導路を介するAVRT中に左脚ブロックが生じたときの所見と模式図である。左脚ブロックにより頻拍周期が延長した（回路が長くなった）という事象は，左脚が回路の一部に含まれていたことを示す。すなわちこの現象により，①頻拍の機序がAVRTであること，②脚ブロックが生じた側（この場合は左側）に副伝導路が存在することが同時に診断される。

注　脚ブロックが生じた際に頻拍周期が変化しなかった場合は全ての上室性頻拍で説明が可能であるため，特異的な診断をすることは不可能である（例えば右脚ブロックが生じたが周期が変化しなかったため左の副伝導路の存在を疑うことはできない）。

3) 副伝導路を順向性に伝導するAVRT（反方向性AVRTと副伝導路間AVRT）

a. 反方向性AVRT

反方向性AVRTは，正方向性AVRTに比して極めて稀有である。その原因は正常伝導路（房室結節）の逆伝導能の限界によるところが大きい。ほとんどの症例において房室結節の逆伝導は順伝導よりも不良で，多くは100/分以下のレートでWenckebach blockを呈する[37]。したがって，反方向性AVRTは正常伝導路の逆伝導能が150/分あるいはそれ以上に維持されているというきわめて特異な電気生理学的性質を有する患者に限って生じ得る現象である（「心房‐束枝間副伝導路」の項参照）[38]。

b. 副伝導路間AVRT

副伝導路間AVRTが発生する際にも以下に述べるようにいくつかの条件が必要である。①順伝導可能な副伝導路と逆伝導可能な副伝導路が，それぞれ1つ以上存在すること，②興奮が安定して回旋するために2つの副伝導路が距離的に離れており（例えば左側自由壁と右側自由壁の副伝導路），解剖学的に大きな回路を形成しうること，③回路の一部（副伝導路内あるいは心房や心室の一部）に伝導遅延が存在すること，などが挙げられる[39]。

c. 体表面心電図所見

これら副伝導路を順向性に伝導するAVRTは特異な心電図所見（QRS波が顕著なデルタ波を呈し，かつRR間隔の等しい頻拍）を呈するため，頻拍の機序を推察することは比較的容易である。しかし，反方向性AVRTと副伝導路間AVRTとの鑑別は，副伝導路間AVRTに特異的な所見，すなわち，デルタ波を有するAVRTが停止することなく正常QRS波形の正方向性AVRTへと移行する現象が認められる場合を除いては不可能である[39]。

d. 電気生理学的所見

図18に典型的な副伝導路間AVRT発作時の体表面心電図と心内電位を示す。本症例では左側側壁の顕在性副伝導路を順向性に，右側側壁の潜在性副伝導路を逆行性に伝導するAVRTが認められた。心電図上，顕著な右脚ブロック型のデルタ波を呈し，順向性の心室最早期部位は左室側壁である。His束の興奮はデルタ波よりも遅れている。一方，心房と心室は1：1の対応を示し，逆行性心房波は右側自由壁が最早期である。以上の所見から左側‐右側副伝導路間のAVRTと診断される。

反方向性AVRTではHis束近傍が逆行性心房波の最早期興奮部位であり，頻拍中の右脚興奮はHisに先行する。さらに傍His束ペーシングにて正常伝導路パターンを示せば，診断が確実となる（「房室結節リエントリー性頻拍との鑑別」の項，230ページ参照）。

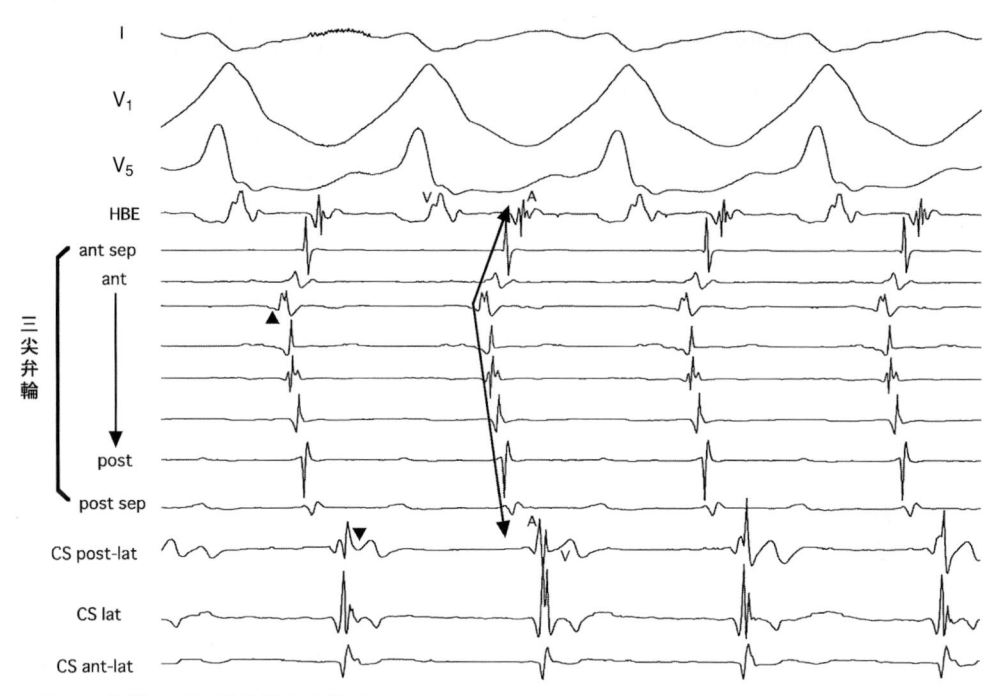

図18 複数の副伝導路間を回旋するAVRT
左側自由壁に顕在性房室副伝導路を，右側自由壁に潜在性房室副伝導路を有する患者において誘発された副伝導路間を回旋するAVRT時の心内電位を示す．逆行性伝導は▲印で示すところの三尖弁輪自由壁（前側壁）の心房波が最早期で，そこから両方向へ興奮が伝播している（矢印）．すなわち右側の副伝導路を逆行性に伝導するパターンを示す．一方，順向性伝導は体表面心電図が右脚ブロック型を示すことから，左側の副伝導路を順方向性に伝播していることが推察され，冠静脈洞内の後側壁の電位（CS post-lat）にAV間隔の短い心室の早期興奮部位が確認される（▼印）．

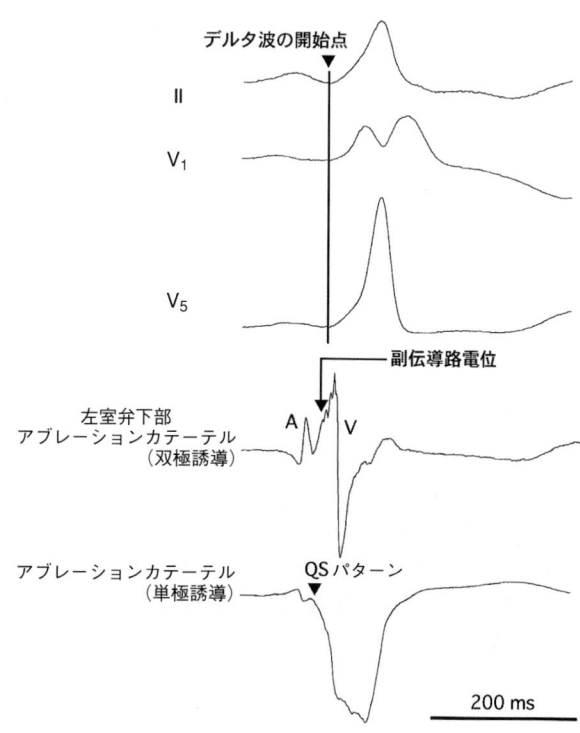

図19 副伝導路付着部位の局所電位：弁下部アプローチで記録した際の順向性心内電位所見
左側の顕在性副伝導路を有する患者に対してアブレーションを目的としたカテーテルを経大動脈的に挿入した．左前側壁の僧帽弁輪下部にカテーテルを留置すると，双極誘導では心房波と心室波との間に連続するスパイク様の電位が認められた．この電位の始まりはデルタ波の開始よりも明らかに先行しており，おそらく副伝導路の活動を示している所見と考えられ，副伝導路電位と称される．アブレーションを施行する際にその成功を左右する最も重要な所見である．一方，単極誘導の局所電位は▼印で示すように心室波の始まりはQSパターンを呈しており，すべての心室興奮ベクトルが電極から遠ざかる方向に向かっていることを表している．

a. デルタ波陽性

I
II
V₁
V₄
アブレーション
カテーテル
（双極誘導）
アブレーション
カテーテル
（単極誘導）
▼ QSパターン
HBE

b. デルタ波陰性

I
II
V₁
V₄
アブレーション
カテーテル
（双極誘導）
アブレーション
カテーテル
（単極誘導）
HBE

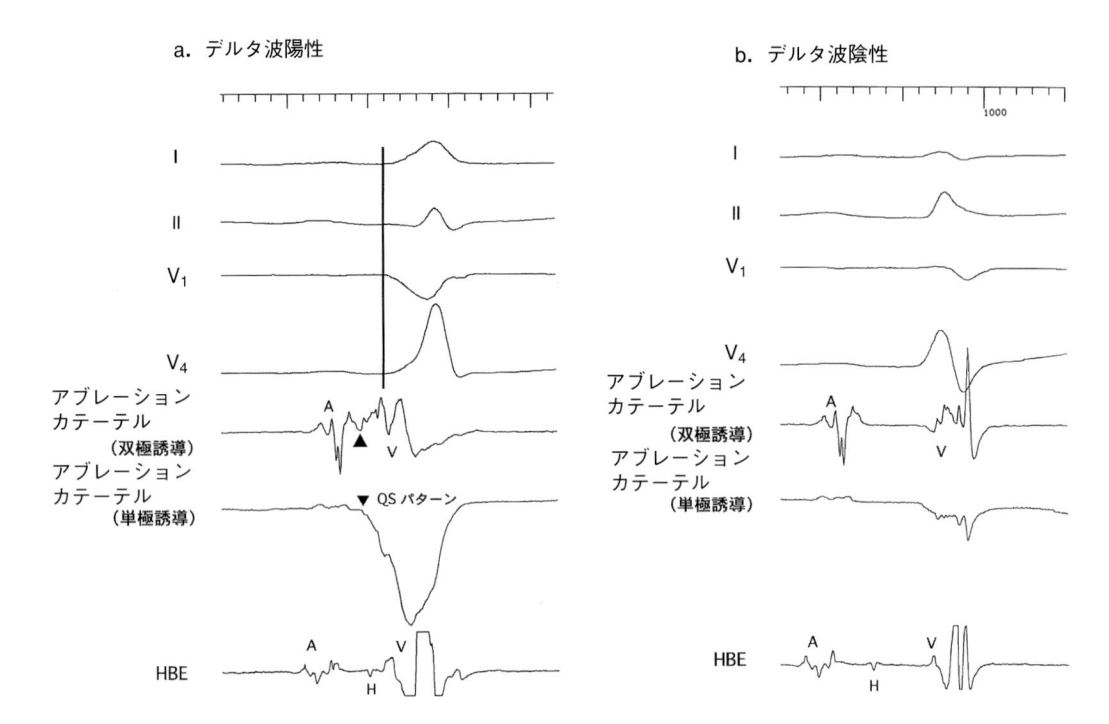

図20　副伝導路付着部位の局所電位：弁上部アプローチで記録した際の順向性心内電位所見
　右側副伝導路を有する患者に対して，三尖弁輪の弁上部方向からカテーテルを留置した際の局所電位を示す．弁上記録のため，比較的大きな振幅を有する心房波が認められているが，図19と同様に心房波と心室波との間に連続性のスパイク様の電位が記録されている．本患者ではアプローチの際にカテーテル先端の物理的な刺激により，副伝導路の順伝導が一過性に途絶した(b)．これにより，aの▲で示した電位が心房興奮に引き続く何らかの電位（副伝導路あるいは心室の興奮）であることがわかる．最も速いデルタ波の開始を直線で示したが，この電位はデルタ波より35 msも先行しており，副伝導路電位と考えてよい．
　単極誘導でもQSパターンを示すが，心房側から記録した際には広い範囲で同様の形態を示すことが多く，弁下部での記録ほど参考にはならない．

7　房室副伝導路の電気生理学的部位診断法

　カテーテルアブレーションが施行されるようになって以来，副伝導路部位の特定には極めて高い精度が要求されている．そのためには副伝導路付近で観察される特徴的な心内電位所見に習熟するのみならず，その所見を上手に引き出すペーシング法や記録法のノウハウも同様に重要である．多極のマッピングカテーテルやアブレーションカテーテルにて記録される副伝導路付近の電位には，特徴的な所見が認められる[41, 42]．

1）順伝導時の指標

　弁輪に接近している電極からは心房心室双方の電位が観察され，かつ副伝導路付近では①短いA-V間隔，②デルタ波に先行するV波，③心房波と心室波間の連続性興奮（副伝導路電位）などが記録される（図19, 20）．
　左側副伝導路に対してアブレーションを目的として弁下部からアプローチする場合には，記録される心房波の振幅は心室波よりもかなり小さくなる．しかし，心房波が小さくても，立ち上がりが急峻な心房波形を呈していれば弁輪に近接した電位と考えてよい（図19）．また，単極誘導の所見（心室波のQSパターン）も有用な指標となる（図19）．カテーテルを房室弁輪上に配置した際には大きな心房波が記録され，副伝導路付近では弁下

a. 双極誘導

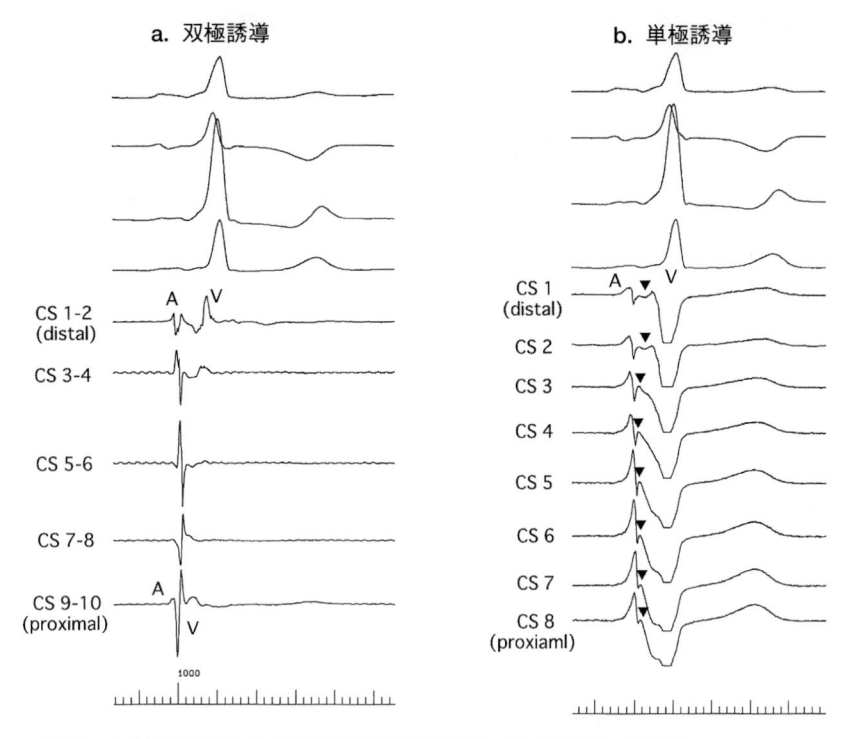

CS 1-2 (distal)
A V
CS 3-4
CS 5-6
CS 7-8
CS 9-10 (proximal)
A V

1000

b. 単極誘導

CS 1 (distal) A ▼ V
CS 2 ▼
CS 3 ▼
CS 4 ▼
CS 5 ▼
CS 6 ▼
CS 7 ▼
CS 8 (proxiaml) ▼

図21 冠静脈洞内からの電位記録：双極誘導と単極誘導との比較
a：冠静脈洞内から通常の双極誘導で電位を記録した場合，時に静脈洞の走行が心房側に偏位しており，心室波が明瞭に記録されないことがある．心室波の振幅が小さく心室波の早期性から副伝導路の存在部位を推察することは困難である．
b：同じ位置に置いたカテーテルから単極で記録すると，比較的振幅の大きな心室波が記録される．心室波はすべてQSパターンとして記録され，その陰性成分の開始が最も早期なのはCS4（左側側壁）であり，この付近に副伝導路が存在することが推察される．

部と同様に副伝導路電位や心室波の早期興奮が記録される（図20）．

　冠静脈洞内に留置した左側副伝導路マッピング用カテーテルは，静脈洞の走行に沿って心房側に偏位することが多く，しばしば順伝導の早期性は不明瞭になる．このような場合は心内電位を単極誘導すると心室波が大きく記録され，洞調律中の心室波の早期性によって副伝導路部位の推察が可能になる（図21）．

2）逆伝導時の指標

　潜在性副伝導路においては，その局在性は心室ペーシング中の逆伝導性心房波の早期性や極性の変化によりに判定される．

a．心房波早期性の診断

　心室ペーシング中に最も早期に興奮する心房波

記録部位に副伝導路の心房端が存在する（図12）．この際，ペーシングスパイクを絶対時間の指標（reference）として，局所の興奮時間を測らねばならない．短いVA時間（相対的な時間差）を指標とすると心室興奮の伝播方向によっては，副伝導路部位の判断を誤る可能性がある．

①心房心室同時（順次）ペーシング法

　弁下部アプローチで副伝導路付近の弁輪電位を逆伝導中に記録すると振幅の小さい心房波は心室波の直後に連続するため，心房波の開始点の正確な判定は容易ではない．そこで，Suyamaらは心房を心室と同時に（あるいは心房を少し早く）ペーシングすることにより，心室波終末部に室房伝導のない，すなわち心房波のない波形を作り出し，心室単独ペーシング時の波形（室房伝導のある波形）と比較することで，心房波の開始時間を正確

a. 右室ペーシング　　　　　b. 右房右室同時ペーシング

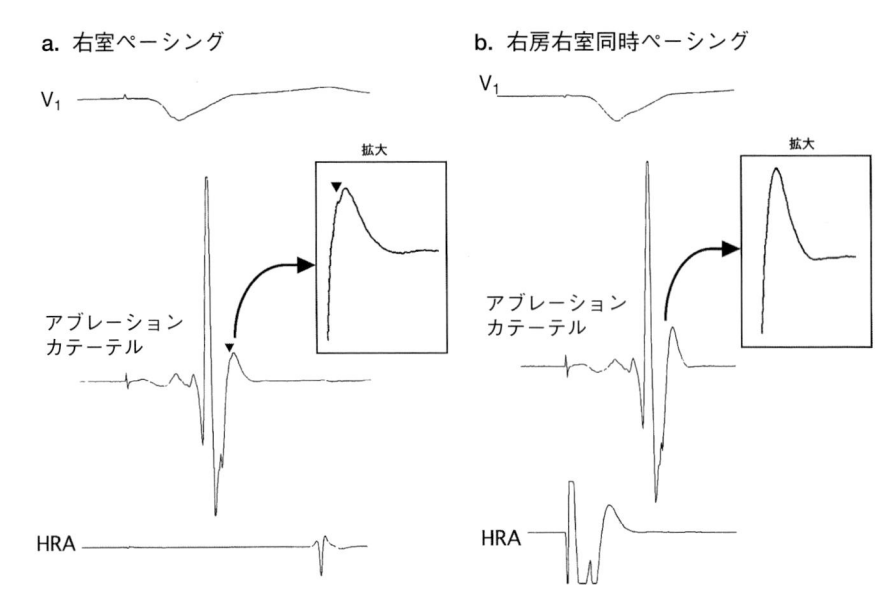

図22　心房心室順次ペーシングによる逆伝導心房波の興奮早期性の確認(1)：弁下部アプローチ時の電位

左側側壁に存在する房室副伝導路の局在を確認するため，カテーテル(ablation cath)は経大動脈的に僧帽弁輪下(心室側)に配置されている．aは右室ペーシング中(房室副伝導路逆伝導中)の副伝導路付近の電位であるが，大きな心室波(V)の直後に小さなノッチが確認される(▼印)．この電位単独ではこのノッチが心房波なのか，心室波の終末成分なのかの判別は困難である．
そこで右房右室同時ペーシングを行うと心房の電位がV波の中に完全に埋没し，V波の終末部にあった心房波は消失する(b)．このときの心室波形と室房伝導が存在した波形とを比較することにより，aの波形における小さなノッチが心房波であることがわかる．

に判定することを提唱した[43]．

図22はこの方法の優れた有効性を示す典型例であるが，心室単独ペーシング時の波形のみでは心房波が存在するのかさえ不明である．そこで同時ペーシング時の波形，特にその終末部の波形に着目して両者を比較することにより，心房波の開始点が矢印で示された所であることがわかる．無論この方法は，冠静脈洞内あるいは房室弁輪上からの記録時にも有用である(図23)．

注）心房心室同時(あるいは順次)ペーシング法を行う際の留意点

潜在性副伝導路に対して同方法を行う場合は心房を心室より30〜50 ms程度早くペーシングすればほとんどの症例で心室波形終末部の比較ができる．ただし，顕在性副伝導路に対して用いる場合，心房ペーシングを早くしすぎると副伝導路の順伝導の出現により心室波形が変化し，逆伝導時(心室単独ペーシング)の心室波形との比較ができなくなってしまう．顕在性副伝導路の症例では，心房と心室のペーシング部位にもよるが，A-V delayを30 msくらいから始め，心内波形を見ながら少しずつA-V delayを調節し，順伝導と逆伝導の興奮が副伝導路内で衝突するタイミングを探る必要がある．

②心室ペーシング部位の選択

副伝導路の斜走が顕著な場合や逆伝導の興奮パターンに正常伝導が含まれている場合は，心室ペーシング部位を的確に選択することにより，副伝導路を介した心房波の開始点が明確になる[44,45]．

(1) 斜走した左側副伝導路を標的とする場合：斜走した副伝導路では逆伝導時の心室と心房の波形が融合することが多く，心房波の開始点が決定できない(図24a)．このような場合はいくつかの場所からペーシングを試み，心室と心房波を分離することが必要である．左側副伝導路では心房端が前方，心室端が後方に付着する方向で斜走するこ

8. AVRT中のエントレインメント（乗り込み現象）

a. 右室ペーシング

b. 右房右室順次ペーシング

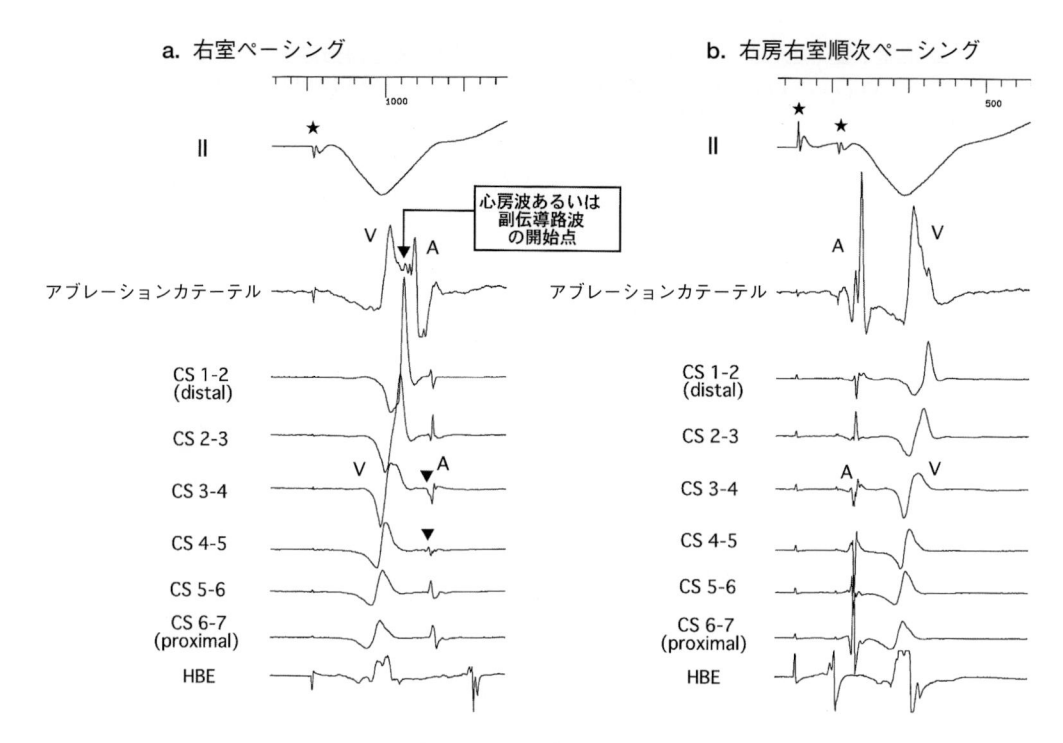

図23　心房心室順次ペーシングによる逆伝導心房波の興奮早期性の確認(2)：弁上部アプローチ時の電位

左側側壁に存在する房室副伝導路の局在を確認するため，カテーテル（ablation cath）は経中隔的に僧帽弁輪上（心房側）に配置されている．房室弁輪上から記録すると振幅の比較的大きな心房波（A）が記録される．しかし，心室波と心房波は融合することが多く，心房波の開始点を正確に指摘することはできない（a）．

そこで右房を右室よりわずかに（50 ms）早いタイミングで順次ペーシングすると，心房興奮は心室よりも先行するため心室波に重なる心房波は消失する（b）．このときの心室波形と室房伝導が存在した波形とを比較することにより，aの波形（アブレーションカテーテル）におけるA波の開始点が極めて正確に指摘できる．bの心室波形の後半成分には存在しないAの波形を図中矢印で示す．この波形は心房あるいは副伝導路の興奮が反映したもの（すなわち心室波形ではないもの）と考えてよい．

注：潜在性副伝導路の場合，特に弁上アプローチで最早期A波を検索するときは同時ペーシングよりも順次ペーシング（A→V）の方が好ましい．ただし，顕在性副伝導路では心房興奮の先行度によっては副伝導路の順伝導が出現するため，A→V間隔の設定には十分な注意が必要である．

とが多いため，心室興奮が僧帽弁輪を上方から下方へ伝播するときに両者は解離しやすい（図24b）．弁輪に対して平行な興奮伝導を作るためには左室の弁輪側からペーシングするのが理想的であるが，手技的に困難なため通常は右室流出路でペーシングを行う（2～3割の症例では逆の斜走を呈するため右室下部からのペーシングが有用になる）．

この方法を試みる際には，多電極のカテーテルが心房最早期興奮部位を挟んだ位置に配置されていること，ペーシング部位を変えたときに心房の最早期興奮部位が不変であることを確かめておく（複数副伝導路の項参照）．前述の同時ペーシング法と併用すると，よりいっそう効果的である．

(2) 正常伝導の逆伝導が亢進している場合：心室ペーシング中の逆伝導のパターンは副伝導路と正常伝導路を介する興奮の融合波となり，最早期部位が不明瞭になる．このような場合は心室ペーシング部位を副伝導路に近接させると副伝導路を介した心房逆伝導のパターンが明瞭になる[46]．

b. 逆伝導心房波の極性

房室弁輪（心房側）にカテーテルを平行に留置し

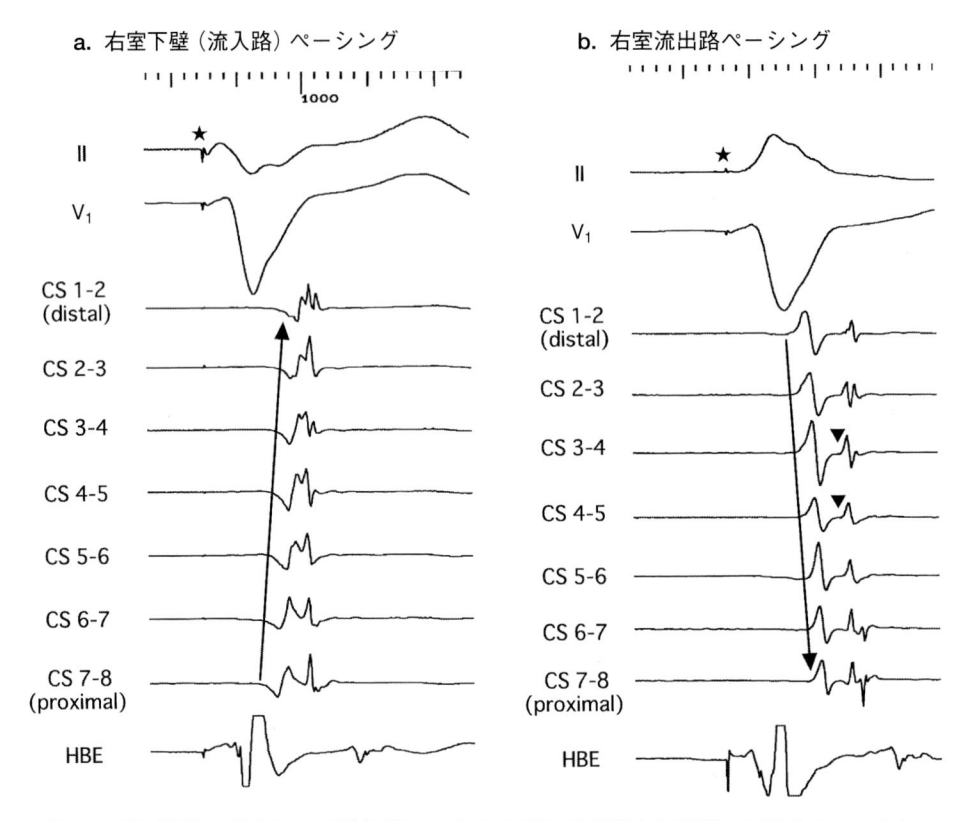

a. 右室下壁（流入路）ペーシング　　　　　b. 右室流出路ペーシング

図24　副伝導路の斜走による逆伝導中の心室心房波形の融合と解離：至適心室ペーシング部位の選択

a：左側に存在する潜在性房室副伝導路に対して右室流入路下壁から心室ペーシングを行った。左室興奮波は矢印で示したように，下壁から前壁方向（尾頭方向）に進んでいる。冠静脈洞記録（CS）のCS5-6よりも前壁側では逆行性心房波が心室波の途中から始まり，心室波（V）と心房波（A）が融合している。このような状況では心房波の開始点が不明瞭であり，最早期興奮部位を正確に指摘できない。

b：同一患者において右室流出路からのペーシングを行ったところ，左室興奮波は矢印で示したように前壁から下壁方向（頭尾方向）に進んだ。CSでの記録電位はaとは対照的に心室波と心房波が分離して明瞭に記録されており，CS 3-4あるいは4-5付近が最早期であることがわかる。

この原因はおそらく房室副伝導路が弁輪に対して斜めに走行している（心房端が前壁側に付着している）ためと考えられる。筆者らの経験では，このような副伝導路の斜走パターンが多く，通常の右室ペーシングで心室波と心房波が融合する場合は，ペーシング部位を変える（多くは流出路方向へ移動させる）ことでこれらの分離が可能となる。

た場合には，逆伝導時の心房の極性から副伝導路の部位が推察される。図25にその模式図を示すが，カテーテルを弁輪に沿って移動させると，心房波形が陽性→分裂→陰性へと変化することから，副伝導路の部位が明らかになる[47]。心房波の早期性が不明瞭な場合に有効な手段である。この方法は，弁輪に対してカテーテルを水平方向に配置した際に用いることができる。

8 AVRT中のエントレインメント（乗り込み現象）

1）エントレインメント現象，第1および第2条件

AVRTでは心室ペーシングにより体表面QRS上でエントレインメント現象の第1，第2条件を観察することができる。正方向性AVRTでエン

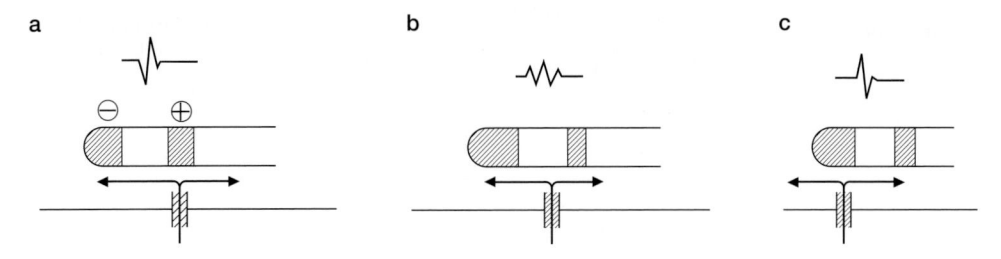

図25 逆伝導心房波の極性による副伝導路部位診断（模式図）
副伝導路の心房端付着部位の詳細な同定は心房波の早期性だけでは不可能なことがある。このような場合は心房波初期の極性を利用する。副伝導路の付近でマッピングカテーテルを房室弁輪に対して平行に移動させると，図中a，b，cのように心房波の初期成分が変化する(a)。副伝導路が近位電極近傍にあるとき，興奮ベクトルは近位→遠位方向となり，心房波の初期成分は陰性になる。電極の中間にあるときは両方向へベクトルが分散するため，振幅が低くなり，電位はやや分裂気味になる(b)。遠位電極にあるとき，興奮ベクトルは遠位→近位方向となり，心房波の初期成分は陽性になる(c)。つまり，カテーテルの移動に伴って心房波の初期成分が陰性から陽性に転じたポイントが最も通電に適した場所と考えてよい。この方法を用いるときは，カテーテルが弁輪に平行に配置されていること，記録機器によっては電位記録の極性が逆になっていることに留意する必要がある。

トレインメント現象を見るには，ペーシングによる反対方向の興奮と回路（正常伝導路）を順向性に降りてきた興奮を心室内で衝突させる必要があるため，右側副伝導路のAVRTでは右室から，左側副伝導路のそれでは左室からペーシングを行う[48]。図26に，右側副伝導路を介する正方向性AVRT中に右室からペーシングを行った際のエントレインメント現象（第1および第2条件）を示す。周期390 msのAVRT中に右室心尖部から380 msにてペーシングを行うと，回路内にペーシングによる興奮波が侵入し，ある一定の場所で正常伝導路からの正方向性伝導（n-1番目の興奮）とペーシング部位からの逆方向伝導（n番目の興奮）とが定常的に衝突し，QRS波は一定の融合波〔AVRT中の狭小なQRS波（図26a）と洞調律中のペーシング波形（図26c）の中間的な形態〕を示す。これがconstant fusionと称されるエントレインメント第1条件である[49,50]。

さらにペーシング間隔を370 msに短縮すると房室結節の伝導遅延のため正方向性伝導（n-1番目の興奮）が心室に到達するタイミングが遅れるため，右室内での定常衝突部位が正常伝導路方向へ移動し，右室ペーシング（n番目の興奮）によって支配される領域が拡大する。そのためQRS波形はやや幅広くなり，右室ペーシング波形に近くなる（図26b,d）。異なるペーシングレートにより異なる程度のconstant fusionが認められる（より速いレートでペーシングすると，よりペーシングの波形に類似してくる）現象をエントレインメント第2条件（progressive fusion）と称する[49,50]。

反方向性AVRTでは，逆に副伝導路のある対側の心室から（すなわち右側副伝導路では左室から）ペーシングを行うと，第1および第2条件が観察されやすい。また，左側自由壁と右側自由壁の複数副伝導路間を回旋するAVRTでは右室，左室双方から同様の現象が認められる。

2) エントレインメント第3条件（頻拍停止時の電気生理学的所見）

ペーシングによりリエントリー性頻拍が停止した瞬間に心筋興奮のパターンが変化することをエントレインメント第3条件と称する。例えば心房ペーシングによって正方向性AVRTが心停止するのは，ペーシングレートに対して房室結節が追従できずに房室ブロックが生じるためである。顕在性の副伝導路を有する症例では，房室ブロックが生じた次のペーシングから副伝導路の順伝導が再開するために体表面心電図上にデルタ波が出現する。つまり頻拍が停止した直後に心室の興奮パターンが変化し，第3条件が認められたことになる。

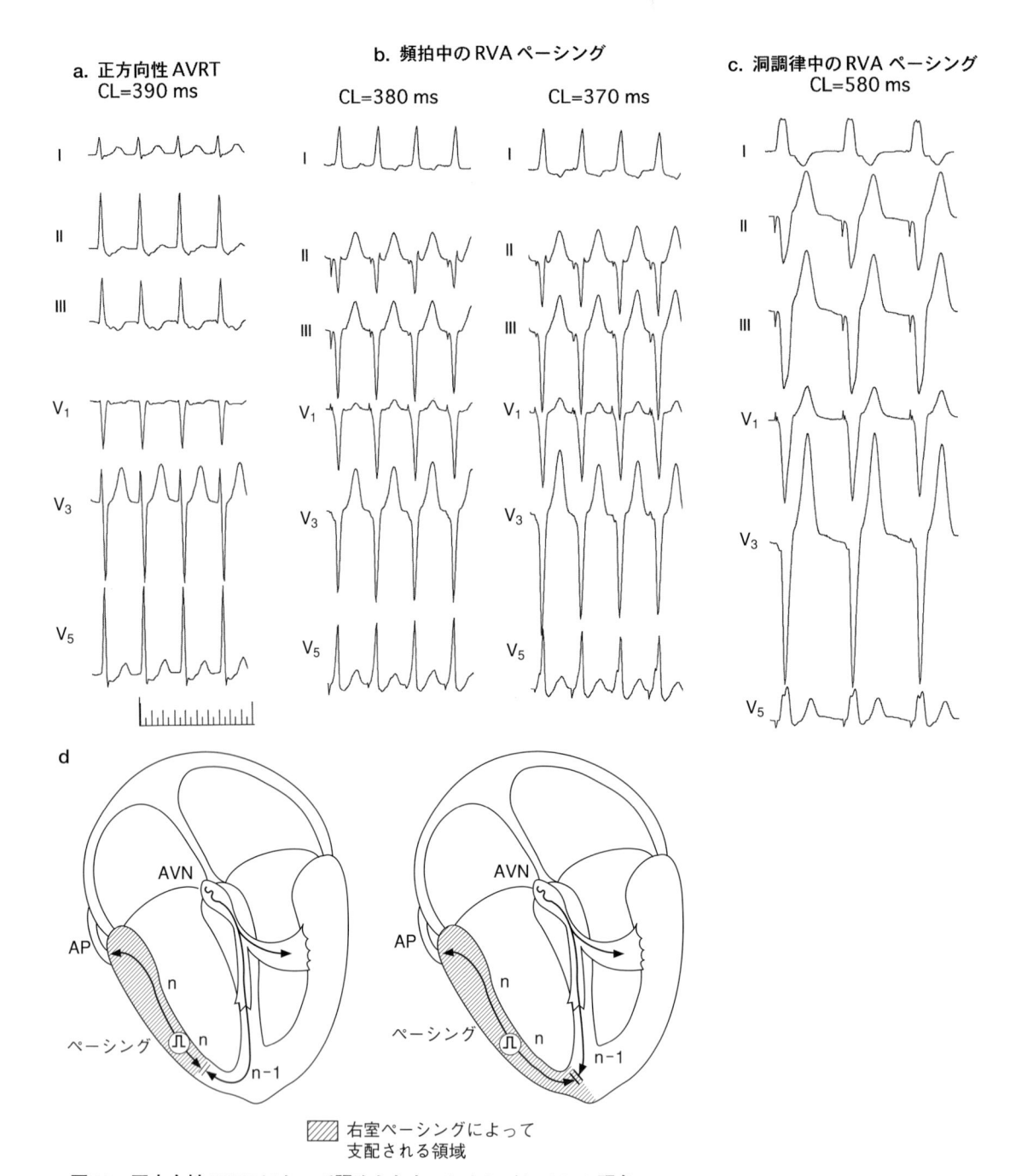

図26 正方向性ANRTにおいて認められたエントレインメント現象

a：右側副伝導路を介する正方向性AVRTを示す。QRS幅は正常で頻拍周期は390 msである。
b：AVRT中に周期380 msと370 msで右室心尖部からペーシングを施行した際の体表面心電図の変化を示す。各々の周期においてペーシング中は同一のQRS形態を示す。
d：エントレインメント現象の模式図
右側の副伝導路を介するAVRTに対して右室ペーシングを行ったときには，正方向性に伝導してきた興奮とペーシングにより反対方向からきた興奮とが心室内で衝突するため体表面QRS波でのエントレインメント現象が認められる。ペーシング周期を短縮すると房室結節の伝導遅延により，正方向性に興奮する領域が狭小化し，QRS波はよりペーシング波形に近づく。左側副伝導路のAVRTに対して右室からペーシングを行った場合，正方向性と反方向性の興奮衝突は正常伝導路内で生じ，体表面心電図では単独ペーシング波形となってしまうためエントレインメント現象は確認できない。

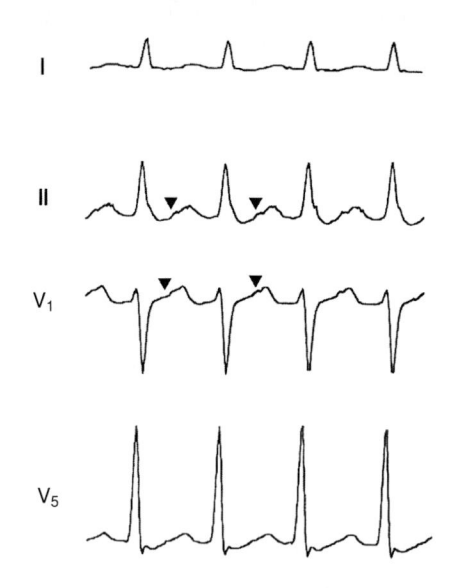

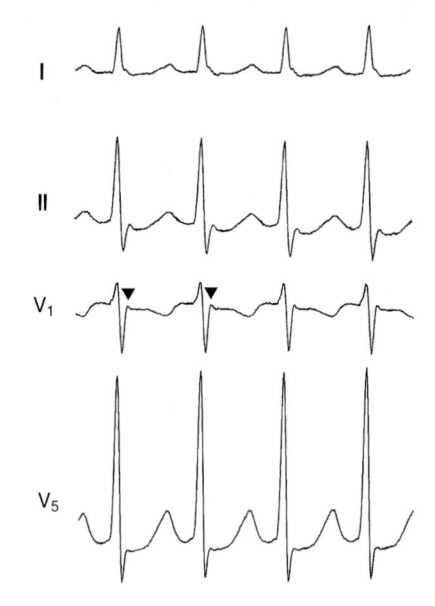

図27 正方向性AVRTと通常型AVNRTの体表面心電図
a：正方向性AVRT。AVRTではQRS波の開始から60～70 ms後に心房に興奮が達するため，QRSの後に逆行性のP波がはっきりと確認できる（▼印）。
b：通常型AVNRT。本頻拍ではQRS波とP波が同時に発生し，P波はQRSに凌駕されてしまうため明確には判別できない。しかし，V_1誘導でQRS波後半に▼印で示すごとくP波の終末部にノッチとして観察されることがある。AVRTとの鑑別に有用なことが多い。ただし，通常型AVNRTであっても，房室結節の逆伝導速度が遅い患者ではQRS後半に明瞭なP波が認められることもあり注意を要する。

3）エントレインメント第4条件

　エントレインメント第1条件と第2条件が体表面心電図上で確認できないことがある。例えばAVRT中の心房ペーシングで生じたエントレインメントでは，正方向性興奮と逆方向性興奮の衝突が心房内で発生しているため，P波の形態の変化から確認するのは容易でない。そこでペーシングに対する心内電位の反応を用いて興奮衝突部位の変動を確認する試みが第4条件である。正方向性AVRTでこのような現象を確認するには，左側の副伝導路を介するAVRTに対して高位右房からのペーシングを行うとよい。遅いペーシングレートでは定常的な衝突部位が右房に近いところに存在し，左房の大部分は頻拍時と同じく正方向性に興奮している。次に少し速いレートでペーシングすると房室結節の伝導遅延により副伝導路からの心房興奮が遅れるため，衝突部位は左房側にシフトし，左房の多くは反対方向性に興奮する。この衝突部位が変化する過程を冠状静脈洞内の左房電位で確認できれば第4条件が証明されたことになる。これはエントレインメント第1条件と第2条件を心内電位によって確認したことと同義である。

　エントレインメント現象を電気生理検査中に誘導することは，頻拍の機序や副伝導路部位の診断にとってそれほど重要ではない。あえていえば，中隔の副伝導路が左右のどちら側に存在するかを知るのに有用な程度である。しかし，リエントリーの機序やエントレインメント現象の本質を理解するために大変有用な電気生理学的知見である。

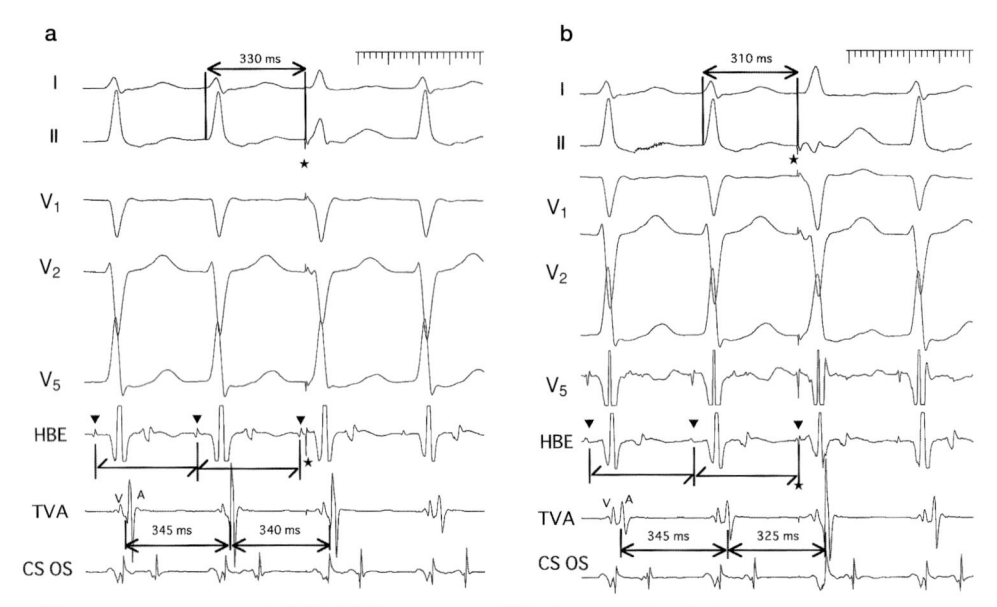

図28 AVRT における心室期外刺激による心房捕捉（リセット）現象（図28c, d は次ページに掲載）

右側副伝導路に合併した AVRT 中に右室心尖部から行った心室期外刺激に対する反応を示す。a から d にかけてしだいに連結期を短縮させている。

a：His 興奮より遅れた心室期外刺激

頻拍周期 345 ms の AVRT 中に QRS onset から 330 ms の連結期で期外刺激を行った。His 束電位図の His 興奮（H）を▼印，HH 間隔を矢印（←→），期外刺激のスパイクを★印で示す。期外刺激は His 波よりも遅れており，His 束の不応期に相当することは絶対である。この刺激を挟んだ AA 間隔は 345 ms から 340 ms に短縮しているが，わずか 5 ms の短縮であり，回路のリセット現象か，RR 間隔の自然変動の範囲内かどうかの判定は微妙である。これほど長い連結期での期外刺激によってリセットが明らかな場合は刺激部位と頻拍回路がかなり近接していることを示す。

b：His 興奮と同時の心室期外刺激

QRS onset から 310 ms の連結期の期外刺激。刺激のスパイクは His 束の興奮と同時であり，この時相も His 束の不応期に相当することは明らかである。スパイクを挟んだ AA 間隔を高位右房（HRA）で計測すると，頻拍中よりも短縮（345 ms→325 ms）しており，回路がリセットされたことがわかる。このような現象は AVNRT では決して生じることはない。また，もう 1 つ重要な所見は，刺激による QRS 波形が正常 QRS との融合波形を呈していることである（d に示す期外刺激時の QRS 波と比較）。これは順向性の興奮が期外刺激のそれと心室内で衝突した所見であり，たとえ頻拍中に H 波が不明瞭であったとしても，His の不応期の時相に期外刺激が送出されたと考えてよい。

9 正方向性 AVRT と通常型 AVNRT との鑑別

発作中の心電図所見が類似している正方向性 AVRT と通常型房室結節リエントリー性頻拍（AVNRT）の鑑別は，電気生理検査における極めて重要な役割である。

1）頻拍発作中の体表面心電図による鑑別

潜在性副伝導路に伴う正方向性 AVRT と通常型 AVNRT はいずれも QRS 幅が狭く，RR 間隔の等しい頻拍を呈し，洞調律中あるいは頻拍中の体表面心電図から確実に鑑別することは不可能であるが，頻拍発作中の心電図の P 波に注目すればある程度の推察は可能である。

AVRT では P 波が出現する時相が QRS 波の終末付近にあたるため，QRS 波直後に P 波が明瞭に観察される（図27a）。一方，通常型 AVNRT では，P 波は QRS 波とほとんど同時に発生するため，振幅の大きな QRS に隠されて見えない。ただし，P 波の終末部が V_1 誘導の QRS 後半部にノッチのよ

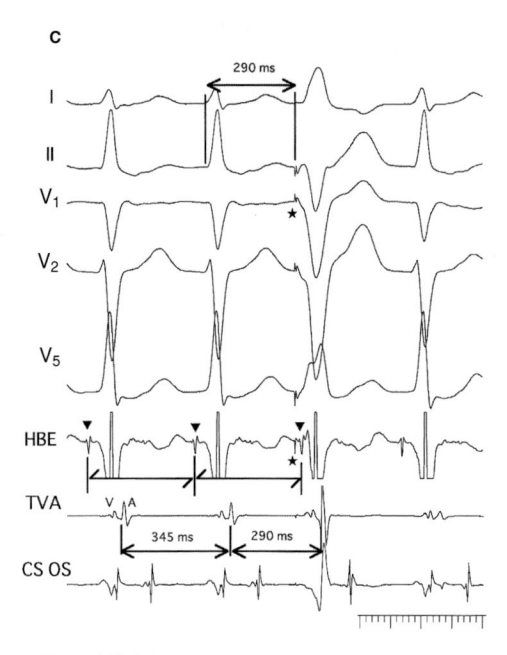

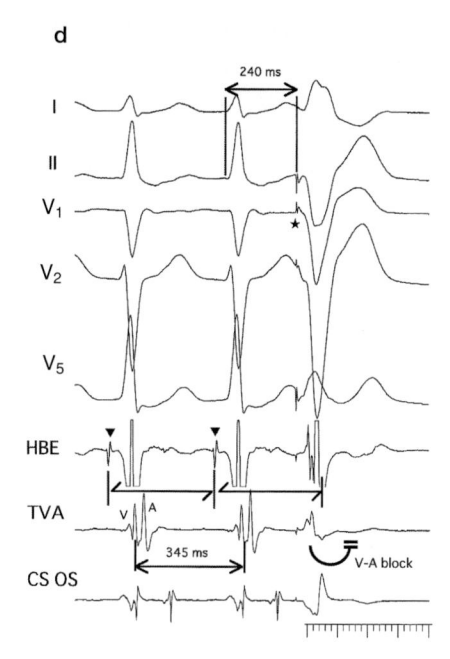

図28（続き）
c：His 興奮よりも早い時相での心室期外刺激
　a よりも短い連結期（290 ms）で送出したスパイクは His 興奮よりも前方に認められるが（★印），このタイミングでも His 束の不応期である．頻拍中の HH 間隔を矢印（⟵⟶）のように追っていくと，スパイクの後の His 束もそれまでと同じタイミングで興奮していることがわかる（▼印）．すなわち His 束は順向性に興奮していると考えられる．
d：His 興奮よりも早い時相の心室期外刺激と頻拍の停止
　さらに短い連結期（240 ms）の期外刺激により，頻拍は副伝導路の逆方向性伝導のブロック（VA ブロック）で停止している．この時相は His が興奮するタイミングより約 100 ms も早く，QRS 波も完全なペーシング波形であり，もはや AVNRT との鑑別には使えないほど早期である（連結期がこれだけ早いと AVNRT でもリセットされる可能性がある）．

うにわずかに認められることがあり，これは AVNRT に特徴的な所見と考えられている（図27b）[51]．しかしながら，通常型 AVNRT の速伝導路の伝導が遅いタイプでは QRS 波の後半に明瞭な P 波を認めることもあり，例外があることも十分考慮して電気生理検査に臨む必要がある．

2）電気生理検査による鑑別

頻拍発作中，あるいは心室ペーシング中の逆伝導性心房波の最早期興奮部位が中隔から離れた左側あるいは右側の自由壁に発見されれば，AVRT と診断してほぼ間違いない．問題となるのは，中隔付近に心房の最早期興奮が存在する場合である．これを鑑別するには，①頻拍中の His 束電位で記録される A，H，V 波の並び，②逆伝導特性（減衰伝導の有無），③心房早期捕捉現象，④脚ブロック発生時の頻拍周期変化（前述），⑤傍 His 束ペーシング，⑥頻拍中の房室解離現象，⑦薬剤に対する反応などが有用な所見となる．検査中にはこれらのうちで確認できた所見を総合的に判断して診断を進めることになるが，①，③，⑤が最も誘導しやすく，かつ信憑性の高い方法である．

a．頻拍中 His 束電位の所見

典型的な通常型 AVNRT では，His 束で記録される逆行性 A 波が心室波よりも先行し，H→A→V のパターンを呈する．これは正方向性 AVRT では決してあり得ない興奮順序である．AVNRT 中は His 束電位図の A と V 波が融合して認識しにくいことがあるが，心室期外刺激を適当な時相に入れると A 波と V 波が分離され，A 波の認識が容易になる（「心房早期捕捉現象」，次ページ参照）．一方，正方向性 AVRT では房室結節を絶対的に

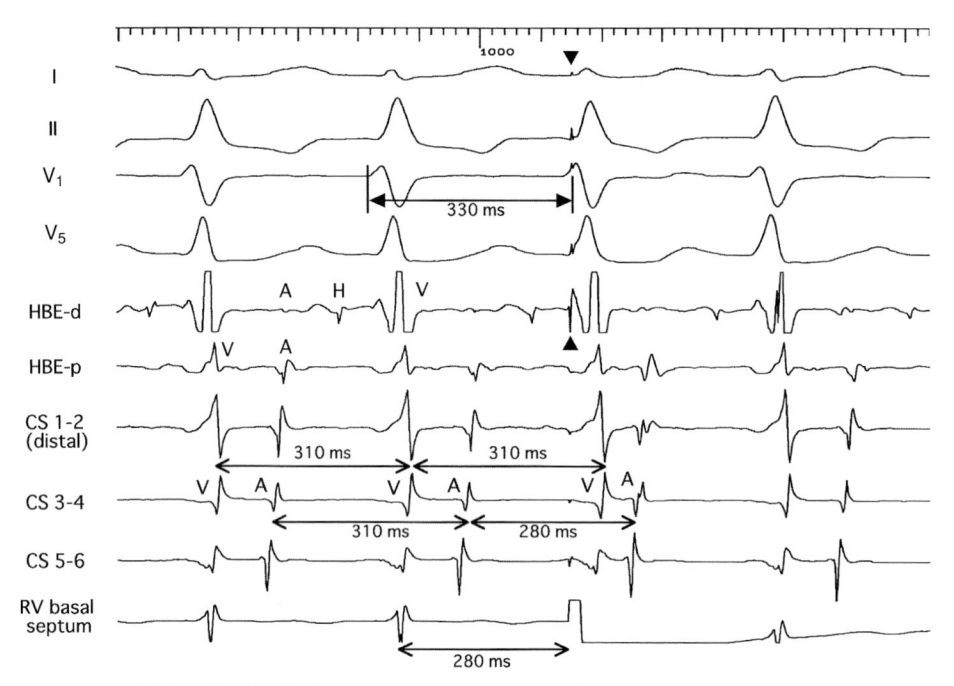

図29 奇異性心房捕捉現象（paradoxical atrial capture）

心室期外刺激を副伝導路の近くから行うと，時に奇異性心房捕捉現象（paradoxical atrial capture）が観察される．右側後部中隔の副伝導路を介するAVRTに対して，副伝導路付近の右室中隔基部から心室期外刺激を送った（▼印）．QRS波から測ったその連結期は頻拍周期の310 msよりも長い330 msであり，期外刺激を挟んだ冠静脈洞内記録でのVV間隔は変化していない（310 ms）．ところが，AA間隔は280 msに短縮し，心室期外刺激により心房のみが捕捉されているように見える．これが"paradoxical"と称されるゆえんである．本現象はAVRTにおいてのみ観察される所見であるが，その機序は特に不可思議なもの（paradox）ではない．期外刺激を入れた右室中隔基部（RV basal septum）での連結期を測ると図中矢印のように次のAA間隔と同じ280 msであり，実際には期外刺激で心室内の頻拍回路の一部が早期に捕捉されている．このように副伝導路に近接した部位から長い連結期で期外刺激を入れた場合，心室の捕捉が体表面心電図や他の心室電位に反映されないためこのような現象が観察されるのである．

順伝導するわけで，図28に示すようにHis束電位図はA→H→Vの順序で興奮する．しかしながら，この興奮順序は逆伝導の速度が遅い通常型AVNRTでもありうるため，さらに下記の方法で逆伝導路の鑑別を進めなければならない．

b. 逆伝導特性（減衰伝導の有無）

典型的な副伝導路は正常伝導路と異なり，早期刺激によって減衰伝導特性を呈しないことから，ある程度の鑑別は可能である．しかし，特に中隔の副伝導路の中には減衰伝導特性を有するものがあり，この鑑別法には限界がある（「減衰伝導する副伝導路」，239ページ参照）．

c. 頻拍中の心室期外刺激による心房早期捕捉現象（図28）

AVRTでは，Hisの不応期の時相に入れた心室性期外収縮にて回路がリセットされる（期外刺激を挟んだAA間隔が短縮する）現象，すなわち心房早期捕捉が認められる．期外収縮がHis束の不応期であると判定される条件としては，①心室ペーシングスパイクがHis束の興奮よりも遅いか，または同時である，②期外刺激によるQRS波形が頻拍中のQRS波との融合波である，③心室ペーシングスパイクがHis束の興奮より早期でも順向性に興奮するHis束電位が明らかである，の3つがあり，このうち1つでも確認されれば期外刺激による心室波は正常伝導路を降りてきた興

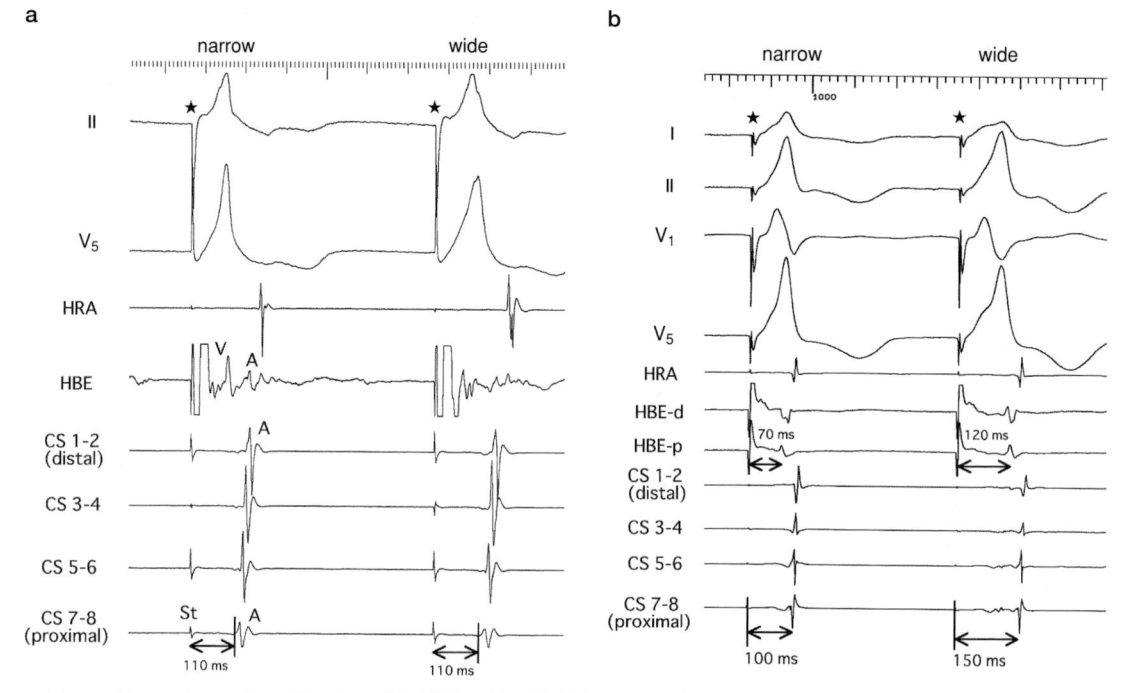

図30 傍His束ペーシングによる逆伝導路の鑑別診断(図30cは次ページに掲載)
a：中隔側副伝導路のみを逆行性伝導するパターン
His束近傍の右室中隔基部から高出力でペーシングを開始し，しだいに出力を減弱させていったところ，右図に示すように，突然QRS幅が拡大した．これはHis側近傍のHis-Purkinje(HP)系が捕捉されなくなり，心室興奮伝播に遅延が生じたことを示している．このときにまず着目するべき所見は，狭いQRS(narrow QRS)と広いQRS(wide QRS)で逆伝導性心房波の流れ(sequence)が同一な点である．次に刺激-心房間隔(St-A間隔)を計測し，図のようにそれが一定であれば副伝導路を介した逆伝導と診断してよい．図で示されたように副伝導路に近い記録部位(CS7-8)で計測するのが最適である．本症例では中隔の副伝導路を介した逆伝導のみが存在するため，HP系の捕捉の有無にかかわらずその伝導経路はほぼ一定であり，St-A間隔も一定となる．
b：正常伝導路のみを逆行性伝導するパターン
この場合も逆伝導性心房波の流れ(sequence)はQRS波にかかわらず一定である(His束電位図でのH波が最早期)．しかしHis束電位図(HBE)あるいはCS7-8で計測したSt-A間隔は広いQRS時に50 ms延長している．正常伝導路を逆伝導する場合は，左に示すようにHP系が捕捉されると伝導する距離は短い．しかし，HP系が捕捉されずに心室筋のみが刺激された際は，興奮波はいったん心尖部方向へ進まないとHP系に侵入できず，房室結節までかなり長い距離を経由せねばならず，St-A間隔が延長する．

奮とHis束よりも下位のレベルで衝突していると考えてよい(図28a～c)．この条件を備えた期外収縮は頻拍回路に近いところ(右側副伝導路では右室)で誘導されやすく，刺激に続く心房波が早期に興奮していればAVRTの診断が確実になる(図28b,c)．まれに回路のリセットは副伝導路の逆伝導ブロックによる頻拍の停止，あるいはAA間隔の延長として表現される場合もある(「PJRT」の項，240ページ参照)．AVRTではこのような現象は決して起こり得ない．

心室期外刺激を副伝導路の近くから行うと，時に奇異性心房捕捉現象(paradoxical atrial capture)が観察される．図29は右側後部中隔の副伝導路を介するAVRTに対して，副伝導路付近の右室中隔基部から心室期外刺激を行った．体表面心電図のQRS波から測ったその連結期は頻拍周期よりも長く，期外刺激を挟んだ冠静脈洞内記録でのVV間隔は変化していない(310 ms)．ところが，AA間隔は280 msに短縮し，心室期外刺激により心房のみが捕捉されているように見えるため，"paradoxical"と称される[53]．しかし，期外刺激を入れた右室中隔基部(RV basal septum)での連結期を測ると，図中矢印のごとく次のAA間隔と同じ280 msであり，実際には期外刺激で心

図30（続き）
c：後部中隔副伝導路と正常伝導路の両者を伝導するパターン

比較的伝導速度の速い房室結節を有する患者に中隔副伝導路が合併した場合，事態はやや複雑になる。
最も重要なことは，QRS波により逆行性心房興奮のsequenceが変化している点である。幅の狭いとき，HBEでのHis興奮が最早期であったが，広いときにはHis興奮は遅延している（St-A間隔は105 msから160 msに延長）。一方，冠静脈洞開口部（CS-OS）付近のSt-A時間はほとんど変動がなく，約120 msである。幅の狭いときには副伝導路と正常伝導路の双方を伝導していたものが，広いときには正常伝導路を介した興奮が遅くなるため副伝導路のみを伝導するパターンに変化したものと考えられる。中隔副伝導路は正常伝導路（速伝導路）よりも尾側に存在することが多く，図に示したような所見として認められやすい。

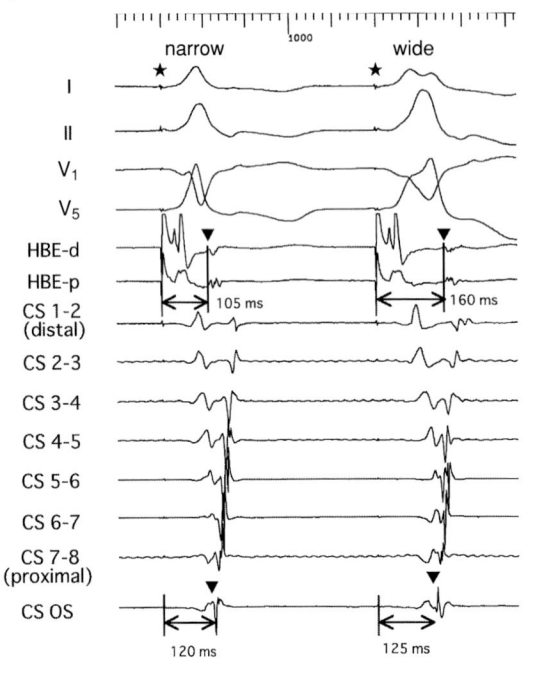

室内の頻拍回路の一部が早期に捕捉されていることがわかる。

d. 脚ブロック発生時の頻拍周期変化（Coumel現象）

220ページの6-2）の記述と219ページの図17参照。

e. 傍His束ペーシング

Hiraoらによって報告された極めて優れた鑑別診断法である[54]。His束近傍（右室中隔基部）にペーシングカテーテルを配置し，高出力でペーシングを開始する。ペーシングスパイクがHis束（刺激伝導系）と心室筋の双方を捕捉していれば，比較的狭小なQRS波形が得られる。これを確認した後に出力を徐々に下げていと，捕捉範囲の減少に伴って心室のみがペーシングされるようになり，QRS波の幅が突然に拡大する。この異なるQRS波形における心房興奮パターンを観察する。

①中隔副伝導路のみを伝導する場合（図30a）
心房への興奮は心室筋に連結する副伝導路を介して伝導するため，QRS幅の変化にかかわらず，St-A間隔，A波の興奮順序はともに一定である。

②正常伝導路のみを伝導する場合（図30b）
幅が狭いQRS波のとき，刺激伝導系を含んで刺激された興奮はすぐに房室結節へ到達するため，スパイク-心房波間隔（St-A間隔）は短い。一方，幅が広いQRS波のとき（心室筋のみペーシングした場合），興奮はいったん心尖部方向に伝播してから刺激伝導系に侵入するため，房室結節まで長い距離をたどらねばならず，St-A間隔は延長する。なお，QRS幅の変化にかかわらず，心房全体として興奮順序は一定である。

③正常伝導路，副伝導路両者を伝導する場合（図30c）
QRS幅の狭いときと広いときでA波の興奮順序が変化する。中隔副伝導路はHis束よりも下部に位置することが多く，この場合，narrow QRSではHis束近傍が，wide QRSでは冠静脈洞開口部付近が心房波の最早期となる。ただし，副伝導路がHis束に極めて接近して存在する場合は，興奮順序の変化を見つけるのは困難となり，中隔近傍の詳細なマッピングが必要となる。

f. 薬物に対する反応

房室結節はATPやCa拮抗薬などで抑制されるため，これらに対する反応の違いから両者を判別できることもある。しかし，これらの薬剤に感受性を有する副伝導路もまれながら経験され，確実

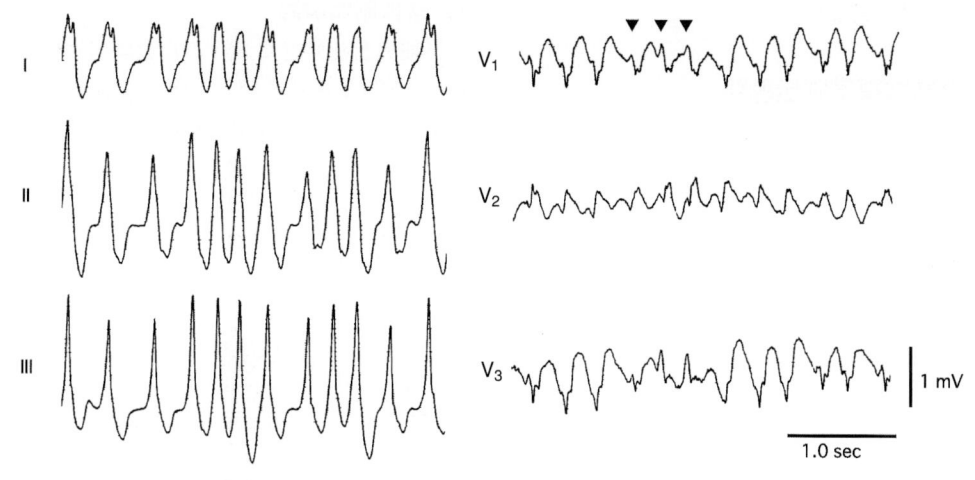

図31 複数副伝導路に合併した心房細動時の体表面心電図所見
本患者は左側側壁，右側前壁に存在する顕在性副伝導路を有していた．心房細動中に図中▲印で示すごとく，時折，右脚ブロックパターンのデルタ波（左側副伝導路のパターン）が認められ，複数副伝導路が疑われた．四肢誘導でもQRS波形が変化している．ただし，単独の副伝導路でも正常伝導との兼ね合いで軽微なデルタ波の変化を呈することもあり，留意すべきである．

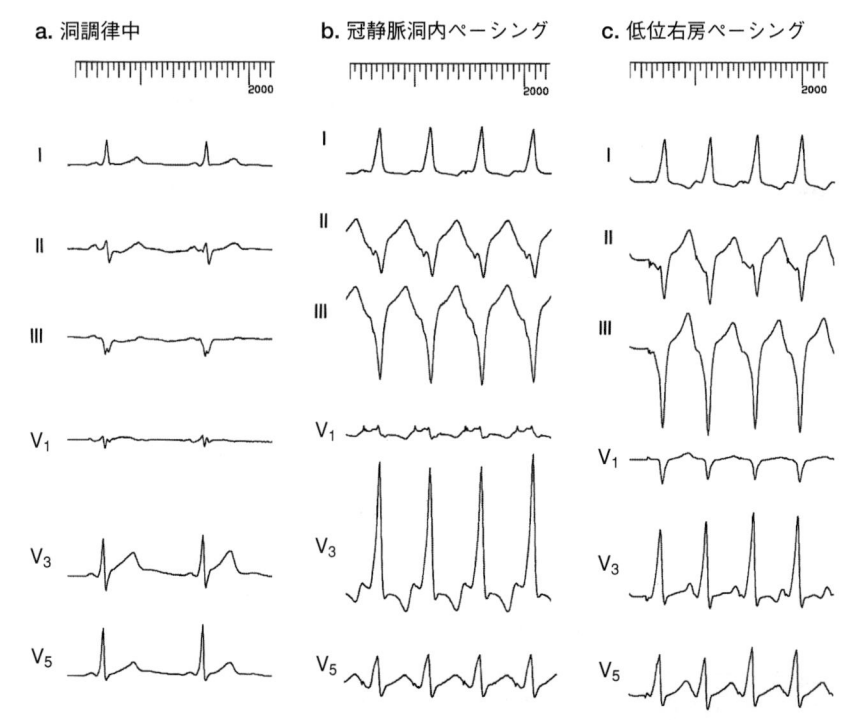

図32 心房ペーシング部位でのデルタ波の変化による順方向性複数副伝導路の証明
a：複数の顕在性副伝導路（左側下壁と右側下壁）を有する患者の洞調律中の体表面心電図．左側副伝導路の存在が疑われる．
b：冠静脈洞内に留置したカテーテルより左房側壁をペーシングすると，QRS波形は左側副伝導路を主に経由するパターンを示し，デルタ波は上方軸，右脚ブロック型を呈している．
c：低位右房より心房ペーシングを行うと右側に存在する副伝導路を伝導するパターンを示し，bとは異なる左脚ブロック型のデルタ波が観察される．

な診断法とはいえない。

10 特殊な房室副伝導路

1）複数副伝導路

　早期興奮症候群における複数副伝導路の頻度は10〜15%とされている[55,56]。これら複数副伝導路が有する伝導特性や分布にはさまざまな組み合

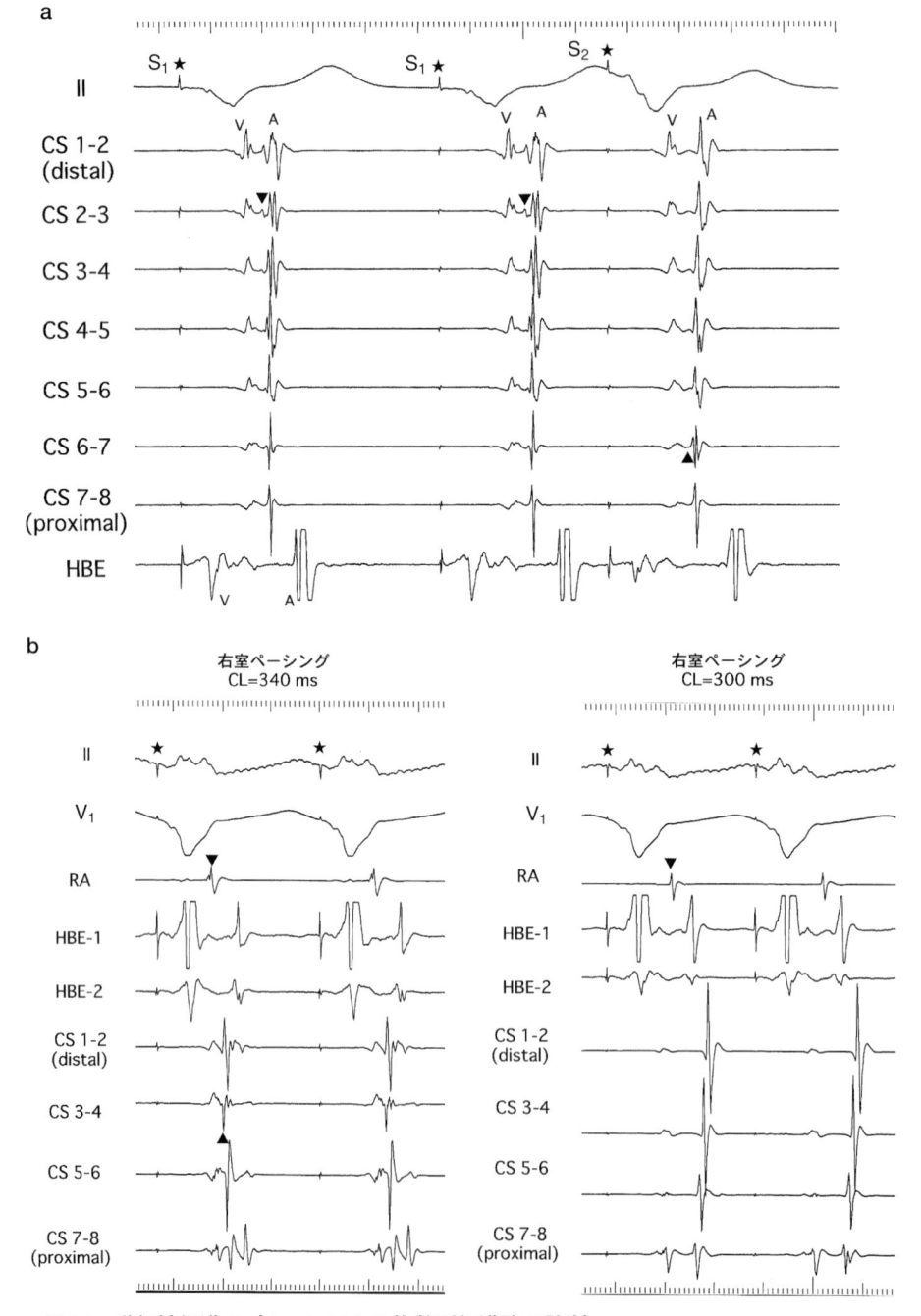

図33　逆行性伝導のパターンによる複数副伝導路の診断
a：左側側壁に2つの潜在性副伝導路を有する症例
b：ペーシングレートの変化により左側側壁と右側前壁の2つの房室副伝導路が証明された症例

わせがあり，一定の傾向はない．

洞調律時の体表面心電図から複数副伝導路を疑うことは困難であり，多くは心房細動中のデルタ波の変化により複数の順方向性副伝導路の存在が推察される（図31）．また，既述のごとく，デルタ波を有する（副伝導路を順向性に伝導する）AVRTが停止することなく，正常QRS波形の正方向性AVRTへと移行する現象が認められた場合も，複数副伝導路の存在を強く示唆する[39]．

複数副伝導路は電気生理検査時に発見されることの方が多いが，複数の副伝導路を明確に診断できるのは副伝導路間の距離が比較的離れている場合（10〜20 mm以上）であり，近接しているものに関しては詳細なマッピングによっても診断が困難で，カテーテルアブレーションを施行して初めて明らかになることも多い．

順方向性複数副伝導路の証明

①デルタ波（心室興奮順序）の変化

順向性伝導を有する副伝導路間で伝導能や不応期が異なる場合，通常の心房頻回刺激や心房期外刺激などで，複数副伝導路が証明されることがある．図32は，左側と右側に顕在性の房室副伝導路を有する患者に対して，左房（冠静脈洞）と右房から心房刺激を行った所見を示す．左房からのペーシングでは左側の，右房からでは右側の副伝導路を主に経由するデルタ波に変化しており，少なくとも2つ以上の副伝導路が存在することがわかる．また，副伝導路の順向性不応期が異なる場合は，心房期外刺激時のデルタ波の変化から複数副伝導路の証明が可能である．

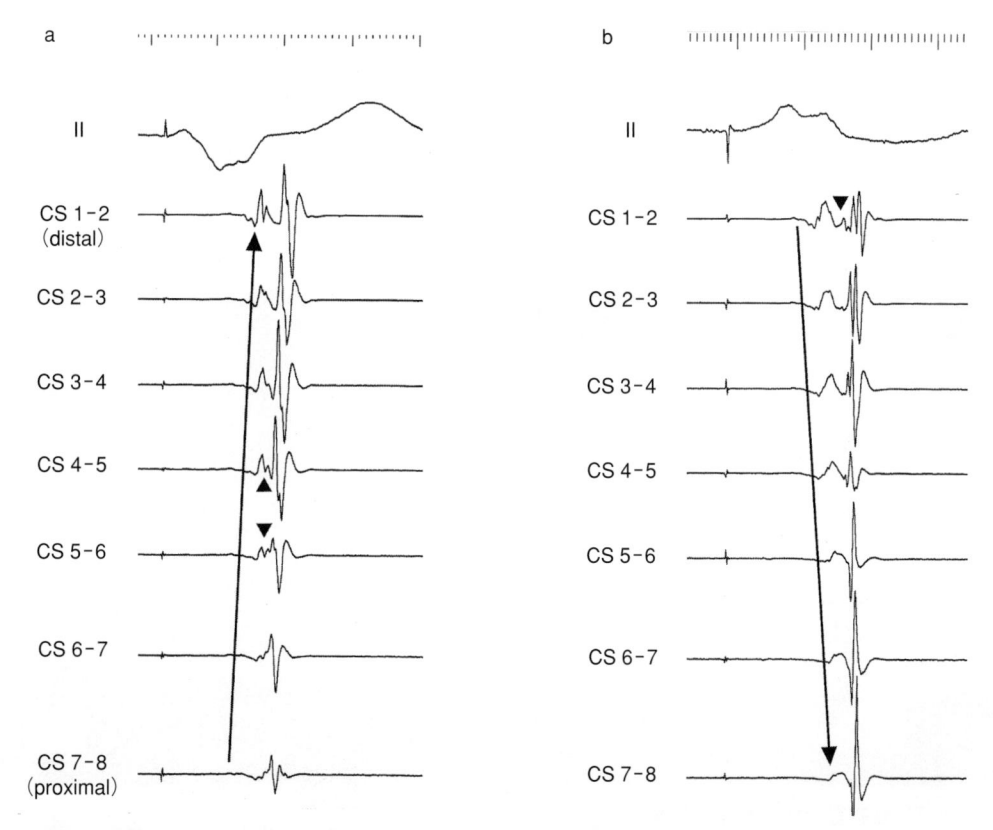

図34 心室ペーシング部位の移動による複数副伝導路の証明

左側の潜在性副伝導路を有する患者に対して，右室下壁（a）および右室流出路（b）からペーシングを行った際の心内電位を示す．ペーシング部位の移動による左室興奮伝播方向の変化（矢印）に伴って，心房最早期興奮部位（▲▼）が側壁（CS 4-6あるいは5-6）から前壁（CS 1-2）へ移行しており，少なくとも2本の副伝導路が左側に存在することがわかる．ペーシング部位に近接した副伝導路の特性が現れやすいのは，顕在性副伝導路で行った心房ペーシング部位に依存したデルタ波の変化と同様である（図32）．

②逆伝導性心房波の変化

心室からの高頻度刺激時に心房の最早期興奮部位が複数箇所で観察されるときは，複数副伝導路を疑う。ただし，一方の最早期がHis束近傍であれば，正常伝導路の逆伝導の可能性が高い。副伝導路が近接して存在するときは，一定レートでのペーシングでは突出した早期性が不明瞭になるため，期外刺激に対する反応を観察する必要がある。

図33aに左側側壁に存在する2つの副伝導路を有する症例を示す。基本周期刺激(S_1)時に冠静脈洞内で記録した逆行性心房波は，前壁側(CS 2-3)が早期に興奮しているが，320 msの連結期で入れた期外刺激時(S_2)には，▲印で示したCS 6-7に最早期興奮部位が移動した。基本刺激では前壁の副伝導路を経由していた心房波が，期外刺激時には下壁の副伝導路を伝導するパターンに変化したためと考えられる。

図33bには心室ペーシングレートの変化により左側と右側の複数副伝導路が診断できた症例を示す。ペーシング周期340 msでは双方の副伝導路が逆伝導するため，2つの遠く離れた部位，すなわち右房(RA：▼印)と左房(CS 3-4付近：▲印)とがほぼ同時に興奮している。この時点で複数副伝導路の可能性に気づかねばならない。さらにペーシング周期を300 msに短縮させたところ，右房の興奮時間が不変である一方でCSの心房興奮が突然に遅延した。左側の副伝導路の伝導は消失し，右側副伝導路のみを介するパターンに変化したのである。このように副伝導路間の不応期や伝導能が異なる症例では，心室期外刺激中の所見（心房興奮時間の変化）から複数の副伝導路の存在が診断できる。

心室ペーシング部位を変えることで複数副伝導路が証明されることもある。図34は左側の潜在性副伝導路を有する患者に対して，右室下壁(a)および右室流出路(b)からペーシングを行った際の心内電位を示す。ペーシング部位の移動に伴って心房最早期興奮部位が側壁(CS 4-6あるいは5-6)から前壁(CS 1-2)へ移行しており，少なくとも2本の副伝導路が左側に存在することが診断できる。

③心室最早期興奮部位と心房最早期興奮部位の

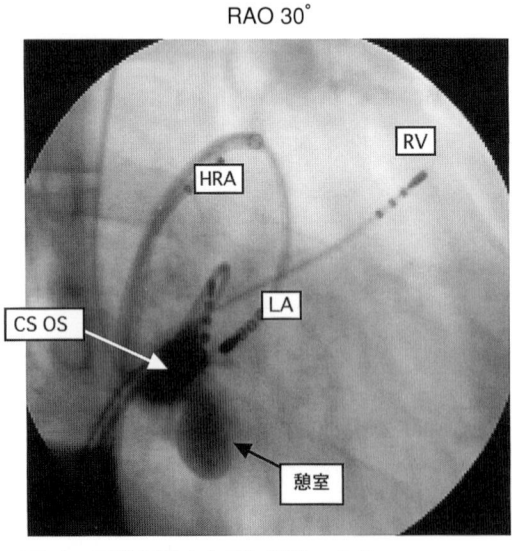

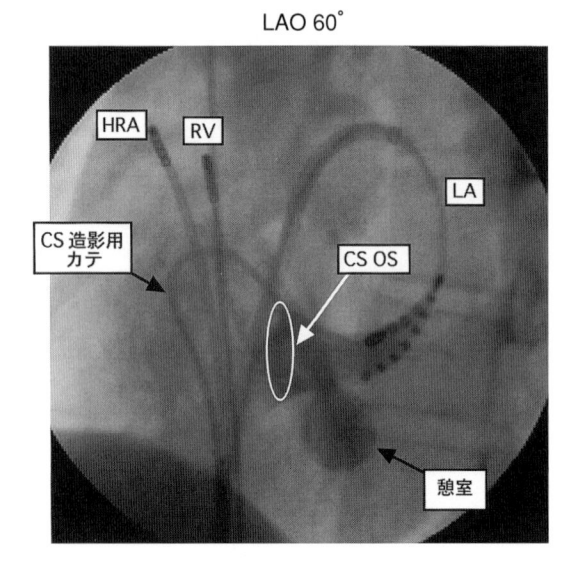

図35 冠静脈憩室と副伝導路の合併
冠静脈洞(CS)に関連して発生した憩室の造影所見を示す。冠静脈洞入口部(CS OS)付近に直径約15 mmの憩室が認められる。憩室は細いstalk(憩室頸部)を有し，冠静脈洞と連結している。副伝導路もこの形成異常と関連して発生することが多く，本症例の副伝導路伝導も憩室頸部での高周波通電により切断された。
なお，本症例は電気生理学的検査前に左側自由壁の副伝導路が疑われたため，経中隔的に左房内にカテーテル(LA)が挿入されている。
RV：右室，HRA：高位右房

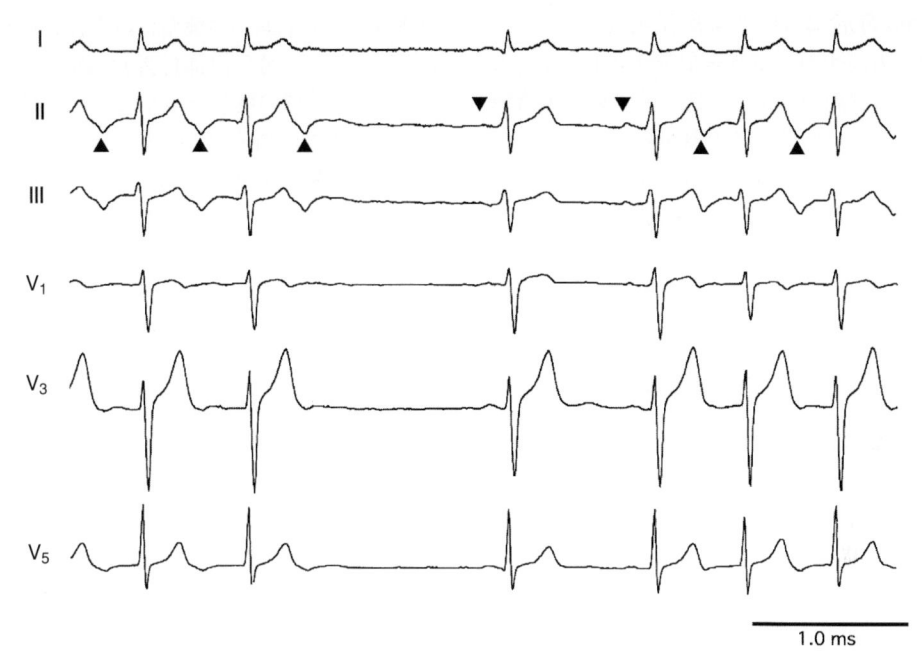

図36 permanent form of junctional reciprocating tachycardia (PJRT) の体表面心電図
PJRTが自然停止し，発作が再開しているところを示す。発作中のP波は明瞭に観察され，RP間隔はPR間隔よりも長い，いわゆるlong RP tachycardiaを呈する。PJRTの原因となる副伝導路は右側中隔下部に存在することが多く，P波はⅡ，Ⅲ誘導で陰性(上方軸)となる(▲印)。発作はこのように自然停止することも多いが，数拍の洞調律の後(▼印)，すぐに再発し，ほぼ終日発作が持続するパターンを示す。persistentと呼ばれるゆえんである。稀有型房室結節リエントリー性頻拍(AVNRT)，心房下部起源の心房頻拍との鑑別が重要になる。

解離

順向性伝導中の心室最早期興奮部位(あるいはデルタ波)と逆伝導中の心房最早期興奮部位に明らかな解離がある場合は，複数副伝導路を考える。ただし，10 mm程度の開きであれば，斜走する単一の副伝導路の可能性もある[57]。

2) 心臓静脈あるいは憩室に関連した副伝導路(心外膜下副伝導路)

冠静脈洞憩室に関連する副伝導路は，外科的副伝導路離断術によって初めて明らかにされた[58,59]。先天的な発生異常が副伝導路の形成にも関与したものと考えられている(図35)。房室副伝導路が憩室内を経由している全容は不明であるが，外科手術やカテーテルアブレーション時の所見により，憩室表面あるいは憩室の頸部が副伝導路の通路として重要であることがわかっている[60〜63]。また，憩室ではなく，冠静脈洞の近位側の分枝である中心臓静脈(middle cardiac vein)に関連して発生した副伝導路も報告されている[64]。このような房室副伝導路の経路は比較的長く，その心室端接合部は弁輪から離れて心外膜下に存在しているため，房室弁輪からのカテーテルアブレーションが困難と考えられている[65]。

Side Memo

long RP tachycardia

頻拍中のP波が，先行するQRS波よりもその後に続くQRS波に近接し，P-R間隔よりも長いR-P間隔を呈する上室性頻拍の総称である。これにはPJRT，非通常型(fast-slow型)のAVNRT，異所性心房頻拍などが含まれる。

3）Ebstein奇形に合併する副伝導路

三尖弁の中隔尖が心室側へ偏位するEbstein奇形は，最も房室副伝導路を合併しやすい先天奇形である[66]。副伝導路は右側中隔から下壁にかけて複数個存在することが多く，三尖弁の発生異常との関連が示唆される。副伝導路は機能的弁輪ではなく，より心房側の電気生理学的弁輪に存在する。したがって副伝導路付近では他の房室副伝導路と同様な電位が記録される。

4）減衰伝導特性を有する副伝導路

減衰伝導は房室結節に観察される特徴的な性質であるが，一部の副伝導路には長い相対不応期を持つ減衰伝導特性が認められ，極めて特異な病態を呈する。

a．PJRT

PJRT（permanent form of junctional reciprocating tachycardia）は1975年，Coumelによって初めて報告された頻拍で，発作が停止しても数拍の洞調律後にすぐ再発し，発作がほぼ終日繰り返されるというパターン（permanent form）を呈する[67]。多くの症例は薬剤抵抗性であり，長期間持続する症例では頻拍誘発性心筋症に発展することも経験される。当初，接合部（房室結節）のリエントリーが頻拍の機序と考えられたためにこのように命名されたが，1978年にPJRTの一部は減衰伝導を有する潜在性副伝導路を介した房室リエントリー性頻拍であることが，Gallagherらによって報告された[68]。その後も同様の機序を支持する報告が相次ぎ，現在はPJRTの大部分は特殊なAVRTの1つと考えられている[69,70]。筆者の知る限り，この頻拍の発生機序を房室結節のリエントリーと証明した報告はなく，PJRTと呼称することはその発生機序から見ても適当ではないが，慣習的にこの名称が使われ続けている。

①頻拍時の心電図所見

頻拍中の心電図ではRP時間がPR時間よりも長い，いわゆるlong RP tachycardiaを呈し（図36），後述のごとく後部中隔に副伝導路が存在することが多いので，Ⅱ，Ⅲ，aVFおよびV_6で陰性，V_1で陽性のP波が認められ，非通常型AVNRTに類似する。

②電気生理学的所見

頻拍中の最早期心房興奮はほとんどの症例で後部中隔（冠静脈洞入口部付近）であり，非通常型AVNRTと同様の所見を呈する。

両者の鑑別は頻拍中の心室期外刺激による心房早期捕捉現象によって可能なことが多い。図37a，bは頻拍持続中に右室中隔から心室期外刺激を与えたときの反応を示すが，いずれも刺激のタイミングがHis束の不応期に該当することがわかる。この刺激を挟んだAA間隔は延長しており（期外刺激によりリエントリー回路がリセットされており），副伝導路を介したAVRTと診断された。通常の副伝導路では心房捕捉が生じた場合，AA間隔は短縮するが，この症例では期外刺激によって副伝導路の伝導遅延がより顕著になったためAA間隔が延長している（頻拍中の心室期外刺激による心房早期捕捉現象の項，232ページ参照）。

PJRTの副伝導路はまれに前中隔や右側あるいは左側の自由壁に存在することも報告されている。このような場合はP波の形状が異なり，左側ではV_1のP波が陽性になり，前壁に近づくにしたがって，左軸の傾向が弱くなる。

既述した傍His束ペーシングによる鑑別は，洞調律の維持が困難なため定常的な心室ペーシングが困難なため不可能なことが多い。

自然停止しても正常洞調律からすぐにPJRTが再発する理由は，リエントリー成立の条件の1つである伝導遅延が容易に満たされることにある。副伝導路自体が顕著な伝導遅延を有するため，順伝導ブロックの生じた部位が逆行性に再興奮するのに十分な時間が供給される。さらに，副伝導路での順向性伝導のブロックが浅いレベル（心房側）で生じていれば，リエントリー回路の形成にいっそう有利な条件となりうる（「心房期外刺激による正方向性AVRTの誘発」の項参照）。

b．いわゆる"Mahaim線維"とその亜型

房室結節間を連絡する副伝導路の呼称については，本章の冒頭で述べたごとく，人名を冠した名称は疾患概念の混乱を招くおそれがあるため極力用いないこととした。"Mahaim線維"はその典型であり，この名称にかかわる病態の考え方は諸家によってさまざまである。

Mahaimらは，1937年に房室結節あるいは束枝から心室へ走行する線維（副伝導路）の病理組織学

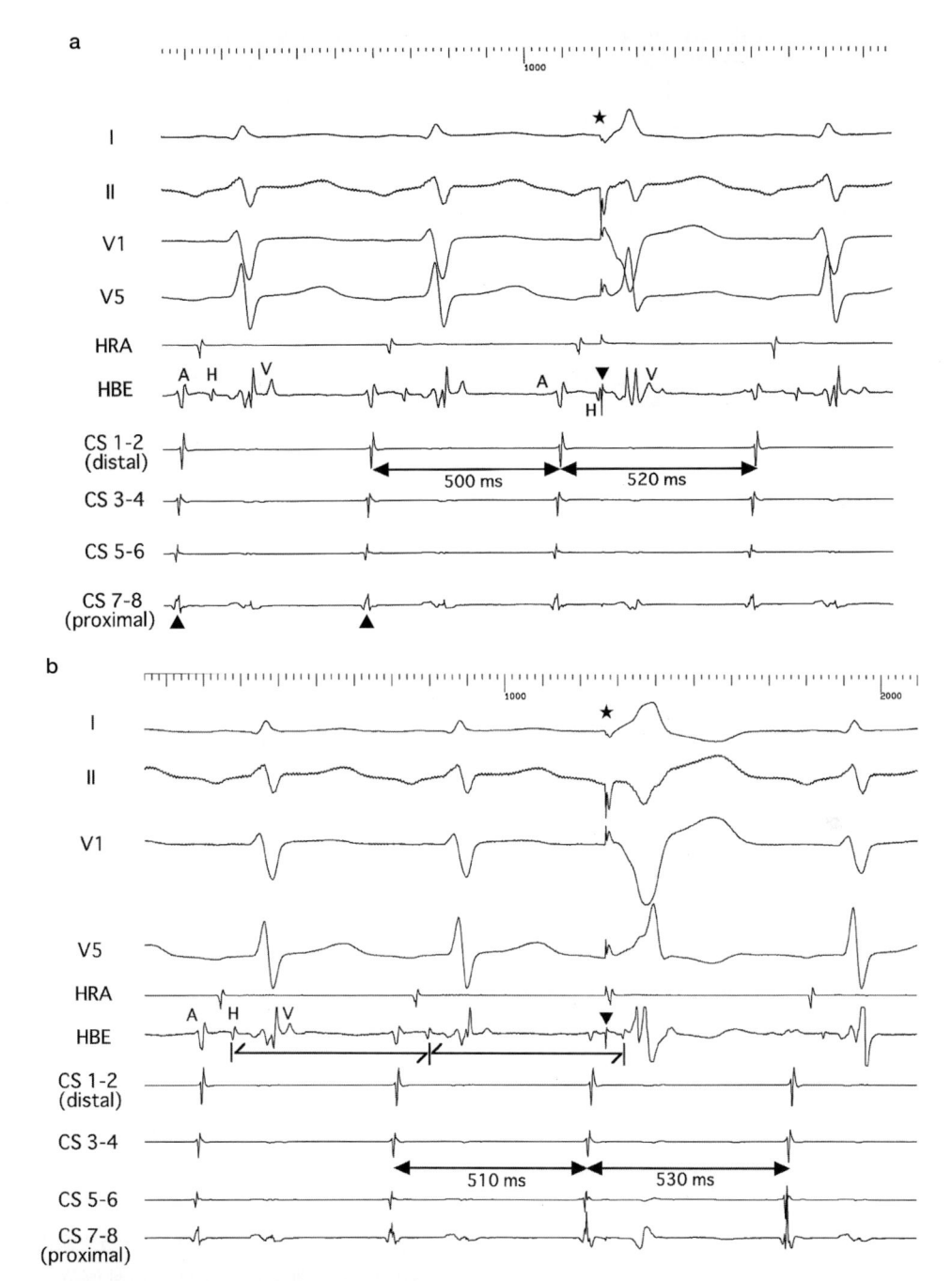

図37 PJRT中の心内電位と心室期外刺激に対する反応

a：PJRT中の心房最早期興奮部位は冠静脈洞開口部(CS7-8)に認められる(▲印)。頻拍中に右室心尖部より連結期470 msで心室期外刺激を挿入した(★印)。His束電位図を見るとこの期外刺激のスパイクはHisの興奮よりも後にあり、Hisの不応期の時相にあたる(▼印)。この期外刺激を挟んだAA間隔は500 msから520 msに延長し、頻拍がリセットされており、頻拍の機序はAVRTと診断することができる。

b：さらに短い連結期で挿入された心室期外刺激に対する反応。連結期420 msで心室期外刺激を挿入したところ、頻拍周期は510 msから530 msに延長し回路がリセットされていることがわかる。このタイミングの期外刺激(スパイク)はHis興奮よりも前にあるが、HH間隔を順次に追っていくと(⟵⟶印)、期外刺激後のHisは同じ周期で興奮しており、Hisは順向性に伝導していることがわかる。つまり、ここまではHisの不応期と定義でき、リセットされていればAVRTに特異的な所見と考えられる。aよりも短い連結期で期外刺激を挿入したにもかかわらず、周期の延長の程度が同等であるのは、副伝導路の伝導遅延によって期外刺激の早期性が相殺されたためである。

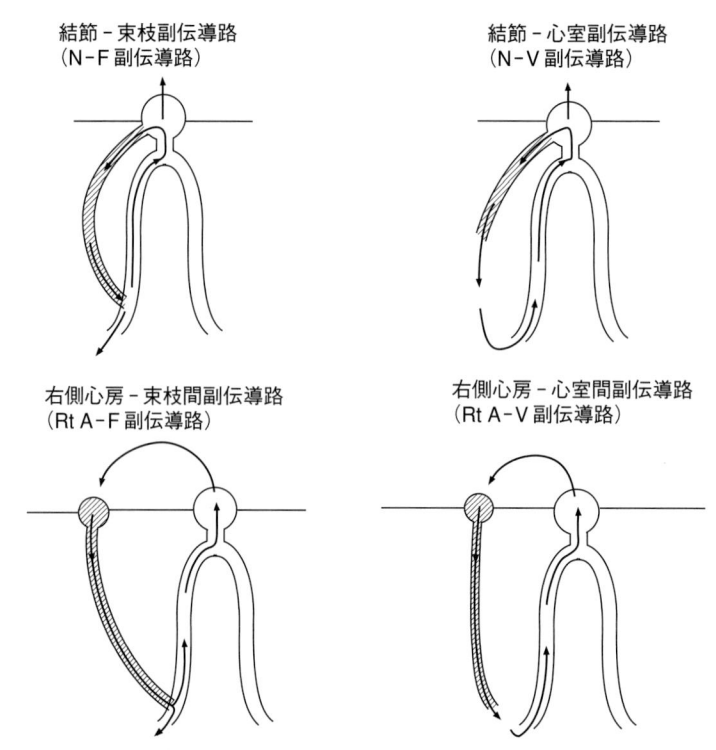

図38 結節－束枝，結節－心室副伝導路と，右房－束枝間，右房-右室間副伝導路の概念と，これらを介したリエントリー性頻拍の回路

的な所見を初めて発表した[6]。発表当時はこの線維の持つ電気生理学的意義は明確にされていなかったが，その後，1975年になってLevらがこの線維に起因すると考えられる特殊な早期興奮症候群が存在することを追加報告し，"Mahaim線維"と称されるようになった[71]。しかし，近年の電気生理検査の所見によると，このような古典的なMahaim線維による頻拍はむしろまれであり，多くは右房と束枝（右脚）間の減衰伝導特性を有する特殊な副伝導路を介していることが明らかになった[16~18,72~81]。したがって，過去（特に1985年以前）に報告されたMahaim線維に関する論文の内容は，新しい観点から再評価される必要がある。

本章では"Mahaim線維"にまつわる異常伝導路を，①古典的Mahaim線維である結節－束枝(nodo-fascicular; N-F)，結節－心室(nodo-ventricular; N-V)副伝導路と，②新たな概念である減衰伝導特性を有する右側心房－束枝間(Rt A-F)，または右房－右室間(Rt A-V)副伝導路とに分類して解説する。

図38にN-F/N-V副伝導路とRt A-F/Rt A-V副伝導路の概念と，これらを介したリエントリー性頻拍の回路を示す。いずれも副伝導路を順向性に伝導するマクロリエントリー回路を形成することが多い。N-F/N-V副伝導路を介する頻拍において心房は回路の一部には含まれておらず，いわゆるbystanderとして興奮しているにすぎない。房室結節を介するAVNRTを合併することもあり，頻拍の診断は容易でない（後述）。

①心電図学的特徴

これら副伝導路の心室側の付着端はいずれも右室心筋または右脚（束枝）であるため，洞調律中のQRS波形は左脚ブロック型，左軸偏位を示すことが多い。副伝導路の伝導速度や房室結節への付着部位の違いにより，洞調律中の早期興奮パターンの程度が決定される。いずれの副伝導路も近位端に減衰伝導特性を有する組織に連結しているため，PR時間は正常なことが多い。副伝導路を順向性に伝導するマクロリエントリー性頻拍のほとんどは副伝導路を順向性に，正常伝導路を逆行性

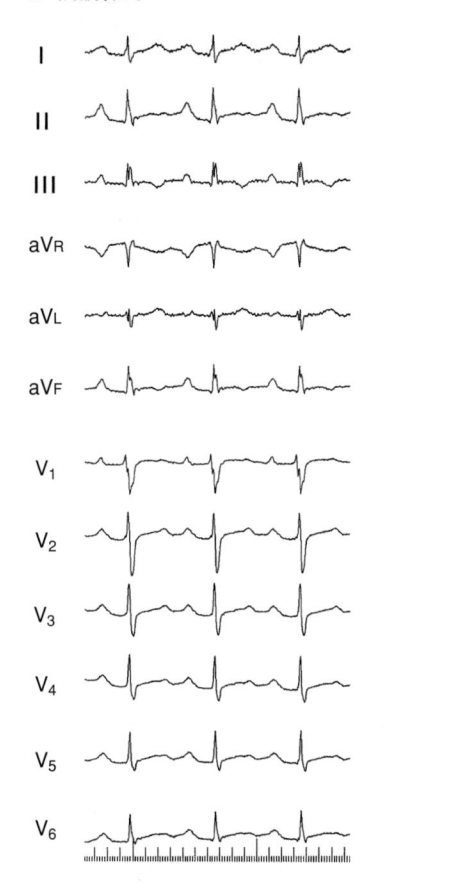

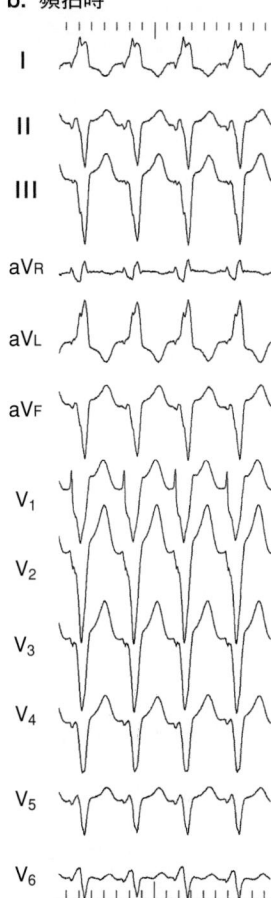

図39 減衰伝導特性を有する右房-束枝間(Rt A-F)副伝導路の洞調律中と頻拍中の12誘導心電図

a：洞調律時心電図
本患者はEbstein奇形による完全右脚ブロックも合併しているため，洞調律中に左脚ブロック型の早期興奮は不明である．Rt A-F副伝導路により右室が，正常伝導路により左室がほぼ同時に興奮しているため，幅の狭いQRS波を呈している．

b：頻拍時心電図
Rt A-F副伝導路を順向性に，正常伝導路を逆行性に興奮する反方向性AVRTである．QRS波形は副伝導路のみを伝導するパターンとなり，左脚ブロック，左軸偏位を呈している．副伝導路の心室端は右室の下壁付近にあると推察される．

に伝導する経路をとるため，頻拍中に早期興奮のパターンが最も顕在化する（図39a, b）．まれに副伝導路を逆行性に伝導する回路を形成し，頻拍中のみ正常QRS波を呈する症例も報告されている．右側房室副伝導路と同様にEbstein奇形に合併することが多い．

②N-F/N-V副伝導路あるいはRt A-F/Rt A-V

副伝導路を最初に疑う電気生理学的所見

これら副伝導路における典型的な電気生理学的所見は心房ペーシング中に観察される．心房ペーシングレートを上げるに従い，A-V間隔は通常の房室結節と同様に減衰伝導特性を示し，徐々に延長する．このとき，体表面心電図上に示される早期興奮のパターン（左脚ブロック傾向）は顕著化

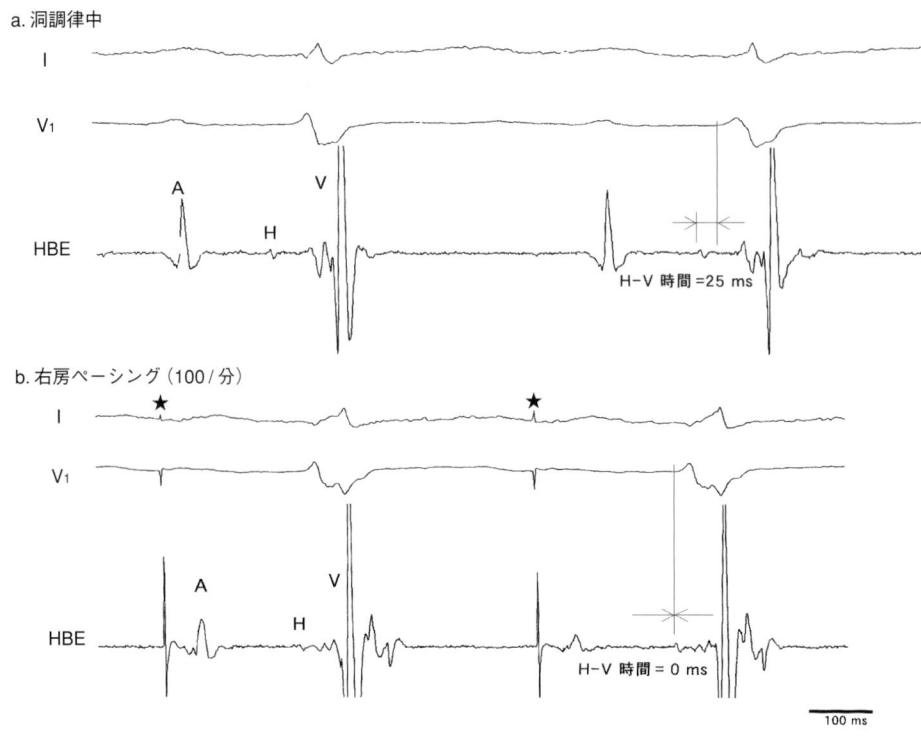

図40 右房−束枝（あるいは心房−心室）間副伝導路に対する右房ペーシング時の所見（図39と同一症例）

a：洞調律時。Rt A−F副伝導路を介した右室興奮が正常伝導路を経由した心室興奮よりわずかに速いため，H−V時間は25 msと正常よりも若干短縮している。

b：右房ペーシング（100/分）時。A−V時間は150 msから170 msに，PR時間は210 msから220 msに延長しており，房室間は減衰伝導特性を示している。一方，H−V時間は0 msに短縮し，QRSは少し幅広くなって左脚ブロックの傾向を示している。本患者には完全右脚ブロックが合併しているため，右脚電位が記録されず，ペーシング中のHis電位と右脚電位との時相を比較することができなかった。したがって，心室端が束枝に連結しているか否かの判定は不可能である。

し，QRS幅の延長することが多い。ここで最も留意すべき点は，A−V時間の延長がA−H時間の延長より小さいためにH−V時間が短縮するか，HとVが逆転してHis電位がQRS内に埋没する現象である（図40）。つまり，右室を早期に興奮させる副伝導路の存在と，副伝導路の減衰伝導特性を同時に説明しなければならず，当初はMahaimの提唱したN−V副伝導路を考えることが最も適当と考えられた。しかし，現在では，正常伝導路類似の刺激伝導系が右室自由壁に独立して存在する病態が明らかとなった。

③N−F/N−V副伝導路とRt A−F/Rt A−V副伝導路の鑑別診断

これらの鑑別診断にかかわるポイントは，副伝導路が上室−心室間のどこを経由しているか，すなわち，副伝導路の近位端と遠位端の付着部位がどこなのかを電気生理学的に明らかにすることである。

（1）近位端の診断

N−F/N−V副伝導路とRt A−F/Rt A−V副伝導路の多くは逆伝導を有していないため，逆伝導中の心房最早期興奮部位や，傍His束ペーシング法などで近位端の接合部位を推察することは困難である。

（1）−a 近位端の房室結節付着（N−FまたはN−V副伝導路）を示唆する所見

［副伝導を介する頻拍中の房室解離］

最も確実な所見は，副伝導を介する頻拍中に房室解離現象（あるいは心房−His解離現象）が認め

10. 特殊な房室副伝導路　245

I

III

三尖弁輪自由壁　A　　　V
（後側壁）
　　　　　　　↑
　　　　　副伝導路電位

　　　　A　　　　V
　　　　　　H
HBE

100 ms

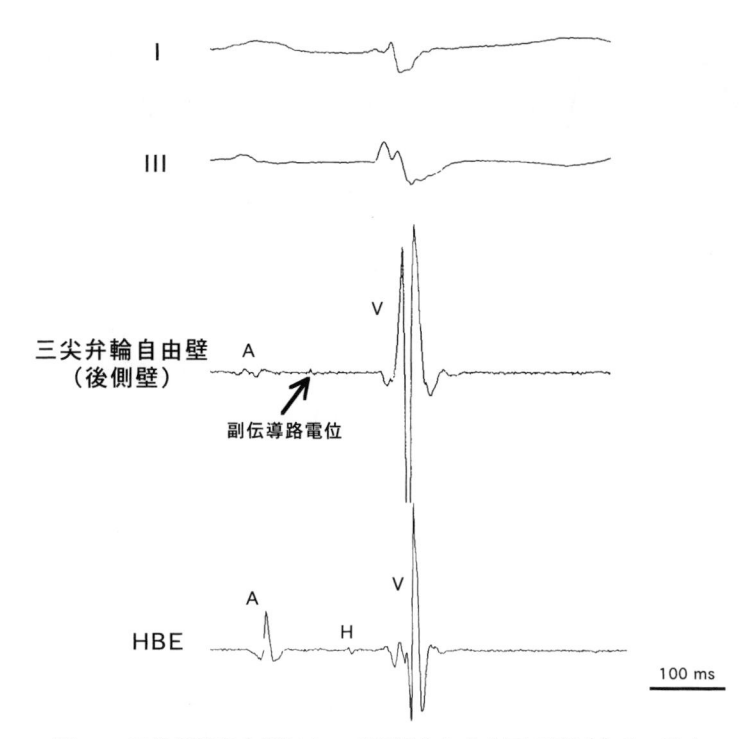

図41　三尖弁輪自由壁において記録された心房-束枝（あるいは心房-心室）間副伝導路電位
三尖弁輪自由壁（後下壁）のマッピングの際に記録された副伝導路電位（AP）を示す。A-AP間は約100 msと長く，副伝導路において房室結節に匹敵するほどの伝導遅延が存在していることが解る。AP電位はHis束電位図（HBE）のHis電位と同様にスパイク様で，心室側の伝導は速いと考えられる。この電位記録部位での高周波通電により副伝導路の伝導は完全に途絶した。

られることである。N-F/N-V副伝導路を介する頻拍では心房が必須の回路ではなく，H-Aブロックが生じても頻拍は存続しうる[81]。しかし，残念ながらこのような現象はまれであり，感受性の高い鑑別診断法とはいえない。

［心房ペーシング時の所見］

心房ペーシング時にAHブロックが生じた場合，常にQRSも脱落していれば副伝導路と房室結節との連結が強く示唆される。また，房室伝導のブロックまたは遅延が副伝導路よりも近位部の房室結節で生じている症例ではA-V伝導の遅延が認められた際に，その延長の程度がA-Hの遅延に大きく依存し,房室結節との関連が疑われる。しかし，ほとんどの場合は副伝導路よりも遠位部でブロックまたは遅延が生じているため，既述のごとくAV間隔はAH間隔に依存せず，心房ペー

シング中の所見からRt A-F/Rt A-V副伝導路と鑑別するのは容易でない。

（1）-b　近位端の右房付着（Rt A-FまたはRt A-V副伝導路）を示唆する所見

Rt A-F/Rt A-V副伝導路の心房端は多くの場合,中隔から離れた右房の自由壁に存在するため，N-F/N-V副伝導路との鑑別が可能な場合がある。

④**副伝導路電位**（accessory pathway potential ; AP potential）

三尖弁輪自由壁の詳細なマッピングにより，Rt A-F/Rt A-V副伝導路を伝導する副伝導路電位が記録される。図41に示すごとく，この電位は鋭くHis電位に類似し，脚電位と同様に心尖部方向に向かって連続性に記録することができる。心房波との間隔（A-AP間隔）は60 ms前後と長く，

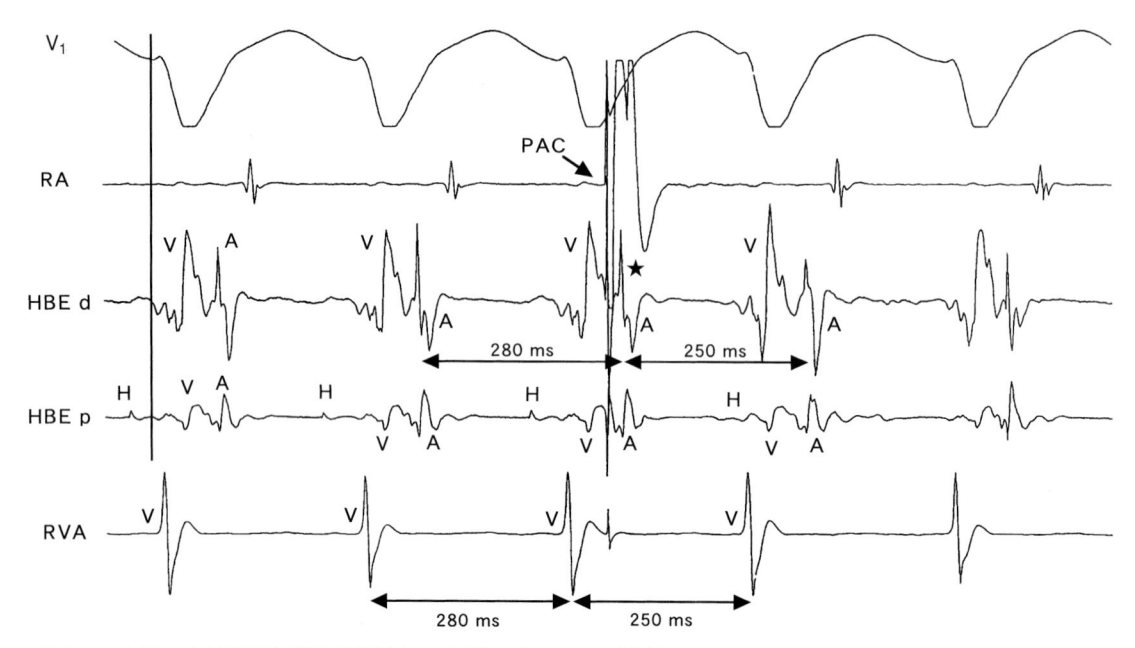

図42 心房-束枝間副伝導路を順向性に伝導するAVRTの証明
頻拍は左脚ブロック型を呈し，逆行性の心房波（A波）はHis束近傍が最早期である．頻拍中の興奮順序はH→V→Aであり，心室筋に連結した副伝導路（結節-心室副伝導路，右側心房-心室間副伝導路）を順向性に伝導するAVRTは否定的である．しかし，稀有型の房室結節リエントリー性頻拍（AVNRT）にinnocent bystanderとして副伝導路が機能している可能性は否定できず，自然発作時の所見のみでは厳密な鑑別は困難である．
さらに鑑別を進める目的で，右房自由壁（後下壁の弁輪付近）から220 msの連結期で心房期外刺激（PAC）を行った．刺激を挟んだVV間隔は280 msから250 msに短縮し，回路がリセットされていることがわかる．一方，★印で示すHis束付近の心房興奮は頻拍中と同じパターンで興奮しており（刺激を挟むAA間隔は短縮していない），この心房期外刺激の時相はHis束近傍（中隔側）の心房の不応期にあたると解釈してよい．結節-束枝 または結節-心室間副伝導路を順向性に伝導する頻拍，あるいはAVNRTでは，このタイミングの心房興奮で回路がリセットされることはありえない．したがって，この現象により副伝導路の近位端は三尖弁輪自由壁に存在することが証明された．

ATP静注によりA-AP間のブロックが生じることから，正常房室伝導路と同様の性質を有する独立した伝導系の存在が強く示唆される[76]．カテーテル先端の物理的圧迫や高周波通電などで，A-AP間の単独ブロックが生じるとQRS幅が狭くなることから，副伝導路由来の電位と考えて間違いない．このような心室の早期興奮性と強く関連する副伝導路電位が三尖弁自由壁に確認されれば，房室結節に直接連結しないRt A-F/Rt A-V副伝導路の存在を考える．

⑤頻拍中の心房期外刺激による回路のリセット現象

単発刺激によるリエントリー性頻拍のリセットゾーンが頻拍回路上で最大となる現象を利用して，副伝導路の心房端が三尖弁輪自由壁に存在することを確認する方法である．副伝導路を介する頻拍中，心房自由壁でのリセットゾーンが中隔側のそれに比して拡大していれば，Rt A-F/Rt A-V副伝導路を介するAVRTが疑われる．実際この方法を用いてリセットゾーンが最大となる部位でカテーテルアブレーションを行った報告もある[78]．また，三尖弁輪自由壁から心房期外刺激によってリセット現象が認められた場合，期外刺激のタイミングが心房中隔の不応期の時相（すなわち中隔側のA波よりも遅い時相あるいはほぼ同時）であれば，より確実にRt A-F/Rt A-V副伝導路を介したマクロリエントリーと診断できる（図42）．ただし，後述するようにRt A-F/Rt A-V副伝導路をbystanderとして伝導するAVNRTの場合は，このような回路のリセット現象が認められないので注意が必要である．

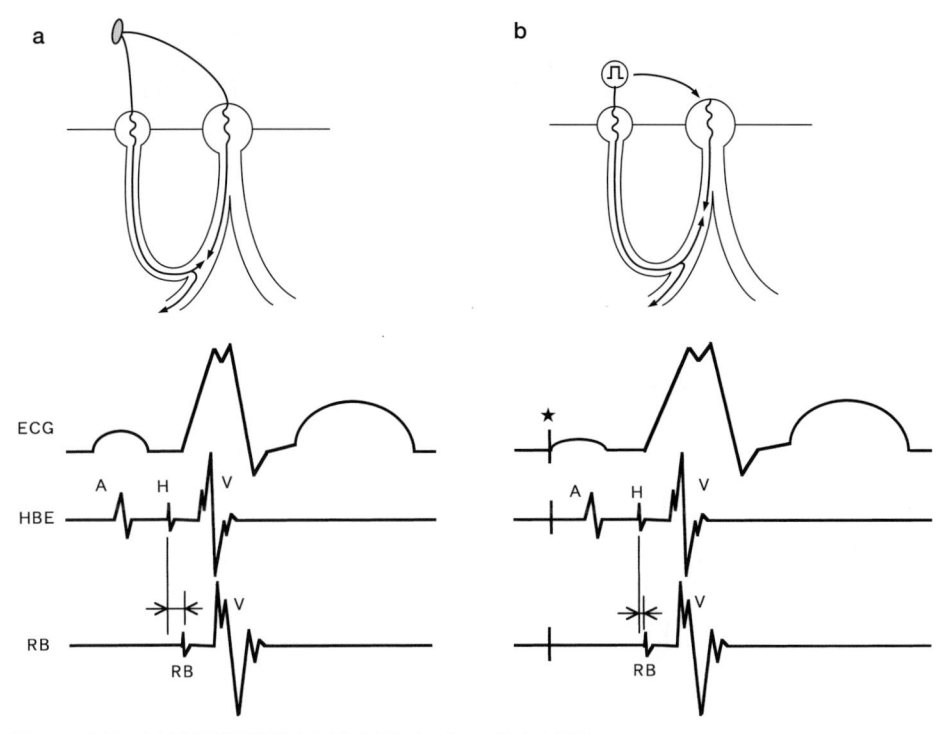

図43 心房-束枝間副伝導路を示す心房ペーシング時の所見
aは洞調律中，bは三尖弁輪副伝導路近傍よりのペーシング時の電位と伝導パターンの模式図を示す。心房ペーシングにより副伝導路をより早期に伝導させると，副伝導路を介した右脚興奮が洞調律時(a)に比べて相対的に早くなるため，右脚電位がHis電位と同時，あるいは右脚電位がHis束電位に先行する所見が認められる。心房-束枝間副伝導路においては副伝導路に近い三尖弁輪側からのペーシングでこの現象が最も観察されやすい。したがって，心房のペーシング部位に依存してHis束と右脚電位の時間的関係が変化する場合は心房-束枝間副伝導路を疑う。
ただし，Ebstein奇形などにより右脚ブロックが存在する症例では右脚電位の記録が困難であり，この鑑別法は無効である(図40参照)。

(1) 遠位端の診断法
(1)-a 心房ペーシング中の所見
　心房ペーシングにより房室結節の伝導遅延を誘導すると，右脚に連結する副伝導路(N-FあるいはRt A-F副伝導路)では，副伝導路を介した右脚興奮が相対的に早くなるため，右脚電位がHis束電位と同時，あるいは右脚電位がHis束電位に先行する所見が認められる(図43)。Rt A-F副伝導路において，この現象は副伝導路に近い三尖弁輪側からのペーシングで最も観察されやすい。副伝導路が心室に付着している場合は，心房ペーシング中もHis-Purkinje系は順向性に伝導し，His-右脚時間は洞調律時と同じである。
(1)-b 副伝導路を介する頻拍中のVH時間
　N-FあるいはRt A-F副伝導路を順向性に介する頻拍では，副伝導路を介して右脚に直接侵入した伝導によりHis束が早期に興奮するため，His束電位がV波(QRS)に先行するか，またはV-H時間が短い。特に前者はN-FあるいはRt A-F副伝導路に特異的な所見である(図42)。ただし，AVNRTが合併する場合は心室へ連結する副伝導路でも同様の所見を呈するため注意が必要である(後述)。一方，心室に付着するN-VあるいはRt A-V副伝導路では心筋を介した伝導によりHis束が興奮するため，そのタイミングは遅くVH時間は長くなる。ただし，この場合も例外があり，N-FあるいはRt A-F副伝導路であっても頻拍中に逆行性の右脚ブロックが生じているとHis束の興奮が大きく遅れる。

c. AVNRTと"Mahaim"副伝導路を介したマ

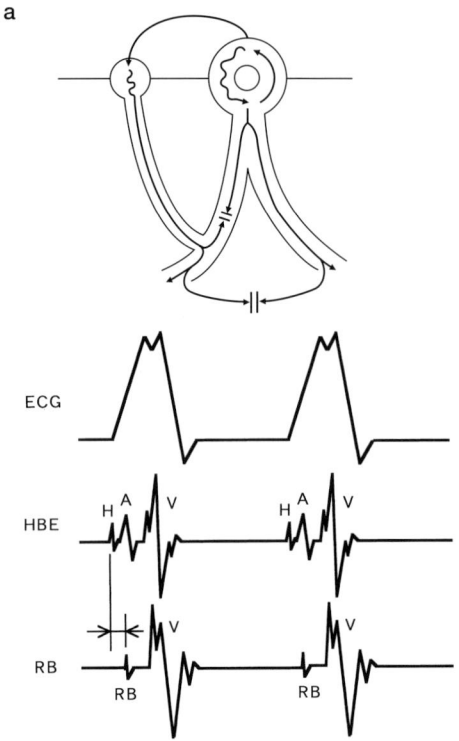

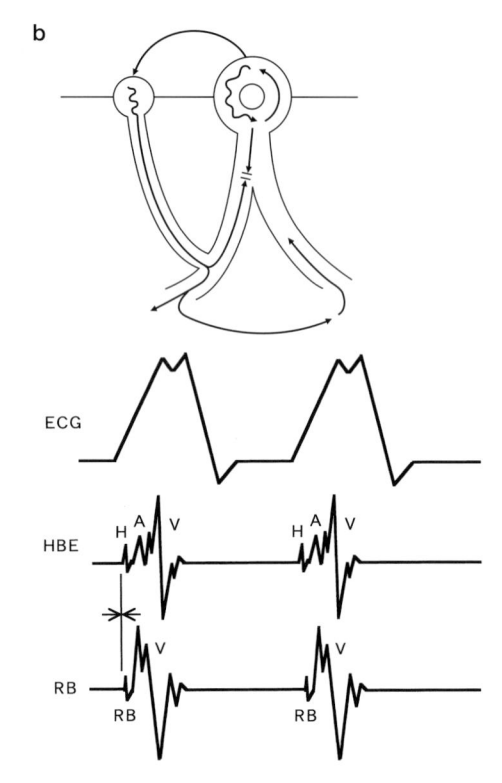

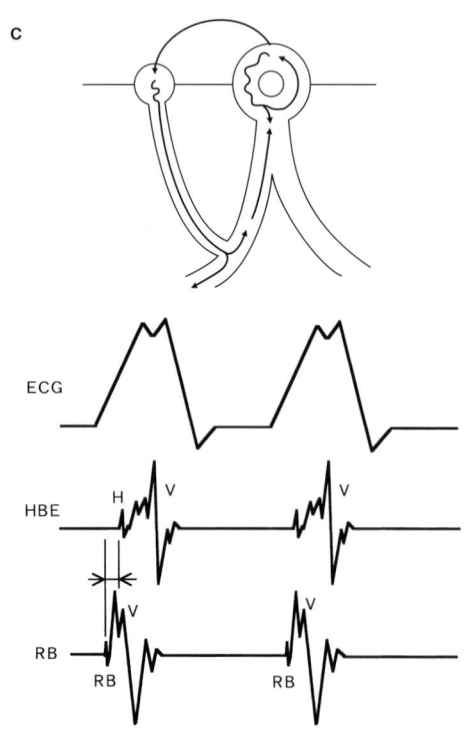

図44 心房-束枝間副伝導路に通常型AVNRTが合併した場合の心内電位と興奮伝導パターンの模式図

本頻拍の場合に観察される現象は各伝導路の伝導速度や副伝導路の経路の違いによってさまざまなパターンがありうる。ここではいわゆる"Mahaim線維"の代表として心房-束枝間副伝導路を選択し，3つのパターンに分類した。

a：房室結節の遅伝導路の伝導が比較的早い場合。正常伝導路を下降する伝導が速いため，副伝導路を下降してきた興奮と右脚の遠位部で衝突する。したがってHis束電位は右脚電位に先行し，QRS波形は副伝導路だけではなく正常伝導路(左脚)による融合波形となる。His束電位図(HBE)ではHis束電位がQRS波の開始に先行し，電位の興奮順序はH→A→Vである。

b：房室結節の遅伝導路の伝導がもう少し遅くなった状態。副伝導路を下降した興奮はQRS波を形成した後，右脚を逆行性に興奮させ，正常伝導路を下降してきた興奮とHis束直下で衝突する。したがってQRSは完全に副伝導路のパターンとなり，His電位の時相はQRS波よりも遅くなり，右脚電位との時間差が狭くなる。

c：遅伝導路の伝導がきわめて遅くなった場合。副伝導路を下降してきた興奮は正常伝導路に侵入した後，房室結節からの伝導が降りてこないため，そのほとんどを逆行性に興奮せしめる。したがってQRS波は完全に副伝導路のパターンとなり，His束電位の時相は右脚電位よりも遅れる。こうなると副伝導路を順向性に伝導する反方向性AVRTと同様になってしまい，AVNRTとの厳密な鑑別はもはや不可能となる。

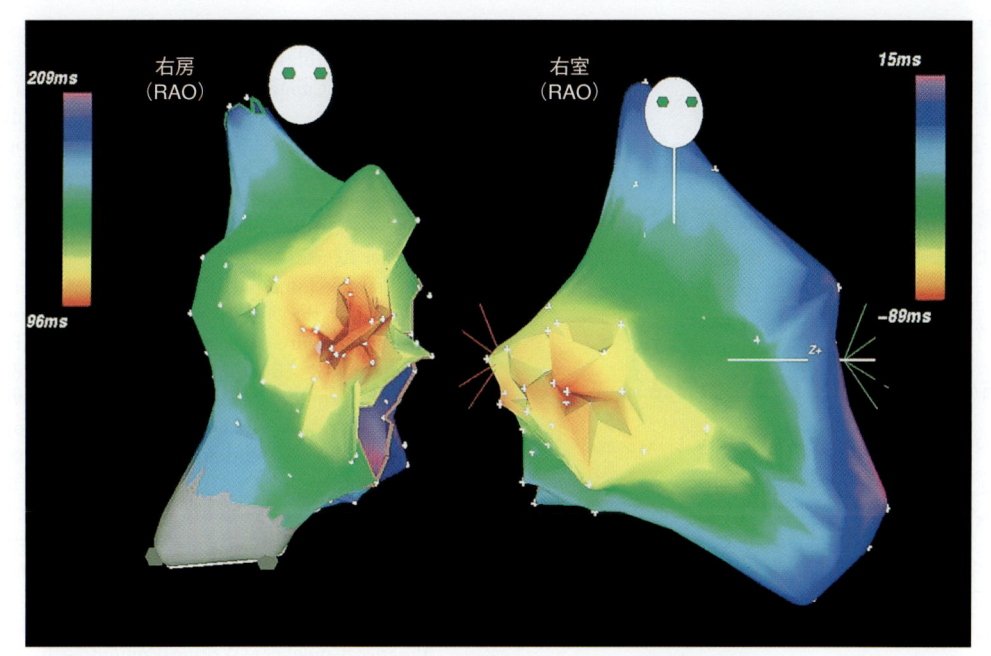

図45 三次元マッピングシステムによる右心耳に付着する房室副伝導路
図左は右室ペーシング中の右房の興奮パターンを示す。赤で表示された所が逆伝導の最早期興奮部位であり、弁輪より離れた右心耳付近に副伝導路が付着していることが示されている。図右は洞調律中の右室の興奮パターンを示す。右房と同様に弁輪から離れた所に順伝導の早期興奮部位が認められる。

クロリエントリー性頻拍との鑑別

 N-F/N-VまたはRt A-F/Rt A-V副伝導路を有する患者の多くは房室結節二重伝導路を有し、その約半数にはAVNRTが合併するため、病態の把握はいっそう困難となる[80]。特にAVNRT中に副伝導路がinnocent bystanderとして順向性に興奮する場合はマクロリエントリー性頻拍と同様に左脚ブロック型を呈し鑑別は容易でない。頻拍中のQRS波が融合波形を呈する場合にはAVNRTが示唆されるが、このような所見はまれとされている(図44a)。したがって多くの症例においては、以下に述べるような電気生理学的項目を参考にしながら鑑別診断を進める必要がある。

 このためには頻拍時と心室ペーシング時におけるHis束電位図の違いが役に立つ。副伝導路を介するマクロリエントリー性頻拍において、正常刺激伝導系のほとんどは逆行性に興奮する。したがってHis束近傍の中隔側では右脚(RB)→His束(H)→心房(A)の順序で興奮が記録される。このときのRB-H時間あるいはH-A時間は心室ペーシング中のそれぞれの値にほぼ等しい。

 一方、AVNRTにおいては、副伝導路と房室結節遅延伝導路の伝導速度の違いにより、さまざまな興奮順序の組み合わせが考えられる。房室結節の遅延伝導路の伝導速度が比較的速いと、刺激伝導系を下行した興奮と副伝導路から逆行した興奮とがより遠位部で衝突する(図44a)。この場合、右脚は順向性に興奮するためQRS波形は融合波を呈し、興奮順序はH→RBとなる。遅延伝導路の伝導速度がもう少し遅くなると興奮の衝突はより近位部で生じるため、QRS波形は副伝導路のみを伝導するパターンとなり、RBとHはほぼ同時に興奮する(図44b)。これら二者では、HとAの関係は通常のAVNRTと同様でHA時間は心室ペーシング時のそれよりも短縮する。一方、図44cのごとく、遅延伝導路の伝導速度が極めて遅いと、刺激伝導系の興奮はすべて逆行性となり、もはやマクロリエントリーとの鑑別は困難となる。また、頻拍中にHis束興奮の時相が1拍ごとに変化し、AVNRTとマクロリエントリーが交互

に回旋していると考えるざるを得ない症例もある。

以上述べてきたように，N-F/N-VまたはRt A-F/Rt A-V副伝導路にかかわる頻拍の機序解明は，電気生理検査の中でも最も困難なものの1つと考えられる。実際の電気生理検査中は以上述べたような所見を1つずつ検証し，少しでも確からしい診断へと近づく作業が要求される。電気生理学者の力量が試される絶好の機会である。

5）右心耳に付着する房室副伝導路

心内膜側からのカテーテルアブレーションが多くの症例で成功するのは房室副伝導路が房室弁輪ぎりぎりの心筋に付着していることの表れである。しかし，まれながら房室弁輪から離れた所に位置する副伝導路も存在し，アブレーションに難渋する一因と考えられる。なかでも右心耳付近に付着する房室副伝導路が近年相次いで報告され注目を集めている[82,83]。

筆者らの施設においても心房端が右心耳に付着する右側副伝導路を経験している。近年，使用されるようになった三次元マッピングシステム（CARTO）によって正確な副伝導路の位置と解剖学的構築の関係が解明されるようになった。図45はその1例である。左は右房の右前斜位像であるが，心室ペーシング中の逆行性の心房最早期興奮部位は三尖弁輪から離れており，突出した構造で示された右心耳の先端付近に存在することがわかる。赤で表示された早期興奮領域は右心耳を中心とした比較的広い範囲に認められ，幅広い構造を持った副伝導路が示唆される。一方，図右に示すように，洞調律中に行った右心室のマッピングにおいても最早期興奮部位は弁輪から離れた右室自由壁にあり，弁輪上を長く連結する副伝導路であることがわかる。このような症例では副伝導路の心房，心室端は厚い心筋の外膜側に付着するため，心内膜側からのアブレーションは困難なことが多い。

〈栗田隆志〉

● 文献

1) Durrer D, Schuilenburg RM, Wellens HJJ : Preexcitation revisited. Am J Cardiol 1970 ; 25 : 690
2) ACC/AHA Task Force Report. Guidelines for Clinical Intracardiac Electrophysiological and Catheter Ablation Procedures. A report of the American College of Cardiology/American Heart Association task force on practice guidelines (Committee on Clinical Intracardiac Electrophysiologic and Catheter Ablation Procedures). Developed in collaboration with the North American Society of Pacing and Electrophysiology. J Cardiovasc Electrophysiol 1995 ; 6 : 652-679
3) Blomstrom-Lundqvist C, Scheinman MM, Aliot EM, et al : For the American College of Cardiology ; American Heart Association Task Force on Practice Guidelines ; European Society of Cardiology Committee for Practice Guidelines ; Writing Committee to Develop Guidelines for the Management of Patients With Supraventricular Arrhythmias. ACC/AHA/ESC guidelines for the management of patients with supraventricular arrhythmias : executive summary : a report of the American College of Cardiology/American Heart Association Task Force on Practice Guidelines and the European Society of Cardiology Committee for Practice Guidelines (Writing Committee to Develop Guidelines for the Management of Patients With Supraventricular Arrhythmias). Circulation. 2003 ; 108 : 1871-1909
4) Pappone C, Santinelli V, Manguso F, et al : A randomized study of prophylactic catheter ablation in asymptomatic patients with the Wolff-Parkinson White syndrome.[see comment]. [Clinical Trial. Journal Article. Randomized Controlled Trial] N Eng J Med 2003 ; 349(19) : 1803-1811
5) James TN : Morphology of the human atrioventricular node with remarks pertinent to its electrophysiology. Am Heart J 1961 ; 62 : 756
6) Mahaim I : Kent's fibers and the A-V para-specific conduction through the upper connections of the bundle of His-Tawara. Am Heart J 1947 ; 33 : 651
7) Anderson RH, Becker AE, Brechenmacher C, et al : Ventricular pre-excitation—A proposed nomenclature for its substrates. Eur J Cadiol 1975 ; 3 : 27
8) Wood FC, Wolferth GC, Geckeler GD : Histologic demonstration of accessory muscular connections between auricle and ventricle in a case of short P-R interval and prolonged QRS complex. Am Heart J 1943 ; 25 : 454
9) Brechenmacher C, Laham J, Iris L, et al : Etude histologique des voies anormales de conduction dans un syndrome de Wolff-Parkinson-White et dans un syndrome de Lown-Ganong-Levine. Arch Mal Coeur 1974 ; 67 : 507
10) Lev M, Gibson S, Miller RA : Ebstein's disease with Wolff-Parkinson-White syndrome. Am Heart J 1955 ; 49 : 724
11) Truex RG, Bishof JK, Browning DF : Accessory atrioventricular muscle bundles. II. Cardiac conduction system in a human specimen with Wolff-

Parkinson-White syndrome. Anat Rec 1960 ; 137 : 417

12) Davies MJ : Pathology of Conducting Tissue of the Heart. London, Butterworths, 1971
13) Gallagher JJ, Smith WM, Kasell JH, et al : Role of Mahaim fibers in cardiac arrhythmias in man. Circulation 1981 ; 64 : 176-189
14) Gallagher JJ, Selle JG, Sealy WC, et al ; Variants of pre-excitation. Updata 1989 ; In DP Zipes, J Jalife (eds) : Cardiac Electrophysiology from Cell to Bedside. Philadelphia, WB Saunders, 1990, p480
15) Haissaguerre M, Campos J, Marcus Fl, et al : Involvement of a nodofascicular connection in supraventricular tachycardia with VA dissociation. J Cardiovasc Electrophysiol 1994 ; 5 : 854-862
16) Schoen WJ, Fujimura O : Variant preexcitation syndrome : a true nodoventricular Mahaim fiber or an accessory atrioventricular pathway with decremental properties? J Cardiovasc Electrophysiol 1995 ; 6 : 1117-1123
17) Wu DL, Yeh SJ, Yamamoto T, et al : Participation of a concealed nodoventricular fiber in the genesis of paroxysmal tachycardias. Am Heart J 1990 ; 119 (3 Pt 1) : 583-591
18) Shimizu A, Ohe T, Takaki H, et al : Narrow QRS complex tachycardia with atrioventricular dissociation. Pacing & Clinical Electrophysiology 1988 ; 11 : 384-393
19) Josephson ME, Kastor JA : Supraventricular tachycardia in Lown-Ganong-Levine syndrome : Atrionodal versus intranodal reentry. Am J Cardiol 1977 ; 40 : 521
20) Gallagher JJ, Pritchett EL, Sealy WC, et al : The preexcitation syndromes. Progress in Cardiovascular Disease 1978 ; 20 : 285-327
21) 鎌倉史郎：心電図および体表面電位図による副伝導路部位診断；笠貫 宏（編）：WPW症候群. 医学書院, 1997, p34-49
22) 大西 哲：WPW症候群の臨床電気生理検査；笠貫宏（編）：WPW症候群, 医学書院, 1997, p50-81
23) Montoya PT, Brugada P, Smeets J, et al : Ventricular fibrillation in the Wolff-Parkinson-White syndrome. Eur Heart J 1991 ; 12 : 144-150
24) Oren JW 4th, Beckman KJ, McClelland JH, et al : A functional approach to the preexcitation syndromes. Cardiology Clinics 1993 ; 11 : 121-149
25) Gonzalez MD, Greenspon AJ, Kidwell GA : Linking in accessory pathways. Functional loss of antegrade preexcitation. Circulation 1991 ; 83 : 1221-1231
26) Chang MS, Miles WM, Prystowsky EN : Supernormal conduction in accessory atrioventricular connections. Am J Cardiol 1987 ; 59 : 852-856
27) Li HG, Klein GJ, Yee R, et al : Fatigue phenomenon in accessory pathways. J Cardiovasc Electrophysiol 1994 ; 5 : 818-823
28) Ohe T, Shimonura K, Shiroeda O : Fatigue phenomenon of the accessory pathway. Int J Cardiol 1985 ; 8 : 211-214
29) Kuck KH, Friday KJ, Kunze KP, et al : Sites of conduction block in accessory atrioventricular pathways. Basis for concealed accessory pathways. Circulation 1990 ; 82 : 407-417
30) Inoue H, Zipes DP : Conduction over an isthmus of atrial myocardium in vivo : a possible model of Wolff-Parkinson-White syndrome. Circulation 1987 ; 76 : 637-647
31) De la Fuente D, Sasyniuk B, Moe GK : Conduction through a narrow isthmus in isolated canine atrial tissue. A model of the W-P-W syndrome. Circulation 1971 ; 44 : 803-809
32) Rinne C, Klein GJ, Sharma AD, et al : Relation between clinical presentation and induced arrhythmias in the Wolff-Parkinson-White syndrome. Am J Cardiol 1987 ; 60 : 576-579
33) Milstein S, Sharma AD, Klein GJ : Electrophysiologic profile of asymptomatic Wolff-Parkinson-White pattern. Am J Cardiol 1986 ; 57 : 1097-1100
34) Ohe T, Kamakura S, Matsuhisa M, et al : Limiting factor for the initiation of reentrant tachycardia in concealed Wolff-Parkinson-White syndrome. Int J Cardiol 1983 ; 3 : 207-213
35) Ohe T, Ejiri N, Kamakura S, et al : The effect of pacing site on the echo zone in patients with concealed Wolff-Parkinson-White syndrome. Jpn Circ J 1983 ; 47 : 323-327
36) Coumel P, Attuel P : Reciprocating tachycardia in overt and latent preexcitation. Influence of functional bundle branch block on the rate of the tachycardia. Eur J Cardiol 1974 ; 1 : 423-436
37) Akhtar M, Damato AN, Batsford WP, et al : A comparative analysis of antegrade and retrograde conduction patterns in man. Circulation 1975 ; 52 : 766-778
38) Packer DL, Gallagher JJ, Prystowsky EN : Physiological substrate for antidromic reciprocating tachycardia. Prerequisite characteristics of the accessory pathway and atrioventricular conduction system. Circulation 1992 ; 85 : 574-588
39) Wellens HJ, Atie J, Smeets JL, et al : The electrocardiogram in patients with multiple accessory atrioventricular pathways. JACC 1990 ; 16 : 745-751
40) Jackman WM, Wang XZ, Friday KJ, et al : Catheter ablation of accessory atrioventricular pathways (Wolff-Parkinson-White syndrome) by radiofrequency current. N Engl J Med 1991 ; 324 : 1605-1611
41) Kuck KH, Schluter M, Geiger M, et al : Radiofrequency current catheter ablation of accessory atrioventricular pathways. Lancet 1991 ; 337 : 1557-1561
42) Haissaguerre M, Dartigues JF, Warin JF, et al : Electrogram patterns predictive of successful catheter ablation of accessory pathways. Value of unipolar recording mode. Circulation 1991 ; 84 :

188-202

43) Suyama K, Kurita T, Shimizu W, et al : Radiofrequency catheter ablation of concealed atrioventricular accessory pathways using a "simultaneous pacing method". PACE 1998 ; 21 : 1693-1699
44) 須山和弘, 栗田隆志, 松尾清隆, 他:潜在性WPW症候群における斜走の程度の検討. 心室ペーシング部位による心室波と逆行性心房波の融合状態からの検討. 心臓ペーシング 1997 ; 13 : 301-305
45) Otomo K, Gonzalez MD, Beckman KJ, et al : Reversing the direction of paced ventricular and atrial wavefronts reveals an oblique course in accessory AV pathways and improves localization for catheter ablation. Circulation 2001 ; 104 : 550-556
46) 中川 博:WPW症候群のカテーテルアブレーション;笠貫 宏(編):WPW症候群. 医学書院, 1997, p111-131
47) Swartz JF, Fisher WG, Tracy CM : Ablation of left-sided atrioventricular accessory pathways via the transseptal atrial approach ; *In* Huang SKS (ed) : Radiofrequency Catheter Ablation of Cardiac Arrhythmias. Futura Publishing, 1994, p251-276
48) Suyama K, Ohe T, Kurita T, et al : Significance of ventricular pacing site in manifest entrainment during orthodromic atrioventricular reentrant tachycardia with left-sided accessory pathway. Pacing & Clinical Electrophysiology 1992 ; 15 : 1114-1121
49) Waldo AL, Plumb VJ, Arciniegas JG, et al : Transient entrainment and interruption of the atrioventricular bypass pathway type of paroxysmal atrial tachycardia. A model for understanding and identifying reentrant arrhythmias. Circulation 1983 ; 67 : 73-83
50) Okumura K, Henthorn RW, Epstein AE, et al : Further observations on transient entrainment : importance of pacing site and properties of the components of the reentry circuit. Circulation 1985 ; 72 : 1293-1307
51) Wallens HJ : The value of the ECG in the diagnosis of supraventricular tachycardias. Eur HJ 1996 ; 17 Suppl C : 10-20
52) Svenson RH, Miller HC, Gallagher JJ, et al : Electrophysiological evaluation of the Wolff-Parkinson-White syndrome : problems in assessing antegrade and retrograde conduction over the accessory pathway. Circulation 1975 ; 52 : 552-562
53) Josephson ME:早期興奮症候群;杉本恒明, 他(監訳):ジョセフソン臨床心臓電気生理学. 西村書店, 1998, p280-373
54) Hirao K, Otomo K, Wang X, et al : Para-Hisian pacing. A new method for differentiating retrograde conduction over an accessory AV pathway from conduction over the AV node. Circulation 1996 ; 94 : 1027-1035
55) Iesaka Y, Takahashi A, Chun YH, et al : Radiofrequency catheter ablation of atrioventricular accessory pathways in Wolff-Parkinson-White syndrome with drug-refractory and symptomatic supraventricular tachycardia—its high effectiveness irrespective of accessory pathway location and properties. Jpn Circ J 1994 ; 58 : 767-777
56) Kuck KH, Brugada P, Wellens HJ : Observations on the antidromic type of circus movement tachycardia in the Wolff-Parkinson-White syndrome. JACC 1983 ; 2 : 1003-1010
57) Chen SA, Tai CT, Lee SH, et al : Electrophysiologic characteristics and anatomical complexities of accessory atrioventricular pathways with successful ablation of anterograde and retrograde conduction at different sites. J Cardiovasc Electrophysiol 1996 ; 7 : 907-915
58) Guiraudon GM, Guiraudon CM, Klein GJ, et al : The coronary sinus diverticulum : a pathologic entity associated with the Wolff-Parkinson-White syndrome. Am J Cardiol 1988 ; 62 (10 Pt 1) : 733-735
59) McGiffin DC, Masterson ML, Stafford WJ : Wolff-Parkinson-White syndrome associated with a coronary sinus diverticulum : ablative surgical approach. PACE 1990 ; 13 : 966-969
60) Connelly DT, Rowland E, Ahsan AJ, et al : Low energy catheter ablation of a posteroseptal accessory pathway associated with a diverticulum of the coronary sinus. PACE 1991 ; 14 : 1217-1221
61) Lesh MD, Van Hare G, Kao AK, et al : Radiofrequency catheter ablation for Wolff-Parkinson-White syndrome associated with a coronary sinus diverticulum. PACE 1991 ; 14 : 1479-1484
62) Beukema WP, Van Dessel PF, Van Hemel NM, et al : Radiofrequency catheter ablation of accessory pathways associated with a coronary sinus diverticulum. Eur Heart J 1994 ; 15 : 1415-1418
63) Chiang CE, Chen SA, Yang CR, et al : Major coronary sinus abnormalities : identification of occurrence and significance in radiofrequency ablation of supraventricular tachycardia. Am Heart J 1994 ; 127 : 1279-1289
64) Haissaguerre M, Gaite F, Fischer B : Radiofrequency catheter ablation of left lateral accessory pathways via the coronary sinus. Circulation 1992 ; 86 : 1464-1468
65) Morady F, Strickberger A, Man KC, et al : Reasons for prolonged or failed attempts at radiofrequency catheter ablation of accessory pathways. JACC 1996 ; 27 : 683-689
66) Cappato R, Schluter M, Weiss C, et al : Radiofrequency current catheter ablation of accessory atrioventricular pathways in Ebstein's anomaly. Circulation 1996 ; 94 : 376-383
67) Coumel P : Junctional reciprocating tachycardias. The permanent paroxysmal forms of A-V nodal reciprocating tachycardias. J Electrocardiol 1975 ; 8 : 79-90
68) Gallagher JJ, Sealy WC, The permanent form of junctional reciprocating tachycardia : further eluci-

dation of the underlying mechanism. Eur J Cardiol 1978 ; 8 : 413-430
69) Chein WW, Cohen TJ, Lee MA, et al : Electrophysiological findings and long-term follow-up of patients with the permanent form of junctional reciprocating tachycardia treated by catheter ablation. Circulation 1992 ; 85 : 1329-1336
70) Ticho BS, Saul JP, Hulse JE, et al : Variable location of accessory pathways associated with the permanent form of junctional reciprocating tachycardia and confirmation with radiofrequency ablation. Am J Cardiol 1992 ; 70 : 1559-1564
71) Lev M, Fox SM 3rd, Bharati S, et al : Mahaim and James fibers as a basis for a unique variety of ventricular preexcitation. Am J Cardiol 1975 ; 36 : 880-888
72) Benditt DG, Epstein ML, Benson DW Jr : Dual accessory nodoventricular pathways : Role in paroxysmal wide QRS reciprocating tachycardia. PACE 1983 ; 6 : 577
73) Denes P, Wu D, Dhingra RC, et al : Demonstration of dual A-V nodal pathways in patients with paroxysmal supraventricular tachycardia. Circulation 1973 ; 48 : 549
74) Ellenbogen KA, Ramirez NM, Packer DL, et al : Accessory nodoventricular (Mahaim) fibers : A clinical review. PACE 1986 ; 9 : 868
75) Tchou P, Lehmann MH, Jazayeri M, et al : Atriofascicular connection or a nodoventricular Mahaim fiber? Electrophysiologic elucidation of the pathway and associated reentrant circuit. Circulation 1988 ; 77 : 837-848
76) Klein GJ, Guiraudon GM, Kerr CR, et al : "Nodoventricular" accessory pathway : evidence for a distinct accessory atrioventricular pathway with atrioventricular node-like properties. J Am Coll Cardiol 1988 ; 11 : 1035-1040
77) McClelland JH, Wang X, Beckman KJ, et al : Radiofrequency catheter ablation of right atriofascicular (Mahaim) accessory pathways guided by accessory pathway activation potentials. Circulation 1994 ; 89 : 2655-2666
78) Klein LS, Hackett FK, Zipes DP, et al : Radiofrequency catheter ablation of Mahaim fibers at the tricuspid annulus. Circulation 1993 ; 87 : 738-747
79) Haissaguerre M, Cauchemez B, Marcus F, et al : Characteristics of the ventricular insertion sites of accessory pathways with anterograde decremental conduction properties. Circulation 1995 ; 91 : 1077-1085
80) Ellenbogen KA, Ramirez NM, Packer DL, et al : Accessory nodoventricular (Mahaim) fibers : a clinical review. PACE 1986 ; 9 (6 Pt 1) : 868-884
81) Mark AL, Basta LL : Paroxysmal tachycardia with atrioventricular dissociation in a patient with a variant of pre-excitation syndrome. J Electrocardiol 1974 ; 7 : 355-364
82) Milstein S, Dunnigan A, Tang C, et al : Right atrial appendage to right ventricle accessory atrioventricular connection : a case report. PACE 1997 ; 20 : 1877-1880
83) Goya M, Takahashi A, Nakagawa H, et al : A case of catheter ablation of accessory atrioventricular connection between the right atrial appendage and right ventricle guided by a three-dimensional electroanatomic mapping system. J Cardiovasc Electrophysiol 1999 ; 10 : 1112-1118

11章 心房粗動・細動

I 心房粗動

心房粗動（atrial flutter；AFL）は20世紀初めに心電計の開発とともに記載された不整脈で，頻拍症の代表的モデルとして多くの実験的および臨床的研究がなされてきた[1～12]。80年以上を経て心房粗動の発症機序，診断，分類，治療などに関して多くのことが明らかとなったが，機序としての右房内リエントリーはLewisにより約80年前に示唆されていたことは特筆すべきであろう[2]。さらにわが国においても，50年前に東京大学第二内科の加藤らが臨床例を対象とし，カテーテル手技を用い実験モデルと同様の右房内リエントリーを示唆している[3]。当時としては先駆的な臨床研究であり，心房粗動の機序の解明に大きく貢献した。

以上の電気生理学的機序の解明にもかかわらず，心房粗動に対する薬物療法はいまだ確立されたとはいいがたい。発作時の治療においても，また予防的治療においても抗不整脈薬に抵抗性の症例が多いが，これには後述するリエントリー回路の特性が大きく関与している。これに対し，近年の頻拍症に対する非薬物療法，特に高周波カテーテルアブレーションの発展には目覚ましいものがあり，心房粗動もその電気生理機序に基づき，ほとんどの例が高周波アブレーションにて根治可能となっている。以下に心房粗動の分類，電気生理検査の目的と手技，発症機序と電気生理学的特徴，アブレーションの手技と効果の評価法について解説する。

1 心房粗動の分類

心房粗動は心房レートが約300拍/分（240～440拍/分）の規則正しい上室性頻拍と定義され[4]，心電図上3つのタイプに分類される（図1）。まず心房レートが240～340拍/分と比較的に遅く，心房ペーシングにより停止または捕捉（entrain）される場合をType I と呼ぶ。Type I 心房粗動はさらにaVFの下壁誘導で粗動波（F波）と呼ばれる陰性の鋸歯状の心房興奮波を認め，粗動波間に等電位線が不明瞭な通常型心房粗動（commonまたはclassic AFL）と，心房興奮波が主として陽性の非通常型心房粗動（uncommon AFL）に分類される。後述するように，通常型のすべてと非通常型の多くは三尖弁輪を周回する右房内リエントリーを機序とし，前者では反時計方向に，後者では時計方向に旋回する。したがって最近では双方とも通常型粗動とし，陰性F波であれば反時計方向旋回型，陽性F波であれば時計方向旋回型とすることが多い。さらに通常型心房粗動は旋回路内に三尖弁輪下大静脈間峡部を含むため，峡部依存性心房粗動（isthmus-dependent AFL）とも呼ばれる。なお興奮旋回方向は心電図のF波形のみでは必ずしも判定できないこともあり，特に陽性F波例では電気生理検査により，初めて旋回方向やリエントリー回路の局在が確定される場合が多い。また通常型と判断しても左房起源のこともあるので，特にカテーテルアブレーションのターゲット判定においては注意を要する。

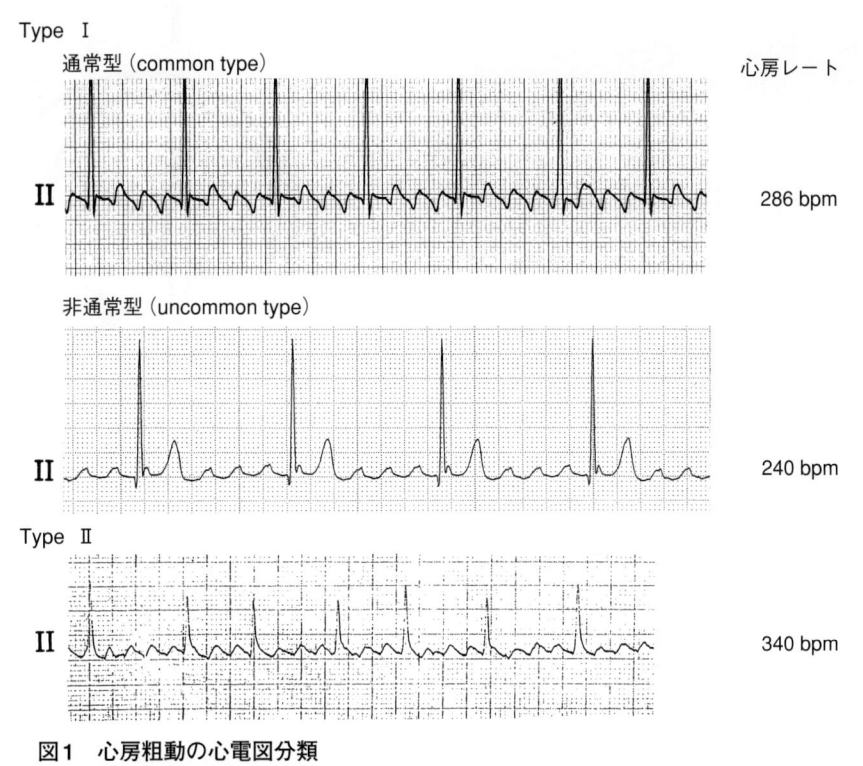

Type I
通常型(common type)

II　　　　　　　　　　　　　　　　　　　　　心房レート

　　　　　　　　　　　　　　　　　　　　　286 bpm

非通常型(uncommon type)

II

　　　　　　　　　　　　　　　　　　　　　240 bpm

Type II

II

　　　　　　　　　　　　　　　　　　　　　340 bpm

図1　心房粗動の心電図分類
Type I 粗動は通常型と非通常型に分類されるが，最近では双方とも通常型とし，リエントリーの旋回方向により反時計方向旋回型(従来の通常型)と時計方向旋回型(従来の非通常型)と呼ぶことが多い．

　一方，心房レートが340〜440拍/分と速く，心房ペーシングにより捕捉されにくい場合をType IIと呼ぶが，このタイプは心房細動に近い性質を有すると考えられている．発症機序は個々の例で異なり，また機序の特定が困難な例も少なくない．

2　心房粗動に対する電気生理検査の目的と手技

　三尖弁輪を旋回する心房粗動(通常型粗動)はカテーテルアブレーションにより根治される．したがって心房粗動に対する電気生理検査の主要な目的は，カテーテルアブレーションのための旋回路の確認と通電部位の同定，および高周波アブレーションの効果の確認と再発への対策にあるともいえる．興奮旋回路確認のため，以前は心房粗動中に右房内の多点より連続的に双極電位を記録し，興奮マッピングを作成していた(sequential site mapping)．最近ではHaloカテーテルの導入により，三尖弁輪に沿う興奮が同時に多点より記録され，興奮旋回路は容易に確認されるようになった．

　図2に通常用いられる電極カテーテルの位置を示す．His束，冠静脈洞にそれぞれ4極，6極カテーテルが挿入され，三尖弁輪に20極Haloカテーテル，三尖弁輪下大静脈間峡部に4極 large tipカテーテル(Map)が留置されている．Haloカテーテルは，三尖弁輪に対する相対的位置によっては心房粗動中の興奮伝播を連続的に示さない場合もあり，右前斜位より見ながら時計方向，または反時計方向にわずかに回転させ至適位置を決定する．図3は通常型(反時計方向旋回型)(a)および時計方向旋回型粗動(b)の実例で，図2の位置に置かれたHaloカテーテルにより記録された電位を示す．aでは興奮は心房中隔上部のHalo 19-20より右房自由壁を下降し，下位右房外側のHalo 1-2へと至り，三尖弁輪下大静脈峡部に置かれたMapを経て心房中隔下部のCSpへと連続的に伝播している．bでは，aと反対方向に興

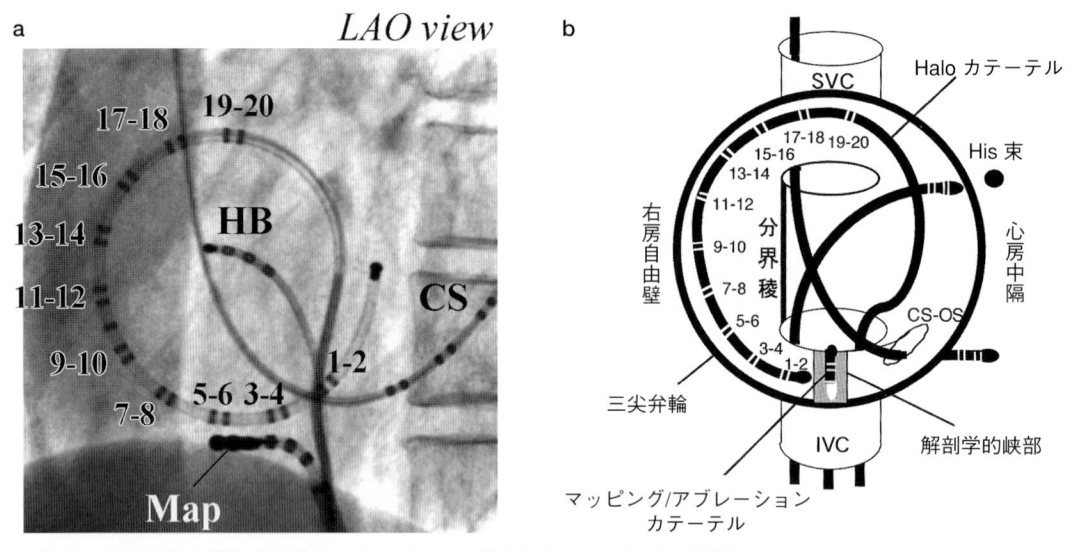

図2 心房粗動の電気生理検査に用いられる電極カテーテルとその配置
a：左前斜位透視像, b：模式図
CS：冠静脈洞, HB：His束部, Map：マッピングカテーテル, SR0：ロンブシース

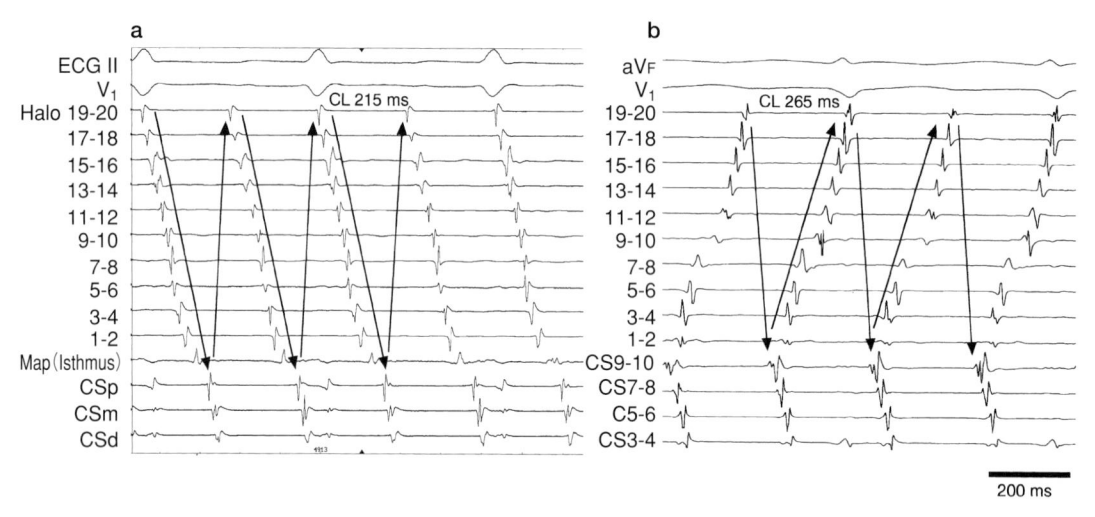

図3 通常型（反時計方向旋回型）心房粗動（a）および時計方向旋回型心房粗動（b）の心腔内電位記録
図2の位置に固定された電極カテーテルで記録された電位で，MapカテーテルはHalo 1-2と冠静脈洞近位（CSp）の中間の三尖弁輪下大静脈間峡部に位置している。Haloの各電極位置は図2と同様である。
CSp, m, d：冠静脈洞近位，中位，遠位。bのCS 1-2から9-10まではそれぞれ冠静脈洞遠位から近位までの電位を示す。

奮が伝播し，CS 9-10からHalo 1-2に至り，Halo 19-20へ向かって右房自由壁を興奮が上行している。

一方，Haloカテーテルの右房自由壁部が前方にずれると，右房自由壁の興奮伝播は必ずしも連続的でなくなる。実例を呈示するが，図4aに電極位置を，図5aに記録された電位を示す。このような場合，Haloカテーテルを反時計方向に少し回転させ，図4bの位置にずらすと図5bのように連続的興奮が得られる。

なおHaloカテーテルは右房内の興奮伝播を瞬時にとらえることが可能で，特にアブレーション施行に際しては，エンドポイントの決定のためにも極めて有用であるが（後述），心房粗動の検査，

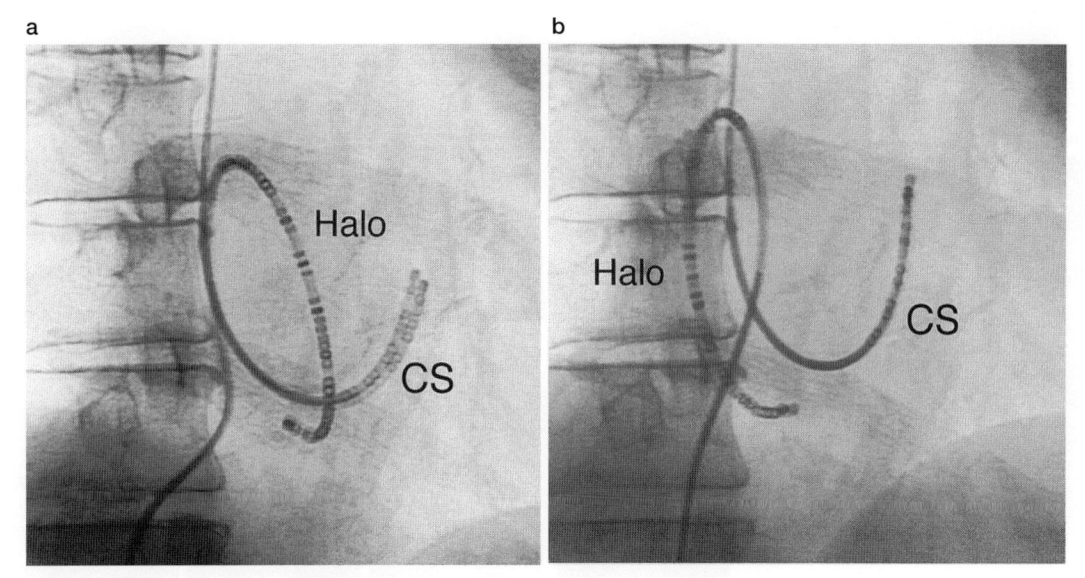

図4 Haloカテーテルの右前斜位像
aではカテーテルの右房自由壁部が前方にずれ，bでは自由壁のほぼ中央にcrista terminalisに沿うような形で挿入されている。

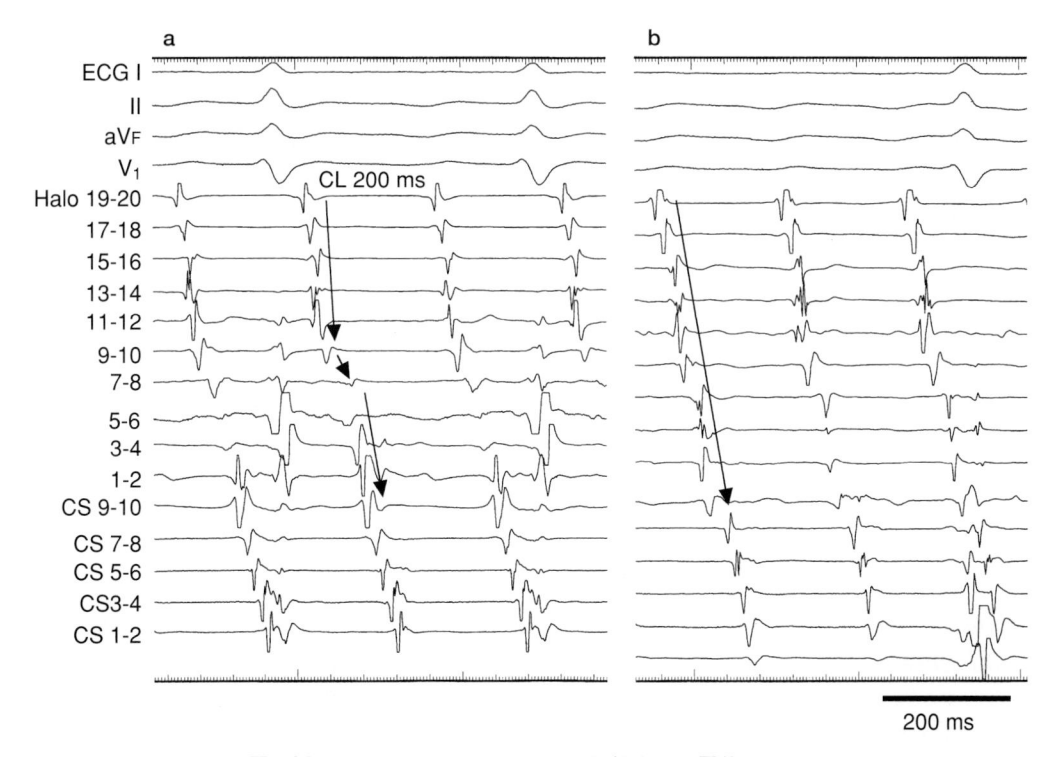

図5 図4a，bの位置に挿入されたHaloカテーテルで記録された電位
bでは矢印のようにほぼ連続的な興奮が認められる。Haloの各電極位置は図2と同様で，CS1-2から9-10までは，それぞれ冠静脈洞遠位から近位までの電位を示す。

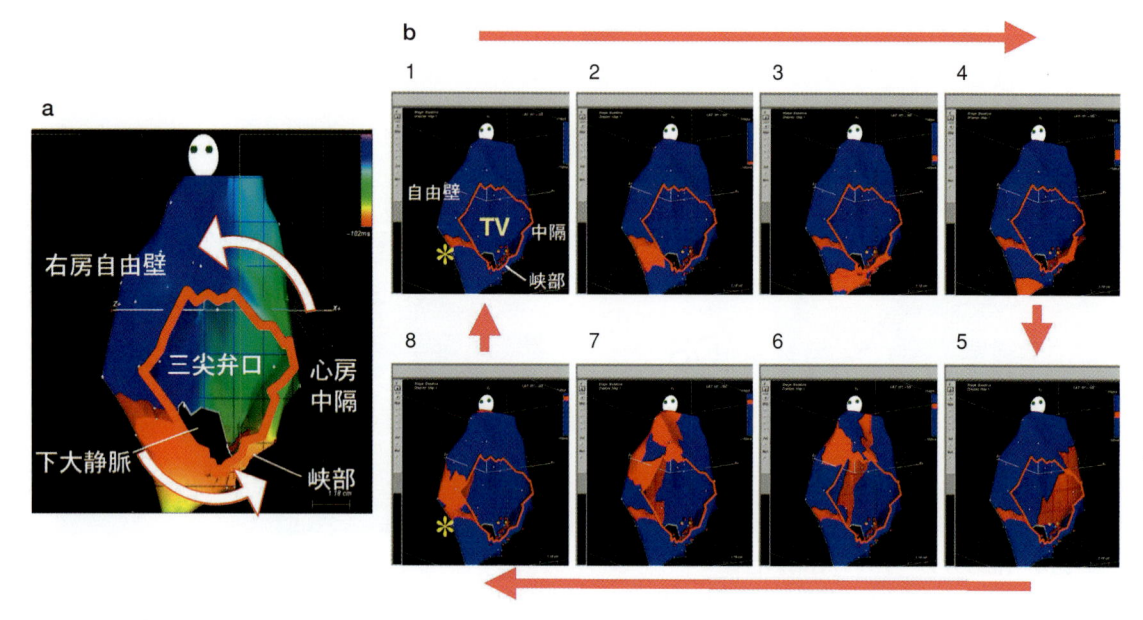

図6 通常型心房粗動例CARTOマッピング所見
a：右房の左前斜位像で，三尖弁口を中心として示す。興奮順序は，赤→橙→黄→緑→水色→青→紫で，反時計方向の旋回が認められる。
b：CARTOのpropagation mapで，aに示した三尖弁輪の反時計方向の興奮旋回を1から8へ示す。赤の帯が興奮前面を示し，＊の右房自由壁下部から解剖学的峡部を通り，心房中隔を経て右房自由壁へと興奮が回帰している。

アブレーションに必須というわけではない。多極カテーテルを複数用い，右房内の興奮伝播が十分に認識されればHaloカテーテルは必ずしも必要ではない。筆者は心房粗動の全例にHaloカテーテルを使用している。

3 通常型心房粗動の発症機序

1）興奮マッピング所見

通常型心房粗動のelectroanatomical mapping（CARTO）所見を図6に示す。aは右房の左前斜位像で三尖弁口を中心に示す。興奮は心房中隔を上行し，右房自由壁を下降し，三尖弁輪と下大静脈間の解剖学的峡部へと進入し，心房中隔へと回帰している。すなわち三尖弁輪を中心として反時計方向に興奮が大きく周回しているのがわかる。bにCARTOのpropagation mapを示すが，赤で示す興奮前面が三尖弁輪を反時計方向に周回し，右房全体でリエントリー回路が形成されている。通常型心房粗動例では同様の興奮が観察され，一方，陽性の粗動波を示す例は，逆方向の興奮旋回，すなわち時計方向の周回が観察される。以上の右房内興奮伝播がHaloカテーテル上の電位に反映されている（図3）。

2）興奮旋回路における上大静脈の役割

三尖弁輪を反時計方向に旋回する通常型心房粗動例において，上大静脈の前方（図7a，A点）と後下方（B点），旋回路上の自由壁（C点）より粗動中に期外刺激を挿入し，リセット現象を観察した（図7b）。A点およびC点からの期外刺激は粗動周期を容易にリセットしているのに対し，B点からの期外刺激は有効不応期に達するまでリセットしていない。すなわち興奮前面は上大静脈の前方を通ると考えられる[12]。CARTOシステムを用いた検討でも同様の興奮旋回が報告され[13]，通常型心房粗動の多くは，全体として見ると三尖弁輪に沿って大きく周回するリエントリーによると考えられる[10]（図8a）。ただし，上大静脈の後方（図8a中の＊）へと進んだ興奮は前方を通過した興奮と融合するため，単に時間的差異によるものかもし

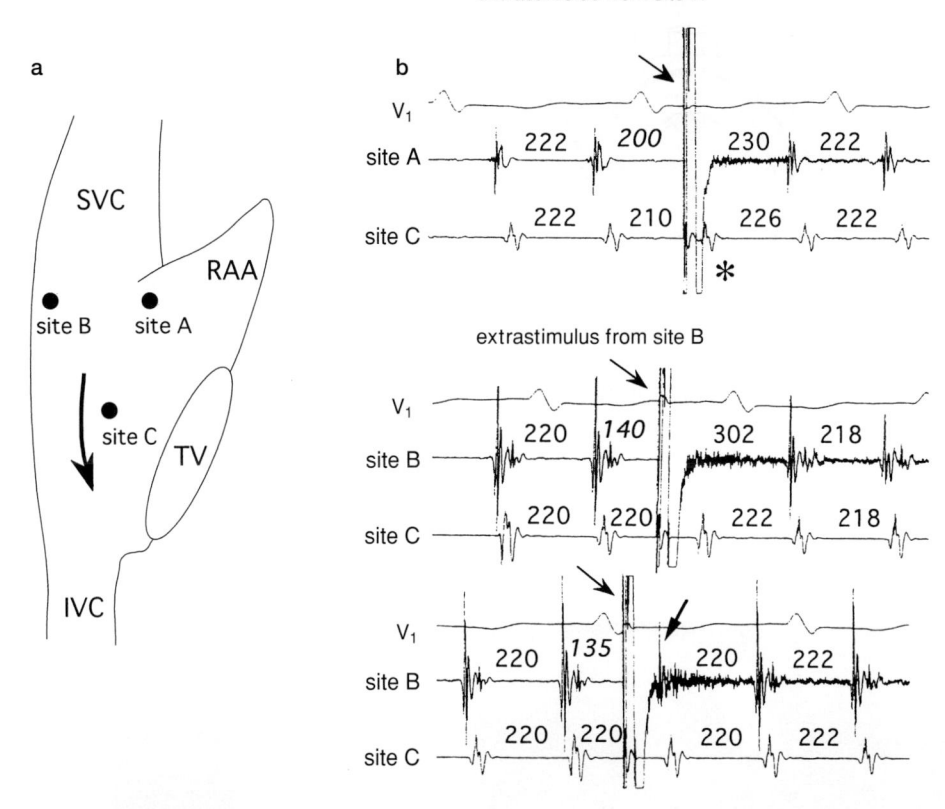

図7 通常型心房粗動のリセット現象

上大静脈の前方(a, site A)と後下方(site B)より粗動中に期外刺激を挿入した(b, 細い矢印)。site Aからは連結期200 msの期外刺激が右房自由壁のsite Cをリセットした(＊で示す電位は粗動周期より早い210 msの周期で出現している)。site Bからの期外刺激は140 msまで心房捕捉しているものの，粗動をリセットしていない(site Cの周期が変化していない)。b下段中の太い矢印は心房不応期(135 ms)のために捕捉されなかった電位を示す。
IVC：下大静脈，RAA：右心耳，SVC：上大静脈，TV：三尖弁

れない。一部の心房粗動例の機序として，下大静脈を中心とするlower loop reentryも示されているが[14]，上大静脈の後方を伝播する興奮が優位の型の心房粗動と考えられる。

3) 興奮旋回路内の機能的/解剖学的ブロック

心房粗動例では右房内にdouble potentials(DP)が記録されることが知られている[7,15]。図9は通常型心房粗動例のCARTOマッピングで，右房の左後斜位像を示す。心腔内超音波法で確認された分界稜(crista terminalis，ピンクのtag)の後方内側の右房後壁から心房中隔後部にかけて，すなわちsinus venosus領域にDPが観察された(白のtagで示す)。マップ上の1，3，5の部位に明瞭なDPが記録され(図9b)，下方になるほどDP間の間隔が広くなっている。また3の高さで水平に観察すると，2，4の部位では3で記録されたDPのいずれか一方(2では前方，4では後方)の成分が大きく他方が小さくなっている。CosioらはDPの記録部位を検討し，下大静脈に近接する部位に高頻度で認めることを報告している[15]。DPは機能的または解剖学的伝導ブロックにより形成されるが，通常型心房粗動においてはsinus venosus領域に伝導ブロック部位が存在し，上大静脈，下大静脈と併せ，機能的または解剖学的障壁を形成していると考えられる。

粗動中の機能的障壁の成因として，右房自由壁を頭側より尾側へ走る筋束である分界稜(crista

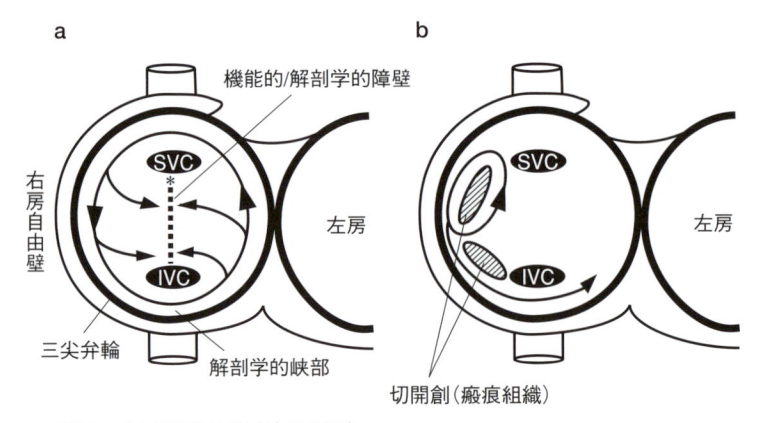

図8 心房粗動の機序(模式図)
a：通常型粗動の興奮伝播過程を示す。
b：心房切開創(瘢痕組織)を周回する incisional reentrant tachycardia の興奮伝播過程を示す。
SVC：上大静脈，IVC：下大静脈

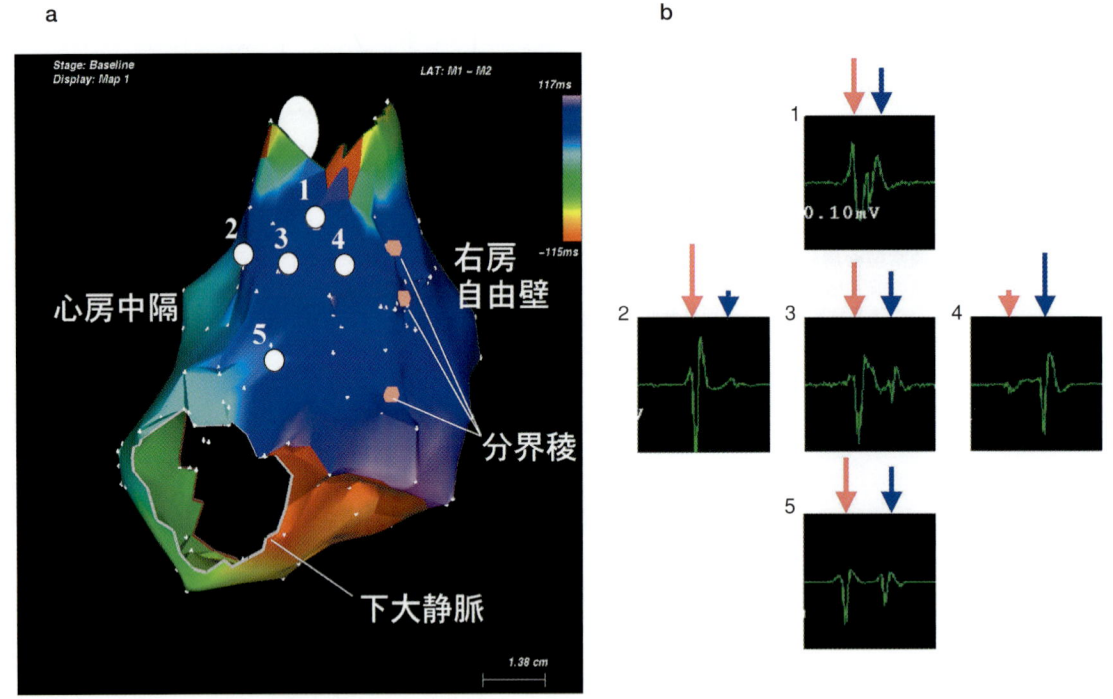

図9 心房粗動における double potentials(DP)記録部位
a：粗動中の右房CARTOマップ(左後斜位像)を示す。分界稜をピンクのtagで，DP記録部位を白のtagで示す。
b：a中の1〜5の部位で記録された電位を示す。

terminalis)が重要な役割を果たしていることが報告された[16]。しかし最近の報告では，図9の例のように機能的ブロック部位(DP記録部位)はより内側のsinus venosusに存在し，分界稜は興奮の下行脚の一部であることが示されている[17]。われわれはDPが洞調律時の冠静脈洞入口部からのペーシング中にも認められることを最近明らかにした。また同部位のvoltage mapで電位が著しく低

値であることより，sinus venosus に機能的というよりむしろ解剖学的障壁が存在すると考えている。

先天性心疾患等の開心術後の遠隔期に，心房粗動が約10％の例に認められるが，これは心房切開自体が解剖学的障壁となり，リエントリーが成立しやすくなるためと考えられる（図8b）。こういう例では三尖弁輪に沿ったリエントリー（心房粗動）のみでなく，切開創の回りを周回するリエントリーも成立しうる（incisional reentrant tachycardia[18]）。

4 非通常型心房粗動の発症機序

ここでいう非通常型とは，三尖弁輪を旋回路とする心房粗動以外の心房粗動を指す。したがって発症機序としてリエントリー，異常自動能の亢進，撃発活動（triggered activity）のいずれもが考えられる。

リエントリー性非通常型心房粗動で最も多いのは incisional reentrant tachycardia で[18]，心房レートが240拍/分以下であれば心房頻拍と診断される。図10はASD術後の症例で，aにCARTOのvoltage map右前斜位像を模式的に示す。青で示す部位では電位が全く認められず，瘢痕組織と考えられる。本例では瘢痕の間のチャネルを興奮が通過し，右房後壁へと達し，瘢痕の周囲を旋回するリエントリーが形成されていた（図8b）。チャネル（a中に＊で示す）に対する高周波通電により頻拍は停止し，以後誘発不能となり根治された（図10b）。

incisional reentry以外の非通常型心房粗動の機序を検討することは必ずしも容易でない。最近Jaisらは22例の非通常型心房粗動例を対象とし，CARTOシステムを用い，特に左房内興奮を詳細に検討した[19]。17例において得られた興奮マップによると，15例が僧帽弁輪や肺静脈口を周回する1～3個のループよりなるマクロリエントリーを機序とすることが明らかとなった。図10に左房内リエントリーによる心房粗動例のCARTOマップを示す。通常のカテーテル手技に

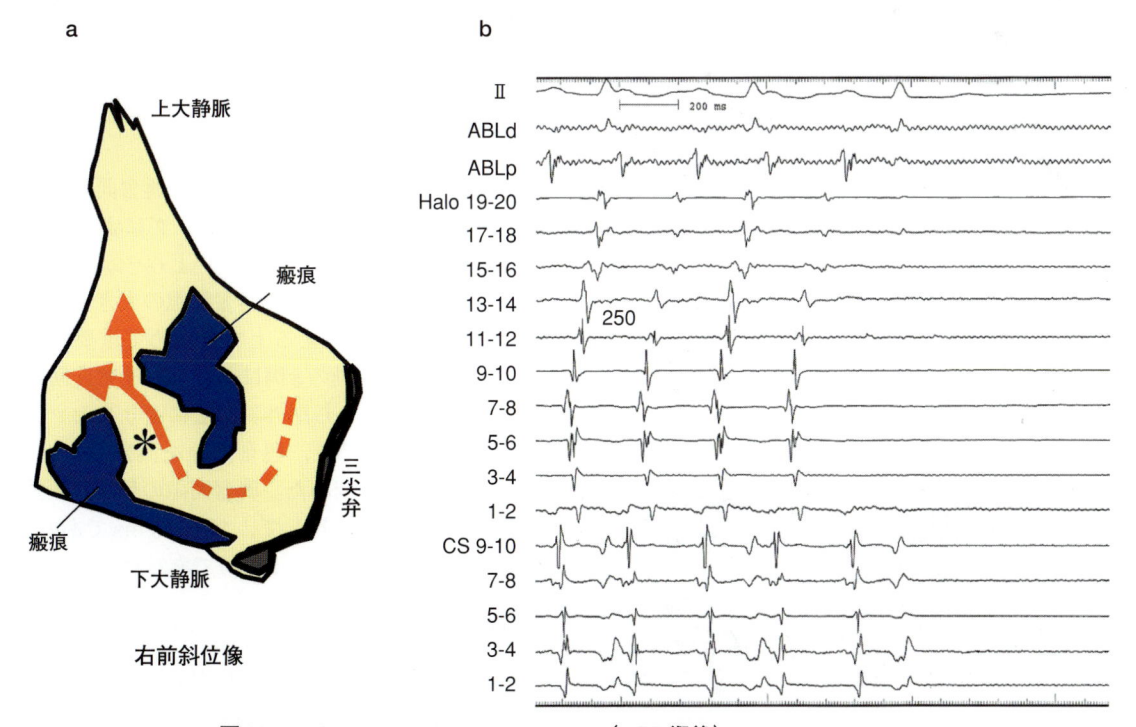

図10 incisional reentrant tachycardia（ASD術後）
a：voltage mapの模式図で，青は瘢痕組織を示す（右房右前斜位像）。
b：頻拍中の記録で，a中の＊に対するアブレーションにより頻拍は停止した。

a
LA
RA
TV
MV

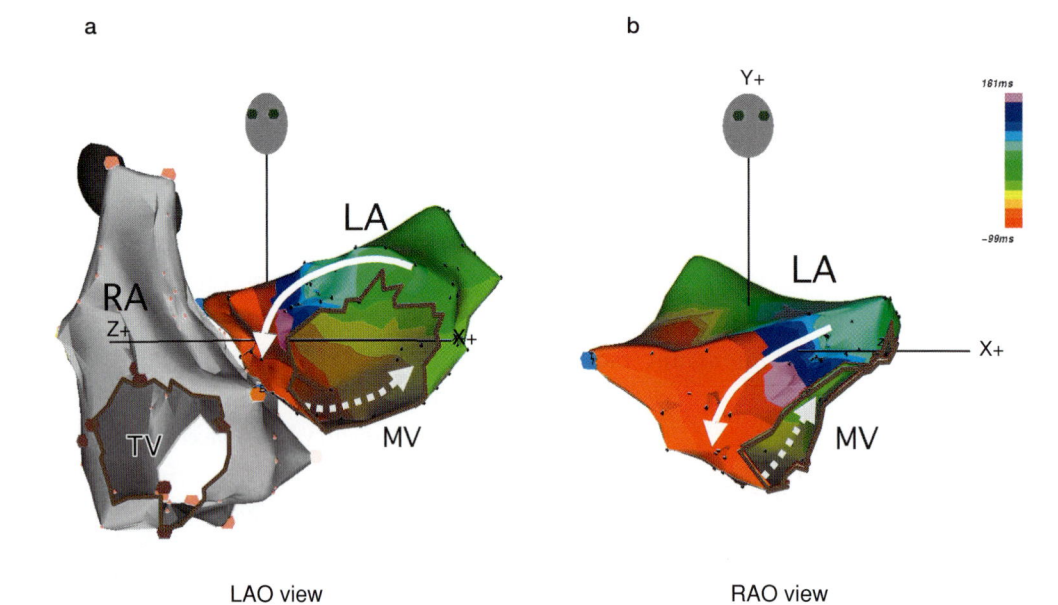

LAO view

b
Y+
LA
X+
MV
161ms
-99ms

RAO view

図11 左房内リエントリーによる非通常型心房粗動
a：右房(RA)と左房(LA)の左前斜位像で，左房の興奮伝播過程を示す。興奮は僧帽弁輪(MV)を反時計方向に周回している。
b：左房のみの右前斜位像を示す。

平均粗動周期：228±29 ms（n=10）

HRA　　　　　　　　CS-HRA：67±11 ms
SVC
LRA　p=0.0001
IVC　　CS

LRA-CS：130±18 ms

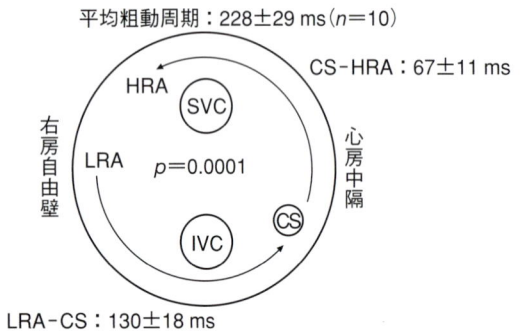

図12 通常型心房粗動の興奮マップより求めた右房側壁 - 冠静脈洞間（LRA-CS）伝導時間と冠静脈洞 - 高位右房間（CS-HRA）伝導時間の比較

より左房内リエントリーを証明することは困難で，CARTO等による詳細なマッピング技術が要求される。

5 通常型心房粗動の興奮旋回路の電気生理学的特徴

1）興奮間隙

リエントリーの特性の1つとして興奮間隙がある。興奮間隙が大きいとペーシングによる修飾（entrainment）が可能で，小さいとペーシングによる捕捉すら困難となる。興奮間隙の大きさは抗不整脈薬の作用を考える上でも極めて重要である。通常型心房粗動の8例において，興奮旋回路上（図7中のC点）から期外刺激法によりリセット現象を観察し（図7b），興奮間隙を測定したが，全例で興奮間隙を認めた。興奮間隙の長さは粗動周期214±17 msに対して，49±18 msであり，粗動周期の23±9%（9～36%）であった。

2）緩徐伝導路

リエントリーの成立，維持において緩徐伝導の存在は重要である。図12は通常型心房粗動の10例の興奮マップ（図6）より求めた右房側壁より冠静脈洞へ至る伝導時間と，冠静脈洞より高位右房

へ至る伝導時間を比較検討した結果であるが，前者が平均130 msで後者の67 msより有意に延長していた．解剖学的に両者間の距離が同一でないため，これらの伝導時間の比が必ずしも伝導速度の比を示すものでなく，また興奮波も矢印で示す線上を正確には伝導していない可能性もあるが，右房側壁より冠静脈洞へと至る右房下部の伝導が相対的に緩徐と考えられる．最近のCARTOシステムによる検討でも，他部位に比較して下大静脈三尖弁輪間の解剖学的峡部を含む下部右房内の伝導速度が低下していることが示されている[13]．

緩徐伝導の特性の一つに減衰伝導がある．これはペーシングレートの増加に従い，緩徐伝導路を介する伝導時間が延長し，ついには途絶する現象で，房室リエントリー性頻拍では房室結節での伝導遅延がこれに相当する．また心筋梗塞に合併した心室頻拍においても緩徐伝導路を介する伝導時間の延長と伝導ブロックが多くの例で認められる[20]．この減衰伝導の性質の有無を通常型心房粗動例で検討した．図13は心房粗動の10例で高位右房よりentrainmentを行い，冠静脈洞近位へ至る伝導時間（HRA-CSp）を求め，ペーシングレートの増加に伴う伝導時間の変化をみたものである（entrainmentについては後述）．1例を除いて伝導時間はペーシングレートの増加にもかかわらずほぼ一定で，しかも粗動レートより60拍/分以上速いレートのペーシングにもかかわらず，ブロックは認められなかった．一方，心房粗動中に冠静脈洞近位よりペーシングを行っても，高位右房へ至る伝導時間（CSp-HRA）は不変であった．すなわち通常型心房粗動の興奮旋回路には房室結節様の減衰伝導の性質を有する緩徐伝導部は存在せず，他のリエントリー性頻拍（発作性上室頻拍や心室頻拍）と大きく異なることが示された．

緩徐伝導部は抗不整脈薬に対し相対的に感受性が高いことが，発作性上室頻拍や心室頻拍において示されている．通常型心房粗動においても，解剖学的峡部を含む下部右房の伝導性に対してprocainamideが他の部位に比較してより抑制的に作用することが最近報告されている[21]．ただし，上記のように房室結節様の減衰伝導の性質を欠如するため伝導ブロックをきたしにくく，心房粗動の抗不整脈薬に対する抵抗性の一因をなすと考えられる．

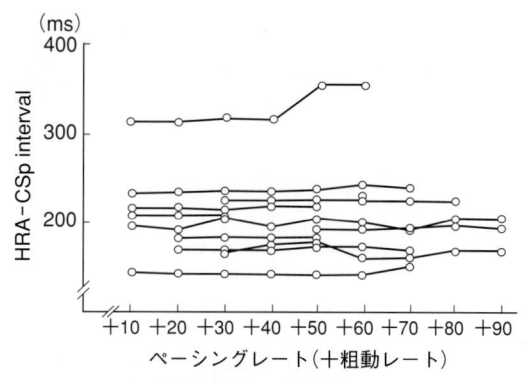

図13 通常型心房粗動entrainment中に求めた高位右房-冠静脈洞間伝導時間（HRA-CSp）のペーシングレートによる変化
本文参照

6 ペーシングによる心房粗動の誘発と停止

1) 誘発

リエントリーは期外刺激法や頻回（バースト）刺激法で誘発されるが，この場合，期外刺激等に続く一方向性ブロックが生じることがリエントリー成立に必須である．通常型心房粗動では相対的緩徐伝導部位である下部右房において一方向性ブロックを生じ，リエントリーが成立することが示されている[21]．

心房粗動誘発の実例を示す．図14a～cは下位右房側壁（Halo 5-6）からの期外刺激法で，S_1S_2刺激の短縮に伴いHalo 1-2と冠静脈洞近位（CSp）間の伝導時間（図中矢印，峡部の一部を含む伝導時間）が延長し（b），さらに途絶し（c中の＊で示す），CSpには時計方向の伝導を生じた．この後S_2に続く不応期のため，リエントリーは成立しなかった．同一例でバースト刺激（周期222 ms）を行うと（図14d），Halo 1-2とCSp間の伝導時間が延長し，ブロック（＊で示す）に引き続き時計方向のリエントリーが成立し，心房粗動が誘発された．

心房粗動の自然発作発症時に峡部で伝導ブロックが生じているかどうかは不明であるが，同様の所見は他にも報告されており，下大静脈三尖弁間

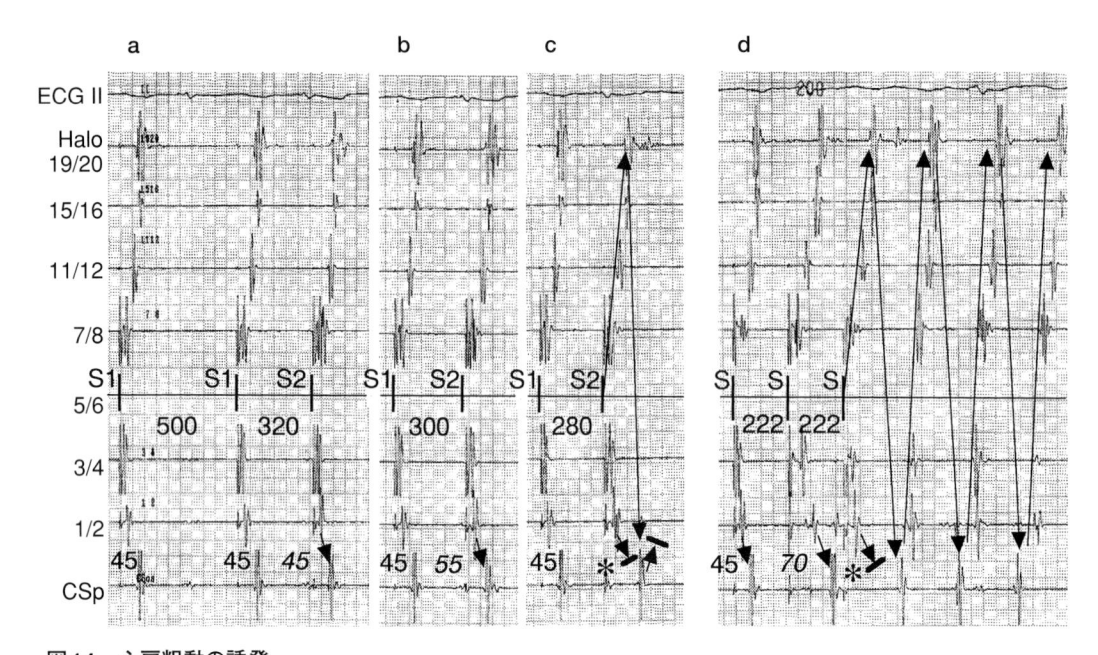

図14 心房粗動の誘発
a〜cは下位右房側壁(Halo 5-6)からの期外刺激法で，dはバースト刺激(周期222 ms)を示す．本文参照

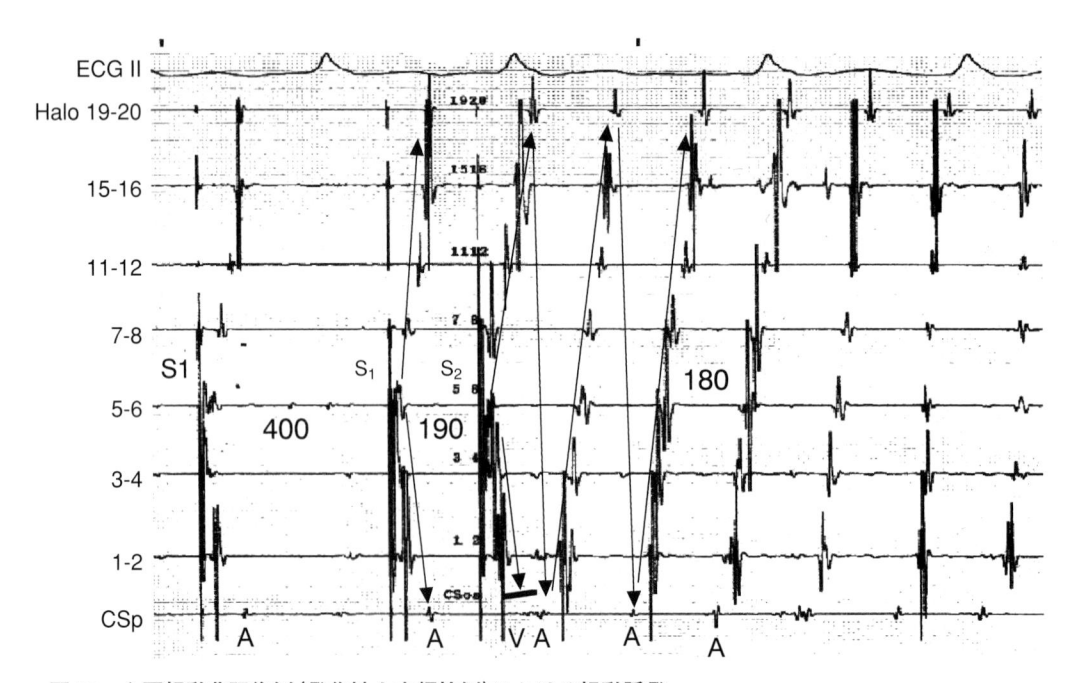

図15 心房粗動非既往例(発作性上室頻拍例)における粗動誘発
下位右房側壁(Halo 5-6)からの期外刺激法を示す．本文参照

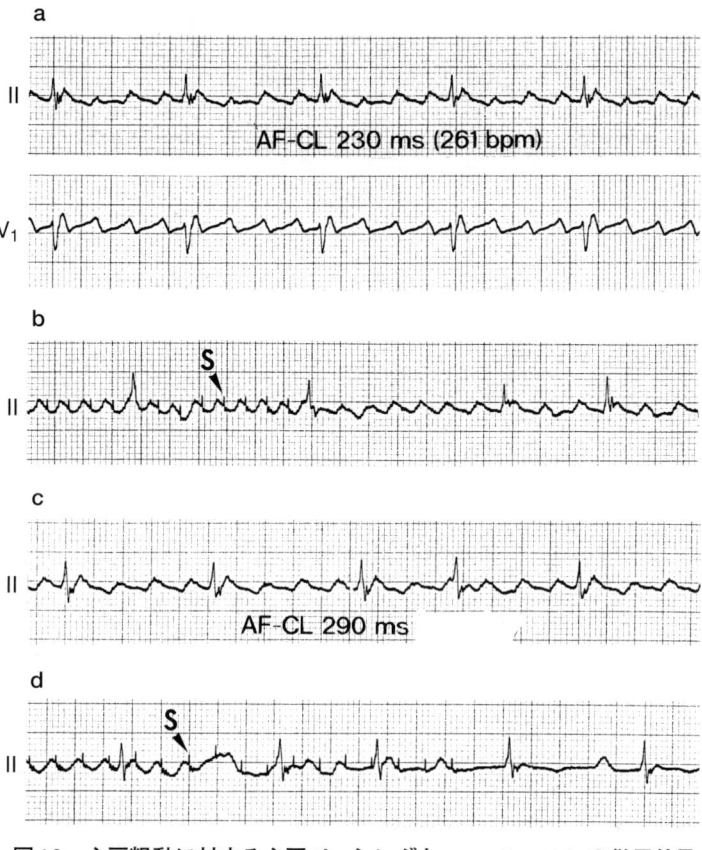

図16 心房粗動に対する心房ペーシングとprocainamideの併用効果
(69歳，女性)
a：心房粗動，b：粗動中のペーシング(400拍/分)，c：procainamide
200 mg静注後，d：ペーシング(330拍/分)による心房粗動の停止

峡部を含む下位右房でのブロックは粗動発症に重要な役割を果たしているものと考えられる[21]。

心房粗動の既往のない例でも，期外刺激で三尖弁輪を周回する心房粗動が誘発されることがある。図15は発作性上室頻拍例で，下位右房側壁のHalo 5-6からの期外刺激により，Halo 1-2とCSp間，すなわち解剖学的峡部でブロックをきたし，三尖弁輪を時計方向に周回する心房粗動が誘発された。すなわち心房粗動は疾患特異的な基質を必要とせず，三尖弁輪を周回するのに要する時間と心房不応期の関係で右房内リエントリーが成立することが示唆される。

2）停止

TypeⅠの心房粗動はペーシングにより停止または修飾することが可能である[4]。これは回路内，おそらく解剖学的峡部を中心とする伝導遅延部位で伝導ブロックをきたすためか，回路の不安定化または心房細動が生じるためと思われる。ただし心房粗動のレートは高く，したがってペーシングレートも非常に高くなり，ペーシング中に伝導ブロックを証明することは必ずしも容易でない。むしろ多くの例ではペーシングにより一過性の心房細動となり洞調律に復する。

ペーシングによる心房粗動の停止をはかる場合，抗不整脈薬を前投与すると洞調律が得られやすくなる。筆者らは心房粗動例でペーシングとprocainamideの併用効果を検討し，薬剤投与例ではペーシングにより心房細動へ移行することなく心房粗動が停止し，併用の有用性を報告した[22]。図16に実例を示すが，心房レート261拍/分の粗動中（a）に心房ペーシングを行い，ペーシング

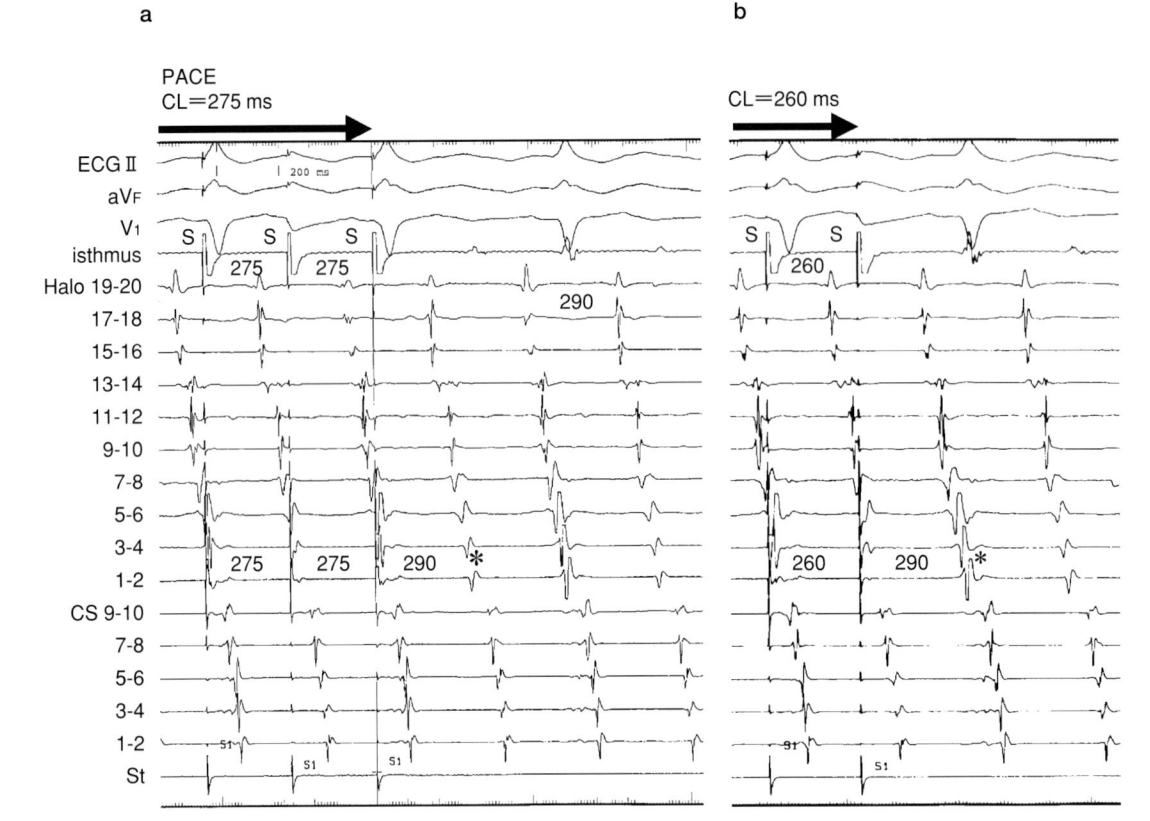

図17 通常型心房粗動（周期290 ms）に対する解剖学的峡部からのentrainment
a：ペーシング周期は275 msで，ペーシング中の粗動波および心房内興奮様式と各部位の電位波形は粗動中のそれらと同様である（exact entrainment）。またペーシング終了後，第1拍目までの周期（postpacing interval；PPI）（＊で示す）は290 msで，粗動周期と一致している。
b：ペーシング周期を260 msに短縮しても同様で，PPIは290 msである。

レートを400拍/分まで増加しても粗動停止に至らなかったが(b)，procainamide 200 mg静注後，心房レートは207拍/分まで減少し(c)，330拍/分の心房ペーシングで粗動は停止した(d)。同様の効果はdisopyramideについても報告されており[23]，臨床的にも極めて有用である。なお心房ペーシングの方法として，カテーテルを右房内に挿入する方法と，経食道的に左房ペーシングを行う方法がある。

7 心房粗動に対するカテーテルアブレーションに必要な電気生理検査

特に通常型心房粗動は，三尖弁輪下大静脈間の解剖学的峡部に対する線状アブレーションにより，ほとんどの例で根治可能である。高周波アブレーションの詳細については他章を参照されたい。ここでは心房粗動の高周波アブレーションに必要な電気生理検査について述べる。

1）必須伝導路として解剖学的峡部の確認（AFL entrainment）

リエントリー回路内の解剖学的峡部がアブレーションのターゲットとなるが，アブレーション施行前に峡部が回路内の必須伝導路であることを確認しておく必要がある。特に心房内に切開創を有する例では，心電図上は通常型粗動であっても解剖学的峡部を必ずしも回路に含まないことがあり注意を要する（incisional reentry[18]）。

上記のように通常型（古典的）心房粗動のほとんどは三尖弁輪を周回するため，右房全体の興奮マッピングは必ずしも必要でない。これに代わり，

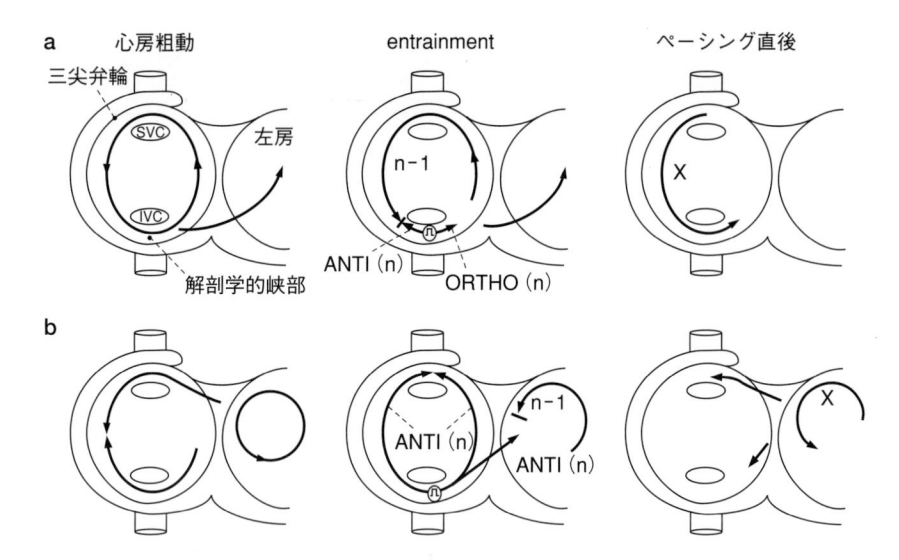

図18 通常型(a)および左房起源非通常型心房粗動(b)の興奮旋回路(図左)，entrainment 中(図中央)，およびペーシング直後(図右)の心房内興奮伝播パターンの模式図

ペーシング部位はともに三尖弁輪下大静脈間峡部である。ペーシング刺激由来の興奮はリエントリー回路に侵入し[ORTHO(n)]，頻拍をペーシング周期で持続する。同時に反対方向へも多少侵入し[ANTI(n)]，1拍前の頻拍の興奮(n-1)と衝突している。ペーシングを停止すると，最後の興奮(X)は衝突すべきANTIがないので，元の頻拍が再開される。aではentrainment中の興奮伝播が粗動中のそれとほぼ変わりないのに対し(exact entrainment)，bでは明らかに異なっている。

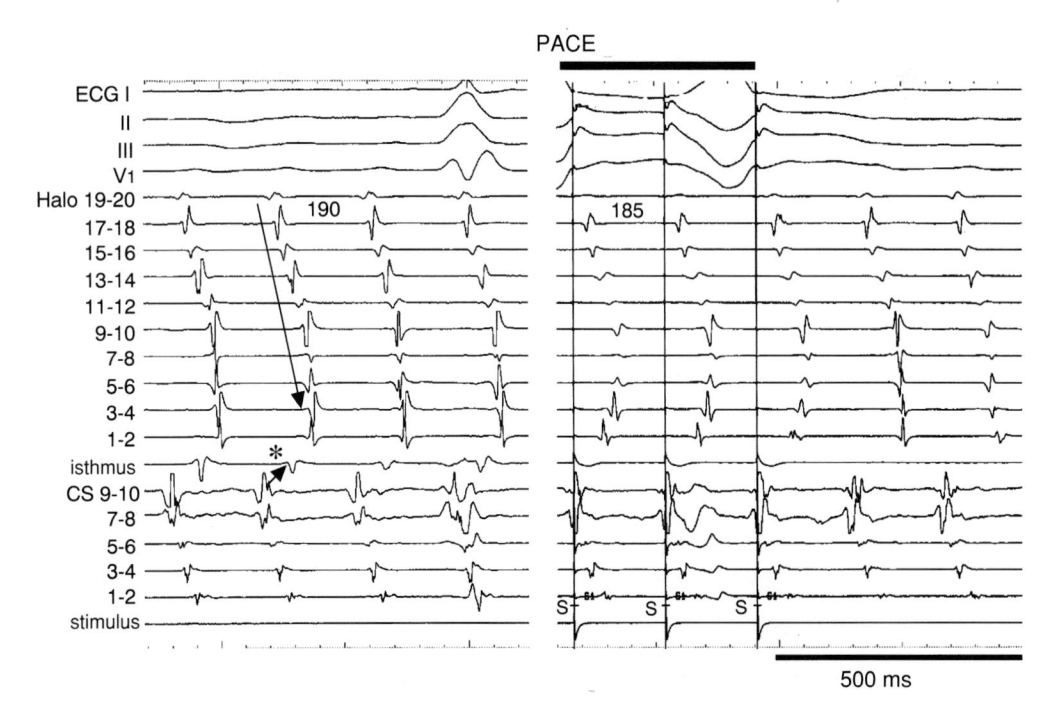

図19 峡部を回路に含まない心房粗動例(左房起源)に対する解剖学的峡部からのentrainment

粗動中の右房内興奮と(左)，ペーシング中の興奮(右)は明らかに異なる。

粗動中に解剖学的峡部よりペーシングを行い，entrainment手技により峡部の位置関係を確認することが可能である[24]。図17に実例を示す。Haloを三尖弁輪に沿うような形で挿入し（図2），

粗動中に粗動周期より15〜30 msだけ短い周期で峡部よりペーシングを行った。ペーシング中心房粗動の周期はペーシング周期に一致し，心房粗動はentrainされた。このペーシング（entrain-

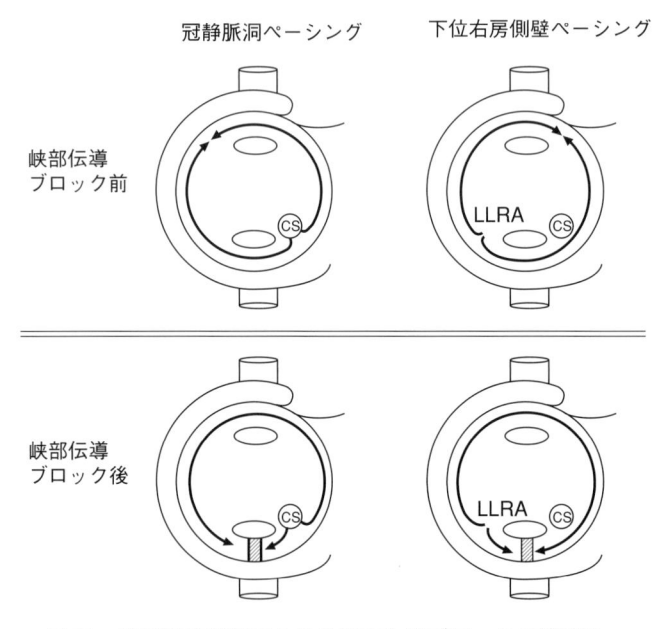

図20 解剖学的峡部における両方向性ブロックの確認法

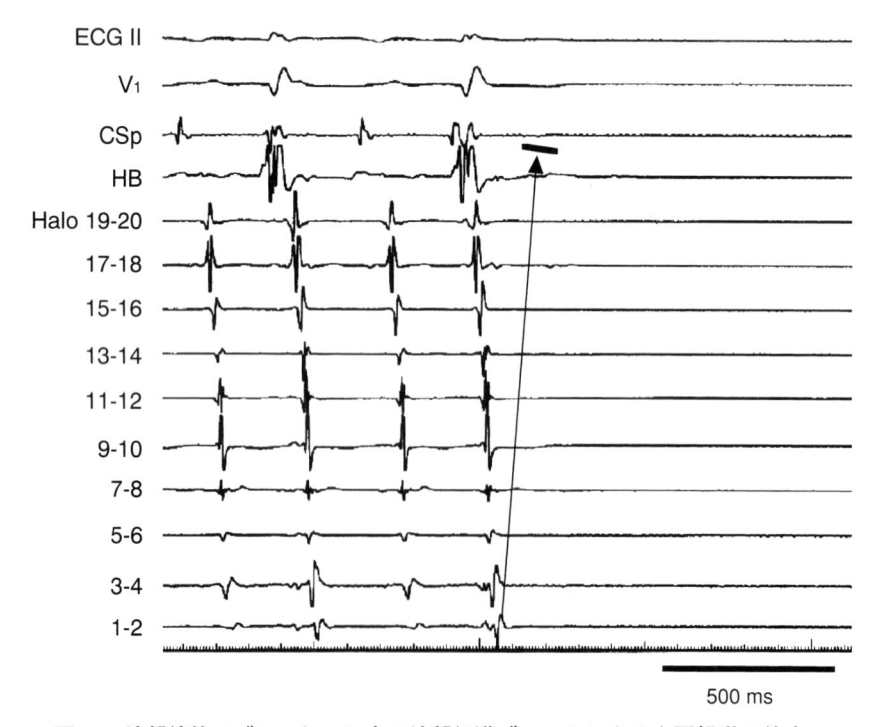

図21 峡部線状アブレーション中の峡部伝導ブロックによる心房粗動の停止

ment)中のF波および右心房内興奮様式と各部位の電位波形(Halo 1-2からHalo 19-20)に注目すると(図17a)，粗動中のそれらと全く同様であった〔entrainment without fusion(exact entrainment)〕。さらにペーシング後の心房粗動第1拍目(図中＊)までの間隔(post-pacing interval；PPI)は粗動周期(290 ms)に一致した。以上より，ペーシング部位(isthmus)がリエントリー回路に含まれることが示された。ペーシング周期をさらに短くすると(図17b)，同様に心房粗動はentrainされたが，Halo 1-2および3-4の電位波形と最後の刺激後の間隔は他の電位とそれらと明らかに異なり，Halo 1-2, 3-4が逆行性antidromicに捕捉されたことを示している。図18aの中央にペーシング(entrainment)中の心房内興奮伝播の模式図を示す。ペーシング刺激からの興奮はリエントリー回路に侵入し[ORTHO(n)]，心房粗動と同様に興奮伝播すると同時に，反対方向(時計方向)にも進入し[ANTI(n)]，1拍前の興奮(n-1)と衝突する。ペーシングを中止すると(図18a右)，最後の興奮(X)は衝突すべき逆行性興奮がないため，心房粗動が再開始している。

一方，峡部を回路に含まない例では，心房粗動中に峡部よりペーシングを行っても，exact entrainmentは観察されない。図19に左房内に起源を有する心房粗動例を示す。心房粗動中の右房内興奮をみると(図左)，自由壁を下降する興奮と峡部をCS側より伝導する興奮(＊)がみられ，通常型心房粗動と明らかに異なる。この心房粗動中にペーシングを行うと(図右)，ペーシング中の右房内興奮パターンは心房粗動中のそれと異なっており，峡部は回路に含まれない。図18b中央にペーシング中の心房内興奮伝播の模式図を示すが，心房粗動中のそれと明らかに異なっている。

なお心房粗動が誘発されない例や，誘発されても直ちに心房細動に移行する例では，必須伝導路としての峡部の確認が困難である。右心房に切開創を有しない例の通常型心房粗動，特に陰性F波を示す反時計方向旋回型粗動のリエントリー回路には解剖学的峡部が含まれると考えられるため，洞調律時に峡部線状アブレーションを施行することが十分可能である(後述)。

2) 峡部におけるブロックラインの確認(アブレーションのエンドポイント)

峡部線状アブレーション成功のエンドポイントとして，峡部における両方向性伝導ブロックの証明が，特に再発防止の観点からも重要である。図20に示すように，アブレーションによる粗動停止後に冠静脈洞および下位右房側壁よりペーシングを行い，右房内伝導パターンより峡部での両方向性ブロックを確認する[25]。

以下に実例を提示する(図21〜23)(本例の電極カテーテルの位置は図2と同様である)。1回目の峡部線状アブレーション中にHalo 1-2と冠静脈洞間の伝導ブロックにより心房粗動は停止したが(図21)，停止後の冠静脈洞ペーシング中の心房内興奮パターンをみると(図22a)，Halo 1-2からHalo 7-8へと興奮伝播が認められ，したがって峡部伝導ブロックは生じていない。洞調律時に施行した2回目の線状アブレーション後の興奮パターンをみると(図22b)，Halo 1-2, 3-4, 5-6ともに興奮時間は延長したが，依然Halo 1-2が3-4に先行していることより，峡部の不完全ブロック(伝導遅延)をきたしたのみと考えられる。3回目の線状アブレーションを追加したが，この後の興奮パターンをみるとHalo 1-2が最も遅れて興奮しており(図22c)，三尖弁輪の反時計方向の興奮が示されている。さらに対側の下位右房のHalo 1-2の部位よりペーシングを行うと，興奮は三尖弁輪を時計方向に進み，His束部に続いて冠静脈洞が最も遅れて興奮している(図23)。すなわち本例では3回の線状通電により，峡部で両方向性伝導ブロックが作成された。

以上の伝導パターンの評価は粗動のアブレーションに不可欠であり，両方向性の完全伝導ブロックを期すべく線状アブレーションを追加する必要がある。完全ブロックが作成されないと，高率に心房粗動の再発を認めることが報告されている[11,26]。

3) 再発例における峡部伝導の評価

心房粗動再発例における伝導再発部位は多くの例で狭い範囲に限られる。これまでの臨床例の検討[27]や，筆者らの実験的検討[28]では，伝導途絶部位ではDPが記録されるのに対し，伝導再開部

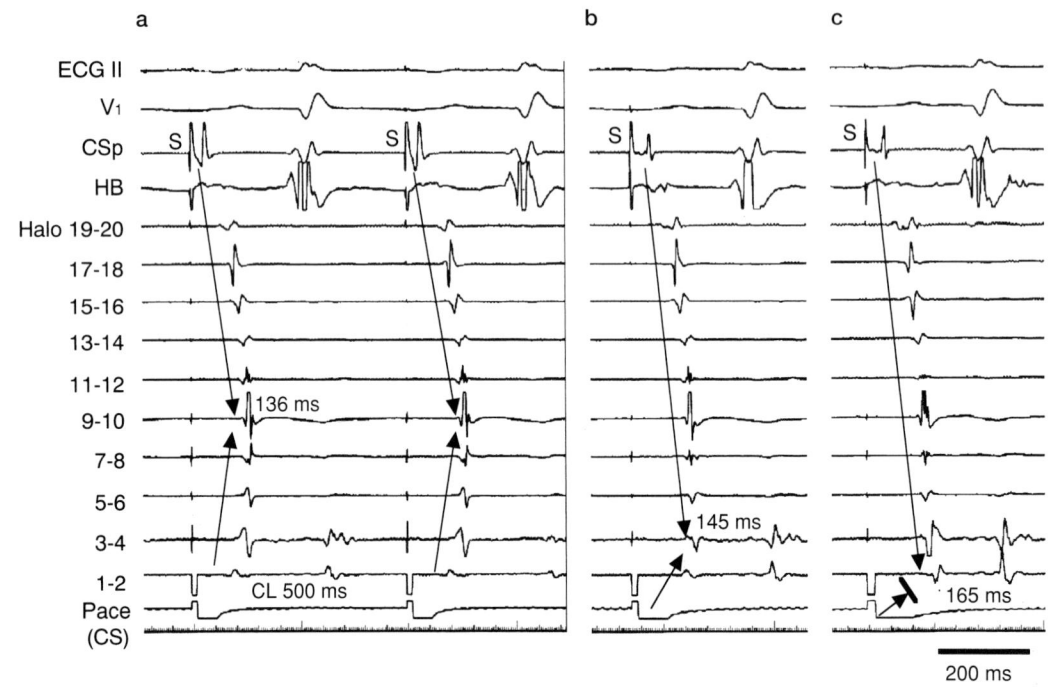

図22 粗動停止後の冠静脈洞ペーシング時の右房内興奮パターン（図21と同一例）
a：Halo 1-2からHalo 7-8へと興奮伝播が認められる。b：峡部線状アブレーション追加後の興奮パターンで，Halo 1-2が3-4に先行している。c：線状アブレーションの再追加後で，Halo 1-2が最も遅れ（反時計方向の興奮），峡部伝導ブロックの所見である。

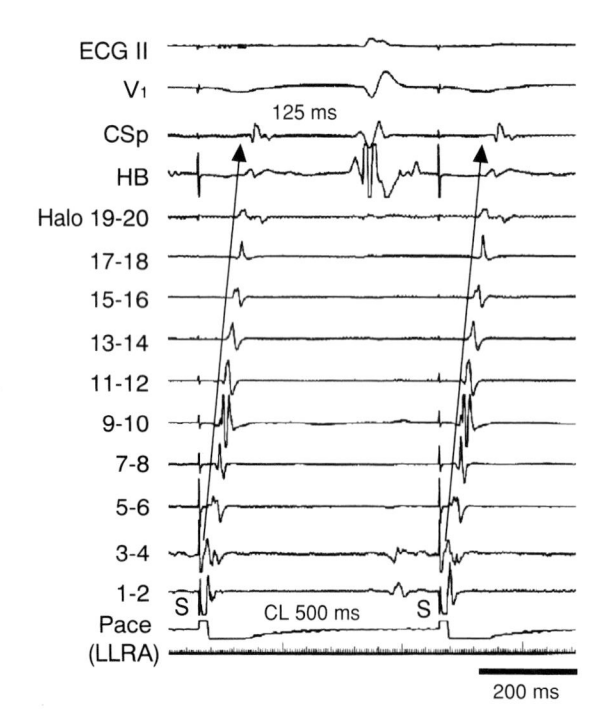

図23 下位右房側壁（Halo 1-2）からのペーシング時の右房内興奮パターン（図21，22と同一例）
興奮は三尖弁輪を時計方向に進み，冠静脈洞（CSp）が最も遅れて興奮している。

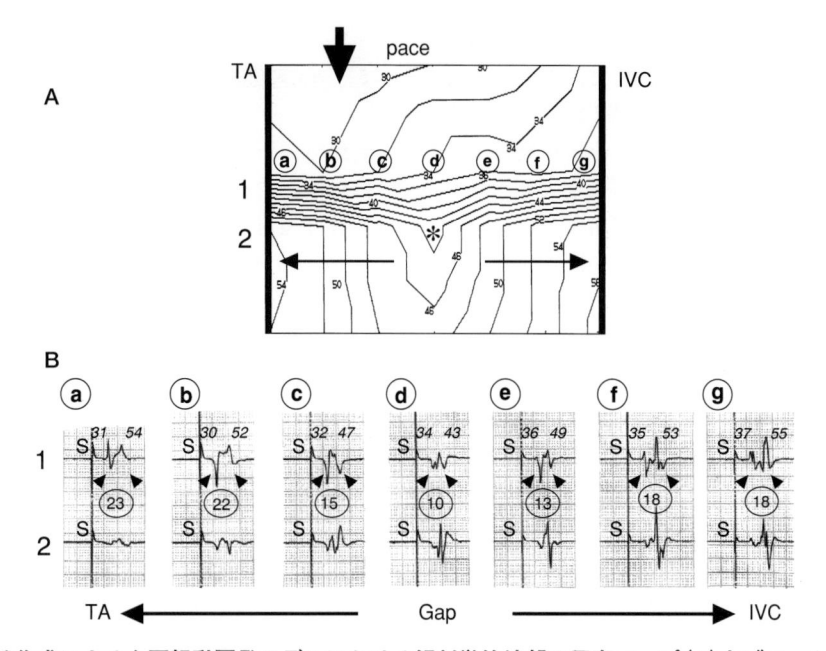

図24 間隙作成による心房粗動再発モデルにおける解剖学的峡部の興奮マップ(A)とブロックライン上の電位記録(B)

A：ペーシングからの興奮は＊で示す間隙を通って遠位側に伝播し，ブロックラインに沿って，三尖弁輪および下大静脈方向へ向かう興奮（矢印）が観察される．等時線は2 ms間隔で表示されている．B：興奮マップ中のa〜gに平行する1および2のライン上の電位を示す．ブロックライン上(a〜cおよびe〜g)では，ブロックライン近位の電位と間隙を通った遠位の電位の双方が記録され，double potentialsが記録されている．一方，間隙(d)ではsingle〜fractionated potentialが記録された．図中のイタリック体数字はペーシング刺激から電位までの間隔を，円中の数字はdouble potentials間の間隔を示す．double potentials間の間隔は間隙から遠ざかるにつれ大きくなっている．

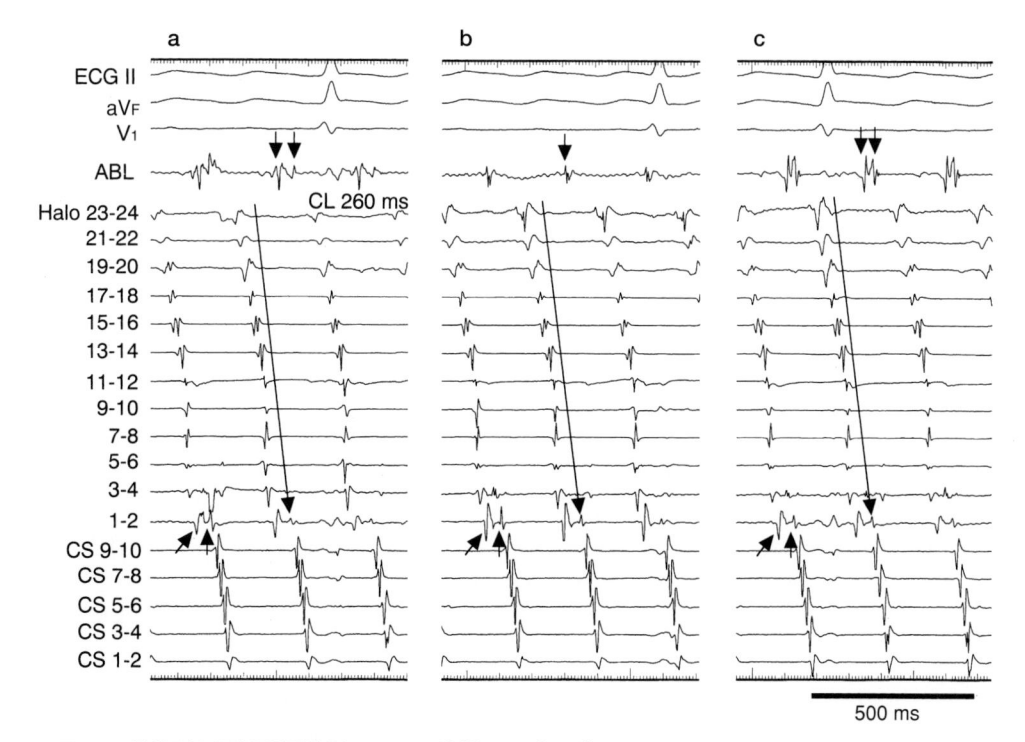

図25 通常型心房粗動再発例における峡部マッピング

三尖弁輪側(a)と下大静脈側(c)ではdouble〜triple potentialsが記録され(ABL上の矢印)，峡部中央(b)ではsingle potentialが記録されている．

位はsingle potentialまたはfractionated potential が記録される．図24はイヌ心臓交叉灌流標本を用いた実験で，解剖学的峡部に幅1mmの間隙を残してブロックラインを作成し，心房粗動再発モデルとした[28]．間隙作成後，右房側壁よりペーシングを行い，このときの峡部の興奮マップを見ると(A)，ペーシング刺激からの興奮は＊で示す間隙を通って遠位側に伝播し，特にブロックラインに沿って，三尖弁輪および下大静脈方向へ向かう興奮(矢印)が観察された．このためブロックライン上(図中のa～cおよびe～g)では，ブロックライン近位の電位と間隙を通った遠位の電位の双方が記録され，DPが記録された(Bのa～cおよびe～g)．一方，間隙(図中のd)ではsingle～fractionated potentialが記録されたが，間隙での伝導遅延の度合いにより，電位幅が変化するものと考えられた．

図25に実例を示す．峡部のマッピングで，三尖弁輪側(図25a)と下大静脈側(図25c)ではDP～triple potentialsが記録されたが(ABL上の矢印)，峡部中央(図25b)ではsingle potentialが記録された．このb点でのアブレーションにより心房粗動は停止し，同部位を中心とする追加通電で峡部の両方向性ブロックが形成された．

II 心房細動

心房細動(atrial fibrillation；Af)に対する電気生理検査は，他の頻拍と異なり必ずしも積極的に施行されてきたわけでなく，発症機序や心房筋の電気的特性(基質)の検討を中心に行われてきた．最近は，心房細動の発症，維持に重要な役割を果たしている肺動脈の電気的隔離を目的とする左房アブレーションおよび心室レートコントロールを目的とする房室結節アブレーションのために行われることがほとんどである．

1 心房細動の分類[29]

発症パターンより7日以内(多くは24時間以内)に自然停止する発作性心房細動(paroxysmal Af)，自然停止せず7日以上持続する持続性心房細動(persistent Af)，そして除細動が不能かまたは試みられなかった永続性心房細動(permanent Af)(慢性心房細動)に分類される．発作性および持続性心房細動はしばしば再発を繰り返す(再発性心房細動)．

合併心疾患の有無により，孤立性心房細動(lone Af)，二次性心房細動，弁膜症性心房細動，非弁膜症性心房細動等に分類されることもある．孤立性心房細動は通常60歳以下で，臨床的に心肺疾患の認めない例の心房細動を指す．

電気生理学的には心房細動中の心内電位または心外膜マッピング所見より分類される．Koningsら[30]は術中に誘発された心房細動中の右房自由壁マッピング所見により，単一の興奮波が伝導遅延や大きな伝導ブロックなく右房内を伝播するType I，1～2個の興奮波が伝導遅延または伝導ブロックを伴い伝播するType II，3個以上の興奮波が伝導遅延と複数の伝導ブロックを伴い多方向より伝播するType IIIに分類している(図26)．Type IIとType IIIは後述する複数興奮波による興奮を示し，心房細動の機序としてのrandom reentryを支持する所見と考えられる．電気生理検査では心内電位は部位に関係なくリズム，波形，大きさのいずれも不規則となることが多いが(図27a)，これはType IIおよびType IIIの心房細動に相当すると考えられる．一方，冠静脈洞で記録される電位が不規則かつ無秩序であるのに対し，右房自由壁で記録される電位が比較的に規則正しいことがしばしば経験される(図27b)．これは右房の多くがType I，左房の多くがType IIまたはType IIIの興奮パターンを示すと考えられ，心房内でも興奮パターンに多様性のあることを示している．

心房細動の特殊型として巣状心房細動(focal Af)がある[31]．比較的若年の器質的心疾患のない例にみられ，心房や肺静脈，上大静脈での異常自動能や撃発興奮を原因とする．発火の頻度により頻発

性心房期外収縮，これと同一P波形の心房頻拍，非典型的心房粗動，そして心房細動と多彩な頻脈を呈する．図28に実例を示すが，心房期外収縮，不規則な心房頻拍，そして心房細動様頻拍を呈し，通常の心房細動への移行も認められた．本例の心房頻拍中の右房および上大静脈マッピング所見では（図29），P波に60 ms先行する静脈電位を上大静脈内に認めた（矢印）．心房粗動および心房細動様の不規則な心房興奮時にも同様の所見が認められた．本例は上大静脈内の起源に対するアブレーションにより，心房細動を含むすべての不整脈が根治された．

2 心房細動の発症機序

1）focal mechanism（rapidly firing driver）

アコニチン誘発モデルにみられる心房細動で，局所の異常発火とこれに続く細動様心房内伝播（fibrillatory conduction）を機序とする[32,33]．上記の巣状心房細動も局所の異常発火によるが，心房細動様であっても電気生理学的には心房頻拍に近い（図29）．一方，肺静脈を起源とする持続性の高頻度異常発火は単独で，またはこれに続く心房内のrandom reentry（後述）により通常の発作性心房細動を生じることが示されている[34]．図30に実例を示すが，心房期外収縮に先行して右上肺静脈起源の静脈電位を認め（大矢印），さらにこの静脈電位の連続発火により数秒間持続する心房細動を認める（小矢印）．すなわち肺静脈は心房細動のトリガー（initiation）として重要なだけでなく，その維持（perpetuation）にも関与しており，最近はdriverとしての役割が注目されている．このfocus（rapidly firing driver）を消去または電気的に隔離するアブレーションにより心房細動が根治される可能性が高く，臨床的に極めて重要な機序と考えられる．

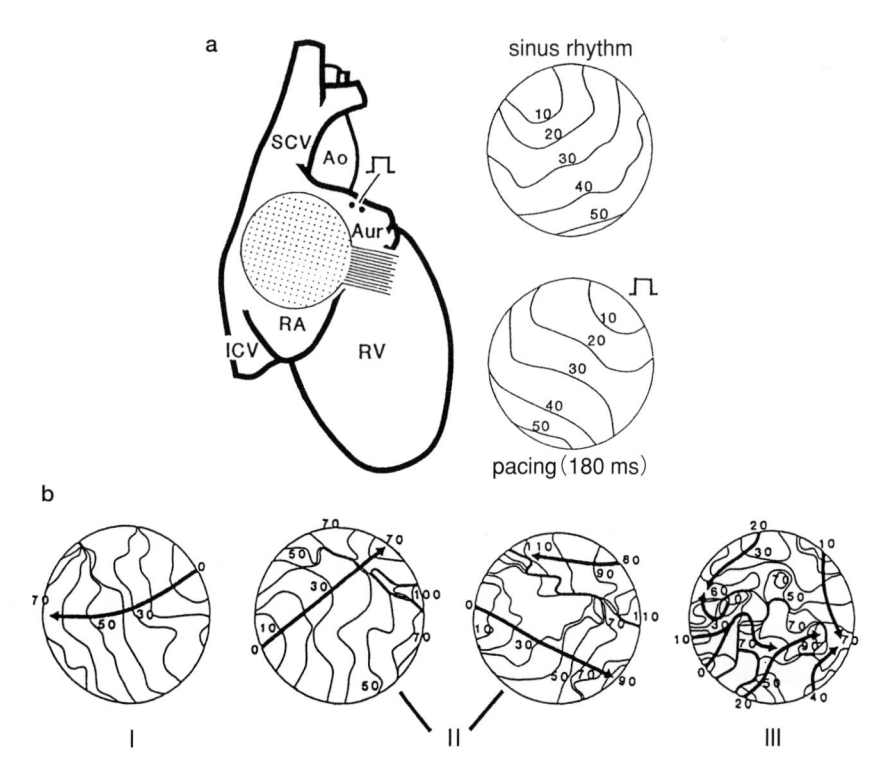

図26 右房心外膜面マッピング所見による心房細動の分類
術中に右房自由壁に244極の単極電極よりなる円盤状電極を装着し（a），誘発された心房細動中の興奮伝播をマッピングした（b）．本文参照．〔文献30〕より引用〕

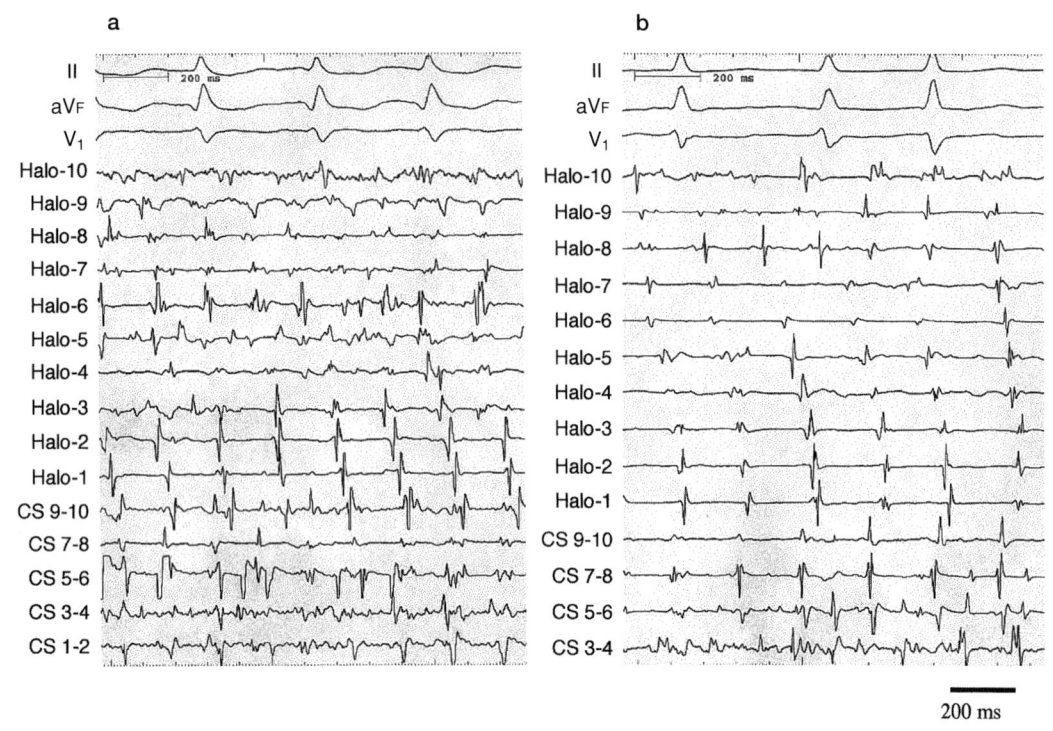

図27　心房細動例の心腔内電位記録

電極位置は図2と同様で，Haloカテーテルは右房の興奮を，冠静脈洞電極カテーテル(CS)は左房興奮を示す。**a**(65歳，女性)：記録された心内電位はほとんどの部位でリズム，波形，大きさのいずれも不規則となっている。**b**(60歳，女性)：左房電位(CS3-4およびCS5-6)は不規則かつ無秩序であるのに対し，右房自由壁で記録される電位(Halo-1〜8)は比較的に規則正しい。

2) 複数興奮波のrandom reentry

　持続性〜永続性心房細動症例の機序と考えられている。Moeにより提唱され[35]，1985年にAllessieが多極マッピングシステムを用いて実験的に証明した[36]。図31はランゲンドルフ灌流心臓標本の左右心房内に卵型の多極電極を挿入し，アセチルコリン投与下に誘発された心房細動中の任意の10 msの期間の心房興奮を解析したものである[36]。黒の帯で示す複数(7個)の興奮が心房内に同時に認められ，あるものは消滅し，あるものは分岐しながら心房内を一定の回路を有することなく旋回し(random reentry)，不規則な心房興奮，すなわち心房細動を維持することを示した。さらにAllessieらは，本モデルにおいて心房細動維持に必要な興奮波数が3個以上であることを示した。臨床例で左右心房を同時マッピングすることは困難であるが，前述の術中の右房自由壁マッピングの所見[30]は実験的観察に類似している。

3) 複数興奮波と興奮波長

　心房内で複数の興奮波が同時に存在し，旋回運動を維持するためには，興奮波長(wavelength)が十分に短いか，または心房自体が拡張している必要がある[37]。後者は重症弁膜症例等で認められ，細動発生の解剖学的基質となる。一方，心房拡張のない例では興奮波長の短縮が細動発生の機能的基質となる。興奮波長は伝導速度×不応期で決定されるため，伝導速度が遅いか，または不応期が短いと興奮波長が短縮し，心房細動が発生，持続しやすくなる。さらに心房細動自体が不応期を短縮するという概念(電気的リモデリング)が確立され[38]，心房細動の慢性化との関連で注目されている。

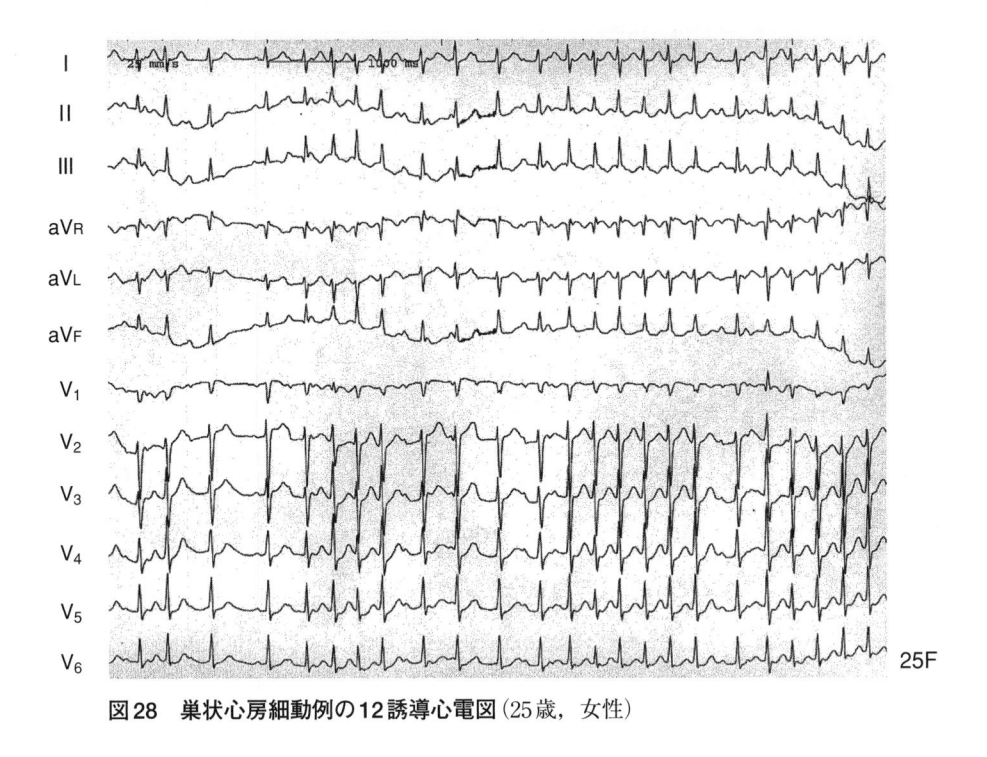

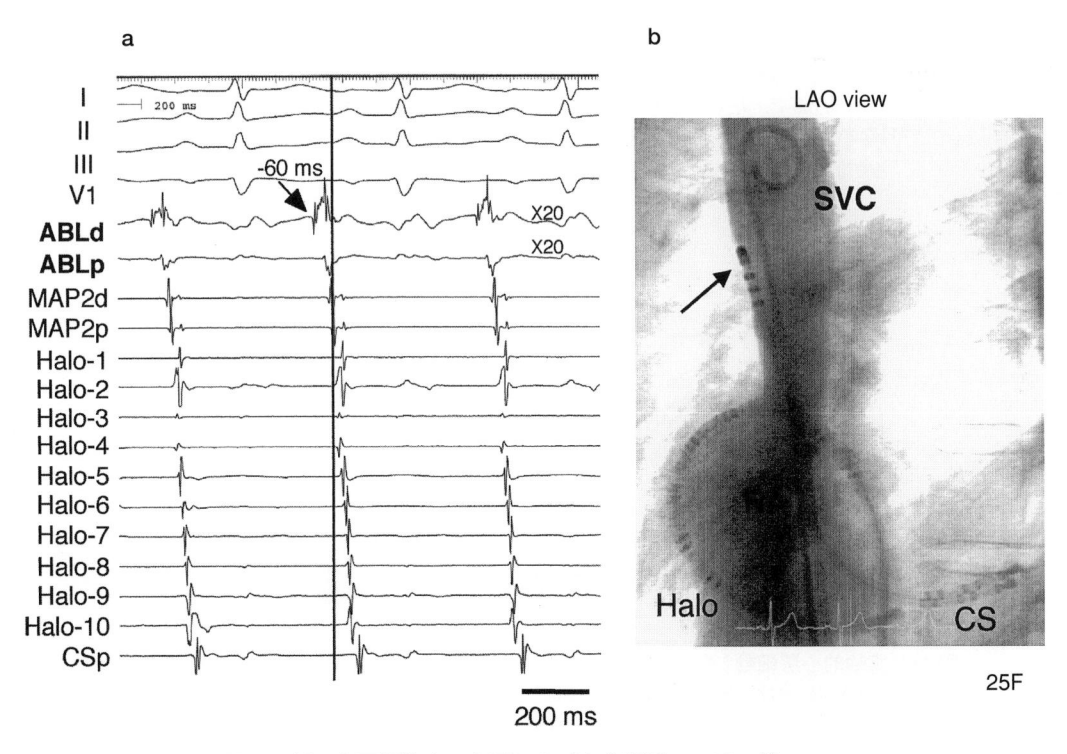

図28 巣状心房細動例の12誘導心電図（25歳，女性）

図29 図28に示した例の心房頻拍中の右房および上大静脈マッピング
a：上大静脈内に挿入したカテーテル（ABLd）でP波に60 ms先行する静脈電位が記録された。MAP2は上大静脈と右房境界部に位置し，他のカテーテル（HaloおよびCS）は図2と同様である。
b：上大静脈造影により各電極カテーテルの位置を示す（左前斜位）。矢印は頻拍に先行する静脈電位の記録部位を示す。

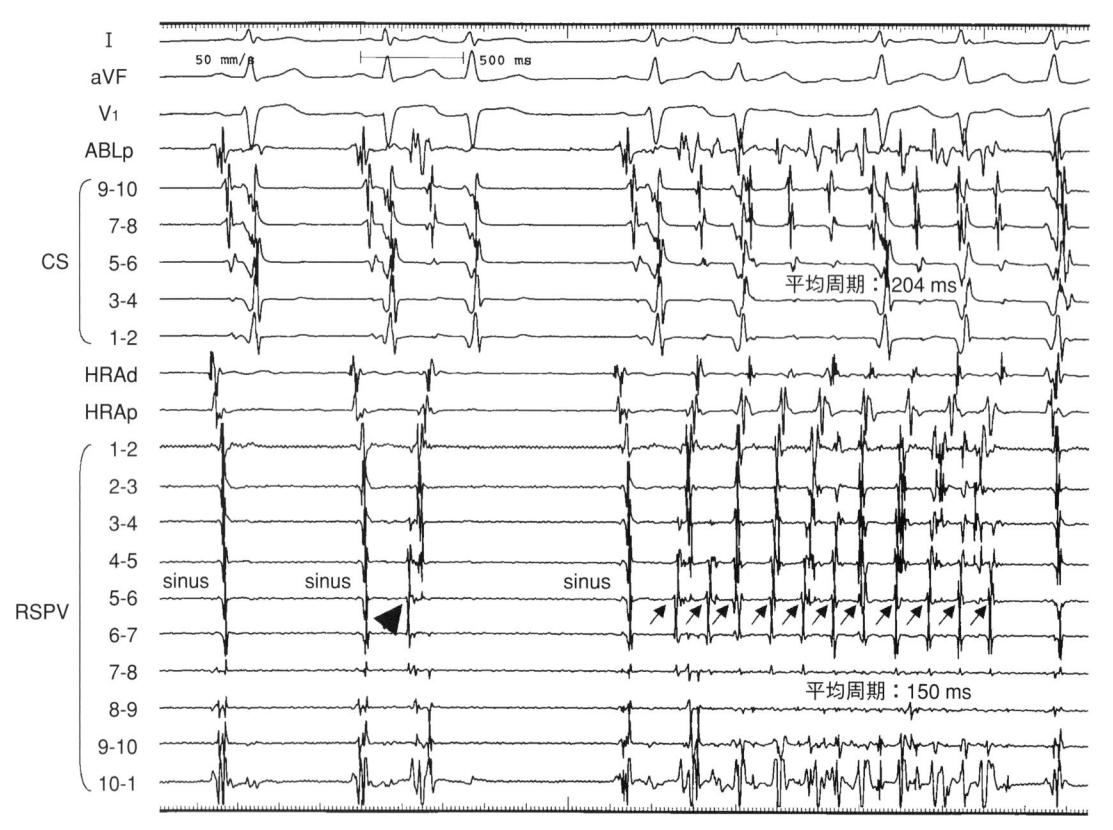

図30 右上肺静脈起源の期外収縮（大矢印）と頻拍（小矢印）による一過性心房粗動
肺静脈頻拍の平均周期は150 msで，左心房の平均周期204 msより短い。これは肺静脈内の非常に速い興奮が左房内に伝導ブロックを伴いながら伝播していることを意味する。

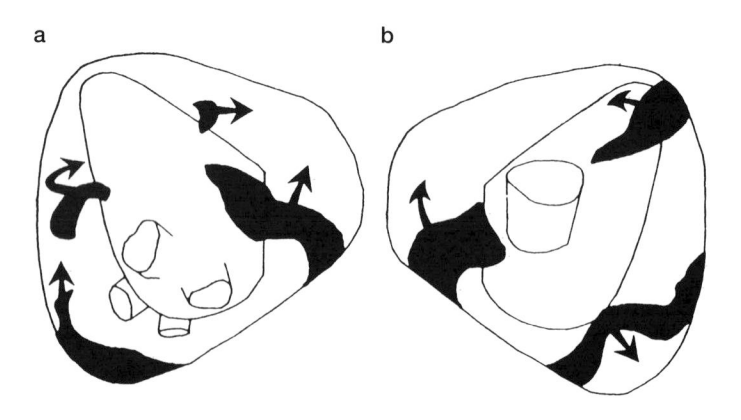

図31 実験的心房細動（イヌのランゲンドルフ灌流心）の心内膜面多点マッピング
ある任意の時間における興奮で，aは左房興奮，bは右房興奮，黒帯は興奮前面，矢印は興奮前面の進行方向を示す。本文参照。〔文献36）より引用〕

3 心房細動に対する電気生理検査

1）心房細動発症にかかわる基質の検討

　心房細動の電気生理学的基質として，伝導速度の低下と不応期の短縮が挙げられる。Kumagaiらは心房拡大を伴わない慢性孤立性心房細動例を対象とし，電気的除細動を行い洞調律とした後に電気生理学的検索を行った[39]。その結果，心房細動例では心房性不整脈を認めないコントロール例に比して，心房有効不応期が有意に短縮し（電気的リモデリング），さらに心房内伝導遅延も有意に大であった。以上の所見は心房細動例において興奮波長が短縮していることを意味しており，複数興奮波を可能とする電気生理学的基質が心房細動例に存在していることを示す。

2）抗不整脈薬の効果の検討

　上記の基質に対する抗不整脈薬の効果に関する検討が報告されている。Kumagaiらは心房有効不応期と心房内伝導遅延度の比より算出されるwavelength indexをdisopyramide静注前後で測定し，disopyramideが心房細動予防に有効であった例では無効例に比してこの指標が有意に大であったことを報告した[40]。

3）カテーテルアブレーションのための電位評価

a．房室結節アブレーション

　治療抵抗性の頻脈性心房細動例に対し，心室レートコントロールを目的として，房室結節をアブレーションすることにより完全房室ブロックを作成し，VVIペースメーカーを植込む治療が行われている。アブレーションのターゲットはHis束

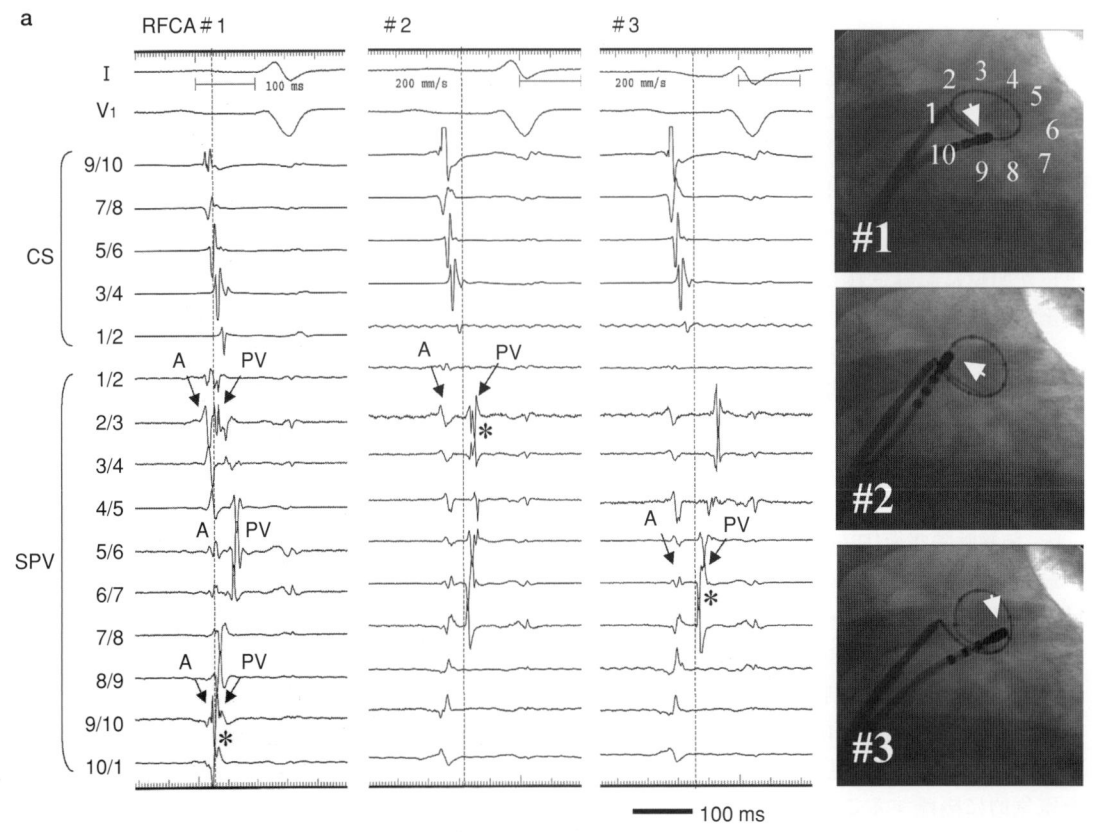

図32　電位を指標とした肺静脈隔離術（左上肺静脈）
　a：左上肺静脈（LSPV）内のアブレーションカテーテル（白矢印）と入口部のリング状カテーテルから記録された電位を示す。RFCA#1で通電後，#2へ，#2での通電後，#3へと変化した。（bは次ページ）

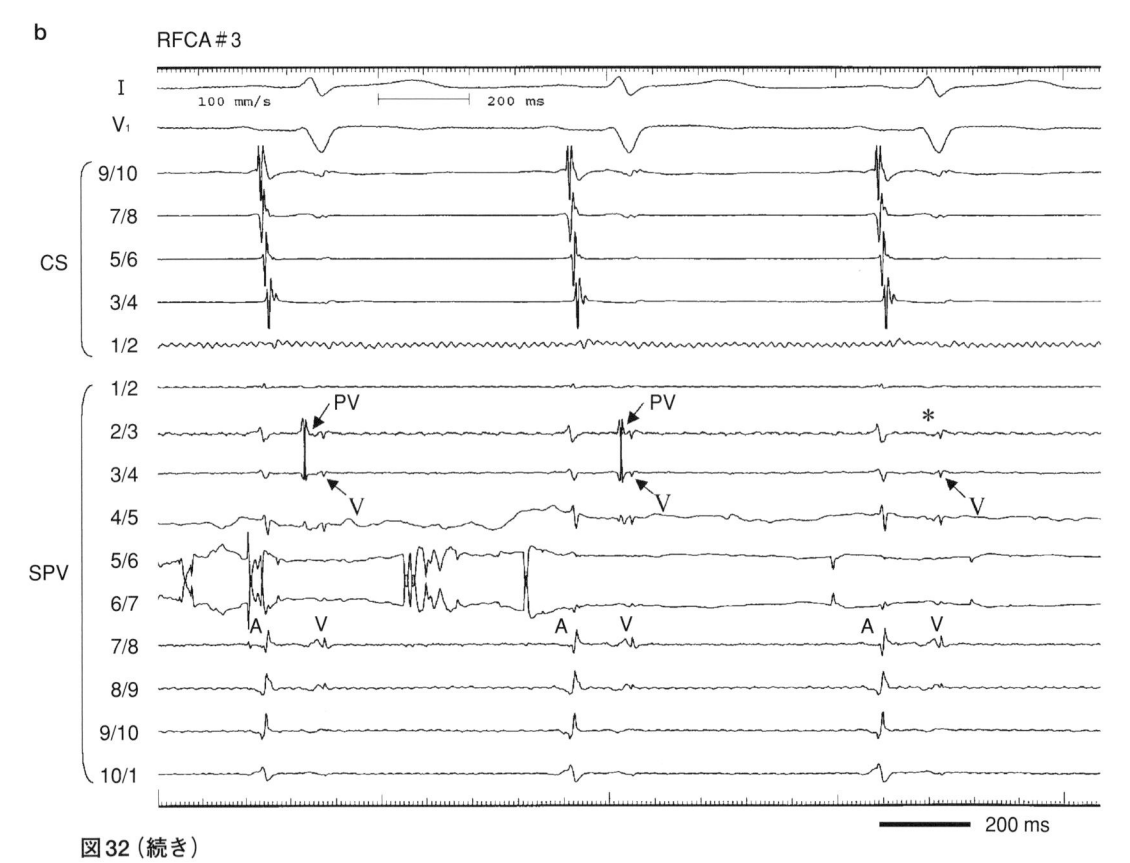

図32（続き）
b：#3への通電により，肺静脈電位（PV）は完全に消失した。

電位が明瞭に記録される部位の心房側（心房波が心室波より大きい部位）で，通電中に徐々に心室レートが減少し，完全房室ブロックに至る。このアブレーション法により症状およびQOLの改善効果が報告されている[41]。詳細は20章 カテーテルアブレーションの「房室接合部離断術」を参照されたい。

b. 肺静脈隔離術（PV isolation）

最近の臨床不整脈学における最も大きな発見は，心房細動のトリガーとなる期外収縮のほとんどが肺静脈を起源とすることである（図30）。Haissaguerreらは期外収縮の起源を詳細に検討し，その94％が肺静脈由来であったことを最初に報告した[34]。この知見は極めて重要で，肺静脈を電気的に隔離することにより心房細動のトリガーおよびdriverを肺静脈内に閉じ込め，左房へ興奮が伝播しなくすることにより心房細動の発症抑制が可能となる。肺静脈隔離術と呼ばれるが[42,43]，現在の心房細動アブレーション法の基本となっている。

この肺静脈隔離術のための電気生理検査を示す。図32は左上肺静脈の隔離術で，a右に左上肺静脈入口部に挿入されたリング状の10極電極カテーテル（Lassoカテーテル）とアブレーションカテーテル（白矢印）を示す。まずアブレーション前の洞調律時の記録を見ると（a，RFCA#1），Lassoカテーテルの2-3および9-10の電極から記録された双極電位において，心房電位（A）と肺静脈電位（PV）が連続している。他の部位，例えば5-6の電極で記録された双極電位をみると，心房電位と肺静脈電位が分離している。すなわちアブレーション前は，Lassoカテーテルの2-3と9-10の電極位置において左房から肺静脈へと興奮が伝導していると考えられる。そこでまず9-10の位置に対して高周波通電を行うと，同部位と近傍の肺静脈電位は消失し，肺静脈電位の出現パターン

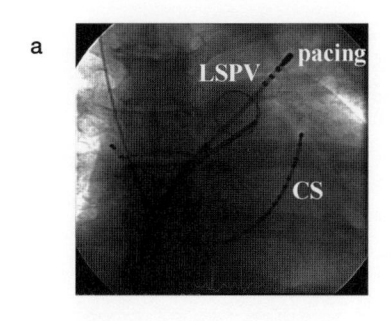

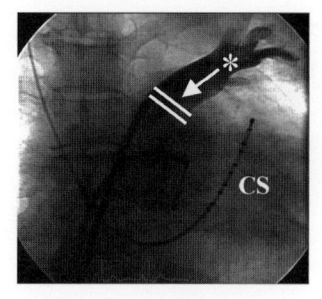

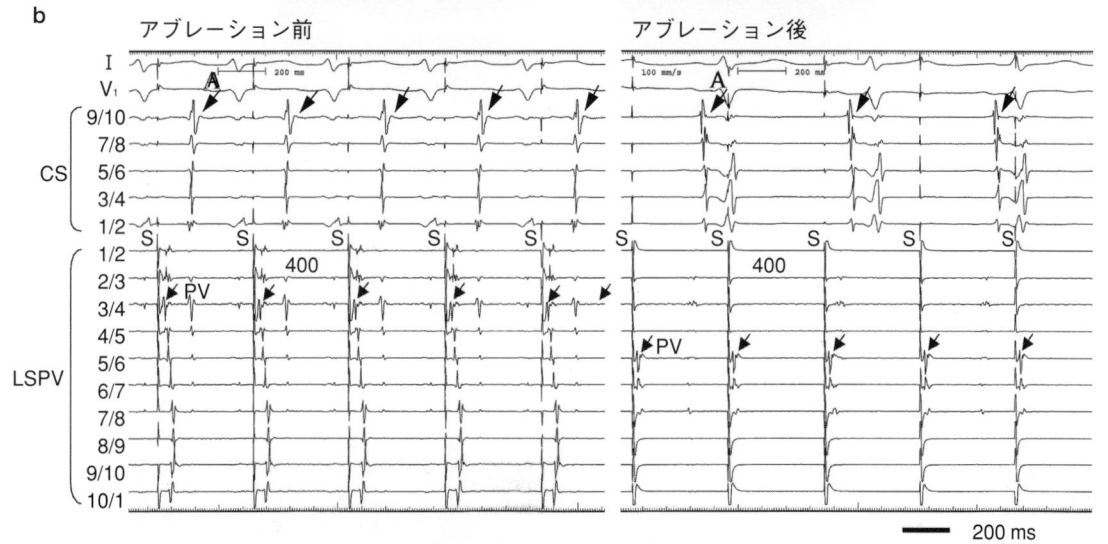

図33 肺静脈ペーシングによる肺静脈－左房間伝導ブロックの確認
a：左上肺静脈入口部に配置されたリング状カテーテルと肺静脈末梢に挿入されたペーシングカテーテルを示す。
b：アブレーション前の肺静脈末梢ペーシング（周期400 ms）では，肺静脈電位（PV）が捕捉された後に心房電位（A）が捕捉されている。アブレーション後はペーシングにより肺静脈電位が捕捉されているにもかかわらず左房へは伝導されていない。

が明らかに変化した（a，#2）。次にLassoカテーテルの2-3の部位（#2の＊）に対して通電を行うと，2-3と3-4の肺静脈電位は遅れ，一方，6-7の電位は変化がなく，肺静脈電位の中で最も先行している（a，#3の＊）。つまりこの6-7部位にも左房－肺静脈の連結が認められるわけで，同部位に対し通電を追加した。その結果，図32bに示すように，通電中に肺静脈電位はすべて消失した（＊）。このように肺静脈入口部に挿入されたLassoカテーテルの電位を詳細に観察し，最も早期に出現する肺静脈電位，すなわち左房と肺静脈の連結部位をアブレーションし，これを繰り返すことにより肺静脈を左房から電気的に隔離することが可能となる。ただし，左房－肺静脈間の伝導ブロックは確認されても，逆方向の伝導状態は確認されていない。そこでアブレーション前後で肺静脈ペーシングを行うことにより，肺静脈－左房間の伝導ブロックを確認することが可能となる。図33に実例を示す。aにアブレーション前のカテーテル位置を示す。左上肺静脈入口部にLassoカテーテルを，肺静脈遠位側にペーシング用カテーテルが留置されている。図33bのアブレーション前は，肺静脈ペーシング中にまず肺静脈電位（小矢印）が捕捉され，続いて心房電位（大矢印）が捕捉されている。アブレーション後は，肺静脈ペーシング中に肺静脈電位は捕捉されているが，左房への伝導は認められず，肺静脈－左房間ブロックが認められる。上記の左房－肺静脈間伝導ブロックに加え，両方向性ブロックが形成されたと考えられる。同様の操作で4本すべての肺静脈を隔

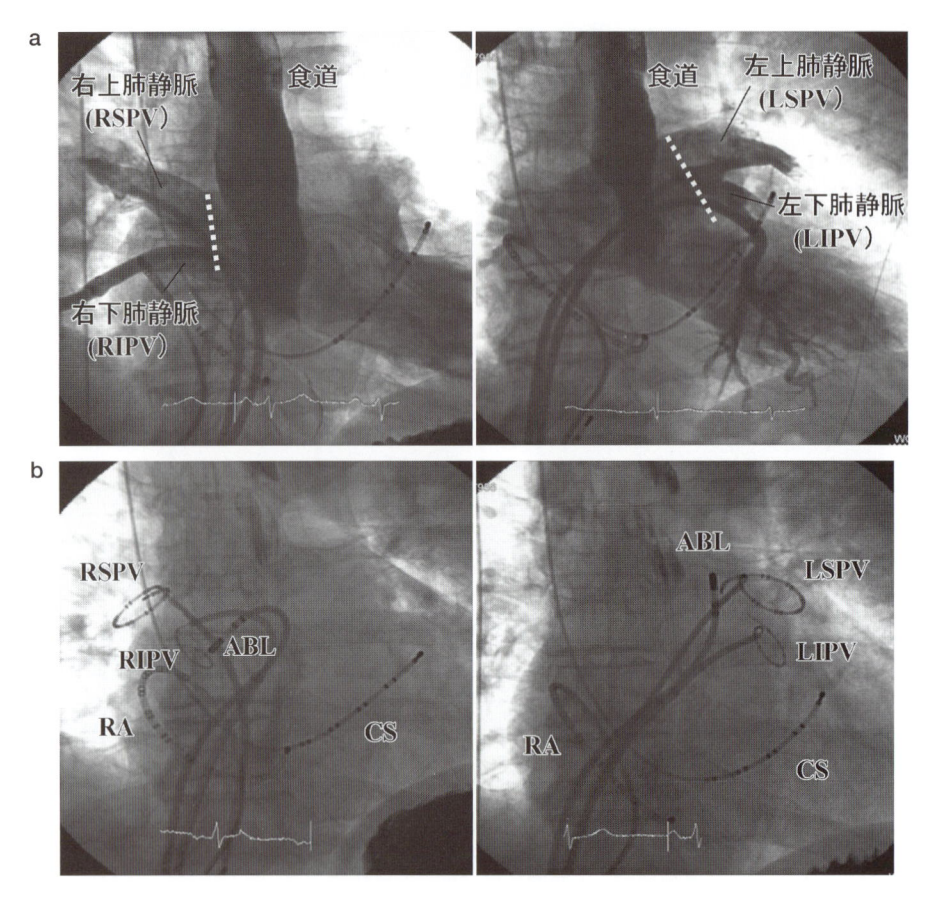

図34 double lasso catheter technique による肺静脈前庭部アブレーション
a：肺静脈造影に続く左房造影と食道造影を示す。左は右上および右下肺静脈造影。右は左上および左下肺静脈造影である。白の破線はアブレーションラインを示す。
b：右および左の上下肺静脈入口部に配置されたリング状カテーテルとアブレーションカテーテルの配置を示す。

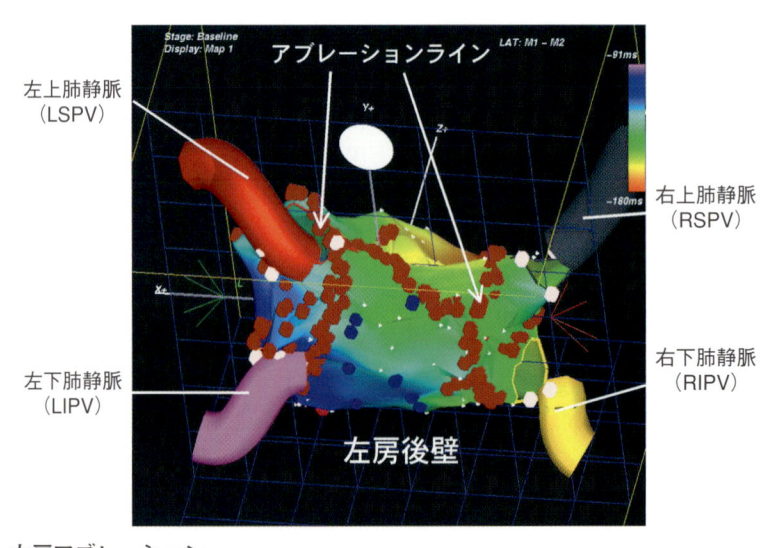

図35 左房アブレーション
左房を後上方より見た洞調律時のCARTOマップで，茶色のtagはアブレーションラインを示す。
左房上壁の線状アブレーションにより左右のアブレーションラインが連結されている。

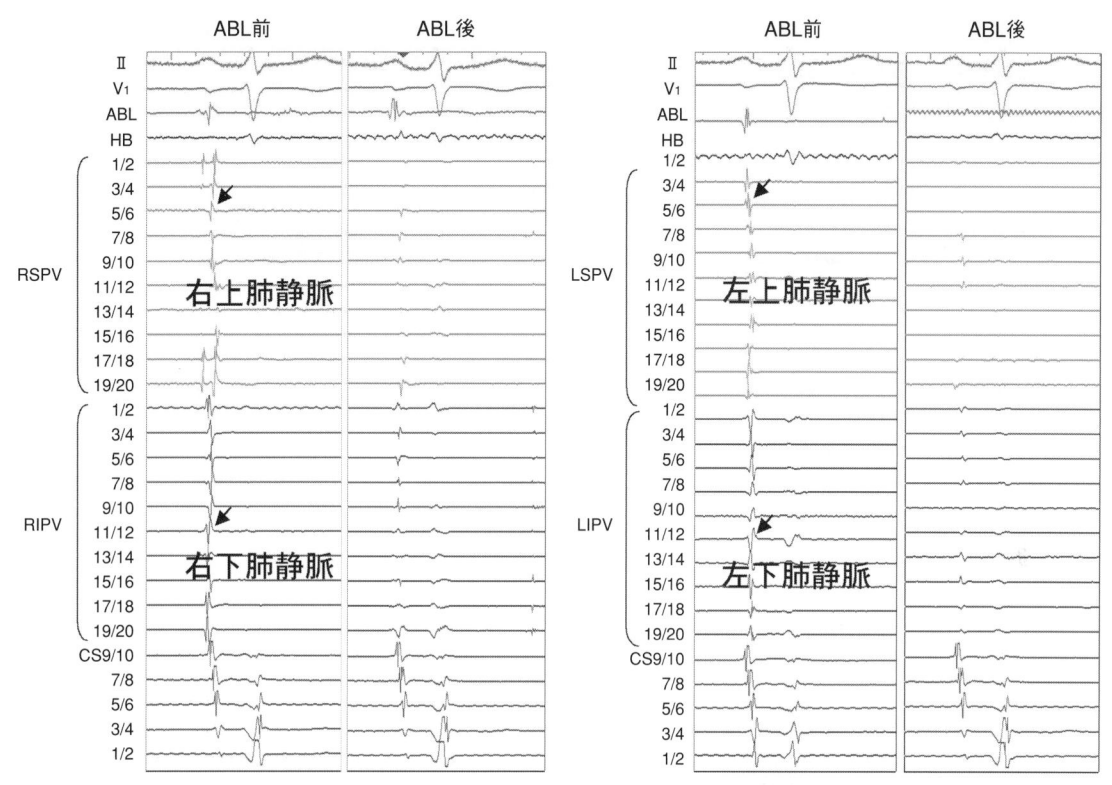

図36 double lasso catheter technique によるアブレーション前後の肺静脈電位記録
右上および右下肺静脈の電位を同時に観察しつつ左房アブレーションを実施し(図34, 35)，双方の電位が消失した。左肺静脈についても同様である。

離することにより60～70％の例で心房細動を根治することが可能となる[44]。なおアブレーション後に心房細動が再発する例の多くでは，隔離された肺静脈への伝導の再開が認められる[45]。この場合，再アブレーションにより再び肺静脈を隔離する。それでも再発する例では心房細動のトリガーが肺静脈以外に存在すると考えるべきである。

c. 肺静脈隔離および左房アブレーション

肺静脈隔離術のみでもある程度の効果は得られるものの根治率は十分とはいえない。また肺静脈に対する過度のアブレーションは肺静脈狭窄を生じる可能性があり，最近は肺静脈前庭部に対してアブレーションを行い，肺静脈を隔離する方法が多く用いられている（左房アブレーション[44,46,47]）。図34にカテーテルの配置と左房造影を示す。aは肺静脈造影による左房の描出で，左右上下の肺静脈の位置を確認する。食道造影を併用することにより，左房と食道の位置関係を確認し，食道への通電をできる限り避けるようにする。図34bに アブレーション時のカテーテル配置を示すが，左右ともにLassoカテーテルを上下肺静脈入口部に配置し（double lasso catheter technique[47]），左房後壁の前庭部に対し，線状アブレーションを行う（図34aの破線）。この場合CARTOシステムを用いるとカテーテルの位置を三次元的に確認でき，より確実なアブレーションが可能となる。図35は発作性心房細動の実例で，左房を後ろ上より見た洞調律時のactivation mapを示す。通電部位を茶色のドットで示すが，左房後壁の肺静脈前庭部を上下に線状にアブレーションし，上方，下方は僧帽弁輪まで連続的にアブレーションする。肺静脈の前方に対しては，上記の肺静脈隔離術と同様の方法で肺静脈電位を指標としながら通電する。この方法により，一側の上下肺静脈を同時に隔離することが可能となる（図36）。なお本例では左房上壁にも線状アブレーションを追加している。

最近の報告では左房の拡大アブレーションや左房内に記録されるcomplex fractionated electrogram（CFAE）部位へのアブレーションの有効性が報告されている[48]。詳細は「20章 カテーテルアブレーション」を参照されたい。

（奥村　謙）

● 文献

1) Jolly WA, Ritchie WT : Auricular flutter and fibrillation. Heart 1910 ; 1 : 177-221
2) Lewis T, Drury AN, Iliescu CC : A demonstration of circus movement in clinical flutter of the auricles. Heart 1921 ; 8 : 341-359
3) Kato K, Sato M, Harumi K, et al : Clinical studies on the nature of the auricular flutter. Tohoku J Exp Med 1956 ; 64 : 377-387
4) Wells JL, MacLean WAH, James TN, et al : Characterization of atrial flutter. Circulation 1979 ; 60 : 665-673
5) Disertori M, Inama G, Vergara G, et al : Evidence of a reentry circuit in the common type of atrial flutter in man. Circulation 1983 ; 67 : 434-440
6) Cosio FG, Arribas F, Palacios J, et al : Fragmented electrograms and continuous electrical activity in atrial flutter. Am J Cardiol 1986 ; 57 : 1309-1314
7) Olshansky B, Okumura K, Henthorn RW, et al : Characterization of double potentials in human atrial flutter. J Am Coll Cardiol 1990 ; 15 : 833-841
8) Olshansky B, Okumura K, Hess PG, et al : Demonstration of an area of slow conduction in human atrial flutter. J Am Coll Cardiol 1990 ; 16 : 1639-1648
9) Olgin JE, Kalman JM, Fitzpatrick, et al : The role of right atrial endocardial structures as barriers to conduction during human type I atrial flutter. Circulation 1995 ; 92 : 1839-1848
10) Kalman JM, Olgin JE, Saxon LA, et al : Activation and entrainment mapping defines the tricuspid annulus as the anterior barrier in typical atrial flutter. Circulation 1996 ; 94 : 398-406
11) Nakagawa H, Lazzara R, Khastgir T, et al : Role of the tricuspid annulus and the Eustachian valve/ridge on atrial flutter. Circulation 1996 ; 94 : 407-424
12) Tsuchiya T, Okumura K, Tabuchi T, et al : The upper turnover site in the reentry circuit of common atrial flutter. Am J Cardiol 1997 ; 78 : 1439-1442
13) Shah DC, Jais P, Haissaguerre M, et al : Three-dimensional mapping of the common atrial flutter circuit in the right atrium. Circulation 1997 ; 96 : 3904-3912
14) Cheng J, Cabeen WR, Scheinman M : Right atrial flutter due to lower loop reentry. Mechanism and anatomic substrate. Circulation 1999 ; 99 : 1700-1705
15) Cosio FG, Arribas F, Barbero JM, et al : Validation of double-spike electrograms as markers of conduction delay or block in atrial flutter. Am J Cardiol 1988 ; 61 : 775-780
16) Arenal A, Almendral J, Alday JM, et al : Rate-dependent conduction block of the crista terminalis in patients with typical atrial flutter. Circulation 1999 ; 99 : 2771-2778
17) Friedman PA, Luria D, Fenton AM, et al : Global right atrial mapping of human atrial flutter. The presence of posteromedial (sinus venosa region) functional block and double potentials. Circulation 2000 ; 101 : 1568-1577
18) Kalman JM, VanHare GF, Olgin JE, et al : Ablation of 'incisional' reentrant atrial tachycardia complicating surgery for congenital heart disease. Circulation 1996 ; 93 : 502-512
19) Jais P, Shah DC, Haissaguerre M, et al : Mapping and ablation of left atrial flutters. Circulation 2000 ; 101 : 2928-2934
20) Okumura K, Olshansky B, Henthorn RW, et al : Demonstration of the presence of slow conduction during sustained ventricular tachycardia in man. Circulation 1987 ; 75 : 369-378
21) Tai CT, Chen SA, Chiang CE, et al : Characterization of low right atrial isthmus as the slow conduction zone and pharmacological target in typical atrial flutter. Circulation 1997 ; 96 : 2601-2611.
22) Olshansky B, Okumura K, Hess PG, et al : Use of procainamide with rapid atrial pacing for successful conversion of atrial flutter to sinus rhythm. J Am Coll Cardiol 1988 ; 11 : 359-364
23) Bella PD, Tondo C, Marenzi G, et al : Facilitating influence of disopyramide on atrial flutter termination by overdrive pacing. Am J Cardiol 1988 ; 61 : 1046-1049
24) 奥村　謙，岩佐　篤，土谷　健：頻拍症エントレインメントとその臨床応用．不整脈 2000 ; 16 : 6-15
25) Poty H, Saoudi N, Aziz AA, et al : Radiofrequency catheter ablation of type I atrial flutter. Circulation 1995 ; 92 : 1389-1392
26) Schumacher B, Pfeiffer D, Tebbenjohanns J, et al : Acute and long-term effects of consecutive radiofrequency applications on conduction properties of the subeustachian isthmus in type I atrial flutter. J Cardiovasc Electrophysiol 1998 ; 9 : 152-163
27) Shah DC, Haissaguerre M, Jais P, et al : Simplified electrophysiologically directed catheter ablation of recurrent common atrial flutter. Circulation 1997 ; 96 : 2505-2508
28) Higuma T, Iwasa A, Sasaki S, et al : Electrogram characteristics indicative of a recurrent conduction site after ablation of the inferior vena cava-

tricuspid annulus isthmus. Jpn Circ J 2000 ; 64 : 295-302
29) ACC/AHA/ESC Guidelines for the Management of Patients With Atrial Fibrillation : A Report of the American Heart Association Task Force on Practice Guidelines and the European Society of Cardiology Committee for Practice Guidelines and Policy Conferences. Circulation 2001 ; 104 : 2118-2150
30) Konings KTS, Kirchhof CJHJ, Smeets JRLM, et al : High-density mapping of electrically induced atrial fibrillation in humans. Circulation 1994 ; 89 : 1665-1680
31) Jais P, Haissaguerre M, Shah DC, et al : A focal source of atrial fibrillation treated by discrete radiofrequency ablation. Circulation 1997 ; 95 : 572-576
32) Scherf D : Studies on auricular tachycardia caused by aconitine administration. Proc Soc Exp Biol Med 1947 ; 64 : 233-239
33) Moe GK, Abildskow JA : Atrial fibrillation as a self-sustaining arrhythmia independent of focal discharge. Am Heart J 1959 ; 58 : 59-70
34) Haissaguerre M, Jais P, Shah DC, et al : Spontaneous initiation of atrial fibrillation by ectopic beats originating in the pulmonary veins. N Engl J Med 1998 ; 339 : 659-666
35) Moe GK : On the multiple wavelet hypothesis of atrial fibrillation. Arch Int Pharmacodyn Ther 1962 ; 140 : 183-188
36) Allessie MA, Lammers WJEP, Bonke FIM, et al : Experimental evaluation of Moe's multiple wavelet hypothesis of atrial fibrillation. *In* Zipes DP, Jalife J (eds.): Cardiac Electrophysiology and Arrhythmias. Orlando, Grune & Stratton, 1985, p265-275
37) Rensma PL, Allessie MA, Lammers WJEP, et al : Length of excitation wave and susceptibility to reentrant atrial arrhythmias in normal conscious dogs. Circ Res 1988 ; 62 : 395-410
38) Wijffels MCEF, Kirchhof CJHJ, Dorland R, et al : Atrial fibrillation begets atrial fibrillation. A study in awake chronically instrumented goats. Circulation 1995 ; 92 : 1954
39) Kumagai K, Akimitsu S, Kawahira K, et al : Electrophysiological properties in chronic lone atrial fibrillation. Circulation 1991 ; 84 : 1662-1668
40) Kumagai K, Gondo M, Matsuo K, et al : Wavelength index. A predictor of the response to disopyramide. Cardiology 1994 ; 85 : 184-192
41) Marshall HJ, Harris ZI, Griffith MJ, et al : Prospective randomized study of ablation and pacing versus medical therapy for paroxysmal atrial fibrillation. Circulation 1999 ; 99 : 1587-1592
42) Haissaguerre M, Shah DC, Jais P, et al : Electrophysiological breakthroughs from the left atrium to the pulmonary vein. Circulation 2000 ; 102 : 2463-2465
43) Pappone C, Rosanio S, Oreto G, et al : Circumferential radiofrequency ablation of pulmonary vein ostia. Circulation 2000 ; 102 : 2619-2628
44) Oral H, Scharf C, Chugh A, et al : Catheter ablation for paroxysmal atrial fibrillation : Segmental pulmonary vein ostial ablation versus left atrial ablation. Circulation 2003 ; 108 : 2355-2360
45) Nanthakumar K, Plumb VJ, Epstein AE, et al : Resumption of electrical conduction in previously isolated pulmonary veins. Rationale for a different strategy? Circulation 2004 ; 109 : 1226-1229
46) Pappone C, Rosanio S, Augello G, et al : Mortality, morbidity, and quality of life after circumferential pulmonary vein ablation for atrial fibrillation : Outcomes from a controlled nonrandomized long-term study. J Am Coll Cardiol 2003 ; 42 : 185-197
47) Ouyang F, Ernst S, Chun J, et al : Electrophysiological findings during ablation of persistent atrial fibrillation with electroanatomic mapping and double lasso catheter technique. Circulation 2005 ; 112 : 3038-3048
48) Nademanee K, McKenzie J, Kosar E, et al : A new approach for catheter ablation of atrial fibrillation : mapping of the electrophysiologic substrate. J Am Coll Cardiol 2004 ; 43 : 2044-2053

12章 心室頻拍・細動

1 心室頻拍の定義

心室頻拍は心室（His束およびHis束以下の刺激伝導系も含む）を起源とする3連発以上続く頻拍で，通常は心拍数が100/分以上のものをいう。

2 心室頻拍の分類

さまざまな分類があるが，電気生理検査上は持続時間や形状からの分類が用いられることが多い。

1）持続時間からの分類

（1）非持続性心室頻拍（nonsustained ventricular tachycardia）：3連発以上で30秒未満に自然停止する心室頻拍。

（2）持続性心室頻拍（sustained ventricular tachycardia）：30秒以上の持続か，30秒未満であっても血行動態の悪化のため早急に何らかの治療（多くは直流通電）が必要となる心室頻拍。

2）QRS波形からの分類

①単形性心室頻拍（monomorphic ventricular tachycardia）

単一のQRS波形で続く心室頻拍であり，V_1誘導の形状から左脚あるいは右脚ブロック型に分類される。左脚ブロック型はV_1誘導でQS，rS，qrSなど陰性波高が大きい心室頻拍であり，右脚ブロック型波形はV_1誘導でrsR′，qR，RR′，Rsあるいは単相性Rなど陽性波高が大きい心室頻拍である。複数以上の種類の単形性心室頻拍がみられる場合は，複数単形性心室頻拍（pleomorphic ventricular tachycardia）といわれる。

②多形性心室頻拍（polymorphic ventricular tachycardiaあるいはmultiform ventricular tachycardia）

QRS波形が連続的に変化する心室頻拍をいう。「多形性心室頻拍」の項（317ページ）を参照。

3 12誘導心電図による心室頻拍の診断

ほとんどはQRS幅の広い（≧0.12秒）頻拍（wide QRS頻拍）である。ただし，左室起源特発性心室頻拍やジギタリス中毒の心室頻拍などPurkinje系が関与する心室頻拍の一部ではQRS幅が0.12秒未満のこともある。非持続性心室頻拍は自然停止し，繰り返しみられ，開始に先行するP波がないことなどから診断は容易である。多形性心室頻拍もQRS波形が瞬時に変化することから診断が困難となることは少ない。一方，持続性単形性心室頻拍は急に発症し重篤な症状を伴うことが多いため，当初はwide QRS頻拍としてとらえ，治療をしながら鑑別していくこととなる。鑑別すべき不整脈は，既存あるいは機能的脚ブロックを伴う上室性頻拍や，副伝導路を順行性に伝導する頻拍（逆方向性房室リエントリー性頻拍，2つの副伝導路を旋回する房室リエントリー性頻拍，心房頻拍，心房粗動）などである。

房室解離（P波よりQRS波が多い）がみられれば，特殊な不整脈を除き心室頻拍と診断できる。

頻拍中に洞収縮による心室捕捉（QRS幅の狭い場合も融合収縮のときもある）がみられるときも心室頻拍と診断できる。房室解離が不明瞭のときは，QRS波形から鑑別を試みる（表1）[1,2]。しかし，抗不整脈薬内服中の例あるいは洞調律時から幅広い異常QRSを示す例に生じる上室性頻拍や，副伝導路を順行性に伝導する頻拍（逆方向性房室リエントリー性頻拍）との鑑別は困難であり，電気生理検査による確定診断が必要となることがある。

心室頻拍の確定診断，心室頻拍の発生機序の診断，頻拍発生部位の同定，治療法の選択およびその評価が目的となる。

4 心室頻拍例における電気生理検査の目的

1）心室頻拍の確定診断

心室頻拍の多くは12誘導心電図で診断可能であるが，以下の所見が認められれば心室頻拍と確定診断できる。

a. 頻拍中のHis束電位からの鑑別

副伝導路を順伝導する頻拍を除けば，上室性頻拍は房室結節・His束を順行性に伝導し心室を興奮させるためHV時間は洞調律時と同様となる。一方，心室頻拍中はHis束は心室からの逆行性の伝導により遅れて興奮するため，His束電位の興奮は心室波形（V波）に隠れて不明瞭となることが多い。His束電位が認められても，HV時間は短く（20 ms以下），多くはV波（QRS）の開始より遅

表1 QRS波形からのwide QRS頻拍の鑑別法

		心室頻拍	脚ブロック・変行伝導を伴う上室性頻拍
QRS幅		しばしば＞0.14秒	≦0.14秒が多い
胸部誘導にR(r)S型のQRS波形		全くみられないことがある	認められる
胸部誘導にR(r)S型のQRS波形がある場合R波の始まりからSの谷間までの時間		＞0.10秒のことがある	ほとんどが≦0.10秒
左軸偏位＜−30度		しばしばみられる	少ない
左脚ブロック＋右軸偏位		みられればほとんどが心室頻拍	極めてまれ
右脚ブロック波形	V_1	単相性／taller left rabbit ear／2相性 qR／RS	3相性 rSR／rR
右脚ブロック波形	V_6	rS／QS／R/S＜1	Rs／qRs／R/S＞1
左脚ブロック波形	V_1の始まりからSの谷まで	＞0.07秒のことがある	ほとんどが≦0.07秒
左脚ブロック波形	$V_{1,2}$のS波のノッチ	あり	なし

taller left rabbit ear：V_1誘導のQRS波形が，RSRなどの3相性，あるいはRRなどの2峰性の場合で，初めのRが最も振幅の高い波形を示すときに用いられる。

れ，HV時間はマイナスとなる（図1）。心室頻拍中には明瞭なHis束電位の記録が困難なことが多いが，極間の短い（2mmなど）電極カテーテルを用いることにより記録されやすくなる。

QRS幅の広い頻拍においてH波がV波に先行しHV時間が洞調律時と同様あるいは延長している所見は，脚ブロックや変行伝導を伴う上室性頻拍でみられることが多いが，脚枝間リエントリー性心室頻拍でもみられるため，心室頻拍を否定する所見とはならない[3]（「脚枝間リエントリー性心室頻拍」の項，305ページを参照）。副伝導路を順行性に伝導する頻拍でもHis束電位は不明瞭となるが，非発作時のδ波の存在や，心房筋が頻拍の発生，維持に必須である電気生理学的所見から鑑別可能である（「10章 副伝導路症候群」，200ページを参照）。

b. 心房波と心室波の解離（房室解離）

His束電位図や心房に留置した電極カテーテルにより明瞭な心房波（A波）が記録できるため，房室解離は容易に診断できる。後に記す特殊な頻拍を除けば，房室解離は心室頻拍の診断根拠となる（図1，2）。頻拍中の心房刺激により心室捕捉がみられることも心室頻拍の診断根拠となる（図3）。1：1の室房伝導がみられる例では，房室結節の伝導を抑制する迷走神経緊張手技やATPの急速静注により房室解離を明らかにすることもできる。

まれに心室頻拍以外で房室解離がみられる頻拍がある。房室接合部性頻拍で心房と解離がみられる場合，房室結節リエントリー性頻拍で上位共通路にブロックがある場合，および房室結節－心室筋あるいは房室結節－脚枝間の副伝導路（Mahaim束）があり，順行性にMahaim束を，逆行性にHis-Purkinje系，房室結節を旋回する頻拍で房室結節の上位でブロックが生じる場合などであり，電気生理検査により鑑別できる。

2）発生機序の診断

心室頻拍の発生機序には，自動能の亢進，撃発活動（triggered activity），リエントリーなどがあり，おのおのに特有の電気生理学的特徴がある。

自動能の亢進では，電気刺激（ペーシング）による誘発や停止はみられない。正常自動能の亢進では頻拍中の頻回刺激によりoverdrive suppressionがみられ，発生時には頻拍レートが徐々に増加するwarming up現象[4]が，停止時には頻拍レートが徐々に減少するcooling down現象がみられやすい。元来深い拡張期電位（第4相あるいは

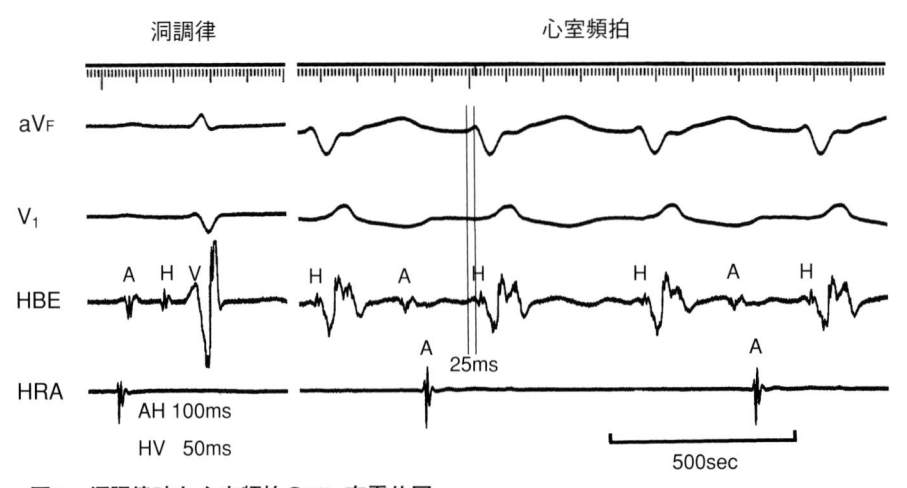

図1 洞調律時と心室頻拍のHis束電位図
洞調律時はAH 100 ms，HV時間50 msと正常範囲内である。心室頻拍中もHis束電位（H）が認められるが，QRS波の開始より25 ms遅れて記録されている。心房電位（A）は1拍ごとにみられ，高位右房のA波よりHis束電位のA波が先行していることから2：1の室房伝導があることがわかる。
HBE：His束電位図，HRA：高位右房

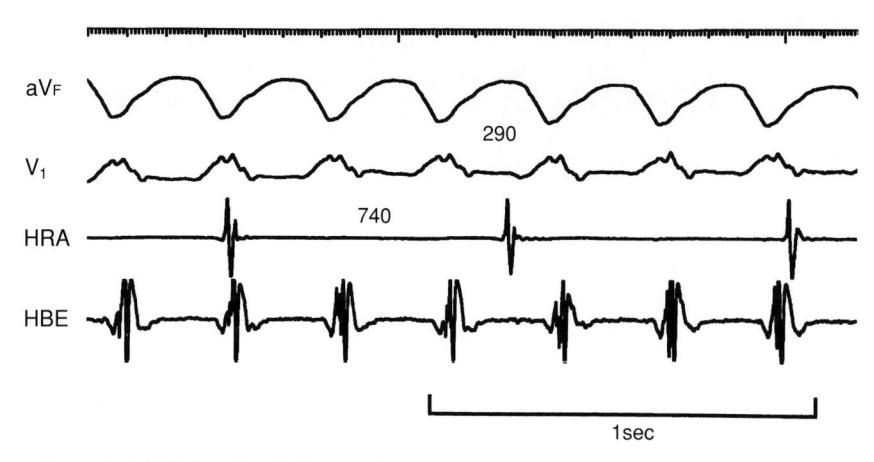

図2 心室頻拍中の房室解離の心電図
房室解離が認められる。His束電位図ではHis束電位が心室波に隠れて不明瞭となっている。

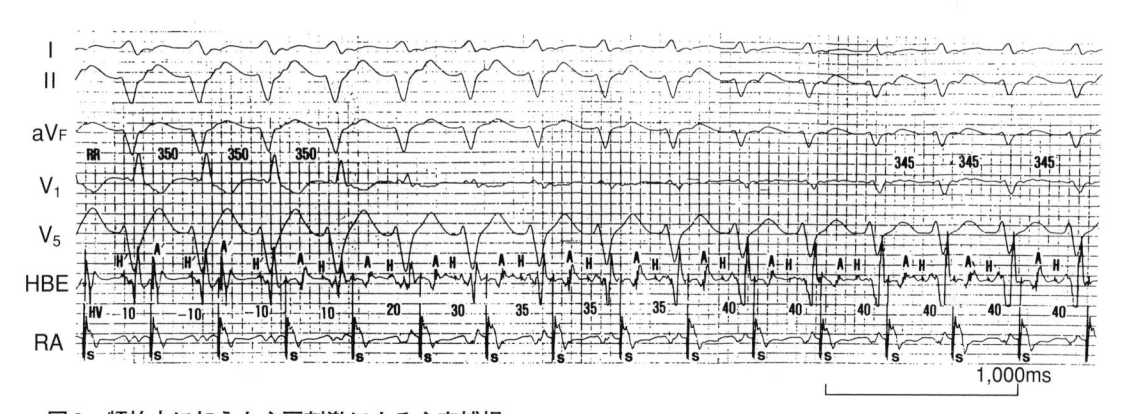

図3 頻拍中に加えた心房刺激による心室捕捉
QRS幅の広い頻拍中に右房刺激を行ったところ狭いQRS波への移行(心室捕捉)がみられており,QRS幅の広い頻拍が心室頻拍であることがわかる。His束電位図では,QRS幅の広いときはHis束(H')は逆行性(H'V = − 10 ms)に興奮しているが,QRS幅が狭くなったときは順行性の興奮(HV = 40 ms)へと変化している〔文献40)より引用〕。

静止電位)を示す心筋細胞の拡張期電位が浅くなることにより生じる異常自動能ではoverdrive suppressionがみられることは少ない。異常自動能の亢進を機序とする心室頻拍は,電気刺激による誘発や停止がみられず,自然発生時にはwarming upがみられ,停止や抑制にNa遮断薬が無効でCa拮抗薬が奏効する場合に疑われる。

リエントリーは電気刺激による再現性ある誘発や停止がみられることが特徴の1つであるが,遅延後脱分極による撃発活動においても電気刺激による誘発や停止がみられることがあり,鑑別を要する。リエントリーでは,誘発の際に期外刺激の連結期や頻回刺激周期の短縮に伴い,最後の刺激から頻拍の1拍目までの時間が延長する逆相関関係(inversed relationship, indirect relationship)がみられやすい(図4)。これは頻拍の発生に伝導遅延の関与があることを反映している所見である。同様に,心内電位でfractionated electrogramなどの伝導遅延部位の存在が確認されればリエントリーの可能性が高くなる。一方,撃発活動では,連結期や頻回刺激周期が短縮すると,最後の刺激から頻拍の1拍目までの時間も短縮する正相関関係(direct relationship)がみられやすい(図5)[5〜7]。これは,遅延後脱分極は刺激周期の短縮により早期に発現し,かつ,振幅が増高することによると考えられる。ただし,電気刺激によ

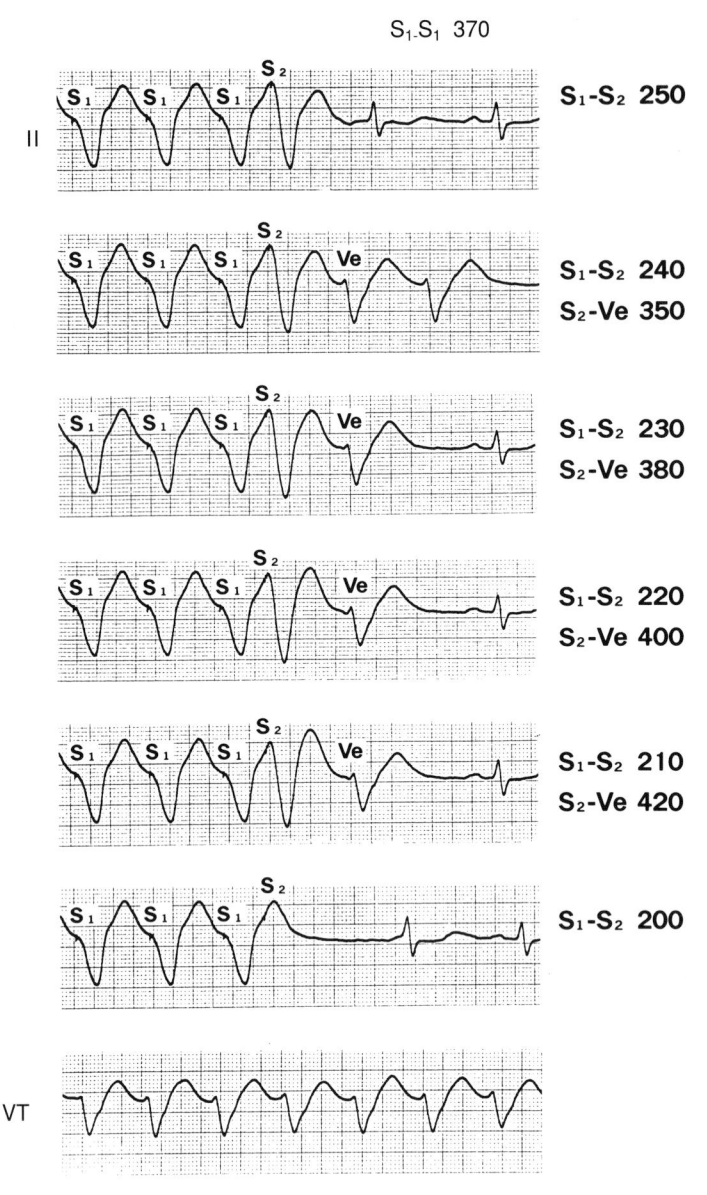

図4 心室頻拍例における心室期外刺激法による誘発の際の逆相関

最下段に示す心室頻拍を有する例に,基本刺激周期(S_1S_1)370 msの単発期外刺激法(S_1S_2法)を行ったところ,心室頻拍と同様の形状の心室エコー(Ve)が誘発された。S_1S_2の短縮に伴いS_2-Veは延長する逆相関関係が認められた。この関係は機序がリエントリーであることを示唆する。

る誘発には再現性が乏しい。adenosineやATPの急速静注(0.1〜0.3 mg/kg)による停止や抑制がみられるときは細胞内cyclic AMPの増加に基づく遅延後脱分極による撃発活動が機序として最も考えられる[8]。リエントリー性心室頻拍はATPにより影響されることはない。

また,リエントリーでは誘発の際の刺激場所にしばしば特異性(場所により誘発されやすさが異なる)がみられるが,撃発活動ではみられない。エントレインメントentrainment現象[9]がみられればリエントリーと診断できるが,評価に際しては刺激部位や記録部位なども考慮しなければならない。

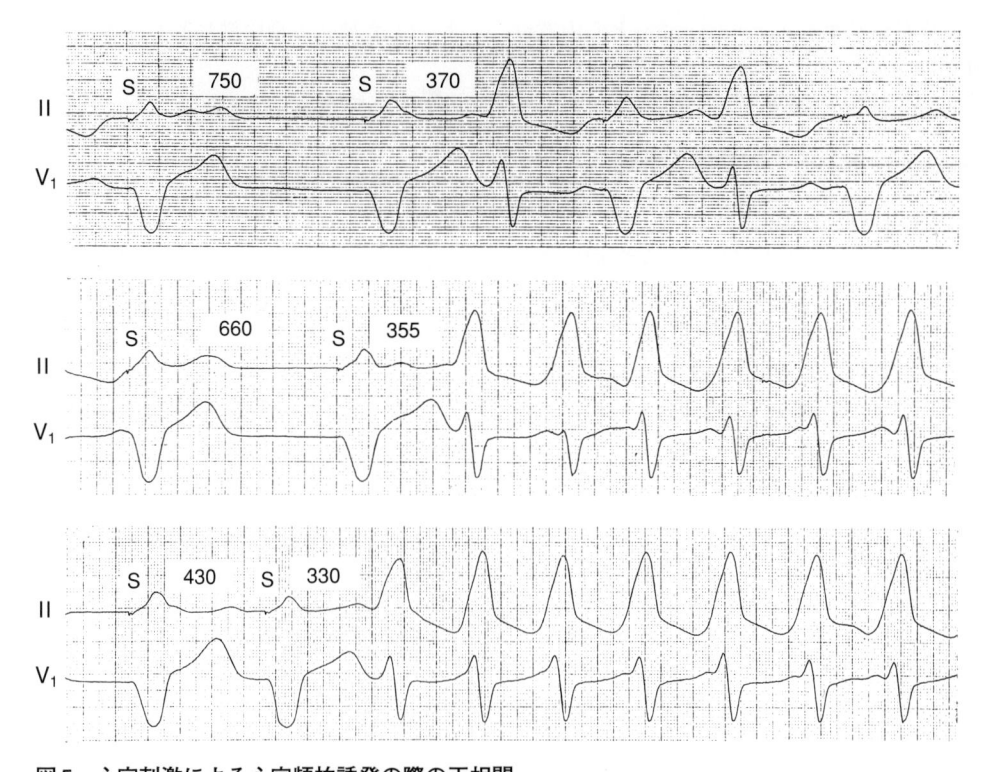

図5 心室刺激による心室頻拍誘発の際の正相関
刺激間隔（SS）の短縮に伴い，最後の刺激から心室頻拍の1拍目までの間隔が短縮する正相関関係が認められた。この関係は機序が遅延後脱分極による撃発活動であることを示唆する。

3）頻拍の発生，維持に不可欠な部位の同定

心内電位の多点を記録（マッピング）することにより頻拍に不可欠な部位を同定することができる。マッピング法には以下の方法が用いられる。

(1) 洞調律時の心内膜マッピング：fractionated electrogram, fragmentationなどの異常電位が記録される部位を探す[10]。

(2) 心室頻拍中の心内膜マッピング：心内の多数か所の電位記録を行い12誘導心電図のQRS波の開始との早期性を比較して最早期興奮部位を決定する。アクチベーションマッピング，興奮マッピング，あるいは興奮電位分布図作成ともいわれる。

(3) エントレインメントマッピング：心室頻拍中に頻回刺激を加え，その際のQRS形状やペーシングからQRS波までの時間，頻回刺激中止後の復元周期（postpacing interval；PPI）などからリエントリーに必須の緩徐伝導部位を決定する方法[11]。PPIマッピングともいわれる。

(4) ペースマッピング：頻回刺激によるQRS波形と心室頻拍中のQRS波形とが酷似している部位を探す方法[12]。刺激周期は心室頻拍周期とほぼ同様のものを用いる。

マッピングをする場合は，QRS波形から推定される起源部位を中心にカテーテル操作する。広範囲のマッピングが必要な際は，筆者らは右室は流入路，横隔面から心尖部，流出路をそれぞれ中隔側と自由壁側に分け，左室は中隔，前壁，側壁，後（下）壁を基部，中部，心尖部に分けて記録している。

(5) CARTOシステムを用いたマッピング：近年は三次元画像を構築できるCARTOシステムを用いたelectroanatomical mappingが普及してきている。これは，電極カテーテルによる電気的情報と磁気を利用して得られる電極カテーテルの位置をコンピュータ処理することで，三次元画像で電気的現象をより詳細にわかりやすく抽出することが可能な方法である。マッピング法には，心内

電位高の分布を示す voltage mapping と心内電位の興奮順序を示すアクチベーションマッピング activation mapping がある[13]。

4) 治療法の選択とその有効性の評価

a. 電気生理学的薬効評価

リエントリー性心室頻拍では，電気刺激により再現性のある心室頻拍の誘発が可能であるため，抗不整脈薬を投与し電気刺激を繰り返すことにより，誘発予防効果のある抗不整脈薬の有無を検討することができる。電気生理学的薬効評価[14]と呼ばれ，薬剤投与後に心室頻拍が誘発されないか，されても15連発以下となった場合を有効とする報告が最も多い。また，心室頻拍が誘発されても，頻拍周期が80〜100 ms以上延長し血行動態の安定した心室頻拍となった場合も有効とする報告[15]もある。一方，抗不整脈薬投与前に比べ，誘発に要するプログラム刺激がより複雑になった場合を有効とする基準が用いられることは少ない。詳細は「14章 抗不整脈薬の薬効評価」，347ページを参照。

b. カテーテルアブレーションの至適部位の決定とその効果の検討

自動能の亢進や撃発活動を機序とする頻拍は発生部位が局限していることが多く，発生部位をピンポイントに同定し，高周波通電することにより根治できる。アクチベーションマッピングやペースマッピングが用いられる[16]。リエントリー性頻拍においては，エントレインメントマッピング[11]などによりリエントリーの発生や維持に必須である緩徐伝導部位を同定し，高周波通電を行う。プログラム刺激により心室頻拍が誘発される例では，カテーテルアブレーション後にプログラム刺激を行い有効性を評価できる。

c. 植込み型除細動器（ICD）の適応決定と至適モードの決定

基礎心疾患があり，抗不整脈薬抵抗性で血行動態の悪化がみられる持続性心室頻拍を有する例はICDの適応となる。したがって，抗不整脈薬抵抗性であることを電気生理学的薬効評価で確認することも重要である。また，心室頻拍の停止に抗頻拍ペーシングを用いる例では，その有効性や有効刺激様式を検討しておくことも重要である。詳細は「18章 植込み型除細動器」，408ページを参照。

5 心室頻拍の誘発法

心室頻拍の誘発は病態によりその目的が異なる。持続性心室頻拍が確認されている症例に対しては，治療に結びつけるためにも病歴と同様の心室頻拍を誘発することが重要である。一方，持続性心室頻拍が確認されていないが，基礎心疾患の存在，動悸，失神，心肺蘇生の既往，心機能低下，心室瘤，加算平均心電図の心室遅延電位，非持続性心室頻拍の存在などからリスクの層別化のために行われる場合は，非特異的な反応を防ぐために一定のプロトコールが必要となる。

1) 電極カテーテルの配置

3〜5本の多極電極カテーテルを用いる。一般的には高位右房（HRA），His束記録部位（His, HBE），右室心尖部（RVA），右室流出路（RVO）に電極カテーテルを留置する。左室起源が疑われる例には左室（LV）の電極カテーテルによる電位記録や刺激も有用である。冠静脈洞（CS）に留置した電極カテーテルにより，僧帽弁輪直下の左室後側壁の電位が記録できる。脚枝が関与する心室頻拍が疑われるときは脚の電位記録が必要となる。これらの心腔内電位と体表面心電図の同時記録を行いながら検査を進める。多点の電位記録が必要な場合は10〜20極の電極カテーテルやバスケットカテーテルも用いられる。

電気生理学的薬効評価を目的とする場合は誘発のために右室心尖部，右室流出路のみの留置でも十分である。

2) 心室頻拍誘発のためのプロトコール

右房からの漸次増加刺激（incremental pacing），心房期外刺激法などの心房プログラム刺激法と，心室期外刺激法，心室頻回刺激法などの心室プログラム刺激法がある。ここでは心室プログラム刺激法について述べる。

a. 心室期外刺激法（心室早期刺激法）

洞調律時あるいは心室基本刺激（S_1S_1）下に，期外刺激（早期刺激）を加えるもので，1個の期外刺激を加える単発期外刺激法（S_1S_2法），2個の期外

刺激を加える2発期外刺激法（$S_1S_2S_3$法），3個の期外刺激を加える3発期外刺激法（$S_1S_2S_3S_4$法）が用いられる。

刺激法は施設により異なるが，以下に示す方法が一般的に使用されている。刺激幅は1～2 msで拡張期刺激閾値の2倍の出力で刺激することが多い。基本刺激周期は少なくとも2種類（600 ms，400 msが多い）用いる。

① 単発期外刺激法（S_1S_2法）

8個の基本刺激（S_1S_1）後に単発の期外刺激（S_2）を加える方法であり，拡張後期から10 msずつ連結期を短縮し，心室不応期に至るまで刺激する。

② 2発期外刺激法（$S_1S_2S_3$法）

単発期外刺激法により持続性心室頻拍が誘発されなければ，2つめの期外刺激（S_3）を加える。8個の基本刺激（S_1S_1）後に，まずS_1S_2を心室不応期より50～100 ms長い間隔で与える。S_2S_3はS_1S_2と同様の間隔とし漸次10 msずつ短縮し，S_3に心室筋が反応しなくなるまで刺激する。次にS_1S_2をS_3が再び心室興奮をもたらすまで短縮していく。S_3が心室興奮をもたらすようになったら再度S_2S_3を10 msずつ短縮する。S_3が反応しなくなったらまたS_1S_2を短縮する。このように，S_2とS_3を交互に短縮して最終的にS_2が不応期になるまで続ける（図6）。

③ 3発期外刺激法（$S_1S_2S_3S_4$法）

2発期外刺激法により持続性心室頻拍が誘発されないときには，3個目の期外刺激（S_4）を加える。

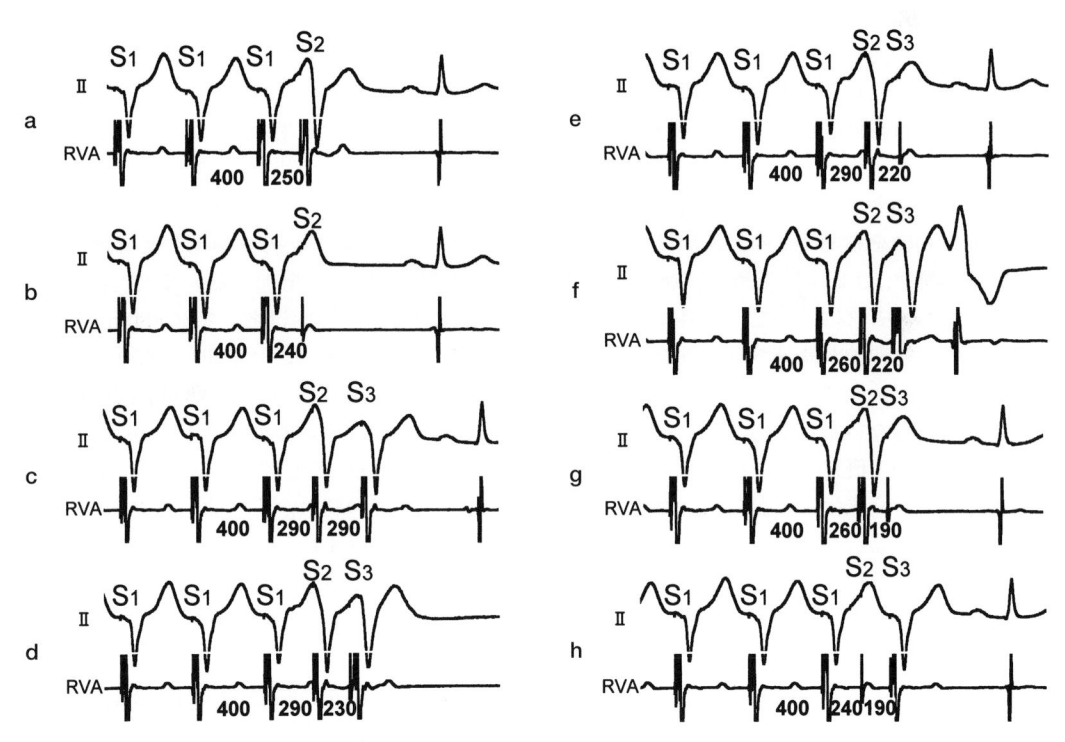

図6 期外刺激法（単発および2発期外刺激法の実際）

単発期外刺激法

400 msの基本刺激周期下に，右室心尖部（RVA）から単発の期外刺激を連結期を10 msずつ短縮しながら加えたところ，連結期（S_1S_2）が250 msまでは心室筋は捕捉された（a）が，（S_1S_2）240 msでは心室筋は捕捉されなかった（心室筋の有効不応期240 ms，b）。

2発期外刺激法

2発基外刺激（S_2およびS_3）の連結期（S_1S_2およびS_2S_3）を右室心尖部心筋の不応期（240 ms）より50 ms長い290 msとして開始し（c），まず，S_2S_3の連結期を10 msずつ短縮した。S_2S_3 230 msまではS_3による心室捕捉がみられた（d）が，S_2S_3 220 msではS_3による心室捕捉はみられなかった（e）。そこで，S_2S_3は220 msに維持し，S_1S_2を短縮していくとS_1S_2 260 msでS_3による心室捕捉が得られた（f）。次にS_1S_2を260 msに維持し，S_2S_3を短縮してくるとS_2S_3 190 msで心室の捕捉が得られなくなった。そこでS_2S_3を190 msに維持し，S_1S_2を短縮したところ240 msではS_2も捕捉不能となり，2発期外刺激法のプロトコールの終了となった。

S_1S_2を心室不応期よりも50〜100 ms長い間隔で設定し，S_2S_3，S_3S_4もS_1S_2と同様の間隔で設定する。連結期を徐々に短縮していく方法は$S_1S_2S_3$法と同様である。

心房刺激や心室単発期外刺激法で誘発される心室頻拍の周期は長く，3発期外刺激法で初めて誘発される心室頻拍ほど周期が短い傾向がある[17]。したがって，血行動態の破綻をきたしやすい重症例ほど，複雑な刺激を要することが多い。心房刺激で誘発される心室頻拍は発生に必須の伝導遅延が容易に生じやすい例であり，心室刺激でも容易に誘発されやすい特徴がある。

b. 心室頻回刺激法（burst法）

150/分の心室刺激より開始し，持続性心室頻拍が誘発されなければレートを10ずつ増加させ250/分まで行う。通常5〜10秒間の刺激を行う。

筆者らは以上のプログラム刺激を最初に右室心尖部から行い，持続性心室頻拍が誘発されない場合は右室流出路から行っているが，おのおのの刺激法を右室心尖部と流出路で交互に行う方法もある。単発期外刺激を右室心尖部，流出路の順で行い，2発期外刺激，3発期外刺激も同様に交互に行う方法である。これは，少ない期外刺激個数で持続性単形性心室頻拍が誘発されれば複雑な刺激法を行わずにすみ，非特異的な反応を避けることができるかもしれないからである。

持続性心室頻拍の既往のない例にリスクの層別化を目的として行う際は，上記のプログラム刺激で十分と考えられる。心筋梗塞慢性期の非持続性心室頻拍例における植込み型除細動器の評価の大規模試験の刺激方法[18]も同様である。

一方，持続性心室頻拍の既往が明らかな症例で，上記のプロトコールで持続性心室頻拍が誘発されない場合は，以下のプログラム刺激を加え誘発を試みる。ただし，どの誘発法を用いるかは施設により異なり定まったものはない。

（1）isoproterenol（0.5〜2.0 μg/分）を点滴静注し，心拍数をコントロール時の20〜30％増加させた状況で心室プログラム刺激を行う。

（2）左室からの心室プログラム刺激

（3）short-long-shortの期外刺激法[19]：基本刺激周期（S_1S_1）を300〜350 msとし，S_1S_2を500〜700 msで固定し，S_2S_3をS_3が不応期になるまで短縮する。

（4）抗不整脈薬の投与（procainamideなど）後の心室プログラム刺激

筆者らは，基礎心疾患に伴う左室起源の持続性単形性心室頻拍例には，主に左室からの刺激やshort-long-shortの期外刺激法を用いている。頻拍周期が短く（＜300 ms）血行動態の悪化がみられる心室頻拍，あるいは多形性心室頻拍のみが誘発される例では抗不整脈薬により血行動態が安定した持続性単形性心室頻拍の誘発へと変化することがある。isoproterenolは，左室起源特発性心室頻拍，催不整脈性右室心筋症の誘発性を高めるが，陳旧性心筋梗塞例では誘発率が高まることは少ない。撃発活動が発生機序と考えられる右室流出路起源特発性心室頻拍ではisoproterenolにより心室頻拍の自然発生や電気刺激による誘発が生じやすくなる。

期外刺激の個数を増加（S_5など）する方法や，刺激閾値の5倍以上の出力で刺激する方法もある。ただし，誘発率は上がるものの，非特異的な反応（病歴上認められていない多形性心室頻拍や心室細動の誘発など）も増加する。また，非特異的反応は刺激間隔が短いほど，特に180 ms以下の刺激間隔で生じやすいことが知られている。筆者らは，持続性単形性心室頻拍既往例を除き，2発期外刺激法では最短刺激間隔を180 ms，3発期外刺激法では200 msとしている。また，期外刺激法では，すべての刺激が心室筋を捕捉可能な最短刺激間隔を繰り返すことにより誘発率を高めることができるため，最短刺激間隔による期外刺激法を少なくとも5回繰り返している。

6 心室頻拍の電気生理検査において重要な電位[20]

心室筋は作業心筋と刺激伝導系（His束，脚枝，Purkinje線維）である特殊心筋に分けられる。His束電位はむしろ上室性頻拍の診断に重要な電位であり，ここでは，主に心室作業筋の電位，脚電位，Purkinje電位について述べる。

1）正常心室電位

Cassidyら[10]は，極間距離5〜10 mmの電極で

30～500 Hz のフィルターを通して記録される正常の心室電位は，2～3相で3 mV以上の振幅を有し，持続時間は70 ms以下で，振幅/持続時間の比は0.046以上と報告している．

2）異常心室電位

Cassidyらが報告した正常値から逸脱すれば異常電位と考えられるが，なかでも振幅が小さく，持続時間が長いものはfractionated electrogram, fragmented electrogramあるいはfragmentationなどと称される（図7）[21]．fractionated electrogramは分裂電位，fragmented electrogramは細分化電位と訳されているが，一般化しておらず，本項ではfractionated electrogramとして記載する．

Josephsonらは，洞調律時の心室の双極電位記録（極間距離10 mm）において振幅が0.5 mV以下で持続時間が133 ms以上，もしくは振幅/持続時間の比が0.005以下の電位をfractionated electrogramと定義している[21]が，振幅や持続時間は電極間距離やフィルター設定などにより異なることから，厳密な数値の基準を設けることは困難である．現在までの報告をみると，fractionated electrogramは振幅が0.5 mV以下の高周波成分に富んだ多相性（multicomponent）の電位であり，持続時間は60～70 ms以上とする報告が多い[22]．

fractionated electrogramは，陳旧性心筋梗塞や心筋症など基礎心疾患を有する症例において，線維組織や脂肪組織の中に正常あるいは正常に近い心筋が散在している部位で記録される[23, 24]．細胞間の結合低下による伝導遅延を示している電位と解釈される．

fractionated electrogramは，形状や記録される時相によりさまざまな名称で呼ばれる．また，持続時間の短い鋭い振れなど，fractionated electrogramの定義に当てはまらない電位でも，体表面QRSの時相から離れて記録される場合は異常電位であり，記録される時相によりさまざまな名称で呼ばれる．

a. delayed potential（遅延電位）

体表心電図QRSの終了点より後方にみられる電位である．late potentialともいわれるが，体表加算平均心電図における心室遅延電位と混同することから，心内で記録される電位はdelayed potentialといわれる．delayed potentialの形状はfractionated electrogram，鋭い振れを示す電位などさまざまである．図7は陳旧性前壁心筋梗塞例において，心尖部よりの左室中隔で記録された電位である．洞性興奮時の電位の振幅は約0.5 mVで持続時間も150 msとfractionated electrogramの定義を満たしている．QRS波に遅れて記録されている電位はdelayed potentialである．加算平均心電図で記録される心室遅延電位はこれを反映していると考えられる（図7b）．

delayed potentialが記録される部位をペーシングすると，刺激からQRS波までの時間の延長（> 40 ms）がしばしば認められ，刺激周期によりQRS波形が変化することがある（図8）．これは，刺激部位から作業心筋への出口（exit）が複数以上あることを示す所見であり，複数以上のあるいは幅の広い緩徐伝導部位が存在することを示唆する．

b. split potential（分裂電位）

少なくとも30 ms以上の等電位間隔をあけて記録される2つ以上の電位成分であり，洞調律時，頻拍時のいずれでも記録される．洞調律時はsplit potentialはdelayed potentialとして，頻拍中は拡張中期電位として記録されることが多い．split potentialは伝導性に連続性がある電位（例えばHis束電位図上のA波，His束波の関係など）と，ブロック部位を挟んだ興奮順序に連続性がない電位（例えば冠静脈洞電位図のA波とV波の関係など）を示す場合がある．

c. diastolic potential（拡張期電位）

QRS波より早期に記録される電位である．QRS波に先行しQRS波の時相にあるV波と連続性がある場合は前収縮期電位（prepotential, presystolic potential）ともいわれる（図9）．QRS波形の間に等電位の部分がある場合は拡張中期電位（mid-diastolic potential）[25]ともいわれる（図10）．しばしばリエントリー性心室頻拍に必須の緩徐伝導部位で記録されるが，その診断には同部位における電気刺激の反応などを検討する[26～28]必要がある．心室頻拍中に拡張期電位が記録される部位では，洞調律時にdelayed potentialが記録されることが多い（図7）．

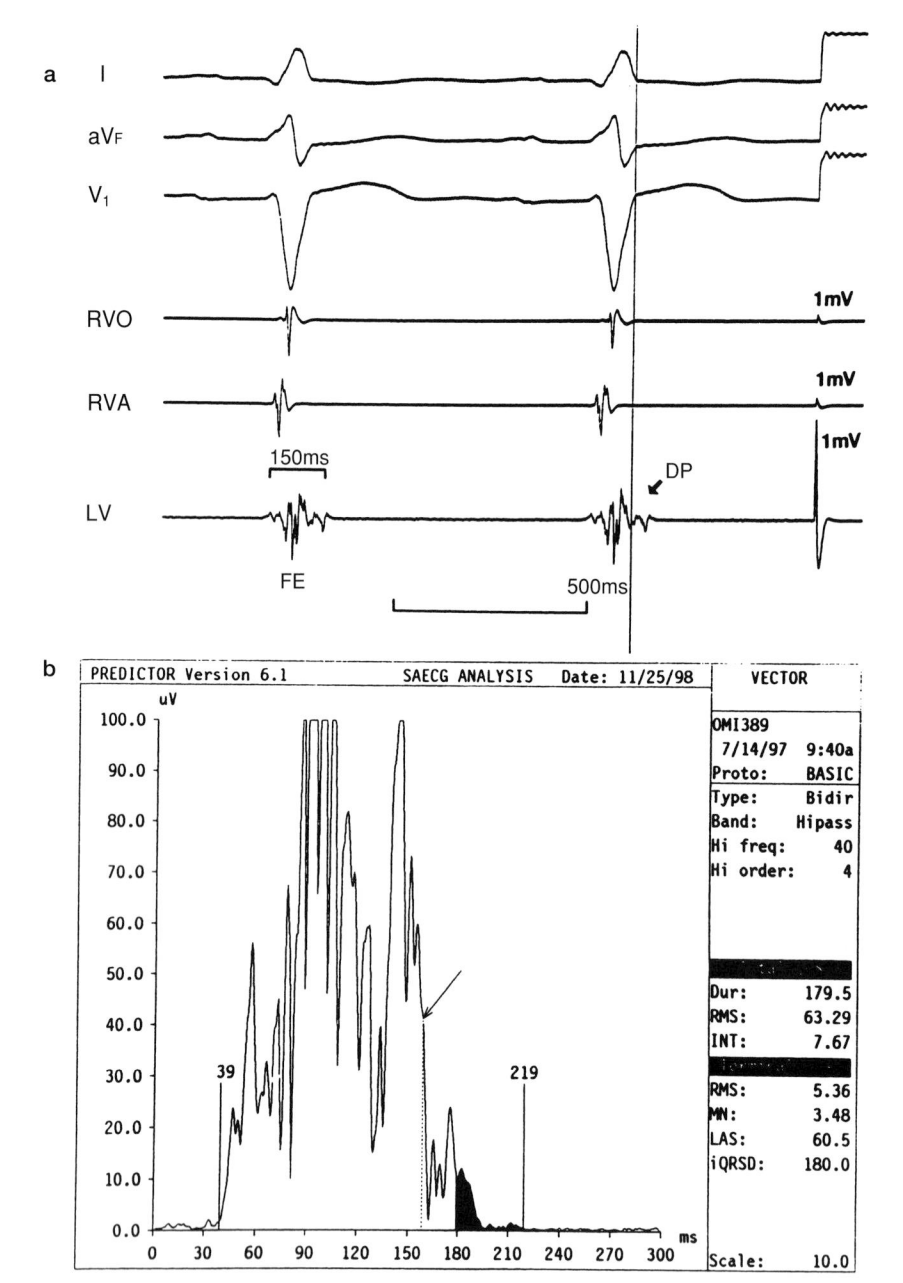

図7 持続性単形性心室頻拍を合併した陳旧性心筋梗塞例の心内電位図(a)と加算平均心電図(b)

a：左室中隔前基部で振幅の低い，持続時間の長いfractionated electrogram(FE)が記録された。QRS波終了後にも電位(delayed potential；DP)が記録されている。
RVO：右室流出路，RVA：右室心尖部，LV：左室〔文献20)より引用〕
b：加算平均心電図でQRS終末部40 msのroot mean square voltage(RMS40)が5.36 μVと心室遅延電位が認められている。

d. continuous electrical activity（連続電位）

連続電位はQRS波から次のQRS波まで連続して記録される電位をいう[29]。QRS波に一致した時相の一部を除き，ほとんどがfractionated electrogram様の電位である(図11)。以前は頻拍起源部位であることを示す所見と考えられていた

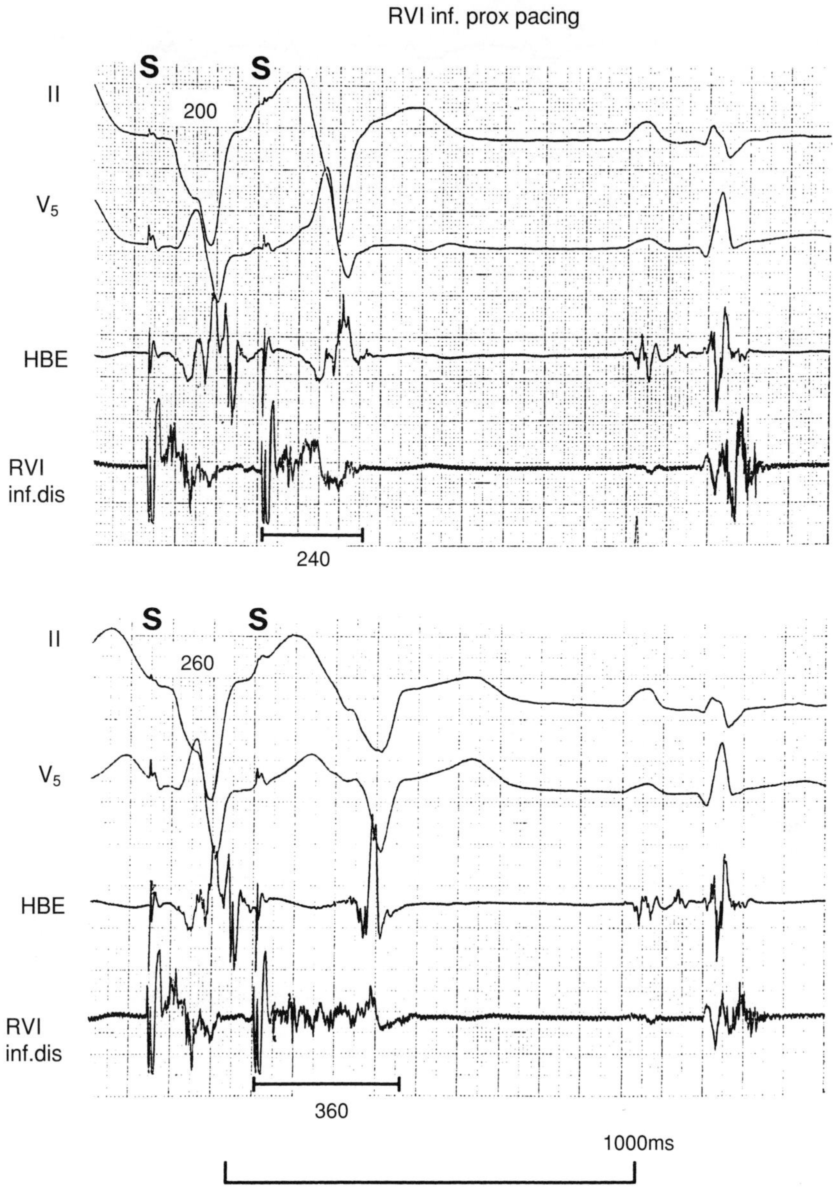

図8　fractionated electrogram 記録部位のペーシングによる QRS 波形の変化
催不整脈性右室心筋症例において，洞調律時に fractionated electrogram が記録された部位でペーシングを行うと，刺激から QRS 波までの間に伝導遅延が認められ，連結期短縮により S-QRS の著明な延長と QRS 波形の変化がみられた。洞調律時には delayed potential も記録されている〔文献20)より引用〕。

が，bystander として記録されることが多いことがわかってきた。図12は図7と同一例の心内心電図である。洞調律時は delayed potential が記録されている（図7）が，右室流出路から刺激すると同部位の興奮に心拍依存性の遅延（減衰伝導）が生じ，200/分の心拍ではすべての時相で fractionated electrogram が記録されている。したがって，delayed potential が記録される部位では，他の場所を起源とする頻拍であっても心拍依存性の伝導遅延により連続電位が記録されることがある。

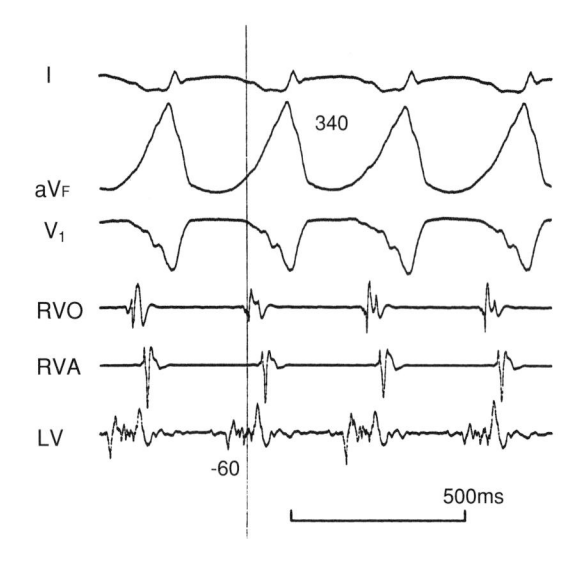

図9　心室頻拍中の前収縮期電位
図7と同一症例の心室頻拍中の心内電位図であり，左室中隔前基部(LV)で，QRS波に60 ms先行する前収縮期電位が記録されている。同部位のカテーテルアブレーションによりこの心室頻拍は消失した。

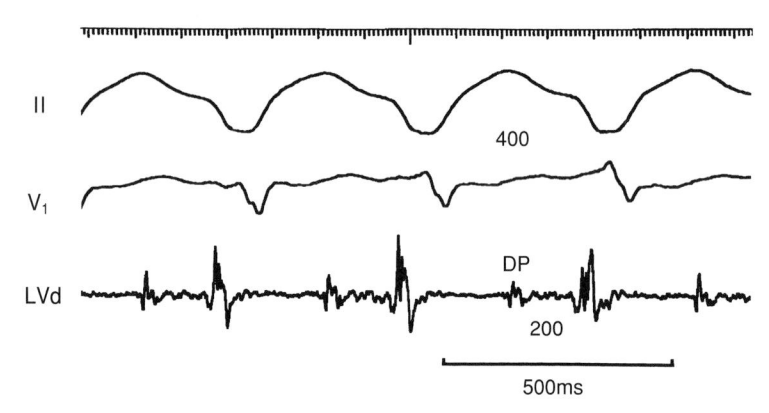

図10　心室頻拍中にみられた拡張期電位
QRS波に150 ms先行する拡張期電位(DP)が記録されている。拡張中期電位ともいわれる。

3）脚電位・Purkinje電位

　脚(bundle branch；BB)電位は，正常ではHis束電位より20 ms以上遅れて記録され，BB-V時間は30 ms以下で，心房電位(A波)を伴わないか，あるいは極めて小さなA波を伴う振れの鋭い高周波成分の電位である。HV時間が延長している例ではBB-V時間も延長するが，その際もHis束電位より20 ms以上遅れて出現する。脚電位は脚枝の関与する頻拍(脚枝間リエントリー性頻拍など)の診断に重要な電位である[3]。

　Purkinje電位は脚電位記録部位より末梢で記録される振れの鋭い電位である。心室頻拍のない正常例でも記録されるが，左室起源の特発性心室頻拍の起源部位でQRS波に先行して記録され，同部位でのカテーテルアブレーションで頻拍の根治が可能なことから注目されている[30] (図13)。

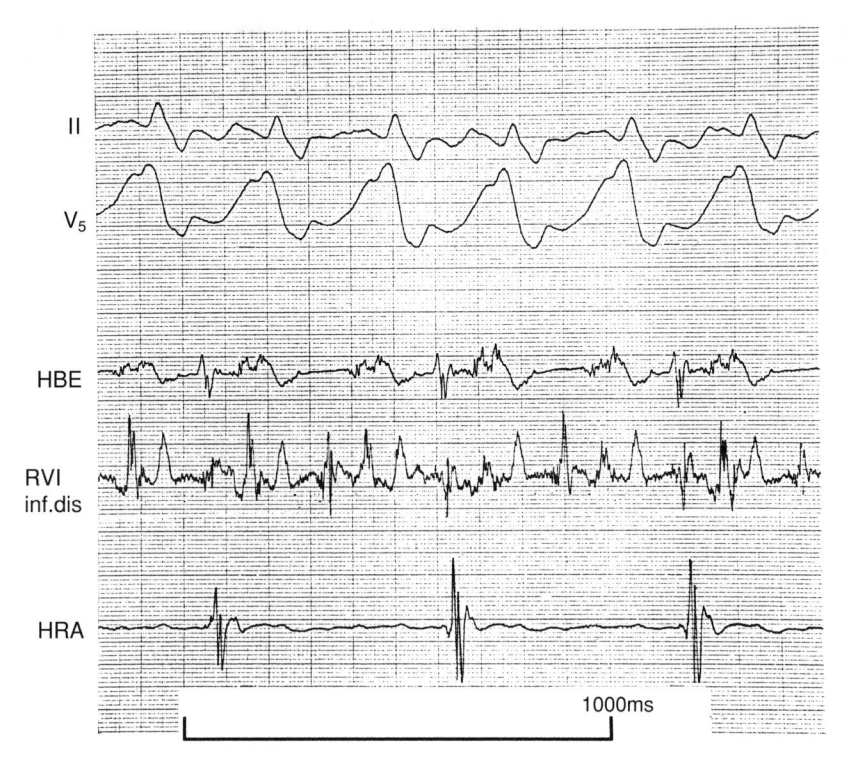

図11 心室頻拍中の連続電位
催不整脈性右室心筋症例で，右室横隔面で全周期を通して記録される連続電位（continuous electrical activity）が記録された。
RVI inf. dis：右室流入路下壁遠位部

7 心室頻拍の理解のために必要な電気生理学的所見

1）心室頻拍中に加えた頻回刺激の影響

エントレインメント

エントレインメントとは，頻拍中にその拍数より高い頻度の頻回刺激を行い，頻拍を連続的にリセットし，頻拍の拍数を頻回刺激の拍数に増加させる現象であり，リエントリーを機序とし，ある一定以上の興奮間隙（excitable gap）がある頻拍に認められる[9]。

a．エントレインメントの検査法

持続する単形性心室頻拍中に，頻拍周期より10 ms短い周期の連続刺激を5～20拍行い，頻拍のレートが刺激のレートに増加し一定となったところで刺激を中止する。頻拍が停止しない場合は刺激周期を10 msずつ短縮して繰り返す。この際，体表心電図や心内電位を記録しエントレインメントの有無を検討する。

b．心室頻拍における古典的エントレインメントの4つの条件[9, 31～34]

（1）頻回刺激中は刺激による興奮と頻拍による興奮とにより一定した融合収縮がみられる（constant fusion）。ここでいうfusionとは，頻拍時のQRS波形と洞調律時に行った頻回刺激によるQRS波形のfusionである。ただし，最後の刺激で捕捉されたQRS波にはfusionはみられない。

（2）刺激周期を短縮するとQRS波の融合の程度が変化する（progressive fusion）。

（3）刺激中に頻拍が停止したときは局所の伝導ブロックが生じ，その後の刺激ではブロックの遠位部は異なった方向から短い伝導時間で興奮する。

（4）ある定まった記録部位では，その形状や刺激からの伝導時間が異なるレートで変化する。ただし，頻拍の停止はみられない。

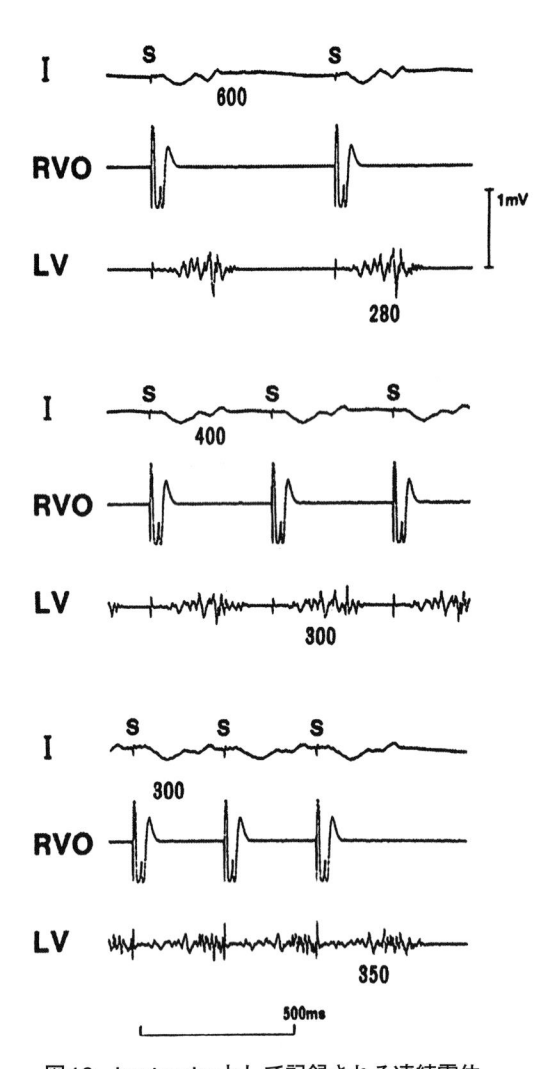

図12 bystanderとして記録される連続電位
図7, 9と同一症例。洞調律時にfractionated electrogramが認められた左室電位を記録しながら，右室流出路を頻回刺激すると，刺激頻度依存性にfractionated electrogramの持続時間が延長し(減衰伝導 decremental conduction)，刺激周期300 msでは連続電位(continuous electrical activity)として記録されている〔文献20)より引用〕。

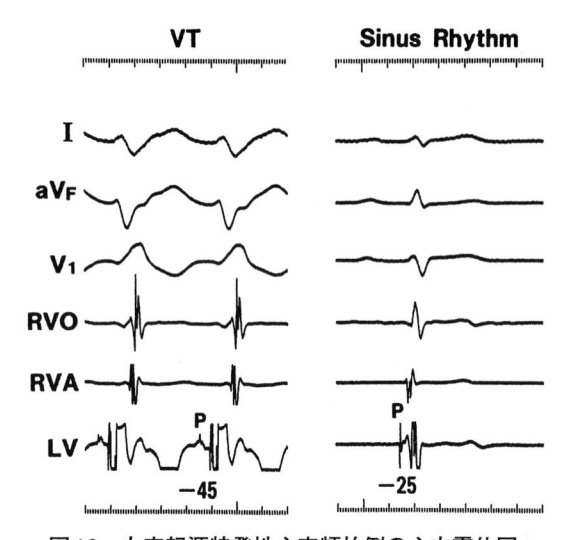

図13 左室起源特発性心室頻拍例の心内電位図
心室頻拍(VT)中および洞調律時のいずれにおいても，左室中隔心尖部よりの電位記録でQRS波に先行する鋭い電位(Purkinje電位：P電位)が記録された。P-QRS時間はVT中は45 ms，洞調律時は25 msであり，VT中の方がP電位は先行している。アブレーション至適部位は心室頻拍中に最も早期にP電位が記録される部位であり，心室波(V波)が最も早期に記録される部位ではない。これは，Purkinje線維は電気的に隔絶されており，心室作業筋はP電位記録部位より末梢のPurkinje・心室作業筋接合部(PM接合部)を介して興奮が始まるため，PM接合部のV波が最も早期となり，P電位記録部位近傍の心室作業筋は遅れて興奮するからである[30]。したがって，最早期P電位記録部位のペースマップは，必ずしもVT時の波形と一致しないことがある。

リエントリーを機序とし一定の拍数で持続する単形性心室頻拍は，定まった回路を旋回する。解剖学的リエントリーあるいはordered reentryともいわれる。実験的リエントリーモデルとしては円モデル，8字型モデルなどがあるが，図14に円モデルを用いてエントレインメントの機序を説明する。また，図15に実際のエントレインメントの記録を示す。

古典的エントレインメントは刺激部位が緩徐伝導部位の上流(興奮が緩徐伝導路に入りやすい部位)の場合に認められやすい[35, 36]。緩徐伝導部位より下流，特に回路の出口近傍からの刺激では，心筋のほとんどが刺激により興奮するため，constant fusionやprogressive fusionはみられなくなる。したがって，出口から比較的遠い部位からの刺激で認められやすいため，左室起源で右脚ブロック型QRS波形を示す心室頻拍では右室からの刺激で，右室起源で左脚ブロック型QRS波形を示す心室頻拍では左室からの刺激でみられやすい特徴がある。また，心室頻拍周期が長く，房室伝導能が良好な例は心房刺激による心室頻拍のエントレインメントも可能となる[39, 40] (図16)。

エントレインメントがみられれば機序がリエン

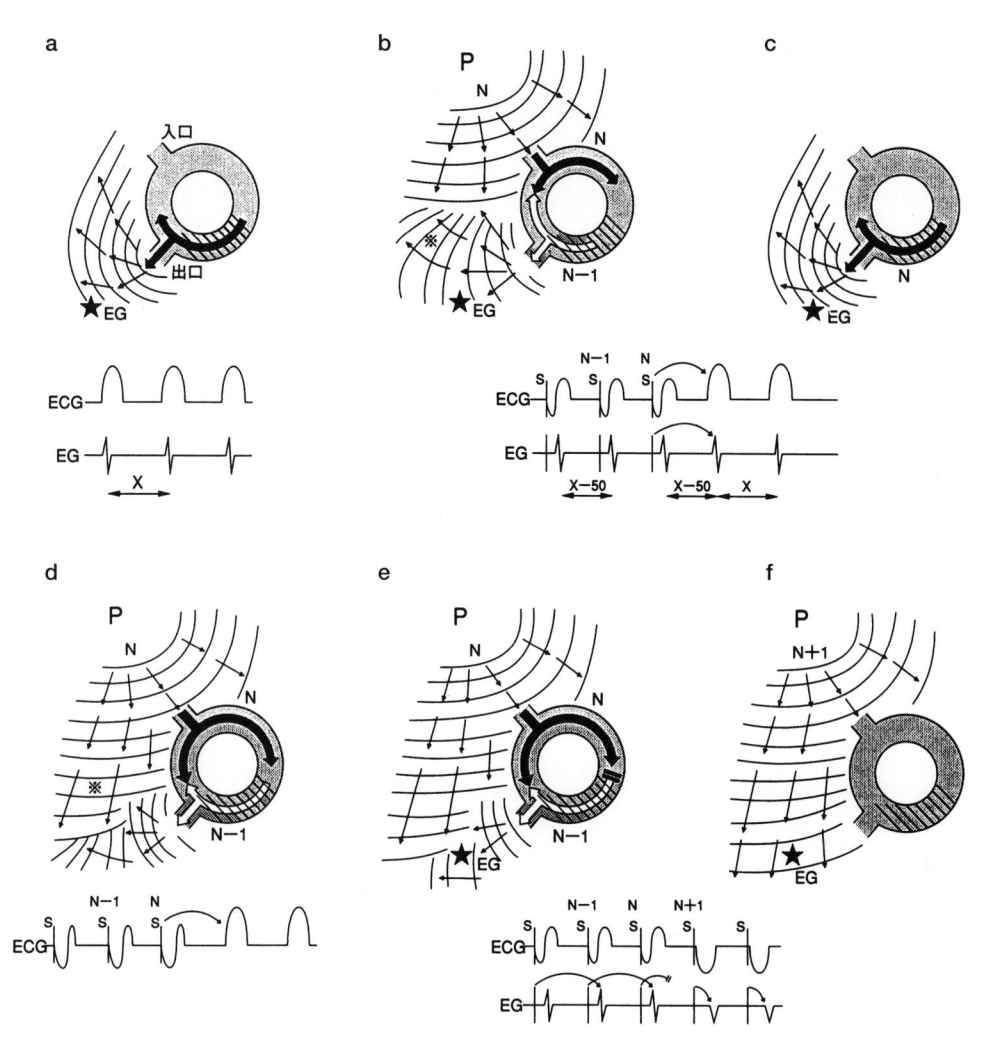

図14 円モデルリエントリー回路によるエントレインメント現象の模式図

a：リエントリー性心室頻拍（VT）では緩徐伝導部位（円の中の斜線）の上流に外からの興奮が進入する入り口（entry）があり，下流の出口（exit）からのインパルスが回路以外の心筋を興奮させる．頻拍中は一定の回路を旋回し定まった出口から興奮が心室内に広がるため，単形性心室頻拍を示す．

b：回路外からVT周期より短い周期の連続刺激（P）を行うと，その興奮は入り口からリエントリー回路内に入り，回路内で頻拍と同一の順方向（orthodromic）と，反対の逆方向（antidromic）へと進入する．N番目の刺激により逆方向に進入した興奮は，ひとつ前のN−1番目の興奮と回路内で衝突する．回路外の心筋のうち出口に近い心筋は出口からのN−1のorthodromicの伝導によって興奮する．一方，刺激部位に近い心筋はNの刺激によってantidromicに興奮する．したがって，QRS波形は両者の興奮による融合（fusion）となる．刺激頻度が一定であれば回路内への進入や心筋の興奮の程度は一定であるためfusionの程度は一定となる（constant fusion：エントレインメントの第1の条件）．

c：刺激を中止すると回路を順方向に伝導する興奮のみとなり，QRS波形はVT波形となり，出口近傍の電位（EG★）では最後の周期は刺激周期と一致する．

d：刺激周期を短くすると，回路への進入や興奮する心筋の範囲が変化するため，QRS波は刺激周期が長いときとは異なった形状のfusion波形を呈する（progressive fusion：エントレインメントの第2の条件）．

e，f：刺激周期をさらに短縮していくと，N番目の刺激による回路内の順方向の伝導も，前の興奮（N−1）の不応期に遭遇することとなりVTは停止する（e）．停止の際は局所（多くは緩徐伝導部位）でブロックが生じるため，N番目の刺激と出口近傍の電位（EG★）間のブロックが記録される．以後（N＋1）は心筋やEG★記録部位を回路を介さず直接に興奮させるためQRS波形やEG★の電位の形状は変化し，刺激からEGまでの伝導時間は短縮する（f）．このときのQRS波形は洞調律時の刺激波形と同様となる（エントレインメントの第3の条件）．

　b，dの※の電位を記録すると刺激周期が長いとき（b）はN−1からの興奮により電位が形成されるが，刺激周期が短い（d）と，刺激Nにより直接興奮するため刺激周期が長いときと比べ電位の形状や刺激からの伝導時間が異なる．ただし，刺激中止後はVTが持続しているためリエントリーを示す所見となる（エントレインメントの第4の条件）．

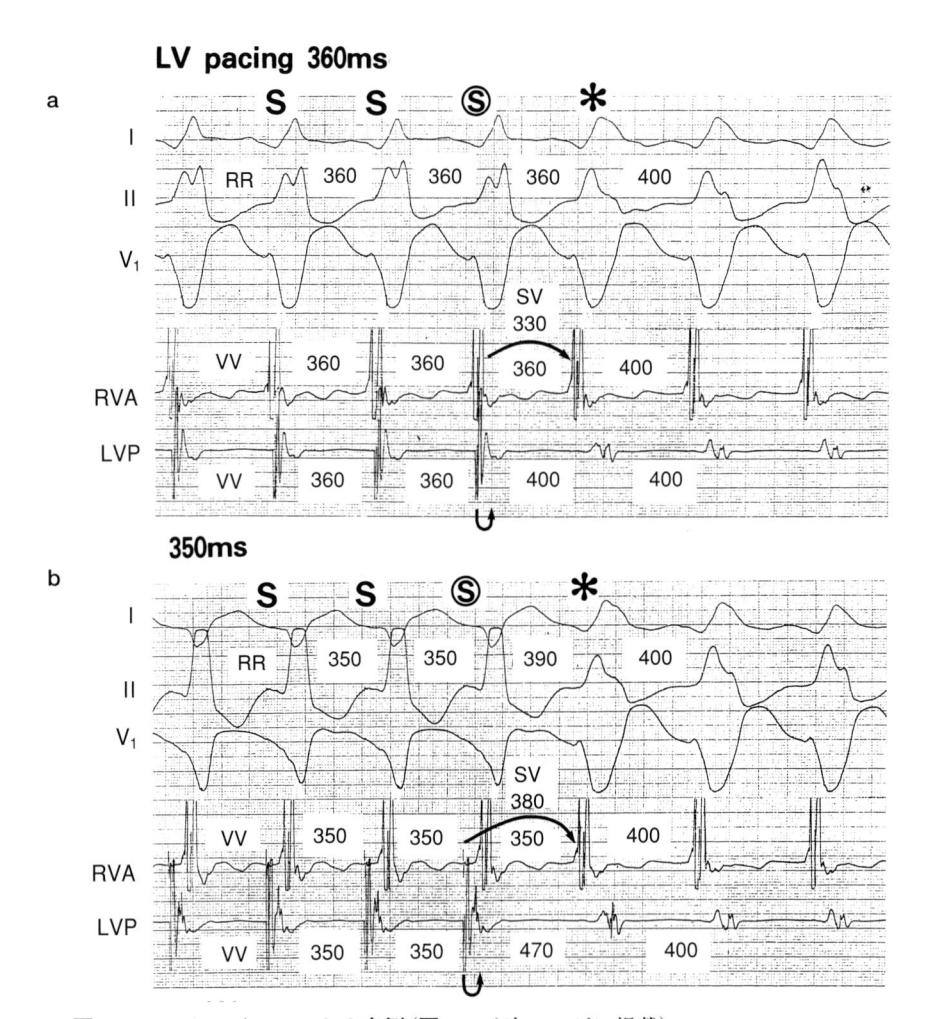

図15 エントレインメントの実例（図15cは次ページに掲載）

陳旧性心筋梗塞に合併した左脚ブロック型持続性心室頻拍（VT）例。VT中は右室心尖部（RVA）の電位がQRS波の開始と一致しており、RVAはリエントリー回路の出口近傍と考えられる。

a：周期400 msのVT中に左室後壁より360 msの頻回刺激を行ったところ、QRS波形はconstant fusionを示した。Ⓢは最後の刺激で、刺激中止後の1拍目（＊）はfusionを呈していない。刺激停止直後のRVA興奮周期は刺激周期と同様の360 msであり、また、刺激中、刺激後もRVAの電位波形に変化がないことから、頻回刺激中のRVA電位は回路からのorthodromicの伝導（S-V 330 ms）で興奮していると考えられる。刺激中止直後のRR間隔も刺激周期と同様の360 msである。これは、360 msの刺激周期ではN番目による直接の心筋興奮よりも、回路からのN−1番目による心筋の興奮が早く生じ、融合QRS波の初期を形成しているからである。

b：刺激周期を350 msへ短縮すると、QRS波の融合の程度が変わり刺激周期360 msのときとは異なる波形のconstant fusionがみられている（progressive fusion）。RVAでは刺激停止直後の興奮周期は刺激周期と同様350 msであり、電位はorthodromicの伝導（S-V 380 ms）からの興奮で形成されている。一方、刺激中止後のRR間隔は上段の記録と異なり刺激周期より延長している（390 ms）。これは、350 msの刺激周期では、回路からのN−1番目による心筋の興奮よりも、N番目の刺激による直接の心筋興奮が先に生じ、融合QRSの初期が生じているからである。したがって、N番目の刺激による直接の心筋興奮は回路からのN−1番目による心筋の興奮よりも390−350＝40 ms早期に開始していることとなるため、RR時間は延長する[37]。

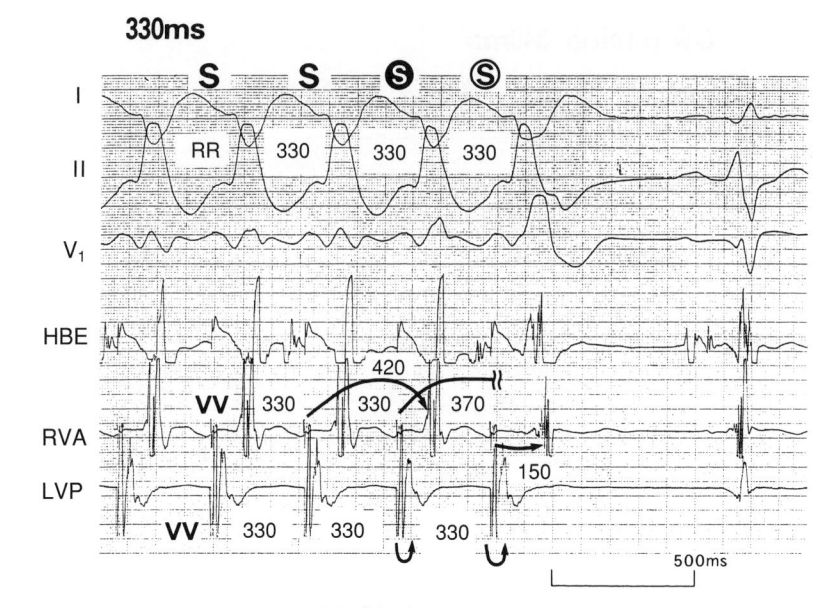

図15 エントレインメントの実例（続き）

c：左室の刺激を330 msに短縮すると，最後の刺激⑤によるQRS波と右室心尖部の電位はそれより前の刺激時とは異なり，洞調律時の左室刺激と同様となり，VTは停止している．⑤印で示した刺激によるorthodromicな興奮が回路内で先の興奮により生じた不応期に遭遇したためであり，刺激からRVAへの伝導にブロックが生じている．停止後の⑤の刺激ではRVAは直接興奮しており，波形は変化し刺激からの伝導時間は短縮（150 ms）している．心室の興奮も刺激からのみの興奮となるためQRS波は変化する．
左室後壁から右室心尖部までのリエントリー回路を介したortodromicの伝導時間は，a，b，cで330 ms，380 ms，420 msと漸次延長しており，リエントリー回路の緩徐伝導路には減衰伝導の性質があることがわかる[38]．
電位図に示した矢印のうち電位の上の➙は，刺激からリエントリー回路を介したorthodromicな伝導を，電位の下の↲は，刺激による直接の伝導を示す．

トリーと診断できる（十分条件）が，みられないことがリエントリーを否定する所見とはならない．

頻拍中に頻回刺激を行うと自動能亢進や撃発活動では，心室頻拍と刺激が競合することとなり，constant fusionがみられることはない．もしみられても偶然の一致であり，再現性はなくprogressive fusionは起こり得ない．また，刺激中止により自動能ではoverdrive suppressionがみられる．これは頻回刺激により自動能が抑制される現象で，刺激中止後に延長した心室頻拍周期は徐々に短縮しながら（warming up）もとの周期に回復する．撃発活動では頻拍の促進化（overdrive acceleration）がみられやすい．ただし，頻拍の促進はリエントリー性頻拍であっても，リエントリー回路の一部変更，double wave reentry[41]などを機序として認められることがある．

リエントリーでは，刺激により他の形状の心室頻拍に移行することもしばしば認められる．明らかに異なる回路へ移行することや回路の一部は共通していても出口が異なることにより生じる．他の頻拍への移行はしばしば血行動態悪化をもたらすことがあり，早急な頻拍停止（頻回刺激法や直流通電）が必要となる．

2）エントレインメントマッピング（postpacing intervalマッピング；PPIマッピング）

頻拍中に連続刺激を行い，その際のQRS波形や心内電位からリエントリー回路の必須緩徐伝導部位（critical slow conduction zone）を同定する方法である[11,26〜28]．心室頻拍中に必須緩徐伝導部位を頻拍周期より短い周期で刺激すれば，QRS波形は変化せずにレートは心室頻拍レートから刺

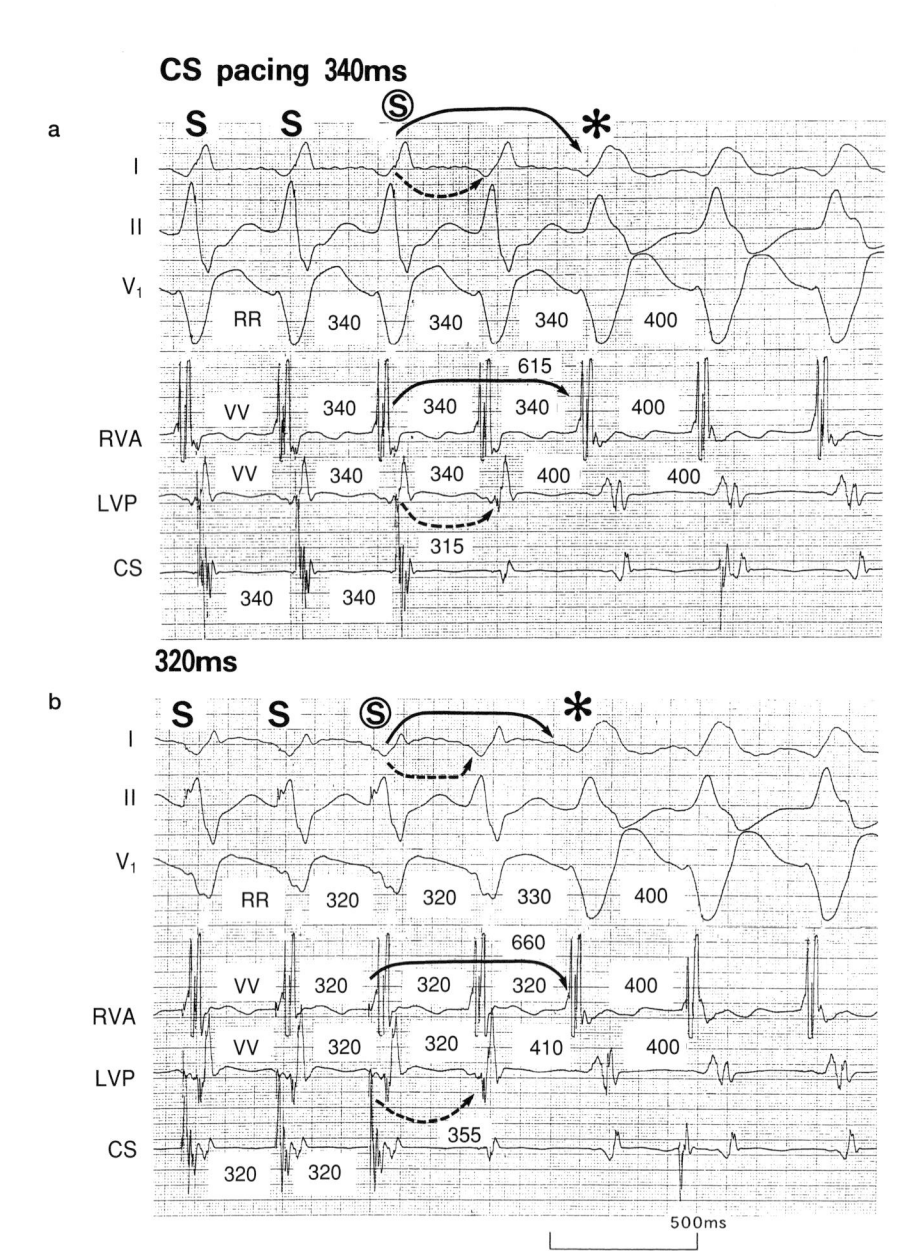

図16 心房（冠静脈洞）刺激による心室頻拍のエントレインメント

図15と同一症例。冠静脈洞からの刺激は，左房の後下部からの刺激に相当する。
aは周期340 ms，bは周期320 msの刺激である。QRS波形にconstant fusion, progressive fusionが認められる。＊で示したQRS波および同時期のRVAは前の興奮から刺激周期で出現しており，刺激中止後の第1拍目でありQRSはfusionしていない。したがって，最後の刺激Ⓢから右室心尖部までの伝導時間はaでは615 ms，bでは660 msと著明に延長しているが，これは緩徐伝導路の伝導に加え房室結節の伝導も含まれるからである。
電位図の矢印のうち，電位図の上の ➝ は刺激から房室結節，リエントリー回路を介したorthodromicな伝導を，下の ╌➤ は房室結節を介した後に直接に（回路を介さない）心筋を興奮させた伝導を示す。

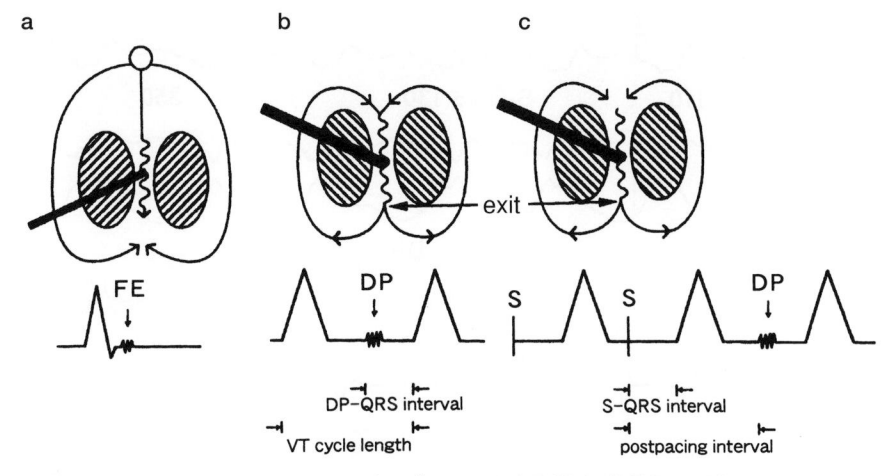

図17 エントレインメントマッピングによる必須緩徐伝導部位の同定
必須緩徐伝導部位では，洞調律時にはQRS波より遅れて記録されるfractionated electrogram（FE）が認められ（a），心室頻拍中にはQRS波に先行して拡張期電位（diastolic potential；DP）が記録される（b）ことが多い。心室頻拍中に同部位から頻回刺激（S）を行うとQRS波形は変わらずに刺激レートとなり（不顕性エントレインメント，c），その際のS-QRS間隔は，心室頻拍中のDPの始まりからQRSまでの間隔と同様となる（±20 ms）。また，刺激中止後の復元周期（最後の刺激からDPの始まりまでの時間：post-pacing interval）は，心室頻拍周期と同様となる（±30 ms）。

激レートへと増加する。古典的エントレインメントと異なり，融合収縮はみられないため不顕性エントレインメント（concealed entrainment）と呼ばれる（図17c，図18）。多くの例では心室頻拍中に緩徐伝導部位で拡張期電位（DP）が記録され（図17b），同部位を刺激すると心室頻拍と同様のQRS波形が得られ（不顕性エントレインメント：図17c），刺激からQRS波までの時間（S-QRS）は拡張期電位からQRS波までの時間（DP-QRS）と一致し（±20 ms，図17b，c），刺激後の復元周期（PPI）は心室頻拍周期と同様（差が30 ms以内）となる（図19）。PPIが重視されることが多くPPIマッピングともいわれるが，刺激電極では刺激後の最初の電位は基線の揺れが大となるため不明瞭となることがある。その際はPPIに拘泥することなく，S-QRSとDP-QRS時間がほぼ同一（20 ms以内）であることを重視する。電極1-3で刺激を電極2-4で記録を行うことにより，刺激後の電位を記録しやすくすることも可能である。

実際は，リエントリーの解剖学的障害物や緩徐伝導部位は複雑なことが多く，刺激する場所により，刺激中のQRS波形，PPIと頻拍周期との関係，S-QRSとDP-QRSの関係は異なる（図20）[42,43]。

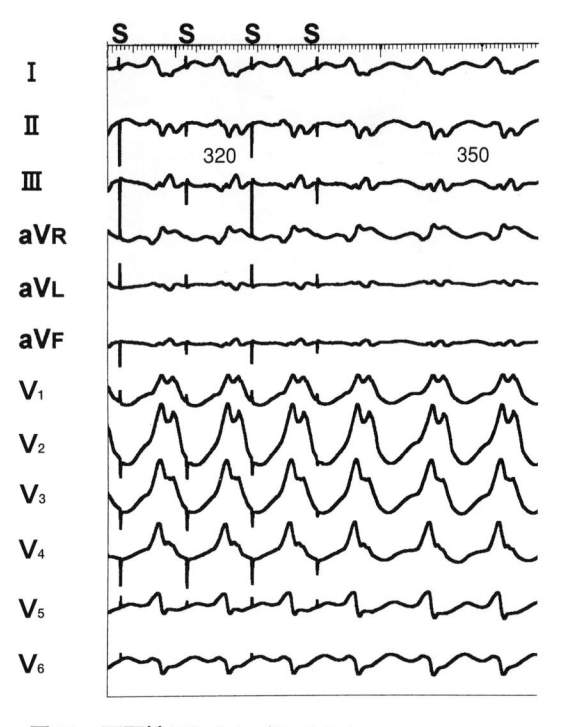

図18 不顕性エントレインメント
左室後壁に心筋障害がみられる例に生じた右脚ブロック・左軸偏位型心室頻拍中に，僧帽弁輪直下の左室後壁から頻回刺激を行ったところQRS波形は変化せずに刺激周期となる不顕性エントレインメントが認められた。

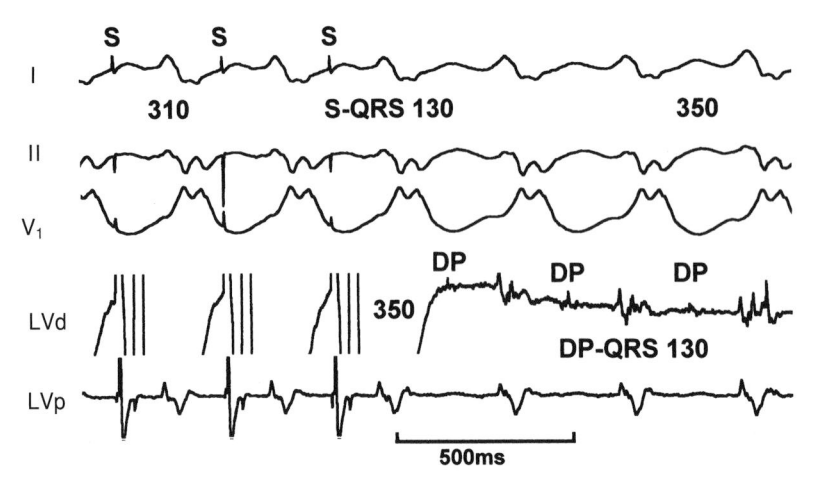

図19 エントレインメントマッピングの実例

図18と同一例。PPI (postpacing interval, LVdの記録中の350) は心室頻拍周期と一致し，S-QRS間隔とDP-QRS間隔も一致しており，刺激部位は必須緩徐伝導路にあるものと考えられる。同部位のカテーテルアブレーションにより心室頻拍は消失した。

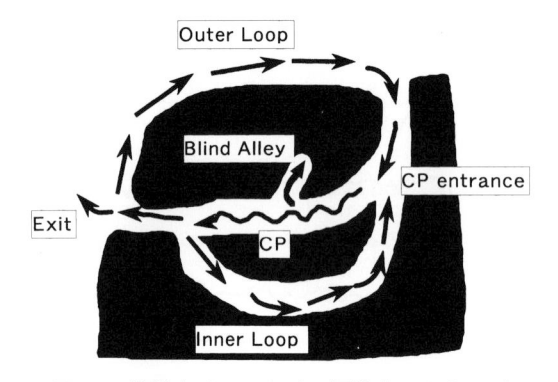

図20 複雑なリエントリー回路とエントレインメントマッピング

必須緩徐伝導路 (CP) からの頻回刺激では，図19に示した所見が得られるが，実際のリエントリーの解剖学的障害物や緩徐伝導部位は複雑な形態を示していることが多く，刺激する場所により，刺激中のQRS波形，PPIと頻拍周期との関係，S-QRSとDP-QRSの関係は異なる。必須緩徐伝導に直結した袋小路 (blind allay) では，不顕性エントレインメントはみられるが，PPIは頻拍周期より長く (>30 ms)，S-QRSとDP-QRSの差は20 ms以上となる。内側回路 (Inner loop) の刺激では不顕性エントレインメントがみられ，PPIは頻拍周期と同様で，S-QRSとDP-QRSもほぼ同一となるが，S-QRS時間は長くなるためS-QRS/頻拍周期の比は0.7以上となることが多い。必須緩徐伝導路ではS-QRS/頻拍周期の比は0.7以下となる。一方，外側回路 (outer loop) からの刺激ではPPIは頻拍周期と同様，S-QRSとDP-QRSもほぼ同一となり得るが，不顕性エントレインメントはみられない。

きわめてまれに，心室筋の捕捉がみられない (QRS波が形成されない) 期外刺激により心室頻拍が停止する所見が得られる[44]。これは，刺激による順方向性の伝導が必須緩徐伝導部位内で途絶し，逆行性の伝導がもたらした不応期に1つ前の順行性伝導が遭遇し伝導が途絶したことを示す所見であり，刺激部位が緩徐伝導部位であることを示す所見である。

緩徐伝導部位は拡張期閾値が高いために，刺激による心室筋の捕捉が得られないことがある。可能な限り，刺激振幅や刺激幅を増加させた刺激が必要である。

電気刺激による捕捉が困難なときは，心室頻拍中の拡張期電位が必須緩徐伝導部位であることを示唆する所見となるが，連続電位と同様にbystanderとして記録されることもあることに注意が必要である。頻拍周期のすべてで記録されない (図21)，あるいはWenckeback型伝導を示す拡張期電位の記録部位は頻拍に必須の部位とはなり得ない。

3) electroanatomical mapping

近年は，カテーテルアブレーション至適部位の同定に，多くの例でCARTOシステムを用いたマッピングが行われている[13]。血行動態が安定した

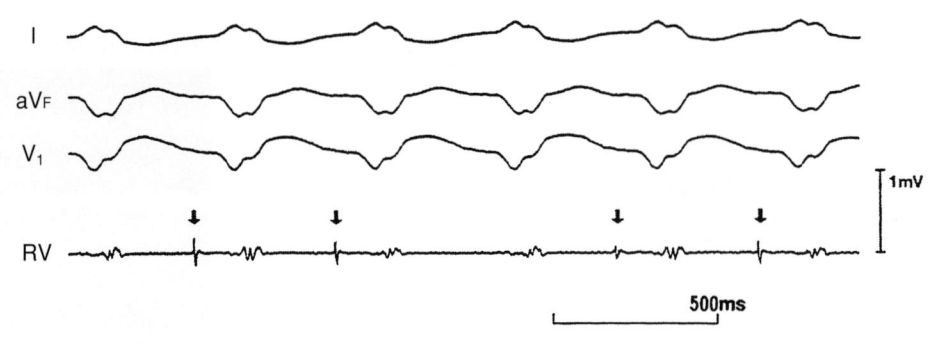

図21 心室頻拍に関与しない拡張期電位
催不整脈右室心筋症例で，心室頻拍中に右室流入路三尖弁直下の電位(RV)で拡張期電位(矢印)が記録されたが，すべての心拍では記録されておらず，記録部位は心室頻拍に関与していないことがわかる．

心室頻拍では，アクチベーションマッピングにより最早期興奮を同定可能である．狭い局所にリエントリー回路があるミクロリエントリー性頻拍や非リエントリーを機序とする頻拍では，最早期興奮部位から放射状に伝播する画像が得られる．一方，マクロリエントリーを機序とする頻拍ではリエントリー回路のカラー表示が可能となる(図22)．リエントリーに必須の緩徐伝導部位は，頻拍中のボルテージマッピングによりfractionated electrogramのような低電位として記録される瘢痕領域内や瘢痕領域間に存在するため，この低電位領域内で詳細にエントレインメントマッピングを行うことにより，カテーテルアブレーション至適部位が以前に比べ容易に同定できるようになった．一方，血行動態が不安定な心室頻拍，および頻拍中のQRS波の形状が変化していく複数単形性心室頻拍や多形性心室頻拍ではアクチベーションマッピングは不可能であるが，伝導遅延部位では洞調律時にも低電位が認められるため，洞調律時のボルテージマッピングが役に立つ(図23)．低電位あるいはdelayed potentialが記録された領域でペーシングを行い，自然発作時QRS波形と一致，あるいは類似したQRS波形が得られれば，同部位がリエントリー回路に必須の緩徐伝導部位，あるいはその近傍である可能性が高くなるからである．実際は，カテーテルを同部位に留置した状態で心室頻拍を誘発し，短時間の間に頻拍中の拡張期電位の存在の確認やエントレインメントマッピングを行えば，血行動態の悪化する心室頻拍でも必須緩徐伝導部位を明らかにすることが可能である．頻拍中の電位記録やペーシングが困難であれば，洞調律時のボルテージマッピングにおける低電位領域から正常心筋までの線状の高周波通電がリエントリー回路の遮断にしばしば有効となる．ただし，必ずしも心内膜側からのマッピングでは，低電位領域が認められないこともある．緩徐伝導部位が心内膜側ではなく心外膜側心筋にある症例では，心嚢を穿刺して挿入した電極カテーテルを用いて心外膜側のCARTOマッピングを用い，緩徐伝導部位を明らかにする方法も行われてきている．

4) 脚枝間リエントリー性頻拍 (bundle branch reentrant ventricular tachycardia ; BBR-VT)

脚枝間リエントリー性心室頻拍[3]は脚・Purkinje系の伝導遅延を必須とする心室頻拍である．基礎心疾患としては拡張型心筋症[45]，弁膜症術後[46]，虚血性心筋症，筋緊張性ジストロフィーに多いとされているが，本邦では基礎心疾患が不明瞭な刺激伝導系異常例の報告が多い．カテーテルアブレーションにより根治可能な頻拍であることから失神，心肺停止蘇生の既往があり，12誘導心電図で非特異的心室内伝導障害，His束心電図でHV時間が延長している例では電気生理検査時に念頭におくべき頻拍である．

a. 脚枝間リエントリー性心室頻拍の発生機序

右室心尖部からの期外刺激の連結期を短縮していくと，逆行性のHis束興奮(H波)が明らかとなり1個の心室応答いわゆるV₃現象がしばしばみ

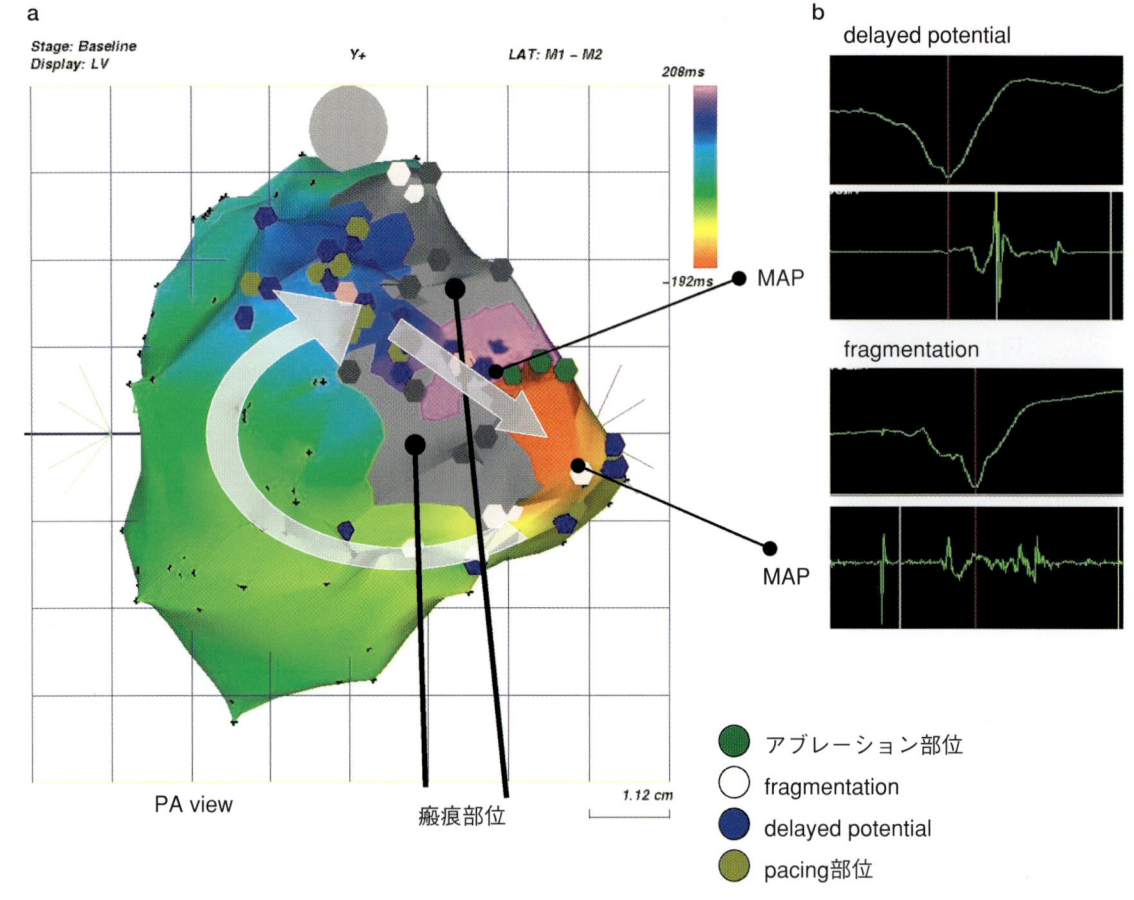

図22 心筋炎後遺症例の心室頻拍中のアクチベーションマッピング
a:頻拍周期400 msを満たす興奮が赤から紫の色により示されている。赤で表示されている最早期が紫で表示されている最後尾と隣接しておりマクロリエントリーである。灰色で示した瘢痕組織に挟まれた峡部にはdelayed potentialが多数記録されている。峡部出口近傍(緑のTag)でconcealed entrainmentが記録され,同部位のablationで頻拍は停止した。
b:ReferenceとしたⅡ誘導におけるQRS波形とマッピングカテーテルで記録された電位を示す。上段に青のTagの部位で記録されたdelayed potentialを示す。Ⅱ誘導のQRS終末点よりも後方に電位がみられる。下段に白のTagの部位で記録されたfragmentationを示す。振幅の小さな持続時間の長い多相性の電位がQRS終末点を超えて記録されている。

られる[47,48]。その多くは脚枝間リエントリー(BBR)である。その実例を図24に,発生機序を図25に示す。この現象は,短い周期の基本刺激下で,1個の長い連結期の刺激を加えた後に期外刺激を行うとより生じやすいことが知られている[19]。これはHis-Purkinje系の不応期は短い周期の基本刺激で短縮し,突然の周期延長により延長しやすいという特性による。心室作業筋の不応期は主に基本刺激周期に規定され,突然の周期延長後の延長は少ない。

1〜数個の脚枝間リエントリーは電気生理検査でしばしば認められる所見であるが持続することはまれであり,持続するためには脚枝および心室間の伝導遅延が必要となる。したがって,脚枝間リエントリー性心室頻拍が生じる例ではHis-Purkinje系の伝導障害(HV時間の延長)と,心室内伝導障害が認められる。

b. 脚枝間リエントリー性心室頻拍の電気生理学的所見

脚枝間リエントリー性心室頻拍は,心室期外刺激法により誘発が可能である。その際,心室刺激(S)からHis束(H),および右脚(RB)までの逆行

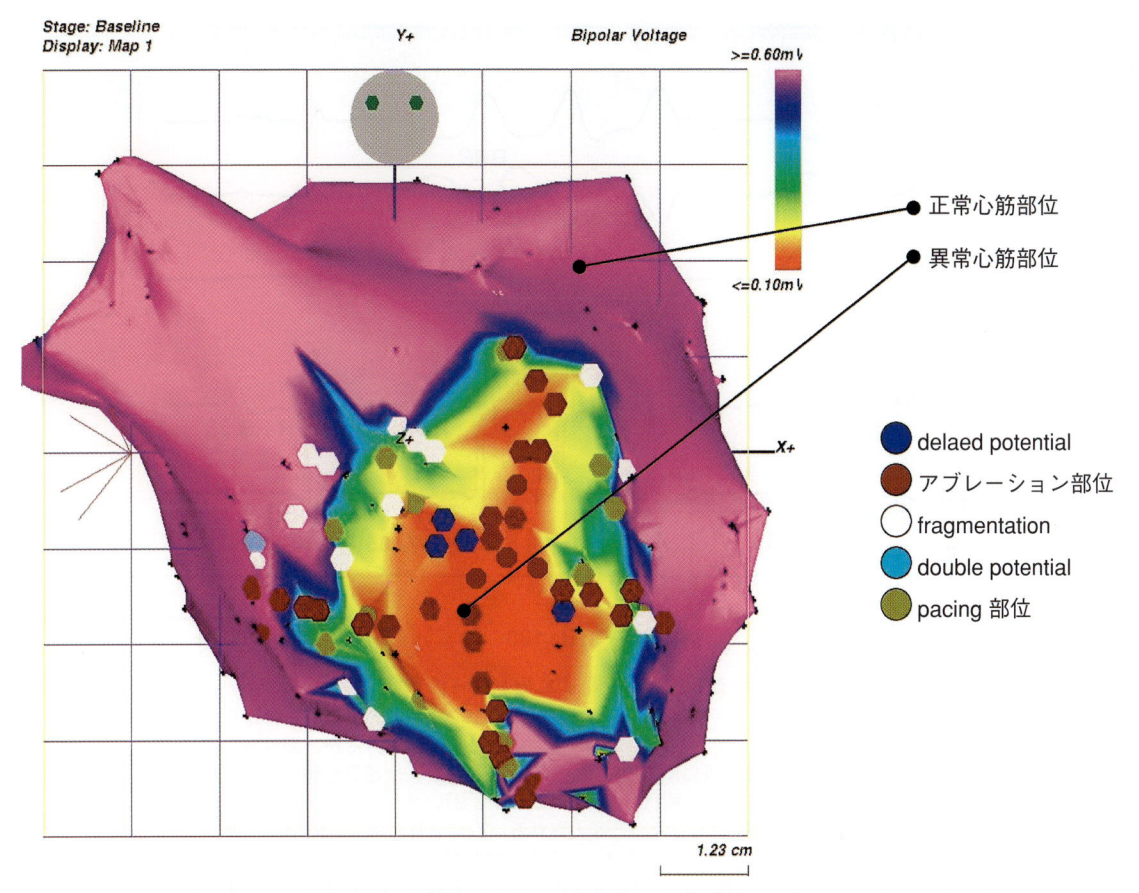

7. 心室頻拍の理解のために必要な電気生理学的所見　307

図23　血行動態の悪化する持続性心室頻拍を合併した陳旧性心筋梗塞例のボルテージマッピング
左室心尖部中隔側に一致して0.6 mV以下の低電位部位が広がっている．内部にはdelayed potential（青のTag）が認められ，周囲にfragmentation（白のTag）が記録されている．本例では低電位領域内を異常電位を中心に正常心筋まで線状にアブレーションを行った．

性の伝導時間（それぞれSH，S-RB）の一定以上の遅延に基づき誘発され，頻拍中のVV時間は先行するHH時間，RB-RB時間に依存する（図25）[3,45,48]．SH時間やS-RB時間の延長は，逆行性の右脚伝導が途絶し（右脚の一方向性ブロック），逆行性の興奮が心室間を伝わり左脚を介して伝導しているためであり，この際，心室間，左脚，右脚の伝導に一定以上の遅延が生じれば脚枝間のリエントリーが生じる．また，心室作業筋由来の心室頻拍では，右脚やHis束電位は遅れて興奮するため，RB-RB時間やHH時間は先行するVV時間に依存するが，脚枝間リエントリー性心室頻拍では脚枝の興奮に続いて心室作業筋が興奮するためHH時間やRB-RB時間がVV時間を規定する．

左脚ブロック型QRS波を呈する脚枝間リエントリー性心室頻拍では，旋回経路からみれば左脚を逆行性に興奮してきた伝導は脚の分岐部からHis束へは逆行性に，右脚へは順行性に伝導するため，計算上は頻拍中のHV時間は洞調律時のそれよりも短縮することが考えられるが，実際は頻拍中のHV時間は洞調律時のそれと同等か延長していることが多い．これは，右脚の伝導遅延が必須だからであり，右脚電位が記録されていればRB-V時間は洞調律時のそれより延長する（図26）．一方，左脚を順行性に右脚を逆行性に旋回し，右脚ブロック型QRS波を示す脚枝間リエントリー性心室頻拍では，左脚電位がV波に先行し，頻拍中のLB-V時間は洞調律時のそれよりも長くなる．さらに脚枝の伝導ブロックによって頻拍が

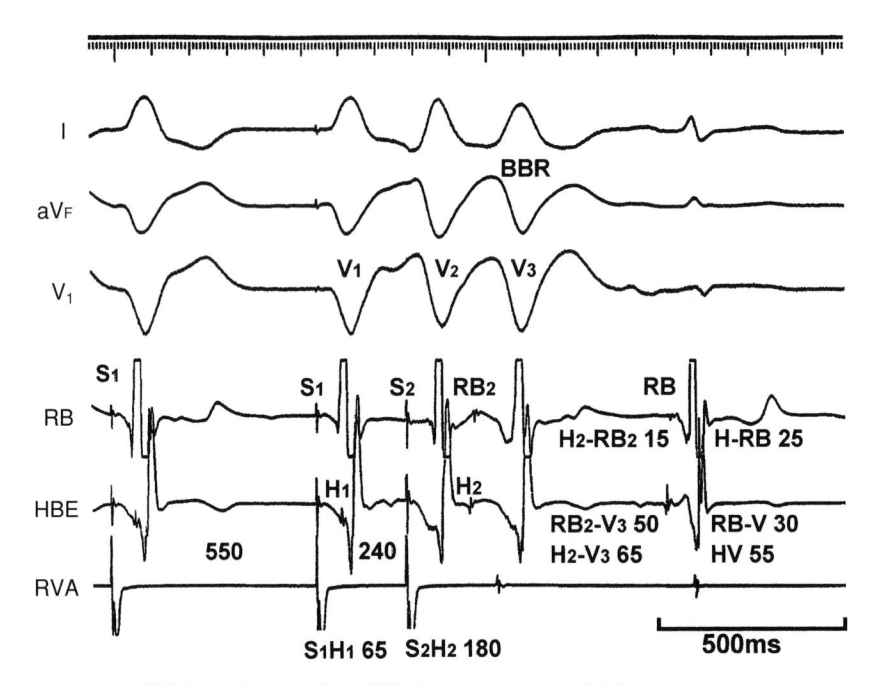

図24 正常例にみられる1個の脚枝間リエントリーの誘発
単一期外刺激法により，脚枝間エントリー（BBR）による1個の心室応答（V_3）が生じている。基本刺激時は逆行性のHis束伝導時間（S_1H_1）は65 msであるが，期外刺激時はS_2H_2が180 msと延長した後にV_3が生じている。S_2H_2の延長は逆伝導路が右脚の不応期のために右脚から左脚へと移行し（図25のAからB），かつ左脚に伝導の遅延（図25Bにおける左脚の波線）があるためと考えられる。V_3に先行してH_2，RB_2が記録され，その興奮順はH_2，RB_2の順であり，H_2V_3，RB_2V_3は洞調律時のHV，RB-Vより延長している。したがって，左脚，右脚の伝導遅延により，右脚がS_2によりに生じた不応期から脱し，脚枝を介するリエントリーが可能になったものと考えられる。
RB：右脚

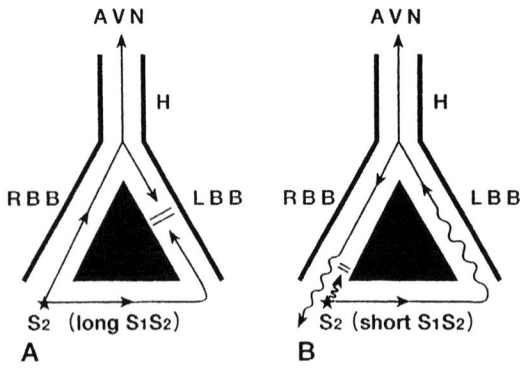

図25 脚枝間リエントリーの模式図
説明は本文および図24を参照

停止し，脚枝のカテーテルアブレーションによって根治可能なことも脚枝間リエントリー性心室頻拍の特徴となる。

ただし，His-Purkinje系を旋回する心室頻拍で右脚ブロック型を示す場合には，左脚を順行性に右脚を逆行性に旋回する脚枝間リエントリー性心室頻拍と左脚の束枝（前枝と後枝）間を旋回する束枝間リエントリー性心室頻拍の鑑別が重要であ

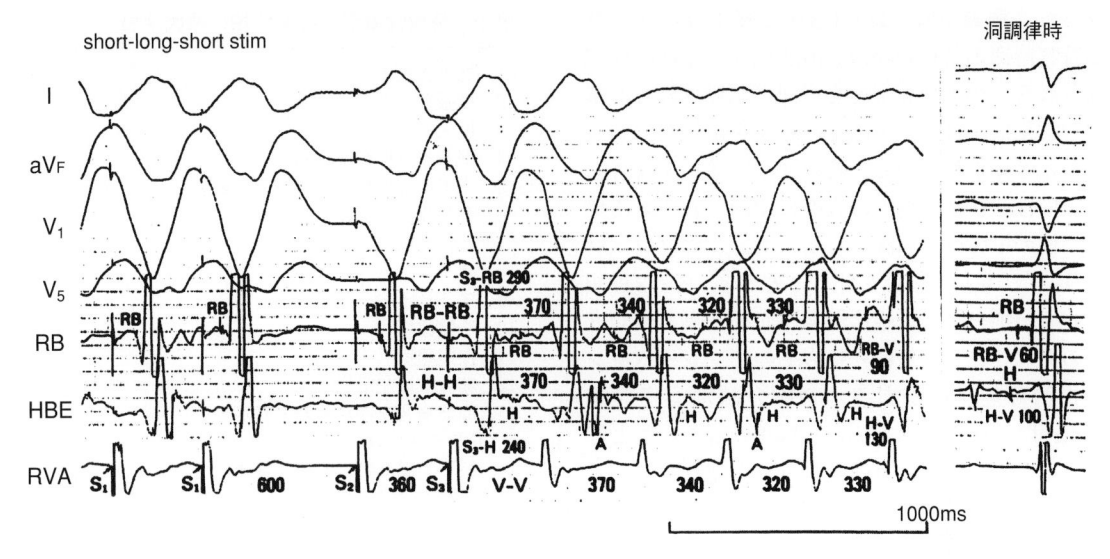

図26 脚枝間リエントリー性心室頻拍の誘発
基本刺激(S_1S_1)350 msの刺激に,長い周期(600 ms)の刺激(S_2)を加えた後に連結期360 msの期外刺激(S_3)を行ったところ,His束までの伝導時間が240 msと延長し,左脚ブロック型の心室頻拍が誘発された.心室頻拍中のVV時間は先行するHH,RB-RB時間に依存しており,左脚を逆行性に,右脚を順行性に旋回する脚枝間リエントリー性心室頻拍と診断される.また,頻拍中のRB-V時間,HV時間は洞調律時のそれより延長している.

る[49].脚枝間リエントリー性心室頻拍では右脚のアブレーションが奏効するのに対し,束枝間リエントリー性心室頻拍では左脚前枝あるいは後枝のアブレーションが必要となるからである.頻拍中の右脚電位がHis束電位に先行して,その際のRB-H時間が洞調律時のH-RB時間とほぼ同等であれば逆伝導路は右脚と考えられ,脚枝間リエントリー性心室頻拍と診断される.頻拍中のHis束電位が右脚電位に先行する,あるいは同時に記録される場合やHV時間が洞調律時より10〜30 ms短縮している場合は束枝間リエントリー性心室頻拍と診断される.頻拍中に左脚束枝の各々の電位を記録し,近位部,遠位部の早期性を検討することによっても頻拍経路を推定することが可能である.また,心室頻拍中に加えた右室心尖部からのエントレインメントマッピングでのPPIが脚枝間リエントリー性心室頻拍では頻拍周期と近似(<30 ms)しているのに対し,束枝間リエントリー性心室頻拍では延長していることからも鑑別が可能である.

8 基礎心疾患による心室頻拍の電気生理学的特徴

虚血性心疾患,非虚血性心疾患,および明瞭な基礎心疾患のない例に伴う心室頻拍の電気生理学的特徴について述べる.

1) 虚血性心疾患

急性の虚血では,自動能亢進,撃発活動,リエントリーのいずれの機序でも心室頻拍が生じ得るが,多くは虚血の治療あるいは自然経過により改善し,心筋梗塞急性期の心室頻拍の存在が予後に影響することもないため,心筋梗塞急性期に電気生理検査が必要となることはない.一方,慢性期に生じる持続性心室頻拍は解剖学的基盤に基づくもので,繰り返し発生し突然死の原因ともなる.ほとんどが左室起源であり心室頻拍中のQRS波形は自由壁起源では右脚ブロック型を,中隔起源では興奮の伝播方向により右脚ブロック型あるいは左脚ブロック型を呈する.慢性期の心室頻拍の発生機序は,緩徐伝導部位の存在を必須とし,瘢痕化した組織を旋回するリエントリーである.

緩徐伝導路では頻拍中にしばしば拡張期電位が

みられ，洞調律時にはQRS波の終了後にまで及ぶ持続時間の長いfractionated electrogramが記録される。体表加算平均心電図で記録される心室遅延電位は，緩徐伝導部位の存在を反映しているものと考えられており，持続性心室頻拍を合併した陳旧性心筋梗塞例では高率に記録される。下壁梗塞例の中には，右脚ブロック型，左脚ブロック型（いずれも左軸偏位を伴うことが多い）の2種類の心室頻拍を呈し，緩徐伝導路が梗塞巣と僧帽弁との間に存在し，僧帽弁輪直下のアブレーションで根治可能な例がある。僧帽弁峡部心室頻拍（mitral isthmus ventricular tachycardia）[50]と呼ばれるものであり，冠静脈洞電位を記録していると僧帽弁直下が早期に興奮していることがわかる。下壁梗塞例における心室頻拍では冠静脈洞電位記録は有用である。心室頻拍を合併した陳旧性心筋梗塞では内膜側からのマッピングでfractionated electrogramやdelayed potentialが記録されることが多くCARTOを用いたマッピングが有用な病態である[13]。

電気生理検査は侵襲的な検査であるため，持続性心室頻拍の既往がない例における有用性は定まっていないが，持続性心室頻拍の誘発には臨床的意義が高いことから，誘発されやすい病態を明らかにすることは重要である。さまざまなリスク因子が検討されているが，植込み型除細動器の有用性を評価した大規模研究の結果から，心機能低下（40%以下の左室駆出率）例に生じる非持続性心室頻拍は電気生理検査の適応と考えられる[18]。また，加算平均心電図でQRS終末部のroot mean square voltage（RMS40）が低値（<10μV）の例では，心室頻拍の既往にかかわらずプログラム刺激により高率に持続性心室頻拍が誘発される[51]が，スクリーニング検査としては一定した見解は得られていない。

2）非虚血性心疾患

持続性単形性心室頻拍は拡張型心筋症，肥大型心筋症，催不整脈性右室心筋症，二次性心筋症（心サルコイドーシス，神経筋疾患など），心臓手術後（Fallot四徴症根治術後など），原因不明の非虚血性心室瘤などでみられる。機序は緩徐伝導路の存在を必須とするリエントリーであることが多

表 2　持続性単形性心室頻拍の原因疾患

1. 冠動脈疾患
2. 拡張型心筋症
3. 肥大型心筋症
4. 催不整脈性右室心筋症
5. 先天性心疾患，およびその術後
6. 弁膜症，およびその術後
7. 急性心筋炎
8. サルコイドーシス
9. アミロイドーシス
10. 心臓腫瘍
11. 左室憩室
12. 非虚血性左室瘤
13. 心筋病変を伴う神経・筋疾患
    （筋ジストロフィーなど）
14. 抗不整脈薬による催不整脈作用

い。本項では拡張型心筋症，肥大型心筋症，催不整脈性右室心筋症，Fallot四徴症根治術後例の心室頻拍の電気生理学的特徴について概説するが，心室頻拍の存在を契機として基礎疾患が診断される例もあり（二次性心筋症例など），持続性単形性心室頻拍を生じ得る病態（表2）を理解することは重要である。

非持続性心室頻拍ではリエントリー，非リエントリーいずれの機序でも生じ得る。

a. 拡張型心筋症

明らかな原因が認められない特発性拡張型心筋症は左室の拡張と収縮能の低下を特徴とする病態であり，組織学的には間質の線維化や心筋細胞の変性，萎縮，脱落がみられる。Holter心電図では非持続性心室頻拍が約半数の例で認められ，多源性のことも多い[52]。組織学的変化から心筋局所の伝導の途絶や遅延が生じ得ることが考えられ，また，拡張に伴う心筋の伸展は心筋の不応期の短縮をもたらすことから発生機序としてリエントリーが推測されるが，心不全に基づく不整脈発生も考慮される。心不全では細胞内のKやMgが減少しやすく，内因性交感神経系やレニン・アンジオテンシン系の賦活がみられる。ループ利尿薬はこれらを増強させる。ジギタリス不整脈も生じやすくなる。陽性変力作用がある強心薬もカテコラミン作用やホスホジエステラーゼ阻害作用があり，不整脈誘発作用のあるcyclic AMPの細胞内レベルを上げる。これらの変化は撃発活動をもたらす原

因となる．すなわち，拡張型心筋症では組織学的変化にさまざまな機能的変化が加味されて心室頻拍が生じてくることが考えられる．

持続性単形性心室頻拍のほとんどの機序はリエントリーである[53]．拡張型心筋症にみられる持続性心室頻拍の約40％が脚枝間リエントリー性心室頻拍であるという報告もある[3]．実際はそれほど多くはないと考えられるが，12誘導心電図で非特異的心室内伝導障害がありHis束電位図でHV時間の延長がみられる場合は，脚枝間リエントリー性頻拍を疑い検査を進める．線維化した瘢痕部に関連したリエントリー性心室頻拍ではエントレインメントマッピングを用いて必須の緩徐伝導路を同定する．陳旧性心筋梗塞例と異なり，緩徐伝導路部位が心外膜側に存在する例も少なくない[54]．

多形性心室頻拍，心室細動の既往例では高率（約80％）に多形性心室頻拍，心室細動が誘発される．臨床的意義は定まっていないがアミオダロンが無効な心室細動誘発例では植込み型除細動器が適応となる．

一方，非持続性心室頻拍例では多形性心室頻拍や心室細動が誘発されるが，多くは非持続性であり，かつ誘発の有無と予後との関係には定まったものはなく，その意義は少ない[55]．ただし，持続性単形性心室頻拍の誘発は臨床的意義があるものと考えられる．

b. 肥大型心筋症

明瞭な原因のない心筋の肥大を主張とし，血行動態的には拡張不全を特徴とする．左室流出路に狭窄を伴うものと伴わないものに分けられる．組織学的には，心筋細胞の肥大と錯綜配列，線維化などがみられる．一部の例では経過とともに収縮能も障害され，拡張相肥大型心筋症となる．年ごとの死亡率は3～4％であるが突然死が多く，その原因の1つとして心室頻拍，心室細動が注目されている．Holter心電図では19～48％の例で心室頻拍が認められるが，ほとんどが非持続性で無症状である[56]．失神を伴う非持続性心室頻拍は予後不良を示す所見と考えられている．

持続性単形性心室頻拍がみられる例は少ないが，まれに左室心尖部が瘤状となっている左室中央部の狭窄例があり，しばしば持続性心室頻拍の合併がみられる[57]．機序はほとんどの例でリエントリーである．プログラム刺激により持続性単形性心室頻拍が誘発される例の予後が不良なことがわかっている[58]が，突然死のリスクの層別化におけるプログラム刺激の役割は疑問視されている．非持続性心室頻拍，心停止，失神のある例では，プログラム刺激により高率（20～80％）に多形性心室頻拍や心室細動が誘発されることが報告されている（図27）が，心室頻拍や心停止の既往がない例でも容易に誘発されやすく，また誘発の有無と予後についても一定した関係が得られてい

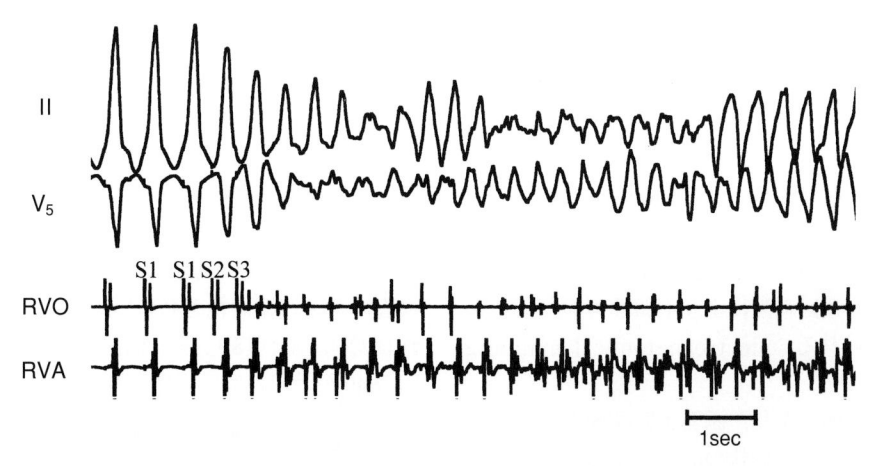

図27 心室細動による心肺停止からの蘇生の既往がある肥大型心筋症例における心室頻拍の誘発
右室流出路からの基本刺激周期（S_1S_1）600 ms，S_1S_2 290 ms，S_2S_3 250 msの2発期外刺激法で再現性ある心室細動が誘発された．

c. 催不整脈性右室心筋症 (arrhythmogenic right ventricular cardiomyopathy ; ARVC)

原因不明の右室の拡大や収縮不全を有し，重篤な左脚ブロック型の心室頻拍を特徴とする疾患である．以前は催不整脈性右室異形成 (arrhythmogenic right ventricular dysplasia ; ARVD) と呼ばれていたが，1995年のWHO/ISFC合同委員会において心筋症の中に分類されARVCと命名された[59]．組織学的には右室の菲薄化，間質の線維化，脂肪浸潤がみられる．右室の拡大や収縮異常は心エコー図やRI，CT，MRIなどの非侵襲的検査や心臓カテーテルによる右室造影により検出する[60]．

12誘導心電図では前胸部誘導 ($V_1 \sim V_3$) の陰性T波が高率に認められ，30％の例ではV_1，V_2誘導のQRS直後にpostexcitation waveあるいはepsilon waveと呼ばれる小さな電位が記録される．

頻拍好発部位は，流出路漏斗部前壁，心尖部，三尖弁直下の横隔膜面である．心室頻拍中のQRS波形は左脚ブロック型であり，電気軸は漏斗部前壁では下方軸，心尖部や三尖弁直下の横隔膜面では上方軸を伴うことが多い．持続性心室頻拍の発生機序はほとんどがリエントリーであり[61]，線維組織や脂肪組織に散在する心筋細胞間の伝導性の低下がリエントリー発生に関与しているものと考えられる．

右室内のマッピングでは洞調律時にfractionated electrogramが記録され，QRS終了後にもdelayed potentialが記録される (図8)．心電図で記録されるepsilon waveや加算平均心電図における心室遅延電位はdelayed potentialを反映しているものと考えられる．delayed potential記録部位では心室頻拍中にしばしば拡張期電位が認められ，同部位の頻回刺激により不顕性エントレインメントがみられる．electroanatomical mappingも有用である[62]．

進行性の病態であり，誘発予防薬剤が確認された例でも再発や他の形状の心室頻拍の発生がみられ，カテーテルアブレーションで誘発不能となった例でも経過とともに他の部位からの発生が認められることが少なくない．慎重な経過観察と，繰り返す電気生理検査がしばしば必要となる．

d. Fallot四徴症根治術後

Fallot四徴症は右室流出路の漏斗部狭窄，大動脈の騎乗，心室中隔欠損，右室肥大を四徴とするもので，根治術により予後は改善したが，心室性不整脈の出現頻度が高く持続性心室頻拍や突然死が生じることがある．右室流出路の狭窄の残存や肺動脈閉鎖不全がみられる例，Holter心電図で非持続性心室頻拍がみられる例に突然死が多いことが報告されている．

持続性心室頻拍の発生機序はマクロリエントリーであり[63〜65]，右室流出路漏斗部の心筋切除・パッチ閉鎖部位，心室中隔欠損のパッチ閉鎖部が解剖学的障害物となり，近接した線維組織に残存している心筋細胞が伝導遅延部位となる．右室流出路の切開部位やパッチを旋回する場合が多く，時計方向に旋回する場合は左脚ブロック（まれに右脚ブロック）・下方軸を示し，反時計方向に旋回する場合は左脚ブロック・上方軸を示すことが多い．

右室流出路や心室中隔部位では洞調律時に広範囲にfractionated electrogramが認められ，心室頻拍中には拡張期電位や連続電位がみられる．緩徐伝導路にはある一定の幅があることが多く，心室頻拍に必須の緩徐伝導部位を明らかにするためには，多数箇所でのエントレインメントマッピングが必要となる．緩徐伝導部位は，肺動脈弁輪と右室流出路のパッチの間，三尖弁輪と右室流出路のパッチの間，心室中隔欠損のパッチの周囲であることが多い．カテーテルアブレーションでは，緩徐伝導部位に高周波通電を行うが幅が広いためしばしば複数回以上の通電や線上焼灼（例えば右室流出路の心筋切開部位やパッチ部位から肺動脈弁輪にかけて）が必要となる．

無症状の心室性不整脈例に対する電気生理学的検査の意義は疑問視されているが，誘発性からみればQRS幅が180 msの例，加算平均心電図でRMS40が低値の例で誘発されやすい．

3) 特発性心室頻拍

特発性心室頻拍とは明瞭な基礎心疾患が認められず，また，電解質，代謝，内分泌などの異常や薬物の影響がなく，さらにQT延長症候群などが

否定された症例にみられるさまざまなタイプの心室頻拍の総称である。

臨床上みられることが多いものは，左脚ブロック型で電気軸が下方を示す右室（左室）流出路起源の心室頻拍と右脚ブロック型で上方軸を示す左室心尖部起源の心室頻拍である。生命予後はおおむね良好であるが，動悸や失神などの症状を伴うことがある。

a. 流出路（基部）起源特発性心室頻拍

左脚ブロック型，時に右脚ブロック型で，電気軸は下方軸を示す心室頻拍である[66)]。数個の洞調律を挟んで繰り返す反復性心室頻拍を示すものが多い。運動や興奮で誘発されやすい例もあれば，安静時から反復性心室頻拍を示す例もある。時には30秒以上続き持続性心室頻拍の範疇に入る例もあるが，同一例でも非持続性であることのほうが多い。右室流出路起源である例が多いが，まれに肺動脈起始部の心筋，左室流出路，大動脈弁尖直下の心筋が起源のこともある。

ほとんどの例でリエントリーを示唆する電気生理学的所見は認められず，発生機序は自動能の亢進や撃発活動などの非リエントリー性である。リエントリーが機序と考えられる例では催不整脈性右室心筋症などの基礎心疾患の存在を考慮する。

運動や興奮で生じやすい例は，isoproterenolの点滴静注で発生しATPの急速静注（0.02 mg/kg）により抑制がみられる（図28）ことから，細胞内のcyclic AMP濃度の上昇によるCa過負荷に基づく撃発活動（cyclic AMP mediated triggered activity）が機序と考えられている[66,67)]。一部の例

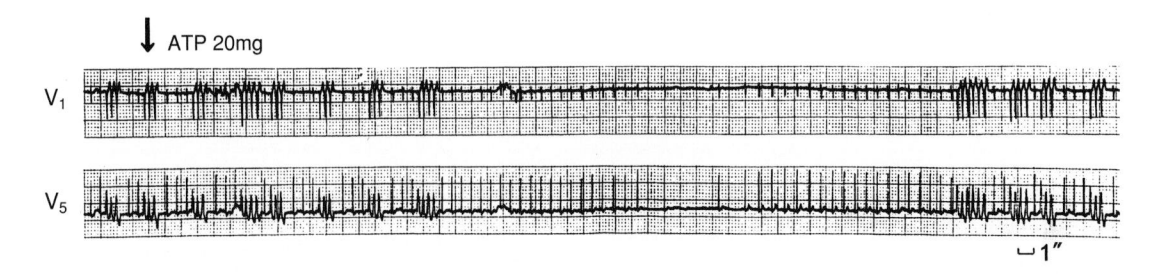

図28　ATP急速静注による心室頻拍の抑制
反復性心室頻拍中にATP 20 mgの急速静注を行ったところ心室頻拍の抑制がみられた。電気生理検査ではリエントリー性を示唆する所見は得られず，発生機序として遅延後脱分極による撃発活動が考えられた。

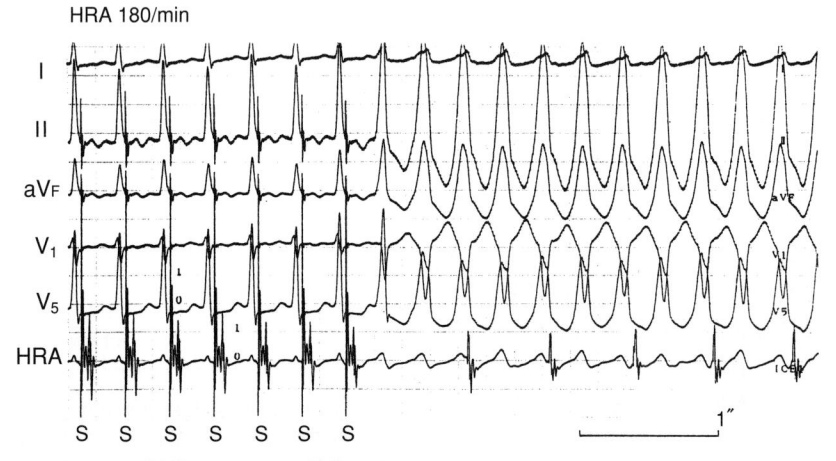

図29　心房刺激による心室頻拍の誘発
運動誘発性の左脚ブロック下方軸型心室頻拍例に電気生理検査を行ったところ，毎分180回の心房頻回刺激（S）により心室頻拍が誘発された。本例は心室頻回刺激による誘発も認められたが，期外刺激法による誘発は認められなかった。

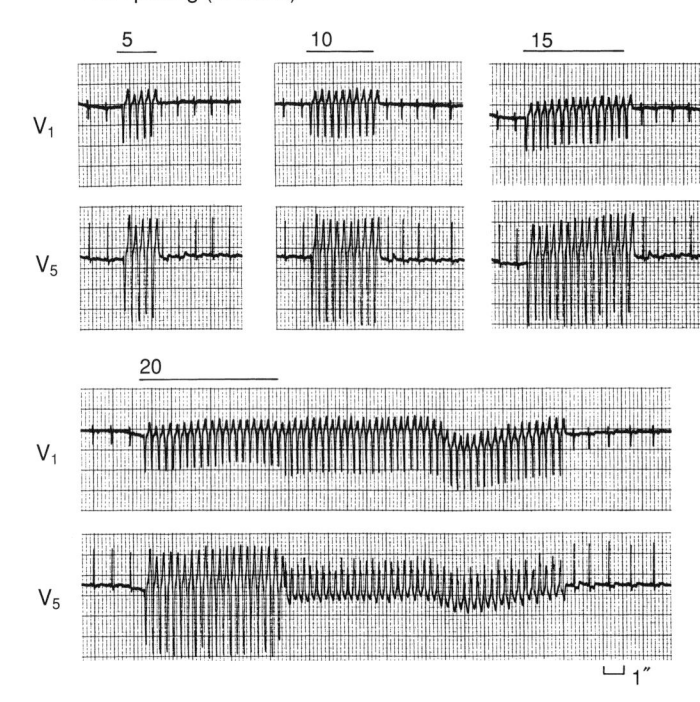

図30 心室頻拍誘発に及ぼす刺激個数の影響(49歳，男性)

右室心尖部(RVA)から170/分の頻回刺激を行ったところ，刺激個数が5，10，15のときは心室頻拍の誘発は認められなかったが，20個の刺激により心室頻拍が発生した。この所見はリエントリーよりも遅延後脱分極による撃発活動を疑わせる所見である。

ではプログラム刺激による誘発が可能であるが，リエントリーと異なり期外刺激法より頻回刺激法で誘発されやすく(図29)，刺激間隔と最後の刺激から心室頻拍の1拍目までの間隔に正相関がみられる(図5)。頻回刺激個数が多いほど誘発されやすい特徴もある(図30)。迷走神経緊張やβ遮断薬，Ca拮抗薬のverapamil，内因性adenosineを増加させるdipyridamoleによりしばしば抑制[68]が認められることもcyclic AMP mediated triggered activityを示唆する根拠とされる。

運動回復期に生じる心室頻拍や安静時に反復性心室頻拍を示す例においてもATPの有効性が認められることがある。これは，心室頻拍発生のためのcriticalな心拍数にゾーン(上限と下限)があることが撃発活動の特徴であり，それに個人差があるためさまざまな状況下で心室頻拍が発生可能であるためと考えられる。

ATP，verapamilが無効でβ遮断薬が著効する例では，深い膜電位からの第4相脱分極の自動能亢進が機序と考えられる。

実際はATP無効例も少なくなく，安静時からみられる反復性心室頻拍例，および夜間に生じや

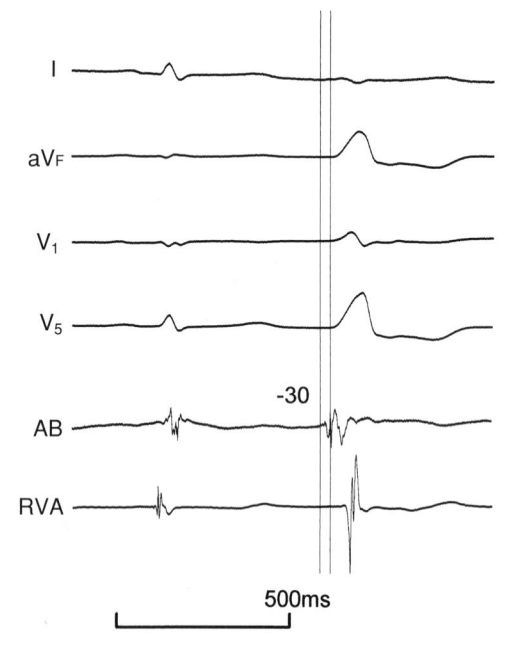

図31 QRS波開始点を基準として，心内の多点をマッピングしたところ，右室流出路の前中隔で最も早期に興奮する電位が得られた。

AB：アブレーションカテーテル電位
RVA：右室心尖部

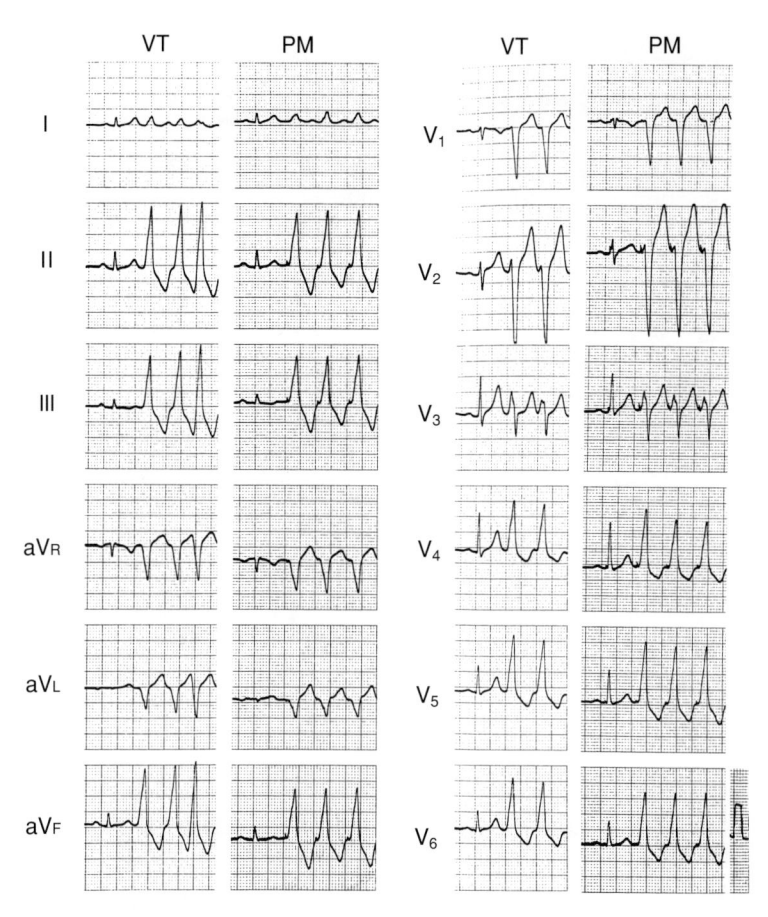

図32 図31と同一例におけるペースマッピング所見
図8で得られた最早期興奮部位を刺激（ペーシング）したところ（PM），心室頻拍中と同様のQRS波形が得られた。

すい反復性心室頻拍の発生機序はいまだ不明である。筆者の経験では迷走神経の緊張により生じやすい心室頻拍の誘発には血圧上昇から二次的な迷走神経緊張をもたらすphenylephrineやmethoxamineの静注が有効である。Valsalva法や頸動脈洞圧迫などの迷走神経緊張手技，edrophoniumやneostigmineなどの抗コリンエステラーゼ薬による誘発性は低い。

カテーテルアブレーションにより90％以上の例で根治が得られるため，症状が高度の例や抗不整脈薬抵抗性の例では有用である。アブレーション至適部位は，頻拍中の12誘導心電図から発生部位を予想して，アクチベーションマッピングやペースマッピング法を用いて決定する（図31，32）[69, 70]。

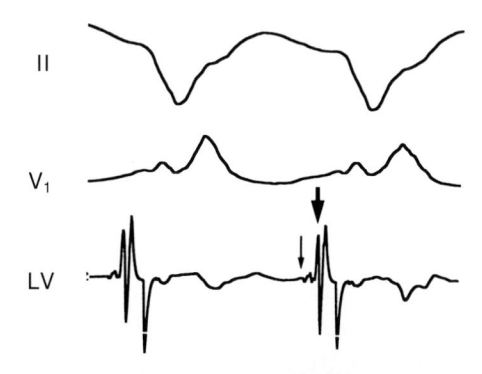

図33 右脚ブロック・左軸偏位型特発性心室頻拍中に認められたPurkinje電位と拡張期電位
Purkinje電位（↓）に先行する拡張期電位（pre-Purkinje potentialあるいはdiastolic potential：↓）が記録される。カテーテルアブレーションでは拡張期電位記録部位の成功率が高いことが報告されてきている。

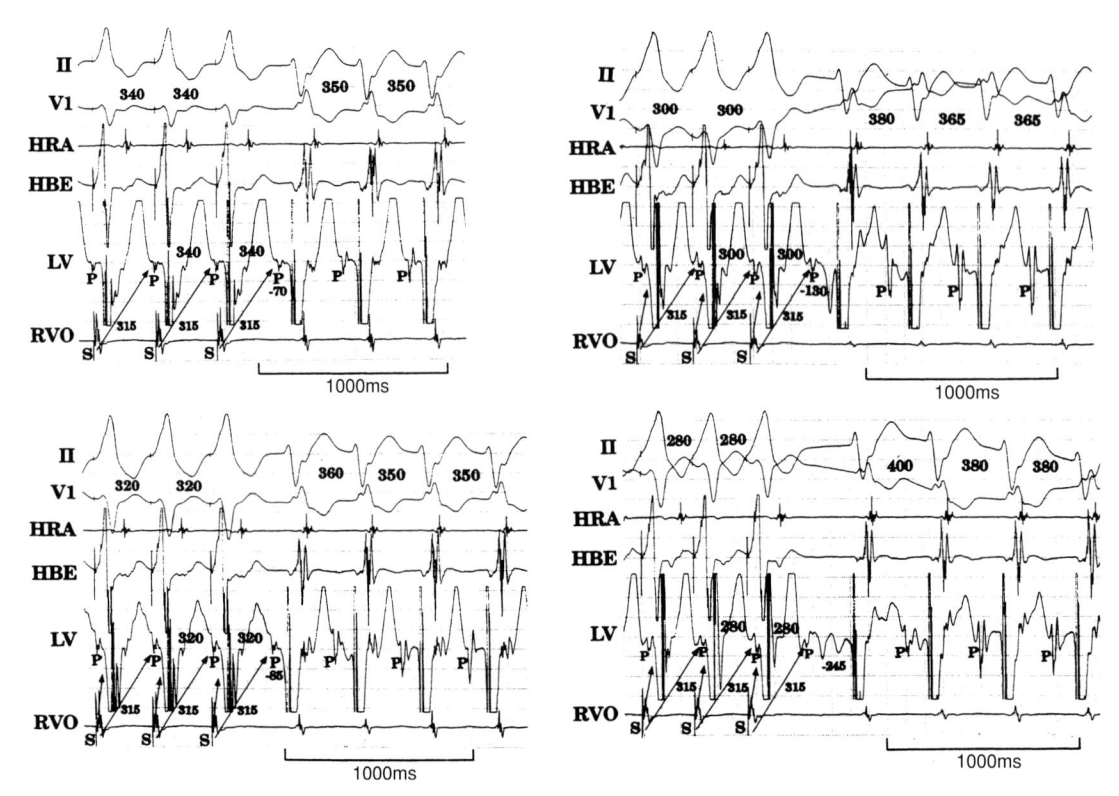

図34 エントレインメントによる左室起源特発性心室心拍における伝導遅延部位の検討

心室頻拍中にはQRS波に70 ms先行するPurkinje電位(P)が記録されている．心室頻拍中に右室流出路から周期340，320，300，280 msで頻回刺激を行うと，QRS波形にconstant fusion，progressive fusionがみられる．いずれの刺激周期でも最後の刺激後のP-P周期は刺激周期と同様であり，P電位はリエントリー回路の緩徐伝導部位を介したorthodromicの伝導により興奮していることがわかる．刺激からP電位までの伝導時間(S-P)は315 msと一定であるが，P電位からQRS波までの時間が，刺激周期短縮に伴い70，85，130，245 msと延長しており，伝導遅延部位がP電位記録部位の遠位にあることが証明された．ただし，左室電位におけるV波の開始がQRS波より先行しており，実際はP電位はQRS初期に隠れており，P電位と記しているものは拡張期電位である可能性もある．

〔文献79)より引用〕

(1) 左脚ブロック＋下方軸型QRSを示す場合
① 移行帯がV_3〜V_5

右室流出路起源である．Ⅰ誘導が陰性であれば前中隔，陽性であれば後中隔や自由壁起源のことが多い．V_1，V_2のR波の振幅は上方（肺動脈弁直下）かつ左方ほど高くなる．Ⅱ，Ⅲ誘導のR波にノッチがある例は自由壁起源例が多い．Q波の深さがaVR＜aVLでは左方，aVR＞aVLでは右方にある．Ⅱ，Ⅲ，aVFのR波高が2 mVを超える際には，起源部位が肺動脈内であることがある．

② 移行帯がV_1〜V_3でV_5，V_6にS波がない

Ⅰ誘導がrSの場合は，左室基部心外膜側起源例や左冠尖内からのアブレーションが有効なことが，Ⅰ誘導がノッチのあるR波の場合は無冠尖からのアブレーションが有効なことが多い．

(2) 右脚ブロック型＋下方軸型

V_5，V_6にS波がある場合は左室基部心内膜側起源，S波がみられない場合は左冠尖の起源が多い．

b. 左室起源特発性心室頻拍

心室頻拍のQRS波形は右脚ブロックで上方軸（左軸偏位や北西軸）を示す．QRS幅は基礎心疾患を有する例に比べ狭い（＜0.14秒）ことが多い．脚枝やその分枝の関与が考えられておりfascicular tachycardiaともいわれる[71]．

機序はリエントリーであり，電気刺激による再現性ある誘発や停止，誘発の際のinversed relationship（図4）がみられる．誘発困難なときは左

室からの刺激やisoproterenol投与下での刺激が有用である．心室頻拍中に加えた頻回刺激による古典的エントレインメントは右室心尖部刺激より右室流出路刺激で認められやすい[72]．

薬理学的には基礎心疾患例にみられる心室頻拍と異なり，Ca拮抗薬のverapamilが有効な特徴がある．正常心室筋はNa電流の流入により活動電位が形成される組織であり，Ca拮抗薬に影響されることは少ないが，本頻拍ではリエントリー回路にCaチャネル依存の組織が含まれるため，Ca拮抗薬が奏効するものと考えられている．ATPは無効である．

偽腱索を有する例に多くみられるとする報告もあるが，心室頻拍と偽腱索との関係はいまだ結論は得られていない[73,74]．

心内膜マッピングでは，fractionated electrogramが記録されることはないが洞調律時，心室頻拍時いずれにおいても，心室頻拍起源部位近傍でQRS波に先行するスパイク状のPurkinje電位（Purkinje potential）が記録される（図13）[30,75]．ただしPurkinje電位は心室頻拍を有しない正常例でも洞調律時には記録可能であり，心室頻拍に特異性のある電位ではない[75]．

起源部位が心内膜側に存在するためカテーテルアブレーションが有効である．心室頻拍中にPurkinje電位が最も早期に記録される部位がアブレーション至適部位と考えられていたが，近年はPurkinje電位に先行する拡張期電位（pre-Purkinje potentialあるいはdiastolic potential）が記録される部位が成功率が高いと考えられている（図33）．拡張期電位はPurkinje電位の最早期記録部位より基部の比較的狭い範囲で記録される．最早期Purkinje電位記録部位と拡張期電位が記録されるアブレーション成功部位では数cmの間隔がある例もあり，ある一定以上の広がりをもつリエントリー回路であることが推測されているが，回路の同定や緩徐伝導路の部位などはいまだ定まっていない[76～79]（図34）．

その他，右脚ブロック・下方軸型を示す左室基部起源の特発性心室頻拍も認められる．このタイプには，verapamil感受性で左脚前枝が関与するリエントリーを機序とするもの（図35）とATP感受性の撃発活動を機序とするものがある．

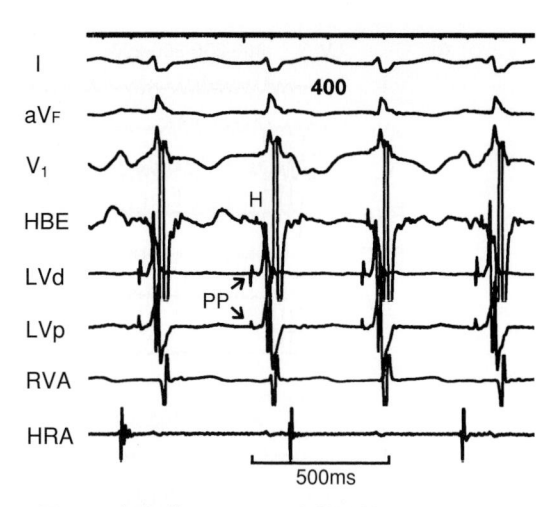

図35 右脚ブロック・下方軸型特発性心室頻拍例の心内心電図
本例はverapamilにより抑制されるリエントリー性心室頻拍であり，カテーテルアブレーション成功部位で左脚前枝のPurkinje線維由来と考えられるスパイク状の鋭い電位（Purkinje potential；PP矢印）が記録された．

c. 多形性心室頻拍・心室細動

心臓突然死の多くは，持続性単形性心室頻拍や多形性心室頻拍から心室細動へ移行することにより生じる．多形性心室頻拍は連続的にQRS波形が変化するレートの速い心室頻拍であり，非持続性であっても症状を伴いやすくしばしば失神発作が生じる．多形性心室頻拍や心室細動例は非発作時のQT延長の有無により病態が異なる．QT延長例の電気生理学的特徴については他章に譲り本章ではQT時間の正常例に生じる多形性心室頻拍・心室細動について述べる．また，近年注目されているBrugada症候群については該当章を参照されたい．

多形性の成因としては複数以上の起源，起源部位は単一だが心室の興奮伝播が変化する，起源部位が移動するなどが考えられている．多形性心室頻拍，心室細動は持続性単形性心室頻拍と同様の基礎心疾患例（表2）に生じやすいが，明瞭な基礎心疾患のない例にもみられ，特発性多形性心室頻拍[80]，特発性心室細動[81,82]と呼ばれる．

電気生理検査は，急性虚血，心不全の急性増悪，電解質異常，代謝・内分泌異常，全身消耗疾患などの2次的要因を除外，治療しても生じる例や生

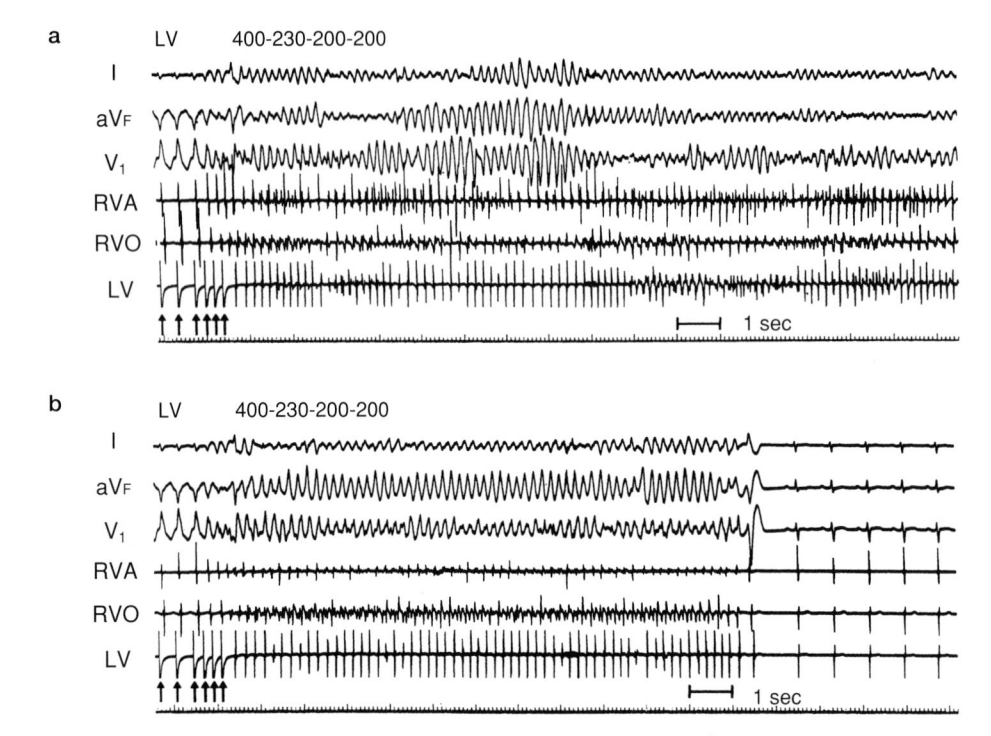

図36 特発性心室細動例における多形性心室頻拍・心室細動の誘発
非発作時の12誘導心電図は正常である特発性心室細動例.
a:左室の3発期外刺激により誘発された多形性心室頻拍が心室細動へと移行した.
右室流出路,右室心尖部は,誘発直後から不規則な分裂電位を示しており,初めは規則的であった左室電位も不規則な分裂電位へと移行している.
b:左室の3発期外刺激により誘発された多形性心室頻拍が洞調律へと回復している.右室流出路において誘発直後から不規則な分裂電位が認められるが,停止直前に分裂電位は消失し等電位がみられている.左室電位は終始等電位が明瞭な規則的な電位を示している.

じる可能性がある例が対象となる.

①プログラム刺激による多形性心室頻拍・心室細動の誘発

基礎心疾患があり,多形性心室頻拍や心室細動,心肺蘇生の既往を有する例では通常のプログラム刺激で70〜80％の例で同様の頻拍が再現性を持って誘発される.特発性多形性心室頻拍や特発性心室細動は病態により誘発性は異なる.基礎心疾患の有無にかかわらず,既往がある例では通常のプログラム刺激(3発までの期外刺激法や頻回刺激法)による誘発には臨床的意義があると考えられている.一方,プログラム刺激の期外刺激個数が増えるほど,特に最短刺激周期が短くなるほど(特に180 ms未満),正常例でも誘発されることがある.したがって,既往のない例では最短刺激周期が180 ms以上の2発期外刺激法までで誘発されれば病的意義がある考えられ,3発期外刺激法による誘発も意義があると考えられる持続性単形性心室頻拍とは異なる.

ただし,肥大型心筋症においては多形性心室頻拍,心室細動の既往がなくても,単発あるいは2発期外刺激法で容易に誘発され,予後との一定した関係は認められないためプログラム刺激の意義は疑問視されている.

②多形性心室頻拍・心室細動中の心内電位

多形性心室頻拍は自然停止するときもあれば心室細動へ移行するときもある.その差異は明らかではないが,心室細動へ移行する際に,複数か所以上の電位で誘発初期は規則正しかった心室興奮の周期が短縮し不規則な分裂電位(fractionation)へと変化する所見がみられることが多い.限局した部位での分裂電位が全体へと波及していく場合

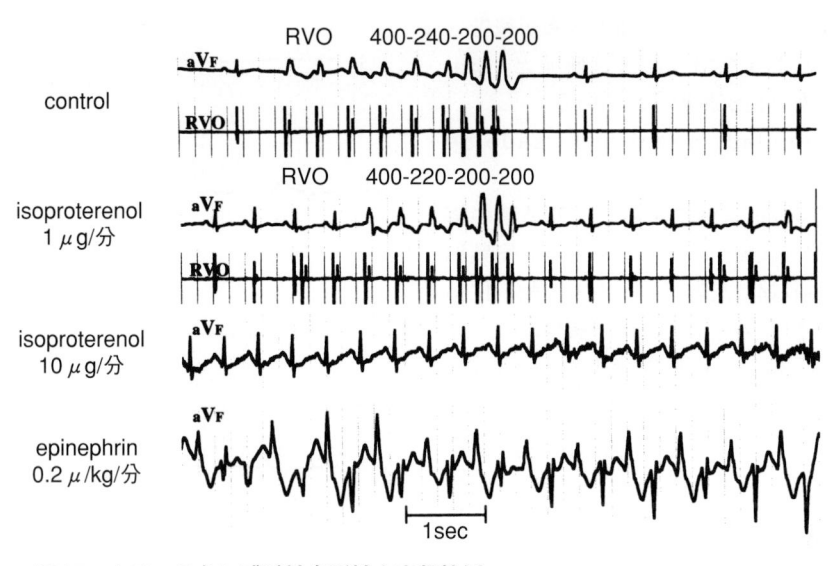

図37 カテコラミン感受性多形性心室頻拍例
コントロール時，isoproterenol 1 μg/分の点滴静注時のいずれにおいてもプログラム刺激による心室頻拍の誘発は認められなかった。isoproterenol 10 μg/分までの投与でも心室頻拍は認められなかったが，epinephrine投与により2方向性心室頻拍が発生した。

もある。これは単形性心室頻拍中に加えた電気刺激により心室細動へと移行する際にも認められる。一方，自然停止する例では不規則な分裂電位がみられても限局しており，その電位も規則的な興奮(organization)へと回復し，自然停止する所見が認められる(図36)。また，時には多形性心室頻拍から持続性単形性心室頻拍へと移行する例もみられる。

③多形性心室頻拍・心室細動に及ぼす抗不整脈薬の影響

無投薬時のプログラム刺激で多形性心室頻拍や心室細動のみが誘発されていた例にNaチャネル遮断薬投与後に再度プログラム刺激を行うと，誘発不能となる例や依然として誘発される例に加え，持続性単形性心室頻拍の誘発へと変化する例も認められる。単形性心室頻拍への移行は陳旧性心筋梗塞例など緩徐伝導部位の存在が考えられる基礎心疾患例にみられる。この所見は，心室細動も単形性心室頻拍も発生機序が同様であることを示唆しており，このような多形性心室頻拍や心室細動の誘発は非特異的反応ではなく病的意義があると考えられる。特発性多形性心室頻拍や特発性心室細動では抗不整脈薬により単形性心室頻拍へと移行することはまれである。

4) 特発性多形性心室頻拍

特発性多形性心室頻拍には2つの特徴的な病態がある[80]。

a. カテコラミン感受性多形性心室頻拍

運動や興奮などにより再現性をもって生じる多形性心室頻拍である[83]。性差はないが約30％に家族歴がみられる。初発年齢は平均8±4歳で小児に特徴的とされるが，家族歴のある成人例でもみられることがあり，家族的な病態把握も重要である。非発作時の12誘導心電図は正常であるが，しばしば洞徐脈がみられる。運動負荷やカテコラミン負荷を行うと，洞頻度の増加に伴い上室性不整脈(心房期外収縮，心房頻拍，接合部頻拍)や心室期外収縮がみられ，運動を続けると非持続性単形性心室頻拍，二方向性心室頻拍(図37)が生じ，ついには多形性心室頻拍が発生する。プログラム刺激で誘発されることはない。機序は非リエントリー性であり，遅延後脱分極による撃発活動が疑われている。治療としてはβ遮断薬が第1選択であるが，β遮断薬内服中でも10～20％の突然死の報告がある。近年，心筋小胞体カルシウム放出

チャネルであるリアノジン受容体の変異が報告されており，そのような例ではβ遮断薬とverapamilの併用の有効性が報告されている。

b. short-coupled variant of torsade de pointes

12誘導心電図の正常例にみられる連結期の極めて短い心室期外収縮から生じる多形性心室頻拍である[84]。期外収縮は左脚ブロック・左軸偏位型を示すことが多い。若年者(35 ± 10歳)にみられ，性差はない。約30％に家族性発生がみられる。誘導によってはQT延長症候群のtorsade de pointesに酷似した基線を軸に捻れるようなQRS波形がみられることからtorsade de pointesの異型と呼ばれるが，QT延長例にみられるtorsade de pointesとは心室頻拍発生様式は異なる。QT延長例に生じるtorsade de pointesの開始時の連結期は平均586 ± 89 msと長い[85]のに対し，variant form of torsade de pointesの連結期は245 ± 28 msと短い[84]。QT延長例にみられるshort-long-shortのRR間隔が先行することもない。プログラム刺激による誘発性は高くないとする報告が多いが，刺激部位により異なる可能性がある。心筋の不応期の不均一性が大きく，不応期が著明に短縮している部位を刺激することにより誘発が可能となる例がある。発生機序としては，Leenhardtらは遅延後脱分極による撃発活動を疑い，治療薬としてverapamilを推奨したが，verapamil内服中の突然死もあり短期間の有効性が示唆されたにすぎない。むしろ不応期が短縮している心筋の存在が電気的不安定をもたらしている可能性から，不応期延長作用があるIa群やIII群抗不整脈薬の有効性も考えられる。

最初の期外収縮には撃発活動が関与している可能性があるが，多形性心室頻拍の発生機序としては不応期の不均一を発生基盤としたリエントリーが疑われる。陳旧性心筋梗塞例にみられるような不応期の不均一に加え，伝導遅延が強く関与している多形性心室頻拍とは発生基盤に違いがあることが考えられる。short-coupled variant of torsade de pointes例では，加算平均心電図による心室遅延電位がみられないこともこれを反映しているものと考えられる。

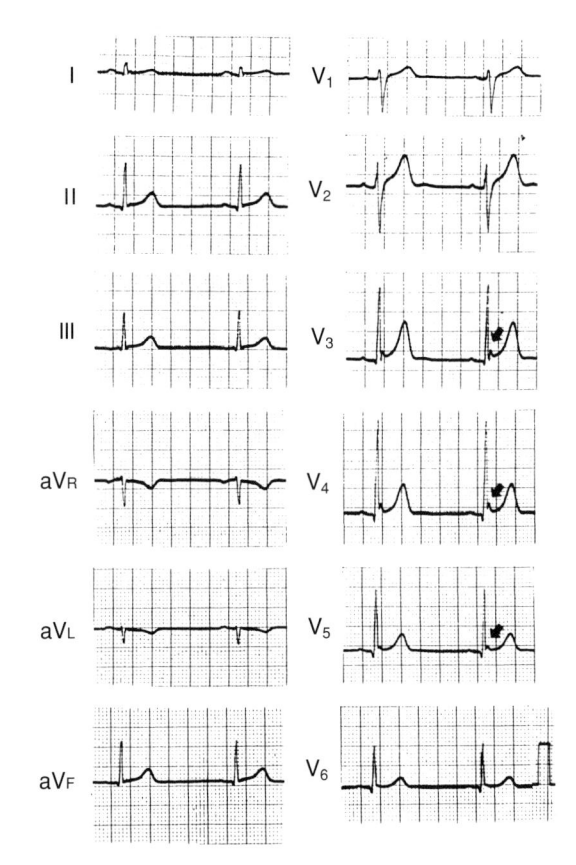

図38 特発性心室細動例の非発作時の12誘導心電図
左側胸部誘導($V_{3～5}$)でQRS終末部にノッチ(J波, Osborn波)が認められる。

5) 特発性心室細動

a. 典型的Brugada症候群を除く特発性心室細動

1987年Belhassenら[81]が12誘導心電図が正常な特発性心室細動の多数例を報告して以来，症例が蓄積されてきている。交感神経系の緊張などのストレス状況下で生じる例は少ない。心室細動は連結期の短い心室期外収縮から発生する。プログラム刺激により，高率(70～80％以上)に多形性心室頻拍や心室細動の誘発がみられる。

期外収縮の発生機序としては遅延後脱分極による撃発活動も疑われるが，心室筋の受攻期に期外収縮が加わることにより，リエントリーを機序とした心室細動が生じるものと考えられている。最も受攻性が高いのは心電図上のT波の頂点の直前

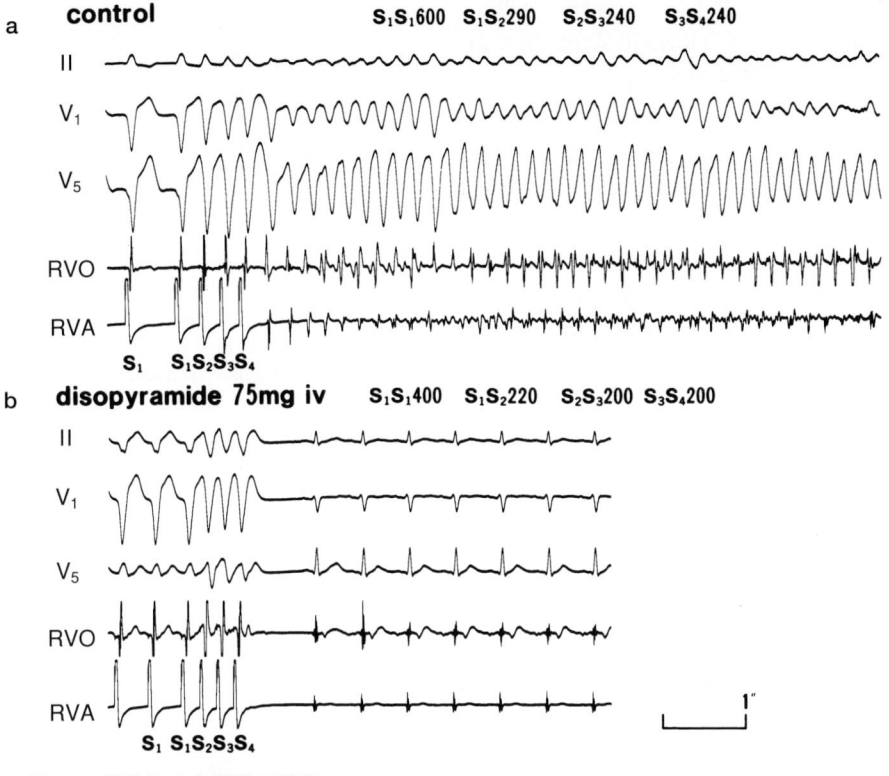

図39 特発性心室細動の誘発
図38と同一例。無投薬時(a：control)は、右室心尖部からの基本刺激周期600 ms、S_1S_2 290 ms、S_2S_3 240 ms、S_3S_4 240 msの3発期外刺激法で心室細動が誘発されたが、disopyramide静注後(b)は心室細動の誘発は抑制された。

であるが、T波の頂点や直後も受攻性は高い。
　治療としては植込み型除細動器(ICD)が最も確実であるが、電気生理学的薬効評価ではquinidineやdisopyramideの有効性が報告されている。一方、Ic群やCa拮抗薬の有効性は低い。
　short-coupled variant of torsade de pointesに類似している特徴も多い[86]。発症年齢、性別もほぼ同様であり、両者ともに連結期の短い左脚ブロック・左軸偏位型QRS波形を示す期外収縮により発生することが多い。short-coupled variant of torsade de pointesでは、しばしば心室細動への移行がみられ、特発性心室細動の1/3で多形性心室頻拍による失神の既往があることなども両者の類似性を示唆している。プログラム刺激による誘発率は特発性心室細動のほうが高いが、誘発プロトコールの差が影響している可能性があり、今後の検討が必要である。一方、家族発生は

short-coupled variant of torsade de pointesで多くみられるという相違点があるが、遺伝子解析を含め今後の検討課題と考えられる。

b. その他
　右室流出路起源の特発性心室頻拍のほとんどは単形性を示し予後良好であるが、まれに多形性心室頻拍や心室細動への移行が生じる例がある。1発目の期外収縮の連結期が短く、心拍数が多く、頻拍中にQRS波形の変化がみられる例に生じやすく、積極的な治療が必要となる。
　心室細動からの蘇生例でQRS終末部のノッチ(J波、Osborn波)を特徴とする例がある(図38、39)[87]。Antzelevitchら[88]は心外膜側心筋の活動電位の第1相の一過性外向き電流の増加によりJ波がみられ、Brugada症候群と同様にphase 2 reentryにより心室細動が生じるものと考察している。一方、加算平均心電図で心室遅延電位が高

率に記録され，ST上昇やノッチの振幅の程度が高いほど加算平均心電図のRMS40値が低値であるなど脱分極異常の存在も考えられる。

特発性多形性心室頻拍や心室細動は突然死が懸念される病態であり，抗不整脈薬の有効性が不確実な例では植込み型除細動器の適応が考慮される。近年，これらの疾患において多形性心室頻拍や心室細動の開始時の期外収縮発生部位をアブレーションすることにより根治が得られたとする報告がみられる。アブレーション成功部位では期外収縮や心室頻拍に先行してPurkinje電位が記録されており，頻拍発生におけるPurkinje線維網の役割が注目されている[89]。

ただし，器質的な冠血管の狭窄を有しない例における冠血管の攣縮，局所の心筋疾患（催不整脈右室心筋症など）や心筋炎との鑑別が必要であり，特に催不整脈性右室心筋症との鑑別には長期の経過観察が必要となる。

〈櫻田春水〉

● 文献

1) Brugada P, Brugada J, Mont L, et al : A new approach to the differential diagnosis of a regular tachycardia with a wide QRS complex. Circulation 1991 ; 83 : 1649-1659
2) Wellens HJJ, Brugada P : Diagnosis of ventricular tachycardia from the twelve lead electrocardiogram. Clin Cardiol 1987 ; 5 : 511-526
3) Caceres J, Jazayeri M, McKinnie J, et al : Sustained bundle branch reentry as a mechanism of clinical tachycardia. Circulation 1989 ; 79 : 256-270
4) Vasalle M : The relationship among cardiac pacemakers : Overdrive suppression. Circ Res 1977 ; 41 : 269-277
5) Moak JP, Rosen MR : Induction and termination of triggered activity by pacing in isolated canine Purkinje fibers. Circulation 1984 ; 69 : 149-162
6) Wit AL, Cranefiled PF : Triggered activity in cardiac fibers of the simian mitral valve. Circ Res 1976 : 38 : 85-96
7) Bhandari AK, Hong RA, Rahimtoola SH : Triggered activity as a mechanism of recurrent ventricular tachycardia. Br Heart J 1988 ; 59 : 501-505
8) Lerman BB, Stein KM, Markowitz SM : Adenosine-sensitive ventricular tachycardia : a conceptual approach. J Cardiovasc Electrophysiol 1996 ; 7 : 559-569
9) Waldo AL, MacLean WA, Karp RB, et al : Entrainment and interruption of atrial flutter with atrial pacing : Studies in man following open heart surgery. Circulation 1977 ; 56 : 737-745
10) Cassidy DM, Vassallo JA, Buxton AE, et al : The value of catheter mapping during sinus rhythm to localize site of origin of ventricular tachycardia. Circulation 1984 ; 69 : 1103-1110
11) Stevenson WG, Sager PT, Friedman PL : Entrainment techniques for mapping atrial and ventricular tachycardias. J Cardiovasc Electrophysiol 1995 ; 6 : 201-216
12) Josephson ME, Waxmann HL, Cain ME, et al : Ventricular activation during ventricular endocardial pacing. II. Role of pacemapping to localize origin of ventricular tachycardia. Am J Cardiol 1982 ; 50 : 11-22
13) Chauhan VS, et al : Magnetoelectroanatomic mapping of arrhythmias in structural heart disease using a novel multielectrode catheter : Early clinical experience. PACE 2004 ; 27 : 1077-1084
14) Mason JW, Winkle RA : Accuracy of the ventricular tachycardia induction study for predicting long-term efficacy and inefficacy of antiarrhythmic drugs. N Engl J Med 1980 ; 30 : 1073-1077
15) Waller TJ, Kay HR, Spielman SR, et al : Reduction in sudden death and total mortality by antiarrhythmic therapy evaluated by electrophysiologic drug testing : Criteria of efficacy in patients with sustained ventricular tachyarrhythmia. J Am Coll Cardiol 1987 ; 10 : 83-88
16) Wilber DJ, Baerman J, Olshansky B, et al : Adenosine-sensitive ventricular tachycardia : Clinical characteristics and response to the catheter ablation. Circulation 1993 ; 87 : 126-134
17) Doherty JU, Kienzle MG, Waxman HL, et al : Relation of mode of induction and cycle length of ventricular tachycardia : Analysis of 104 patients. Am J Cardiol 1983 ; 52 : 60-64
18) Buxton AE, Lee KL, Fisher JD, et al : A randomized study of sudden death in patients with coronary artery disease. N Engl J Med 1999 ; 341 : 1882-1890
19) Denker S, Lehmann M, Mahmud R, et al : Facilitation of macroreentry within the His-Purkinje system with abrupt changes in cycle length. Am J Cardiol 1984 ; 53 : 508-515
20) 櫻田春水：心室頻拍における心内心電図；外山淳治（編）：時空間心電情報の新しい視点．ライフメディコム社，1998，p74-88
21) Cassidy DM, Vassallo JA, Marchlinski FE, et al : Endocardial mapping in humans in sinus rhythm with normal left ventricles : Activation patterns and characteristics of electrograms. Circulation 1984 ; 70 : 37-42
22) Stevenson WG, Weiss JN, Weiner I, et al : Fractionated endocardial electrograms are associated with slow conduction in humans ; evidence from pace mapping. J Am Coll Cardiol 1989 ; 13 : 369-374

23) Gardner PI, Ursell PC, Fenoglio JJ, et al : Electrophysiologic and anatomic basis for fractionated electrograms recorded from healed myocardial infarcts. Circulation 1985 ; 72 : 596-611
24) Bakker JMT, Capelle FJL, Janse MJ, et al : Reentry as a cause of ventricular tachycardia in patients with chronic ischemic heart disease : Electrophysiologic and anatomic correlation. Circulation 1988 ; 77 : 589-606
25) Fitzgerald DM, Friday KJ, Wah JAY, et al : Electrogram patterns predicting successful catheter ablation of ventricular tachycardia. Circulation 1988 ; 77 : 806-814
26) Morady F, Kadish A, Rosenheck S, et al : Concealed entrainment as a guide for catheter ablation of ventricular tachycardia in patents with prior myocardial infarction. J Am Coll Cardiol 1991 ; 17 : 678-689
27) Fontaine G, Frank R, Tonet J, et al : Identification of a zone of slow conduction appropriate for VT ablation : Theoretical and practical considerations. PACE 1989 ; 12 : 262-267
28) Stevenson WG, Khan H, Sager P, et al : Identification of reentry circuit sites during catheter mapping and radiofrequency ablation of ventricular tachycardia late after myocardial infarction. Circulation 1993 ; 88 : 1647-1670
29) Josephson ME, Wit AL : Fractionated electrical activity and continuous electrical activity : Fact or artifact? Circulation 1984 ; 70 : 529-532
30) Nakagawa H, Beckman KJ, McClell JH, et al : Radiofrequency catheter ablation of idiopathic left ventricular tachycardia guided by a Purkinje potential. Circulation 1993 ; 88 : 2607-2617
31) Waldo AL, Plumb VJ, Arciniegas JG, et al : Transient entrainment and interruption of atrioventricular bypass pathway type of paroxysmal atrial tachycardia. Circulation 1983 ; 67 : 73-83
32) Waldo AL, Henthorn RW, Plumb VJ, et al : Demonstration of the mechanism of transient entrainment and interruption of ventricular tachycardia with rapid atrial pacing. J Am Coll Cardiol 1984 ; 3 : 422-430
33) Brugada P, Wellens HJJ : Entrainment as an electrophysiologic phenomenon. J Am Coll Cardiol 1984 ; 3 : 451-454
34) Henthorn RW, Okumura K, Olshansky B, et al : A fourth criterion for transient entrainment : The electrogram equivalent of progressive fusion. Circulation 1988 ; 77 : 1003-1012
35) Mann DE, Lawrie GM, Luck JC, et al : Importance of pacing site in entrainment of ventricular tachycardia. J Am Coll Cardiol 1985 ; 5 : 781-787
36) Okumura K, Henthorn RW, Epstein AN, et al : Further observation on transient entrainment : Importance of pacing site and properties of the components of the reentry circuit. Circulation 1985 ; 72 : 1293-1307
37) Almendral J, Gottlieb CD, Rosenthal M, et al : Entrainment of ventricular tachycardia : Explanation for surface electrocardiographic phenomena by analysis of electrograms recorded within the tachycardia circuit. Circulation 1988 ; 77 : 569-580
38) Okumura K, Olshansky B, Henthorn RW, et al : Demonstration of the presence of slow conduction during sustained ventricular tachycardia in man : Use of transient entrainment of the tachycardia. Circulation 1987 ; 75 : 369-378
39) Almendral JM, Gottlieb CD, Marchlinski FE, et al : Entrainment of ventricular tachycardia by atrial depolarizations. Am J Cardiol 1985 ; 56 : 298-304
40) Nishizaki M, Sakurada H, Ohta M, et al : Factors of transient entrainment of ventricular tachycardia by rapid atrial pacing. Am J Cardiol 1993 ; 71 : 699-704
41) Brugada J, Boersma L, Kirchhof C, et al : Double-wave reentry as a mechanism of acceleration of ventricular tachycardia. Circulation 1990 ; 81 : 1633-1643
42) Stevenson WG, Friedman PL, Sager PT, et al : Exploring postinfarction reentrant ventricular tachycardia with entrainment mapping. J Am Coll Cardiol 1997 ; 29 : 1180-1189
43) Ellison KE, Friedman PL, Ganz LI, et al : Entrainment mapping and radiofrequency catheter ablation of ventricular tachycardia in right ventricular dysplasia. J Am Coll Cardiol 1998 ; 32 : 724-728
44) Shoda M, Kasanuki H, Ohnishi S, et al : Determination of the site for catheter ablation of ventricular tachycardia by a non-propagated stimulus : Results of the long-term follow-up period. J Am Coll Cardiol 1993 ; 21 (Abstr) : 264A
45) Blank Z, Dhala A, Deshpande S, et al : Bundle branch reentrant tachycardia : Cumulative experience in 48 patients. J Cardiovasc Electrophysio 1993 ; 4 : 253-262
46) Narasimhan C, Jazayeri MR, Sra J, et al : Ventricular tachycardia in valvular heart disease : Facilitation of sustained bundle branch reentry by valve surgery. Circulation 1997 ; 96 : 4307-4313
47) Akhtar M : Re-entry within the His-Purkinje system ; In Narula OS (ed) : Cardiac Arrhythmias. Baltimore, Williams & Wilkins Company, 1979, p379-418
48) Blank Z, Akhtar M : Ventricular tachycardia due to sustained bundle branch reentry : Diagnostic and therapeutic considerations. Clin Cardiol 1993 ; 16 : 619-622
49) 櫻田春水：脚枝間リエントリー性心室頻拍の臨床的，電気生理学的特徴．不整脈 2002 ; 18 : 7-17
50) Wilber D, Kopp DE, Glascock DN, et al : Catheter ablation of the mitral isthmus for ventricular tachycardia associated with inferior infarction. Circulation 1995 ; 92 : 3481-3489
51) Tejima T, Sakurada H, Okazaki H, et al : Significance of abnormal root mean square voltages in sig-

nal averaged electrocardiogram as a predictor of sustained ventricular tachycardia. J Electrocardiol 1998 ; 31 : 362-366
52) Brachmann J, Hiber T, Grung E, et al : Ventricular arrhythmias in dilated cardiomyopathy. PACE 1997 ; 20 : 2714-2718
53) Kottkamp H, Hindricks G, Chen X, et al : Radiofrequency catheter ablation of sustained ventricular tachycardia in idiopathic dilated cardiomyopathy. Circulation 1995 ; 92 : 1159-1168
54) Soejima K, Stevenson WG, Sapp JL, et al : Endocardial and epicardial radiofrequency ablation of ventricular tachycardia associated with dilated cardiomyopathy. J Am Coll Cardiol 2004 ; 43 : 1834-1842
55) Brembilla-Perrot B, Donetti J, Terrier de la Chaise A, et al : Diagnostic value of ventricular stimulation in patients with idiopathic dilated cardiomyopathy. Am Heart J 1991 ; 121 : 1124-1131
56) Kuck KH : Arrhythmias in hypertrophic cardiomyopathy. PACE 1997 ; 20 : 2706-2713
57) Alfonso F, Frenneaux MP, Mckenna WJ : Clinical sustained uniform ventricular tachycardia in hypertrophic cardiomyopathy : Association with left ventricular apical aneurysm. Br Heart J 1989 ; 61 : 178-181
58) Kuck KH, Kunze KP, Schluter M : Programmed electrical stimulation in hypertrophic cardiomyopathy. Results in patients with and without cardiac arrest or syncope. Eur Heart J 1988 ; 92 : 177-185
59) Richardson P, McKenna W, Bristow M, et al : Report of the 1995 WHO/ISFC task force on the definition and classification of cardiomyopathies. Circulation 1996 ; 93 : 841-842
60) Fontaine G, Fontaliran F, Frank R : Arrhythmogenic right ventricular cardiomyopathies. Clinical forms and main differential diagnosis. Circulation 1998 ; 97 : 1532-1536
61) Aizawa Y Funazaki T, Takahashi M, et al : Entrainment of ventricular tachycardia in arrhythmogenic right ventricular tachycardia. PACE 1991 ; 14 : 1606-1613
62) Boulos M, Lashevsky I, Reisner S, et al : Electroanatomic mapping of arrhythmogenic right ventricular dysplasia. J Am Coll Cardiol 2001 ; 38 : 2020-2027
63) Horowitz LN, Vetter VL. Harken AH, et al : Electrophysiologic characteristics of sustained ventricular tachycardia occurring after repair of tetralogy of Fallot. Am J Cardiol 1980 ; 46 : 446-452
64) Chinushi M, Aizawa Y, Kitazawa H, et al : Successful radiofrequency catheter ablation for macroreentrant ventricular tachycardia in a patient with tetralogy of Fallot after corrective operation. PACE 1995 ; 18 : 1713-1716
65) Biblo LA, Carlson MD : Transcatheter radiofrequency ablation of ventricular tachycardia following surgical correction of tetralogy of Fallot. PACE 1994 ; 17 : 1556-1560
66) Lerman BB, Stein KM, Markowitz SM, et al : Idiopathic right ventricular outflow tract tachycardia : A clinical approach. PACE 1996 ; 19 : 2120-2137
67) Lerman BB, Belardinelli L, West GA, et al : Adenosine-sensitive ventricular tachycardia : Evidence suggesting cyclic AMP-mediated triggered activity. Circulation 1986 ; 74 : 270-280
68) Kobayashi Y, Kikushima S, Tanno K, et al : Sustained left ventricular tachycardia terminated by dipyridamole ; Cyclic AMP-mediated triggered activity as a possible mechanism. PACE 1994 ; 17 : 377-385
69) Shima T, Ohnishi H, Inoue T, et al : The relationship between pacing sites in the right ventricular outflow tract and QRS morphology in the 12 lead ECG. Jpn Circ J 1998 ; 62 : 399-404
70) Kamakura S, Shimizu W, Matsuo K, et al : Localization of optimal ablation site of idiopathic ventricular tachycardia from right and left ventricular outflow tract by body surface ECG. Circulation 1998 ; 98 : 1525-1533
71) Gonzalez RP, Scheinman MM, Lesh MD, et al : Clinical and electrophysiologic spectrum of fascicular tachycardias. Am Heart J 1994 ; 128 : 147-156
72) Okumura K, Matsuyama K, Miyagi H, et al : Entrainment of idiopathic ventricular tachycardia of left ventricular origin with evidence for reentry with an area of slow conduction and effect of verapamil. Am J Cardiol 1988 ; 62 : 727-632
73) Maruyama M, Terada T, Miyamoto S, et al : Demonstration of the reentrant circuit of verapamil sensitive idiopathic left ventricular tachycardia : Direct evidence for macroreentry as the underlying mechanism. J Cardiovasc Electrophysiol 2001 ; 12 : 968-972
74) Thakur RK, Klein GJ, Sivaram CA, et al : Anatomic substrate for idiopathic left ventricular tachycardia. Circulation 1996 ; 93 : 497-501
75) Wen MS, Yeh SJ, Wang CC, et al : Radiofrequency ablation therapy in idiopathic left ventricular tachycardia with no obvious structural heart disease. Circulation 1994 ; 89 : 1690-1696
76) Tsuchiya T, Okumura K, Honda T, et al : Significance of late diastolic potential preceding Purkinje potential in verapamil-sensitive idiopathic left ventricular tachycardia. Circulation 1999 ; 99 : 2408-2413
77) Nogami A, Naito S, Tada H, et al : Demonstration of diastolic and presystolic potentials as critical potentials in a macroreentry circuit of verapamil-sensitive idiopathic left ventricular tachycardia. J Am Coll Cardiol 2000 ; 36 : 811-823
78) Aiba T, Suyana, Matsuo K, et al : The role of Purkinje and pre-Purkinje potentials in the reentry circuit of verapamil sensitive idiopathic LV tachycardia. PACE 2001 ; 24 : 333-342

79) Nishizaki M, Arita M, Sakurada H, et al : Demonstration of Purkinje potential during idiopathic left ventricular tachycardia : A marker for ablation site by transient entrainment. PACE 1997 ; 20 : 3004-3007
80) Viskin S, Belhassen B : Polymorphic ventricular tachyarrhythmias in the absence of organic heart disease : Classification, differential diagnosis, and implication for therapy. Prog Cardiavasc Dis 1998 ; 41 : 17-34
81) Belhassen B, Shapira I, Shoshani D, et al : Idiopathic ventricular fibrillation : Inducibility and beneficial effects of class I antiarrhythmic agents. Circulation 1987 ; 75 : 809-816
82) Belhassen B, Viskin S : Idiopathic ventricular tachycardia and fibrillation. J Cardiovasc Electrophysiol 1993 ; 4 : 456-468
83) Leenhardt A, Lucet V, Denjoy I, et al : Catecholaminergic polymorphic ventricular tachycardia in children. A 7-year follow-up of 21 patients. Circulation 1995 ; 91 : 1512-1519
84) Leenhardt A, Glaser E, Burguera M, et al : Short coupled variant of torsade de pointes. A new electrocardiographic entity in the spectrum of idiopathic ventricular tachyarrhythmias. Circulation 1994 ; 89 : 206-215
85) Viskin S, Alla S, Barron H, et al : Mode of onset of torsade de pointes in congenital long QT syndrome. J Am Coll Cardiol 1996 ; 28 : 1262-1268
86) Viskin S, Lesh M, Eldar M, et al : Mode of onset of malignant ventricular arrhythmias in idiopathic ventricular fibrillation. J Cardiovasc Electrophysiol 1997 ; 8 : 1115-1120
87) Aizawa Y, Tamura M, Chinushi M, et al : Idiopathic ventricular fibrillation and bradycardia-dependent intraventricular block. Am Heart J 1993 ; 126 : 1473-1474,
88) Yan GX, Antzelevitch C : Cellular basis for the electrocardiographic J wave. Circulation 1996 ; 93 : 372-379
89) Haissaguerre M, Shoda M, Jais P, et al : Mapping and ablation of idiopathic ventricular fibrillation. Circulation 2002 ; 106 : 962-967

13章 QT延長症候群・Brugada症候群・QT短縮症候群

I QT延長症候群

1 定義

QT延長症候群は，心電図上のQT時間延長に伴い，QRSの極性と振幅が心拍ごとに刻々と変化して等電位線を軸として捻れるような(twisting of the points)特徴的な波形を呈する多形性心室頻拍，torsade de pointesを引き起こし，失神発作や突然死の原因となる疾患である(図1)。通常，Bazett式により心拍数補正した修正QT時間 ($QTc=QT/\sqrt{RR}$) が440 ms以上の場合に，QT延長と定義する。440～460 msは境界域であり正常者にも時に認め，また女性は男性に比べてややQT時間が長いことが報告されている。

2 分類

明らかな原因，誘因がなくQT時間が延長し，遺伝子レベルでの異常が次々と報告されている先天性QT延長症候群と，QT延長の原因，誘因が存在し，これを取り除けばQT時間がほぼ正常化する後天性QT延長症候群に大きく分類される(表1)。

表1 QT延長症候群の分類

1. 先天性QT延長症候群
    1) Romano-Ward症候群
    2) Jervell & Lange-Nielsen症候群
    3) 孤発性(sporadic)
2. 後天性QT延長症候群
    1) 薬剤
        抗不整脈薬
            Ia群(quinidine, disopyramide, procainamide, cibenzolineなど)
            Ⅲ群(sotalol, nifekalant, amiodaroneなど)
        抗生物質(erythromycinなど)
        抗真菌薬(itraconazoleなど)
        抗アレルギー薬(terfenadine, astemizoleなど)
        抗高脂血症薬(probucolなど)
        抗精神病薬(haloperidol, chlorpromazineなど)
        三環系抗うつ薬(imipramine, amitriptylineなど)
        抗癌剤(doxorubicinなど)
    2) 徐脈
        房室ブロック，洞機能不全症候群
    3) 電解質異常
        低K血症，低Mg血症
    4) 中枢神経疾患
        クモ膜下出血，頭蓋内出血

3 診断

1) 臨床診断基準

先天性QT延長症候群の臨床診断は，1993年のSchwartzの診断基準に準じて行われる(表2)。各点数の合計が4点以上は診断確実，2または3点は疑い，1点以下は可能性が低いと判定する(ただし，ストレスに伴う失神発作とtorsade de

表2 1993年 先天性QT延長症候群の診断基準

	点数
心電図所見	
A. QTc	
≧480ms	3
460〜470ms	2
450ms(男性)	1
B. torsade de pointes	2
C. 交代性T波(T wave alternans)	1
D. notched T波(3誘導以上)	1
E. 徐脈	0.5
臨床症状	
A. 失神発作	
ストレスに伴う	2
ストレスに伴わない	1
B. 先天性聾	0.5
家族歴	
A. 診断の確実な先天性QT延長症候群の家族あり	1
B. 30歳未満での突然死の家族あり	0.5

(注) QTc：修正QT時間

表3 先天性QT延長症候群の原因遺伝子とイオンチャネル機能

タイプ	遺伝子座	原因遺伝子	イオンチャネル
Romano-Ward症候群			
LQT1	11(11p15.5)	KCNQ1	I_{Ks}
LQT2	7(7q35-36)	KCNH2	I_{Kr}
LQT3	3(3p21-23)	SCN5A	I_{Na}
LQT4	4(4q25-27)	Ankyrin-B	Na-K ATPase, I_{Na-Ca}
LQT5	21(21q22.1-q22.2)	KCNE1	I_{Ks}
LQT6	21(21q22.1-q22.2)	KCNE2	I_{Kr}
LQT7	17(17q23)	KCNJ2	I_{K1}
LQT8	12(12p13.3)	CACNA1C	I_{Ca-L}
LQT9	3(3p25)	CAV3	I_{Na}
LQT10	11(11q23.3)	SCN4B	I_{Na}
Jervell & Lange-Nielsen症候群			
JLN1	11(11p15.5)	KCNQ1 (homozygous)	I_{Ks}
JLN2	21(21q22.1-q22.2)	KCNE1 (homozygous)	I_{Ks}

pointesを両方認める場合は合計2点とする)。後天性QT延長症候群では明確な診断基準はないが，表1に示すような明らかなQT延長およびtorsade de pointesの原因，誘因が存在する場合に診断される。

2) 遺伝子診断(表3)

常染色体優性遺伝のRomano-Ward症候群では7つの染色体上に10の遺伝子型が報告されており(表3)，いずれの遺伝子型でも，心室筋活動電位プラトー相の外向き電流が減少(loss of function)するか，または内向き電流が増加(gain of function)することにより活動電位持続時間(APD)が延長し，共通の表現型である心電図上のQT延長を呈する。LQT1とLQT5の原因遺伝子であるKCNQ1(αサブユニット)とKCNE1(βサブユニット)，およびLQT2とLQT6の原因遺伝子であるKCNH2(αサブユニット)とKCNE2(βサブユニット)は，それぞれ複合体を形成して遅延整流K$^+$電流(I_K)の活性化の遅い成分(I_{Ks})および速い成分(I_{Kr})の機能を示し，これらの遺伝子変異によりI_{Ks}またはI_{Kr}の減少をきたす。LQT3の原因遺伝子であるSCN5Aは心筋タイプNa$^+$チャネル遺伝子であり，その異常により活動電位プラトー相で流れるlate Na$^+$電流(I_{Na})が増強する。LQT4の原因遺伝子はNa/K ATPaseやNa$^+$-Ca^{2+}交換系電流(I_{Na-Ca})，IP3受容体などの細胞膜蛋白発現に関係する巨大膜蛋白あり，その変異により細胞内Ca^{2+}負荷をきたす。症候の1つとしてQT延長を認めるものに，周期性四肢麻痺と骨格異常を合併するLQT7(Andersen-Tawil症候群)，先天性心奇形，合指症，免疫不全，自閉症などを合併するLQT8がある。LQT7とLQT8の原因遺伝子はそれぞれKCNJ2，CACNA1Cで，これらの遺伝子変異により内向き整流K$^+$電流(I_{K1})の減少，L型Ca^{2+}電流(I_{Ca-L})の増強をきたす。最も新しく同定されたLQT9，LQT10の原因遺伝子はCAV3 SCN4Bで，I_{Na}機能に関係するものと考えられている。遺伝子診断される患者の中における各遺伝子型の頻度は，LQT1が40％，LQT2が30〜40％，LQT3が10％であり，LQT1，LQT2，LQT3の3つで90％以上を占める。

一方，常染色体劣性遺伝形式をとり，両側性感音性難聴を伴うJervell & Lange-Nielsen症候群の一部の家系は，KCNQ1またはKCNE1のホモ接合体であることも報告されている(JLN1とJLN2)(表3)。すなわち，KCNQ1とKCNE1は内耳の内リンパ液産生にも関与するため，これらのホモ接合により難聴と重症のQT延長を合併することが

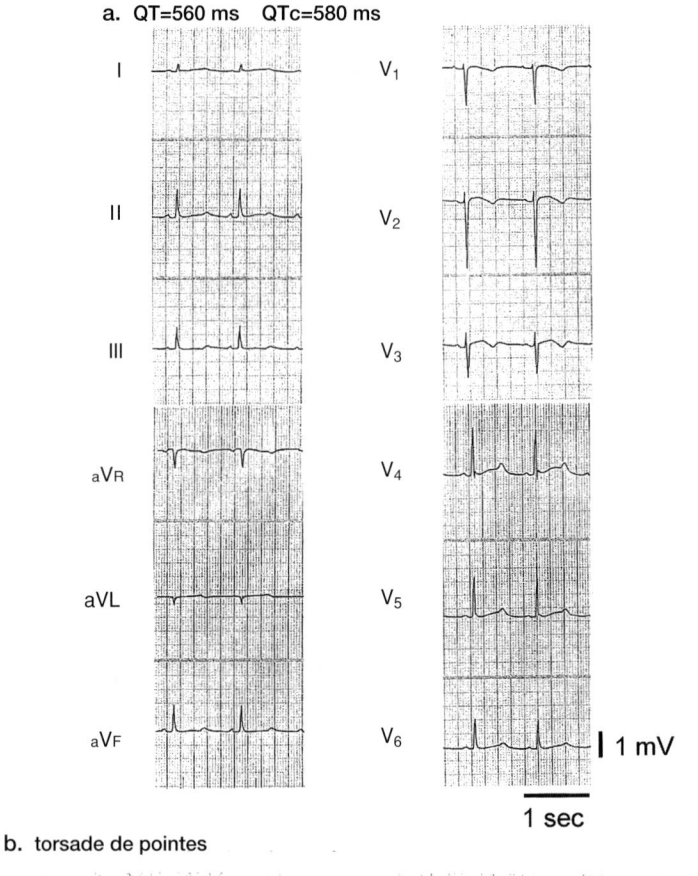

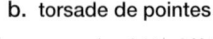

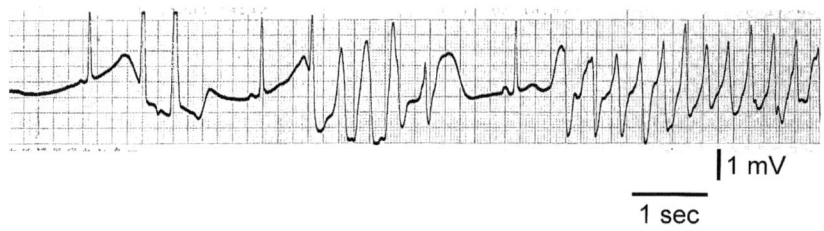

図1 先天性QT延長症候群の12誘導心電図とtorsade de pointes
a：12誘導心電図。著明なQT時間の延長（QT = 560 ms，QTc = 580 ms）と，V_2，V_3誘導で2峰性T波，II，V_4-V_6誘導でノッチを伴う平低（low-amplitude & notched）T波を認める。b：心室期外収縮の連発に引き続いてshort-long-short sequenceでtorsade de pointesを認める。

明らかとなった。反対に，Romano-Ward症候群は従来優性遺伝形式を示すと考えられていたが，イオンチャネル機能抑制が弱い遺伝子変異の場合には，ヘテロ接合ではQT時間は正常範囲で，ホモ接合となって初めてQT時間が延長し遺伝性LQTSと臨床診断される，いわゆる劣性遺伝形式を示すRomano-Ward症候群も報告されている。また，薬剤や電解質異常などを原因とする後天性（二次性）LQTSの一部の家系でも，LQT1，LQT2，LQT3の原因遺伝子である*KCNQ1*，*KCNH2*，*SCN5A*の異常が報告されている（表3）。

4 症状，誘因，予後

torsade de pointesの心拍数は150〜250/分と速いため，眼前暗黒感や失神などの重篤な症状を

引き起こす。また心室細動に移行した場合には突然死の原因となりうる。無治療の場合，発端者の50％は12歳までに心事故を経験し，その累積確率は50歳までに約90％で，年間の失神および突然死の発生率はそれぞれ5.0％および0.9％とされている。遺伝子型別では，LQT1患者は運動中や直後，精神的ストレス時にQT延長が著明となり，torsade de pointesや失神発作を認め，交感神経刺激に対して最も感受性が強いタイプである。水泳中の心事故が多いものLQT1の特徴とされている。LQT2患者では，夜間睡眠中に騒音（目覚まし時計，電話，サイレンなど）で覚醒した際に発作が多いのが特徴で，急激な交感神経緊張が関与すると考えられる。LQT3患者では，発作は夜間睡眠中や安静時に多く，徐脈が増悪因子である。

5 標準12誘導心電図

先天性QT延長症候群のLQT1患者では幅広い(broad-based)T波，LQT2患者ではノッチを伴う平低(low-amplitude, notched)T波，LQT3患者ではST部分の長いlate-appearing T波が特徴的とされているが(図2)，特にLQT3では例外が

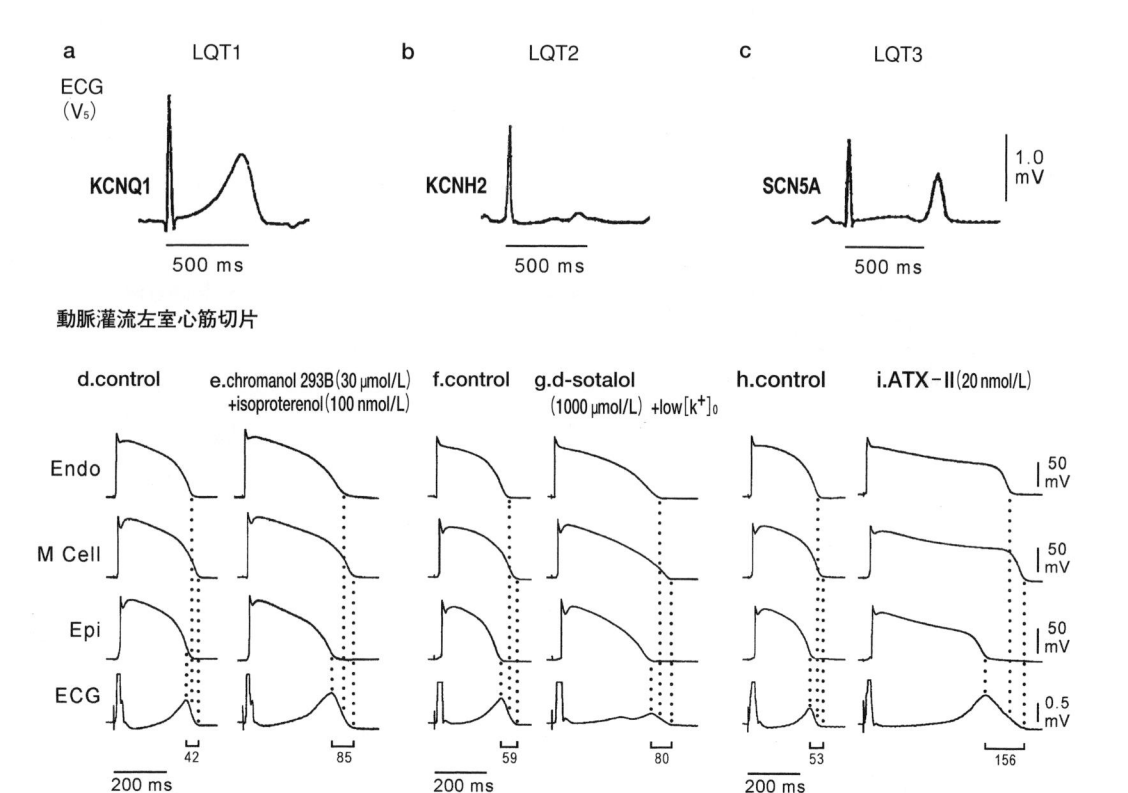

図2 先天性QT延長症候群の各遺伝子型(LQT1, LQT2, LQT3)に特徴的なT波形態と動脈灌流左室心筋切片のQT延長モデルによる異常T波の細胞学的成因

a〜cは，LQT1, 2, 3患者のV_5誘導の実波形を示す。LQT1患者では幅広い(broad-based)T波(a)，LQT2患者ではノッチを伴う平低(low-amplitude, notched)T波(b)，LQT3患者ではST部分の長いlate-appearing T波(c)が特徴的である。d〜iは，動脈灌流左室心筋切片のLQT1, 2, 3モデルにおける心内膜(Endo)，M，心外膜(Epi)細胞の活動電位とECGの同時記録(BCL = 2,000 ms)を示す。LQT1モデルでは，I_{Ks}遮断薬(chromanol 293B)とβ受容体刺激(isoproterenol)により貫壁性再分極時間のばらつきが著明に増大し，broad-based T波が再現されている(e)。LQT2モデルでは，I_{Kr}遮断薬のd-sotalolと低K^+灌流液により，3つの細胞群で活動電位第3相が緩徐化し，電位勾配が小さくなるため，ノッチを伴う平低T波を呈している(g)。LQT3モデルでは，late I_{Na}を増強させるATX-IIにより，3つの細胞群で活動電位第2相が著明に延長し，第3相が急峻化するため，late-appearing T波を呈している(i)。〔文献21, 22)を改変して引用〕

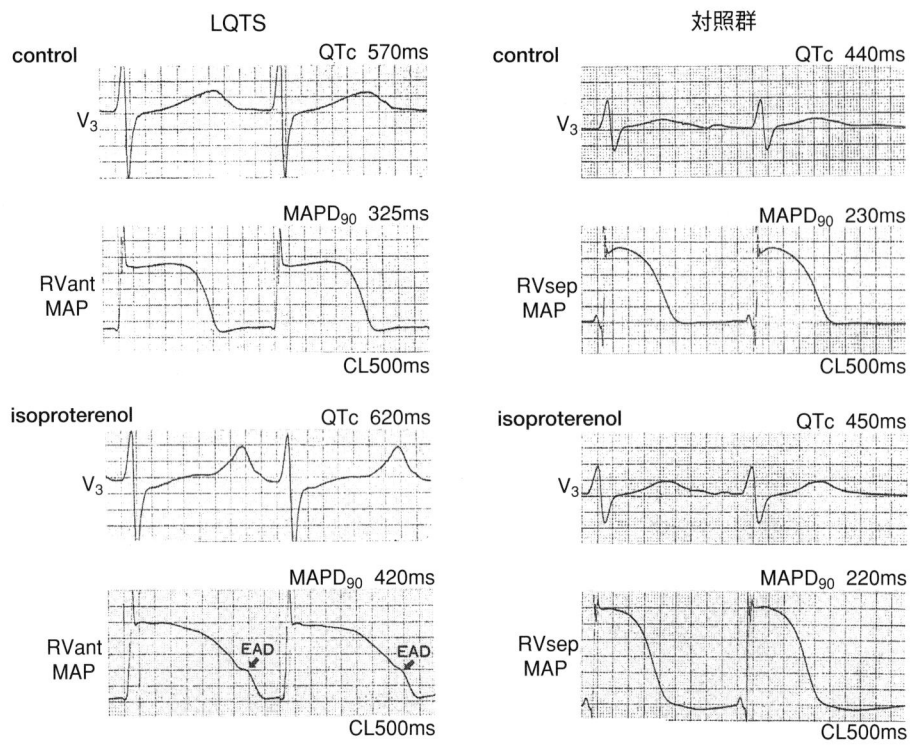

図3 先天性QT延長症候群(LQTS)と対照群におけるisoproterenol(1 μg/分)持続点滴前後の単相性活動電位(MAP)記録

各段とも上からV_3誘導,右室前壁(RVant)または右室中隔(RVsep)のMAPを示す。心房ペーシングにより基本周期(CL)は500msに一定にしてある。先天性QT延長症候群では,isoproterenol後に修正QT時間(QTc)の延長(570→620ms)に一致して,MAP上に早期後脱分極(EAD)が出現し(矢印),90%MAP持続時間($MAPD_{90}$)も延長(325→420ms)している。これに対して対照群では,isoproterenol前後ともEADは記録されず,QTc,$MAPD_{90}$とも変化は認めない[文献18]から引用]。

多く存在する。

6 電気生理検査

1) 洞結節機能

先天性QT延長症候群患者では安静時の心拍数が少なく,洞結節回復時間(sinus node recovery time;SNRT)が正常者に比べて延長していることが報告されている。

2) 房室結節機能

房室結節伝導能は一般に正常であるが,著明なQT時間の延長を認める小児例では,心室筋レベルでの相対不応期の延長により2:1房室ブロックを認めることがある。

3) 心房

心房受攻性の指標は正常であるが,心房筋の不応期延長が報告されている。

4) プログラム刺激による心室性不整脈の誘発

先天性QT延長症候群患者では,心室期外刺激や頻回刺激によるtorsade de pointesの誘発率は低いとされている。これは,電気生理検査時のプログラム刺激はAPDの比較的長い心内膜側から行われることによると考えられる。このため,器質的心疾患に合併する単形性心室頻拍と異なり,QT延長症候群では電気生理学的薬効評価を行うことには限界がある。

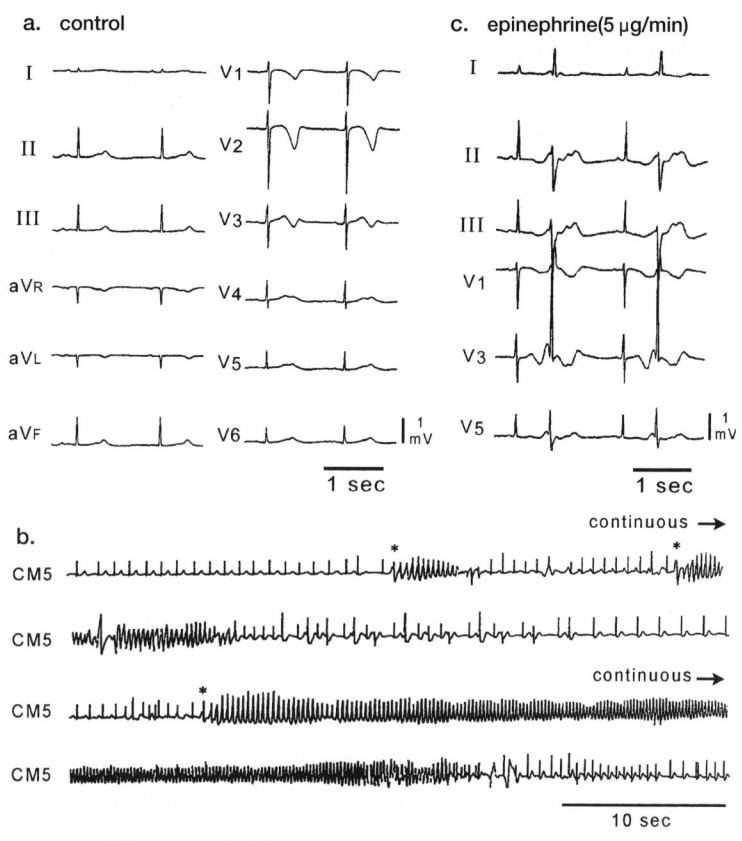

図4 先天性QT延長症候群患者（23歳，女性）の安静時12誘導心電図（a），モニター心電図でとらえられたtorsade de pointes（b），およびepinephrine 5 μg/分の持続点滴により再現性をもって誘発された心室期外収縮（PVC）（c）

a：V_3誘導で2峰性T波，V_4～V_6誘導でノッチを伴う平低T波を認め，QTcは590 msと著明な延長を認める。b：上2段は夜間目覚まし時計の音で覚醒した際に，下2段は電話で口論となった際に記録されたtorsade de pointesを示す。いずれの誘導もV_5誘導に比較的近いCM5誘導を示し，torsade de pointes第1拍目のPVCはいずれも右脚ブロック型である。c：PVCは右脚ブロック型左軸偏位で，起源は左室下壁付近と考えられる〔文献19）を改変して引用〕。

Side Memo

単相性活動電位

単相性活動電位（monophasic action potential；MAP）は，拍動心において心筋細胞外から心筋細胞内の活動電位波形を記録する方法であり，Franzらによりカテーテル電極押し付け法によるMAP記録が報告されて以来，臨床応用されるようになった。カテーテルは，FranzのMAP記録用カテーテルを使用し，遠位電極を陽性に，近位電極を陰性にして双極誘導として記録する。フィルターは直流（DC）アンプを使用すべきであるが，交流（AC）アンプでもフィルター幅を最大に広げて（0.05～500 Hz）記録すれば，DCとほぼ同様な波形が記録可能である。MAPはその振幅や第0相立ち上がり速度（V_{max}）は細胞内電位の実測値を反映しないが，第2相から第3相にかけての再分極過程を比較的忠実に反映し，MAP持続時間と活動電位持続時間（APD），有効不応期はよく相関することから，これまで臨床ではQT時間や有効不応期でしか推察できなかった再分極過程の評価を可能とした。

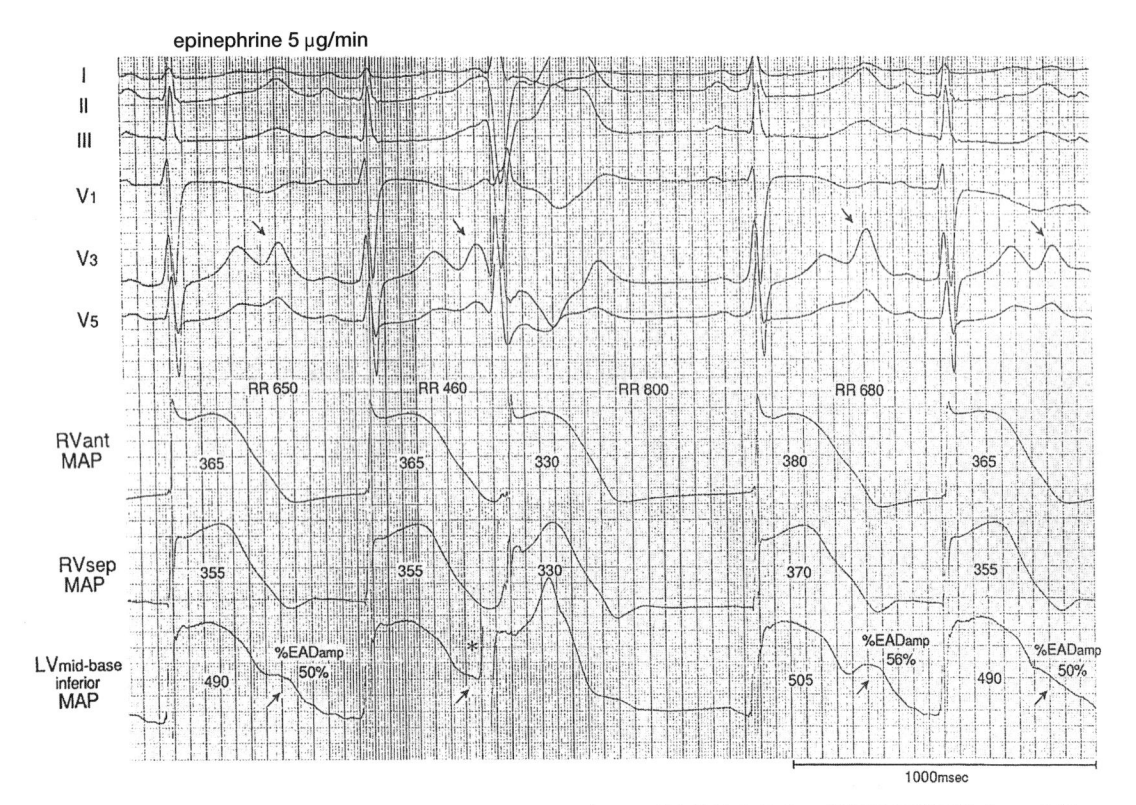

図5 先天性QT延長症候群患者におけるepinephrine（5 μg/分）持続点滴中の単相性活動電位（MAP）記録（図4と同一症例）
上段から体表面心電図のⅠ，Ⅱ，Ⅲ，V₁，V₃，V₅誘導，右室前壁（RVant），右室中隔（RVsep），左室中部-心基部下壁（LVmid-base inferior）のMAPを示す．LVmid-base inferior MAP上に，V₃誘導のT波の後方成分（矢印）に一致して，早期後脱分極（EAD）が記録されている（矢印）．右脚ブロック型左軸偏位の心室期外収縮（PVC）は，増高したEADのピークから出現しており（＊），torsade de pointes第1拍目のPVCの機序として，EADからの撃発活動が示唆される〔文献19）から引用〕．

5）単相性活動電位記録

カテーテル電極押し付け法によるMAP記録を用いて，先天性QT延長症候群患者では，QT時間の延長に一致して90％MAP持続時間（MAPD₉₀）の著明な延長と，isoproterenolやepinephrineなどのカテコラミン投与により早期後脱分極（early afterdepolarization；EAD）が記録されることが報告されている（図3）．また，torsade de pointes第1拍目の心室期外収縮の機序として，EADからの撃発活動が示唆されている（図4, 5）．一方，カテコラミン投与によりMAPD₉₀のばらつき（dispersion）も増大することから，カテコラミンはtorsade de pointes維持の機序とし

Side Memo

M細胞

心室筋中層のM細胞は，イヌ，ヒトをはじめとする多くの動物でその存在が報告されている．M細胞は心外膜，心内膜細胞に比べてI$_{Ks}$が小さく，late I$_{Na}$やNa-Ca交換系電流（I$_{Na-Ca}$）が大きいため，他の細胞群に比べてAPDが延長し，特に徐脈時に著明である．また，I$_{Kr}$遮断薬などのAPD延長作用を有する薬剤に対して選択的にAPDが延長し，貫壁性再分極時間のばらつき（transmural dispersion of repolarization；TDR）が増大し，容易にEADや遅延後脱分極（DAD）が誘発される．これらの状況は，QT延長症候群患者におけるQT延長やTdP発生状況とよく一致することから，本症候群におけるM細胞の関与が以前から示唆されていた．

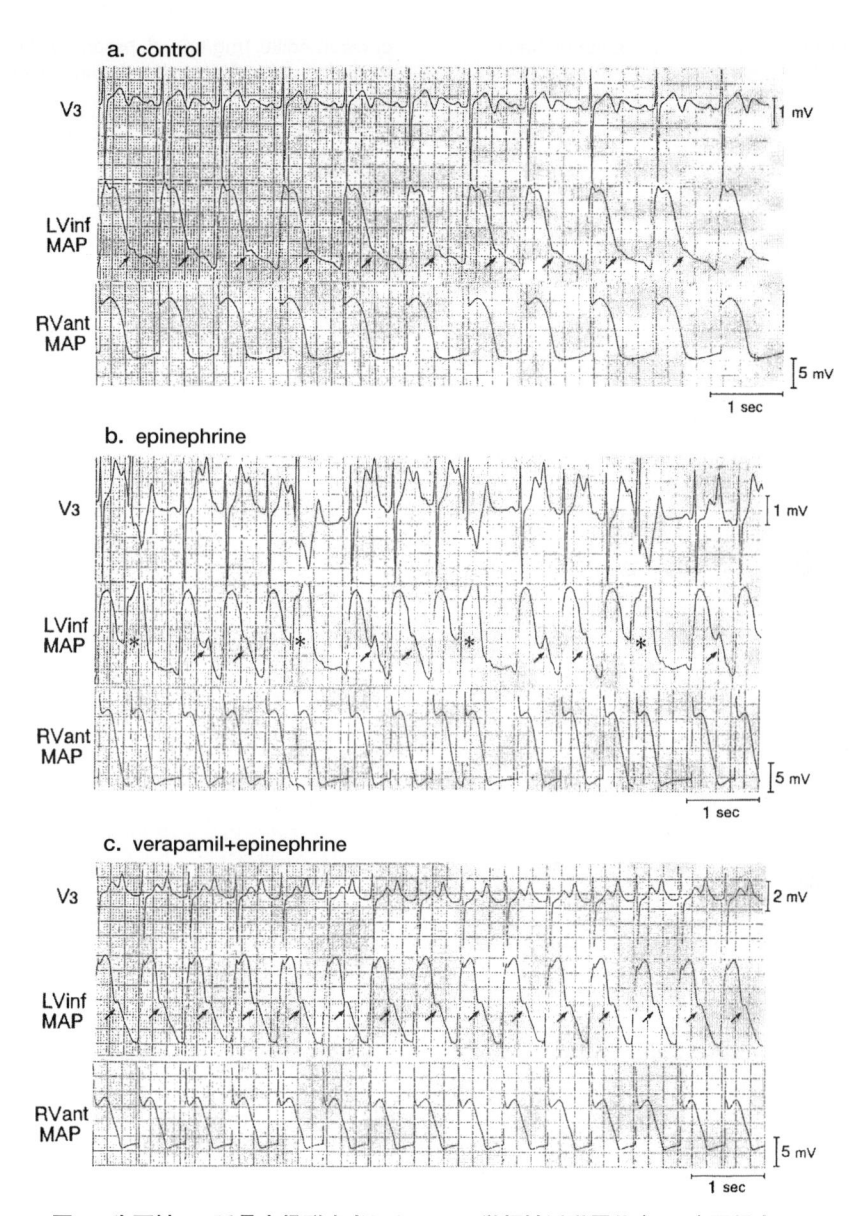

図6 先天性QT延長症候群患者において，単相性活動電位（MAP）記録中にepinephrineにより誘発された心室期外収縮（PVC）と早期後脱分極（EAD）に対するverapamilの効果

図はいずれも体表面心電図のV_3誘導，左室下壁（LV_{inf}）および右室前壁（RV_{ant}）のMAPを示す。コントロール時にはPVCは認めないが（a），epinephrineによりLV_{inf} MAPにおいてEAD（矢印）のピークからPVCが出現している（bの＊印）。verapamilによりEADが減高して（矢印），PVCが消失している（c）〔文献20）から引用〕。

てのリエントリーの基質も作っていると考えられる。さらに，MAP記録を用いてβ遮断薬，Ca^{2+}拮抗薬などの各種抗不整脈薬の有効性も検討され（図6），特に，I_{Ks}異常により交感神経刺激に対して最も感受性が強いLQT1患者では，β遮断薬のpropranololやATP感受性K^+チャネル（I_{KATP}）開口薬のnicorandilの有効性が報告されている（図7）。

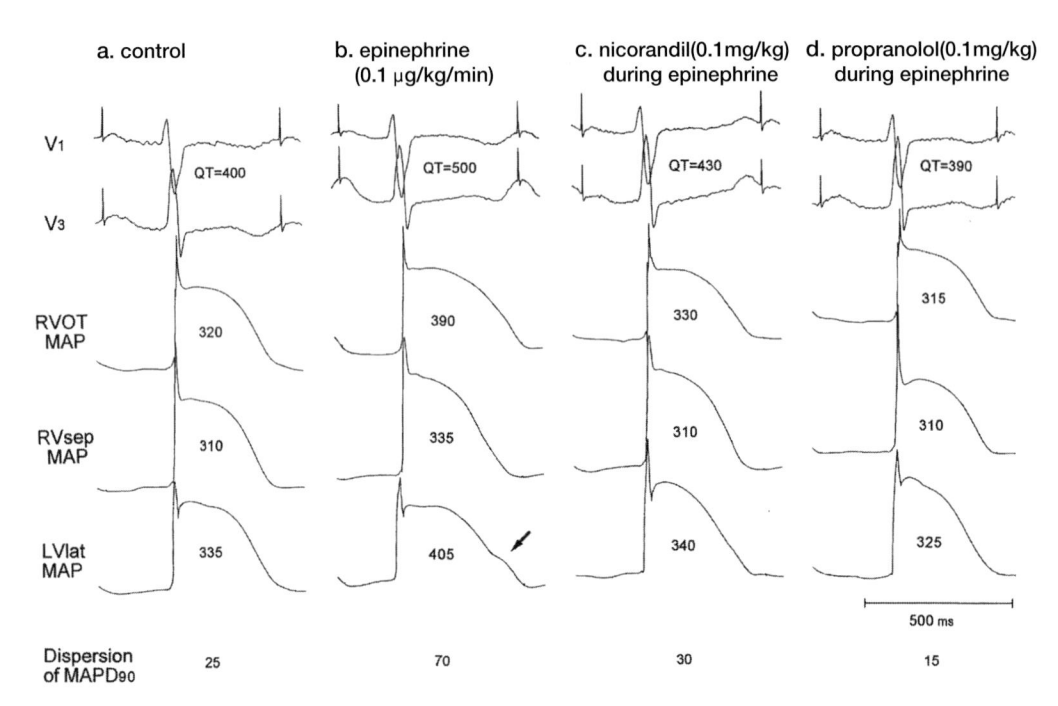

図7　LQT1患者において，単相性活動電位（MAP）記録中にepinephrineにより出現した早期後脱分極（EAD）とMAP持続時間に対するnicorandilとpropranololの効果

上段から体表面心電図のV₁，V₃誘導，右室流出路（RVOT），右室中隔（RVsep）および左室側壁（LVlat）のMAPを示す．コントロール時にはEADは認めないが（a），epinephrineによりV₃誘導の増高したT波後方成分に一致してLV$_{lat}$ MAPにEADが記録され（矢印），これに伴い同部位の90％MAP持続時間（MAPD₉₀）は335 msから405 msへと著明に延長している（b）．nicorandil静注によりEADは消失し，各部位のMAPD₉₀およびQT時間は短縮し（c），さらにpropranolol静注によりコントロール時の状態に復している（d）．MAPD₉₀ dispersionはepinephrineにより25 msから70 msへ増大し，nicorandilにより30 msへ，propranololによりさらに15 msへと縮小している〔文献23）から引用〕．

7　実験的QT延長モデル

M細胞，心外膜，心内膜細胞，Purkinje細胞の活動電位と貫壁性双極心電図の同時記録が可能な動脈灌流左室心筋切片（arterially-perfused left ventricular wedge）を用いたQT延長症候群モデル（LQT1：I$_{Ks}$遮断薬のchromanol 293B＋β受容体刺激，LQT2：I$_{Kr}$遮断薬のd-sotalol，LQT3：late I$_{Na}$増強薬のATX-II）では，M細胞APDが選択的に延長してTDR（332ページのSide Memo参照）が増大し，各遺伝子型に特徴的な異常T波の成因に貫壁性の電位勾配が関係することが報告されている（図2d〜i）．また，このモデルで誘発された自然発生torsade de pointesの連結期はM細胞APDとよく相関することから，torsade de pointes第1拍目の期外収縮は，心内膜下層のM細胞またはPurkinje細胞を起源とするEADの可能性が示唆されている（図8a，b）．さらに，APDが最短の心外膜細胞からの単発期外刺激で容易にtorsade de pointesが誘発され（図8c），torsade de pointesの誘発ゾーンはTDRの程度とよく相関することから，torsade de pointes第2拍目以降の機序は，APDが著明に延長したM細胞と他の細胞間でのTDRの増大に基づくリエントリーと考えられている．

8　治療

1）torsade de pointes発作時

先天性QT延長症候群のLQT1，LQT2および遺伝子型が不明な患者のtorsade de pointes発作時には，β遮断薬（propranolol 0.1 mg/kg）の静

注が第1選択である。Ca^{2+}拮抗薬（verapamil 0.1 mg/kg），Na$^+$遮断薬（mexiletine 2 mg/kg, lidocaine 2 mg/kg），硫酸マグネシウム（1～2 g）の静注も有効と考えられる。torsade de pointesは通常自然停止するため，電気的除細動は心室細動へ移行しない限り使用すべきでない。また，鎮静薬（diazepam 0.1 mg/kg）の静注を適宜使用することも有効である。LQT3と診断されていれば，Na$^+$遮断薬の静注が第1選択薬である。後天性QT延長症候群では，QT延長の原因，誘因の除去が第一である。すなわち，抗不整脈薬などの原因薬剤の中止，電解質異常の補正，徐脈が増悪因子となっている場合には80～100/分の一時的ペーシングなどで心拍数を増加させる。薬剤としては，硫酸マグネシウム（1～2 g）の静注に引き続いて5～20 mg/分の持続点滴が第1選択である。

2）torsade de pointes非発作時

先天性QT延長症候群のLQT1，LQT2および遺伝子型が不明な患者では，β遮断薬の経口投与（propranolol 1～4 mg/kg/日など）が第1選択である。β遮断薬の効果が不十分な例では，左星状神経節遮断術の有効性が報告されている。補助的抗不整脈薬としては，verapamil，mexiletine，nicorandilの経口投与などがある。LQT3患者ではmexiletineの経口投与，徐脈の場合にはペースメーカー治療が有効である。一方，心停止既往例やβ遮断薬を中心とする薬物治療にもかかわらず再発を認める例では，植込み型除細動器の適応となる。後天性QT延長症候群では，QT時間が正常化した慢性期においても，QT延長作用のある薬剤や電解質異常，徐脈などの原因を避けるよう注意する。

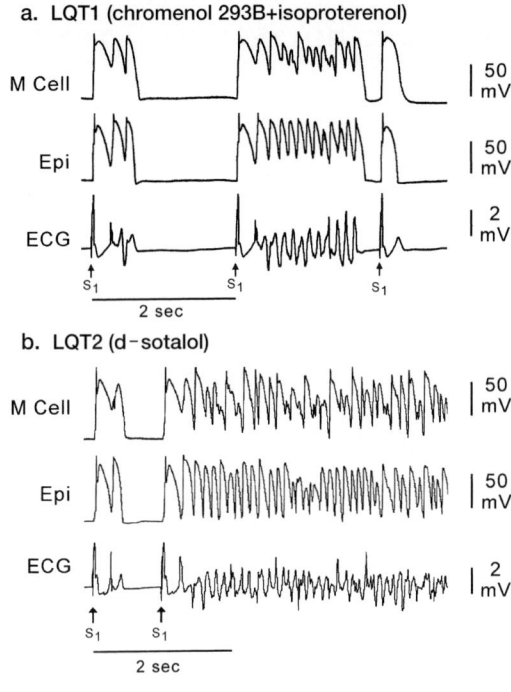

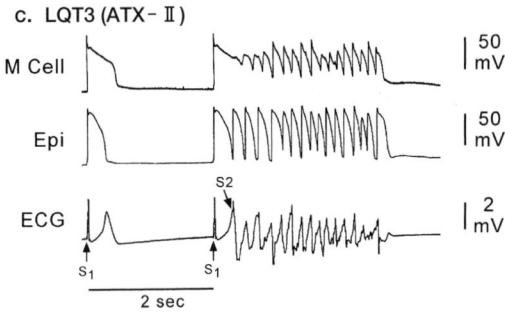

図8 動脈灌流左室心筋切片のQT延長モデルにおいて誘発されたtorsade de pointes

いずれも，M細胞，心外膜（Epi）細胞の活動電位と心電図（ECG）の同時記録で，a, bは，LQT1, LQT2モデルで誘発された自然発生torsade de pointes，cは，LQT3モデルで心外膜細胞からの単発期外刺激により誘発されたtorsade de pointesを示す。自然発生torsade de pointesの第1拍目の心室期外収縮は比較的QRS幅が狭く，心内膜側からのペーシング波形（S_1）と同じ極性を示すことから，M細胞または心内膜側Purkinje細胞を起源とすると考えられる（a, b）。一方，M細胞活動電位持続時間（APD）が著明に延長し，貫壁性再分極時間のばらつきが増大した状態で，APDが最短の心外膜細胞からの期外刺激により容易にtorsade de pointesが誘発されることから，torsade de pointesの2発目以降の機序は，リエントリーの可能性が示唆される（c）〔文献21, 22）を改変して引用〕。

II Brugada症候群

1 定義

　Brugada症候群は，V_1からV_2（V_3）誘導ECGの特徴的なST上昇と心室細動を主徴とし，明らかな器質的心疾患を認めない疾患で，1992年にBrugada兄弟により初めて系統的に報告された。本症候群は日本を含めたアジア地域に多く，特にタイでは健常若年男性における自動車事故に続く第2位の死因であるsudden and unexpected death syndrome（SUDS）の多くが，Brugada症候群と同じ病態であると考えられている。好発年齢は30～50歳で，男性に多い（＞80％）のが特徴である。

2 診断

　2002年に発表された第1回Brugada症候群同意会議の報告書では，後述するcoved型のST上昇（図9a）に加えて，①心室細動の確認，②自然停止する多形性心室頻拍，③突然死（45歳以下）の家族歴，④coved型ST上昇の家族歴，⑤電気生理検査での心室細動誘発，⑥失神発作，または⑦夜間苦悶様呼吸のうち1つ以上を認めればBrugada症候群と診断される。coved型ST上昇は，Na^+チャネル遮断薬（flecainide 2 mg/kg，

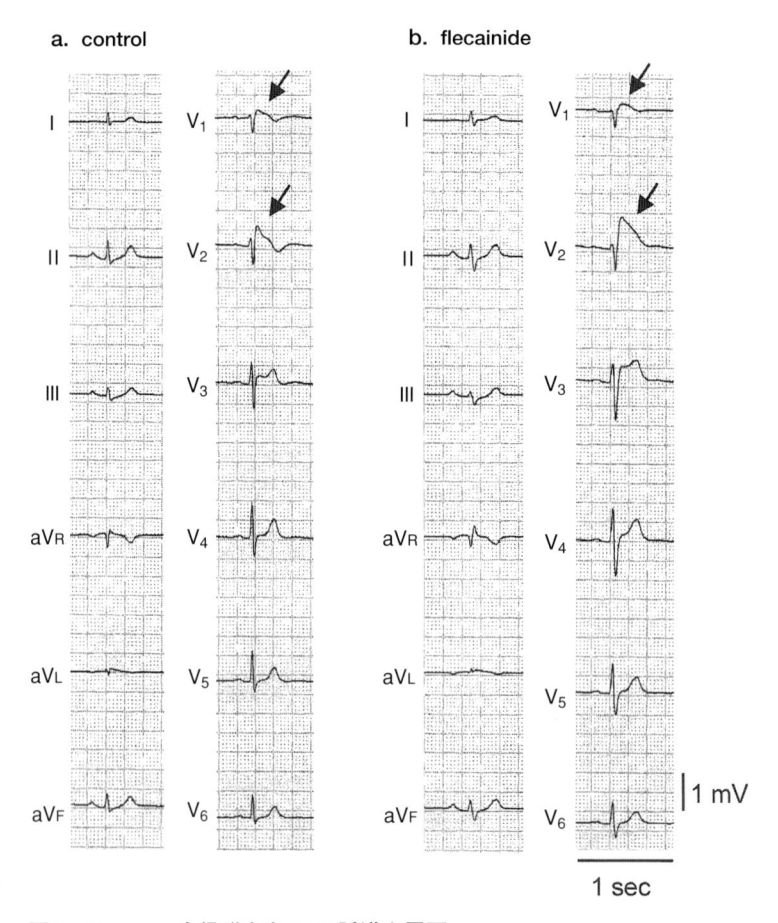

図9　Brugada症候群患者の12誘導心電図
a：コントロール時より，V_1，V_2誘導でcoved型（矢印），V_3誘導でsaddle back型のST上昇を認める。b：flecainide 100 mg静注により，V_1，V_2誘導のcoved型ST上昇が著明になっている（矢印）。

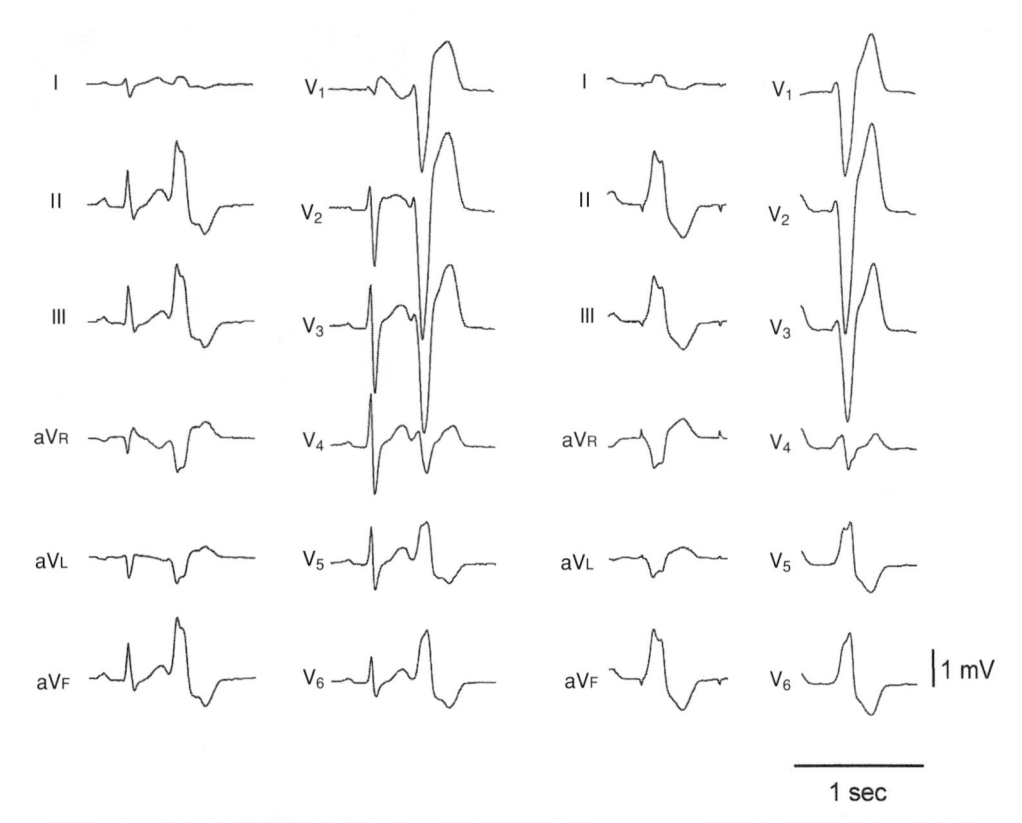

a. PVC　　　　　　　　　　　　b. pace map (H7-8)

図10　Brugada症候群患者において，電気生理検査中にflecainide静注により誘発された心室期外収縮（PVC）(a)，右室流出路に留置したバスケットカテーテルからのペースマッピング（pace map）(b)，心室期外収縮時のバスケットカテーテルの心腔内電位(c)，およびバスケットカテーテルの位置を示す(d, e)。（図10c, d, eは次ページに掲載）
PVCは左脚ブロック型，正常軸で，右室流出路を起源とすると考えられ(a)，PVC時には，バスケットカテーテルの前側壁下方（Ant-Lat）電極（H7-8）の電位が最早期で(c, 矢印)，同部位からのペースマッピングによりPVCとほぼ同様の波形が再現されている(b)。
d：右前斜位（RAO）30°，e：左前斜位（LAO）60°
Ant：前壁，HBE：His束，Lat：側壁，Post：後壁，RA：右房，Sep：中隔

ajmaline 1 mg/kg，pilsicainide 1 mg/kgなど）静注または内服後に出現した場合も含まれるが（図9b），自然発生coved型ST上昇を認める患者のほうがハイリスク群であるとされている。

3　心電図所見

第1回Brugada症候群同意会議の報告書では，特徴的なST上昇を3つのパターンに分類している。すなわち，coved型（上向きに凸で断崖様）でJ点またはST部分が基線から0.2 mV以上上昇するType 1（図9a），saddle back型（馬鞍様）で窪みの部分が0.1 mV以上上昇するType 2，coved型またはsaddle back型でST上昇が0.1 mV未満のType 3である。コントロール時の心電図でType 2またはType 3のST上昇しか認めない場合には，Na^+チャネル遮断薬の負荷試験を行うが，通常肋間のV_1-V_3誘導（V_1，V_2が第4肋間）ではcoved型ST上昇は記録されないが，高位肋間で記録したV_1-V_3誘導（V_1，V_2が第3または2肋間）でcoved型ST上昇を認める場合があり，Brugada症候群と同様の不整脈基質を有するもの

図10（続き）

Side Memo

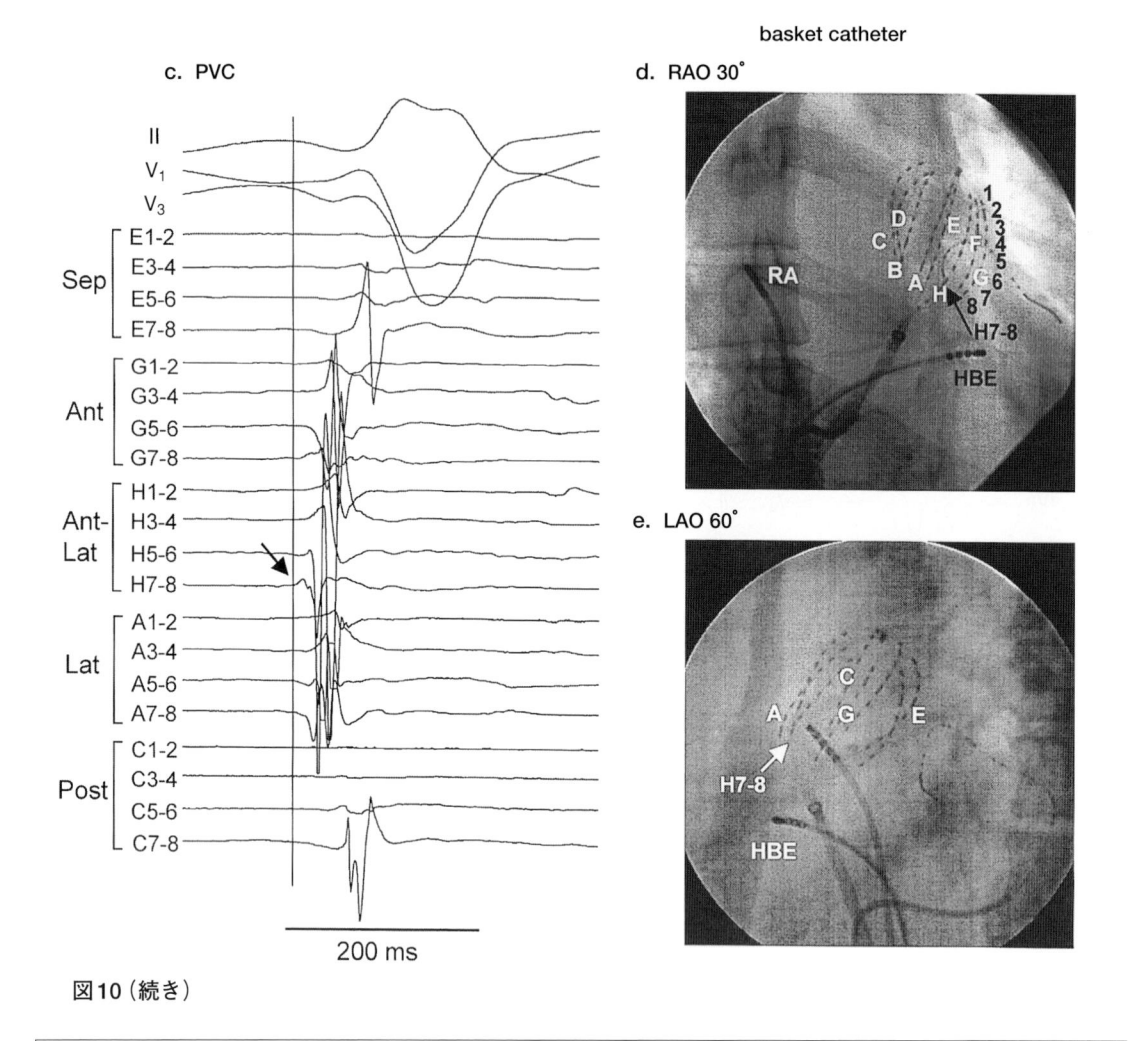

遺伝子診断

Brugada症候群の一部の家系では，Na⁺チャネル（I_{Na}）遺伝子の*SCN5A*の異常が報告されており，複数のミスセンス変異と，スプライスドナー変異およびフレームシフト変異のほか，QT延長を合併した挿入変異も報告されている。

と考えられる。

4 症状，誘因，予後

本症候群における心室細動発作や突然死は，夜間睡眠中や安静時に認めることが多く，副交感神経系の緊張の関与が示唆されている。また，心室細動発作はある期間に集中して発生することが多い（electrical storm）。Brugada症候群と診断が確定した場合の心室細動発作の再発率は，2〜3年以内に40〜50％と高率である。

5 電気生理検査

1) 洞結節機能

洞結節機能は一般に正常である．

2) 房室結節機能

洞調律時のHV時間が延長している患者が多く，これによる房室伝導能の低下を認めることがある．

3) 心房

心房受攻性の指標に関する報告はないが，心房細動合併例が比較的多い．

4) Na⁺チャネル遮断薬，プログラム刺激に対する反応と心室性不整脈の誘発

図10aは，Brugada症候群患者において，電気生理検査中にflecainide静注によりV_1, V_2誘導ECGのST上昇に引き続いて誘発された心室期外収縮を示す．右室流出路に留置したバスケットカテーテルによる所見から，誘発された心室期外収縮は右室流出路起源と考えられる（図10b～e）．

また，右室流出路から単発および2連発期外刺激を入れた場合に，左室側壁（冠静脈洞遠位側の心室電位で代用）までの伝導時間が対照群に比べて延長していることが報告されており（図11），これは主に心室中隔における伝導遅延を示唆する所見と考えられている．期外刺激法や頻回刺激法による心室細動や多形性心室頻拍の誘発率は70～80％と高率であり，右室流出路からは2連発期外刺激までで誘発されることが多い（図11）．

6 実験的BrugadaモデルによるST上昇と心室細動の細胞学的成因

Brugada症候群のST上昇は，V_1からV_2 (V_3)誘導ECGに認め，これは主に右室流出路領域の

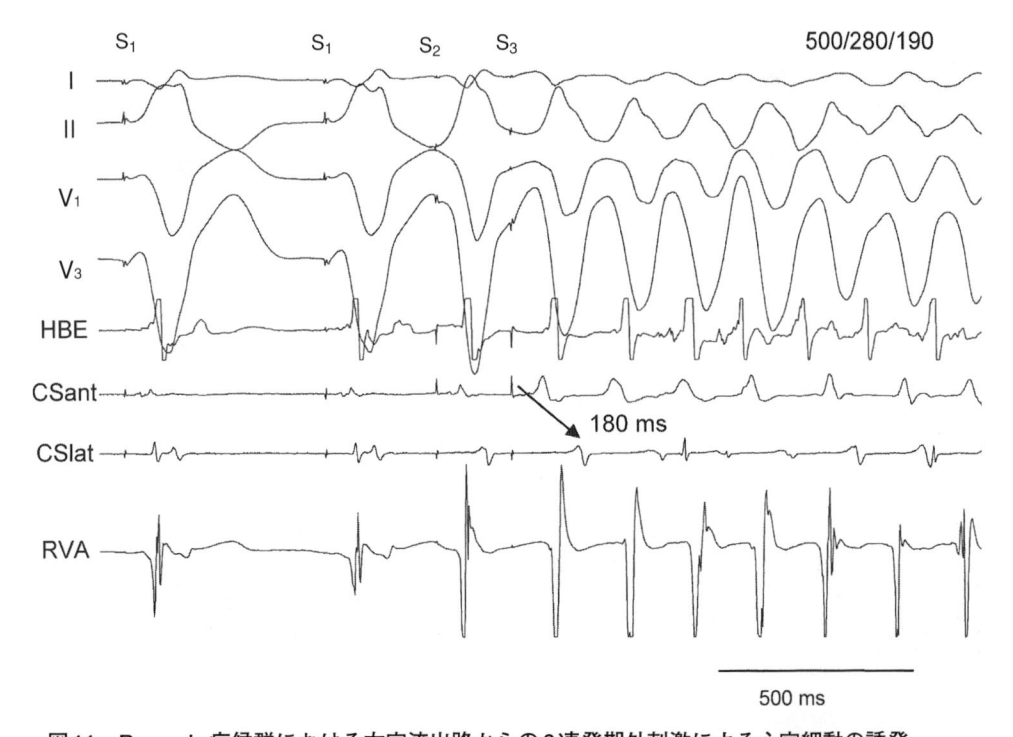

図11 Brugada症候群における右室流出路からの2連発期外刺激による心室細動の誘発
右室流出路（RVOT）からの2連発期外刺激（500/280/190 ms）時に，2発目期外刺激（S_3）から冠静脈洞側壁（CS_{lat}）の心室電位までの伝導時間が180 msと延長し，心室細動が誘発されている．上段から体表面心電図のⅠ，Ⅱ，V_1，V_3誘導，His束（HBE），冠静脈洞前壁（CS_{ant}），CS_{lat}，および右室心尖部（RVA）の心腔内電位を示す．

電位を反映し，同領域の心外膜細胞と心内膜細胞の活動電位波形の違いによる電位勾配に起因するものと考えられる．心外膜細胞と心内膜細胞活動電位波形の最も大きな違いは第1相ノッチ(notch)であり，心外膜細胞では深いノッチを認めるのに対して，心内膜細胞ではノッチを認めない．このノッチの形成には直接的には4-aminopyridine (4-AP)感受性一過性外向きK^+電流(I_{to})が関係するが，ノッチに引き続くドーム(dome)の形成に関係するL型Ca^{2+}電流(I_{Ca-L})や，第0相脱分極に関係するNa^+電流(fast I_{Na})も2次的にノッチに関与する．そして，I_{to}の増加やI_{Ca-L}, fast I_{Na}の減少によりノッチが深くなり，引き続いてドームが消失することが報告されている(loss of dome)．また，このようなドームの消失は心外膜細胞で不均一に生じるため，近接する心外膜細胞領域でドームの消失と維持を認める場合，著明な再分極時間のばらつきが生じ，phase 2 reentryと呼ばれる一種のreflectionが出現することも報告されている．

動脈灌流右室心筋切片を用いたBrugada症候群モデルにより，本症候群におけるST上昇や心室細動の細胞学的成因を直接的に証明することが可能となった．すなわちI_{KATP}開口薬のpinacidil, fast I_{Na}遮断薬のflecainide, pilsicainide, あるいはI_{Ca}遮断作用のあるterfenadineや副交感神経作動薬のアセチルコリンにより，心外膜細胞のみでノッチが増大してドームが消失し，心内膜細胞間との電位勾配の増大により，ECG上J波の増高に引き続いてST上昇を認めることが報告されている(図12b)．さらにこのモデルでは，心外膜細胞間でのphase 2 reentryにより期外収縮や心室細動が誘発され(図13, 14)，これらの反応はいずれもI_{to}遮断薬の4-APやI_{to}遮断作用を有する

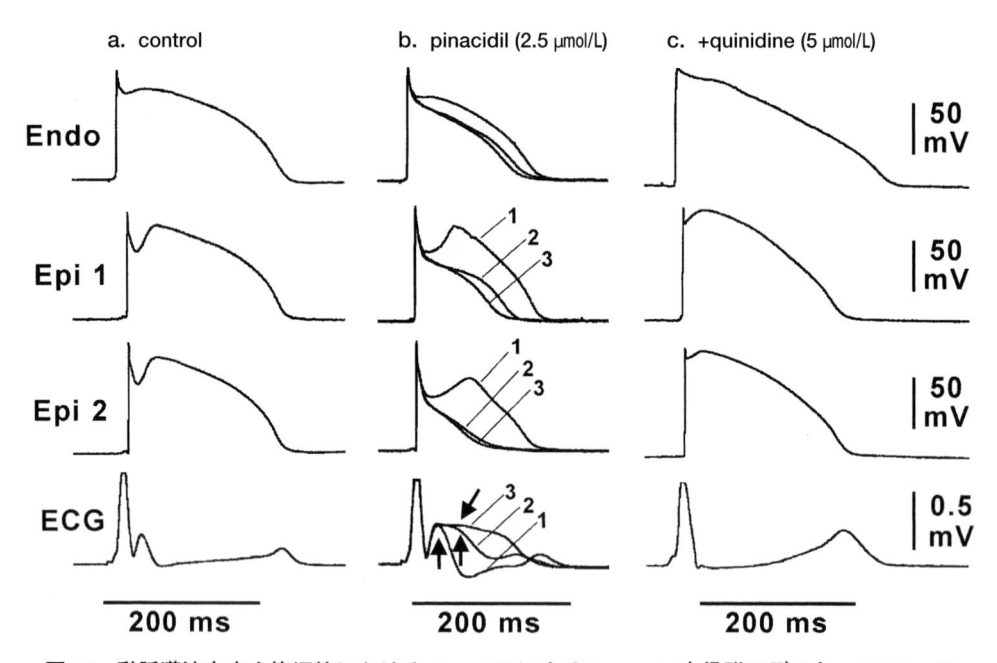

図12 動脈灌流右室心筋切片におけるpinacidilによるBrugada症候群モデルとquinidineの効果

心内膜細胞(Endo)1か所，心外膜細胞2か所(Epi 1, Epi 2)の活動電位と心電図(ECG)の同時記録を示す(BCL=2,000 ms)．pinacidil(2.5 μmol/L)灌流中の記録は，灌流開始後20secごとの経時的な記録を重ね合わせたものである．コントロール時から，心外膜細胞でのみ深いノッチを認め，心内膜細胞との電位勾配によりECG上J波を認める(a)．pinacidilにより，Epi 1およびEpi 2でノッチが深くなり，さらにドームが消失して，ECG上はJ波が増高した後ST上昇を認める(b)．I_{to}遮断作用を有するquinidine(5 μmol/L)によりノッチが消失，ドームが回復して，ECG上ST上昇が改善している〔文献74)を改変して引用〕．

図13 動脈灌流右室心筋切片のBrugada症候群モデルにおいてphase 2 reentryで誘発された心室細動

pinacidil(2.5 μmol/L)灌流後の近接する心外膜細胞2か所(Epi 1, Epi 2)の活動電位と心電図(ECG)の同時記録を示す(BCL = 2,000 ms)。第1拍目のEpi 1ではドームが保たれ,Epi 2ではドームが消失しており,Epi 1-Epi 2間での著明な電位勾配によってECG上coved型のST上昇を認めるとともに,Epi 1からEpi 2へのphase 2 reentryにより単発の期外収縮が出現している(破線)。次の心拍では,同様にEpi 1からEpi 2へのphase 2 reentryにより(破線),心室細動が誘発されている〔文献74)から引用〕。

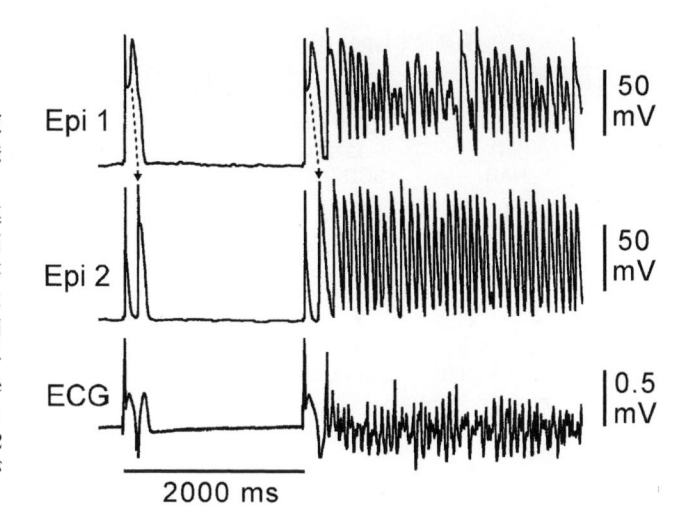

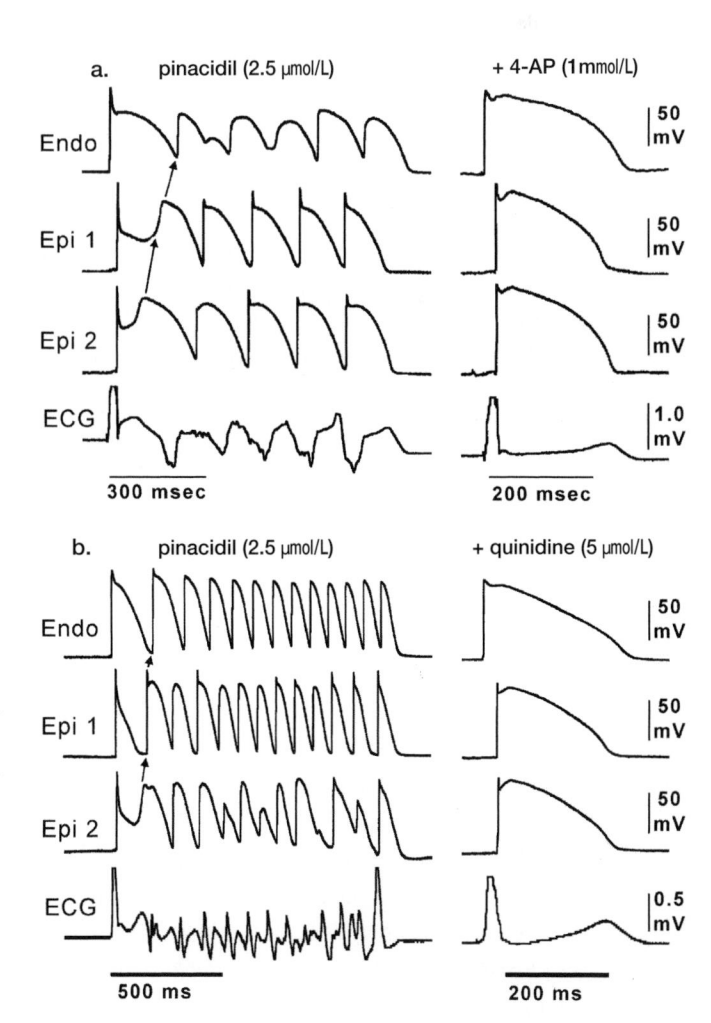

図14 Brugada症候群モデルで誘発されたphase 2 reentryに対する4-aminopyridine(4-AP)とquinidineの効果

いずれも,心内膜細胞(Endo)1か所,近接する心外膜細胞2か所(Epi 1, Epi 2)の活動電位と心電図(ECG)の同時記録を示す(BCL = 2,000 ms)。pinacidil(2.5 μmol/L)灌流により,phase 2 reentryで誘発された非持続型多形性心室頻拍は,Ito遮断薬の4-AP(1 mmol/L)(a),または同作用を有するquinidine(5 μmol/L)(b)で完全に抑制されている〔文献74)から引用〕。

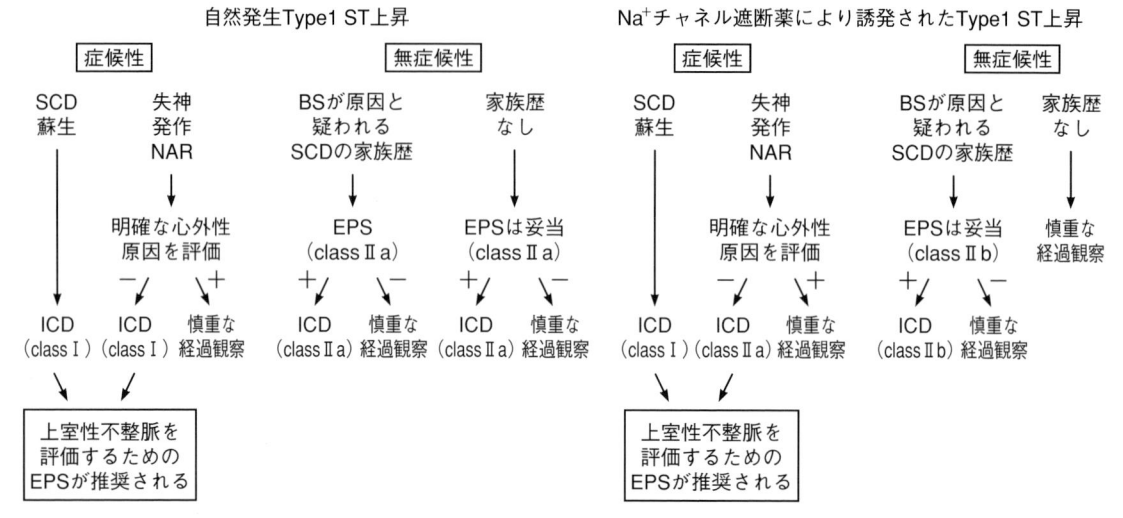

図15 Brugada症候群におけるリスク階層化と植込み型除細動器(ICD)の適応 〔文献36)から引用〕

class I：処置/治療が有用/有効という明瞭なエビデンスがある．class II：有用性/有効性に関するエビデンスが一致していない．class IIa：エビデンスの重みは有用性/有効性のほうに有利．class IIb：有用性/有効性がそれほど確立されていない．
BS：Brugada症候群，EPS：電気生理検査による心室細動の誘発，NAR：夜間苦悶様呼吸，SCD：心臓突然死

quinidineにより抑制されることが報告されている（図12c, 14）．これらは，本症候群における一連のST上昇および心室細動に，I_{to}に関連した右室心外膜細胞のノッチが関与することを示すものである．

7 治療

Brugada症候群と診断された場合には心室細動発作の再発が高率であり，完全に心室細動を抑制する抗不整脈薬がない現状では，植込み型除細動器（ICD）が必須治療である．補助的治療として，心室細動発作の頻度を減少させる目的で予防効果が期待できる経口抗不整脈薬としては，有効血中濃度でI_{to}遮断作用を有するquinidineが挙げられる．また，作用時間は短いが，抗コリン作用によりI_{Ca}を増強させる硫酸atropineの経口投与も有効である可能性がある．一方，心室細動を頻回に繰り返しているelectrical storm時には，β刺激薬であるisoproterenolの持続点滴や，硫酸atropineの静注が有効と考えられる．Brugada症候群様のcoved型ST上昇を認めるが，心室細動や失神の既往のない無症候性Brugada患者に対する，ICDの適応については最終的な結論はついていないが，突然死やBrugada様心電図の家族歴を認める場合には，心室細動発症のリスクが高くなる可能性が示唆されている．

図15に第2回Brugada症候群同意会議で提唱されたリスク階層化とICDの適応を示す．

III QT短縮症候群

QT短縮症候群（SQTS）は，頻度は少ないが，QT時間が修正QT（QTc）時間で300 msから320 ms未満と極めて短く（図16），心室細動（VF）から突然死を発症する予後不良の疾患である．基礎的実験による検討から，心室細動の機序としては，心室活動電位持続時間（APD）が比較的短い部位と極端に短い部位との間で生じるAPDのばらつきを器質とするリエントリーと考えられている．このため，電気生理検査による心房または心室の有効不応期は，120～180 ms（それぞれ平均143 ms，148 ms）と極めて短く，またプログラム心室刺激によるVFの誘発率は高いことが報告さ

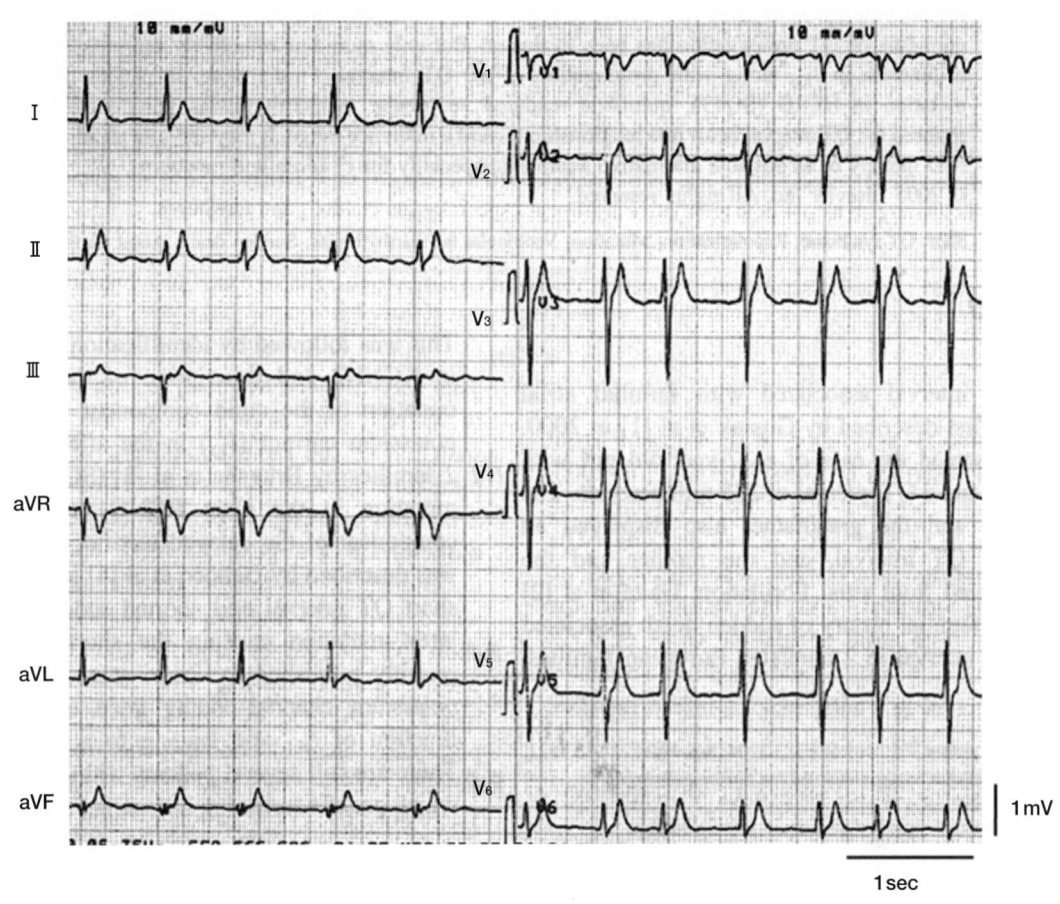

図16　QT短縮症候群
著明なQT短縮を認める。〔文献76)から引用〕

表4　QT短縮症候群の原因遺伝子とイオンチャネル機能

タイプ	遺伝子座	原因遺伝子	イオンチャネル
SQT1	7(7q35-36)	KCNH2	I_{Kr}
SQT2	11(11p15.5)	KCNQ1	I_{Ks}
SQT3	17(17q23)	KCNJ2	I_{K1}

れている。最近，SQTS患者において，先天性QT延長症候群のLQT2，LQT1，LQT7の原因遺伝子である*KCNH2*，*KCNQ1*，*KCNJ2*上に変異が同定されている(**表4**)。先天性LQTSではこれらの変異によりK⁺電流(I_{Kr}，I_{Ks}，I_{K1})の減少をきたすが，SQTS患者に同定された変異ではこれらのK⁺電流が増強するため，APDやQTが短縮する。治療としては，致死率が高いために植込み型除細動器が必須である。*KCNH2*に変異を有するSQT1のある家系では，クラスIC群のflecainide，クラスIII群のsotalol，ibutilideではQT時間は延長しないが，quinidineがQT時間を延長し，プログラム心室刺激によるVF誘発を抑制することが報告されている。

（清水　渉）

● 文献

I．QT延長症候群
1) Antzelevitch C, Shimizu W, Yan GX, et al : The M cell : Its contribution to the ECG and to normal and abnormal function of the heart. J Cardiovasc Electrophysiol 1999 ; 10 : 1124-1152
2) Antzelevitch C, Yan GX, Shimizu W, et al :

Electrical heterogeneity, the ECG, and cardiac arrhythmias. In Zipes DP, Jalife J(eds): Cardiac Electrophysiology : From Cell to Bedside, 3rd ed. Philadelphia, WB Saunders : 1999, p222-238
3) Bezzina C, Veldkamp MW, van Den Berg MP, et al : A single Na(+) channel mutation causing both long-QT and Brugada syndromes. Circ Res 1999 ; 85 : 1206-1213
4) Hashiba K : Hereditary QT prolongation syndrome in Japan : Genetic analysis and pathological findings of the conduction system. Jpn Circ J 1978 ; 42 : 1133-1150
5) Moss AJ, Schwartz PJ, Crampton RS, et al : Heritable malignant arrhythmias : The long QT syndrome : A prospective international study. Circulation 1985 ; 71 : 17-20
6) Moss AJ, Zareba W, Benhorin J, et al : ECG T-wave patterns in genetically distinct forms of the hereditary long QT syndrome. Circulation 1995 ; 92 : 2929-2934
7) Moss AJ, Zareba W, Hall WJ, et al : Effectiveness and limitations of beta-blocker therapy in congenital long-QT syndrome. Circulation 2000 ; 101 : 616-623
8) Noda T, Takaki H, Kurita T, et al : Gene-specific response of dynamic ventricular repolarization to sympathetic stimulation in LQT1, LQT2 and LQT3 forms of congenital long QT syndrome. Eur Heart J 2002 ; 23 : 975-983
9) Priori SG, Schwartz PJ, Napolitano C, et al : A recessive variant of the Romano-Ward long-QT syndrome? Circulation 1998 ; 97 : 2420-2425
10) Priori SG, Napolitano C, Schwartz PJ, et al : The elusive link between LQT3 and Brugada syndrome : The role of flecainide challenge. Circulation 2000 ; 102 : 945-947
11) Priori SG, Schwartz PJ, Napolitano C, et al : Risk stratification in the long-QT syndrome. N Engl J Med 2003 ; 348 : 1866-1874
12) Schwartz PJ, Periti M, Malliani A : The long QT syndrome. Am Heart J 1975 ; 89 : 378-390
13) Schwartz PJ, Moss AJ, Vincent GM, et al : Diagnostic criteria for the long QT syndrome : An update. Circulation 1993 ; 88 : 782-784
14) Schwartz PJ, Priori SG, Locati EH, et al : Long QT syndrome patients with mutations of the SCN5A and HERG genes have differential responses to Na$^+$ channel blockade and to increases in heart rate : Implications for gene-specific therapy. Circulation 1995 ; 92 : 3381-3386
15) Schwartz PJ, Priori SG, Napolitano C : The long QT syndrome. In Zipes DP, Jalife J(eds): Cardiac Electrophysiology : From Cell to Bedside, 3rd ed. Philadelphia, WB Saunders, 1999, p597-615
16) Schwartz PJ, Priori SG, Dumaine R, et al : A molecular link between the sudden infant death syndrome and the long-QT syndrome. N Engl J Med 2000 ; 343 : 262-267
17) Schwartz PJ, Priori SG, Spazzolini C, et al : Genotype-phenotype correlation in the long-QT syndrome : Gene-specific triggers for life-threatening arrhythmias. Circulation 2001 ; 103 : 89-95
18) Shimizu W, Ohe T, Kurita T, et al : Early afterdepolarizations induced by isoproterenol in patients with congenital long QT syndrome. Circulation 1991 ; 84 : 1915-1923
19) Shimizu W, Ohe T, Kurita T, et al : Epinephrine-induced ventricular premature complexes due to early afterdepolarizations and effects of verapamil and propranolol in a patient with congenital long QT syndrome. J Cardiovasc Electrophysiol 1994 ; 5 : 438-444
20) Shimizu W, Ohe T, Kurita T, et al : Effects of verapamil and propranolol on early afterdepolarizations and ventricular arrhythmias induced by epinephrine in congenital long QT syndrome. J Am Coll Cardiol 1995 ; 26 : 1299-1309
21) Shimizu W, Antzelevitch C : Sodium channel block with mexiletine is effective in reducing dispersion of repolarization and preventing torsade de pointes in LQT2 and LQT3 models of the long-QT syndrome. Circulation 1997 ; 96 : 2038-2047
22) Shimizu W, Antzelevitch C : Cellular basis for the electrocardiographic features of the LQT1 form of the long QT syndrome : Effects of β-adrenergic agonists, antagonists and sodium channel blockers on transmural dispersion of repolarization and torsade de pointes. Circulation 1998 ; 98 : 2314-2322
23) Shimizu W, Kurita T, Matsuo K, et al : Improvement of repolarization abnormalities by a K$^+$ channel opener in the LQT1 form of congenital long QT syndrome. Circulation 1998 ; 97 : 1581-1588
24) Shimizu W, Antzelevitch C : Cellular and ionic basis for T wave alternans under long QT conditions. Circulation 1999 ; 99 : 1499-1507
25) Shimizu W, Antzelevitch C : Differential response to beta-adrenergic agonists and antagonists in LQT1, LQT2 and LQT3 models of the long QT syndrome. J Am Coll Cardiol 2000 ; 35 : 778-786
26) Shimizu W, Antzelevitch C : Differential effects of a K$^+$ channel opener to reduce transmural dispersion of repolarization and prevent torsade de pointes in LQT1, LQT2 and LQT3 models of the long QT syndrome. Circulation 2000 ; 102 : 706-712
27) Shimizu W, Noda T, Takaki H, et al : Epinephrine unmasks latent mutation carriers with LQT1 form of congenital long QT syndrome. J Am Coll Cardiol 2003 ; 41 : 633-642
28) Shimizu W : The long QT syndrome : Therapeutic implications of a genetic diagnosis. Cardiovasc Res 2005 ; 67 : 347-356
29) Vincent GM, Timothy KW, Leppert M, et al : The spectrum of symptoms and QT intervals in carriers of the gene for the long-QT syndrome. N Engl J

Med 1992 ; 327 : 846-852
30) Wilde AAM, Jongbloed RJE, Doevendans PA, et al : Auditory stimuli as a trigger for arrhythmic events differentiate HERG-related(LQT2) patients from KVLQT1-related patients(LQT1). J Am Coll Cardiol 1999 ; 33 : 327-332
31) Yang P, Kanki H, Drolet B, et al : Allelic variants in long QT disease genes in patients with drug-induced torsades de pointes. Circulation 2002 ; 105 ; 1943-1948
32) Zareba W, Moss AJ, Schwartz PJ, et al : Influence of the genotype on the clinical course of the long-QT syndrome. N Engl J Med 1998 ; 339 : 960-965
33) Zhang L, Timothy KW, Vincent GM, et al : Spectrum of ST-T-wave patterns and repolarization parameters in congenital long-QT syndrome : ECG findings identify genotypes. Circulation 2000 ; 102 : 2849-2855

Ⅱ. Brugada症候群

34) Alings M, Wilde A : "Brugada" syndrome : Clinical data and suggested pathophysiological mechanism. Circulation 1999 ; 99 : 666-667
35) Aiba T, Shimizu W, Hidaka I, et al : Cellular basis for trigger and maintenance of ventricular fibrillation in the Brugada syndrome model : High resolution optical mapping study. J Am Coll Cardiol 2006 ; 47 : 2074-2085
36) Antzelevitch C, Brugada P, Borggrefe M, et al : Brugada Syndrome. Report of the Second Consensus Conference. Endorsed by the Heart Rhythm Society and the European Heart Rhythm Association. Circulation 2005 ; 111 : 659-670
37) Antzelevitch C, Brugada P, Brugada J, et al : The Brugada Syndrome ; In Camm J(ed): Clinical Approaches to Tachyarrhythmias. Armonk, Futura Publishing, 1999, p1-99
38) Atarashi H, Ogawa S, Harumi K, et al : Three-year follow-up of patients with right bundle branch block and ST segment elevation in the right precordial leads : Japanese registry of Brugada syndrome, idiopathic ventricular fibrillation investigators. J Am Coll Cardiol 2001 ; 37 : 1916-1920
39) Bezzina CR, Shimizu W, Yang P, et al : A common sodium channel promoter haplotype in Asian subjects underlies variability in cardiac conduction. Circulation 2006 ; 113 : 338-344
40) Brugada P, Brugada J : Right bundle branch block, persistent ST segment elevation and sudden cardiac death : A distinct clinical and electrocardiographic syndrome : a multicenter report. J Am Coll Cardiol 1992 ; 20 : 1391-1396
41) Brugada J, Brugada R, Brugada P : Right bundle-branch block and ST-segment elevation in leads V1 through V3. A marker for sudden death in patients without demonstrable structural heart disease. Circulation 1998 ; 97 : 457-460
42) Brugada R, Brugada J, Antzelevitch C, et al : Sodium channel blockers identify risk for sudden death in patients with ST-segment elevation and right bundle branch block but structurally normal hearts. Circulation 2000 ; 101 : 510-515
43) Brugada J, Brugada R, Antzelevitch C, et al : Long-term follow-up of individuals with the electrocardiographic pattern of right bundle-branch block and ST-segment elevation in precordial leads V1 to V3. Circulation 2002 ; 105 : 73-78
44) Brugada J, Brugada R, Brugada P : Determinants of sudden cardiac death in individuals with the electrocardiographic pattern of Brugada syndrome and no previous cardiac arrest. Circulation 2003 : 108 : 3092-3096
45) Chen Q, Kirsch GE, Zhang D, et al : Genetic basis and molecular mechanisms for idiopathic ventricular fibrillation. Nature 1997 ; 392 : 293-296
46) Dumaine R, Towbin JA, Brugada P, et al : Ionic mechanisms responsible for the electrocardiographic phenotype of the Brugada syndrome are temperature dependent. Circ Res 1999 ; 85 : 803-809
47) Fujiki A, Usui M, Nagasawa H, et al : ST segment elevation in the right precordial leads induced with class IC antiarrhythmic drugs : Insights into the mechanism of Brugada syndrome. J Cardiovasc Electrophysiol 1999 ; 10 : 214-218
48) Gussak I, Antzelevitch C, Bjerregaard P, et al : The Brugada syndrome : Clinical, electrophysiological and genetic aspects. J Am Coll Cardiol 1999 ; 33 : 5-15
49) Kakishita M, Kurita T, Matsuo K, et al : Mode of onset of ventricular fibrillation in patients with Brugada syndrome detected by implantable cardioverter defibrillator therapy. J Am Coll Cardiol 2000 ; 36 : 1646-1653
50) Kanda M, Shimizu W, Matsuo K, et al : Electrophysiologic characteristics and implications of induced ventricular fibrillation in symptomatic patients with Brugada syndrome. J Am Coll Cardiol 2002 ; 39 : 1799-1805
51) Kasanuki H, Ohnishi S, Ohtuka M, et al : Idiopathic ventricular fibrillation induced with vagal activity in patients without obvious heart disease. Circulation 1997 ; 95 : 2277-2285
52) Krishnan SC, Antzelevitch C : Flecainide-induced arrhythmia in canine ventricular epicardium : Phase 2 reentry? Circulation 1993 ; 87 : 562-572
53) Kurita T, Shimizu W, Inagaki M, et al : The electrophysiologic mechanism of ST segment elevation in the Brugada syndrome. J Am Coll Cardiol 2002 ; 40 : 330-334
54) Litovsky SH, Antzelevitch C : Transient outward current prominent in canine ventricular epicardium but not endocardium. Circ Res 1988 ; 62 : 116-126
55) Matsuo K, Shimizu W, Kurita T, et al : Increased dispersion of repolarization time determined by monophasic action potentials in two patients with

familial idiopathic ventricular fibrillation. J Cardiovasc Electrophysiol 1998 ; 9 : 74-83
56) Matsuo K, Shimizu W, Kurita T, et al : Dynamic changes of 12-lead electrocardiograms in a patient with Brugada syndrome. J Cardiovasc Electrophysiol 1998 ; 9 : 508-512
57) Matsuo K, Kurita T, Inagaki M, et al : The circadian pattern of the development of ventricular fibrillation in patients with Brugada syndrome. Eur Heart J 1999 ; 20 : 465-470
58) Matsuo K, Akahoshi M, Nakashima E, et al : The prevalence, incidence and prognostic value of the Brugada-type electrocardiogram : A population-based study of four decades. J Am Coll Cardiol 2001 ; 38 : 765-770
59) Miyasaka Y, Tsuji H, Yamada K, et al : Prevalence and mortality of the Brugada-type electrocardiogram in one city in Japan. J Am Coll Cardiol 2001 ; 38 : 771-774
60) Miyazaki T, Mitamura H, Miyoshi S, et al : Autonomic and antiarrhythmic drug modulation of ST segment elevation in patients with Brugada syndrome. J Am Coll Cardiol 1996 ; 27 : 1061-1070
61) Nademanee K : Sudden unexplained death syndrome in southeast Asia Am J Cardiol 1997 ; 79 (6A): 10-11
62) Nademanee K, Veerakul G, Nimmannit S, et al : Arrhythmogenic marker for the sudden unexplained death syndrome in Thai men. Circulation 1997 ; 96 : 2595-2600
63) Priori SG, Napolitano C, Gasparini M, et al : Natural history of Brugada syndrome : Insights for risk stratification and management. Circulation 2002 ; 105 : 1342-1347
64) 清水　渉, Yan GX, 鎌倉史郎, 他：Brugada症候群の臨床的特徴と細胞学的成因. 心臓 2000 ; 32 : 391-403
65) Shimizu W, Matsuo K, Takagi M, et al : Body surface distribution and response to drugs of ST segment elevation in the Brugada syndrome : Clinical implication of 87-lead body surface potential mapping and its application to 12-lead electrocardiograms. J Cardiovasc Electrophysiol 2000 ; 11 : 396-404
66) Shimizu W, Antzelevitch C, Suyama K, et al : Effect of sodium channel blockers on ST segment, QRS duration, and corrected QT interval in patients with Brugada syndrome. J Cardiovasc Electrophysiol 2000 ; 11 : 1320-1329
67) Shimizu W, Kamakura S : Catecholamines in children with congenital long QT syndrome and Brugada syndrome. J Electrocardiol 2001 ; 34 : 173-175
68) Shimizu W : Acquired Forms of Brugada Syndrome (Antzelevitch C review). In The Brugada Syndrome : From Bench to Bedside, Chapter 14, Blackwell Futura, UK, p166-177, 2004
69) Shimizu W, Aiba T, Kamakura S : Mechanisms of disease : Current understanding and future challenges in Brugada syndrome. Nat Clin Pract Cardiovasc Med 2005 ; 2 : 408-414
70) Smits JP, Eckardt L, Probst V, et al : Genotype-phenotype relationship in Brugada syndrome : Electrocardiographic features differentiate SCN5A-related patients from non-SCN5A-related patients. J Am Coll Cardiol 2002 ; 40 : 350-356
71) Vatta M, Dumaine R, Varghese G, et al : Genetic and biophysical basis of sudden unexplained nocturnal death syndrome (SUNDS), a disease allelic to Brugada syndrome. Hum Mol Genet 2002 ; 11 : 337-345
72) Wilde AA, Antzelevitch C, Borggrefe M, et al : Study Group on the Molecular Basis of Arrhythmias of the European Society of Cardiology : Proposed diagnostic criteria for the Brugada syndrome : consensus report. Circulation 2002 ; 106 : 2514-2519
73) Yan GX, Antzelevitch C : Cellular basis for the electrocardiographic J wave. Circulation 1996 ; 93 : 372-379
74) Yan GX, Antzelevitch C : Cellular basis for the Brugada syndrome and other mechanisms of arrhythmogenesis associated with ST segment elevation. Circulation 1999 ; 100 : 1660-1666

Ⅲ. QT短縮症候群

75) Bellocq C, van Ginneken AC, Bezzina CR, et al : Mutation in the KCNQ1 gene leading to the short QT-interval syndrome. Circulation 2004 ; 109 : 2394-2397
76) Borggrefe M, Wolpert C, Antzelevitch C, et al : Short QT syndrome. Genotype-phenotype correlations. J Electrocardiol 2005 ; 38(4 Suppl): 75-80
77) Brugada R, Hong K, Dumaine R, et al : Sudden death associated with short-QT syndrome linked to mutations in HERG. Circulation 2004 ; 109 : 30-35
78) Extramiana F, Antzelevitch C: Amplified transmural dispersion of repolarization as the basis for arrhythmogenesis in a canine ventricular-wedge model of short-QT syndrome. Circulation 2004 ; 110 : 3661-3666
79) Gaita F, Giustetto C, Bianchi F, et al : Short QT syndrome : pharmacological treatment. J Am Coll Cardiol 2004 ; 43 : 1494-1499
80) Priori SG, Pandit SV, Rivolta I, et al : A novel form of short QT syndrome(SQT3) is caused by a mutation in the KCNJ2 gene. Circ Res 2005 ; 96 : 800-807
81) Wolpert C, Schimpf R, Giustetto C, et al : Further insights into the effect of quinidine in short QT syndrome caused by a mutation in HERG. J Cardiovasc Electrophysiol 2005 ; 16 : 54-58

14章 抗不整脈薬の薬効評価

1 はじめに

　抗不整脈薬は心筋に対する強力な電気生理学的作用を有する反面，陰性変力作用や催不整脈作用など留意すべき重要な副作用を示す可能性があり，その使用にあたっては明確な治療根拠と目標を設定する必要がある。頻発する非持続性心室頻拍などのように臨床的に出現頻度の高い不整脈を治療する場合，モニター心電図やHolter心電図上に記録される不整脈自体を指標として薬剤を選択していくことができるが，数週間や数か月に一度程度の発作頻度しか示さない不整脈においては，このような判定法は実際的に応用できない。臨床電気生理検査（EPS）による薬効判定法は，プログラム刺激や薬剤負荷によって臨床的不整脈を再現し，その誘発阻止作用をもって有効薬剤を選択していく方法であり，一般にEPSガイド治療と総称される[1~5]。EPSガイド治療は，突発的に出現する臨床的に発作頻度の低い不整脈，特にその発作が重篤な症状を呈する可能性のある心室頻拍などにおいて有用である。その信頼性は不整脈の種類，基礎心疾患，判定に用いる検査プロトコールなどによって大きく影響を受け[1~9]，実際の薬効判定においてはEPSガイド治療の限界を熟知しておく必要がある。

　近年，カテーテル焼灼術や植込み型除細動器などの非薬物治療の臨床応用に伴い，不整脈治療における抗不整脈薬の役割は従来に比して多様化してきた[5~7]。例えば致死的な持続性心室頻拍症例の場合，薬剤治療の目標は発作の完全抑制とすべきであるが，これが達成できない場合でも，カテーテル焼灼術による不整脈基盤の修飾と併せて臨床的に薬剤が有効となる場合や，植込み型除細動器との併用において発作頻度を低下させることで除細動器の作動回数を減少させるなど，異なった治療目標が設定し得るようになった[4~7]。さらに，植込み型除細動器に関する大規模試験で，少なくとも致死的心室性不整脈症例の生命予後改善については，薬物治療よりも植込み型除細動器が優れていることが示されたこと（AVID研究）に鑑み，臨床的にはまず植込み型除細動器を適用し，EPSガイド治療を含む予防治療はその補助的役割として考える立場もあり，臨床的選択肢は多様化している。

　本章では，臨床的に致死的な発作を呈し得る持続性心室頻拍を中心に，EPSガイド治療の有用性と限界，電気生理検査における薬効判定の実際について述べる。また現在わが国で使用可能な主な抗不整脈薬の電気生理学的特性と，臨床使用にあたっての有用性についても概説する。

2 臨床電気生理検査による薬効判定の有用性と限界

1）薬効判定における電気生理検査の必要性

a. 稀発性不整脈における発作の再現

　臨床的に発生頻度の高い不整脈では，不整脈の発生自体が薬効判定の指標となり得るが，稀発性の不整脈ではもともとの発作頻度が低いため，モニター心電図などによる薬効判定は困難である

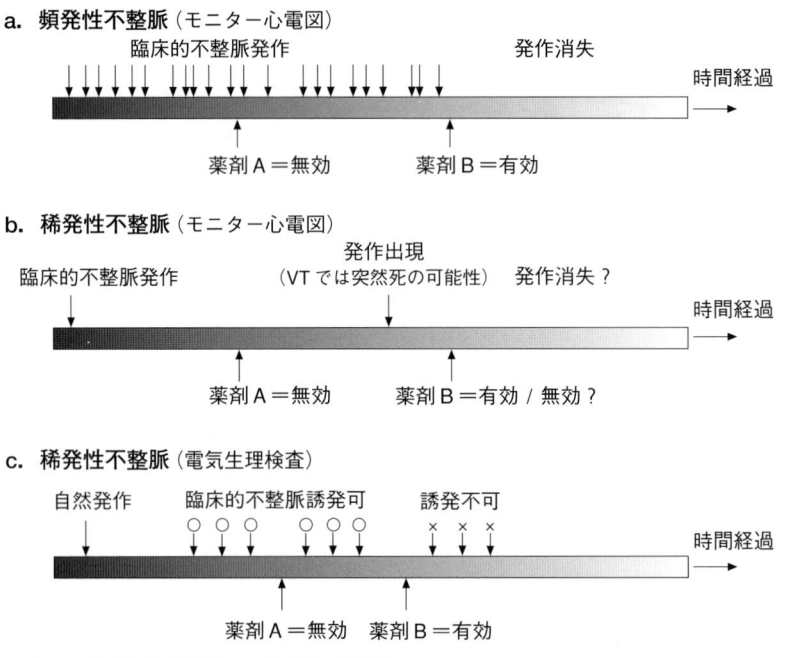

図1 頻脈性不整脈における治療選択
臨床的に発生頻度の高い不整脈においては，不整脈の自然発生自体が薬効判定の指標となるが(a)，稀発性の不整脈においては発作頻度が低いため同様な判定法の信頼性は低い(b)。EPSガイド治療では臨床的不整脈を誘発・再現することにより，積極的な薬効判定が可能となる(c)。
VT：心室頻拍

(図1)[1~6]。さらに心室頻拍のような致死的な不整脈発作の場合，不整脈再発が突然死の原因となる場合もあり，外来での経験的な薬剤選択は危険を伴う。電気生理検査では，プログラム刺激や薬剤負荷により臨床的不整脈を再現し，その誘発が阻止されることを指標として予防薬剤を選択するため，将来の再発阻止を含む積極的な薬剤選択が可能となる(図2)[1~19]。

b. 不整脈の機序の診断と薬剤選択

不整脈はその発生機序によって薬剤への反応が異なるため，電気生理検査における頻拍機序の解明は薬剤選択の上でも重要である(図3)[1~5]。自動能亢進は心筋の傷害に伴って拡張期の自動的脱分極が亢進して自発的興奮を発生するもので，交感神経緊張により増悪するためisoproterenol負荷によって誘発されることが多く，一般にβ遮断薬による交感神経刺激抑制が有効である[1~4]。撃発活動は再分極過程(活動電位3相)に異常波(後脱分極)を生じ，これが閾値に到達した際に不整脈を発生するもので，QT延長症候群などに特徴的である。撃発活動は，徐脈，交感神経緊張，心筋活動電位を延長する電解質異常や薬剤によって増悪するため，背景にある異常を補正することに加え，薬剤としてはβ遮断薬や心筋活動電位を短縮するIb群薬(mexiletineなど)が有効である[1~4,20]。リエントリーは傷害心筋部位で極端な伝導遅延が生じた結果，不応期を脱した健常部へ遅延した興奮伝導が再進入して発生するもので，臨床的頻拍の多くはこのリエントリーを機序としている。リエントリーでは，回路を構成する心筋部位を同定することが薬剤選択に重要である。すなわちリエントリー回路に房室結節を含むか否かを鑑別することで房室結節伝導を抑制する薬剤(Ⅱ群ないしⅣ群薬)の有用性が推定できる[1,4]。

c. 抗不整脈薬の特殊性と催不整脈作用予測

抗不整脈薬の薬理作用は，心筋細胞の電気的活動性あるいは細胞間の電気的連結を修飾することにより発現し，結果的に心筋の不応期や伝導速度の変化が生ずる[21,22]。リエントリー性の不整脈の場合，抗不整脈薬が不整脈抑制的に作用するの

2. 臨床電気生理検査による薬効判定の有用性と限界

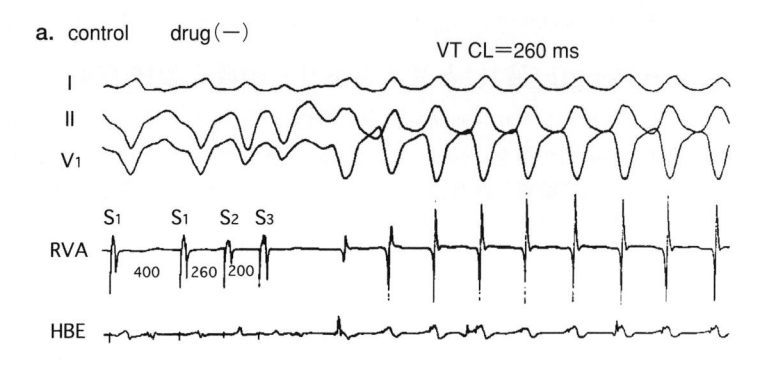

図2　心室頻拍（VT）症例における薬効判定

a：治療前，右室心尖部（RVA）からの2発早期刺激で，頻拍周期長（CL）260 msの単形性VTが誘発された．b：同一症例でprocainamide 1,500 mg/日を内服中に誘発試験を施行したところ，右室流出路（RVOT）刺激を含む全刺激プロトコールでVTは誘発されなくなり，procainamide内服はVT予防に有効と判定された．

HBE：His束電位記録部

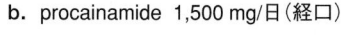

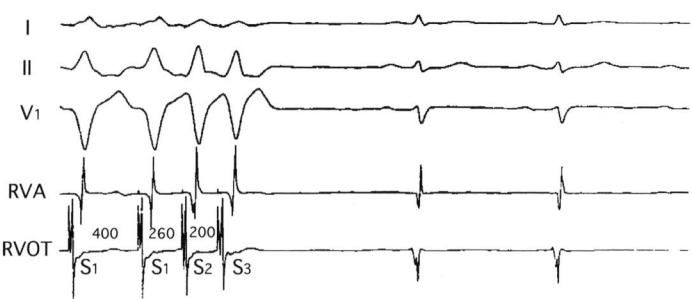

は，このような電気生理学的特性の変化がリエントリーの成立条件を崩す結果によるものであり[23,24]，抗不整脈薬が無条件に好ましい作用を有しているというわけではない．不整脈基盤の電気生理学的特性の条件によっては，抗不整脈薬による不応期や伝導速度の修飾が，逆にリエントリーを安定化させたり，それまで不成立であった新たなリエントリーを成立させる可能性があり，これが抗不整脈薬の催不整脈作用の機序となる[23〜26]．

一方，心筋の活動電位持続時間を延長する薬剤は，活動電位第3相に異常電位（後脱分極，図3）を発生して撃発活動を契機とした多形性心室頻拍（torsade de pointes）を生ずる場合があり，これも同様に催不整脈作用の機序として重要である[25〜28]．催不整脈作用が何らかの原因による薬剤血中濃度の上昇に基づく場合は，あらかじめ薬剤投与量を調節するか，定期的な心電図QT間隔のチェックにより回避できる可能性があるが，正常濃度で出現してくる場合はその発生予測は一般に困難である[25〜28]．電気生理検査では特定の薬剤を投与した上で心室頻拍誘発試験を施行することで，薬効判定とともに催不整脈作用を否定する

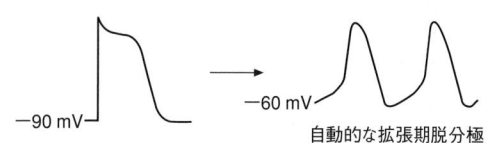

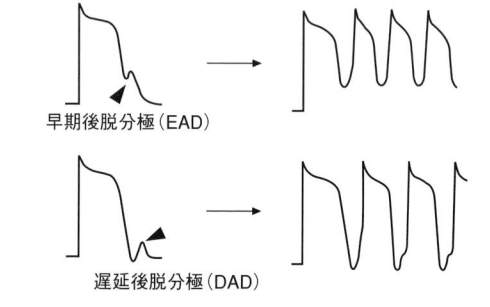

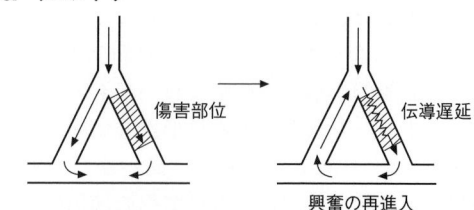

図3　頻脈性不整脈の発生機序

a．自動能亢進
自動的な拡張期脱分極

b．撃発活動
早期後脱分極（EAD）
遅延後脱分極（DAD）

c．リエントリー
傷害部位　伝導遅延　興奮の再進入

> **Side Memo**
>
> ## wavelength(波長)とリエントリーの成立条件(図4)
>
> 均一なリエントリー回路を想定した場合,伝導速度と不応期の積をwavelength(波長)と呼ぶ[23]。波長は特定の瞬間に興奮状態にある回路の長さを示しており,リエントリーが維持されるためには回路長が波長以上である必要がある。抗不整脈薬は心筋の伝導速度と不応期を修飾して波長を変化させ,波長が回路長を越えた場合理論上頻拍は停止する。逆に不応期を変えず伝導速度のみ低下させる薬剤は波長を短縮させ,リエントリーを安定化する。

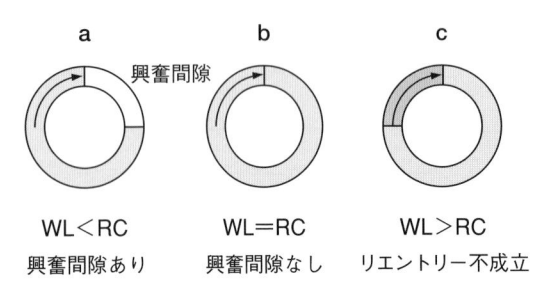

```
       a              b              c
   興奮間隙
   WL<RC          WL=RC          WL>RC
  興奮間隙あり     興奮間隙なし    リエントリー不成立
```

wavelength(WL)＝興奮伝導速度(CV)×不応期(RP)
興奮間隙(EG)＝リエントリー回路長(RC)― wavelength(WL)

図4 wavelength(WL:波長)説

ことができる。

2) EPSガイド治療の対象

a. 頻拍誘発の再現性

EPSガイド治療では「誘発阻止効果」をもって薬剤の有効性を判定するため,無投薬状態での頻拍誘発の再現性が重要である。一般にリエントリー性の不整脈はプログラム刺激による誘発の再現性が高いが,自動能亢進や撃発活動を機序とする頻拍においては,isoproterenolなどの薬剤負荷で頻拍が誘発される場合があるものの,再現性が低い。

リエントリー性頻拍であっても,心房細動や多形性心室頻拍のようにリエントリー回路が不安定であったり,解剖学的障壁に加えてさまざまな程度の機能的障壁が発生することによってリエントリー回路が修飾される頻拍の場合には,誘発の再現性は低くなりEPSガイド治療時には注意を要する。致死的心室性不整脈においても,安定したリエントリーを基盤とする単形性心室頻拍におけるEPSガイド治療の信頼性は高いが,多形性心室頻拍では誘発再現性を含めてその適用に限界を有する場合が少なくない。

b. 高周波焼灼におけるEPSガイド治療

房室リエントリー性頻拍における副伝導路やI型心房粗動における解剖学的峡部(下大静脈と三尖弁輪間の右心房)のように,頻拍維持に必須の部位が特定できる場合は,薬剤投与よりもその必須部位に対する高周波焼灼が優先されることがある。その効果判定は「誘発阻止効果」ではなく,必須伝導路の伝導途絶を確認することで直接判定できる[1～9]。房室結節リエントリー性頻拍における遅伝導路もこれに準ずるが,遅伝導路を完全に離断できない場合も多く,頻拍誘発阻止効果で有効性を判定する。頻拍に関与する組織を洞調律中に同定することは一般に困難であるが,器質的心疾患を背景とする心室頻拍においては,低電位・高閾値部位を解剖学的障壁として同定することで,リエントリーに関与しうる部位を推定する方法も提唱されている。

しかし洞調律中に解剖学的障壁と遅延伝導路が同定されても,それが頻拍に直接関与しない場合(bystander)もあり,さらに頻拍中は機能的な障壁によって遅延伝導路が修飾されることもあるため,心室頻拍中の心室各部の刺激に対する反応から回路を同定していく必要がある。また特定の伝導路を離断しても,興奮伝導が別経路へ移動して回路が形成される続ける場合もあるため,最終的な効果判定には電気生理検査における誘発確認が必須である[1～9]。

3) 頻拍誘発の再現性に影響する因子

頻拍は,①不整脈基盤(リエントリーの場),②誘発因子(期外収縮など),③修飾因子(神経体液因子)の相互関係によって成立する[1,2]。したがって心筋組織自体やその環境が変化する場合,特定の刺激(誘発因子)が必ず頻拍を引き起こすわけで

はなく，電気生理検査における頻拍誘発の再現性が問題となる．臨床的な頻拍を再現する場合，頻拍の発生した生体内環境を含めて再現する必要があり，また予防治療を評価する際は，将来的に維持されると考えられる生体内環境を達成した上で評価を行う必要がある．

a．誘発モード

電気生理検査における基本的な刺激法として期外刺激法と頻回刺激法がある[2]．頻拍誘発の感度と特異度を高めるために特定の誘発プロトコールが用いられるが，必ずしも確立された方法がある

わけではない（12章参照）．心室頻拍誘発においては期外刺激の連発数が増加するにつれて頻拍誘発率（感度）が高くなるが，その反面，非臨床的な非特異的不整脈を誘発する確率が高くなり特異度が低下する（図5a）．両者を考慮した場合，2～3発の期外刺激を用いた誘発プロトコールが最も優れているといえる[1〜5]．虚血性心疾患を基礎とした心室頻拍では，右室内の3発期外刺激および頻回刺激で92％の症例で頻拍誘発が可能であり，4発期外刺激や左室刺激により誘発率はさらに上昇するものの上昇度は少ない（図5b）[2,4]．

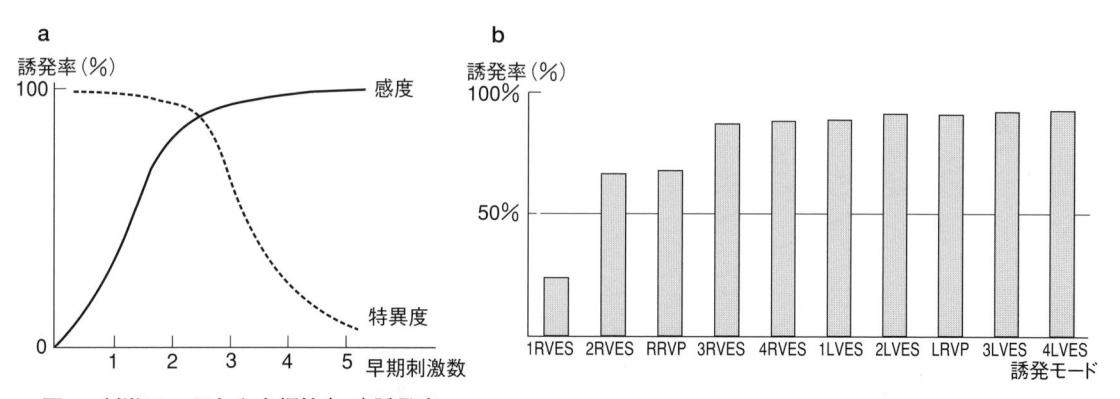

図5　刺激モードと心室頻拍（VT）誘発率
a：期外刺激数が増加すると誘発率（感度）が上昇するが，一方で非特異的頻拍を誘発する確率も上昇し特異度が低下する．両者を考慮すると2～3発期外刺激が最も優れている．
b：虚血性心疾患を基礎とするVTの場合，右室内の3発期外刺激で92％のVTが再現される．4発期外刺激や左室刺激はさらに誘発率を増加させるが，その増加度は少ない．
VES：心室期外刺激，RVP：頻回心室刺激，R&L：右室および左室，数字は期外刺激数

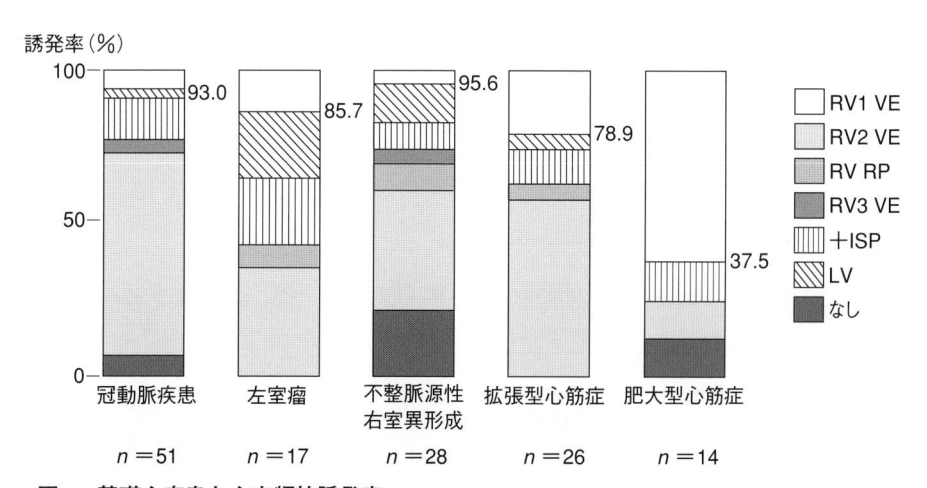

図6　基礎心疾患と心室頻拍誘発率
冠動脈疾患，左室瘤，不整脈源性右室異形成において誘発率（図中数字）が高いが，拡張型心筋症，肥大型心筋症では誘発率が低い．凡例は刺激モードを示す．
RV：右室，LV：左室，VE：心室期外刺激，RP：頻回刺激，＋ISP：isoproterenol負荷

b. 基礎心疾患

欧米の報告における心室頻拍の基礎心疾患の多くは虚血性心疾患であるが，わが国における心室頻拍症例の基礎心疾患として虚血性心疾患が占める割合は2～4割にすぎない．図6に筆者のまとめた心室頻拍症例における基礎疾患と心室頻拍誘発率を示した[5,6,29]．冠動脈疾患，左室瘤，不整脈源性右室異形成において誘発率が高いが，拡張型心筋症ではやや低下し，肥大型心筋症では誘発率が低い．特に冠動脈疾患と不整脈源性右室異形成では右室内の誘発モードで85～90％の誘発率を達成している．一方，肥大型心筋症では臨床的不整脈の再現性が限定されており，3発以上の期外刺激を用いた場合は，誘発率の上昇よりも非特異的な心室頻拍ないし心室細動の誘発率が上昇する[1,2,30]．

c. 不整脈の発生機序

プログラム刺激による頻拍誘発の再現性と特異性はリエントリーにおいて最も高く，撃発活動では誘発される場合があるものの再現性に乏しい[2]．また自動能亢進はプログラム刺激によって誘発されることはまれであり，isoproterenol負荷などの交感神経刺激で誘発されやすい．リエントリーの中でも回路の安定した単形性心室頻拍の場合，誘発率，特異性ともに高いが，多形性心室頻拍の場合は誘発率が低く再現性に乏しくなる．

4）EPSガイド治療の臨床的有用性

a. EPSガイド治療の意義

器質的心疾患を有する心事故既往例（心室頻拍・細動）において，電気生理検査の結果に基づいた治療，すなわちEPSガイド治療が予後を改善するといういくつかの報告がある（図7）．Wilberらによれば[31]，162例の虚血性心疾患の心停止・心肺蘇生既往例に対してEPSガイド治療を行った際，頻拍誘発予防効果のある薬剤が見い出せなかった症例に対して有効薬剤が判定できた症例は有意に心停止再発が少なかった（図8）．電気生理検査で心室頻拍が誘発・再現されない症例

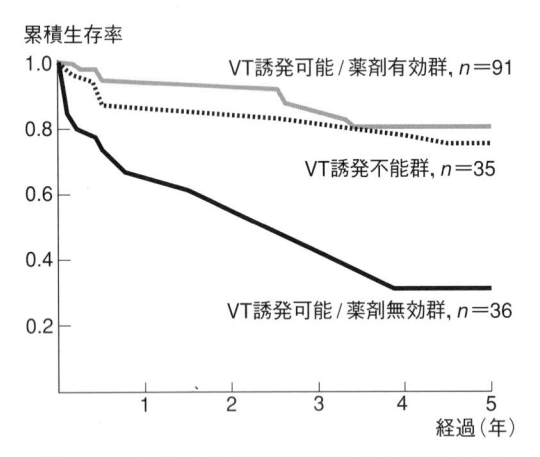

図7 EPSガイド下薬剤治療と生命予後〔文献31）より引用〕
虚血性心疾患を基礎疾患とする心停止既往例において，EPS上有効薬剤が判定できた症例は，心室頻拍（VT）が誘発できてかつ有効薬剤の見い出せなかった症例に比して有意に心事故再発が少なかった．VTが誘発されなかった症例は有効薬剤が判定できた症例と有意差がなかった．

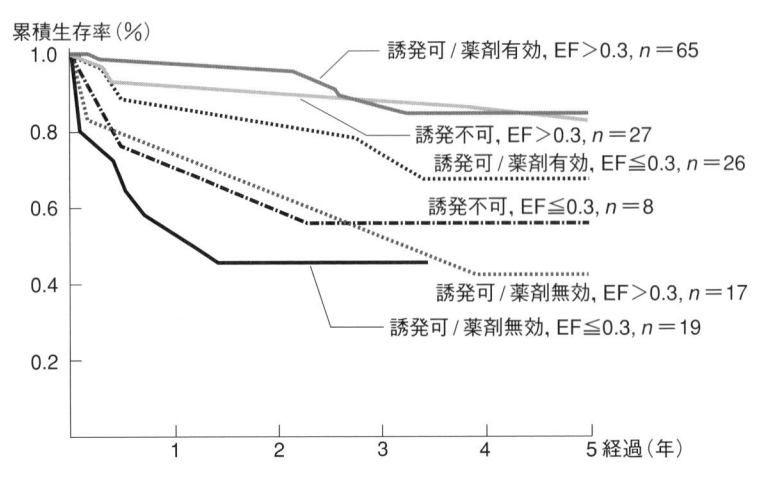

図8 左心機能別に検討したEPSガイド治療と生命予後〔文献31）より引用〕
左室駆出分画（EF）30％を境界とした左心機能別にEPSガイド治療の効果を検討した場合，薬剤無効例では心機能にかかわらず予後は不良であった．誘発不可の症例の場合，EF＞30％の症例の予後は良好であったが，EF≦30％の症例の予後は不良であった．

ではEPSガイド治療を適用することができないが，Wilberらの報告ではその予後は比較的良好であり，有効治療群との差を認めなかった。他の報告では有効群と無効群の中間的な予後を示している場合が多い[32〜40]。Wilberらはさらに左心機能と予後との関連も検討しており，薬剤無効群は心機能にかかわらず予後が不良であること，非誘発群でも心機能低下例は予後が不良であることを示した(図8)[31]。

EPSガイド治療の予後改善効果に関する諸家の報告を図9にまとめた[3, 31〜41]。これは各報告におけるEPSガイド治療の薬剤有効群と無効群の差をプロットしたもので，正数値が大であるほど予後改善効果が高いことを示している。1年の経過観察で20〜30％の予後改善効果を認めたとする報告がある一方，ESVEM研究[37〜39]やFogorosら[36]の報告では明らかな差を認めていない。ESVEM研究やFogorosらが総死亡を指標とした検討をしているのに対し，他は心事故ないし心臓死を対象としていることから，EPSガイド治療は不整脈再発に関する予後を改善しても，総死亡自体にはあまり貢献しないという可能性がある。

b. Holter心電図との比較

電気生理検査は臨床的不整脈を誘発・再現して治療とその判定を行う積極的な方法であるが，観血的手技としてのリスクが存在し，また施行件数自体にも限界がある。これに対しHolter心電図は非侵襲的で繰り返し施行可能であるという利点を持つが，不整脈誘発という手技を取れないために不整脈の自然発生を評価するしかなく，稀発性の不整脈の評価には限界がある。

ESVEM研究[37〜39]では心室頻拍・細動症例の不整脈誘発因子としての心室性期外収縮(VPC)に着目し，Holter心電図上の心室性期外収縮抑制効果から薬剤を選択して，EPSガイド治療と予後を比較した。対象は心室頻拍・細動既往，心肺蘇生既往または失神既往のある486例で，①電気生理検査で頻拍が誘発可能，②48時間で480発以上の心室性期外収縮を認めることをリエントリー条件とした。EPS群は薬剤による頻拍誘発阻止効果を有効判定の基準とし，Holter群は薬剤投与による心室性期外収縮の抑制を有効判定の指標とした(①単発性心室性期外収縮の70％減少，②2連発の80％減少，③3〜14連発の90％減少，④15連発以上の100％消失)。有効薬剤が選択可能であった症例は，EPS群で108例(45％)であったのに対し，Holter群では188例(77％)と高率であった($p < 0.001$)。薬剤別ではd, l-sotalolの有効判定率が他薬剤に比して高かった[39]。

4〜6年の経過観察の結果，両群間で心室頻拍の再発率に差を認めなかったことから(図10)，ESVEM研究ではHolter心電図のほうが電気生理検査よりも臨床的に有用であると結論している。しかし，ESVEM研究におけるEPSガイド治療時の頻拍誘発プロトコールは，他の研究に比して簡略されたものが使用されているため，結果的に薬

図9 EPSガイド治療と予後〔文献31〜41)より改変して引用〕
諸家の報告における，薬剤有効例と無効例の予後の差をプロットした。正数値が大きくなるほど，EPSガイド治療が予後を改善したことを示している。心事故(CE)，心停止再発(RCA)および心臓死(CD)を指標とした検討ではおおむねEPSガイド治療が予後を改善することを示しているが，総死亡(TD)を指標とした場合は予後改善効果は必ずしも明らかでない。図中注釈は報告者と報告年を示す。

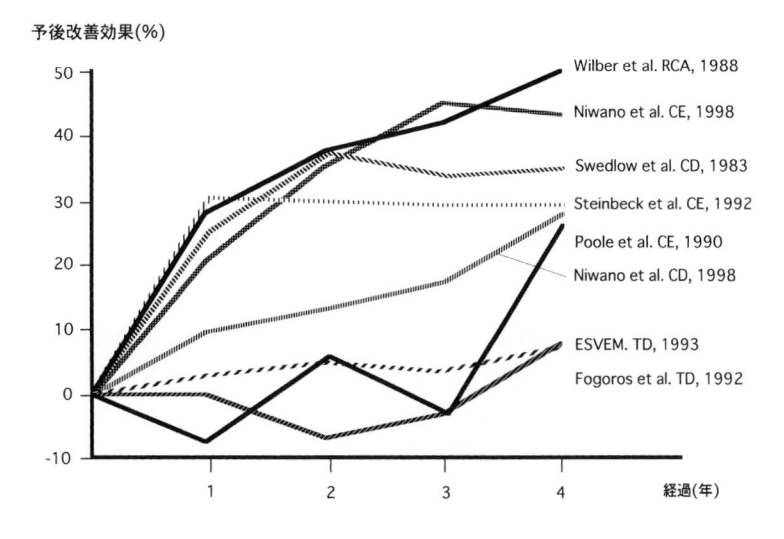

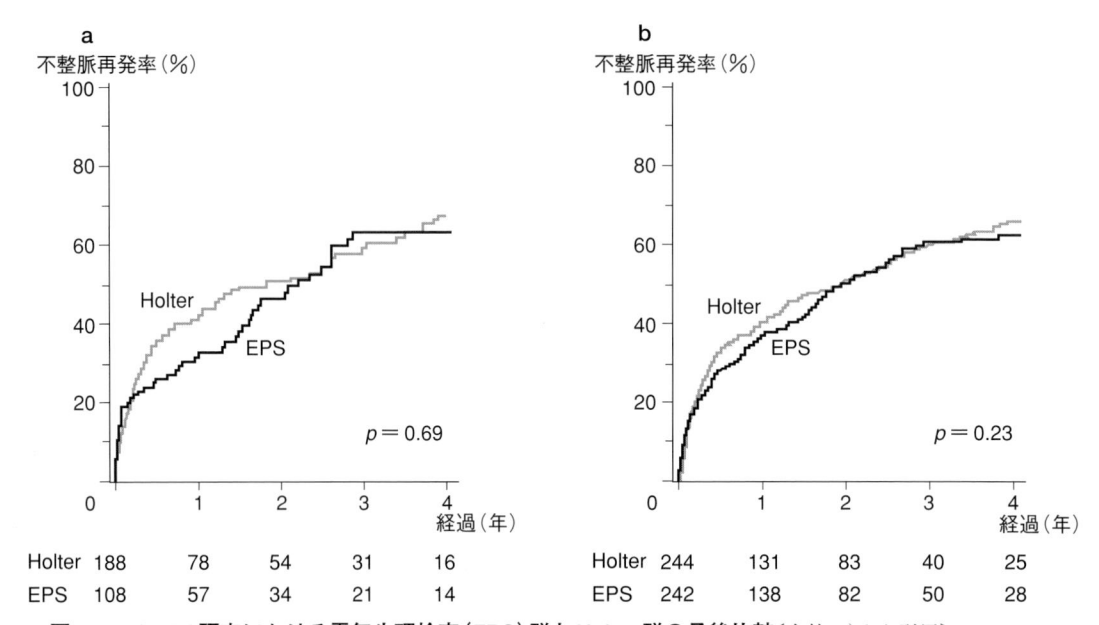

Holter	188	78	54	31	16	Holter	244	131	83	40	25
EPS	108	57	34	21	14	EPS	242	138	82	50	28

図10 ESVEM研究における電気生理検査（EPS）群とHolter群の予後比較〔文献38）から引用〕
EPSおよびHolter心電図によって治療薬剤を選択した2群の累積不整脈再発率を示している（a：有効薬剤の選択できた症例，b：全対象例）。不整脈再発に関しては両群間に有意差は認められなかった。

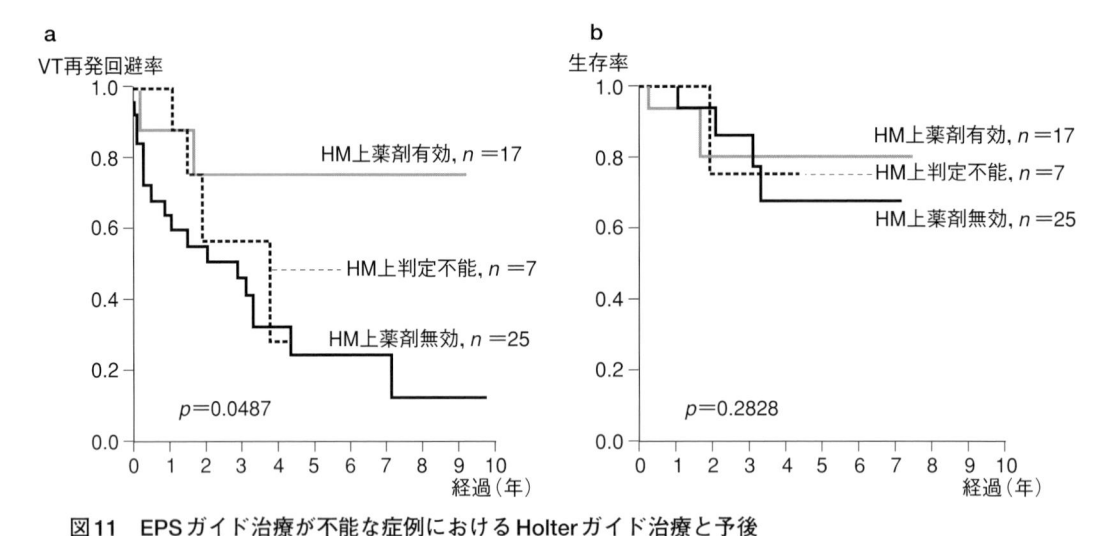

図11 EPSガイド治療が不能な症例におけるHolterガイド治療と予後
a：心室頻拍（VT）再発に関しては，Holter心電図（HM）上，心室期外収縮抑制効果の高い薬剤で経過観察した群の予後が良好であった。b：総死亡については各群で有意差を認めなかったが，同様な傾向は認められた。〔文献40）Niwano S, et al : Jpn Circ J 1998 ; 62 : 347-352 より引用〕

効判定における偽陽性を増加させた可能性も指摘されている。効果判定時の誘発プロトコール強化は有効判定率を低下させるという逆説的な結果をきたし得るが，Bibloらは判定基準を厳しくして再評価した場合には，EPS群の再発がHolter群より有意に少なかったと追加報告している[42]。

また現在までに複数の大規模試験がamiodaroneの心室頻拍・細動症例における予後改善効果を報告しているが[43,44]，ESVEM研究ではamiodaroneをはじめとするいくつかの使用頻度

の高い抗不整脈薬の効果が検討されておらず，臨床応用時には注意を要する．

筆者らの検討では，EPSガイド治療にESVEM同様のHolter診断基準を加えて薬剤を選択すると，有効群・無効群ともに臨床的心室頻拍・細動再発の危険性の高い症例をより正確に予測できる可能性が示唆された[45]．また，心室頻拍が誘発できない場合を含めてEPSガイド上有効薬剤が見い出せない症例に限定してHolterガイド治療を行った場合，心室期外収縮を70％以上抑制できる薬剤で経過観察した群が有意に心室頻拍再発が少なかった（図11）．これらのことから植込み型除細動器を適用する場合にも，臨床的発作頻度を低下させる目的でHolter心電図が有用と考えられる[40]．

c．催不整脈作用の評価

薬剤種を問わず，薬剤の投与によって既存の不整脈が悪化したり，新たな不整脈が出現する現象を催不整脈作用と呼ぶ[25〜28]．抗不整脈薬によっても3〜30％程度の催不整脈作用が報告されている．このような現象は薬剤血中濃度の異常上昇時のみならず，治療濃度でも出現する場合があるため，その予測は一般に困難である．薬剤投与下に，電気生理検査の心室頻拍・細動誘発プロトコールで致死的不整脈が誘発されないことを確認することが，現状で最も信頼性の高い催不整脈作用発生の予測法と考えられるが，神経体液因子などの生体内環境の変化に影響を受けるため，その信頼性は60〜90％程度である[2〜4,26〜28]．

5）治療効果判定上の問題点

EPSガイド治療が，少なくとも心室頻拍・細動の再発に関する予後を改善することは諸家の報告で一致しているが[1〜19,31〜41]，有効治療下にも3〜5年の経過で15〜40％の再発を認めていることも事実である．このような「再発予測ミス」は電気生理検査の判定ミスだけではなく，長期経過中に不整脈発生の基盤，誘発因子，修飾因子のいずれもが変化し得ることに基づいていると考えられ，電気生理検査によっても完全な予測は困難である[2,3]．しかし判定基準の改良により，有効判定群の中でさらに詳細なリスク評価を行う試みがなされている．

累積VT再発頻度

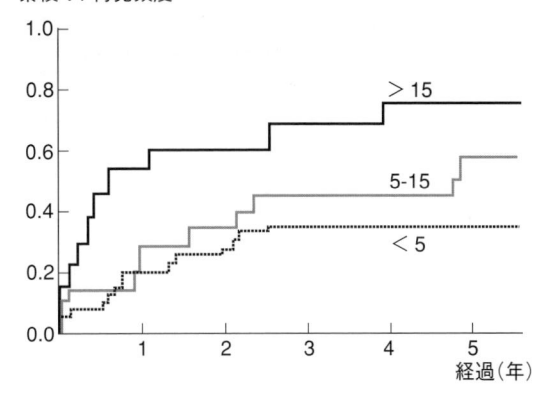

図12 治療効果判定時に残存した反復性心室応答の連発数と心室頻拍（VT）再発数〔文献46〕より引用〕
持続性VTの誘発が抑制されても，薬効判定時に残存していた反復性心室応答数が多い群ほどVTの再発率は高かった．

a．薬剤の有効判定基準

現在広く用いられている薬効判定法の多くは，12〜15連発未満の非持続性心室頻拍が誘発されても，持続性心室頻拍の誘発が阻止されたとして有効判定に加えている[1〜19]．また電気生理検査で非臨床的な不整脈が誘発された場合，それをどのように解釈すべきかについても一定の見解は得られていない．

Mitchellらは，心室頻拍に対する薬剤有効判定時，残存していた非持続性心室頻拍または反復性心室応答（RVR）の連発数と予後の関係を検討し，連発数の多い群ほど心室頻拍再発率が高いことを示した（図12）[46]．筆者らの検討でも，薬効判定時のRVR残存数が少ない群の心室頻拍再発率は低く，さらに心室内の有効不応期のばらつきが，薬剤によって増大するという基準を加えて判定した場合，より再発率の高いグループを抽出可能であった（図13）[41]．

Rothmanらは，高周波焼灼によって心室頻拍を治療する際，臨床的な心室頻拍のみ治療してEPSで誘発される非臨床的心室頻拍は放置した場合，非臨床的心室頻拍も含めて治療した症例に比して臨床経過中の心室頻拍再発率が高いことを示した（図14）[47]．この結果を薬剤治療にそのまま応用できるか否かは不明であるが，一般に単形性心室頻拍が誘発されるという事実は，それが臨床

a. VT再発回避率

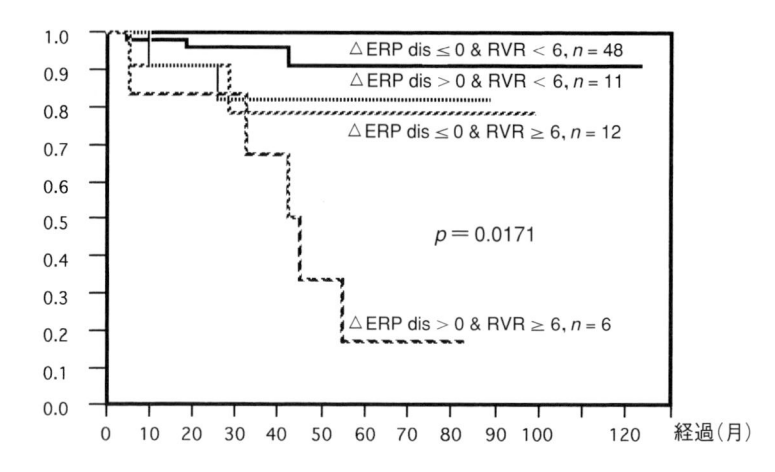

b. 突然死回避率

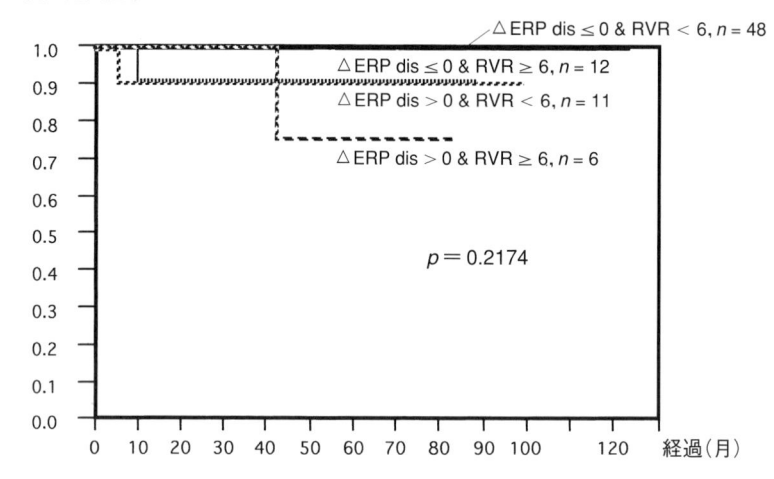

図13 薬剤有効判定時の反復性心室応答（RVR）の連発数および心室有効不応期のばらつき（ERP dis）と予後
a：薬効判定時、6連発以上のRVRが残存し、かつ薬剤によるERP disの変化（△ERP dis）が正（増加）である症例の心室頻拍（VT）再発率が、有意に高かった。
b：突然死に関しても同様な傾向が認められたが有意差は認められなかった。
〔文献41）Niwano S, et al：Jpn Circ J 1999；63：674-680より引用〕

的な自然発生を認めていない波形であるとしても、その発生基盤が安定して存在していることを示唆しており、治療を考慮すべきものと考えられる[2〜5]。

b. 他の判定法との組み合わせ

電気生理検査以外にも、致死的不整脈発生の危険性を評価する方法が報告されている。その主なものはHolter心電図における心室期外収縮評価、心拍変動解析、体表面加算平均心電図における心室遅延電位評価、運動負荷試験、薬剤負荷試験などであるが[44]、薬効評価という観点でみた場合、いずれも積極的な治療選択指標としての意義が証明されていない。すなわち、非特異的な不整脈基盤の存在や不整脈発生の修飾因子を評価することによって高リスク群を抽出することができても、臨床的に有効な治療介入がこれらの指標に特定の変化を及ぼしていないことが推定される。しかし、臨床経過の中で変化し続ける個々の症例を、繰り返し電気生理検査で評価することは事実上不可能であり、その判定精度を高める上でも、補助診断

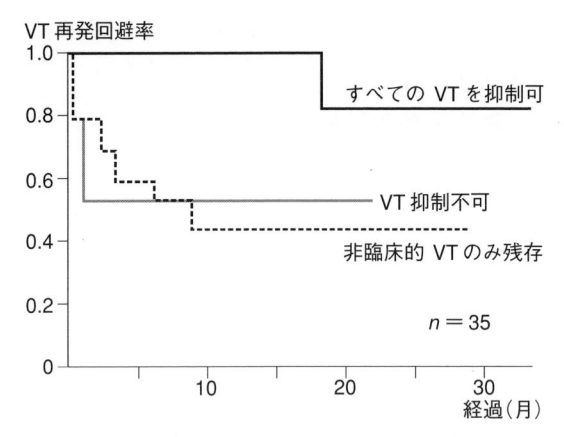

図14 非臨床的心室頻拍（VT）とVT再発率〔文献47）より引用〕
治療時，非臨床的を抑制せずに放置した症例は非臨床的VTも含めて治療した群より有意に臨床的再発率が高く，臨床的VTが治療できなかった症例との差がなかった。

表1 房室伝導・室房伝導評価時の標準的なプロトコール

1) 高位右房部刺激
   ① 基本刺激周期長600 ms　単発期外刺激
   ② 基本刺激周期長400 ms　単発期外刺激
   ③ 固定周期長（頻回）刺激（80～220 bpm）
2) 右室心尖部刺激
   上記①～③の繰り返し

表2 標準的な心室頻拍誘発プロトコール

Ⅰ．コントロール状態
  1) 右室心尖部刺激
    ① 単発期外刺激（基本刺激周期長600 & 400 ms）
    ② 2発期外刺激（基本刺激周期長600 & 400 ms）
    ③ 頻回刺激（80～220 bpm）
    ④ 3発期外刺激（基本刺激周期長600 & 400 ms）
  2) 右室流出路刺激
  上記①～④の繰り返し
Ⅱ．isoproterenol負荷
    isoproterenol（0.1～0.6 μg/kg/分）を持続静注し，洞調律心拍数を負荷開始前の120％前後に維持し，上記1）～2）を繰り返す

法としての非観血的な評価法と組み合わせた評価法を確立していく必要がある。

3 EPSガイド治療の実際

電気生理検査における頻拍誘発法，薬剤選択，効果判定法に確立された基準はない[2～4]。本章では一般的な共通事項を中心に電気生理検査の実際的な手順について述べる。

1) プログラム刺激法（12章を参照）

プログラム刺激には3～5種類の刺激間隔が個別に設定可能なプログラム刺激装置を用いる。刺激強度は刺激局所の拡張期閾値の2倍の出力とし，刺激幅は通常2 msの矩形波に設定されている。プログラム刺激には大別して期外刺激法（extrastimulus法）と頻回刺激法（rapid pacing法）がある[2～19]。期外刺激は，理論上は4発以上加えることも可能であるが，頻拍誘発の特異度の問題から通常は3発以下でプロトコールを構成する[2]。期外刺激を自発興奮に同期して加える場合もあるが，心筋の活動電位持続時間や不応期は先行心拍周期によって変動するため，特定の基本刺激を加えて心筋の電気生理学的特性を標準化した後に期外刺激を加えるのが一般的である[2～9]。標準化の目的からは3～5心拍の基本刺激数が必要であるが，通常は8拍の基本刺激を加える。

2) 刺激伝導系の評価と上室頻拍誘発法

刺激伝導系の評価には，伝導系路の代表部位（一般に高位右房，His束電位記録部，右室心尖部）の電位を記録しながら，心房・心室おのおのから単発期外刺激法および頻回刺激法を加える（表1）。副伝導路を評価する際には，適宜副伝導路近傍の房室電位記録を加え同様な検討を行う[1,2]。単発刺激ないし頻回刺激で臨床的頻拍が誘発されない場合は，2発期外刺激法によってより短い連結期の期外刺激を加えるか，isoproterenol負荷下に同様な刺激プロトコールを加える。

3) 心室頻拍誘発法

表2に標準的な心室頻拍誘発プロトコールを示した[2～9]。まず右室心尖部の単発期外刺激により各基本刺激周期長の有効不応期（ERP）を決定した後，2発期外刺激法，頻回刺激法，3発期外刺激法の順にプロトコールを進める。右室心尖部刺激で心室頻拍が誘発されない場合，右室流出路で同

様な刺激を加える。ここまでで心室頻拍が誘発されない場合，さらにisoproterenolを持続点滴静注しプロトコールを繰り返す。isoproterenolは洞調律心拍数を20％上昇させる状態に適宜調節するが，一般に0.2〜0.8 μg/kg/分程度が適切である。なお当科ではこの誘発プロトコールに左室内刺激を加えたプロトコールを採用している。

プロトコール中にVTが誘発された場合，プロトコールは中止とするが，再現性を確認する目的でプロトコールを繰り返してもよい。誘発された心室頻拍が非持続性心室頻拍の場合は一般にプロトコールを続行するが，非臨床的心室頻拍（臨床的に記録された発作と異なる心室頻拍）が誘発された場合は，持続性である限り臨床的心室頻拍に準じて判断し，プロトコールを中断する[2]。

4）薬効評価の方法

図15に電気生理検査における薬効評価のフローチャートを示した[2〜4]。コントロール時の心室頻拍誘発は定常状態の心筋において評価される必要があり，まず基礎心疾患を十分に治療する。またすべての抗不整脈薬は血中濃度半減期の5倍の期間以上中止して検査を行う。抗不整脈薬以外の心血管作動薬も可能な限り中止すべきであるが，基礎病態治療の目的で，今後も定常的に使用していくと考えられる薬剤の場合にはそのままで評価

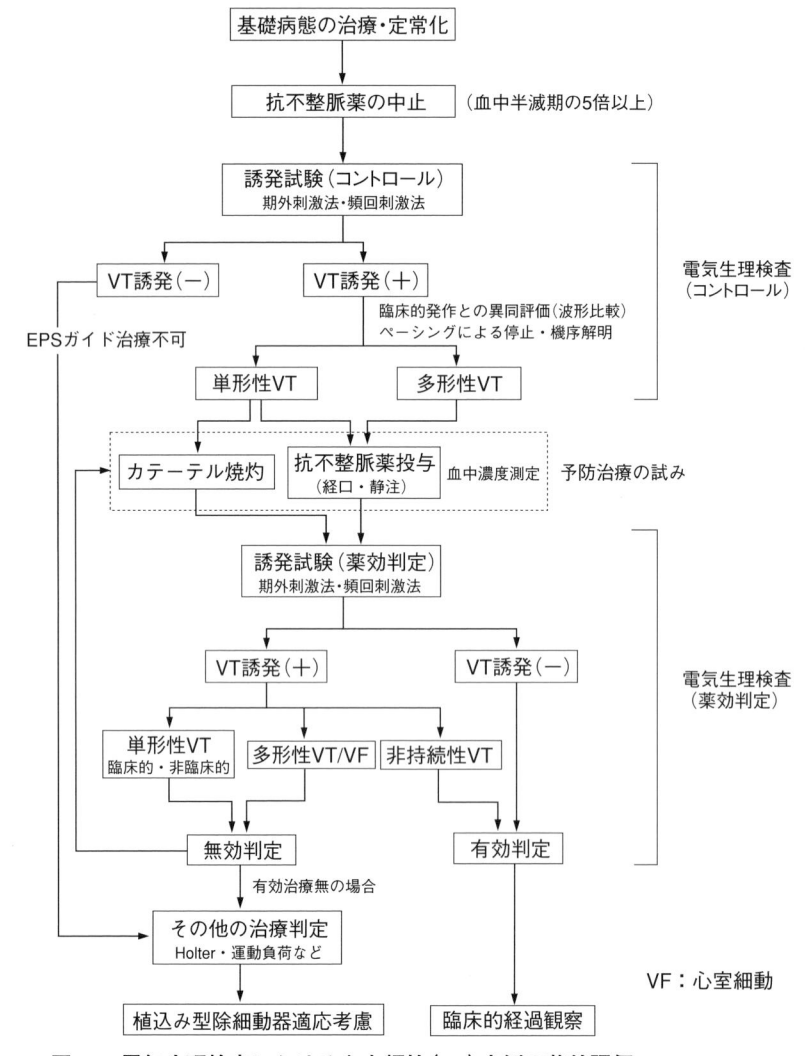

図15 電気生理検査における心室頻拍(VT)症例の薬効評価

を行ってもよい。

コントロール評価時，全プロトコールで心室頻拍が誘発されなかった場合，「誘発阻止」を指標としたEPSガイド治療は不可能であり，他の判定法に基づく治療選択を行う[2〜4]。心室頻拍が誘発された場合，12誘導心電図上で臨床的頻拍との異同の確認を行う。非持続性心室頻拍のみの誘発であれば誘発プロトコールを続行し，単形性心室頻拍の場合は薬剤投与またはカテーテル焼灼を適用する。多形性心室頻拍の場合でも，誘発に再現性があれば薬剤治療の指標とする。この際，電解質異常など撃発活動を亢進する状況がないことを十分否定する必要がある。単形性心室頻拍の場合，誘発された頻拍の機序やリエントリー回路の特性を評価する意味から，可能な限り頻拍中の心室刺激を行って，エントレインメント現象の確認や，復元周期の解析を行うべきであるが，詳細は12章に譲る。

抗不整脈薬の効果判定は，静注投与の場合，投与に引き続いて誘発試験を行ってよい。ただし静注投与時と慢性内服時の薬剤血中濃度の差に留意する必要があり，原則として評価時の薬剤血中濃度を確認しておく。薬剤の慢性内服効果を確認する目的では，血中濃度半減期の5倍以上の期間の内服後に誘発試験を行うべきである[2〜9]。

薬剤使用下に，全プロトコールで心室頻拍が誘発されなかった場合，薬剤は誘発予防に関して有効であると判定する。この際，判定の精度を高める目的から，コントロール時の誘発モードにかかわらず，3発早期刺激までを含めた全プロトコールで誘発阻止を確認する。非持続性VTが誘発される場合，15連発未満は有効と判定する[2〜4]。治療下にも心室頻拍が誘発された場合は無効と判定され，次の治療を考慮する。多形性心室頻拍や異なる波形のVTが誘発された場合も無効と判定され，頻拍中の心拍数の上昇や発作時血行動態の悪化などが認められた場合は，悪化（催不整脈作用）と判定する[25,26]。

5）部分的有効判定の有用性

心室頻拍における薬剤の有効判定は「心室頻拍誘発の阻止」であり，15連発以上の非持続性心室頻拍を含めた頻拍が誘発された場合は無効と判定される。しかし薬剤の使用によって，①頻拍誘発が困難化，②頻拍中の心拍数が低下，③臨床的頻拍が抑制され，非臨床的心室頻拍のみ誘発される，などの変化が生じた場合，これを部分的有効と判定する場合がある。心室頻拍誘発の困難化は，通常誘発に必要なモードがより積極的になること（単発から2発，2発から3発期外刺激など）によって判定するが，この効果が頻拍再発率の低下と関連するという証拠は示されていない。また非臨床的心室頻拍を無治療で残した場合も，臨床的再発率に差はない[47]。頻拍中の心拍数に関しては，薬剤の使用によって頻拍周期長が100 ms以上延長し，同時に発作時血行動態の改善が認められた場合は，臨床的再発率が低下しなくとも生命予後が改善するという報告はあるが[2,11]，むしろ発作頻度が増加する場合もあり注意を要する。

有効判定を行う際の判定基準によって再発率が異なることは前述した。この判定基準をどのようにすべきかに関して一定の見解は得られていないが，より厳しい基準は再発率を低下させる反面，有効判定率を低下させてしまうという結果を生む。実際的に，臨床の症例においては，不確実な判定要素を含む予防治療ではなく，確実に頻拍を除去できる植込み型除細動器を適用することが適当と考えられる。

6）致死的心室性不整脈におけるEPSガイド治療の位置づけ

植込み型除細動器が十分に普及する以前には，致死的心室性不整脈においても予防が最優先であり，予防の不確実な症例に植込み型除細動器を適用するという考え方が主流であった。しかし，EPSガイド治療が最も有用と考えられる単形性心室頻拍においても数年間の経過観察で10〜20％の再発を認めており，さらに多形性心室頻拍においてはEPSガイド治療の大前提となる頻拍の誘発・再現が不確実である場合は少なくない。近年の植込み型除細動器の普及とその大規模試験（AVID研究）の結果に鑑みれば，少なくとも二次予防症例の生命予後を優先するという立場からは，予防治療の結果にかかわらず植込み型除細動器を適用し，補助的に予防治療を付加するという考え方も正当である。筆者らの施設では，植込み

表3 抗不整脈薬のVaughan-Williams分類

分類		主作用機序	活動電位持続時間	Naチャネルとの結合・解離速度	主な薬剤
I	a	Naチャネル抑制作用（膜安定化作用）	延長	slow	quinidine procainamide disopyramide ajmaline pirmenol cibenzoline
	b		短縮	fast	aprindine lidocaine diphenylhydantoin mexiletine
	c		不変	slow	propafenone flecainide pilsicainide
II		交感神経β受容体遮断作用			nadolol propranolol
III		Kチャネル抑制作用			d, l-sotalol amiodarone nifekalant
IV		Caチャネル抑制作用			verapamil diltiazem bepridil

型除細動器の適用症例においても，EPSガイド治療が作動回数の減少に有用であることを報告している[48]が，医療経済効率などに鑑み，EPSガイド治療のために複数回の心臓電気生理検査を繰り返すことは実際的ではない．EPSガイド治療は現在では補助的な判定法としてとらえるべきかもしれない．

4 各種抗不整脈薬の電気生理学的特性

1) 抗不整脈薬の分類：Vaughan-Williams分類とSicilian Gambit

抗不整脈薬の古典的な分類としてVaughan-Williams分類がある[49]．これは抗不整脈薬を，イオンチャネルへの作用から4群に分けたもので，I群がNaチャネル抑制，III群がKチャネル抑制，IV群がCaチャネル抑制薬であり，II群は交感神経β受容体遮断薬である（表3）．I群薬は心筋活動電位持続時間への効果から，さらにIa群（延長），Ib群（短縮），Ic群（不変）に細分される．

Vaughan-Williams分類はおのおのの抗不整脈薬の特徴をよく表現している分類であり，何よりも簡便であるため広く臨床応用されている．しかし実際の抗不整脈薬は，その主作用たる単一のイオンチャネル抑制作用のみを有しているわけではなく，同時に他のイオンチャネルに作用したり，β受容体以外の自律神経受容体や心筋に直接作用を示す場合がある．このような個々の薬剤の特徴はVaughan-Williams分類では表現しきれず，また複数のチャネルへ作用する薬剤では分類そのものが困難な場合もある．またジギタリスやadenosineなど実際の臨床で使用されている薬剤が含まれておらず，総合的な分類としての問題点がある．これらの欠点を補うべく考案されたのがSicilian Gambitの新しい分類法である（図16）[21,22]．

4. 各種抗不整脈薬の電気生理学的特性

薬剤	チャネル						受容体				ポンプ	臨床効果			心電図変化		
	Na Fast	Na Med	Na Slow	Ca	K	If	α	β	M2	A1	Na-K ATPase	左室機能	洞調律	心外作用	PR	QRS	JT
lidocaine	○											→	→	◐			↓
mexiletine	○											→	→	◐			↓
procainamide		Ⓐ			◐							↓	→	●	↑	↑	↑
disopyramide		Ⓐ			◐				○			↓	→	◐	↑↓	↑	↑
quinidine		Ⓐ			◐		○		○			→	↑	◐	↑↓	↑	↑
propafenone		Ⓐ						◐				↓	↓	○	↑	↑	
aprindine		Ⓘ		○	○	○						→	→	◐	↑	↑	→
cibenzoline		Ⓐ	Ⓐ	○	◐				○			↓	→	○	↑	↑	→
pirmenol			Ⓐ		◐				○			↓	↑	○	↑	↑	↑→
flecainide			Ⓐ		○							↓	→	○	↑	↑	
pilsicainide			Ⓐ									↓→	→	○	↑	↑	
bepridil	○			●	◐							?	↓				↑
verapamil	○			●			○					↓	↓	○	↑		
diltiazem				◐								↓	↓		↑		
d,l-sotalol					●			●									
amiodarone	○			○	●		◐	◐				→	↓	●	↑		↑
nadolol								●				↓	↓	○	↑		
propranolol	○							●				↓	↓	○	↑		
atropine									●			→	↑	◐	↓		
adenosine										■		?	↓		↑		
digoxin									■		●	↑	↓	●	↑		↓

相対的作用強度：○ Low　◐ Moderate　● High　　A＝開口期作用薬　I＝不活期作用薬
■ Agonist

図16 Sicilian Gambitのスプレッドシート〔文献22)から改変して引用〕
わが国で使用可能な薬剤を抜粋して表記した。

Sicilian Gambitでは抗不整脈薬の薬理学的特性がスプレッドシート形式で表記されており，複雑な個々の特性がすべて表記可能である。Vaughan-Williams分類上異なる群に属する薬剤同士の対比も容易であり，副作用にかかわる心外作用や受容体への作用も容易に参照できるという利点がある。

Sicilian Gambitは単なる分類法にとどまらず，新たな薬剤選択指針を提唱している。すなわち個々の不整脈における介入点(受攻性因子)を明確にし，その介入作用を有する薬剤をGambitの表から検索することにより，客観的な適応薬剤選択ができるようにした。例えば心房細動の場合，受攻性因子は「心房不応期」であり，治療介入点は

表4　抗不整脈薬の電気生理学的作用

	薬剤名	活動電位振幅	活動電位立ち上がり速度	活動電位持続時間	有効不応期	交感神経抑制作用	slow channel
Ia	quinidine procainamide disopyramide	↓→ ↓→ ↓→	↓ ↓ ↓	↑ ↑ ↑	↑ ↑ ↑	＋（α遮断） ＋（節遮断） －	－ － －
Ib	lidocaine mexiletine aprindine	↓→ ↓→ ↓→	↓ ↓ ↓	↓ ↓ ↓(P)→(V)	↓→ ↓→ ↓(P)→(V)	－ － －	－ － －
Ic	propafenone flecainide pilsicainide	↓→ ↓ ↓	↓ ↓ ↓	↓(P)↑(V) → →	↓(P)↑(V) → →	＋ － －	＋ － －
II	propranolol	→	→	→	→	＋＋（β遮断）	－
III	amiodarone	↓→	↓	↑	↑	＋	＋
IV	verapamil diltiazem bepridil	→ → ↓→	→ → ↓	↓ ↓ ↓(P)↑(V)	→ → ↓(P)↑(V)	－ － －	＋＋ ＋＋ ＋＋

↓抑制あるいは短縮，→不変，↑延長　　　P：Purkinje線維，V：心室

「不応期または波長の延長」と設定される。このことから活動電位を延長するKチャネル抑制作用を有する薬剤が，Vaughan-Williams分類に関係なく選択でき，同時に除外すべき副作用も検索できる[22,23)]。このような選択法は非常に論理的であるが，実際の薬剤使用にあたっては問題が生ずる。受攻性因子のみを抽出して考え，もし薬剤の効果が不十分な場合は使用量を増加すればよいはずであるが，抗不整脈の場合は副作用や薬剤中毒のみならず，その主作用自体が催不整脈的に働く場合があるため単純な増量は危険である。このため臨床上の最終判断は実際に投与してみた上での試行錯誤に頼らざるを得ず，Sicilian Gambitにおける論理的薬剤選択も使用候補薬剤を効率的に抽出するというレベルにとどまらざるを得ない。

Sicilian Gambitの欠点として複雑すぎるという点が挙げられる。Sicilian Gambit上の各薬剤の特性は重要な情報であるが，個々の特性を実際の臨床例にどのように当てはめて考えるかという点には，専門的な判断が必要である。現在，コンピュータ質問形式によって個々の症例に適切な薬剤を選択するソフトも作成されており，今後の効率的な応用が期待される。なお，本章では古典的なVaughan-Williams分類に基づき各抗不整脈薬の特徴について概説する。

2）Ⅰ群薬：Naチャネル遮断薬

Ⅰ群は興奮性膜の速いNa電流を抑制することによって膜安定化作用を示す薬剤であり，活動電位0相の立ち上がり速度（$\dot{V}_{max}$）と最大電位を減少

Side Memo

使用依存性抑制

薬剤のイオンチャネル蛋白への結合親和性はチャネルの状態によって異なる。チャネル開口状態の蛋白に親和性のある薬剤は，活動電位の発生に伴うチャネルの開口時に結合し，それに引き続くチャネルの活動を抑制する。したがって薬剤のチャネル抑制作用はチャネルの活動とその頻度に依存しており，これを使用依存性抑制と呼ぶ。

させ，興奮伝導速度を遅延させる作用を示す．活動電位持続時間に対する作用およびNaチャネルとの結合・解離速度からさらに3群に細分される．

a. Ia群薬

Purkinje線維の活動電位持続時間を延長し，有効不応期を延長する[50]．また第4相拡張期脱分極の抑制作用も有する（表4）．代表的薬剤としてquinidine, procainamide, disopyramideなどがあり，いずれも使用依存性抑制（use dependent block）を示す．薬剤の結合・解離速度はslow kineticに属すため，比較的低い心拍数から$\dot{V}_{max}$抑制作用を示す[22,50]．活動電位延長作用は，主としてK電流の抑制によるものであるが（図16），抑制されるKチャネルは薬剤ごとに異なっている．Ia群は不応期を延長して興奮伝導速度を低下させるため，結果的に波長（wavelength）は不変ないし軽度延長にとどまるが[23]，伝導途絶は起こりやすくなり，細胞レベルの不応期延長に加えて，心筋組織レベルの不応性（再分極後不応性）を延長する作用を有する可能性が指摘されている[51~53]．

b. Ib群薬

Purkinje線維の活動電位持続時間を短縮し，不応期を短縮する（表4）[50]．lidocaine, mexiletineが代表的薬剤であり，使用依存性に$\dot{V}_{max}$を抑制する．薬剤の結合・解離速度はfast kineticに属し，静止状態のNaチャネルから速やかに解離する．一般に1Hz以下の興奮頻度では，静止期に薬剤が完全にチャネルから解離可能であり，$\dot{V}_{max}$抑制効果は発現しない[22,50]．逆に120/分を超える心拍数では著明な伝導抑制作用を示す．Ib群の活動電位持続時間短縮作用はKコンダクタンスの増加によっている．mexiletineは薬理量でATP感受性Kチャネルが強制開口され，活動電位持続時間が短縮する[54]．

再分極過程の亢進作用によって3相に出現する撃発活動を抑制する作用があり，QT延長に基づく心室性不整脈に効果がある[22,50]．同様に虚血時に発生する撃発活動により心室期外収縮に著明な抑制作用を示し，また活動電位持続時間を短縮して心筋細胞のCa過負荷を抑制することから，心筋保護作用を有する可能性も指摘されている[54,55]．

c. Ic群薬

Purkinje線維の伝導抑制作用は著明であるが，活動電位持続時間にはほとんど影響がない（表4）[50]．代表的薬剤としてはflecainide, pilsicainide, propafenoneなどがある．結合・解離速度はslow kineticに属し，連結期の比較的長い不整脈にも有効である[22,50]．flecainideは弱いKチャネル遮断作用を有するが，pilsicainideは純粋なNaチャネル遮断薬である．

Ic群薬は著明な$\dot{V}_{max}$抑制作用を有するが，再分極過程にはほとんど影響しない．しかし活動電位振幅を低下させることにより，Brugada症候群で認められる1~3相の部位別の不均一性を増強する作用があり，Brugada症候群のST変化を増強する．

3) Ⅱ群薬：β受容体遮断薬

β遮断薬は交感神経β受容体遮断作用を有する薬剤であるが，種々の付加的作用（内因性交感神経刺激作用，膜安定化作用，心臓選択性，α受容体遮断作用など）によって細分化される．propranololが代表薬剤であるが，このほかpindlol, atenolol, carvedilolなどさまざまな種類がある[22,50]．

propranololはβ遮断作用のほかに弱い膜安定

Side Memo

Ca電流とslow response

洞結節や房室結節の心筋細胞は静止膜電位が−60mVまで浅くなっているため，Naチャネルが不活化しており，活動電位の主体はCa電流となる．Ca電流による活動電位の$\dot{V}_{max}$は緩徐であり，伝導速度が遅いためslow responseと呼ばれる．slow responseを示す線維は期外刺激によって伝導時間が延長し，これを減衰伝導と呼ぶ．

化作用を有するが，後者は前者の10倍の濃度で認められる[50]。β遮断作用は交感神経刺激による自動能亢進，伝導の促進，slow responseの増強を抑制するため，自動能亢進や房室結節が関与した不整脈に有効である。活動電位持続時間への直接作用はない。β遮断薬は心不全をはじめとした種々の器質的心疾患の長期的な進行を防止する作用が認められており，不整脈の基礎病態の進行を阻止する意味でも臨床的に有用である可能性がある。

4）Ⅲ群薬：Kチャネル遮断薬

Kチャネル抑制により活動電位持続時間を延長し，不応期を延長する[50]。amiodarone, sotalolが代表薬であり，いずれも著明な不応期延長作用によりリエントリーの波長を延長する。amiodaroneは，Kチャネル（I_k, I_{k1}, I_{to}）のほかにNaおよびCaチャネル抑制作用，さらにβ遮断作用を有し，いわゆる"dirty drug"であるが（図16），急性投与と慢性投与でその作用発現は異なっており，慢性投与ではKチャネル遮断作用とα，β受容体遮断作用が主体となる[21,22]。またamiodaroneの慢性投与によって，Kチャネル関連mRNA（Kv 1.5）の発現が変化することも報告されている。amiodaroneは他の抗不整脈薬に比して，特に器質的心疾患を基礎とする心室頻拍・細動症例の予後を改善することが報告されているが[43,56]，肺線維症，甲状腺機能異常，角膜色素沈着などが1.4〜23％に認められ，特に肺線維症は致死的となる場合もあるため注意を要する。amiodaroneのI_k（遅延整流K電流）に対する作用は遅い活性化成分（I_{ks}）に対する作用が主であり，逆頻度依存性（逆使用依存性）を示さない。

市販薬のsotalolは，d, l 2つの光学異性体のラセミ体であり，このうちl-sotalolがβ遮断作用を有する（図16）。sotalolのI_k抑制作用は速い活性化成分（I_{kr}）に対する作用が主であり，逆頻度依存性（逆使用依存性）を示す。このためsotalolをはじめとするI_{kr}遮断薬では，徐脈時QT延長による多形性心室頻拍（torsedes de pointes）の出現に注意する必要がある。心室頻拍・細動症例においてd, l-sotalolはⅠ群薬に比して優れた予防効果を示したが[37,38]，β遮断作用を持たないd-sotalolではむしろ予後を悪化させる可能性が示された（SWORD研究）[57]。

また，近年では本来Ⅳ群に分類されるbepridilもⅢ群薬作用を示す薬剤として注目されている。bepridilは主に心房細動においてその有用性が示されつつあるが，致死的心室性不整脈，特に特発性心室細動の予防に有用であったとする報告もある[58]。その適応基準については今後の検討を要する。

5）Ⅳ群薬：Caチャネル遮断薬

Caチャネル遮断薬は，細胞膜を介したCaの細胞内流入を抑制し，洞結節自動能や房室結節の自動能・伝導能を抑制する[50]。また傷害心筋の細胞内Ca過負荷を抑制する。代表薬はverapamil, diltiazemであり，bepridilはNaおよびKチャネル抑制作用も有する[22]。

6）発作性上室頻拍における薬剤選択

発作性上室頻拍は，その機序と発生基盤によって選択すべき薬剤が異なる[21,22]。

a．心房頻拍

自動能亢進を機序とする心房頻拍は交感神経緊張によって増悪することが多く，β遮断薬が有効である。心房内リエントリーを機序とする心房頻

Side Memo

逆頻度（使用）依存性

I_{kr}遮断作用を有する薬剤は，心筋の興奮頻度が高いときには弱く，興奮頻度が低いときに強く作用する特性を有する。これは通常の使用依存性とは逆の現象であり，逆頻度（使用）依存性と呼ぶ。sotalolをはじめとするⅢ群薬に特徴的であるが，amiodaroneはI_{ks}遮断薬であり逆使用依存性を示さない。

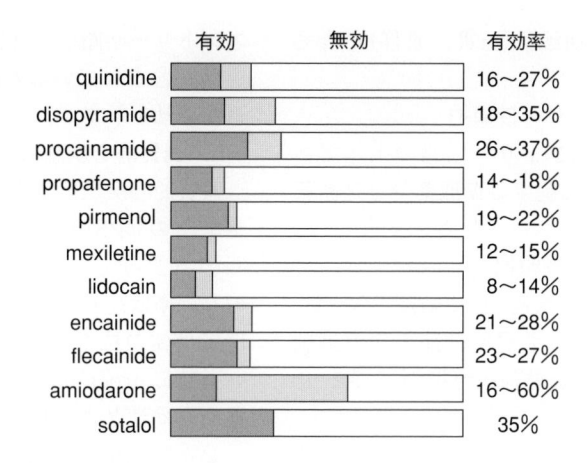

図17 器質的心疾患を伴う心室頻拍症例における抗不整脈薬の有効率

薬剤	有効率
quinidine	16〜27%
disopyramide	18〜35%
procainamide	26〜37%
propafenone	14〜18%
pirmenol	19〜22%
mexiletine	12〜15%
lidocain	8〜14%
encainide	21〜28%
flecainide	23〜27%
amiodarone	16〜60%
sotalol	35%

EPSにおける誘発阻止効果を指標とした諸家の薬効評価のまとめを示している。一般にその有効率は10〜30%程度であり、最も有効率の高いIII群薬も35〜60%にすぎない。

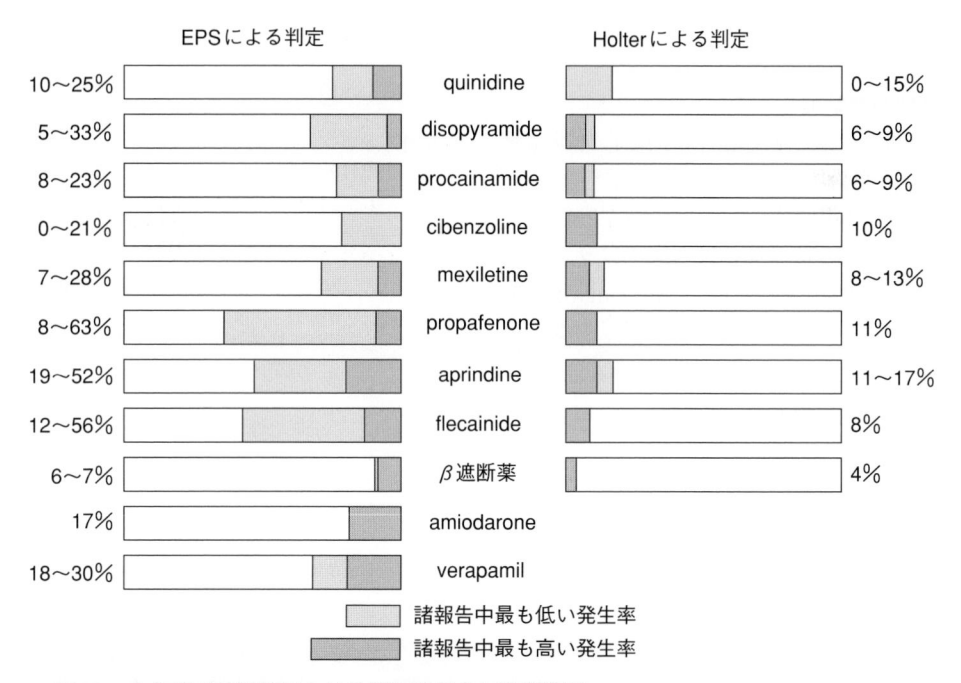

図18 主な抗不整脈薬における催不整脈作用出現頻度

薬剤	EPSによる判定	Holterによる判定
quinidine	10〜25%	0〜15%
disopyramide	5〜33%	6〜9%
procainamide	8〜23%	6〜9%
cibenzoline	0〜21%	10%
mexiletine	7〜28%	8〜13%
propafenone	8〜63%	11%
aprindine	19〜52%	11〜17%
flecainide	12〜56%	8%
β遮断薬	6〜7%	4%
amiodarone	17%	
verapamil	18〜30%	

各薬剤の催不整脈作用出現頻度を電気生理検査（EPS）とHolter心電図で評価した諸家の報告をまとめた。催不整脈作用は0〜63%の頻度で認められ、特にNaチャネル遮断薬における頻度が高い。

拍は心房筋の不応期延長（Ia群，III群）と伝導抑制（Ia群，Ic群）によって抑制される。

b. 心房粗動・心房細動

リエントリーによる頻拍であり、心房筋によって回路が構成されるため、心房筋の伝導抑制（Ia

群，Ic群）または不応期延長（Ia群，Ⅲ群）が有効である。

c. 房室結節リエントリー性頻拍

房室結節組織がリエントリー回路の主体であり，slow responseを抑制するⅣ群薬やβ遮断薬が有効である。

d. 房室リエントリー性頻拍

リエントリー回路に心房筋，房室結節，心室筋，副伝導路を含み，このうち房室結節の伝導抑制（Ⅳ群，β遮断薬）と副伝導路伝導抑制（Ia群，Ic群）が有効である。

7）心室頻拍における薬剤選択

心室頻拍は基礎心疾患の有無により，臨床的重症度や薬剤に対する反応が大きく異なる[59〜67]。器質的心疾患を有する症例の心室頻拍はリエントリーを機序とすることが多く，一般にその回路は複雑であるため薬剤の効果も限定される。また薬剤が不応期や伝導速度を修飾した結果による催不整脈作用も少なくない[22]。

a. 特発性心室頻拍

右室流出路を起源とする心室頻拍は自動能亢進を機序として交感神経緊張によって増悪するため，β遮断薬が有効である。心室中隔左室側心尖部付近を起源とする心室頻拍は右脚ブロック＋左軸偏位のQRS波形を呈し，Purkinje networkを回路の一部に含むリエントリーを機序とする。リエントリー回路の一部にslow responseを示す伝導路が含まれていると推定されており，Ca拮抗薬が著効を示す。

b. 器質的心疾患に伴う心室頻拍

器質的心疾患を伴う心室頻拍に対する各種抗不整脈薬のEPSガイド上の有効率を図17に示した[11〜19,57〜66]。一般に心室頻拍予防に対する薬剤の有効率は高くなく，また特定の薬剤が無効な症例では他の抗不整脈薬も無効である可能性が高い。特にprocainamideの有効性は他の抗不整脈薬の有効性とよく相関すると報告されており[66]，

表5　催不整脈作用の定義（Zipes, 1987）

既存の不整脈の悪化
  1. 頻拍発作の頻度や持続時間の増加
  2. 期外収縮や連発数の増加
  3. 頻拍中の心拍数の増加

新たな不整脈の出現
  1. 上室性頻拍
    a. ブロックを伴う心房頻拍（ジギタリス）
    b. 非発作性房室接合部頻拍（ジギタリス）
  2. 心室頻拍
    a. 非持続性から持続性心室頻拍への移行
    b. 多形性心室頻拍
    c. torsade de pointes
    d. 心室細動
  3. 徐脈性不整脈
    a. 洞徐脈，洞停止，洞房ブロック
    b. 房室ブロック

表6　催不整脈作用の定義（Bigger, 1987）

徐脈性不整脈
  Ⅰ. 洞機能不全の出現または悪化
    洞結節自動能異常（洞徐脈，洞停止）
    洞房ブロック
  Ⅱ. 房室ブロックの出現または悪化
    房室結節（Wenckebach型）
    His-Purkinje系
    心室内ブロック

頻脈性不整脈
  Ⅰ. 上室性不整脈
    1. ブロックを伴った心房頻拍
    2. 非発作性房室接合部性頻拍
  Ⅱ. 心室性不整脈
    1. QT延長を伴うtorsade de pointes型多形性心室頻拍
    2. 新たな持続性単形性心室頻拍の出現
      a. 突発的，散発的
      b. incessant型
      c. 促迫性固有心室調律
    3. 新たな多形性心室頻拍の出現（QT延長を伴わない）
      a. torsade de pointes型心室頻拍
      b. 二方向性心室頻拍（ジギタリス）
    4. 持続性心室頻拍の頻度の増加
      a. 同一波形の心室頻拍
      b. 異なる波形の心室頻拍
    5. 心室期外収縮の頻度の増加
      a. 単発性心室期外収縮数が4倍以上に増加
      b. 連発性期外収縮数が10倍以上に増加
    6. プログラム心室刺激に対する反応
      a. 非持続性から持続性心室頻拍への移行
      b. Ruskin sequence
      c. 頻拍時の心拍数増加
      d. 心室頻拍の誘発性の上昇

〔注〕Ruskin sequence：薬剤使用中に心室頻拍・細動の出現した症例において，薬剤を中止すると頻拍が誘発されないが，薬剤の使用により誘発可能となる現象

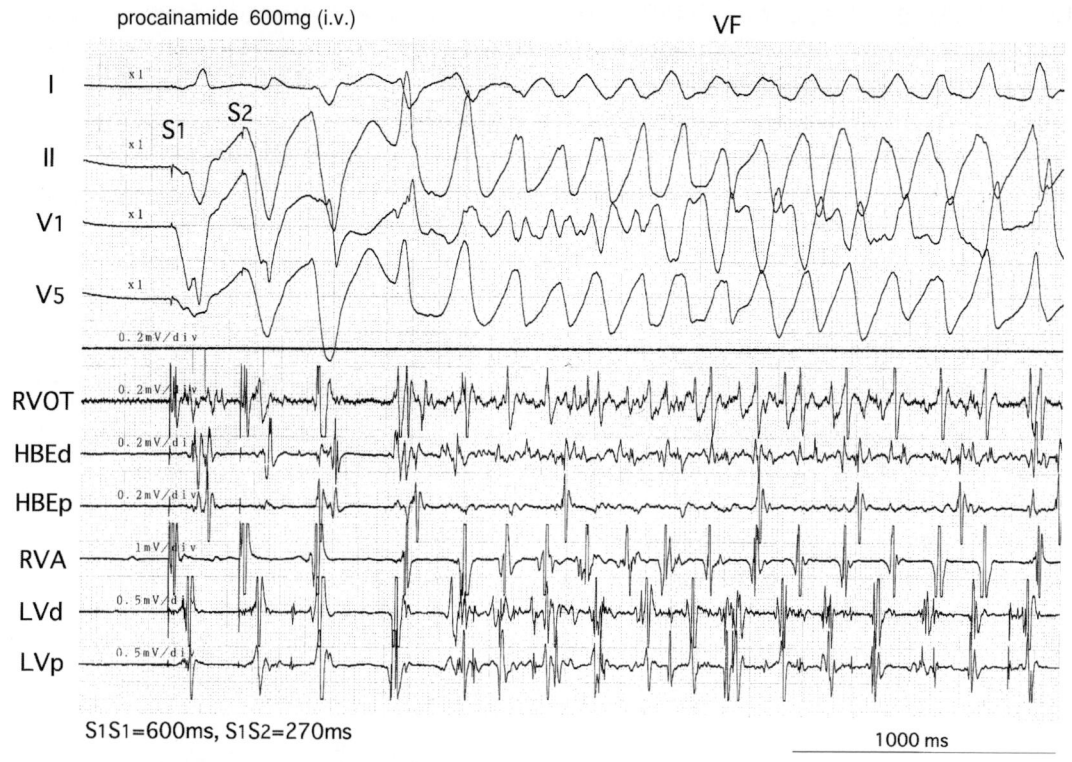

図19 電気生理検査における催不整脈作用の評価
臨床的に単形性心室頻拍(VT)が認められた症例において，コントロール時には2発期外刺激で臨床的VTが誘発された．procainamide 600 mg静注後は単発期外刺激で心室細動が誘発されるようになり，催不整脈作用と評価された．
RVOT：右室流出路，HBE：His束電位記録部，RVA：右室心尖部，LV：左室

procainamideが無効な症例は薬剤抵抗性となる場合が多い．

薬剤の選択順序には一定の見解はないが，分類上同系統の薬剤の効果は類似している可能性が高いため，おのおのの代表薬でおおむねその群の薬効を推定することができる[50,57,66]．近年の大規模研究の結果では，amiodaroneの予後改善効果が示されており[54,55]，臨床的な使用頻度は増加しているが，副作用出現頻度が高いため他の薬剤の使用を優先する場合が多い．Ia群，Ic群薬は強力な伝導抑制作用を有するが心収縮力を低下させるため，左心機能低下例では慎重な使用を行う．Ib群，Ⅲ群薬では心機能抑制作用は認められない．筆者らは，左心機能低下のない例ではprocainamideを第1選択とし，無効な場合にIc群薬やamiodaroneを選択している．左心機能低下例ではIa群，Ic群の使用を避け，Ib群またはamiodaroneを選択している．また植込み型除細動器を適用した症例では，発作頻度の減少を第1の目標として薬剤を選択している．

8）催不整脈作用の診断

催不整脈作用（表5,6）[25〜28]の出現機序はさまざまであるが，抗不整脈薬による催不整脈作用は，①活動電位持続時間延長に伴う撃発活動出現と，②不応期・伝導速度変化に伴うリエントリー回路変化に大別される．このうち薬物血中濃度の異常上昇に基づく催不整脈作用は，血中濃度測定や体表面心電図上のQT間隔計測である程度評価可能であるが，リエントリー回路の変化によるものは治療濃度でも出現する場合があるため，その予測は一般に困難である．電気生理検査では薬剤投与下に，心室頻拍・細動誘発全プロトコールを施行し，致死的不整脈が誘発されないことをもって催不整脈作用の存在を積極的に否定することが

可能であり（図19），現状では最も信頼性の高い予測法である．しかし，薬剤の作用は神経体液因子などの生体内環境の変化に影響を受けるため，その信頼性は60～90％程度である[2～4,26～28]．

5 おわりに

　心室性不整脈を中心とした電気生理検査と薬効判定について概説した．EPSガイド治療は，少なくとも単形性心室頻拍においては最も信頼性の高い薬効判定法であるといえるが，EPSガイド治療下でも3～5年で15～40％の再発が認められることを念頭におく必要があり，今後の検討課題であるといえる．心事故の発生に関しては内外の多くの環境因子が関与しており，電気生理検査においても，①評価時に過去のイベント時の条件が再現されているか，②再現されたイベントが臨床的イベントと同一であるか，③評価時の条件が将来も維持されると予測されるか，などの要素が重要であり，これらが検査の再現性，信頼性に大きくかかわってくる．頻拍は予防できることがより高度な治療であるといえるが，致死的心室性不整脈に関してはその発作が突然死につながることから，臨床的には植込み型除細動器の積極的な適応が推奨されている．今後，より精度の高い予防治療効果判定を実施できるようになれば，頻拍再発リスクの少ない症例を抽出し，植込み型除細動器の使用数を制限できるようになるかもしれないが，おそらく心臓電気生理検査単独ではなく，他の評価法を含めた総合的治療効果予測法を確立していく必要があるだろう．

〈庭野慎一〉

●文献

1) Josephson ME : Recurrent ventricular tachycardia. *In* Clinical Cardiac Electrophysiology, 2nd ed. Philadelphia, Lea & Febiger, 1993, p417-615
2) Josephson ME : Electrophysiologic investigation. *In* Clinical Cardiac Electrophysiology, 2nd ed. Philadelphia, Lea & Febiger, 1992, p5-70
3) Anderson KP, Mason KP : Clinical value of cardiac electrophysiological studies. *In* Zipes DP, Jalife J (eds) : Cardiac Electrophysiology. From Cell to Bedside. Philadelphia, WB Saunders, 1992, p1133-1150
4) 笠貫　宏：電気生理学的薬効評価法；早川弘一，比江嶋一昌（編）：臨床心臓電気生理学．南江堂，1994，p351-382
5) 庭野慎一，斉藤淳子：薬効判定と電気生理検査．Heart View 1999；3：980-986
6) 相澤義房，庭野慎一：心室頻拍と抗不整脈薬；小川聡，大江透，他（編）：抗不整脈薬のすべて．先端医学社，1997，p182-191
7) 庭野慎一：心室頻拍のrisk stratification―治療方針と予後―；井上博（編）：不整脈97，メディカルレビュー社，1997，p86-97
8) 笠貫　宏，大西　哲，庄田守男，他：心室頻拍；相澤義房，井上　博（編）：頻拍症．西村書店，1996，p275-311
9) 相澤義房：頻拍性不整脈における電気生理検査．呼と循 1992；40：151-156
10) Mason J, Winkel R : Electrode-catheter arrhythmia induction in the selection and assessment of antiarrhythmic drug therapy for recurrent ventricular tachycardia. Circulation 1978 ; 58 : 971-985
11) Horowitz LN, Josephson ME, Farshidi A, et al : Recurrent sustained ventricular tachycardia. 3. Role of electrophysiologic study in selection of antiarrhythmic regimens. Circulation 1978 ; 58 : 986-997
12) Mitchell L, Duff J, Manyari D, et al : A randomized clinical trial of the noninvasive and invasive approaches to drug therapy of ventricular tachycardia. N Engl J Med 1987 ; 317 : 1681-1687
13) Ruskin J, DiMarco J, Garan H : Out-of-hospital cardiac arrest : Electrophysiological observations and selection of long-term antiarrhythmic therapy. N Engl J Med 1980 ; 303 : 607-613
14) Morady F, Scheinman M, Hess D, et al : Electrophysiologic testing in the management of survivors of out-of-hospital cardiac arrest. Am J Cardiol 1983 ; 51 : 85-89
15) Skale B, Miles W, Heger J, et al : Survivors of cardiac arrest : Prevention of recurrence by drug therapy as predicted by electrophysiologic testing or electrocardiographic monitoring. Am J Cardiol 1986 ; 57 : 113-119
16) Eldar M, Sauve J, Scheinman M : Electrophysiologic testing and follow-up of patients with aborted sudden cardiac death. J Am Coll Cardiol 1987 ; 10 : 291-298
17) Kron J, Kudenchuck P, Murphy F : Ventricular fibrillation survivors in whom tachyarrhythmia cannot be induced : Outcome related to selected therapy. PACE 1987 ; 10 : 1291-1300
18) Freedman R, Swerdlow C, Mason JW, et al : Prognostic significance of arrhythmia inducibility or noninducibility at initial electrophysiologic study in survivors of cardiac arrest. Am J Cardiol 1988 ; 61 : 578-582
19) Kehoe R, Tommaso C, Zheutlen TEA : Factors determining programmed stimulation responses and long-term arrhythmic outcome in survivors of ventricular fibrillation with ischemic heart disease.

Am Heart J 1988 ; 116 : 355-363
20) 沢登　徹, 平岡昌和：抗不整脈薬；相澤義房, 他（編）：頻拍症. 西村書店, 1996, p449-479
21) 小川　聡：Sicilian Gambit─意義と展望；井上　博（編）：不整脈 97, メディカルレビュー社, 1997, p148-155
22) Sicilian Gambit members : Antiarrhythmic Therapy : A Pathophysiologic Approach. New York, Futura, 1994
23) Rensma PL, Allessie MA, Lammers WJ, et al : Length of excitation wave and susceptibility to reentrant atrial arrhythmias in normal conscious dogs. Circ Res 1988 ; 62 : 395-410
24) El-Sherif N : Reentrant mechanisms in ventricular arrhythmias. In Zipes DP, Jalife J (eds): Cardiac Electrophysiology. From Cell to Bed-side. Philadelphia, WB Saunders, 1992, p567-582
25) Zipes DP : Proarrhythmic effects of antiarrhythmic drugs. Am J Cardiol 1987 ; 59 : 26E-30E
26) Bigger JT, Sahar DL : Clinical types of proarrhythmic response to antiarrhythmic drugs. Am J Cardiol 1987 ; 59 : 2E-9E
27) Morganroth J, Borland M, Chao G : Application of a frequency definition of ventricular proarrhythmia. Am J Cardiol 1987 ; 59 : 97-99
28) Velebit V, Podrid P, Lown B, et al : Aggravation and provocation of ventricular arrhythmias by antiarrhythmic drugs. Circulation 1984 ; 65 : 886-894
29) 庭野慎一, 北野義和：突然死予防における電気生理検査の位置づけ. 呼と循 1999 ; 47 : 379-385
30) Geibel A, Brugada P, Zehender M, et al : Value of programmed stimulation using a standardized ventricular stimulation protocol in hypertrophic cardiomyopathy. Am J Cardiol 1987 ; 60 : 738-739
31) Wilber D, Garan H, Finkelstein D, et al : Out-of-hospital cardiac arrest : Use of electrophysiologic testing in the prediction of long-term outcome. N Engl J Med 1988 ; 318 : 19-24
32) Naccarelli G, Prystowsky E, Jackman W, et al : Role of electrophysiologic testing in managing patients who have ventricular tachycardia unrelated to coronary artery disease. Am J Cardiol 1982 ; 50 : 165-171
33) Swerdlow CD, Winkle R, Mason J : Determinants of survival in patients with ventricular tachyarrhythmias. N Engl J Med 1983 ; 308 : 1436-1442
34) Steinbeck G, Anderson D, Bach P, et al : A comparison of electrophysiologically guided antiarrhythmic drug therapy with beta-blocker therapy in patients with symptomatic, sustained ventricular tachyarrhythmias. N Engl J Med 1992 ; 327 : 987-992
35) Poole J, Mathisen T, Kudenchuk P, et al : Long-term outcome in patients who survive out-of-hospital ventricular fibrillation and undergo electrophysiologic studies : Evaluation by electrophysiologic subgroups. J Am Coll Cardiol 1990 ; 16 : 657-665
36) Fogoros RN, Elson JJ, Bonnet CA, et al : Long-term outcome of survivors of cardiac arrest whose therapy is guided by electrophysiologic testing. J Am Coll Cardiol 1992 ; 19 : 780-788
37) ESVEM investigators : Determinants of predicted antiarrhythmic drug efficacy in the ESVEM trial. Circulation 1993 ; 87 : 323-329
38) Mason JW and ESVEM investigators : A comparison of electrophysiologic testing with Holter monitoring to predict antiarrhythmic drug efficacy for ventricular tachyarrhythmias. N Engl J Med 1993 ; 329 : 445-451
39) Mason JW and ESVEM investigators : A comparison of seven antiarrhythmic drugs in patients with ventricular tachyarrhythmias. N Engl J Med 1993 ; 329 : 452-458
40) Niwano S, Furushima H, Taneda K, et al : The usefulness of Holter monitoring in selection of pharmacological therapy for patients with sustained ventricular tachycardia. Studies in patients with no effective pharmacological therapy determined in the electrophysiologic study. Jpn Circ J 1998 ; 62 : 347-352
41) Niwano S, Yamaura M, Yoshizawa N, et al : Electrophysiologic parameters to predict clinical recurrence of ventricular tachycardia in patients under electrophysiologic study-guided effective pharmacological therapy. Jpn Circ J 1999 ; 63 : 674-680
42) Biblo LA, Carlson M, Waldo AL, et al : Insights into the electrophysiologic study versus electrocardiographic monitoring trial : Its programmed electrical stimulation protocol may introduce bias when assessing long-term antiarrhythmic drug therapy. J Am Coll Cardiol 1986 ; 57 : 8B-17B
43) CASCADE investigators : Randomized antiarrhythmic drug therapy in survivors of cardiac arrest (the CASCADE study). Am J Cardiol 1993 ; 72 : 280-287
44) Myerburg RJ, Castellanos A : Cardiac arrest and sudden cardiac death. In Braunwald E (ed): Heart Disease. Philadelphia, WB Saunders, 1997, p742-779
45) 庭野慎一, 古嶋博司, 藤田　聡, 他：持続性心室頻拍の治療効果判定および予後予測における電気生理検査とホルター心電図の比較検討. 心臓ペーシング 1997 ; 13 : 438-444
46) Mitchell LB, Sheldon RS, Gillis AM, et al : Definition of predicted effective antiarrhythmic drug therapy for ventricular tachyarrhythmias by the electrophysiologic study approach : Randomized comparison of patient response criteria. J Am Coll Cardiol 1997 ; 30 : 1346-1353
47) Rothman SA, Hsia HH, Cossu SF, et al : Radiofrequency catheter ablation of postinfarction ventricular tachycardia : Long-term success and the significance of inducible nonclinical arrhythmias. Circulation 1997 ; 96 : 3499-3508
48) Yuge M, Niwano S, Moriguchi M, et al : Clinical sig-

nificance of the electrophysiologic study (EPS-Guided therapy for the secondary prevention of ventricular tachycardia. Jpn Circ J 2006 ; 70 : 268-272

49) Vaughan Williams EM : The relevance of cellular clinical electrophysiology in classifying antiarrhythmic actions. J Cardiovasc Pharmacol 1992 ; 20 : suppl-2

50) Singh BN, Hauswirth O : Comparative mechanisms of action of antiarrhythmic drugs. Am Heart J 1974 ; 87 : 367-382

51) Aizawa Y, Niwano S, Chinushi M, et al : Incidence and mechanism of interruption of reentrant ventricular tachycardia with rapid ventricular pacing. Circulation 1992 ; 85 : 589-595

52) Niwano S, Yoshizawa N, Inuo K, et al : Evaluation of post-repolarization refractoriness for conduction block in cardiac muscle : Studies in an artificial isthmus in the canine right atrium. Jpn Circ J 2001 ; 65 : 40-45

53) Yoshizawa N, Niwano S, Moriguchi M, et al : Effect of procainamide on the post-repolarization refractoriness in cardiac muscle : Evaluation using block coupling interval (BCI) in the artificial isthmus model in canine right atrium. PACE 2001 ; 24 : 1100-1107

54) Shigematsu S, Sato T, Arita M : Class I antiarrhythmic drugs alter the severity of myocardial stunning by modulating ATP-sensitive K^+ channels in guinea pig ventricular muscle. Naunyn-Schmiedeberg's Arch Pharmacol 1998 ; 357 : 283-290

55) Inuo K, Niwano S, Morohoshi Y, et al : Cardioprotective effect of mexiletine in acute myocardial ischemia : Studies in the rabbit closed chest ischemia model. Jpn Circ J 2002 ; 66 : 403-410

56) Singh SN, Fletcher RD, Fisher SG, et al : Amiodarone in patients with congestive heart failure and asymptomatic ventricular arrhythmia. N Engl J Med 1995 ; 333 : 77-82

57) Waldo AL, Camm AJ, deRuyter H, et al : Effect of d-sotalol on mortality in patients with left ventricular dysfunction after recent and remote myocardial infarction. Lancet 1996 ; 348 : 7-12

58) 弓削 大, 庭野慎一, 森口昌彦, 他：心室細動予防にベプリジルが奏効したと考えられた潜在性Brugada症候群の1例. 心臓 2005 ; 37 : 175-179

59) Heger JJ, Hubbard J, Zipes DP, et al : Propafenone treatment of recurrent ventricular tachycardia : comparison of continuous electrocardiographic recording and electrophysiologic study in predicting drug efficacy. Am J Cardiol 1984 ; 54 : 40D-44D

60) Connolly SJ, Kates RE, Lebsack CS, et al : Clinical efficacy and electrophysiology of oral propafenone for ventricular tachycardia. Am J Cardiol 1983 ; 52 : 1208-1213

61) Miura DS, Keren G, Torres V, et al : Antiarrhythmic effects of cibenzoline. Am Heart J 1985 ; 109 : 827-833

62) DiMarco JP, Garan H, Ruskin JN : Mexiletine for refractory-ventricular arrhythmias : Results using serial electrophysiologic testing. Am J Cardiol 1981 ; 47 : 131-138

63) Waspe LE, Waxman HL, Buxton AE, et al : Mexiletine for control of drug-resistant ventricular tachycardia : Clinical and electrophysiologic results in 44 patients. Am J Cardiol 1983 ; 51 : 1175-1181

64) Anderson JL, Lutz JR, Allison SB : Electrophysiologic and antiarrhythmic effects of oral flecainide in patients with inducible ventricular tachycardia. J Am Coll Cardiol 1983 ; 2 : 105-114

65) Platia EV, Estes M, Heine DL, et al : Flecainide : Electrophysiologic and antiarrhythmic properties in refractory ventricular tachycardia. Am J Cardiol 1985 ; 55 : 956-962

66) Horowitz LN, Greenspan AM, Spielman SR, et al : Usefulness of electrophysiologic testing in evaluation of amiodarone therapy for sustained ventricular tachyarrhythmias associated with coronary heart disease. Am J Cardiol 1985 ; 55 : 367-371

67) Wellens HJJ, Bar FW, Lie KI, et al : Effect of procainamide, propranolol and verapamil on mechanism of tachycardia in patients with chronic recurrent ventricular tachycardia. Am J Cardiol 1977 ; 40 : 579-585

15章 神経調節性失神
関連の病態を含む

　神経調節性（反射性）失神は神経反射で引き起こされる一過性の意識消失発作であり，徐脈や末梢血管の拡張に伴う血圧低下で特徴づけられ，原因不明の失神患者における頻度は高い[1〜3]。2004年の欧州心臓病学会（ESC）の報告における失神の原因疾患を表1に示すが[4]，神経調節性（反射性）失神の主要疾患としては，血管迷走神経性失神，頸動脈洞症候群，状況失神の3疾患が挙げられている[3,4]。一方，Grubbらは，起立調節障害の中に，反射性失神，体位性（起立）頻脈症候群（postural orthostatic tachycardia syndrome；POTS），純粋自律神経不全などを挙げており，反射性失神の中にこれらの3疾患を含めて報告している[5,6]。これらの3疾患の中でも血管迷走神経性失神の頻度は最も高く，しばしば神経調節性失神と同義で用いられている。さらに，排尿・排便・咳嗽・嚥下などが誘引となる状況失神に加え，不安，恐怖，不意の疼痛などが誘引となる情動失神も神経調節性（反射性）失神に含まれる病態である[3]。

　このような反射性失神は極めて日常診療で遭遇しやすく，特に血管迷走神経性失神は最も頻度が高いため注目されているが，頸動脈洞症候群は欧米に比べわが国での報告が少ないため，見逃されやすく注意が必要である。本項では，神経調節性失神，特に血管迷走神経性失神と頸動脈洞症候群，さらにその類似疾患POTSについて解説する。

1 血管迷走神経性失神

1）病態

　血管迷走神経性失神の機序は長時間の立位やティルト試験（head-up tilt；HUT）などにより下肢血液貯留を認め，それが静脈還流量の低下を招き，それによって左室容積低下を導き，交感神経活動の亢進につながる。それが左室の過剰収縮，短縮率増加および心拍数増加に働く。このような変化が心室の機械受容体を刺激し，それが求心性神経興奮を増加させ，中枢神経を介し奇異性に遠心性交感神経活動の低下，遠心性迷走神経活動の亢進をもたらす[5,6]。さらに不安，痛み，興奮によっても，同様に心室の機械受容体，または直接中枢神経を介し遠心性迷走神経活動の亢進が生じる。このような遠心性交感神経活動の低下のため末梢血管拡張による血圧低下や，遠心性迷走神経活動の亢進のため洞機能や房室伝導に対する抑制的作用による著明な心拍数低下をもたらす。最終的に，血圧低下や心拍数低下による血行動態の悪化が脳血流の低下を招き，失神が生じる[2,3]（図1）。これらの過程の機序に末梢性のα受容体の反応性低下やβ受容体の反応性増加が関係しているという報告もある[6]。また，中枢神経におけるセロトニンによる自律神経調節が本疾患の病態に関係しているという報告もある[7]。

2）臨床症状

　本疾患は若年から中高年と広い年齢層に認めら

表1　失神の原因疾患

1. 神経調節性（反射性）失神
    ① 血管迷走神経性失神
    ② 頸動脈洞症候群
    ③ 状況失神
       急性出血，咳（くしゃみ），消化管刺激（嚥下，排便，内臓痛）
       排尿（後），運動後，食後など
    ④ 舌咽神経痛
2. 起立性低血圧
    ① 自律神経不全：原発性自律神経不全症候群（純粋自律神経不全，多系統萎縮，自律神経不全を伴うパーキンソン病）
       続発性自律神経不全症候群（糖尿病ニューロパチー，アミロイドニューロパチー）
       運動後，食後
    ② 薬剤性，アルコール性
    ③ 循環血流量減少：出血，下痢，Addison病
3. 不整脈
    ① 洞不全症候群
    ② 房室伝導障害
    ③ 発作性上室性頻拍，心室頻拍
    ④ 遺伝性疾患：QT延長症候群，Brugada症候群
    ⑤ 植込みデバイス機能異常（ペースメーカー・ICD機能不全）
    ⑥ 薬剤誘発性不整脈
4. 器質的心疾患および肺疾患
    ① 閉塞性心弁膜疾患
    ② 急性心筋梗塞（虚血），冠攣縮性狭心症
    ③ 閉塞性肥大型心筋症
    ④ 心房粘液腫
    ⑤ 急性大動脈解離
    ⑥ 心膜疾患，心タンポナーデ
    ⑦ 肺塞栓，肺高血圧
5. 脳血管疾患
    ① 盗血症候群

〔文献29）より改変して引用〕

3）診断

本疾患を疑う臨床症状，つまり前駆症状を伴って立位や座位で失神が発症するような場合，または病歴上本疾患の特徴的症状を認めないが，他の諸検査により失神の原因がはっきりしない場合，HUTにより診断を進めていく。一般的に本疾患では電気生理検査上，明らかな異常は認めず，正常な洞機能および房室伝導能を示す例が多い。

HUTは仰臥位安静後，他動的に傾斜台を起立させ，心電図記録および動脈圧記録のモニター下にて立位状態を維持させる。徐脈または血圧低下を伴って，意識消失発作が誘発された場合を陽性と判定する。起立はスムーズに10～15秒で行われ，起立角度は60～80度で施行されるのが一般的であり，立位は薬物負荷なしでは30～45分間持続させる。薬物負荷なしで陰性の場合，isoproterenol，nitroglycerin，edrophoniumなどの薬物投与下に，本検査を再施行する。薬物負荷なしでは本検査の特異度は90％と高いが，感度は32～85％と報告は一定していない。傾斜角度を高くしisoproterenolなどの薬物負荷を用いることにより，一般的に感度は高くなるが特異度は低くなる。さらに本検査の再現性は65～85％に認められるとされている[9]。

血管迷走神経性失神の病型はHUTにより，徐脈または血圧低下の程度により判定され，混合型（Type 1, mixed type），心臓抑制型（Type 2, cardioinhibitory type），血管抑制型（Type 3, vasodepressor type）に分類される。心臓抑制型は40/分以下の心拍数が10秒以上持続，または3秒以上の心停止を認めた場合であり，さらにType 2AとType 2Bの2型に分けられ，前者は血圧低下が心拍数低下に先行する場合，後者は心拍数低下と血圧低下が同時に出現する場合とする。血管抑制型は血圧低下により失神が誘発され，心拍数低下は失神出現時最大心拍数の10％以下にとどまる場合とされる。さらに，両型の基準を満たさず血管抑制および心臓抑制反応をともに認める場合は，混合型に分類される[10, 11]（表2）。本疾患は血管抑制型や混合型の頻度が高く，つまり血圧低下を伴う頻度が高いため，それが失神の前駆症状につながる。

図2に混合型の血管迷走神経性失神の症例を示

れるが，頸動脈洞症候群と比べ若年に発症する頻度が高い[1, 8]。性差は男性より女性に好発する傾向があり，若年女性において原因不明の失神を認めた場合，まず本疾患を疑うべきである。失神の頻度は頸動脈洞症候群より高く，その発症の体位は立位や座位が多くしばしば排尿，脱水，発熱，疼痛などが引き金となる。さらに本疾患は高率に嘔気，気分不快，動悸，発汗などの前駆症状を伴うため，これらの病歴を詳細に聴取することが診断につながる[1, 3]。

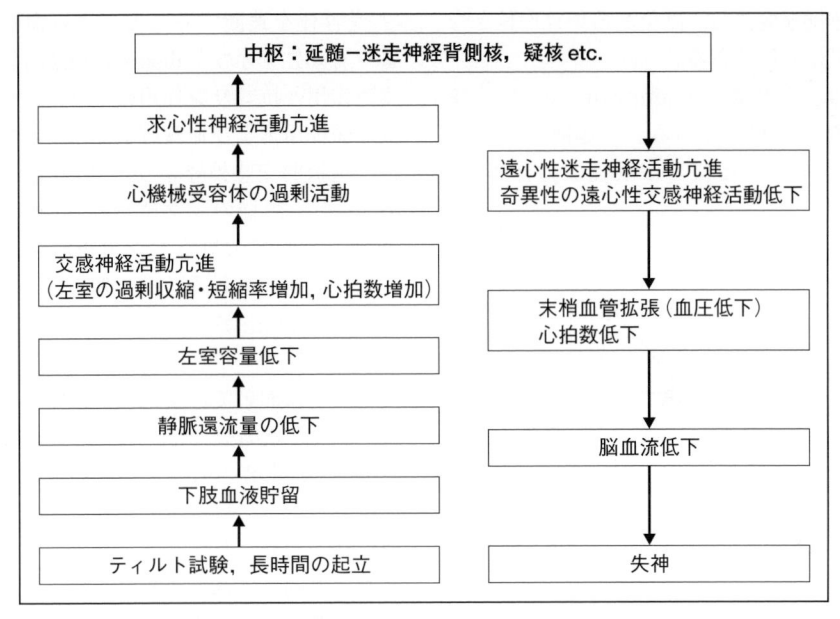

図1 血管迷走神経性失神の発生病態

表2 血管迷走神経性失神の病型分類

Type 1	混合型：Type 2またはType 3の基準を満たさず，血圧低下および心拍数低下により症状が誘発される場合
Type 2	心臓抑制型：40/分以下の心拍数が10秒以上持続，または3秒以上の心停止を認めた場合 2A：血圧低下が心拍数低下に先行する 2B：血圧低下が心拍数低下に先行せず，両者とも同時に低下する
Type 3	血管抑制型：血圧低下により失神が誘発され，心拍数低下は失神出現時最大心拍数の10%以下にとどまる場合

す．54歳，女性の原因不明の失神の精査で，isoproterenol静注下の60度の起立負荷によるHUTを施行した．嘔気，気分不快の前駆症状に伴い，負荷後7分に心拍数は116/分から50/分に，収縮期血圧は150 mmHgから58 mmHgへ低下して失神が誘発された．本例のごとく，血圧低下を示す血管抑制型や混合型では，高率に前駆症状を伴う．

図3に心臓抑制型の血管迷走神経性失神の症例を示す．27歳，女性の原因不明の失神患者において，80度の起立負荷によるHUTを施行した．負荷後9分に血圧低下は認めなかったが，心電図上，心拍数は100/分から50/分台に減少し，約3秒のR-R間隔延長後，約20秒間の洞停止を伴い失神が誘発され，心マッサージが施行された．本例のごとく心臓抑制型は一過性の著明な徐脈，心停止を伴うことが多く，HUTにより初めて診断されることがある．本例に電気生理検査を施行したが，洞機能，房室伝導能に異常は認められなかった．

本疾患の診断にHUTのほかにATP試験の有用性の報告もある．つまり，ATP 20 mg静脈急速投与により10秒以上の心停止を陽性とすることにより，血管迷走神経性失神における心臓抑制反応の重症度，つまり，ハイリスクの程度が評価される[12,13]．

4）治療

血管迷走神経性失神に対する治療において，生活指導は極めて重要であり，失神の予防につながることが多い．つまり，排尿や脱水などに注意し，長時間の立位を避けることが必要である．近年，本疾患に対し多量の生理食塩水の前投与を行うことにより，HUT上失神を予防されたという報告があり，水分に加え塩分補給による循環血液量の増加が失神予防につながると考えられる[14,15]．さらに，病歴と一致した失神の前駆症状を認めた場

内服治療はβ遮断薬，disopyramide，α交感神経刺激薬などが有効である。β遮断薬は，β_1受容体を遮断することによる陰性変力作用と，β_2受容体を遮断することによる血管収縮作用により有効性を示す。disopyramideはNaチャネル遮断作用と抗コリン作用により，陰性変力作用と抗徐脈作用および血管収縮作用として働く。さらに，選択的交感神経α_1受容体刺激薬であるmidodrineや，同様のα交感神経刺激薬であるetilefrine，さらにセロトニン再摂取阻害薬の有効性の報告も認められる。その他，fludrocortisoneやerythropoietinが有効であったという報告も散見する[6,15〜17]。

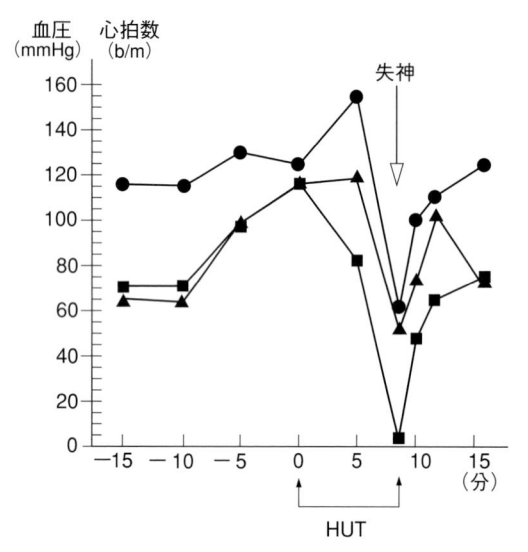

本疾患において，薬剤抵抗性で心停止を伴う心臓抑制型，混合型では，ペースメーカー治療も考慮される。しかしながら，著明な徐脈が出現する前に血圧低下に伴う気分不快やめまい感などの前駆症状が認められるような場合，ペースメーカー治療は無効とされている例が多い[18]。一般に，心臓抑制型の頻度は少ないが，混合型に比べペースメーカー治療の有効性を示す報告が認められる。特にその中でも重篤な症状を呈し，症状出現前に血圧低下を認めず突然の極めて長い心停止が誘発された例，つまり悪性の心臓抑制型血管迷走神経性失神においてはペースメーカー治療により失神発作が予防されたという報告も散見される[19,20]。特に近年，頸動脈洞症候群ばかりでなく，血管迷走神経性失神に対してもレート・ドロップ・レスポンス機能を有すペースメーカー治療の有効性の報告もみられる[21,22]。しかしながら，HUTにお

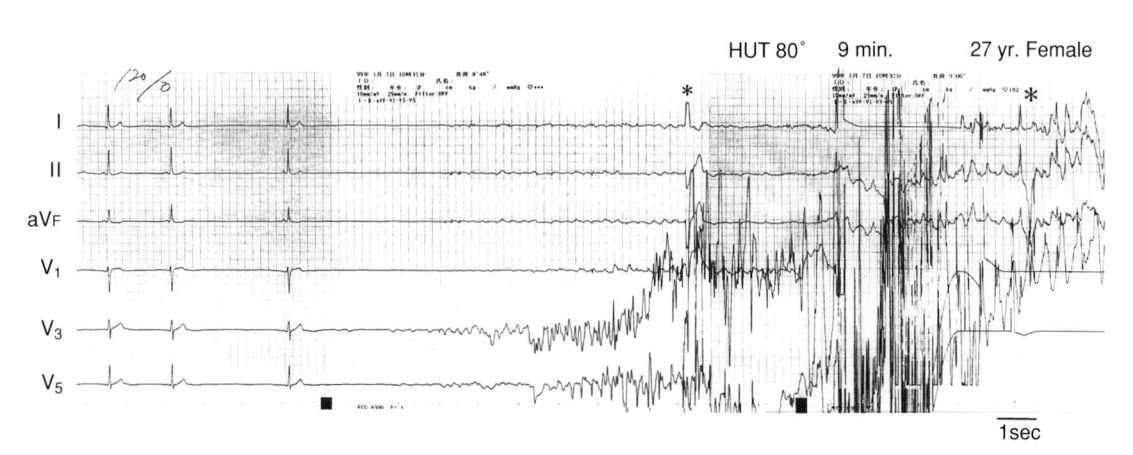

図2　54歳，女性の原因不明の失神患者に対するHUT

isoproterenol静注下の60度の起立負荷により，前駆症状に伴い，負荷後7分に心拍数は116/分から50/分に，収縮期血圧は150 mmHgから58 mmHgへ低下して失神が誘発された。混合型の血管迷走神経性失神と診断された。

図3　27歳，女性の原因不明の失神患者に対するHUT

80度の起立負荷により血圧低下は認めなかったが，負荷後9分にて心拍数は100/分から50/分台に減少し，約3秒のR-R間隔延長後，約20秒間の洞停止を伴い失神が誘発された。その間，心室性補充収縮を認め（1番目の*），20秒後洞調律の回復が認められた（2番目の*）。心臓抑制型の血管迷走神経性失神と診断された。

ける失神発作誘発時の心拍数の変動が自然発作時と異なる可能性があり，日常生活上の活動における心拍数の変化により誤作動が生じてペーシングが行われる例や逆に有効に作動しない場合もある．さらに，HUTの再現性の問題点も含め，HUT中の一時的ペーシングの成績は直接永久的ペースメーカーにおけるレート・ドロップ・レスポンス機能に必ずしも適用できないと考えられる．さらに，血管迷走神経性失神に対してペースメーカー植込み後，ペーシング機能をON群とOFF群の2群に分け，失神の再発率を長期観察した検討でも両群に有意な差がなく，ペースメーカー治療の有効性が得られなかったという報告もある[23]．

近年，神経調節性失神に対して，Tilt trainingと称する起立調節訓練法の有効性が示されている[24〜26]．この方法は，1日に1〜2回，壁面を利用して踵を15 cmぐらい離して，10〜30分の立位訓練を繰り返すことにより，徐々に立位の持続時間が延長でき，最終的には失神発作が予防できるという訓練法である．本法は，悪性神経調節性失神や薬剤抵抗性あるいは難治性神経調節性失神の予防にも有効とされており，今後いっそう期待される治療法となると考えられる[6, 24, 25]．

2 頸動脈洞症候群

1）病態

頸動脈洞症候群の機序は以下のように説明される．頸動脈洞の圧受容体は，血管内圧の上昇や外部からの頸動脈洞圧迫により血管壁の伸展が生じると刺激される．頸動脈洞内の圧受容体からの求心性神経線維は舌咽神経を通り，延髄中の弧束核そして迷走神経背側核，疑核および延髄・橋網様体に至る．遠心性神経線維は主として，洞結節や房室結節に分布する迷走神経心臓枝と，心室筋や全身血管に多く分布する交感神経に分かれる．つまり，頸動脈洞圧迫により前者が刺激されると神経終末でアセチルコリンが遊離し，洞機能や房室伝導能に抑制的に働き，洞停止や房室ブロックが生じ心停止に至る[27]．

本疾患におけるこのような現象が病態生理学的に，反射弓における求心性・遠心性神経線維または脳幹，さらには洞結節など心臓自体のどの部位の過剰反応に起因するものか明らかではない．しかし少なくとも本疾患群には正常洞機能を有する例が多いため，本現象が洞機能不全症候群の一症状としては考えにくい[28,29]．一方，本疾患が高血圧，虚血性心疾患などの動脈硬化性疾患を合併した中高年齢層に好発することから，本疾患の病態と加齢に伴う動脈硬化との関係が指摘されている[3]．最近の報告では，本疾患の病態は異なった機序で結論づけられ，胸鎖乳突筋の慢性除神経，中枢神経におけるシナプス後のα_2受容体の抑制，さらにはセロトニン再摂取増強との関係が挙げられている[3]．

2）臨床症状

頸動脈洞症候群は50歳以上の中高年齢層の男性に好発し，しばしば冠動脈疾患や高血圧などを合併する[1〜3]．

主要症状は，脳虚血症状により失神を示す例からめまいやふらつき感などにとどまる場合もある．失神発作の頻度は月に数回から数年に一度だけのものまでさまざまであるが，本疾患の病態は数年に及ぶ慢性期においても持続することが多い[29]．症状は立位や座位，歩行時で生じやすく，着替えや運転，荷物の上げ下ろしなどの頸部の回旋や伸展およびネクタイ締めなどの頸部への圧迫が誘因となる．また，頸動脈洞を圧排するような頸部腫瘍（甲状腺腫瘍など）や頸部リンパ節腫大などによって，二次的に本症状を呈することもある．

原因不明の失神患者において，血管迷走神経性失神との鑑別には臨床的特徴を把握することが重要である（表3）．臨床症状として，頸動脈洞症候群では前駆症状を示す例がまれであるのに対し，血管迷走神経性失神では嘔気（気分不快），ふらつき感，動悸などの前駆症状を認める例が多い．このことは，病型分類上，頸動脈洞症候群では心臓抑制型が高率であるのに対し，血管迷走神経性失神においては血管抑制反応を示す血管抑制型や混合型が多いことが起因しているものと考えられる[1,3]．

3）診断

臨床症状にて頸動脈洞症候群が疑われた場合，頸動脈洞マッサージ（carotid sinus massage；CSM）による血圧，心拍数の反応や症状の有無から診断される[4,8,27〜29]。

表3 頸動脈洞症候群と血管迷走神経性失神の臨床的特徴

	頸動脈洞症候群	血管迷走神経性失神
年齢	中高年（＞50歳）	若年〜中高年
性差	男性に多い	女性にやや多い
失神発作頻度	低い	高い
発作時活動状態	頸部回旋に関係	立位，座位，排尿時に多い
前駆症状	ほとんどなし	高率（嘔気，発汗 etc）
心疾患合併	しばしばあり（冠動脈疾患）	少ない
診断法	頸動脈洞マッサージ	HUT
反応型	心臓抑制型が多い	血管抑制，混合型が多い

また本疾患において，失神が自然発症した際の心電図記録が得られることはまれであるが，Holter心電図やモニター心電図記録上，一過性の洞停止や房室ブロックが認められ，その原因精査において電気生理検査上異常なく，CSMにより初めて診断される例もある[30,31]。

CSMは頸動脈血管雑音および明らかな脳血管疾患を認めないことを確認し，臥位にて上頸部で椎骨棘に対し頸動脈を両側交互に約5〜10秒間圧迫する。同時に心電図および動脈血圧モニターを行い，CSMにより病歴と一致した意識消失発作が誘発された場合に陽性とする。さらに，臥位に比し，立位におけるCSMの方が本疾患の診断率が高まるという報告もある[4]。頸動脈洞症候群は以下の病型に診断される[4,32]。

a. 心臓抑制型（cardioinhibitory type）

CSMにより少なくとも3秒以上の心停止を認め，意識消失発作が誘発された場合であり，収縮期血圧の低下は50 mmHg以下にとどまる。本型

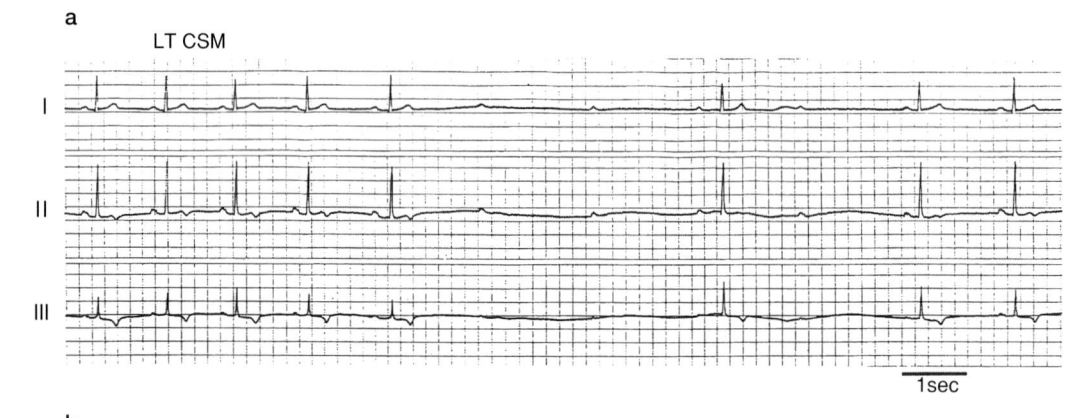

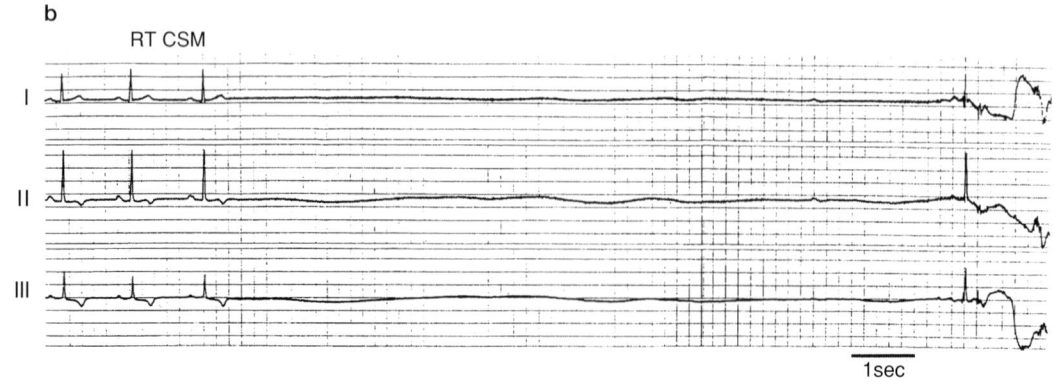

図4 61歳，男性の原因不明の失神患者に対する頸動脈洞マッサージ（CSM）
左の頸動脈洞マッサージ（a）にて心電図上，房室ブロックを伴う5秒間，右の頸動脈洞マッサージ（b）では12秒間の心停止が誘発され，心臓抑制型の頸動脈洞症候群と診断された。

における心停止は，洞停止あるいは洞房ブロックばかりでなく完全房室ブロックによっても生じ，しばしば心電図上non-conducted PAC（心室伝導を認めない心房期外収縮）が記録される。本型は頸動脈洞症候群の約80％に認められ，最も頻度が高い。本型は一過性の迷走神経反射に起因するため，atropine投与によって症状や心停止は一般的に消失する。

図4に心臓抑制型の頸動脈洞症候群の症例を示す。本例は61歳，男性で，ジョギング中，知り合いに呼び止められ，横を向いたとき，突然失神発作が出現した。失神精査のためCSMを行ったところ，左側のCSM（a）により5秒間，右側のCSM（b）により12秒間の心停止を認めた。左側のCSMでは洞徐脈に伴う洞性P波が認められ，房室伝導能が抑制され，完全房室ブロックが認めら

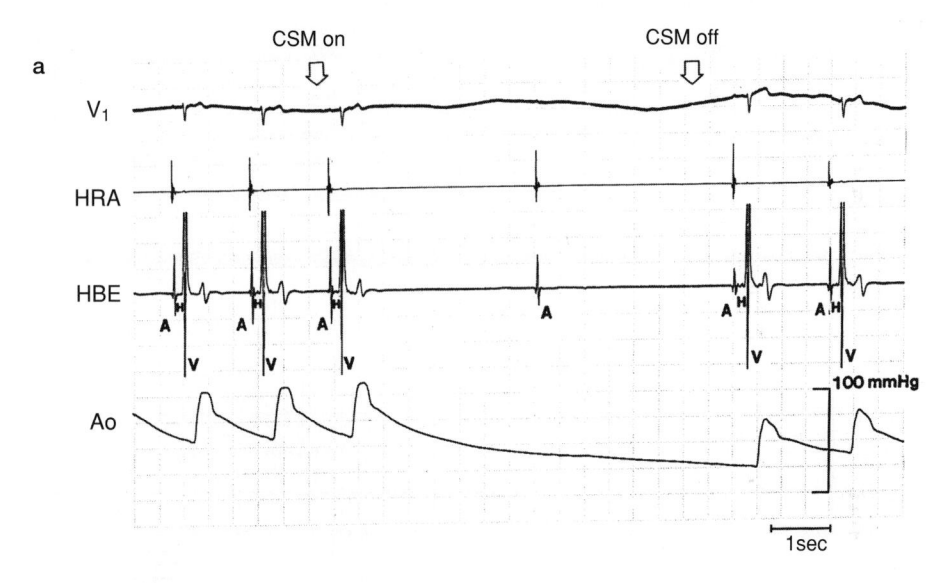

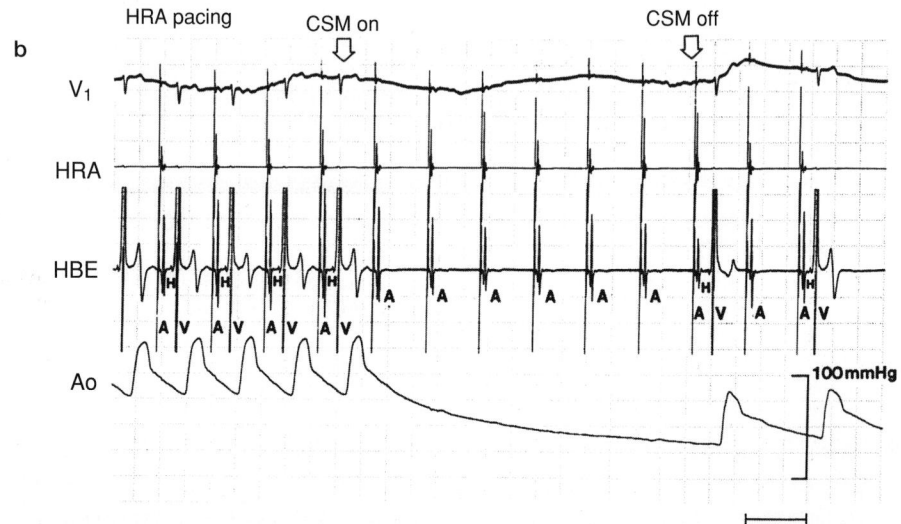

図5 心臓抑制型の頸動脈洞症候群例
心腔内心電図上，頸動脈洞マッサージ（CSM）により6.5秒の心停止を呈し，その間心房波が認められたが，His束電位図（HBE）上AHブロックにより心室伝導は途絶していた（a）。高位右房（HRA）ペーシング中のCSMによっても，洞停止およびAHブロックにより5.8秒の心停止を認めた。

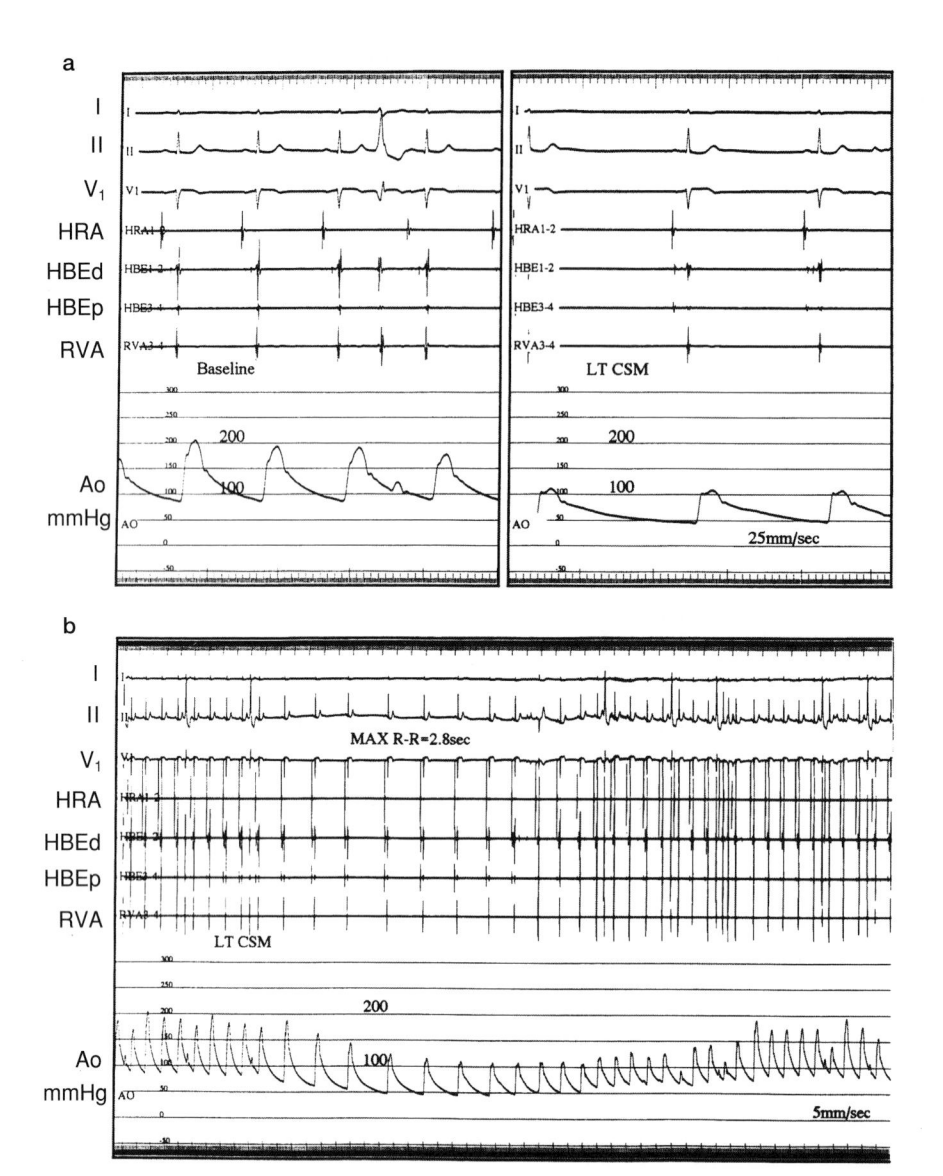

図6 71歳の原因不明の失神患者に対する左頸動脈洞マッサージ(LT CSM)施行時の心電図，心腔内心電図および動脈圧

CSMにより心電図上，最大R-R間隔2.8秒の延長に伴い，収縮期血圧は約100 mmHgの低下を認め，失神発作が誘発された。aはCSM前(左)およびCSM中(右)の25 mm/secの記録，bはCSM施行時の連続記録(5 mm/sec)を示す。
HRA：高位右房，HBE：His束電位図　RVA：右室心尖部　Ao：動脈圧

れた。右側のCSMではP波は1拍のみしか認めず，洞停止(洞房ブロック)の状態が持続した。本例のごとく心臓抑制型ではCSMにより，洞停止や房室ブロックにより心停止に至る。また，心電図記録上，洞停止を呈しP波が認められない場合においても，しばしばそこに房室ブロックが潜在していることがある。

図5に心臓抑制型症例における心腔内心電図を示す。CSMにより6.5秒の心停止を呈し，その間心房波が認められたが，AHブロックにより心室伝導は途絶していた(a)。さらに，高位右房(HRA)ペーシング中のCSMによっても，洞停止およびAHブロックにより5.8秒の心停止を認めた。本例のごとく，CSMにより一過性の洞機能

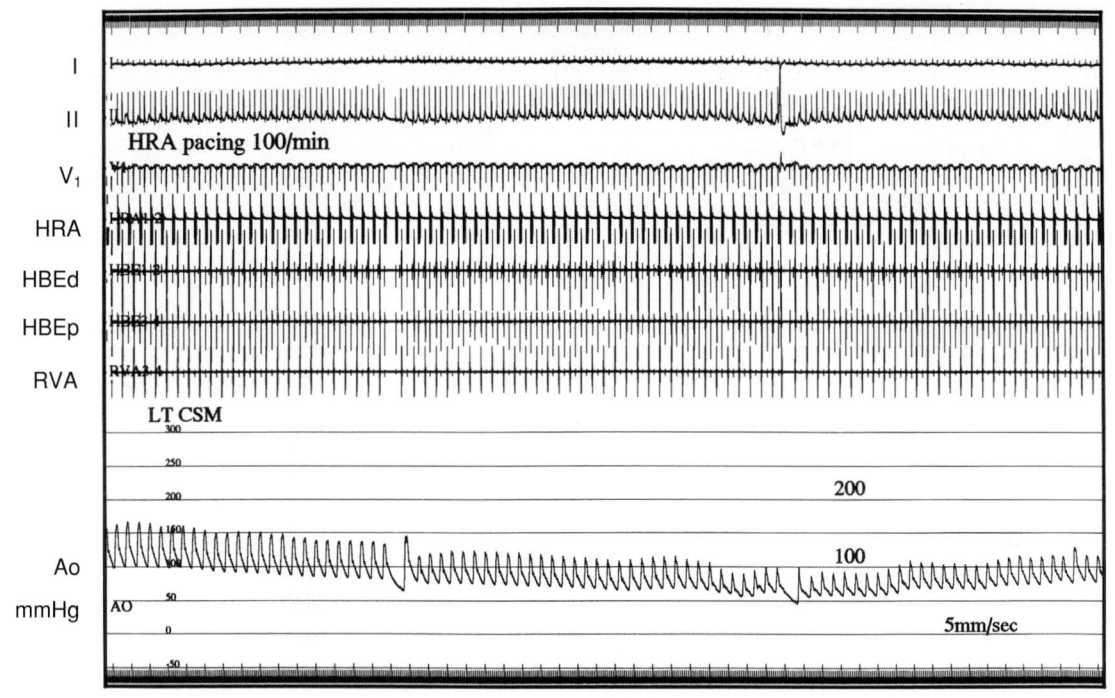

図7 図6に示した症例に対する心房ペーシング下での左頸動脈洞マッサージ（LT CSM）施行時の連続記録（5 mm/sec）
100/分の心房ペーシング中に頸動脈洞マッサージを行ったところ，ペーシング前と比べ心拍数の低下は認められなかったが，収縮期血圧は約80 mmHg低下した．血管抑制型の頸動脈洞症候群と診断された．

抑制ばかりでなく，房室伝導抑制も認められこともある．このように心臓抑制型においては，電気生理検査を用いることにより，伝導抑制部位を明らかにでき，病態解明ばかりでなくペーシングによる治療判定にも有効性を示す．

b. 血管抑制型（vasodepressor type）

CSMにより意識消失発作を伴い3秒以上の心停止は示さないが，50 mmHg以上の収縮期血圧低下を認める場合である．血管抑制型はまれであり，一般的にatropine投与によっても本所見は消失しない．

図6に血管抑制型の頸動脈洞症候群の症例を示す．71歳の原因不明の失神患者に対する左のCSMにより心電図上，最大R-R間隔2.8秒の延長に伴い，収縮期血圧は200 mmHgから100 mmHgへと約100 mmHgの低下を認め，失神発作が誘発された．同一症例に対し，血管抑制反応の程度を検討するため心房ペーシング（100/分）下に左側CSMを行ったところ，心拍数はほぼ100/分に確保されたが，収縮期血圧は170 mmHgから90 mmHgへと約80 mmHgの低下が認められた（図7）．本例のごとく，血管抑制型の頸動脈洞症候群では心拍数が維持されても，血圧低下は持続するため症状の改善は認められない[30]．

c. 混合型（mixed type）

混合型は心停止および血圧低下の両所見を有する場合である．CSMにより3秒以上の心停止および50 mmHg以上の収縮期血圧低下を認める．atropine投与または心房心室同期ペーシングにより心停止はみられなくなるが，50 mmHg以上の血圧低下は持続する．

4）治療

一般的に症状が失神に至らず，めまい感やふらつきにとどまる場合は，頸動脈洞圧迫につながる急激な頸部回旋，伸展やネクタイ締めなどの行動は避けるように生活指導すべきである．しかし失神に至る例では，心臓ペーシングなどの適切な治

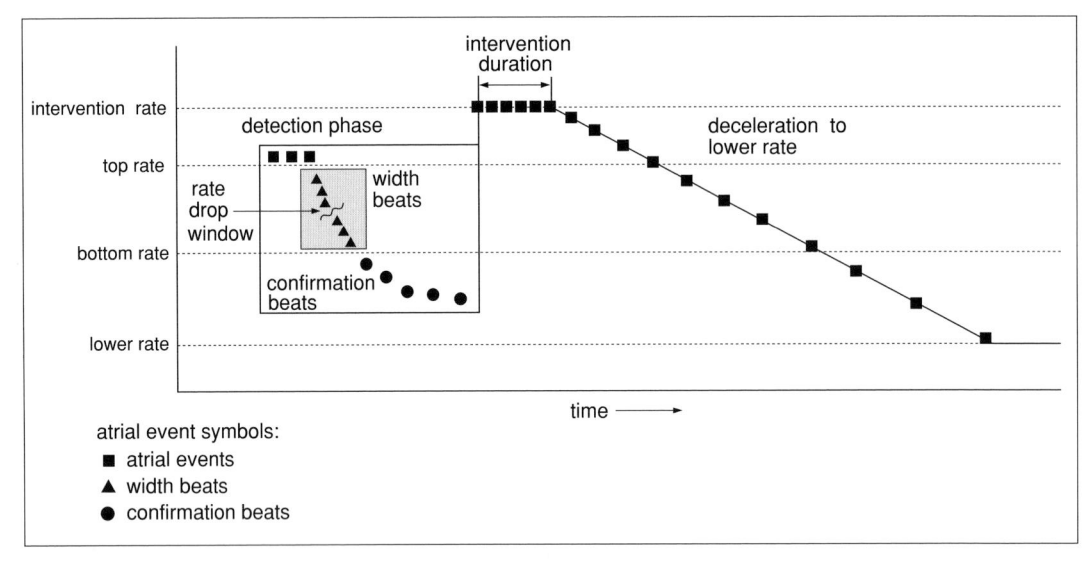

top rate	50ppm	width-beats	10 beats
bottom rate(lower rate)	40ppm	intervention rate	80ppm
cofirmation beats	1beat	intervention duration	1 min

図8 レート・ドロップ・レスポンス機能の模式図(下段は図3に提示した症例に対する設定)
本アルゴニズムの設定にはtop rate, bottom rate, width beat(rate drop window), confirmation beats, ペーシングレートであるintervention rateとdurationを決定する必要がある。

療を積極的に行わないと症状の再発の危険性が高い[29,34〜37]。特に失神発作時，長い心停止時間や頭部外傷を認める例ではペースメーカー治療を検討する必要がある。

心臓抑制型では抗コリン剤などの内服治療は副作用が出現しやすく，再発率も高いため無効とされている。ペースメーカー治療が極めて有効とされているが，AAI型では心臓抑制型にしばしば認める房室ブロックによる心停止を予防できないため禁忌とされ，またVVI型においてもペースメーカー症候群や血管抑制反応の増強により，必ずしも症状の改善は認められない場合がある。それに比しDDD，DDI型の心房心室同期ペーシングは有効であり，本疾患に最適な治療法である[35]。しかし，混合型では心臓抑制に対してはペーシングが有効であるが，血管抑制が強い場合には血管抑制型と同様にペーシング治療による心停止予防だけでは症状の改善は認められない。

近年レート・ドロップ・レスポンス機能を持つ生理的ペースメーカーが，神経調節性失神，特に頸動脈洞症候群における心臓抑制型に適応されている。本ペースメーカーは従来のものと異なり lower rateを低く設定でき，心拍数の一時的な低下に対しのみ作動が可能となる，本疾患の病態に適した治療法であり，症状の再発予防に有効と考えられている[20〜23]。Medtronic社製ペースメーカーには本機能が有しており，レート・ドロップ・レスポンス機能の模式図を図8に示す。本アルゴニズムの設定には諸種のパラメーターを決定する必要がある。つまり，top rate, width beat, bottom rate, confirmation beats，ペーシングレートであるintervention rateを設定する。このwidth beats内で心拍数がtop rate以上からbottom rate以下まで低下し，confirmation beatsとして設定された数にその低下した心拍数が到達すると，intervention rateおよびそのdurationにてpacingが行われる[36,37]。

本機能のペースメーカーが有効であった頸動脈洞症候群の症例を提示する。図4に示した心臓抑制型の例に対し，Medtronic社製Thera DRの植込み術を行い，レート・ドロップ・レスポンス機能を作動させた。各パラメーターを図8の下段に示すごとく設定し，lower rateもbottom rateと同様40/分とした。また，頸動脈洞症候群では症

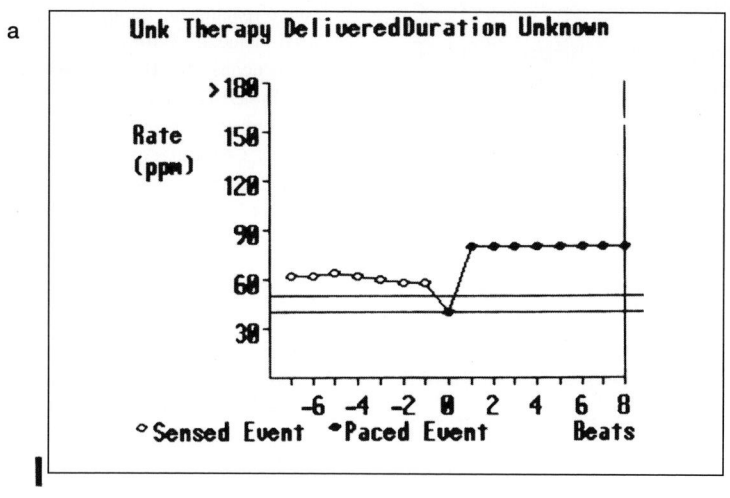

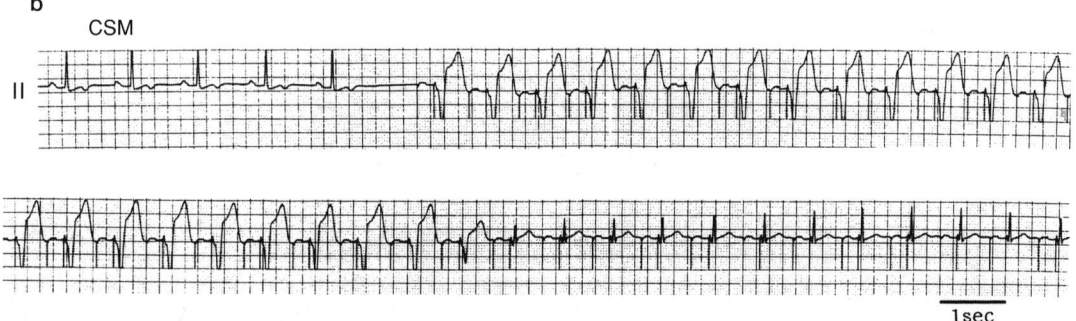

図9 頸動脈洞マッサージ(CSM)に対するレート・ドロップ・レスポンス作動
a：各イベントをプロットした模式図，b：心電図
図8の下段の設定により作動した．CSMによる心停止に伴いconfirmation beat 1拍にてbottom rateに達し，lower rate pacingが行われ，それを感知し，intervention rate 80/分で作動した．白丸はsensed event，黒丸はpaced eventを示している．本例はbottom rateとlower rateを同一(40/分)としたため，lower rateのpaced eventにて感知された．ペーシング開始後，CSMによる房室伝導抑制も徐々に改善し，ペーシングされたP波に続くQRS波はペーシング波形から自己波形との融合波へと変化した．

状発現時の心拍数は1拍目から著明に長い心停止時間を呈すため，confirmation beatsを1個とした．本例に対するレート・ドロップ・レスポンス作動時の各イベントをプロットした模式図と心電図を図9に示す．CSMによる心停止に伴い，confirmation beat 1拍におけるlower rate pacingに始まり，それを感知し，intervention rate 80/分で作動している．これは，白丸のsensed eventから，突然の心拍数の低下に伴う黒丸のpaced eventで示されている．その際，房室伝導も徐々に改善し，心電図に示されるごとくペーシングされたP波に続くQRS波はペーシング波形から自己波形との融合波へと変化していた．このように，レート・ドロップ・レスポンス機能を有するペースメーカーはlower rateを低く設定できるため，一過性の心拍数の低下のみに対し作動可能であり，心臓抑制型の神経調節性失神には有効な治療手段となりうると考えられる．特に頸動脈洞症候群においては心臓抑制型の頻度が高いため，レート・ドロップ・レスポンス機能は本疾患の病態に合った治療法であり，症状の再発を予防できると考えられる[37]．近年では，Medtronic社製Kappaにより，レート・ドロップの検出を心房から心室拍数を感知するように変え，心房性期外収縮後の心房停止時間の延長や心室期外収縮後の心房不応期に伴う心房興奮の遅延によって生じるレート・ドロップ・レスポンス機能の誤作動が予防されている．

一方，血管抑制型に対しては，その機序がいまだ不明なことから，確立された治療法は得られていないが，ephedrine（交換神経作用薬），propranolol（非選択性β遮断薬）やセロトニン摂取阻害薬が有効であった報告もみられる[27,29,38]。

3 体位性（起立）頻拍症候群

体位性（起立）頻拍症候群（postural orthostatic tachycardia syndrome あるいは postural tachycardia syndrome；POTS）の病態は，いまだ明らかにされていないが，起立負荷に対し適切に末梢血管抵抗の増加および血管収縮がなされないため，心拍数の著しい増加により血圧低下が代償されることに基づくと考えられている。POTSは多くは若年者に発症し，女性に好発し，明らかな血圧低下を認めず心拍数が異常に上昇するため，起立時の頻拍，動悸，著しい疲労感，運動耐容能低下，めまい，前失神状態などの症状を特徴とする[39,40]。そのため，本疾患は精神障害や慢性疲労症候群と誤診されやすいが，最近では逆に後者とPOTSの関連性が注目されている。また不適合洞頻脈（inappropriate sinus tachycardia）と誤診され，洞房結節に対しカテーテルアブレーション術を受け，頻脈だけは治療されたが，起立性低血圧が著しく残ったという報告もある[6,41]。

本疾患は起立およびHUTにより診断され，起立後有意な血圧低下を認めないが，起立開始後5分以内に心拍数が起立前に比べ突然30/分以上増加するか，あるいは120/分以上の心拍数に達し，この際に臨床経過と同様な上記症状を伴う場合とされている[39]。また本疾患の特徴として，少量のisoproterenolに対し極めて反応しやすく，著しい心拍数の上昇を示す。治療は水分および塩分補給を十分行い，内服薬としてβ遮断薬，midodrine，fludrocortisone，erythropoietin，セロトニン再取り込み阻害薬の有効性の報告がしばしば認められ，特にmidodrineとfludrocortisoneの併用投与が最も有効とされている[6,41]。

（西崎光弘）

●文献

1) Maloney JD, Jaeger FJ, Rizo-Patron C, et al : The role of pacing for the management of neurally mediated syncope : Carotid sinus syndrome and vasovagal syncope. Am Heart J 1994 ; 127 : 1030-1037
2) Kosinski D, Grubb BP, Temesy-Armos P : Pathophysiologic aspect of neurocardiogenic syncope : Current concepts and new perspectives. PACE 1995 ; 18 : 716-724
3) Benditt DG : Neurally mediated syncopal syndrome : Pathophysiological concepts and clinical evaluation. PACE 1997 ; 20 : 572-584
4) Brignole M, Alboni P, Benditt DG, et al : Guidelines on management (Diagnosis and treatment) of syncope up date 2004. Executive summary. Eur Heart J 2004 ; 25 : 2054-2072
5) Grubb BP, Karas B : Clinical disorders of the autonomic nervous system associated with orthostatic intolerance : An overview of classification, clinical evaluation, and management. PACE 1999 ; 22 : 798-810
6) Grubb BP : Neurocardiogenic syncope. N Engl J Med 2005 ; 352 : 1004-1010
7) Grubb BP, Samoil D, Kosinski D, et al : Use of sertraline hydrochloride in the treatment of refractory neurocardiogenic syncope in children and adolescents. J Am Coll Cardiol 1994 ; 24 : 490-494
8) McIntosh SJ, Lawson J, Kenny RA : Clinical characteristics of vasodepressor, cardioinhibitory, and mixed carotid sinus syndrome in the elderly. Am J Med 1993 ; 95 : 203-208
9) Benditt DG, Ferguson DW, Grubb BP, et al : Tilt table testing for assessing syncope. J Am Coll Cardiol 1996 ; 28 : 263-275
10) Sutton R, Petersen M, Brignile M, et al : Proposed classification for tilt induced vasovagal syncope. Eur J Pacing Electrophysiol 1992 ; 3 : 180-183
11) Sutton R, Bloomfield DM : Indications, methodology, and classification of result of tilt-table testing. Am J Cardiol 1999 ; 84 : 10Q-19Q
12) Flammang D, Church Y, Waynberger M, et al : Can adenosine-5'-triphosphate be used to select treatment in severe vasovagal syndrome? Circulation 1997 ; 26 : 1201-1208
13) Flammang D, Erickson M, McCarville S, et al : Contribution of head-up tilt testing and ATP testing in assessing the mechanisms of vasovagal syndrome Circulation 1999 ; 99 : 2427-2433
14) Burklow TR, Moak JP, Bailey JJ, et al : Neurally mediated cardiac syncope : Autonomic modulation after normal saline infusion. J Am Coll Cardiol 1999 ; 33 : 2059-2066
15) Calkins H : Pharmacologic approaches to therapy for vasovagal syncope. Am J Cardiol 1999 ; 84 : 20Q-25Q
16) Atiga WL, Rowe P, Calkins H : Management of vasovagal syncope. J Cardiovasc Electrophysiol 1999 ; 10 : 874-886
17) Benditt DG, Fahy GJ, Lurie KG, et al : Phamaco-

therapy of neurally syncope. Circulation 1999 ; 100 : 1242-1248
18) Sra JS, Jazayeri MR, Avitall B, et al : Comparison of cardiac pacing with drug therapy in the treatment of neurocardiogenic (vasovagal) syncope with bradycardia or asystole. N Engl J Med 1993 ; 328 : 1085-1090
19) Petersen ME, Chamberlain-Webber R, Fitzpatrick AP, et al : Permanent pacing for cardioinhibitory malignant vasovagal syndrome. Br Heart J 1994 ; 71 : 274-281
20) Sutton R, Brignole M, Menozzi C, et al : Dual-chamber pacing in the treatment of neurally mediated tilt-positive cardioinhibitory syncope : pacemaker versus no therapy : A multicenter randomized study. The Vasovagal Syncope International Study (VASIS) Investigation. Circulation 2000 ; 102 : 294-299
21) Sheldon R, Koshman ML, Wilson W, et al : Effect of dual-chamber pacing with automatic rate-drop sensing on recurrent neurally mediated syncope. Am J Cardiol 1998 ; 81 : 158-162
22) Ammirati F, Colivicchi F, Santini M : Permanent cardiac pacing versus medical treatment for the prevention of recurrent vasovagal syncope : A multicenter, randomized, controlled trial. Circulation 2001 ; 104 : 52-57
23) Cannolly SJ, Sheldon R, Thorpe KE, et al : Pacemaker therapy for prevention of syncope in patients with recurrent severe vasovagal syncope : Second Vasovagal Pacemaker Study (VPSII). JAMA 2003 ; 289 : 2224-2229
24) Di Girolamo E, Di Iorio C, Leonzio L, et al : Usefulness of a tilt training program for the prevention of neurocardiogenic syncope in adolescents : A controlled study. Circulation 1999 : 1798-1801
25) Reybrouck T, Heibuchel H, Van de Werf F, et al : Tilt training : A treatment for malignant and recurrent neurocardiogenic syncope. PACE 2000 : 23 : 493-498
26) Abe H, Kondo S, Kohsi K, et al : Usefulness of orthostatic self-training for the prevention of neurocardiogenic syncope. PACE 2002 ; 25 : 1454-1458
27) Strasberg B, Sagie A, Erdman S, et al : Carotid sinus hypersensitivity and the carotid sinus syndrome. Prog Cardiovasc Dis 1989 ; 5 : 379-391
28) Nishizaki M, Arita M, Yamawake N, et al : Response to carotid sinus massage in patients with carotid sinus syndrome : Electrophysiologic and long-term follow-up observations. Jpn Heart J 1994 ; 35 (suppl) : 571-572

29) Nishizaki M, Arita M, Sakurada H, et al : Long-term follow of the reproducibility of carotid sinus hypersensitivity in patients with carotid sinus syndrome. Jpn Circ J 1995 ; 59 : 33-39
30) Alboni P, Menozzi C, Brignole M, et al : An abnormal neural reflex plays a role in causing syncope in sinus bradycardia. J Am Coll Cardiol 1993 ; 22 : 1130-1134
31) Brignole M, Menozzi C, Bottoni N, et al : Mechanisms of syncope caused by transient bradycardia and the diagnostic value of electrophysiologic testing and cardiovascular reflexivity maneuvers. Am J Cardiol 1995 ; 76 : 273-278
32) Morillo CA, Camacho ME, Wood MA, et al : Diagnostic utility of mechanical pharmacological and orthostatic stimulation of the carotid sinus with unexplained syncope. J Am Coll Cardiol 1993 ; 34 : 1587-1594
33) 西崎光弘, 山分規義, 足利貴志, 他：著明な血圧低下を示した頸動脈洞症候群の1例. 臨床心臓電気生理 1998 ; 21 : 247-255
34) Brignole M, Menozzi C, Lolli G, et al : Natural and unnatural history of patients with severe carotid sinus hypersensitivity : A preliminary study. PACE 1988 ; 11 : 1628-1635
35) Brignole M, Sartore B, Barra M, et al : Ventricular dual chamber pacing for treatment of carotid sinus syndrome. PACE 1989 ; 12 : 582-590
36) 西崎光弘, 有田眞孝：迷走神経反射とペースメーカー. Heart View 1998 ; 2 : 85-91
37) 山分規義, 西崎光弘, 足利貴志, 他：頸動脈洞症候群に対する rate-drop response 作動ペースメーカーの検討. 不整脈 2000 ; 16 : 29-35
38) Grubb BP, Samoil D, Kosinski D, et al : The use of serotonin reuptake inhibitors for the treatment of recurrent syncope due to carotid sinus hypersensitivity unresponsive to dual chamber cardiac pacing. PACE 1994 ; 17 : 1434-1436
39) Low PA, Opfer-Gehrking TL, Textor SC, et al : Postural tachycardia syndrome (POTS). Neurology 1995 ; 45 : S19-S25
40) Grubb BP, Kosinski DJ, Boehm K, et al : The postural orthostatic tachycardia syndrome : A neurocardiogenic variant identified during head-up tilt table testing. PACE 1997 ; 20 : 2205-2212
41) Karas B, Grubb BP, Boehm K, et al : The postural orthostatic tachycardia syndrome : A potentially treatable cause of chronic fatigue, exercise intolerance, and cognitive impairment in adolescents. PACE 2000 ; 23 : 344-351

16章 心停止からの蘇生例の評価

1 心停止からの蘇生例に対するアプローチ

近年,欧米では救急隊や一般人に対する救命処置の教育に加え,素人でも使える自動式体外除細動器(AED)が急速に普及する兆しを見せており,これまで例外的ともみられていた心停止例の蘇生が現実のものとなりつつある。心停止から幸い蘇生された例では,いかに同じ発作の再発を防ぐかが重要な課題となる。心停止蘇生例の1年後の死亡率はおおよそ20〜30%と高いが,この数字は決して普遍的なものではなく多くの改善の余地がある。

大多数の成人の心停止は不整脈によるものであり,しかも救命できるのは発見者による心肺蘇生術に加えて電気ショックがタイミングよく行われた場合である。すなわち蘇生例の心停止発見時の不整脈は心室細動(VF)か非常に速いレートの心室頻拍(VT)ということになる。

この致死性不整脈に対する治療の考え方としてupstream治療とdownstream治療とがある。問題はこのような致死性心室性不整脈がなぜ出現したかであり,原因が明白で可逆的なものであれば,その治療さえ行えば再発の心配はほとんどなくなる。不整脈を引き起こした上流を治療しようとするアプローチがupstream治療である。そのような原因としては虚血,電解質異常,薬剤などが挙げられる。QT延長によるtorsades de pointesのような薬剤による催不整脈作用であれば,その薬

Side Memo: 市民が使える除細動器AED

心室細動による心停止の蘇生には,除細動器が必須である。心室細動の除細動は発生直後であれば,ICDのように100%近く洞調律に戻すことができる。ところが発生から1分経過するごとに7〜10%ずつ除細動による救命率が低下する。心停止が院外で起こった場合には,いかに早く現場に除細動器を運び,それを使用するかが救命の鍵となるが,これまでその役目は救急救命士にまかされてきた。しかし救急救命士といえども現場に到着し,除細動の準備が完了するのは心停止後10分以上たってからのことが多く,その結果救命できるのはおおよそ5%というのが実状である。この限界を打破するには現場で目撃者が除細動を行う,というアプローチをとる必要がある。それには医師でない市民が除細動器を扱えなければならないが,それに適した軽量小型の自動式除細動器AED(automated external defibrillator)が最近注目されている。この器械は心電図を読む必要なく音声で電気ショックの対象かどうかを案内してくれるため,最後のボタンを押すだけで素人でも救命が可能となるものである。日本でも2004年7月から一般人でも使用できることになり,航空機,空港,駅,学校,スポーツ施設,ホテル,デパートなどへの配備が進められ,それによる救命例も報告されている。

剤を中止する。高K血症の場合には腎不全や糖尿病性ケトアシドーシスのような背景を改善することにより，再発の心配はなくなる。より重要な病態は虚血による致死性不整脈で，これが最も頻度が高い。特に中年以上の心停止蘇生例においては冠動脈造影はほぼ必須と考えてよい。もしそこに虚血を引き起こしうる有意な狭窄があれば，まずその部分の血流回復をはかるべきである。有意な狭窄を認めない場合には，アセチルコリン冠注による冠攣縮の誘発を試みる。異型狭心症は突然に冠動脈の完全閉塞をもたらしたり，多枝にわたるびまん性狭窄をきたすことがあり，心室細動や急性の心原性ショックを引き起こす。さらに再灌流時に心室細動を誘発することもある。

このような原因が特定できない場合には不整脈に治療のターゲットを絞って，それが出現しないように抑えるか，あるいは万一出現したときに直ちにそれを止める手段を講じる必要がある。それには抗不整脈薬，カテーテルアブレーション，そして植込み型除細動器（ICD）の3つの方法がある。このように不整脈の上流（原因）でなく下流（不整脈そのもの）を治療しようとするアプローチをdownstream治療と呼ぶ。

2 電気生理検査の診断的役割

downstream治療を行おうとしても，心停止蘇生後には致死性不整脈はすでに目の前から消えてしまっているため，問題の不整脈の細かい特徴については不明なことが多い。そのような症例に対してHolter心電図上の心室期外収縮の頻度や，Lown分類などに基づいて再発の可能性を予測しようとする試みは失敗に終わっている[1]。不整脈のきっかけ（trigger）よりも，むしろ不整脈を維

Side Memo

心停止の鑑別診断

　心停止のほとんどは不整脈，それも心室細動によるが徐脈性不整脈による心停止や，あるいは心タンポナーデや乳頭筋断裂による重症僧帽弁逆流，あるいは肺塞栓のような電気機械的解離が原因となることもまれにある。さらには心臓以外の大動脈破裂や重症のアナフィラキシーショックなども鑑別診断に入れなければならない。瞬時にこれらを診断することは必ずしも容易でないが，後者の病態では静脈圧が低下するので，頸静脈が怒張していない点が他の心原性の病態と異なる。この場合，頸静脈はむしろ虚脱状態にあり，直ちに大量の輸液を急速に補わなければならない。心原性心停止の鑑別は心電図所見を参考にする必要がある。最も助かる可能性の高い病態は純粋な電気的破綻としての不整脈であり，心室頻拍あるいは心室細動であれば直ちに電気的除細動，心静止であればペースメーカーが救命への鍵となる。電気機械的解離では外科的処置が必要な可能性もあり，早い時点でのコンサルテーションが重要となる。

一次予防手段としてのICD

　これまでICDは一度でも致死的な不整脈を経験した患者が二度と危険な目に遭わないように，との意味で適応とされ，実際，他のあらゆる治療法よりも生命予後を改善することが証明されている。しかしながらまだ一度もそのような致死性不整脈を経験していない患者においても，低心機能で，突然死のリスクが高い場合には，あらかじめICDを植込んでおく，というアプローチに関心が寄せられている。MADIT IIでは心筋梗塞後で左室駆出率30％以下の症例，SCD-HeFTでは慢性心不全で左室駆出率35％以下の症例において，不整脈があろうとなかろうと，一律にICDを植込んだ方が，生命予後を改善した。まだ無症状のうちからICDを植込むことによって，いきなり出現する致死性不整脈に対しても乗り越えられるという肯定的意見の一方で，高価な器械を積極的に勧めることは医療財政をますます圧迫することにつながる，という危惧もある。また患者本人がいつそのような危険な不整脈に出会うのかという不安，あるいは誤作動による精神的苦痛を背負っていく可能性もあり，現時点では必ずしも万人に勧められるわけではない。

持させる基質（substrate）を調べる電気生理検査がより重要と考えられた。しかしながら誘発の方法によって結果が異なるという問題がある。1980年，Myerburgらは17例の院外心停止蘇生例に単発期外刺激を加え，心室頻拍6例中5例で再現しえたのに対し，心室細動11例では全く誘発できなかったと述べた[2]。それに対して，同じ年にRuskinらは院外心停止蘇生連続31例に1，2連続期外刺激による誘発を試みたところ，持続性心室頻拍（平均218 bpm）が11例に，5連発以上の非持続性心室頻拍（235 bpm）が10例に，そして心室細動が2例に誘発された[3]。

1983年，Royらはさらに積極的な刺激方法を用いた119例の経験を報告している[4]。彼らの方法は2連続刺激にとどまらず，70例では3連続刺激を，34例では左室からの刺激を，また14例ではisoproterenol負荷を試みている。その結果，72例（61％）に持続性心室頻拍（63例，うち8例が心室細動に移行；平均周期277 ms）か心室細動（9例）が誘発された。持続性心室頻拍の誘発率がRuskinらの方法よりも高かったことは，この積極的アプローチの特異度を低下させずに感度を高めた。持続性心室性不整脈は，発見時心室細動であった例の51％，心室頻拍であった例の76％で誘発されたが，そのうち前者の81％，後者の92％が持続性心室頻拍であった。刺激方法別にみると，単発で誘発された例が10例，2連発が38例，3連発が14例，高頻度連続刺激が1例で，また9例が左室刺激を要した。誘発された症例は心筋梗塞（74％），特に左室瘤を有する例，あるいは心室内伝導障害を有する例が多く，平均左室駆出率は37％であった。

1）頻脈性心室性不整脈以外の不整脈誘発

心停止は頻脈性心室性不整脈に限らず，徐脈性不整脈の場合や，頻脈性でも上室性の場合もまれにはあり，それらの診断にも電気生理検査が有用となる。HV時間が100 ms以上の例や，高頻度心房ペーシングに伴いHVブロックあるいはHis束内ブロックが誘発される場合には，房室ブロックが心停止を引き起こした可能性を示唆する[5,6]。しかしこのような例では，徐脈に伴って頻脈性心室性不整脈が二次的に出現することがあることも忘れてならない。一方，290例の心停止蘇生例を調べたWangらの報告によると，13例（4.5％）では頻脈性上室性不整脈が原因であったという[7]。

実際，肥大型心筋症にレートの速い上室性頻脈が合併するとショックに陥り，心停止に至ることがまれにある[8]。WPW症候群においては発作性

Side Memo

突然死の予測因子としてのBNP

突然死を効率よく予防するには，そのハイリスク群の特徴を明らかにしなければならない。Bergerらは左室駆出率が35％以下の症例を平均592日追跡した結果，BNPが130pg/mlよりも高い群では突然死が19％に観察されたのに対し，それ以下の群では1％に過ぎなかったと述べている（図）（Berger R, et al : B-type natriuretic peptide predicts sudden death in patients with chronic heart failure. Circulation 2002 ; 105 : 2392-2397）。死亡例のおおよそ半数は突然死，といわれる心不全例の予後評価に，従来注目されていた非持続性心室頻拍よりも，心室で動的に産生されるBNPが有用なマーカーとなりうる可能性が示唆された。またこのような指標が，予防的ICD植込みの適応を判断する上で役に立つ可能性が推測される。

慢性心不全例（EF≦35％）における突然死の予測
(Berger R, et al : Circulation 2002 ; 105 : 2392)

Log BNP < 2.11 (n = 110)
p = 0.0001
Log BNP > 2.11 (n = 227)

Log BNP 2.11 = BNP 130 pg/ml

心房細動や粗動の誘発が可能であれば，副伝導路を介する心室応答が促進して二次的に心室細動を誘発することがある．心房細動中の最短RR間隔が250 ms以下の場合や複数の副伝導路の存在は，心室細動を引き起こす危険性を示唆する[9]．

2) 心室頻拍が誘発された場合

Josephsonは自身の経験から，持続性心室頻拍657例を対象とした誘発試験では94％に同じ不整脈が誘発されたのに対し，心停止蘇生例431例の誘発試験では40％が持続性単形性心室頻拍を示し，35％が多形性心室頻拍あるいは心室細動を示し，誘発できなかった例が17％いたと述べている（図1）[10]．すなわち心停止蘇生例ではすべてが初めから心室細動を起こすとは限らず，心室頻拍で始まる例も少なくなかった．また同グループの報告では，誘発された心室頻拍は，誘発方法にかかわらず心停止蘇生例のほうがレートが速かっ

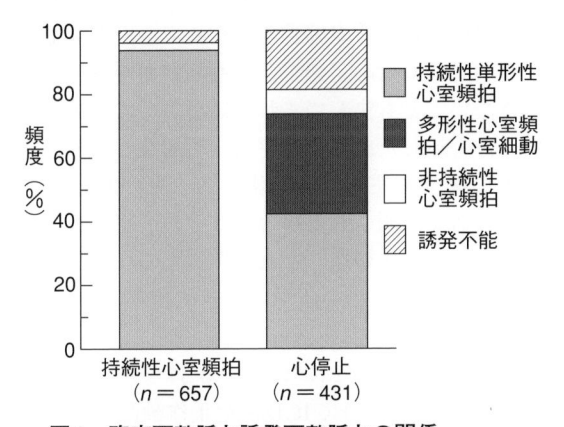

図1 臨床不整脈と誘発不整脈との関係
〔文献10）より引用〕

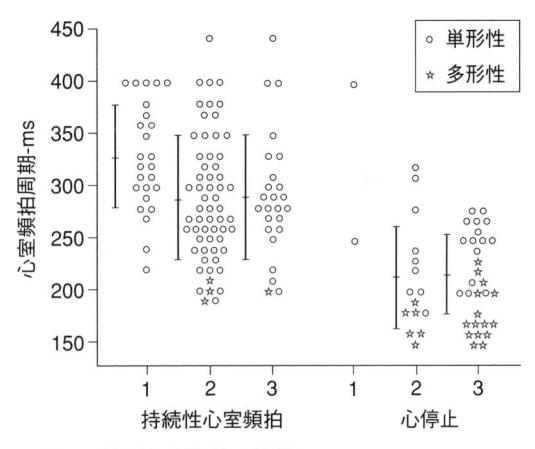

図2 誘発心室頻拍の周期
（1〜3は誘発に要した期外刺激の数）

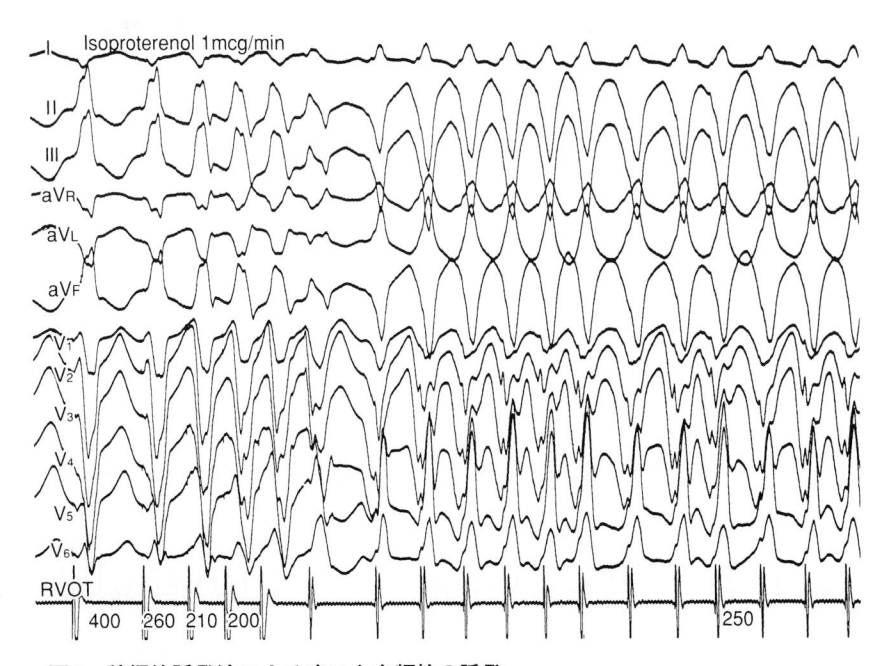

図3 積極的誘発法による速い心室頻拍の誘発
RVOT：右室流出路

た(図2)[11]。図3はisoproterenol負荷, 3連発刺激により周期250 msの速い持続性心室頻拍が誘発されショックに陥った68歳の症例である。

持続性心室頻拍の誘発は, 心室内にリエントリー回路形成のための基質が存在することを意味する。健常人ではいかなる刺激方法を用いたとしても持続性心室頻拍が誘発されることはあり得ないため, 誘発されればその病的意義は高い。誘発された心室頻拍の波形からおおよそその起源が左室か右室か, 心基部か心尖部か, 後側か前側かなどの推測が可能である。特にその頻拍が心拍数200/分以上の頻脈で血圧低下を伴うものであれば, 心停止との関連性はかなり高いといえる。しかしながらより遅い心室頻拍で血圧も保たれている場合には, それが心停止の直接原因であると断定することはできない。あくまでそのような心室頻拍を生じうる基質が存在することを意味するだけである。

3) 心室細動が誘発された場合

一般に基礎に陳旧性心筋梗塞のある例では心室頻拍が誘発される確率が高く, いわゆる心筋症では心室細動が誘発される比率が高くなる。また心室頻拍が誘発される例の左室機能のほうが, 心室細動の誘発される例の左室機能よりも悪いことが多い[12]。心停止蘇生例は単なる持続性単形性心室頻拍例に比べ, 電気生理検査における心室細動の誘発率が高い(図4)。

心室細動が誘発される場合には臨床と同一のものであるかを判定することは不可能で, 単に電気的不安定性が高いと理解される。健常者でも刺激の仕方がより攻撃的であれば心室細動を誘発させることが可能なため, 特に4連発以上の刺激や180 ms未満の連結期で誘発されたものは臨床的心室細動とはみなさない。

4) どちらも誘発されない場合

心停止の際に心室細動がみられても, 電気生理検査の場面では心室頻拍, 心室細動どちらも誘発できないことも決してまれではない。このような場合, 上述した虚血, 電解質, 薬剤などの可逆性因子の関与を注意深く検索することが重要である。虚血が証明された場合にはその治療を優先するが, では虚血がなくなれば突然死のリスクも消失するかというと, 必ずしもそうともいえない。Daoudらは, 蘇生後に冠血行再建とICD植込みの両方が施された23例に対する34か月の追跡調査で, 10例(43%)でICDが適正作動したと報告している[13]。

忘れてならないのが自律神経の影響で, 運動や興奮に伴って発作が生じた例ではisoproterenol負荷下に誘発可能となれば診断的意義は高い。また不整脈の誘発がなくても, 交感神経刺激やカテコラミン負荷によりQT延長症候群が顕性化する

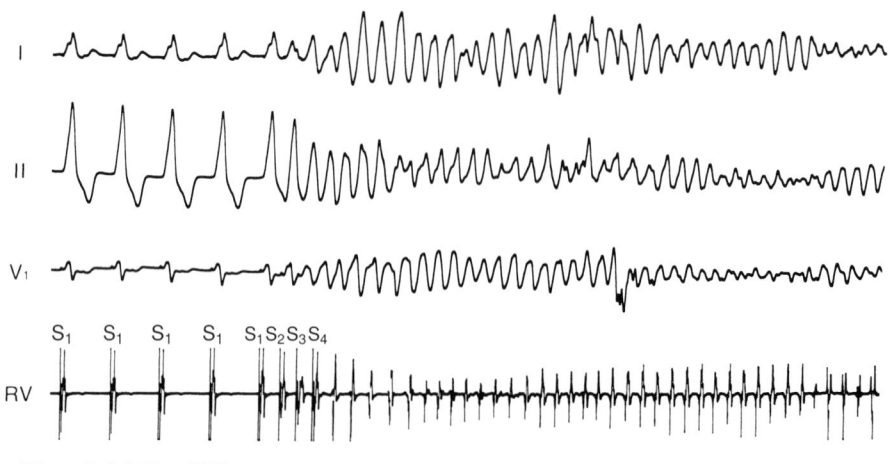

図4 心室細動の誘発
RV: 右室

こともある．反対に迷走神経刺激が発作誘発に関与する例もある．Brugada症候群では迷走神経刺激や交感神経遮断などに伴って右側胸部誘導のST上昇を認めることが有名であるが，それに伴って心室細動の誘発性も増加する（図5）．図の症例では当初，不整脈は誘発不能であったが，edrophonium静注下に2連発刺激で心室細動が誘発された．

蘇生後に誘発不能であった26例の追跡調査を行ったSagerらによると，心停止の再発率は1年後30％，3年後55％と決して低くないことが示された．この再発は左室駆出率が40％以下の例，拡張型心筋症の例，当初心室期外収縮や非持続性心室頻拍が多発した例に多くみられた[14]．

3 電気生理検査結果に基づく治療の選択

1) 薬物療法

電気生理検査により誘発された不整脈を抗不整脈薬で抑制すれば，将来の突然死を回避できる可能性がある．このEPSガイド治療は，不整脈のリエントリー基質を薬理学的に修飾するもので，リエントリーが成立しえない環境を作れれば，再発も起こり得ないとの仮説に基づく．

Ruskinらはこの方法を用いて，不整脈を誘発不能にした薬剤を19例に投与し平均15か月追跡したが，1例にも再発を認めなかった[3]．それに対し，抑制できなかった6例中3例が6か月以内に突然死を遂げたと報告し，このアプローチの有用性を提唱した．Royらも薬剤あるいは手術によって誘発を抑制し得た症例の85％は再発を示さなかったが，抑制できなかった例や誘発できなかった例では予後不良であったと述べている[4]．

Wilberらは166例の院外突然死蘇生例に対してこの方法を用いて有効薬剤を検索し，さらにその長期予後への影響について報告した[15]．その結果，79％の症例で不整脈の誘発がみられ，そのうち73％において有効薬剤が見つかるか，あるいは手術を行うことにより誘発不能となった．このようにして誘発不能となった群の1年後再発率は6％と低かったのに対し，不整脈の誘発が抑制できなかった群の再発率は32％と高かった．

一方，Fogorosらは217例の蘇生例に対して，3連発刺激やisoproterenol負荷まで行う積極的なプロトコールで電気生理検査を行い，10連発以

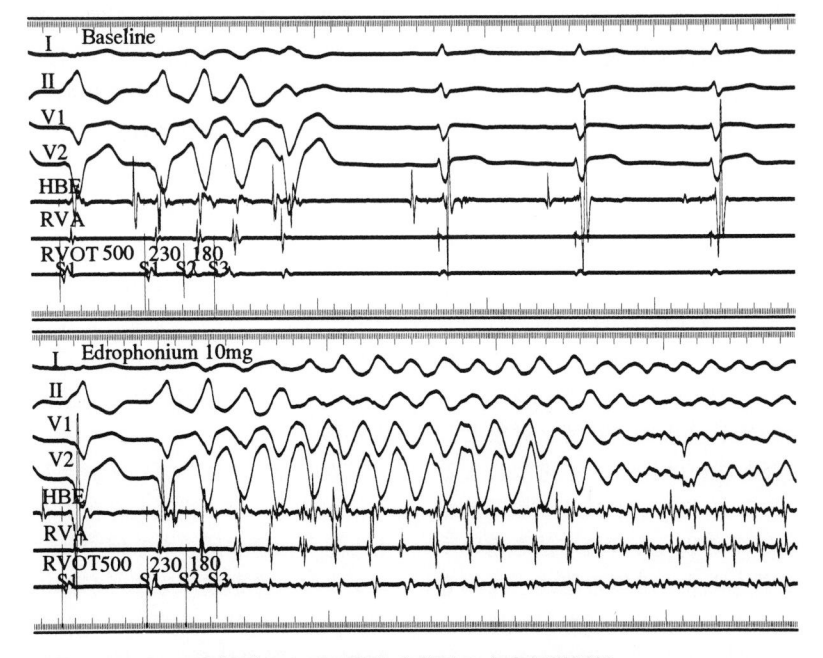

図5 Brugada症候群における薬物負荷時の心室細動誘発
HBE：His束電位，RVA：右室心尖，RVOT：右室流出路

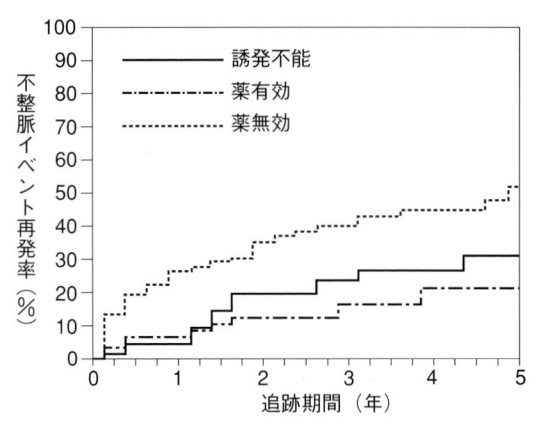

図6 誘発試験結果に基づく長期予後
〔文献16）より引用〕

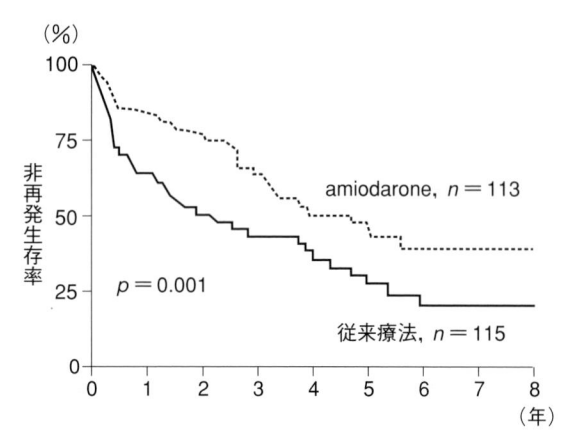

図7 CASCADE〔文献17）より引用〕

上の持続性心室頻拍の誘発を抑制できる薬剤の効果を平均35か月追跡調査した[16]（図6）。その結果，薬剤無効群の不整脈再発率が2年後で35％と，有効群の13％，非誘発群の19％よりも有意に高く，Wilberらと同様の傾向が観察された。しかしこのようなEPSガイド治療を行っても決して万全とはいえない。電気生理検査中と日常生活時とは，自律神経の状態が異なっている可能性がある。また心筋の病気そのものが進行したり，健常部がリモデリングを呈するなど，不整脈源性基質が時間とともに変化する可能性も推測できる。そして再発時には当初とは異なる不整脈が出現することも決してまれではない。さらにCASTからも想像されるように，薬剤が致死的催不整脈作用を示すこともありうる。

amiodaroneは，その作用機序や代謝などが複雑でいまだ十分に把握されていない薬剤の1つであるが，この薬剤の予後改善作用が注目されつつある。しかもこの薬剤の効果は電気生理検査に頼らなくても発揮される利点がある。米国シアトルにおいて院外心室細動蘇生例228例を対象として，電気生理検査あるいはHolter心電図による薬効評価に基づいて（ガイド治療）抗不整脈薬治療を行った115例と，そのような評価方法を用いずにamiodaroneを投与した113例の追跡予後調査が行われ，その結果が1993年発表された[17]（図7）。平均年齢は62歳で男性が89％を占め，82％が冠動脈疾患を有し，左室駆出率は平均35％であっ

た。追跡の結果，従来の方法によるNaチャネル遮断薬投与（ガイド治療）では1，3年の各時点で23％，44％の症例に再発がみられたのに対し，amiodarone群（非ガイド治療）では9％，24％と低い再発率を示し，非ガイド下に投与されたamiodaroneの予後改善効果が優れていた。

2）高周波カテーテルアブレーション

心停止蘇生例の心室性不整脈はいきなり心室細動が出現するか，あるいは心室頻拍であってもレートが速く不安定で，しばしば急速に心室細動に移行する。そのような心室頻拍ではたとえ電気生理検査によって誘発されたとしても，その起源を同定することが極めて困難か，さもなければそれにかかわる基質が広範囲に，また深層にも及ぶため，アブレーションによって治療できる可能性は極めて少ない。しかも原病によっては病変が進行するため，アブレーションによってたとえある1つのリエントリー回路が焼灼できたとしても，また新たな回路が形成されて不整脈再発を許す可能性が残る。

しかしなかにはアブレーションによって劇的に予後が改善される病態も存在する。心室内や脚にもともと伝導遅延のある例では，時に脚枝間でリエントリーを形成することがあり，その際には非常に速い単形性の心室頻拍となる。図8に示した73歳の症例では $S_1S_1 = 400$ ms，$S_1S_2 = 500$ ms，$S_2S_3 = 240$ ms の short-long-short の期外刺激に

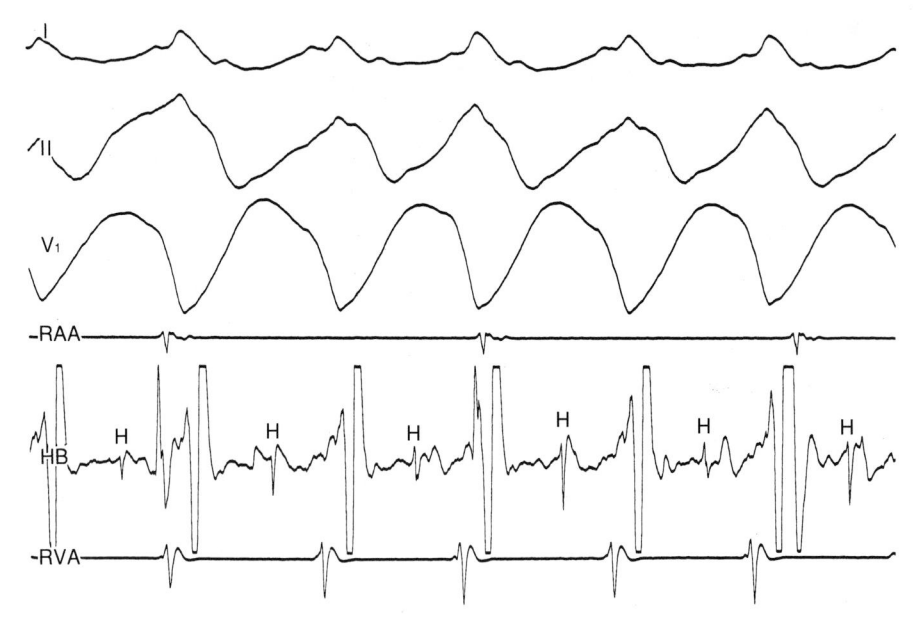

図8 脚枝間リエントリー性心室頻拍
房室解離の存在から心室頻拍と診断されるが，QRS波に先行するH波を1：1に認めることから脚枝間リエントリーによるものと推測できる。
RA：右房，HB：His束，H：His束電位，RVA：右室心尖

よってHis束を介する周期250 msの頻拍が誘発され，ショックとなった。これに対して右脚のアブレーションを行い，以後誘発は不能となった。

心室細動しかみられない例ではアブレーションはまず不可能であるが，そのきっかけとなる期外収縮をアブレーションで治療すると，心室細動も出現しなくなることがある。図9の症例は失神歴のある62歳，男性で，Holter心電図では心室性期外収縮の多発に加え周期の短い非持続性心室頻拍を認め，電気生理検査では心室細動が誘発された。除細動器（ICD）植込み後，心電図モニター中に2度の心室細動発作に伴うICDの作動を認めたが，このいずれもが同じQRS波形を呈していた。同一起源の期外収縮がこの心室細動誘発の引き金になっていると判断し，右室流出路の起源に対して高周波カテーテルアブレーションを施行した（図10）。以後，心室性期外収縮，心室細動ともに出現を認めなくなった。

3）植込み型除細動器（ICD）

心停止の多くは心室細動によるため，それを救うには電気的除細動しかないし，それを確保するにはICDによる電気的除細動に期待するしかない。実際，このICDによる救命率は他のあらゆる薬剤よりも高い。ICDにはメモリー機能が備わっているため，発作時の不整脈の様子がある程度調べられるが，それによると再発時の不整脈は必ずしも心室細動がいきなり出現するわけではなく，しばしば心室頻拍が先行することがわかってきた。そもそも救命例は，発作当初心室頻拍がしばらく続いたので蘇生が間に合った可能性もある。

Ruppelらは，心室細動で蘇生され，ICDが植込まれた40例の分析を報告している[18]。23か月の追跡中，13例（33％）で発作が記録されたが，うち11例（85％）は心室頻拍が記録され，心室細動（250 bpm以上）が記録されたのは2例（15％）だけだった。記録された心室頻拍の周期は180 msから330 ms，平均282 msであったが，2例では心室細動への移行が観察された。失神の前兆を認めた例の頻拍周期は平均252 msと，認めなかった群の平均302 msよりも有意に短かった。これら40例はいずれも当初電気生理検査を受け（表1），14例（35％）で心室頻拍が，7例（18％）で心

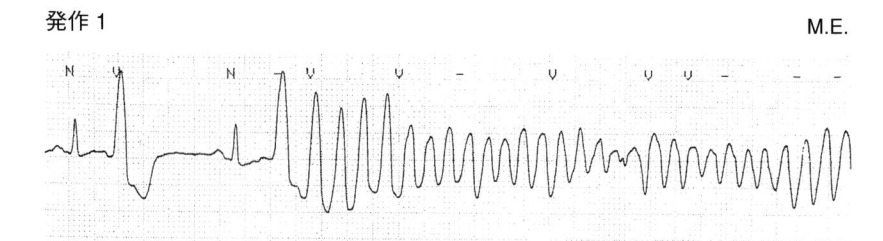

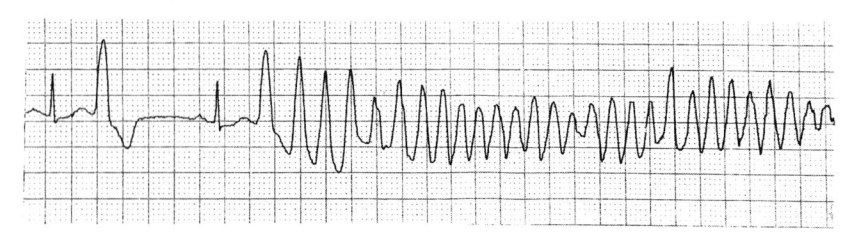

図9 単発の心室期外収縮による2度の心室細動誘発
いずれも単一波形で同一連結期の心室期外収縮がshort-long-shortのパターンで心室細動を誘発している。

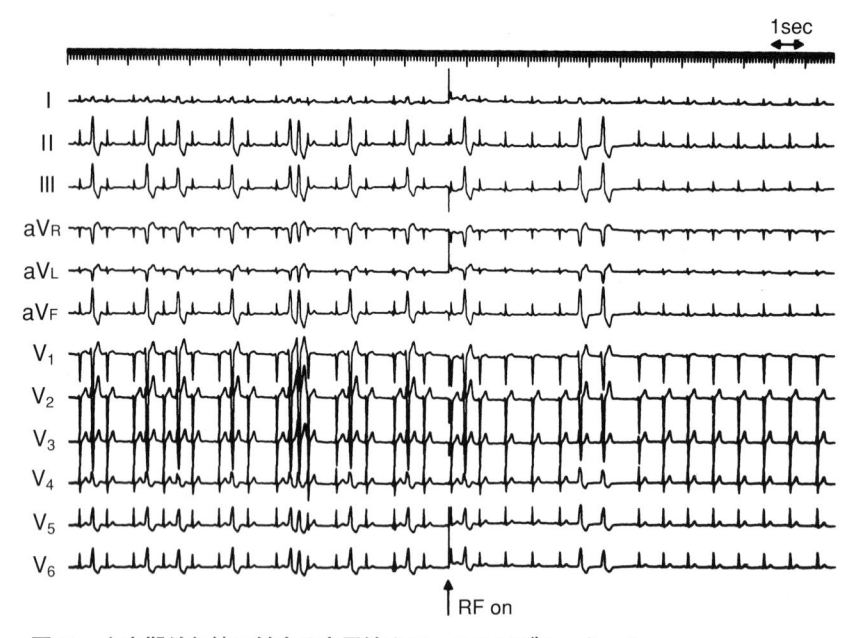

図10 心室期外収縮に対する高周波カテーテルアブレーション
RF：高周波エネルギー。図9と同一症例。本治療後心室細動の再発はない。

表1 心停止蘇生患者における再発不整脈の特徴

電気生理検査	心室頻拍	心室細動	無誘発
($n=40$)	14	7	19
23か月追跡			
心室頻拍	5(36%)	0(0)	6(32)
心室細動	0(0)	1(14)	1(5)

室細動が誘発されたが,残り19例(47%)ではいずれも誘発されなかった。当初心室頻拍が誘発された14例中5例(36%)で心室頻拍の再発がみられ,心室細動発作はみられなかったのに対し,当初心室細動が誘発された7例に心室頻拍発作はみられず,1例(14%)に心室細動が認められただけであった。一方,当初誘発されなかった群では,6例(32%)で心室頻拍の自然発作が,1例(5%)で心室細動が経過中に認められた。したがって電気生理検査時の心室頻拍の誘発は感度45%,特異度70%,陽性的中率36%で,心室細動はそれぞれ50%,98%,50%で再発を予測した。このことから電気生理検査における誘発性の有無にかかわらず,心室頻拍に備えて抗頻拍ペーシングモードも設定しておくことを勧める考え方もある。

(三田村秀雄)

● 文献

1) Myerburg RJ, Kessler KM, Estes D, et al : Long-term survival after prehospital cardiac arrest : Analysis of outcome during an 8 year study. Circulation 1984 ; 70 : 538-546
2) Myerburg RJ, Conde CA, Sung RJ, et al : Clinical, electrophysiologic and hemodynamic profile of patients resuscitated from prehospital cardiac arrest. Am J Med 1980 ; 68 : 568-576
3) Ruskin JN, DiMarco JP, Garan H : Out-of-hospital cardiac arrest : Electrophysiologic observations and selection of long-term antiarrhythmic therapy. N Engl J Med 1980 ; 303 : 607-613
4) Roy D, Waxman HL, Kienzle MG, et al : Clinical characteristics and long-term follow-up in 119 survivors of cardiac arrest : Relation to inducibility at electrophysiologic testing. Am J Cardiol 1983 ; 52 : 969-974
5) Scheinman MM, Peters RW, Suave MJ, et al : The value of the H-Q interval in patients with bundle branch block and the role of prophylactic permanent pacing. Am J Cardiol 1982 ; 50 : 1316-1322
6) Dhingra RC, Wyndham C, Bauernfeind R, et al : Significance of block distal to the His bundle induced by atrial pacing in patients with chronic bifascicular block. Circulation 1979 ; 60 : 1455-1464
7) Wang Y, Scheinman MM, Chien WW, et al : Patients with supraventricular tachycardia presenting with aborted sudden death : Incidence, mechanism and long-term follow-up. J Am Coll Cardiol 1991 ; 18 : 1711-1719
8) Madariaga I, Carmona JR, Mateas FR, et al : Supraventricular arrhythmia as the cause of sudden death in hypertrophic cardiomyopathy. Eur Heart J 1994 ; 15 : 134-137
9) Leitch JW, Klein GJ, Yee R, et al : Prognostic value of electrophysiology testing in asymptomatic patients with Wolff-Parkinson-White pattern. Circulation 1990 ; 82 : 1718-1723
10) Josephson ME : Clinical Cardiac Electrophysiology : Techniques and Interpretations, 2nd ed. Philadelphia, Lea & Febiger, 1993, p446
11) Buxton AE, Waxman HL, Marchlinski FE, et al : Role of triple extrastimuli during electrophysiologic study of patients with documented sustained ventricular tachyarrhythmias. Circulation 1984 ; 69 : 532-540
12) Adhar GC, Larson LW, Bardy GH, et al : Sustained ventricular arrhythmias : Differences between survivors of cardiac arrest and patients with recurrent sustained ventricular tachycardia. J Am Coll Cardiol 1988 ; 12 : 159-165
13) Daoud EG, Niebauer M, Kou WH, et al : Incidence of implantable defibrillator discharges after coronary revascularization in survivors of ischemic sudden cardiac death. Am Heart J 1995 ; 130 : 277-280
14) Sager PT, Choudhary R, Leon C, et al : The long-term prognosis of patients with out-of-hospital cardiac arrest but no inducible ventricular tachycardia. Am Heart J 1990 ; 120 : 1334-1342
15) Wilber DJ, Garan H, Finkelstein D, et al : Out-of-hospital cardiac arrest. N Engl J Med 1988 ; 318 : 19-24
16) Fogoros RN, Elson JJ, Bonnet CA, et al : Long-term outcome of survivors of cardiac arrest whose therapy is guided by electrophysiologic testing. J Am Coll Cardiol 1992 ; 19 : 780-788
17) The CASCADE Investigators : Randomized antiarrhythmic drug therapy in survivors of cardiac arrest : the CASCADE Study. Am J Cardiol 1993 ; 72 : 280-287
18) Ruppel R, Schluter CA, Boczor S, et al : Ventricular tachycardia during follow-up in patients resuscitated from ventricular fibrillation : Experience from stored electrograms of implantable cardioverter-defibrillators. J Am Coll Cardiol 1998 ; 32 : 1724-1730

17章 ペースメーカー

1 ペースメーカーの基本

1) ペーシング刺激閾値

心筋を興奮させるのに必要な最小の刺激の強さを刺激閾値という。そのエネルギーは電圧，電流，刺激時間により決まる。ヒトにおいては，電圧を変化させ電流を設定値に維持する定電流方式をとると電池消耗が大きくなり，永久ペースメーカーでは定電圧方式がとられている。刺激時間を延長していくと，電圧，電流閾値は低下していくがその効果は徐々に減弱し，刺激時間を延長しても電流，電圧閾値は低下しなくなる。ペーシングに必要な最低の電流を基電流という。刺激時間を短くしすぎると電流，電圧閾値が上昇し，刺激時間を長くしすぎても電流，電圧閾値は低下しないので消費電流は大きくなる。刺激閾値が基電流の2倍となる点(0.5 ms付近)で効率が最もよい。2 msを超える設定は電池の無駄遣いとなるだけである(図1)。

ペーシング出力は通常，閾値の2倍以上の安全域を確保して設定する。

刺激閾値はペースメーカー植込み後1〜2週間は上昇する。その後，低下し2〜3か月で定常状態に達するが，植込み時の2倍前後まで上昇することを考えておく必要がある。閾値の上昇は電極と接した部分の炎症，線維化によるものと考えられ，電極先端よりステロイド薬が溶出する電極により，閾値の上昇は抑えられるようになった。

2) センシング閾値

ペースメーカーが自己の心拍を認識する上で必要とされる最低の電位の高さを，センシング閾値という。実際には，自己の心室，心房波を認識し，T波や筋電位や雑音と区別するために，波高だけではなく，バンドパスフィルターやスルーレートが設定されているが，変更できるのは波高のみである。

感度設定値が大きすぎると(鈍すぎると)自己心拍を認識できない(アンダーセンシング)危険があり，小さすぎると(鋭すぎると)筋電位，雑音を自己心拍と誤認識する(オーバーセンシング)危険がある。センシング閾値は，体位，運動などにより変化するので，ペースメーカーの感度は安全域を確保してセンシング閾値の1/2以下の値に設定

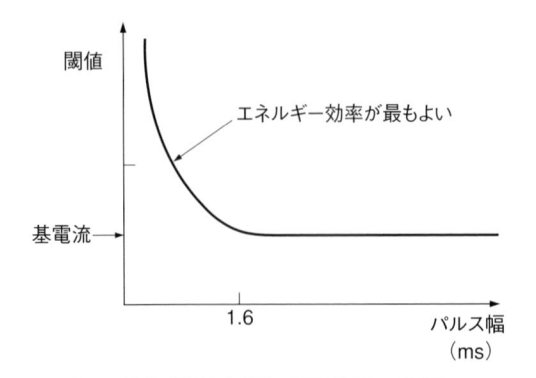

図1 刺激時間と電圧，電流閾値の関係
刺激時間を延長していくと，電圧，電流閾値は低下していくがやがて電流，電圧閾値は低下しなくなる。ペーシングに必要な最低の電流を基電流という。刺激閾値が基電流の2倍となる点(0.5 ms付近)で効率が最もよい。

する。

3) ペーシングモード

レート固定式にペーシングすると自己心拍と競合したり，自己心拍のT波上にペーシングスパイクが重なり(spike on T)，心室細動を誘発する危険がある。自己心拍を優先し，競合を防ぐ機能をデマンド機能という。デマンド機能には，抑制型(inhibition)と同期型(trigger)がある。

一定期間内に心電位が検出された場合，次の刺激を取り消すのが抑制型である。抑制型では，オーバーセンシングが起こったときに心停止が起こる危険がある。感知された自己心電位に対し，その時点で刺激を与えることにより無効刺激として，結果的に競合を防ぐのが同期型である。オーバーセンシング時にもペーシングがされるので心停止を防げるが，自己心拍が続いてもペーシングが続くので電池が消耗される。

心房と心室の間で同期を行うのがtracking機能である。心房ペーシングもしくは心房感知の後，設定されたatrioventricular(AV)delayの間を置いて心室ペーシングがされる。

DVIには，心房ペーシングの後はたとえ心室電位が起こっても心室刺激が行われるcommitted typeと，心房ペーシング後のAV delayの間に心室の感知がされると心室刺激が行われないnon-committed typeがある。

各モードにおけるペーシングの実例を図2に示す。

4) 心拍応答機能

必要に応じて，ペーシング心拍数を増加させる機能が心拍応答機能である。センサーとして体動，分時換気量，QT時間が実用化されている。心身活動時に体動は増加し，分時換気量は増大し，QT時間は短縮する。しかし，洞結節が理想的センサーであり，これに代わるセンサーはない。体動感知型は反応は速いが，心拍数は体動のみで決

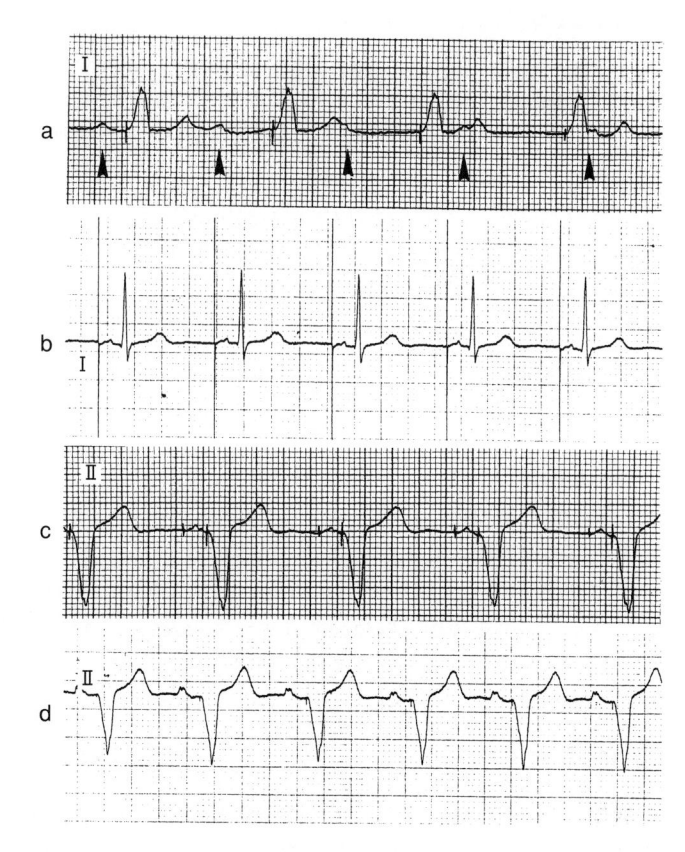

図2 各モードにおけるペーシングの実例
a：心室ペーシング。スパイクの後にQRS波を認める。心房(P波；矢印)は乖離している。
b：心房ペーシング。スパイクの後にP波を認める。
c：心房心室順次ペーシング。設定されたatrioventricular (AV) delayの間隔で心房心室が順番にペーシングされている。
d：心房追随心室ペーシング。自己のP波を追随して，設定されたAV delayの間隔の後に心室ペーシングが行われている。
DDDペーシングでは状況に応じて変化して，b, c, dのいずれの心電図も認められる。

表1 ICHD(intersociety commission for heart disease resource)コード

	1文字目 ペーシング部位	2文字目 センシング部位	3文字目 モード(デマンド機能)
	A：心房 V：心室 D：心房心室両方 O：いずれも含まない	A：心房 V：心室 D：心房心室両方 O：いずれも含まない	I：抑制機能 V：同期機能 D：抑制および同期機能 O：いずれも持たない
	ペースメーカーを心室，心房いずれにも使用できる場合，ペースメーカーの機能としてA,Vの代わりにSを用いることがある		

注1：心拍応答機能を有する場合末尾にRをつけるのが一般的である。
注2：多点ペーシングを行った場合は5文字目にその部位(A, V, D)を入れる[1]。

表2 単極電極および双極電極の特徴

	単極電極	双極電極
構造，耐久性	単純，耐久性に優れる	複雑，耐久的に多少問題がある
筋攣縮の発生	起こしやすい	起こしにくい
筋電図や外部からの電気的雑音による影響	受けやすい	受けにくい
心電図によるスパイクの認識	大きく，認識しやすい	小さく，認識しにくい

まるものではなく，非生理的である(非生理的センサー)。分時換気量，QT時間は生理的である(生理的センサー)が反応が遅い。そこでこの2種類のセンサーを組み合わせたdual sensorが実用化されている。

5) 抗頻拍ペーシング

頻拍を感知し，ペーシングにより頻拍を停止させることが可能である。しかし，心室頻拍に用いることは心室誘発の危険性がある。抗頻拍ペーシングは植込み型除細動器の中に組み込まれている。さらに，上室頻拍では高周波カテーテル焼灼が一般化したこともあって，あまり使用されなくなってきた。

6) ICHDコード

複雑になったペースメーカーの機能を表示するために，統一されたコード表示がICHD(intersociety commission for heart disease resource)コードである(表1)。

7) 生理的ペーシングと非生理的ペーシング

心房，心室の協調性の有無により，協調性のある生理的ペーシング(AAI, DDD, VDDなど)と，協調性のない非生理的ペーシング(VVIなど)に分けられる。心房の心拍出量に対する寄与は20～30％であり，心房心室協調性のない非生理的ペースメーカーではこの部分が失われ，生理的ペースメーカーにより心機能は改善する[2,3]。室房逆行性伝導があると，その差はさらに大きくなり(図3b)，心房負荷が高まり心房細動が発生しやすくなる[3]。ペースメーカーによりかえって不快症状が起こることをペースメーカー症候群という。非生理的ペースメーカーで起こることが多く，房室解離による血行動態の変動や室房逆行性伝導が原因となる。

8) 電極の種類

電極には心筋電極と心内膜電極がある。心筋電極の使用は心臓手術後患者，小児に限定されており，一般的には心内膜電極が使用されている。電極の構造には単極と双極があり，それぞれに得失がある(表2)。

9) blanking periodとrefractory period

ペーシング後のafterpotentialを感知する危険や，心房，心室電位の一方による他方の誤認識(far field sensing)を防ぐためにその間の感知を無視する不応期(refractory period)が設定される。

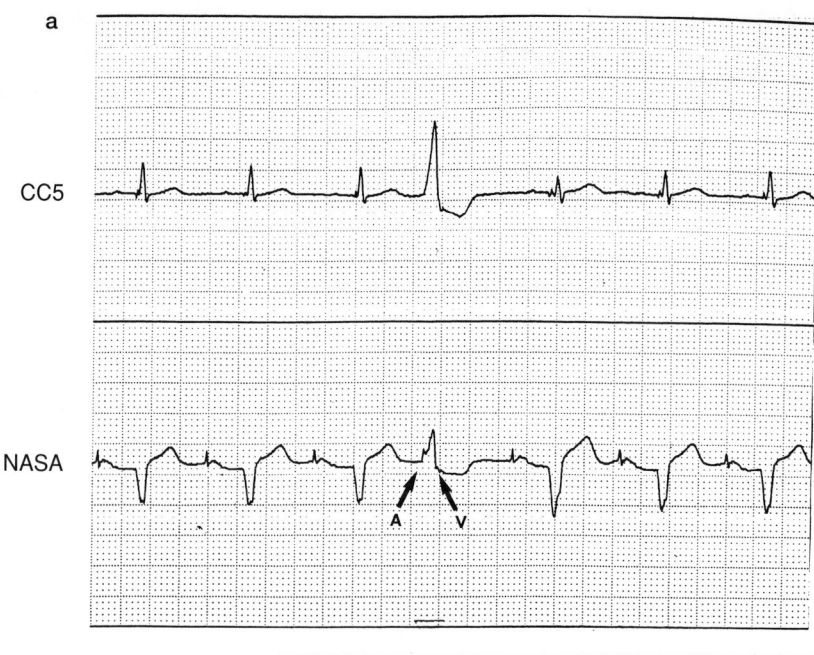

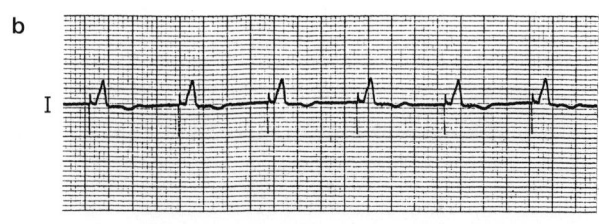

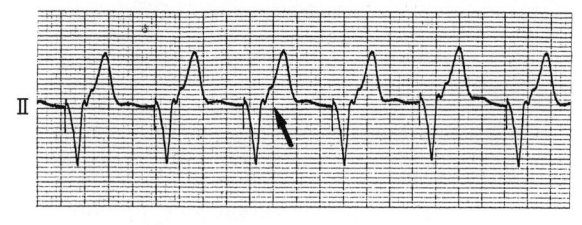

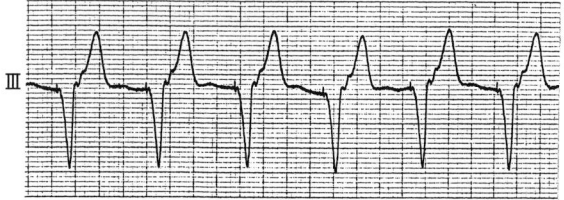

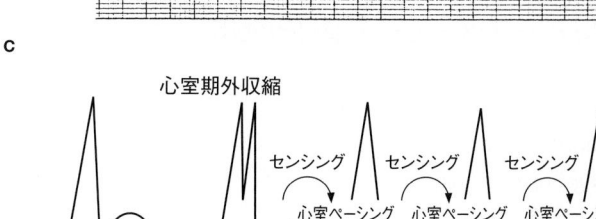

図3 ペースメーカー植込み症例における問題のある心電図

a：cross talks予防機能とpseudo-pseudo-fusion beat
心房スパイクの直後（cross talks sensing window内）に心室期外収縮が起こっている。cross talksの危険を回避するために，短いAV delayで心室がペーシングされているが，実際にはcross talksではないので無効刺激となり，pseudo-pseudo-fusion beatとなっている（ペーシングスパイクが自己波に重なって無効刺激となっているものをfusion beatという）。

b：室房逆行性伝導
心室ペーシング中に室房逆行性伝導が起こり，QRS波の後方に逆行性のP波が常に認められる（矢印）。

c：endless loop tachycardia
室房逆行性心房興奮をトラッキングするとDDDペースメーカーを介した頻拍発作が起こる。

心房ペーシングを心室で感知して（far field sensing）心室にデマンド機能により抑制が働くと（cross talks），房室ブロックにおいては心停止が起こるので，極めて危険な誤動作である．対策として，心房ペーシングの後の心室感知をいっさいしないblanking periodを設定する．しかし，blanking periodを長くすると，感知できない期間が長くなる．

心房ペーシングの後のcross talks sensing window内に心室感知が起こった場合，cross talksと認識し心室ペーシングが行われる機能を持った機種もある．このとき，spike on Tを防ぐために，自動的にAV delayが極端に短縮される（図3a）．

10）室房逆行性伝導とペースメーカー介在性頻拍

ペースメーカーを介して起こる頻拍発作をペースメーカー介在性頻拍（pacemaker mediated tachycardia；PMT）という．DDDペーシングにおいて室房逆行性伝導があると（図3b），室房逆行性心房興奮をトラッキングしてしまい，ペースメーカーを介して頻拍発作が起こることがあり，endless loop tachycardiaと呼ばれる（図3c）．心房興奮の先行しない心室期外収縮を引き金として起こることが多いが，心房のペーシングミスからも起こる．DDDばかりでなくVDD，DDIでも起こり，設定心拍数の心室ペーシングとなる．対応としては，心室ペーシング後に心房に不応期（post ventricular atrial refractory period；PVARP）を設定し，室房逆行性心房興奮をトラッキングしないようにしたり，トラッキング上限の心室ペーシングが続くとき，時々心房センスを無視しDVIとするなどの方法がとられている．

2 ペースメーカーの植込み適応

ペースメーカーの植込み適応の決定にはAHA（American Heart Association）とACC（American College of Cardiology）のガイドラインが利用されることが多い[4]．

1）房室ブロック

房室ブロックによる3秒以上の心停止が認められる場合，ペースメーカーの植込み適応とされている．症状のない房室ブロックによる徐脈に関しては，30～40/分未満の徐脈はペースメーカーの植込み適応とされている．His束以下のHVブロックおよびHis束内ブロックはペースメーカーの植込み適応となるが，His束より上位のAHブロックがペースメーカーの植込み適応となることはまれである．Wenckebach型2度房室ブロックは原則としてAHブロックでありペースメーカーの植込み適応とはならないが，MobitzⅡ型2度房室ブロックはHVブロックでありペースメーカーの植込み適応となる．150/分未満の心房ペーシングでHVブロックもしくはHis束内ブロックが誘発された場合ペースメーカーの植込み適応となる．電気生理検査の特異度は高いが，感度は低いという問題がある．感度を上げるためにprocainamideなどの薬物負荷が行われるが，十分とはいえない．完全房室ブロックとなった症例を調べると，過去にしばしば二枝ブロックが認められるが，二枝ブロックから完全房室ブロックへの進展はまれであり，二枝ブロックのみを根拠とした永久ペースメーカーの植込み適応はない．右脚ブロックと左脚ブロックが混在する交代性脚ブロックは，HVブロックによる完全房室ブロックに進展する危険性が高く，ペースメーカーの植込み適応となる．

2）洞不全症候群

まれに突然死もあるが，洞不全症候群の生命予後は比較的良好とされており，治療の適応，つまりペースメーカー植込みの適応を決定するうえで，徐脈に基づく自覚症状の有無が最も重要である．特に，失神に伴う事故予防（転倒，転落，交通事故など）が重要である．洞機能を抑制する薬をどうしても使用せざるを得ない場合もペースメーカーの植込みの適応として受け入れられている．洞結節機能の評価方法としてoverdrive suppression testが用いられているが，特異度は高いが感度は低いので，この検査のみでペースメーカー植込み適応の決定はできない．

3）徐脈性心房細動

徐脈性心房細動は，心停止によるめまい，眼前

暗黒感，失神や，徐脈による心不全，運動対応能の低下の原因となりうる。それらの症状はペースメーカーの植込みにより改善する。しかし，一般的な心房細動であっても安静時や就眠時には徐脈を呈することが多く，夜間4.0秒未満の心停止は正常でも起こりうる。ペースメーカーの植込み前に，その症状が徐脈性心房細動に起因することを確認する必要がある。どうしても使用せざるを得ない薬による場合もペースメーカーの植込みの適応として受け入れられている。

4）神経調節性失神

頸動脈洞の圧迫により，徐脈や血圧低下は健康者にも起こりうるが，3秒以上の心停止や症状を惹起する血圧低下が起こる場合，過敏性頸動脈洞症候群という。さまざまな状況下に神経反射の結果徐脈，心停止，血圧低下が起こり，失神や前失神状態を呈するのが神経調節性失神である。いずれの場合も，徐脈，心停止を呈する心抑制型と，血管緊張の低下に伴う血圧低下を呈する血管抑制型と，両者の混合型がある。

心抑制型はペースメーカーの植込みにより症状が改善するが，混合型では症状が改善しないことがある。神経調節性失神の多くは混合型であり，head-up tilt testにより，病態を把握することが有用とされる。

神経調節性失神においては洞性徐脈と房室ブロックの両者がみられる。発作時の血圧低下を予防するためにも，二腔ペーシングが推奨される。心抑制反応を伴う嚥下性失神などの場面状況的血管迷走神経性失神で，回避不能もしくは著しく生活を規制する場合は，ペースメーカー植込みを考えてよい。

3 ペースメーカーの植込み手技

ペースメーカーの植込みには，心筋電極を用いる方法と経静脈的に心内膜電極を用いる方法がある。現在では，成長期の小児や，外科手術時同時にペースメーカーの植込みを行う場合を除いては，経静脈的に心内膜電極を用いるのが一般的である。

経静脈的心内膜電極の挿入方法には，静脈のcut down法と穿刺法とがある。鎖骨下静脈穿刺法は誰でも容易に行えるので，利用されることが多い。しかし，この方法では，リードの断線などのトラブルが多い。鎖骨と第一肋骨の間は狭く，肋鎖靱帯が張っている。肋鎖靱帯は内側ほど厚く，鎖骨と第一肋骨の間は内側ほど狭い。そこで，この方法を用いる場合，できるだけ外側から穿刺する必要がある。近年，胸郭外で第一肋骨上より腋窩静脈を穿刺する胸郭外穿刺法が用いられるようになってきた。リードにかかるストレスは鎖骨下静脈穿刺法と比べはるかに少ない。

穿刺法に比べ，静脈のcut down法はリードの固定および寿命の点において優れた方法である。一般的には橈側腕頭皮静脈(cephalic vein)が利用されるが，外頸静脈も利用できる。橈側腕頭皮静脈は大胸筋三角筋溝の脂肪組織を分けていくと容易に見つけることができる。

心室リードは通常，右心室心尖部に留置する。心房リードは通常，右心耳に留置する。screw-inリードを用いる場合には，電極位置は自由に選べる。

ペースメーカーのジェネレーターは，前胸部皮下大胸筋膜上(もしくは筋層内)につくったポケット内に留置する。

4 ペースメーカー植込み時，植込み後の管理上の注意点

電極の位置移動，穿孔，気胸(穿刺法で行ったとき)，ポケット内の血腫，感染に注意が必要である。X線でわからない程度のわずかな電極の位置移動でもペーシング，センシング閾値に影響を与えることがある。胸痛は穿孔の可能性があり注意を要する。穿孔を起こすと，ペーシング，センシング閾値が悪化し，心嚢水貯留を認め，心タンポナーデの危険性がある。電極の位置移動，穿孔は手術直後に多いが，しばらくしてから起こることもある。手術後，胸部X線撮影，心電図記録，ペーシング，センシング閾値測定を繰り返し行う必要がある。皮膚に過度の圧迫が加わると壊死を起こすことがあるので，できるだけ圧迫のないように注意する。ペースメーカーは異物であり感染には注意を要する。早期発見早期治療が最も重要

5 ペースメーカー植込み症例における運動耐容能

1）心拍応答

心拍出量は心拍数×1回拍出量であり，心拍応答の異常は重大問題となる。洞結節は理想的な心拍応答機能のセンサーであり，洞機能が正常な房室ブロック症例では，DDD，VDDペースメーカーにより良好な心拍応答が得られる。現状では，洞結節に代わる完全な心拍応答機能のセンサーは存在しない。さらにペースメーカーに必要な不応期の存在は，上限レートを規定する。ある心拍数を超えるとすべて不応期に入り，センシングができなくなる。

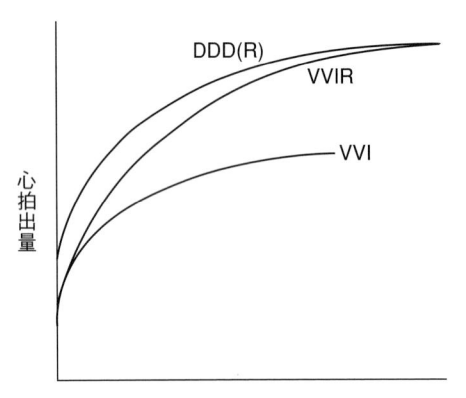

図4 心房心室協調性と心拍数増加の，運動量増加に伴う心拍出量増加に対する関与

運動レベルが低いときは心房心室協調性が重要であり，運動レベルが高くなると心拍数上昇が重要となる。最大運動耐容能は心房心室協調性（生理的ペースメーカー）より，心拍応答（心拍応答機能）により決定される。心拍応答機能の設定が良好ならば，DDD(R)もVVIRも最大運動耐容能に大きな差はない。しかし，日常生活で問題となる運動量では差がある上に，VVIRが非生理的ペースメーカーであることに変わりはない。

2）心房ペーシングと心室ペーシング

心室ペーシングと正常の刺激伝導系を通じた場合とでは心室内興奮様式は異なる。右室ペーシングでは完全左脚ブロックパターンを呈し，右室に比べ左室の収縮が遅れ左室収縮の協調性も失われ，中隔は奇異性運動を呈し心機能は低下するが[5〜7]，正常心機能のヒトでは大きな差はないとされている[8,9]。

心房ペーシングでは，心室は正常の刺激伝導系を通じ収縮するのでこのような問題はない。しかし心拍数増加に伴いPQ時間が著明に延長すると，かえって心機能が低下したりAAI(R)症候群を起こすこともある[10]。

3）心房心室の協調性

安静時には，生理的ペースメーカーは非生理的ペースメーカーより心拍出量は高く，肺動脈楔入圧は低下する。運動による心拍数上昇と心房心室協調性が心拍出量に与える影響をみると，運動レベルが低いときは心房心室協調性が重要であり，運動レベルが高くなると心拍数上昇が重要となる。心拍数は運動により200〜300％増加するが，1回拍出量の増加は60％程度である[11]。したがって，最大運動耐容能は心房心室協調性（生理的ペースメーカー）より，心拍応答性（心拍応答機能）により決定される（図4）[12]。しかし，最大運動耐容能付近での運動は日常生活ではまれであり，quality of lifeには心房心室協調性が重要である[13]。

4）PQ時間の影響

PQ時間を極端に延長したり，短縮したりすると心拍出量は低下し，肺動脈楔入圧は上昇する。すなわち至適PQ時間が存在する。心機能が正常な場合，正常PQ時間内では心室急速流入と心房収縮は互いに補いあい，心機能は大きな影響を受けない。しかし，心機能低下例ではこの許容範囲は狭くなり，AV delayの設定は重要となる（図5）[14〜16]。

運動中，PQ時間は短縮する。Daubertらによれば，運動中PQ時間は心拍数の増加に伴い4 ± 2.1 ms/10 bpmの割合で短縮する[17]。しかし，運動中のPQ時間短縮の運動耐容能に与える影響は

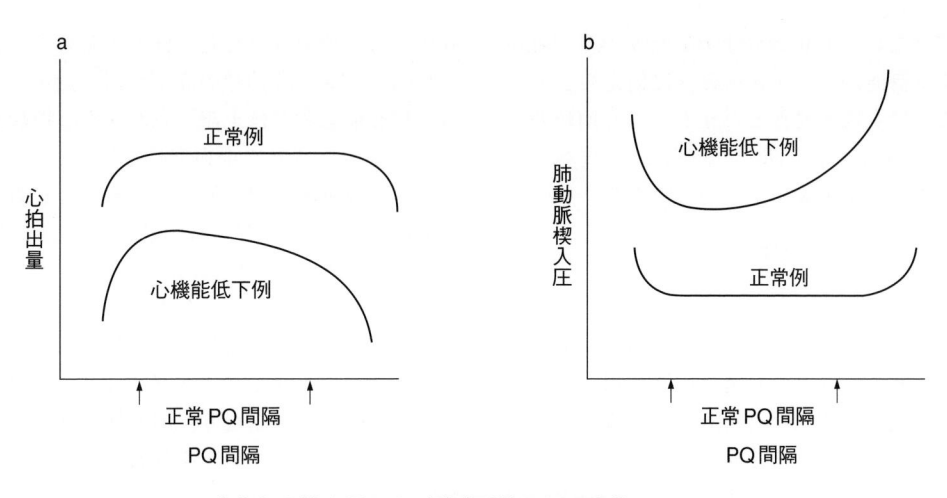

図5 AV delayの変化と心拍出量および肺動脈楔入圧の変化

心機能が正常な場合，正常PQ時間内では心室急速流入と心房収縮は互いに補いあい，心機能は大きな影響を受けない．しかし，PQ時間を極端に延長したり短縮したりすると，心拍出量は低下し(a)，肺動脈楔入圧は上昇する(b)．心機能低下例では許容範囲は狭くなり，AV delayの設定が重要となる．

至適 AV delay
＝拡張期僧帽弁逆流を発生させない最長の AV delay

Ritterの方法＝
　AV delay(long) − (a＋b)

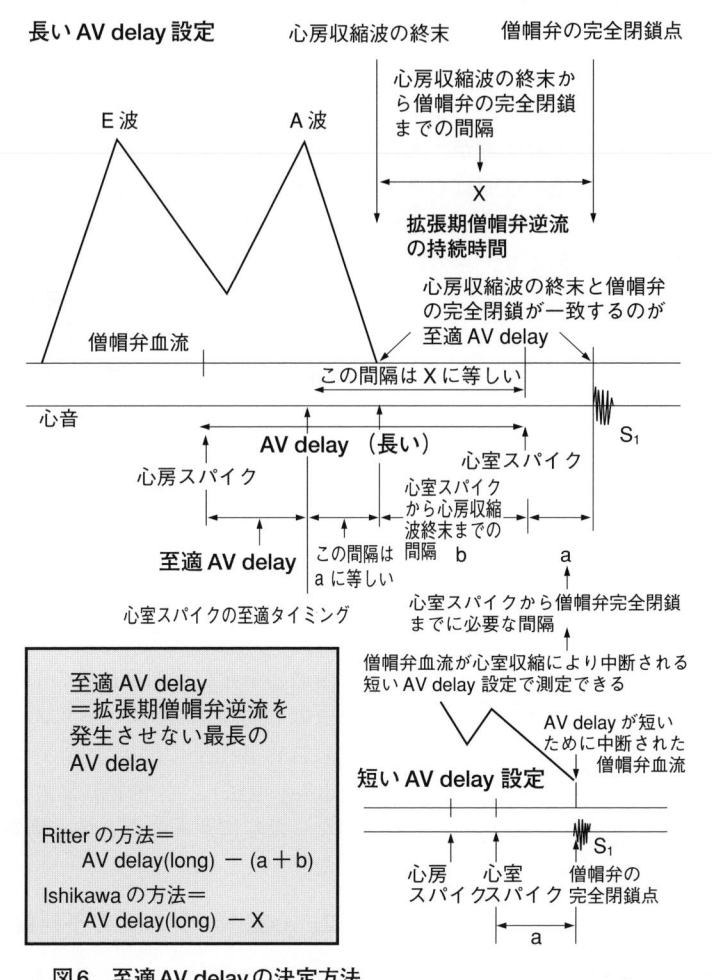

Ishikawaの方法＝
　AV delay(long) − X

図6 至適 AV delayの決定方法

明らかではない。心拍数の上昇に伴いAV delayを短縮する機能がペースメーカーに備えられているが、これは心機能改善というより、心拍数の上昇時にAV delay（不応期）を短縮し、上限ペーシング心拍数の制限を緩和するためである。

5）至適AV delayの設定

心臓カテーテル検査を繰り返すことはできないので、非侵襲的検査により至適AV delayを設定する必要がある。ドプラ心エコー法を用いて、心拍出量を最大とするAV delayを求めることが多い。Ritterらは、左室拡張時間を最大とするAV delayが至適AV delayであるとして、長短2つのAV delayに設定したときのドプラ僧帽弁血流パターンより至適AV delayを求める方法を考案した[18]。筆者らは、AV delayを延長させたときのドプラ僧帽弁血流パターンより至適AV delayを求める方法を考案した（図6）[19]。

6）基礎心疾患の問題

心拍数上昇に伴い心拍出量は上昇するが、ある心拍数を超えると、心拍出量の増加は頭打ちとなる。心機能低下例では、心拍数上昇に伴う心拍出量の増加の頭打ちがより早期に起こり、さらに上昇すると心拍出量はむしろ低下するので（図7）[20]、上限ペーシング心拍数の設定には注意が必要である。狭心症患者では上限ペーシング心拍数の設定を高くしすぎると、虚血発作を起こしてしまい、かえって運動耐容能を低下させることがある。

閉塞性肥大型心筋症では右室ペーシングにより圧較差が低下し、運動耐容能が改善することが報告されている[21]。ペーシングが心室を完全捕捉する必要があるが、極端に短いAV delayに設定すると心機能が低下してしまう。そこでPQ時間を延長する薬を使用したり、房室接合部のカテーテル焼灼により房室ブロック作成することも試みられている。

拡張型心筋症に伴う高度心機能低下例では、DDDペースメーカー治療が試みられている。

7）運動耐容能評価

安静時の評価では、ペーシングレートが上昇すると、心拍出量の増加に心房の寄与が大きいが、実際の運動時には心拍数増加の方が寄与が大きい。心拍数上昇に伴い心拍出量は増加するが、あるところで増加が止まる。この時点は安静時と運動時では大きく異なり、運動時には高い心拍数まで増加を続ける。心機能低下例では低い心拍数で増加が止まり、むしろ低下してしまう[20]。

6 心不全に対するペーシング治療

1）心不全に対するDDDペースメーカー療法

心不全症例においては、適切なペーシングモード選択およびパラメーターの設定が重要である。ところが1990年Hochleitnerらは、古典的にはペースメーカーを植込む適応のない、心臓移植手術適応を含む薬剤抵抗性の心不全を有する末期拡張型心筋症にDDDペースメーカーを植込み、短いAV delayに設定することにより（short AV delay療法）、心不全が改善し移植手術が不要となった症例があったという衝撃的な報告を発表した[22]。

2）心室ペーシングの不利益

心室ペーシングと正常の刺激伝導系を通じた場

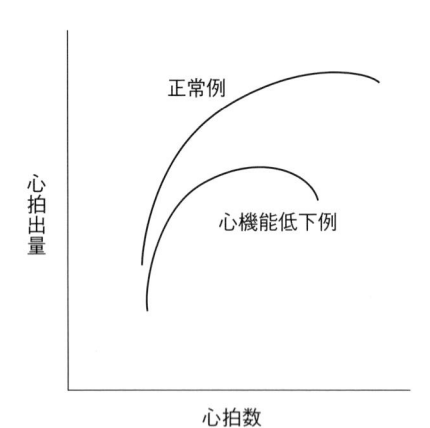

図7 運動中の心拍数増加と心拍出量増加の関係
心拍数上昇に伴い心拍出量は上昇するが、ある心拍数を超えると心拍出量の増加は止まる。心機能低下例では、心拍数上昇に伴う心拍出量の増加がより早期に止まり、さらに上昇すると心拍出量はむしろ低下する。

合とでは心室内興奮様式は異なり，右室ペーシングでは，心機能は低下する[5〜7]。

ペースメーカーによる心不全治療については賛否両論があった[23〜26]。ペースメーカーによる心不全治療においては，PQ時間の適正化による利点と右室ペーシングによる不利益点との差引となる。重症心不全症例ではしばしば完全左脚ブロックを合併するが，もともと，完全左脚ブロックのある症例では右室ペーシングによる不利益は少ない。高度の心不全がありPQ延長および完全左脚ブロックを合併した症例が，ペースメーカー治療のよい適応となる可能性が高い。

3）ペーシング部位の問題

右室ペーシングでは左脚ブロックによる不利益そのものは改善されず，心不全の改善には限界がある。そこで，右室流出路ペーシング[27]やmulti-site pacing[28,29]などが試みられるようになった。

重症心不全例においては，しばしば心筋障害により心室内伝導障害を呈し，QRS幅の広い完全左脚ブロック近似パターンを示す[30]。右室に比べ左室の収縮が遅れ，左室収縮の協調性も失われ，中隔は奇異性運動を呈し心機能は低下する[5〜7]。QRS幅と心機能は負の相関関係があるとされている[31]。

中隔側右室流出路ペーシングにおいては，正常と同様に下方軸を呈しQRS幅も短縮する。したがって右室心尖部ペーシングと比べ，右室流出路ペーシングにより心機能は改善するので試みてよい方法である[27]。

4）cardiac resynchronization therapy（CRT）

左室と右室を同時にペーシングすることにより，QRS幅は短縮し中隔は奇異性運動は改善し，右室および左室収縮の協調性が回復する。

bi-ventricular pacingによる心室壁運動のresynchronizationおよびDDDペーシングによるPQ時間の至適化により，心機能の改善が期待される。

左室ペーシングを施行するためには，心筋電極を使用するか，冠静脈洞より経静脈的に電極を留置し左室心外膜側より左室ペーシングを行う。冠静脈洞より挿入した電極をさらに進めると，左室ペーシングが可能となる（図8）[29]。

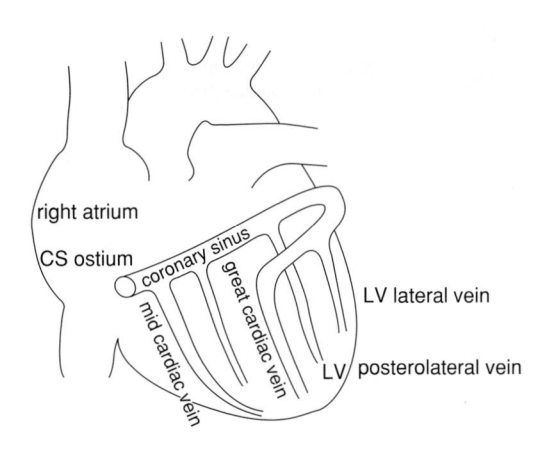

図8　冠静脈洞と左室ペーシング部位
冠静脈洞より電極を進めることにより，経静脈的に左室ペーシングを施行することが可能である。midcardiac veinは後室間溝を，great cardiac veinは前室間溝を流れる。その間にあるlateral veinが左室ペーシングの部位として良好とされている。

両室ペーシングは左室壁運動のdyssynchronyを改善するcardiac resynchronization therapy（CRT）が1つの方法である。CRTによる客観的運動耐容能およびQOL（quality of life）の改善[28]ならびに通常治療に対するCRTの生命予後改善効果が証明されている[29]。2005年度のACC/AHAの心不全治療のガイドラインでも，CRTはステージCの心不全（過去もしくは現在心不全症状がある，症状を伴った左室駆出分画低下症例）に対して推奨される治療の1つに挙げられている[32]。わが国におけるCRTの適応基準は，薬剤抵抗性のNYHA III，IV度の心不全，QRS幅130 ms以上，左室駆出率35％以下となっているが，有効率は60〜70％前後にとどまる。CRTの本質はdyssynchronyの改善であるので，dyssynchronyの有無を組織ドプラ法などにより直接的に判定する試みがなされている[33]。

心不全症例の二大死因は心不全死と不整脈による突然死であり，両室ペーシングICD（CRT-D）を必要とする症例が存在する。また，CRTの適応と予防的ICDの適応はほとんど重なり，CRT-Dは内科的治療に比べ死亡率を有意に減少させることが示されている[34]。

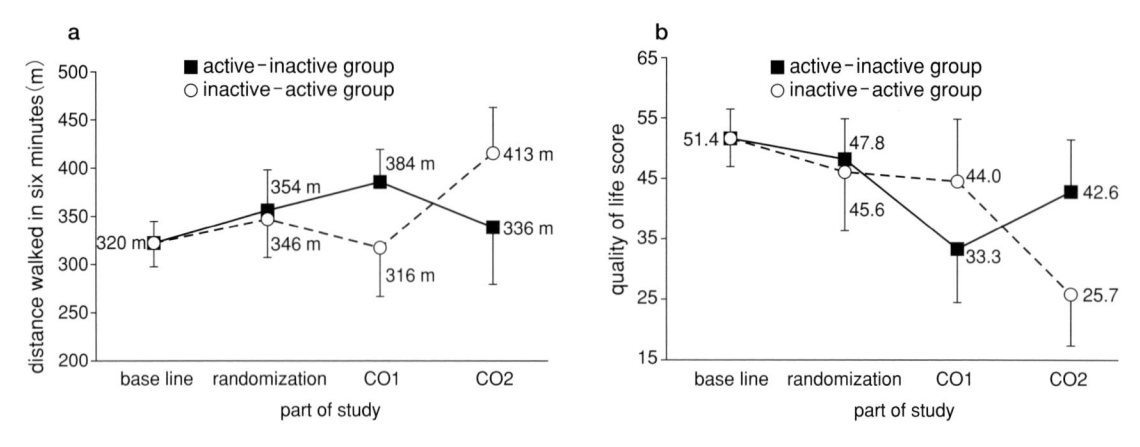

図9　CRTによる客観的運動耐容能およびQOL（quality of life）の改善
無作為二重盲検クロスオーバー試験により，CRTによるプラセボ効果ではない客観的運動耐容能（6分間歩行距離）の改善（a）およびQOLの改善（b）が示された〔文献28）より引用〕．

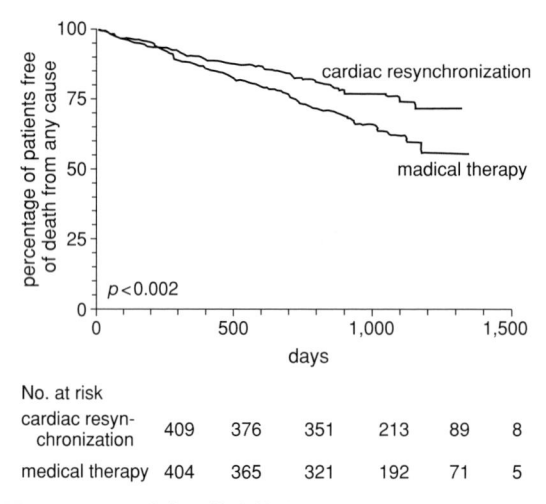

図10　CRTの生命予後改善効果
大規模無作為二重盲検試験により通常治療に対するCRTの生命予後改善効果が示された〔文献29）より引用〕．

7　心房細動発生の予防

洞不全症候群においては，しばしば心房細動が合併し塞栓症を起こす．DDDペースメーカー植込み症例においては，細動波をトラッキングしてしまう危険性がある．

非生理的ペースメーカーには心房細動発生の予防効果はないが，生理的ペースメーカーには心房細動発生の予防効果が認められており[3,35]，生理的ペースメーカーに比べ非生理的ペースメーカー植込み症例においては，塞栓症の発生頻度が高い[35]．

生理的ペースメーカーと比べ，非生理的ペースメーカーでは心房負荷が高く，心房は拡大する[2,3,36]．非生理的ペースメーカーにおいて逆行性室房伝導があると，心房と心室収縮が重なり，心房負荷がさらに高まり，心房細動が発生しやすくなる[3]．洞不全症候群においては，高率に逆行性室房伝導が認められる．逆行性室房伝導の術前の評価は困難である．順行性伝導のない房室ブロック症例にも認められることもまれならずある．

ペースメーカーのHolter機能を利用した研究では，心房細動発生率は考えられている以上に高く，DDDペースメーカー症例の約半数に認められると報告されている[37]。

心房粗動の合併も考えられている以上に多く，生理的ペースメーカーには心房細動発生の予防効果があるが，心房粗動の合併例においては，心房細動発生の抑制は困難である[38]。通常型心房粗動は高周波カテーテル焼灼術にて根治可能なので，可能な限り高周波カテーテル焼灼術を施行すべきものと思われる。抗不整脈薬とのハイブリッド治療により，さらに有効性が高まるものと考えられる[39]。

さらに最近心房細動の予防のために，Bachmann束ペーシング[40]や多点心房ペーシングmulti-site atrial pacing[41,42]が試みられている。

ペースメーカーのHolter機能を利用した研究では，心房ペーシングの頻度が高いほど，心房細動の発生頻度が低い[37]。しかし，固定した高頻度の心房ペーシングには安静時の動悸などの問題がある。そこで，自己の洞性心拍数より常に少しだけ速いペーシングを維持するアルゴリズムが開発され，その有効性が確認されている[43]。

8 ペースメーカークリニック

ペースメーカー植込み後，少なくとも3〜6か月に1回程度のペースメーカーチェックが必要である。

1) 刺激閾値，センシング閾値の測定

刺激閾値の測定をし，十分な安全域を取れているかを確認する。筋肉刺激の有無を確認する。電池寿命を延ばすためにも，出力設定は必要かつ十分な値に設定すべきである。

センシング閾値を測定し，十分な安全域を取れていることを確認する。オーバーセンシング，アンダーセンシングの有無を確認する。

2) マグネット

自己心拍が続くと，デマンドが働いているのか故障もしくは電池消耗しているのかとの区別が困難である。マグネットを当てると，レート固定型として機能するようになっている。同時に，このときのペーシング心拍数から電池消耗がわかるようになっている。

3) 電池消耗のチェック

プログラマーを用いて電池電圧，電池抵抗を調べることができる。マグネットを当てることで，簡便に知ることも可能である。

4) 抵抗値のチェック

電極の断線，リークを調べる。電極が不完全断線すると電極の抵抗値は上昇し，完全断線では無限大になる。電極がリークを起こすと電極の抵抗値は低下する。いずれもそれまでの値との比較が重要であるが，250Ω以下は異常である。

5) ペーシングの作動状況，Holter機能のチェック

プログラマーを用いて，ペーシングの作動状況を調べることができる。これにより，プログラムの問題点やペースメーカーのトラブルを予想できることもある。

また，Holter機能を有するペースメーカーでは頻脈性不整脈の発生を調べることができる。一般のHolter心電図ほどの情報は得られないものの，長期間にわたる記録が可能であり，その点ではむしろ優れている。

6) パラメーターの設定

ペーシングモード，ペーシング心拍数，トラッキング上限心拍数，AV delay, refractory periodなどの設定が適切か検討する。同じAV delayの設定でも心房を感知した場合と心房を刺激した場合のPQ時間は異なる。PQ時間は設定されたAV delayと比べ心房感知した場合は長くなり，心房刺激した場合は短くなる。それぞれ別々に設定したり，自動的に差をつける機種がある。

7) 心拍応答機能の設定

心拍応答機能の設定には自覚症状，運動負荷検査，プログラマーによるペースメーカーの作動状態のチェックなどが参考となる。最近のペースメーカーではかなり設定の自動化が進んでいる

が，ペーシングの上限，下限心拍数の設定は必要である。

8）心房細動発生時の対応

VDDやDDDでは心房細動波をトラッキングしてしまいトラッキング上限心拍数でペーシングされてしまう。これを回避するためにDVIが設定されるが，心房感知がないため心房で競合が起こり，かえって心房細動を起こりやすくする危険性がある。DDDよりトラッキング機能を除いたDDIを選択すればこのような問題は起こらないのでDVIはあまり選択されなくなった。しかしDDIにおいては，心房心拍数が設定ペーシング心拍数を超えるとVVIとして作動してしまう。DDIは房室ブロックに弱いモードである。普段はDDDで心房性頻拍中はDDIとして作動するモードスイッチ機能が開発された。しかし，すぐにモードスイッチが作動すると，誤動作が問題となる。モードスイッチが作動するまでには時間がかかり，その間はDDDのままでありトラッキングが起こる。

（石川利之）

● 文献

1) Bernstein AD, Daubert JC, Fletcher RD, et al : The revised NASPE/BREG generic code for antibradycardia, adaptive-rate, and multisite pacing. PACE 2002 ; 25 : 260-264
2) Ishikawa T, Kimura K, Yoshimura H, et al : Acute changes in left atrial and left ventricular diameters after physiological pacing. PACE 1996 ; 19 : 143-149
3) 石川利之，木村一雄，宮崎直道，他：心房細動の発生および心房負荷から見たペーシング・モードの適応．心臓ペーシング 1992 ; 8 : 455-459
4) Cheitlin MD, Freedman RA, Conill A, et al : ACC/AHA guidelines for implantation of cardiac pacemakers and antiarrhythmia devices. A report of the American College of Cardiology/American Heart Association Task Force on Practice Guidelines (Committee on Pacemaker Implantation). J Am Coll Cardiol 1998 ; 31 : 1175-1209
5) Abildskov JA, Eich RH, Harumi K : Observation on the relation between ventricular activation sequence and the hemodynamic state. Circ Res 1963 ; 17 : 236-247
6) Zile MR, Blaustein AS, Shimizu G, et al : Right ventricular pacing reduces the rate of left ventricular relaxation and filling. J Am Coll Cardiol 1987 ; 10 : 702-709
7) Burkhoff D, Oikawa RY, Sagawa K : Influence of pacing site on canine left ventricular contraction. Am J Physiol 1987 ; 251 : H428-H435
8) Samet P, Castillo C, Bernstein WH : Hemodynamic sequele of atrial, ventricular, and sequential atrioventricular pacing in cardiac patients. Am Heart J 1966 ; 72 : 725-729
9) 石川利之，住田晋一，木村一雄，他：PQ時間延長症例における心房ペーシングと心房心室順次ペーシングの比較．心臓ペーシング 1994 ; 10 : 384-388
10) Den Dulk K, Lindemans FW, Brugada P, et al : Pacemaker syndrome with AAI rate variable pacing : Importance of atrioventricular conduction properties, medication and pacemaker programmability. PACE 1988 ; 11 : 1226-1233
11) Epstein SE, Beiser D, Stampfer M, et al : Characterization of the circulatory response to maximal upright exercise in normal subjects and patients with heart disease. Circulation 1967 ; 35 : 1049-1062
12) Fananapazir L, Bennett DH, Monks P : Atrial synchronized ventricular pacing : Contribution of the chronotropic response to improved exercise performance. PACE 1983 ; 6 : 601-608
13) Lau CP, Wong C-K, Leung SK, ET AL : Superior cardiac hemodynamics of atrioventricular synchrony over rate responsive pacing at submaximal exercise : Observation in activity sensing DDDR pacemakers. PACE 1990 ; 13 : 1832-1837
14) Ishikawa T, Kimura K, Nihei T, et al : Relationship between diastolic mitral regurgitation and PQ interval or cardiac function in patients implanted with DDD pacemakers. PACE 1991 ; 14 : 1797-1902
15) Ishikawa T, Kimura K, Miyazaki N, et al : Diastolic mitral regurgitation in patients with first degree atrioventricular block. PACE 1992 ; 15 : 1927-1931
16) Ishikawa T, Sumita T, Kimura K, et al : Critical PQ interval for the appearance of diastolic mitral regurgitation and optimal PQ interval in patients implanted with DDD pacemakers. PACE 1994 ; 17 : 1989-1994
17) Daubert C, Malbo P, Berder V, et al : Atrial tachyarrhythmia associated with high degree interatrial conduction block : Prevention by permanent atrial resynchronisation. Eur J C Pacing Electrophysiol 1994 ; 1 : 35-44
18) Ritter P, Dib JC, Mahaux V, et al : New method for detecting the optimal atrioventricular delay in paced in DDD mode for complete atrio-ventricular block. PACE 1995 ; 18 : 855 (abstract)
19) Ishikawa T, Sumita T, Kimura K, et al : Prediction of optimal atrioventricular delay in patients implanted with DDD pacemakers. PACE 1999 ; 22 : 1365-1371
20) Rowe GG, Stenlund RR, Thomsen JH, et al : Coronary and systemic hemodynamic effects of cardiac pacing in man with complete heart block. Circulation 1969 ; 40 : 839-845

21) Fananapazir L, Cannon RO, Tripodi D, et al : Impact of dual-chamber permanent pacing in patients with obstructive hypertrophic cardiomyopathy with symptoms refractory to verapamil and β-adrenergic blocker therapy. Circulation 1992 ; 85 : 2149-2126

22) Hochleitner M, Hörtangl H, Ng CK, et al : Usefulness of physiological dual chamber pacing in drug-resistant idiopathic dilated cardiomyopathy. Am J Cardiol 1990 ; 66 : 198-202

23) Nishimura RA, Hayes DL, Holmes DR, et al : Mechanism of hemodynamic improvement by dual chamber pacing for severe left ventricular dysfunction : An acute Doppler and catheterization study. J Am Coll Cardiol 1995 ; 25 : 281-288

24) Brecker SJ, Xiao, HB, Sparrow J, et al : Effects of dual-chamber pacing with short atrioventricular delay in dilated cardiomyopathy. Lancet 1992 ; 340 : 1308-1311

25) Linde C, Gadler F, Ender M, et al : Results of atrioventricular synchronous pacing with optimized delay in patients with severe congestive heart failure. Am J Cardiol 1995 ; 75 : 919-923

26) Gold MR, Feliciano Z, Gottlieb SS, et al : Dual-chamber pacing with a short atrioventricular delay in congestive heart failure : A randomized study. J Am Coll Cardiol 1995 ; 26 : 967-973

27) 石川利之, 住田晋一, 菊池美也子, 他：右室流出路ペーシングの心血行動態への影響. J Cardiol 1997 ; 30 : 125-130

28) Cazeau S, Leclercg C, Lavergne T, et al : Effects of multisite biventricular pacing in patients with heart failure and intraventricular conduction delay. N Engl J Med 2001 ; 344 : 873-880

29) Cleland JG, Daubert JC, Erdmann E, et al : The effect of cardiac resynchronization on morbidity and mortality in heart failure. N Engl J Med 2005 ; 352 : 1594-1597

30) Xiao HB, Roy C, Fujimoto S, et al : Natural history of abnormal conduction and its relation to prognosis in patients with dilated cardiomyopathy. Int J Cardiol 1996 ; 53 : 163-170

31) Murkofsky RL, Dangas G, Diamond JA, et al : A prolonged QRS duration on surface electrocardiogram is a specific indicator of left ventricular dysfunction. J Am Coll Cardiol 1998 ; 32 : 476-482

32) Hunt SA, Abraham WT, Chin MH, et al : ACC/AHA 2005 Guideline Update for the Diagnosis and Management of Chronic Heart Failure in the Adult : a report of the American College of Cardiology/American Heart Association Task Force on Practice Guidelines (Writing Committee to Update the 2001 Guidelines for the Evaluation and Management of Heart Failure) : Developed in collaboration with the American College of Chest Physicians and the International Society for Heart and Lung Transplantation : Endorsed by the Heart Rhythm Society. Circulation 2005 ; 112 : e154-235

33) Yu CM, Chau E, Sanderson JE, et al : Tissue Doppler echocardiographic evidence of reverse remodeling and improved synchronicity by simultaneously delaying regional contraction after biventricular pacing therapy in heart failure. Circulation 2002 ; 105 : 438-445

34) Bristow M, Saxon L, Boehmer J, et al : Cardiac-resynchronization therapy with or without an implantable defibrillator in advanced chronic heart failure. N Engl J Med 2004 ; 350 : 2140-2150

35) Andersen HR, Thuesen L, Bagger JP, et al : Prospective randomised trial of atrial versus ventricular pacing in sick-sinus syndrome. Lancet 1994 ; 344 : 1523-1528

36) Ishikawa T, Kimura K, Sumita S, et al : Evolution of left atrial diameter in patients with physiological pacemakers. Eur J Cardiac Pacing Electrophysiol 1993 ; 3 : 140-144

37) Defaye P, Dournaux F, Mouton E, et al : Prevalence of supraventricular arrhythmias from the automated analysis of data stored in the DDD pacemakers of 617 patients : AIDA study. PACE 1998 ; 21 : 250-255

38) Ishikawa T, Sumita S, Kikuchi M, et al : Incidence of atrial flutter and atrial fibrillation in patients with implanted physiological pacemakers. Jpn Circ J 2000 ; 64 : 505-509

39) Huang DT, Monahan KM, Zimetbaum P, et al : Hybrid pharmacologic and ablative therapy : A novel and effective approach for the management of atrial fibrillation. J Cardiovasc Electrophysiol 1998 ; 9 : 462-469

40) Bailin SJ, Johnson WB, Hoyt R : A prospective randomized trial of Bachmann's bundle pacing for the prevention of atrial fibrillation. J Am Coll Cardiol 1997 ; 29 (suppl A) : 74A (abstract)

41) Daubert C, Mabo P, Berder V : Arrhythmia prevention by permanent atrial resynchronization in advanced interatrial block. Eur Heart J 1990 ; 11 : 237

42) Saksena S, Prakash A, Hill M, et al : Prevention of recurrent atrial fibrillation with chronic dual-site right atrial pacing. J Am Coll Cardiol 1996 ; 28 : 687-694

43) Carlson MD, Ip J, Messenger J, et al : A new pacemaker algorithm for the treatment of atrial fibrillation : Results of the Atrial Dynamic Overdrive Pacing Trial (ADOPT). J Am Coll Cardiol 2003 ; 42 : 627-633

18章 植込み型除細動器

　世界中に大きな議論を巻き起こした1989年のCAST[1]の報告以来，不整脈治療のあり方や考え方は大きく変貌した。心室頻拍や心室細動などの致死性心室性不整脈を予防・根治する方法として，抗不整脈薬療法ではI群からIII群薬（amiodarone）へ転換し，非薬物療法ではカテーテルアブレーションと手術療法が注目された。しかしそれぞれの限界が指摘される一方で，致死的心室性不整脈による突然死に対する治療法として脚光を浴びているのが植込み型除細動器（implantable cardioverter-defibrillator；ICD）である。近年におけるICDの進歩は著しく，心臓急死の予防に有用との報告がなされ画期的な治療法として位置づけられるようになってきた。しかし，一方ではICDの合併症や不適切作動などの問題があり，またICD植込み対象症例が重症不整脈を有しかつ低心機能も多いため，ICD植込み後も注意深い患者管理が必要となる。さらにICD植込み患者には致死的心室性不整脈に対する恐怖のみならずICD作動に対する不安も強く，心身医学的ケアも重要であり，ICDの管理は決して容易なものではない。

　本章では，ICDの機能・適応・問題点および植込み後の管理などについて概説する。

1 ICDの進歩と歴史（図1）

　ICDの概念は1967年にMirowskiによりもたらされたが，その発端となったのが彼の恩師の突然死であったといわれている。臨床応用も1980年Mirowski[2]により開始されたが（第一世代），開胸手術により心外膜除細動パッチを用いるもので本

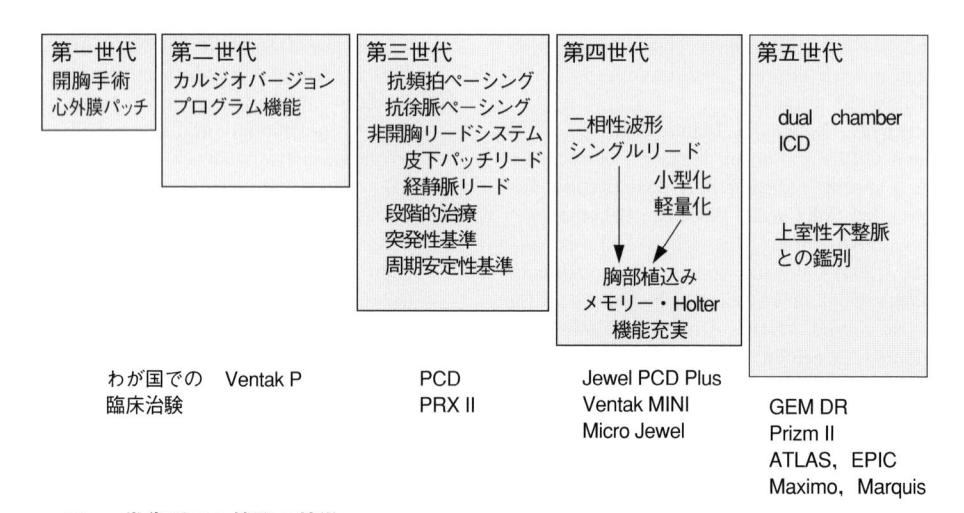

第一世代	第二世代	第三世代	第四世代	第五世代
開胸手術 心外膜パッチ	カルジオバージョン プログラム機能	抗頻拍ペーシング 抗徐脈ペーシング 非開胸リードシステム 皮下パッチリード 経静脈リード 段階的治療 突発性基準 周期安定性基準	二相性波形 シングルリード ↓　　↓ 小型化 軽量化 ↓　　↓ 胸部植込み メモリー・Holter 機能充実	dual chamber ICD 上室性不整脈 との鑑別
わが国での 臨床治験	Ventak P	PCD PRX II	Jewel PCD Plus Ventak MINI Micro Jewel	GEM DR Prizm II ATLAS，EPIC Maximo，Marquis

図1　世代別ICD機能の特徴

体の重量も250g以上あり，電池寿命も2年程度であった．その後プログラム機能を有する機種（第二世代）が開発され，さらに皮下電極や心内膜電極などの非開胸リードシステムおよび心室頻拍に対する抗頻拍ペーシングや徐脈に対するバックアップペーシング機能を有する機種（第三世代）へと進歩した．さらにICDが小型化・軽量化し，前胸部に本体を植込む機種も開発された（第四世代）．そして，近年の機種はdual chamber ICD（第五世代）となっており，わが国でも広く普及してきている．

米国では1985年のFDAの認可以来ICDが急速に普及し，適応の拡大とともに増加して，現在年間8万例を超える症例に植込まれるようになり，その数は他の欧米諸国と比較しても突出している．わが国では1990年1月から第二世代植込み除細動器のVentak P[3]（CPI社製），続いて第三世代であるPCD[4]（Medtronic社製）は1991年10月から，Ventak PRxII[5]（CPI社製）は1994年7月から臨床治験が行われた．さらに第四世代のPCD Jewel Plus（Medtronic社製）は1995年4月から，Ventak MINI（CPI社製）は1996年4月から，Micro Jewel II（Medtronic社製）は1997年1月から治験が行われた．そして1996年4月にはVentak PとPCD，1997年12月にMicro Jewel I，続いて1998年12月にMicro Jewel II，さらに2000年12月に第五世代のGEM DR（Medtronic社製）が保険償還となった．以後2003年6月PRIZM 2（Guidant社製），2004年9月ATLAS，EPIC（ST. JUDE MEDICAL社製），同年11月Maximo，Marquis（Medtronic社製）などが発売されるに至っている．

欧米に比べるとまだ少ない数であるが，2001年には1,000例を越え，年々増加傾向にあり，2004年には年間3,000例近くの植込みが行われて

表1 ICDの機種と機能

世代	第一世代		第二世代		第三世代
機種	AID	AID-B, BR	Ventak-P 1600	PCD 7217B	Ventak PRxII
製造元	Intec	Intec/CPI	CPI	Medtronic	CPI
重量(g)	250	290	235	197	233
容量(ml)	145	160	145	113	144
電池寿命(年)			3〜5	3〜5	3.1〜4.7
出力			0.1〜30J	0.2〜34J	0.1〜34J
抗徐脈ペーシング	×	×	×	○	○
抗頻拍ペーシング	×	×	×	○	○
non-committed	×	×	×	○ VT	○
二相性波形	×	×	×	×	○
前胸部植込み	×	×	×	×	×
dual chamber	×	×	×	×	×

世代	第四世代			第五世代			
機種	Jewel Plus PCD	Micro Jewel II	Ventak MINI	GEM DR II	PRIZM 2 DR	Marquis DR, Maximo DR	EPIC DR, ATLAS DR
製造元	Medtronic	Medtronic	CPI	Medtronic	Guidant	Medtronic	ST. JUDE MEDICAL
重量(g)	132	100	125	77	82	75, 76	69, 77
容量(ml)	83	54	69	39	32	36, 38.9	32, 37
電池寿命(年)	3.5〜6.3	4.9〜9.0	4〜8.4	4.5〜7.3	5.6〜6.4	7.9〜8.0	6.1〜7.9
出力	0.4〜34J	0.2〜30J	0.1〜29J	35J	31J	30, 35J	30, 36J
抗徐脈ペーシング	○	○	○	○	○	○	○
抗頻拍ペーシング	○	○	○	○	○	○	○
non-committed	○	○	○	○	○	○	○
二相性波形	○	○	○	○	○	○	○
前胸部植込み	○	○	○	○	○	○	○
dual chamber	×	×	×	○	○	○	○

＊ Guidantは旧CPI社

2 ICDの機種と機能の特徴（表1）

1）除細動・カルジオバージョン機能

文字どおり心室細動の唯一の有効治療である除細動器を体内に植込み（implantable），自動的に不整脈を感知し，除細動治療（cardioversion/defibrillation）を行うのがICDである。従来より二相性波形の放電のほうが単相性波形に比して除細動閾値を低下させるといわれている[6]。この二相性波形の臨床応用により1本の心内膜リードで除細動が可能となった。

心室頻拍に対する同期直流通電機能であるが，設定エネルギーは0.1～34Jで低エネルギーカルジオバージョンの設定も可能である。

2）抗頻拍ペーシング・抗徐脈ペーシング機能

抗頻拍ペーシングが多くの頻脈性不整脈の停止に有効であることは以前より明らかにされている。これは頻拍の機序がリエントリーである場合，ペーシング刺激がリエントリー回路内に存在する興奮間隙（excitable gap）に進入し頻拍の興奮前面と衝突したり，不応期を残すことによって頻拍が停止する。頻拍の機序が撃発活動（triggered activity）の場合でも高頻度ペーシングが膜電位を過分極し，triggered activityを抑制して頻拍を停止すると考えられている。

これまで植込み型自動型抗頻拍ペースメーカーも開発されてきた[7]。しかし，適応症は発作性上室頻拍，心房頻拍，心房粗動など上室性頻脈性不整脈が主であり，心室頻拍の場合，ペーシングによる頻拍化や細動化が問題となり，心室頻拍に対する抗頻拍ペースメーカーの植込みが普及されるには至らなかった。

しかし，第三世代以降のICDは心室頻拍に対するburstやrampなどの抗頻拍ペーシング機能を有し，ペーシングによる頻拍化や細動化にも直流通電機能により対応可能なシステムとなっている。よって苦痛を伴う直流通電を避け電池消耗も回避するため，血行動態が安定している比較的遅い心室頻拍には，抗頻拍ペーシングが作動するように設定し，抗頻拍ペーシングが不成功なもの・血行動態が不安定で速い心室頻拍・抗頻拍ペーシングによる心室頻拍の頻拍化・細動化および心室細動に対しては直流通電機能で対応する段階的治療（tiered therapy）の設定が可能である。

また，第三世代以降のICDでは合併する徐脈性不整脈や直流通電後に生じる徐脈に対するバックアップペーシングとしての抗徐脈ペーシング機能も備わっている。

3）dual chamber ICDの頻拍検出アルゴリズム

①心拍数とその変化を認識した頻拍同定アルゴリズム

従来のICDと同様に，頻拍であると認識するのは心拍数の同定が基本である。VTやVFと認識させるzoneを心拍数で設定するが，治療目的以外の頻脈性不整脈もこのzoneに入ることがあるため不適切作動が発生する。一般に心室頻拍や心室細動は突然発生するが，洞性頻拍は徐々に心拍数が増加するためその相違点を利用した突発性基準（onset criteria）がある。一方で心房細動はRR間隔が不規則であるため心拍の変動を認識したものには周期安定性基準（interval stability criteria）がある。dual chamber ICDでは心室拍数が不規則であることに加え，心房拍数が設定した値を超えた場合に上室性頻脈性不整脈として認識し，診断精度をあげるようになっている。

②心房波と心室波の関係

dual chamber ICDでは心房波と心室波をおのおの認識できることで，心室頻拍と上室性頻拍を鑑別するアルゴリズムがある。心室頻拍の多くでは房室解離を伴うため心房拍数と心室拍数に解離が生ずる。頻拍にあるとき，心室拍数＞心房拍数の場合は心室頻拍であり，心室拍数＜心房拍数なら心房細動，1：1伝導比以外の心房粗動，心房頻拍であると診断しうる。一方で，逆行性伝導（室房伝導）があるときは，心室頻拍でも心室拍数＝心房拍数となるため，洞性頻拍や1：1伝導の心房粗動や心房頻拍との鑑別が問題となる。その場合はMedtronic社製のdual chamber ICDにおいては，AV間隔とVA間隔をモニターし，心房波が逆行性のものかどうかを心室波との位置関係で同定しようとするPR Logicというアルゴリ

表2 ACC/AHA/NASPE植込み型除細動器(ICD)治療の適応(2002年)

Class Ⅰ
1. 一過性あるいは可逆性の原因によるものではない心室細動または心室頻拍による心停止(エビデンスレベル：A)
2. 器質的心疾患を伴う自然発生性持続性心室頻拍(エビデンスレベル：B)
3. 電気生理学的検査時に誘発される臨床上，血行動態上重要な持続性心室頻拍または心室細動を伴う原因不明の失神で，薬物療法が無効，忍容できないまたは望ましくない場合(エビデンスレベル：B)
4. 冠動脈疾患，心筋梗塞の既往，左室機能不全，および電気生理学的検査時の誘発性心室細動または持続性心室頻拍を有する患者における非持続性心室頻拍で，Ⅰ群抗不整脈薬では抑制できない場合(エビデンスレベル：A)
5. 器質的心疾患を有しない患者における自然発生性持続性心室頻拍で，他の方法では治療できない場合(エビデンスレベル：C)

Class Ⅱa
左室駆出率が30％以下の患者で，心筋梗塞後少なくとも1か月，冠動脈血行再建手術後3か月経過している場合(エビデンスレベル：B)

Class Ⅱb
1. 心室細動によると思われる心停止で，電気生理学的検査が他の医学的状態により行うことができない場合(エビデンスレベル：C)
2. 心移植の待機患者における心室性頻脈性不整脈に起因する重度の症状(失神など)(エビデンスレベル：C)
3. QT延長症候群または肥大型心筋症など，生命にかかわる心室性頻脈性不整脈のリスクの高い家族性または遺伝的病態(エビデンスレベル：B)
4. 冠動脈疾患，心筋梗塞の既往，および左室機能不全を伴う非持続性心室頻拍，および電気生理学的検査によって誘発される持続性心室頻拍または心室細動(エビデンスレベル：B)
5. 心室機能不全と電気生理学的検査によって誘発される心室性不整脈を伴う原因不明の再発性失神で，失神の他の原因が除外された場合(エビデンスレベル：C)
6. 原因不明の失神または原因不明の心臓突然死の家族歴があり，定型的または非定型的右脚ブロックとST上昇(Brugada症候群)を伴う場合(エビデンスレベル：C)
7. 高度の器質的心疾患を有する患者における失神で徹底的な侵襲的および非侵襲的検査によっても原因が明らかとならなかった場合(エビデンスレベル：C)

Class Ⅲ
1. 誘発性の心室性頻脈性不整脈がなく，器質的心疾患を有しない患者における原因不明の失神(エビデンスレベル：C)
2. 数拍の洞性収縮を挟んで繰り返し生じる心室頻拍または心室細動(エビデンスレベル：C)
3. 外科的またはカテーテルアブレーションが施行可能な不整脈による心室細動または心室頻拍。例えば，Wolff-Parkinson-White症候群，右室流出路起源心室頻拍，特発性左室起源心室頻拍，または束枝起源心室頻拍に関連した不整脈(エビデンスレベル：C)
4. 一過性または可逆性障害(急性心筋梗塞，電解質異常，薬剤，外傷など)による心室性頻脈性不整脈があり，障害の是正が可能で不整脈の再発のリスクをかなり低下させると考えられる場合(エビデンスレベル：B)
5. 装置の植込みにより悪化したり，全身的なフォローアップを妨げる可能性のある有意な精神医学的疾患(エビデンスレベル：C)
6. 推定余命が6か月以下の末期疾患(エビデンスレベル：C)
7. 自然発生性または誘発性の持続性／非持続性心室頻拍はないが左室機能不全とQRS時間の延長のある冠動脈疾患患者で，冠動脈バイパス術を受ける場合(エビデンスレベル：B)
8. 心移植の候補者でない患者におけるNYHA心機能分類Ⅳ度の薬剤耐性うっ血性心不全(エビデンスレベル：C)

根拠レベルA：複数の大規模無作為試験に基づくもの
B：比較的小規模な少数の臨床試験結果あるいは無作為試験によらない研究や観察データに基づくもの
C：専門家の一致した意見が主な根拠となっているもの
Class Ⅱa：有益であるという意見が多いもの
Class Ⅱb：有益であるという意見が少ないもの

ズムがある。

③心室波形態の鑑別機能

古くから確率密度機能(probability density function；PDF)による形態検出基準(morphology criteria)を持つ機種があった。dual chamber ICDにおいても洞調律時の心室波形をtemplateとして，頻拍時の心室波形との一致率(morphology discriminator)を算定し，心室頻拍と上室性頻脈性不整脈の鑑別アルゴリズムに組み入れている機種(St. Jude Medical社製)もある。

4）非開胸リードシステム

第三世代以降のICDのもう1つ大きな特徴は皮下電極や経静脈性リードを使用する非開胸リードシステムである。皮下電極として皮下パッチやより侵襲の少ないarray leadが使用されたが，第四世代ICDになると1本の経静脈リードと本体の間での通電，あるいは1本の経静脈リード（右室電極と上大静脈電極間）での通電が可能となるシングルリードシステムへ発展してきている。

5）その他の機能

医用工学の発達に伴いイベントの情報記憶機能が充実してきたことも，新しいICDの特徴である。第二世代ICDのVentak Pでは通電の回数の記録のみであったが，第三世代ICDのPCDでは治療の回数とともに最終治療した頻拍の治療前後のRR間隔が保持され，さらにVentak PRxIIや第四世代ICDではイベントの日時や治療前後の心内心電図（EGM）が記憶されるようになった。これらは頻拍の発生機序を類推したり，適切な頻拍感知と治療が行われているかどうかを判別する上で，臨床的に重要なHolter機能といえる[8]。最新のdual chamber ICDの中には心房レートの変動幅を測定し心拍変動を評価できる機種も登場している。

3 ICDの適応

1）ACC/AHA適応ガイドライン

ICDの適応の指針として代表的なものは2002年に発表されたACC/AHA NASPE適応ガイドライン[9]（表2）である。ICD適応のガイドラインはこれまで1991年[10]，1998年[11]に公表されたものがあったが，ICDの機能の進歩に加え近年次々とICDの有用性・有効性を報告した無作為前向き比較試験等の結果を基に変更が加えられてきた。これらはICD植込みの有用性と有効性の一般的な同意が得られているものをClass I（絶対適応），ICDの有用性・有効性に関して対立した意見のあるものをClass II（相対適応），ICDの有用性・有効性はなく時として有害になるものをClass III（非適応）に分類している。

また，新ガイドラインでは適応の根拠となるレベルをA（複数の大規模無作為試験に基づくもの），B（比較的小規模な少数の臨床試験結果あるいは無作為試験によらない研究や観察データの分析に基づくもの），C（専門家の一致した意見が主な根拠となっているもの）にランクづけされている。

2）適応ガイドラインの主な変更点と前向き比較試験

適応ガイドライン変遷をみる中で特記すべきことは，Class Iでは第1に一過性や可逆的要因によらない心室頻拍や心室細動においては第1選択として位置づけられ，ICD以外の治療に対して抵抗性であることを条件としなくなったことである。具体的には「電気生理検査およびHolter心電図により治療の有効性予測が不可能な場合」，「有効な薬剤が見い出されないか副作用のため薬剤使用ができない場合」，「抗不整脈薬・手術・カテーテルアブレーションにもかかわらず電気生理検査で心室頻拍や心室細動が誘発される場合」などのさまざまな条件が削除された。また古くはClass IIに位置づけられていた原因不明の失神については「電気生理学的検査時に誘発される臨床上，血行動態上重要な持続性心室頻拍または心室細動を伴う原因不明の失神で，薬物療法が無効，忍容できないまたは望ましくない場合」という条件については，Class Iとなっている。これらの適応の根拠となる無作為前向き比較試験は，心室頻拍や心室細動による心停止生存例や血行動態が不安定な心室頻拍を対象としてICDと抗不整脈薬との比較を行ったAVID（antiarrhythmics versus implantable defibrillator）[12]，CASH（cardiac arrest study Hamburg）[13]，CIDS（Canadian implantable defibrillator study）[14]の結果に基づくものである。

第2の変更点として特筆すべきことは，限られた症例条件とはいえ冠動脈疾患症例における心臓突然死の一次予防にもICDがClass Iとして適応されたことである。この限られた条件とは「冠動脈疾患，心筋梗塞の既往，左室機能不全，および電気生理学的検査時の誘発性心室細動または持続

性心室頻拍を有する患者における非持続性心室頻拍で，I群抗不整脈薬では抑制できない場合」であり，とりもなおさずICDの予防的植込みに関する無作為前向き比較試験のMADIT(multicenter automatic defibrillator implantation trial)[15]の対象条件に基づいて定められたものである。

またその後MADIT II[16]も踏まえて「左室駆出率が30％以下の患者で，心筋梗塞後少なくとも1か月，冠動脈血行再建手術後3か月経過している場合」という条件にあるように，不整脈の有無を問わない低心機能の症例に対してもClass IIaが適応された。

同じくICDの予防的植込みに関する前向き比較試験として注目されていたMUSTT(multicenter unsustained tachycardia trial)[17]の結果が1999年に公表され，ICD治療群が電気生理検査による薬効評価で有効と判定された抗不整脈薬群やACE阻害薬かβ遮断薬を投与された姑息的治療群より優れた成績を示した。このMUSTTの対象と同様の「冠動脈疾患，心筋梗塞の既往，および左室機能不全を伴う非持続性心室頻拍，および電気生理学的検査によって誘発される持続性心室頻拍または心室細動」という条件は，ガイドラインではClass IIbと位置づけられている。

一方，CABG patch trial[18]ではICD予防的植込みの有効性は認められなかったため，ガイドラインにおいては「自然発生性または誘発性の持続性／非持続性心室頻拍はないが左室機能不全とQRS時間の延長のある冠動脈疾患患者で，冠動脈バイパス術を受ける場合」を明確にClass IIIに位置づけている。

3）日本におけるICD適応基準

わが国でも1990年に日本心臓ペーシング学会の植込み型除細動器の臨床治験に関するガイドライン[19]が発表された。その後1996年に制定されたわが国のICD植込みの保険償還に関する植込み基準では，1991年のACC/AHA適応ガイドラ

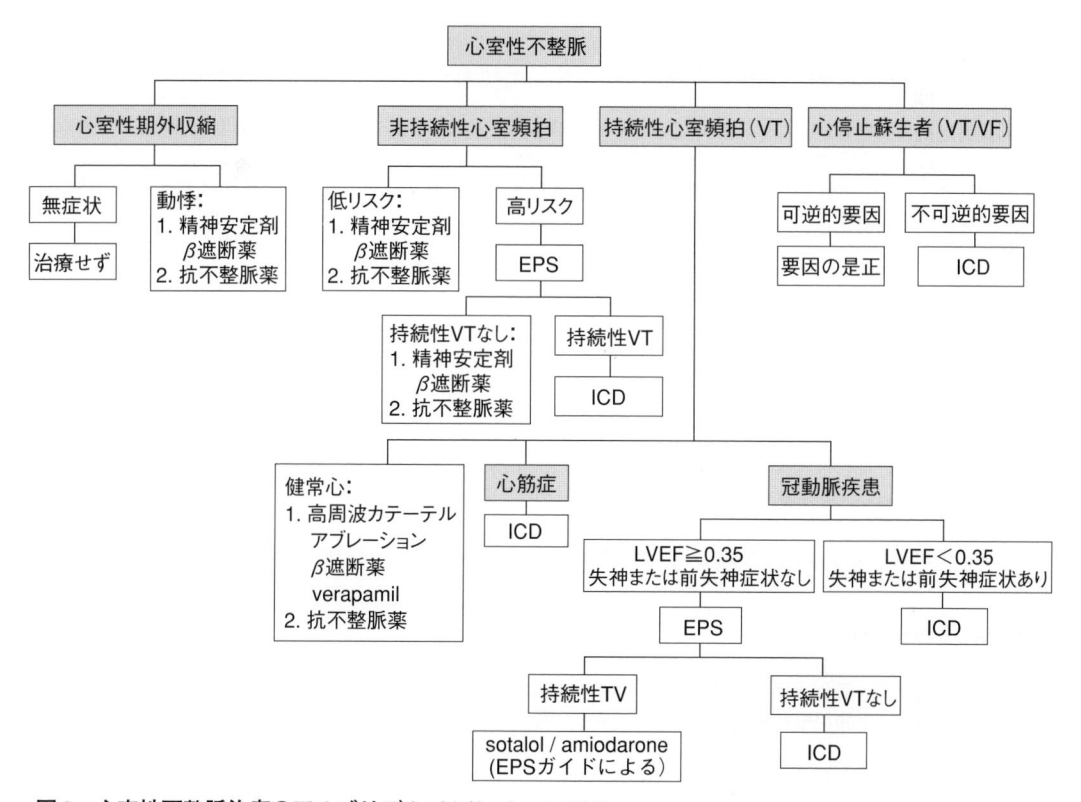

図2　心室性不整脈治療のアルゴリズム〔文献21）より引用〕
EPS：電気生理検査

表3 循環器病の診断と治療に関するガイドライン(2004-2005年度合同研究班報告)
不整脈の非薬物治療ガイドライン改定版

1. 持続性心室頻拍・心室細動
Class I
1. 心室細動が臨床的に確認されている場合
2. 器質的心疾患に伴う持続性心室頻拍を有し，以下の条件を満たすもの
   ①心室頻拍中に失神を伴う場合
   ②頻拍中の血圧が80 mmHg以下，あるいは脳虚血症状や胸痛を訴える場合
   ③多形性心室頻拍
   ④血行動態的に安定している単形性心室頻拍であっても薬物治療が無効または副作用のため使用できない場合や薬効評価が不可能な場合，あるいはカテーテルアブレーションが無効な場合

Class IIa
1. 器質的心疾患に伴う持続性心室頻拍がカテーテルアブレーションにより誘発されなくなった場合
2. 器質的心疾患に伴う持続性心室頻拍を有し，薬効評価にて有効な薬剤が見つかっている場合

Class III
1. 急性の原因(急性虚血，電解質異常，薬剤など)による頻拍で，その原因を除去することで心室頻拍・心室細動の再発が抑制できる場合
2. 抗不整脈薬やカテーテルアブレーションでコントロールできない頻回に繰り返す心室頻拍あるいは心室細動
3. カテーテルアブレーションや外科的手術により根治可能な原因に起因する心室細動・心室頻拍：例えばWPW症候群に関連した心房性不整脈や特発性持続性心室頻拍
4. 6ヶ月以上の余命が期待できない場合
5. 精神障害などで治療法に患者の同意や協力が得られない場合
6. 心移植の適応とならないNYHAクラスIVの薬剤抵抗性の重度うっ血性心不全患者

2. 非持続性心室頻拍・心機能低下例
◆非持続性心室頻拍
Class I
1. 冠動脈疾患，拡張型心筋症に伴う非持続性心室頻拍があり，左室機能低下(左室駆出率≦35%)を有し，電気生理検査によって持続性心室頻拍または心室細動が誘発され，かつそれらが抗不整脈薬によって抑制されない場合

Class IIa
1. 冠動脈疾患，拡張型心筋症に伴う非持続性心室頻拍があり，左室機能低下(左室駆出率≦35%)を有し，電気生理検査によって持続性心室頻拍または心室細動が誘発される場合
2. 肥大型心筋症に伴う非持続性心室頻拍があり，突然死の家族歴を有し，かつ電気生理検査によって持続性心室頻拍または心室細動が誘発される場合

Class IIb
なし

Class III
1. 器質的心疾患を伴わない非持続性心室頻拍

◆心室頻拍の有無に関わらない左室収縮機能低下例
Class I
なし

Class IIa
1. 冠動脈疾患または拡張型心筋症に基づく慢性心不全で，十分な薬物治療を行ってもNYHAクラスIIまたはクラスIIIの心不全症状を有し，左室駆出率35%以下の場合

Class IIb
1. 左室駆出率が30%以下の心筋梗塞例で，その発症から1ヶ月以上または冠動脈血行再建術から3ヶ月以上経過した場合

3. 原因不明の失神既往例
Class I
1. 器質的心疾患に伴う原因不明の失神があり，電気生理検査によって血行動態の破綻する持続性心室頻拍または心室細動が誘発され，薬物治療が無効または使用できない場合

Class IIa
1. 心機能低下を伴う器質的心疾患と原因不明の失神を有し，電気生理検査により血行動態の安定した持続性心室頻拍が誘発される場合で，薬物療法またはカテーテルアブレーションが無効または不可能な場合
2. 心機能低下を伴う器質的心疾患と原因不明の失神を有し，電気生理検査により血行動態の破綻する持続性心室頻拍または心室細動が誘発され，薬効評価がなされていない，または不可能な場合

表3（続き）

Class Ⅱb
1. 拡張型心筋症，肥大型心筋症に伴う原因不明の失神を有するが，電気生理検査により血行動態的に破綻する持続性心室頻拍または心室細動が誘発されない場合

Class Ⅲ
1. 原因不明の失神で，電気生理検査により持続性心室頻拍または心室細動が誘発されない場合

4. Brugada症候群
Class Ⅰ
1. 心停止蘇生例
2. 自然停止する心室細動または多形性心室頻拍が確認されている場合

Class Ⅱa
1. Brugada型（coved型ST上昇）心電図所見を示し，失神の既往または突然死の家族歴を有し電気生理検査によって多形性心室頻拍あるいは心室細動が誘発される場合

Class Ⅱb
1. Brugada型（coved型ST上昇）心電図所見を示し，失神の既往または突然死の家族歴を有し電気生理検査によって多形性心室頻拍あるいは心室細動が誘発されない場合

Class Ⅲ
1. Brugada型（saddle-back型ST上昇）心電図所見を示すが，心室細動・失神の既往及び突然死の家族歴を認めず，電気生理検査によって心室頻拍あるいは心室細動が誘発されない場合

5. 先天性QT延長症候群
Class Ⅰ
1. 心停止蘇生例，または心室細動が臨床的に確認されている場合

Class Ⅱa
1. β遮断薬などの治療法が無効な再発性の失神を有し，かつtorsades de pointesが確認されるか，または突然死の家族歴を有する場合

Class Ⅱb
1. β遮断薬などの治療法が無効な再発性の失神を有する場合

〔日本循環器学会会員向けホームページ：循環器病の診断と治療に関するガイドライン（2004-2005年度合同研究班報告）不整脈の非薬物治療ガイドライン改訂版―Ⅴ．植込み型除細動器，2007年より引用〕

インにおけるClass Ⅰに該当する症例であり，その他に医療スタッフ・医療施設基準を設けたものになっていた。その後，1999～2000年度合同研究班報告の不整脈の非薬物治療ガイドライン[20]では1998年ACC/AHA適応ガイドラインに沿ったものになり適応が拡大されていた。表3に2004-2005年度合同研究班報告による不整脈の非薬物治療ガイドライン改訂版を示す。しかし，これらは欧米の大規模試験に基づいて制定されたものであり適応の根拠となる証拠（evidence）を欧米並みに立証する研究体制も望まれる。

4）心室性不整脈治療におけるICDの位置づけ

図2は近年報告された無作為比較試験の結果を考慮して提案された心室性不整脈治療のアルゴリズム[21]を示す。持続性心室頻拍については，AVID試験の層別分析[22]において左室駆出率が35％以上の症例ではsotalolやamiodaroneの抗不整脈群と成績に差がなかったことに基づいて，左室駆出率が35％以上で電気生理検査で心室頻拍誘発可能なら電気生理検査薬効評価によるsotalolやamiodarone治療を進めている。非持続性心室頻拍について電気生理検査で持続性心室頻拍が誘発されればICDとしているが，非持続性心室頻拍の高リスク症例をいかに同定すべきかさらに検討が必要である。AMIOVIRT試験[23]で拡張型心筋症の非持続性心室頻拍例ではMADITの冠動脈疾患と違って，amiodaroneとICDとの治療成績に差がみられなかったことから，このアルゴリズムが冠動脈疾患以外の基礎疾患に適用されるかどうかも論議が必要と考える。

4 治療成績

1）ICDの治療成績の評価の歴史

劇的なICDの突然死予防効果の報告はICDの発案者のMirowski[24]によってもたらされたが，その後も同様の報告が相次いでなされた[25〜30]。ICDの適応となる心筋梗塞後の持続性心室頻拍や心室細動患者の突然死は1年で約35％，院外心室細動蘇生例では1年で約25％といわれている[31]。これに対して同様の症例に植込まれるICD患者の予後では突然死は極めて少なくなり，1年で約1％，3年で約5％とされたのである。

しかし，初期のICDの成績では「適切な」ICDの作動をもって"予想された（projected/expected）突然死"としている報告もあり，ICDの成績が過大評価されていた可能性も考えられた。またICDが突然死は予防するものの，死に至る経過を変化させるだけで，ICDの手術死やICD作動に起因する心不全死などの不整脈関連の非突然死（arrhythmia-related nonsudden death）を増加させ，全死亡に与えるICDの有効性に疑問がもたれた[32,33]。

そこで，それまで倫理的な制約もあり施行されていなかったICDと抗不整脈薬療法の比較のための前向き無作為割り付け試験が1990年代になって施行され，その成績が次々と報告されるに至った[12〜16,34]。

2）ICDの有効性に関する無作為割り付け試験

a. 一次予防試験（表4）

ICDの予防的植込みの前向き試験として最初に結果が報告されたのが前述したMADIT[15]である。この試験は冠動脈疾患で非持続性心室頻拍を有しかつ左室駆出率が35％以下で，電気生理検査によりprocainamide投与下でも心室頻拍や心室細動が誘発される196例をICD群（95例）と抗不整脈薬群（主にamiodaroneとsotalol）（101例）に振り分け追跡したもので，ICD群で54％の死亡率低下が認められた（図3-a）。MUSTT[17]はICDと抗不整脈薬療法の比較のための前向き無作為割り付け試験ではないが，冠動脈疾患で非持続性心室頻拍を有しかつ左室駆出率が40％以下の症例を対象に，電気生理検査による有効薬剤判定の有用性を検討したもので，抗不整脈薬無効例へのICDの植込みが行われており，対象と同じような背景を持つ症例に対する治療選択を考える意

表4　冠動脈疾患に対するICDの予防的植込みに関する無作為割り付け試験

	MADIT (multicenter automatic defibrillation implantation trial)	MUSTT (multicenter unsustained tachycardia trial)	CABG patch (coronary artery bypass graft patch trial)
対象	心筋梗塞 左室駆出率≦35％ 非持続性心室頻拍 procainamide投与下でも電気生理検査で持続性心室頻拍が誘発された196例	心筋梗塞 左室駆出率≦40％ 非持続性心室頻拍 電気生理検査で持続性心室頻拍が誘発された704例	冠動脈バイパス術 左室駆出率＜36％ 加算平均心電図異常 900例
比較	主にamiodaroneなどの抗不整脈薬治療群101例 ICD群95例	姑息的治療群353例 電気生理検査の評価によって選択された抗不整脈治療群351例	ICD併用群446例 非併用群454例
結果	抗不整脈薬群に比して54％の死亡率低下効果	抗不整脈治療群23％の死亡率低下効果。しかしその効果はICD治療に起因	予後に差はなし

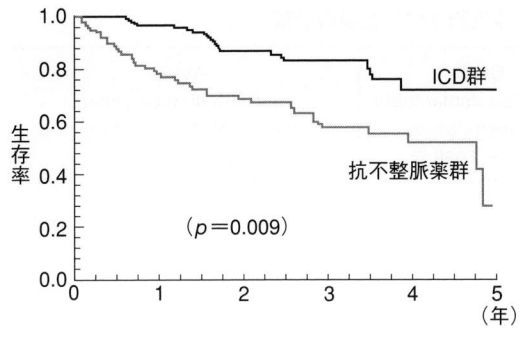

図3-a　MADIT〔文献15)より引用〕

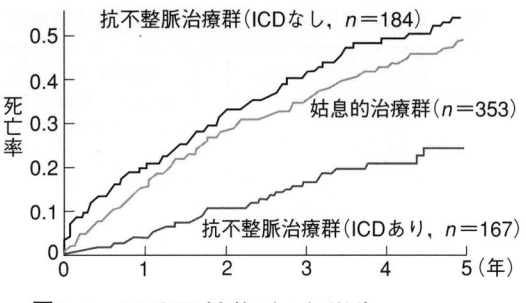

図3-b　MUSTT〔文献17)より引用〕

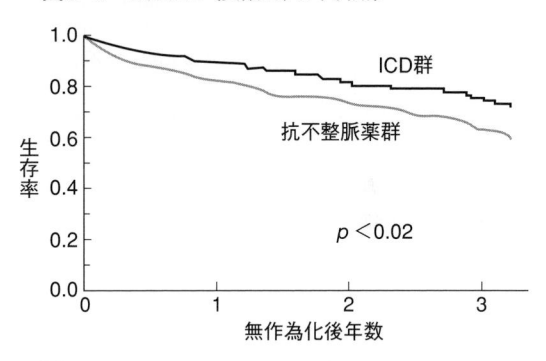

図3-c　AVID〔文献11)より引用〕

味で結果が期待された．その結果は，24か月と60か月の死亡率がACE阻害薬かβ遮断薬を投与された姑息的治療群(353例)に対し抗不整脈治療群(351例)で有意に改善されたが，抗不整脈治療群からICD症例を除くと姑息的治療群と差はなくなり，ICD治療群が他の治療群より優れた成績を示した(図3-b)．

さらに心筋梗塞後の低心機能例1,232例を対象にしたICDの予防的植込みに関する無作為試験であるMADIT IIの結果が報告された[16]．本試験は不整脈の有無を問わない，電気生理検査での評価も必要としない左室駆出率30%未満の低心機能においてもICD治療の優位性を示したものであり，その後のICDの適応拡大につながった．最近，非虚血性心疾患を46%含む左室駆出率35%以下の心不全例2,521例を対象にしたICDの予防的植込みに関する無作為試験であるSCD-HeFTにおいてもICDの優位性が示された[34]．

一方，CABG patch trial[18]は左室駆出率が35%以下で加算平均心電図において遅延電位を認めた900例を対象に，冠動脈バイパス術にICD植込みを併用した群(446例)としなかった群(454例)で，その後の生存率を比較したものである．この試験ではICD群において2年で57%の症例にICDの作動が認められたが両群の予後に差はなく，冠動脈疾患における虚血対策の重要性を示す結果となった．

b. 二次予防試験(表5)

Weverら[35]は，陳旧性心筋梗塞例の心室頻拍や心室細動による心停止蘇生例を対象に前向き試験として，ICDと抗不整脈薬・手術療法・カテーテルアブレーションなどとの治療法を比較しICDの優位性を報告した．しかし症例数が60例と少なく，投与された抗不整脈薬の多くがI群薬だったことなどが問題視され，前向きの大規模多施設試験でかつIII群薬であるamiodaroneやsotalolとの無作為割り付け試験の結果に関心が集まった．

そしてAVID[12]が1997年4月に目標患者登録数1,200例に達する以前に中止された．この試験は心停止からの蘇生例や失神を伴う持続性心室頻拍および左室駆出率が40%以下の血行動態が不安定な持続性心室頻拍症例を対象としたICD群と，amiodaroneとsotalolの抗不整脈薬群との無作為割り付け試験で，抗不整脈薬群(509例)に比してICD(507例)は1年で38%，2年で28%，3年で30%死亡率を低下させる結果となった(図3-c)．CASHも突然死の蘇生例を対象しICD，amiodarone，metoprolol，propafenoneの4群に無作為に振り分けて追跡調査したもので，1993年にすでにpropafenoneは死亡率が有意に高くなり中止となったが，その後の研究結果でamiodaroneやmetoprololに比してICDにより37%の死亡率

表5 VT/VF症例を対象としたICDと抗不整脈薬との無作為割り付け試験の成績

	CASH (cardiac arrest study Hamburg) 1987〜1998年	CIDS (Canadian implantable defibrillator study) 1990〜1998年	AVID (antiarrhythmics versus implantable defibrillator) 1993〜1997年
対象	VT/VFによる心停止生存例346例	心停止例 血行動態不安定なVT 659例	VT/VF 1,016例
薬剤	propafenone = 58 amiodarone = 92 metoprolol = 97	amiodarone = 328	empiric amiodarone, or Holter or EPS guided sotalol 509例
結果	propafenone群で全死亡率が高く,propafenoneは中止		
抗不整脈薬群の死亡率	2年 19.6%	3年 27%	1年 17.7%, 2年 25.3%, 3年 35.9%
ICD群の死亡率	2年 12.1%	3年 23%	1年 10.7%, 2年 18.4%, 3年 24.6%
ICDによる死亡率低下効果	2年 37%	20%	1年 38%, 2年 28%, 3年 30%

VT:心室頻拍, VF:心室細動

低下効果が報告された[13]。またCIDSも心停止例,失神を伴う心室頻拍や心室細動が誘発される症例を対象に前向きの試験がなされ,統計的に有為ではなかった($p = 0.142$)が,amiodaroneに比して19.7%の死亡率低下効果が報告された[14]。

3) 抗頻拍ペーシングと低エネルギーカルジオバージョンの成績

第三世代ICD以降の機種には抗頻拍ペーシング機能が備わっており,その有効性は高く約80〜90%はtiered therapyの第1治療として設定した抗頻拍ペーシングで心室頻拍を停止できるとしている[36〜38]。しかしそもそも抗頻拍ペーシングが有効であると思われる症例にこの治療を設定するわけであり,約10〜20%はそのような症例でも無効な場合があることを示していることになる。また単に無効だけでなく抗頻拍ペーシングによる催不整脈作用といえる頻拍化や細動化の問題もある(図4-a)。抗頻拍ペーシングによる頻拍化の頻度は3〜20%と報告されているが[39〜41],Holter機能が充実したICDにおいて検討した自験例における頻拍化の頻度は,29例中12例(41%),抗頻拍ペーシング作動431回中71回(16%)と決して少なくなく,ICDにおけるバックアップ機能としての直流通電機能が不可欠であることを示す結果であった(図4-b)。

同様に,できるだけ直流通電による苦痛を減らし,電池寿命消耗も少なくするために低エネルギーカルジオバージョンの有効性も期待されたが,直流通電には少なからず苦痛を伴い,速い心室頻拍,心機能低下例,除細動閾値の高い例では頻拍化・細動化が起こりやすいと報告されている[42]。

4) 両室ペーシング機能を有したICD

心不全における非薬物治療の1つとして両室ペーシングが注目され,わが国にも導入された。しかし心不全症例の死因の多くは心不全死だけでなく突然死であることから,すでに欧米では両室ペーシング機能を有したICDの臨床治験が展開されその有用性が報告[43,44]されている。

5 臨床上の問題点

1) 手術時の問題点と対策

a. 手術死亡と急性期合併症

ICD植込み例には低心機能例が多く,手術の侵

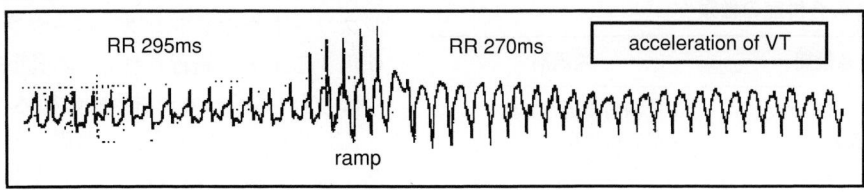

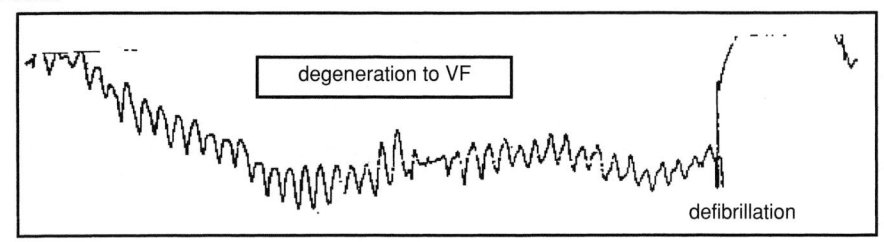

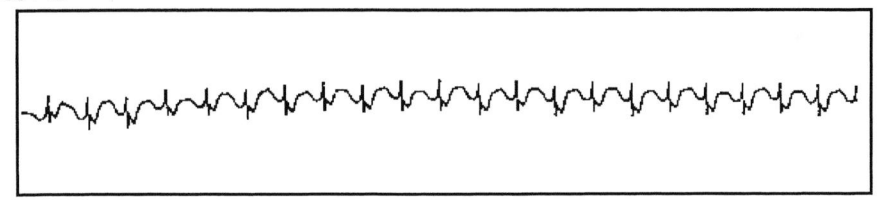

図4-a 抗頻拍ペーシングによる心室頻拍の頻拍化と細動化の実例

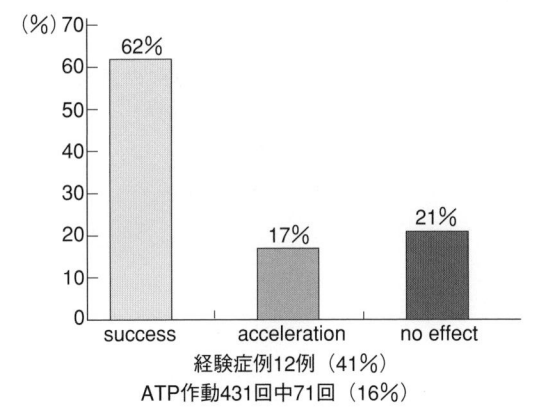

図4-b 抗頻拍ペーシング(ATP)による頻拍化の頻度
経験症例12例(41%)
ATP作動431回中71回(16%)

襲性が問題となる。その侵襲性の軽減に大きな役割を果たしたのが，ICDのリードシステムの進歩といえる。第一・二世代ICDにおける心外膜リードを使用する開胸的リードシステムから，第三世代ICDの皮下パッチや経静脈リードを使用する非開胸的リードシステムへと発展した。さらに第四世代ICDでは二相性波形の放電により除細動閾値を低下させ1本の経静脈リードで除細動可能となり，かつ本体の軽量小型化が進み前胸部に本体を植込む機種となったため，除細動効果テストを施行するときに全身麻酔を必要とする以外は，局所麻酔下にペースメーカー植込みとさほど変わらない手術手技により植込み可能となってきた。そのためICDの植込みは手術室からカテーテル検査室へ，術者は心臓外科医から循環器内科医となる傾向にある。

ICDの手術死亡は従来は0〜4.9%[45]とされてきたが，ICDの進歩とともにその手術手技もより非侵襲的なものへと変遷してきており，第三世代ICD以降は手術死亡が減少しおおむね1%未満になってきている[46,47]。わが国のICD(Ventak P, PCD, Ventak PRxII)臨床試験の報告では，81例中手術死亡は1例(1%)のみであった[3〜5]。

第一・二世代ICDの合併症は心不全・感染・不適切作動が主なもので(表6)，第三世代ICDになるとリードに関連する合併症が多くなり経静脈リードシステムのリード関連の合併症は19%との報告がある[48]。

表6　ICDの合併症の種類

急性期	遠隔期
・心不全・ポンプ失調 ・心膜胸膜炎 ・心室・静脈穿孔 ・血胸・気胸 ・血腫 ・感染症 ・術後不整脈・頻拍の頻発	・除細動閾値の上昇 ・静脈血栓症 ・リード関連 　リードの移動 　リード断線 　接続機能異常 　ノイズの発生 　R波感知不全 ・自動感度調整の異常 ・本体の異常

b. 除細動・頻拍感知問題例への対策

二相性波形放電の導入により除細動閾値を低下させたため除細動に高エネルギーを要する症例の頻度は減少したが，低心機能例や抗不整脈薬併用例および右前胸部への本体植込み例では，除細動に高エネルギーを要することがある。その場合は，除細動の通電極性の変更，上大静脈リードや皮下アレイの追加などの対策により適切な除細動閾値を得ることができる。

また，催不整脈性右室異形成症などで右室でのセンシングやペーシング不全が予測される症例では，変性が及んでいない左室心外膜側にスーチャレスリードをセンシング・ペーシング電極として使用する工夫も施行されている(図5)。

c. ペースメーカー併用例の植込み手技

ICD症例において合併不整脈として徐脈性不整脈を有し，電池寿命のことを配慮して抗徐脈ペーシングが必要となる症例もまれではない。そのためペースメーカーとICDの相互作用が問題となり，心室細動の際にペーシングスパイクを感知して心室細動を感知しないこと(detection inhibition)や，ペーシングスパイクとQRSを二重検出(double count)することが問題となる。そのため単極のペースメーカーリードは禁忌となり，双極のリードであってもペースメーカーのペーシング電極の遠位と近位を結ぶ方向軸がICDのリードの方向軸に直角になりかつ離れているなどの工夫が必要である(図6)。

2) 術後遠隔期の合併症

a. 術後遠隔期合併症の特徴

ICD植込み後の遠隔期の合併症としては，不適切作動を除くとリード関連の合併症が多いのが特徴である。Zipesら[48]による多数例の報告でも，リード関連の合併症の頻度は心外膜リードシステ

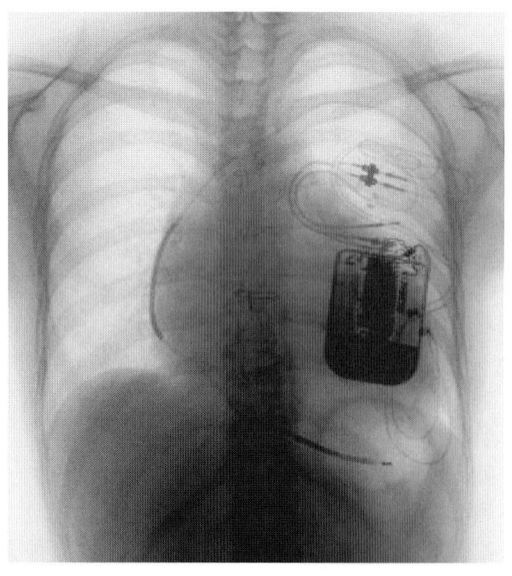

図5　左室心外膜側にスーチャレスリードを入れセンシング・ペーシング電極として使用した症例

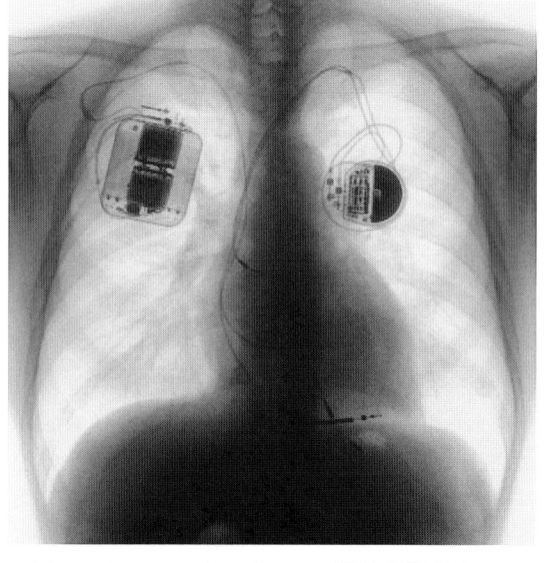

図6　ペースメーカーとICDの植込み併用例

5. 臨床上の問題点　421

心内膜スクリューイン電極の被膜損傷

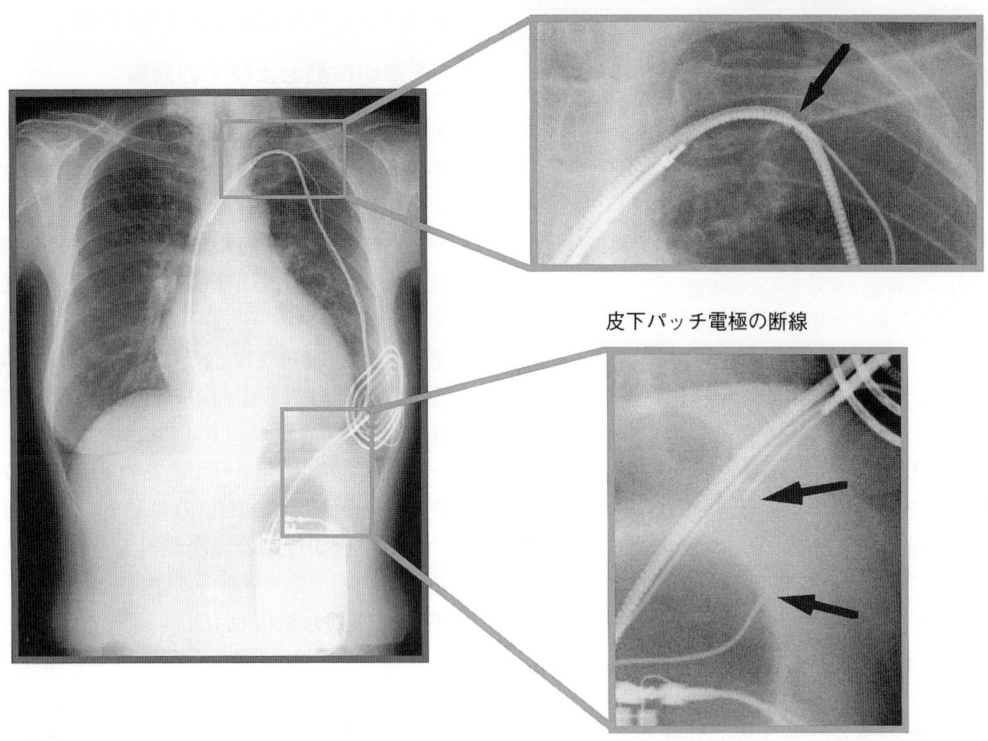

皮下パッチ電極の断線

図7-a　リードの損傷

オーバーセンシングによる
ペーシングの偽抑制

ECG

RV electrogram

ノイズの発生

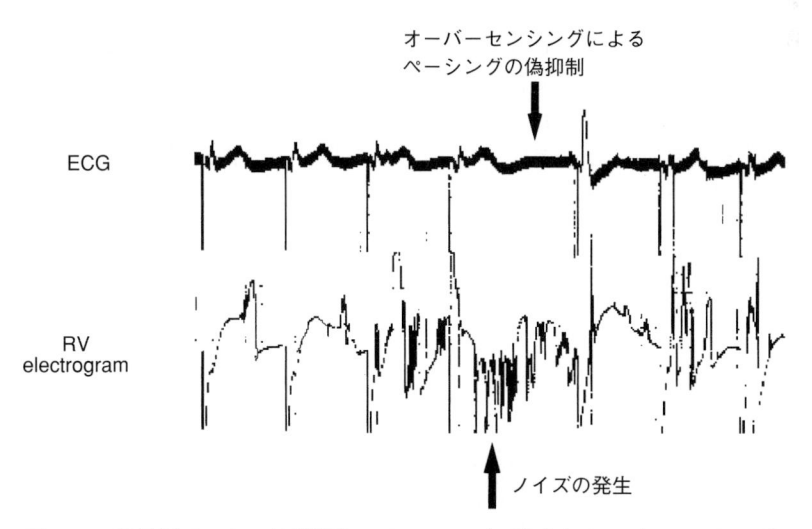

図7-b　経静脈リードの被膜損傷によるノイズの発生とオーバーセンシングによるペーシングの偽抑制

表7　不適切な作動の原因

1. 不整脈の誤認
    1) 非持続性心室頻拍停止後の放電
    2) 上室性頻脈性不整脈
        ・洞頻脈
        ・心房頻拍・細動・粗動
2. 種々の電気現象の誤認（オーバーセンシング）
    1) T波の認知
    2) R波の二重感知
    3) ペースメーカースパイクの感知
    4) リード異常に伴うノイズの感知
3. 感知不全（アンダーセンシング）

ムで2.3％であるのに対し，経静脈リードシステムでは10.9％となっている．その他の術後遠隔期の合併症としては，ペーシング閾値や除細動閾値の上昇，植込み部位の皮膚圧迫壊死・感染，静脈閉塞・血栓症などがある．

b. リード関連合併症の種類と対策

リード合併症の種類としては断線・被膜損傷などのリード損傷（図7-a）とリードの移動がある．リード損傷[49]は鎖骨と第一肋骨間で圧迫されることによって起こるsubclavian crush syndromeによるものが多く，ペースメーカーリード同様，鎖骨下静脈穿刺法で挿入した症例に起こりやすい．また腹部に本体を植込んだ症例では前傾姿勢による外力によってもたらされると思われる肋骨弓と本体の間でのリード断線もみられる．これらを予防するためには主に植込み時に注意が必要で，リードの移動を防ぐためには手術時にループを作って固定すること，またsubclavian crush syndromeを防ぐためには鎖骨下静脈穿刺法でなく腕頭静脈切開法を行うことが勧められる．長期管理中にも胸部X線写真でリード損傷や移動に関する注意深い経過観察が必要である．

またペースメーカーリードと同様，リードの接続不良や被膜損傷が起こり電流の短絡があると電極間抵抗（インピーダンス）の低下が起こり，断線していれば高値を示す．リードに異常が起こると除細動機能やペーシング機能に異常をきたすばかりでなく，被膜損傷などにより生じるノイズを頻拍とみなし不適切作動をきたす症例もある．リードの接続不良や被膜損傷が疑わしいときは，心内心電図を記録しながら同部位をマッサージしてノイズの有無を確認し，それをオーバーセンシング

してペーシングの偽抑制や誤作動が起こり得ないか評価することも大切である（図7-b）．

3) 不適切作動およびその対策

a. 不適切作動の頻度と種類

不適切作動はICDフォローアップ中の大きな問題の1つであり，不必要な放電により患者に苦痛や恐怖感を与え，時には不適切作動による放電が新たな頻拍を生み出す催不整脈の危険性をはらんでいる．

不適切作動の頻度は21～50％と報告されているが，これらは対象症例中の不適切作動経験症例の比率であり，従来のICDでは治療記録などのデータ保持機能が不十分であるため，データ保持が充実した新世代のICDの成績から，より信頼性のある不適切作動の頻度が明らかになるものと思われる．

不適切作動の原因はICDによる治療目的の頻拍，すなわち心室頻拍や心室細動の感知機能がいまだ完全でないことに起因するが，主に①不整脈の誤認，②種々の電気現象の誤認，③感知不全の3つに分類される（表7）．

不整脈の誤認によるものとして代表的なものは，非持続性心室頻拍の自然停止後の作動と洞頻脈・上室頻拍・心房細動・心房粗動などの上室性頻脈性不整脈の誤認である[50,51]．前者は一部の機種を除く第三世代以前のICDにおいて，一度頻拍を感知し充電を行うと，その際中に停止した頻拍に対しても放電するシステム（committed）となっているため起こりうる．後者は，頻拍の検出が主に心拍数により行われ，上室性頻脈性不整脈との鑑別のアルゴリズムがまだ不十分であることによる．種々の電気現象の誤認としては，QRSの二重感知，T波の感知，ペースメーカースパイクの感知や前述したリード異常に伴うノイズの感知などが挙げられる．

心室性不整脈の感知不全は術後急性期には病的心筋や電極と術後組織の変化によってもたらされることが多いが，術後遠隔期のものは検出基準の設定ミスや不適切作動を防止するプログラムにより生み出されることがある．

b. 不適切作動の予防と対策（表8）

①非持続性心室頻拍

非持続性頻拍に対しては頻拍の徐拍化や自然停止を期待して抗不整脈薬を投与し，さらにfirst shock delayの延長，検出周期数の増加などによって非持続性心室頻拍に対するICDの作動を極力避けることも期待できる。しかし，抗不整脈薬に抵抗性であるためにICDを選択したわけであり，非持続性心室頻拍も抗不整脈薬で完全に予防できないことが多く，またfirst shock delayの延長や検出周期数の増加は頻拍検出までの時間を遅らせることであり，治療目的とする心室性不整脈への対応を遅らせることになるため注意を要する。

非持続性心室頻拍の自然停止後のICDの作動を根本的に予防するためには，充電中に停止した非持続性心室頻拍には放電されないアルゴリズム（non-committed）が必要となる。新世代のICDにはこの機能と充電中も頻拍を監視しており，頻拍の停止基準を満たせば充電も終了する機能も備わっており，患者に苦痛をもたらす頻拍停止後の不要な放電を防止するものとして期待される。しかし，この機能を設定してもre-confirmationと呼ばれる頻拍の監視の際に心室期外収縮がたまたま出現したり，T波を感知したり，また抗徐脈ペーシングになると頻拍が停止した後も放電がなされることもあり[52]，このアルゴリズムにも限界があると指摘されている。

②上室性頻脈性不整脈

上室性頻脈性不整脈の誤認に対する対策としては，運動制限，ジギタリスやβ遮断薬による心拍数のコントロール，抗不整脈薬による上室性頻脈性不整脈の予防，検出心拍数の引き上げ，突発性基準（onset criteria）の設定，周期安定性基準（interval stability criteria）の設定がある。

突発性基準は洞頻脈の誤認を避けるためのものであるが，これを設定すると心室頻拍の感知不全が起こることがある[53]。これは心室頻拍が頻拍検出周期より長い心拍周期で始まり，徐々に心拍数が増えた場合や洞頻脈から心室頻拍に移行した場合に起こりうる。周期安定性基準は発作性心房細動の誤認を避けるためのものである。これも治療目的とする心室頻拍や心室細動に対する検出の特

表8 ICDの誤作動に対する対策

原因	対策
非持続性心室頻拍停止後の放電	non-committed modeの選択 抗不整脈薬の投与 first shock delayの延長 検出周期数の増加
洞頻脈	運動制限 β遮断薬の投与 検出拍数の増加 突発性基準の設定
慢性心房細動 発作性心房細動	運動制限 ジギタリス・β遮断薬の投与 抗不整脈薬の投与 検出拍数の増加 周期安定性基準の設定
発作性上室頻拍 心房粗動 心房頻拍	ジギタリス・β遮断薬の投与 抗不整脈薬の投与 カテーテルアブレーション
T波オーバーセンシング	感度調整

異性を高めるものであるが，設定することによって感受性の低下をきたし，治療目的とする心室性不整脈の感知不全をきたす問題もある。

上室性頻脈性不整脈との鑑別のためVentak Pでは形態検出基準（morphology criteria）として確率密度機能（probability density function；PDF）が備わっていた[54]。しかし，PDFを設定していても洞調律や洞頻脈のときからPDFを満たしてしまう症例や，PDFを設定すると心室頻拍の感知不全を招く症例があり，上室性頻脈性不整脈との自動的鑑別機能としてのPDFには限界があると指摘されている。第四世代ICDにも上室性頻脈性不整脈への不適切作動を防止するため，EGM幅基準を使用して心室頻拍の検出の精度を上げようとする機能が備わっているが，Ventak PのPDFと同様の問題が生ずることが予測される。

このように第四世代ICDでは頻拍感知の特異度が向上しているとはいえず，むしろデータ保持機能が従来のものより充実し不適切作動の検出精度が向上したため，その頻度が見かけ上増加していることも考えられる。わが国でもDDDモードのペースメーカーの機能を備えたICDの機種

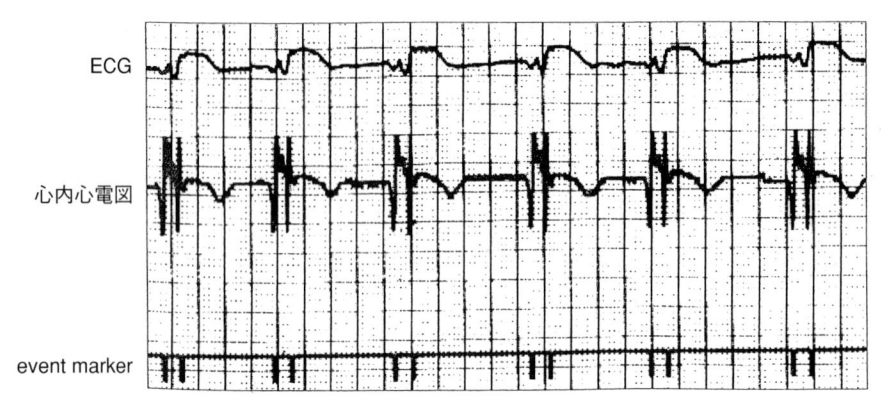

図8 QRS波の二重感知(double count)

(dual chamber ICD)が導入され，上室性頻脈性不整脈を的確に感知し，上室性頻脈性不整脈に対する不適切作動が減少することが期待された．しかし，前述した不適切作動の予防アルゴリズムであるPR logicにおいて，洞性頻脈でもPR間隔の長い症例では心室頻拍と認識されたり，逆に心室頻拍でも遅い逆伝導を有する例では洞性頻脈と同定されたりして，不適切作動や感知不全の原因となった．そのため個々の症例に応じて心房波が逆行性のものかどうかの同定が固定されていたものを可変化し，診断精度を上げるプログラム(enhanced PR logic)に進化してきている．

近年，発作性上室頻拍や心房粗動，さらに心房頻拍などもカテーテルアブレーションの進歩により根治可能となったが，ICD症例においてもこのような上室性頻脈性不整脈が起こり不適切作動が問題となる症例は，カテーテルアブレーションがよい適応となると思われる．

③ペースメーカーとの相互作用による不適切作動

前述のようにペースメーカーとICDの相互作用により，心室細動の際にペーシングスパイクを感知して心室細動を感知しない(detection inhibition)ことや，ペーシングスパイクとQRSを二重検出(double count)することが問題となる．第三世代以降のICDでは抗徐脈ペーシング機能をあわせ持っているため，この問題が解決されることが期待されたが，抗徐脈ペーシングによる電池寿命短縮の問題やICD本体による抗徐脈ペーシングによってもたらされる不適切作動も報告[55]されており，ICDと抗徐脈ペースメーカーの併用は決して過去の問題でなく，今後も両者を併用する場合は前述した注意が必要となる．

④その他の不適切作動

その他の不適切作動の原因としては，T波の感知やQRS波の二重感知がある．このような症例に対しては設定感度調整が必要となるが，ICDリードの入れ換えが必要となることもある．もちろんICD植込み時にT波の感知やQRS波の二重感知が起こらないような心内電位が得られるリード留置部位を探すことが大切であるが，心筋病変の進行に伴い心内電位のT波やQRS波の形状が変化してICD植込み後の長期経過中に起こることもあり，その場合ICD自体による判別には限界がある(図8)．

4) 電池寿命の管理と問題点

a. ICDの電池寿命

植込み対象症例が致死的心室性不整脈を有する症例であるため，電池が消耗(end of life；EOL)する以前の本体交換が要求され，電池寿命においても注意深い管理が必要となる．第一世代のICDであるAID-Bでは，電池寿命は18〜24か月とされていたが，第二世代のVentak Pや第三世代のPCDやVentak PRxIIでは3〜5年，第四世代のJewel plus, Micro Jewel II, Ventak MINIでは3.5〜9年と試算されている．このようにICDの進歩に伴い本体は小型化・軽量化する一方で電池寿命は延長してきている．

b. 電池消耗の要因

ICDにおいて電池を消耗する要因としては，心

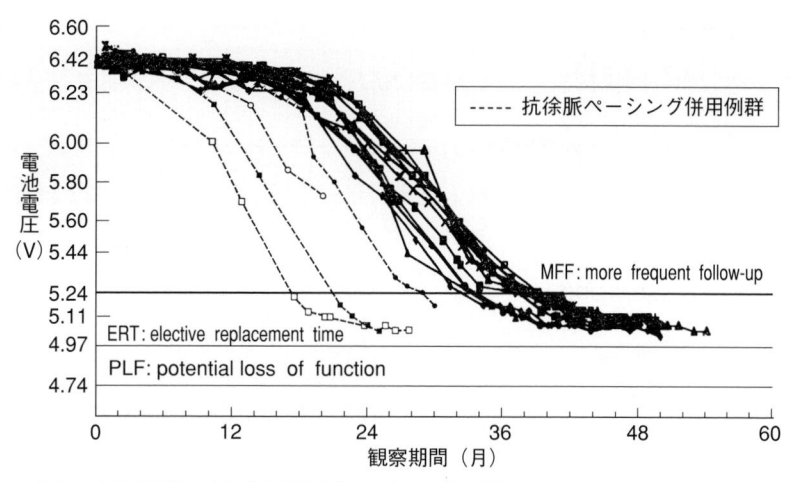

図9 電池消耗に及ぼす抗徐脈ペーシングの影響

表9 電池寿命の評価と reform の方法

	電池電圧測定	reform の方法	充電時間測定	交換指標（ERI）
• Ventak P（CPI 社製）	なし	手動	手動	出荷時充電時間の 1.33 倍の延長
• PCD（Medtronic 社製）	手動	充電時間測定で代用	手動	電池電圧 4.97V 以下
• PRx-II（CPI 社製）	自動（24 時間ごと）	手動/自動（60 日ごと）	自動（60 日ごと）	電池電圧 4.99V 以下
• Jewel Plus（Medtronic 社製）	あり	手動/自動	手動/自動	電池電圧 4.91V 以下
• Ventak MINI（CPI 社製）	あり	手動/自動（60 日ごと）	自動（60 日ごと）	電池電圧 2.45V 以下
• Micro Jewel II（Medtronic 社製）	あり	手動/自動	手動/自動	電池電圧 4.91V 以下

室性不整脈に対する治療（直流通電・抗頻拍ペーシング），術中や術後の放電試験，ICDによる非観血的電気生理検査，電気容量器（capacitor）のreform，充電時間の測定，センシングおよび抗徐脈ペーシング等が考えられる．PCDの長期にわたる電池電圧の変化をみると抗徐脈ペーシング設定例で電池電圧の低下が早期に起こる傾向にあり，抗徐脈ペーシングの電池寿命の消費に与える影響が大きい（図9）．

c. 電池寿命の評価法

電池寿命を評価する方法として，充電時間の測定と電池電圧の測定がある．前者は主に古い世代のICDで施行された．ICD管理においてcapacitorのreformを義務づけており，その際充電時間の測定が行われ，充電時間が延長すると交換指標（elective replacement indicator；ERI）とした．これは充電時間が出力エネルギーに反比例することを利用して，間接的に電池エネルギーを計測する方法であり，capacitorの電流の漏出を減らすために行われるreformを行う際に通常計測される．しかし充電時間の測定は電池の消費につながるため，充電時間が延長したら注意が必要といっても，頻回に充電時間の測定を施行するわけにはいかないわけであり，充電時間の測定は決して理想的な電池寿命の評価法とはいえない．

一方，第三世代以降のICDでは直接電池電圧がテレメトリーされる機能を有し，電池電圧の値でもってERI・EOLを評価することを勧めている．しかしcapacitorのreformを怠るとreset parameterへ移行してICDの機能が失われることもある[56]．近年のICDではcapacitorのreformや電池電圧が自動的に計測される機能を有しており，電池寿命の把握を簡便にかつ敏速に行えるようになってきている（表9）．autoreformの期間が長すぎると充電時間が異常に延長する機種も報告されており注意が必要である[57]（図10）．

```
                                Detection                                                                    shock
```

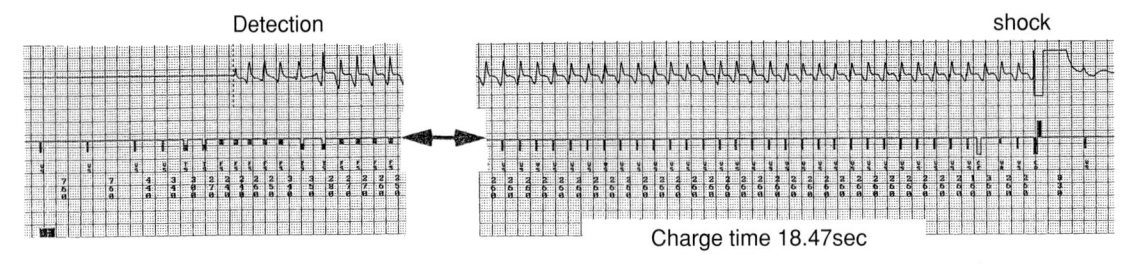

```
                                                                      Charge time 18.47sec
```

DEVICE STATUS INDICATORS :

BATTERY VOLTAGE :
　May 01, 1999　09 : 37 : 29
　Last Measured (V) : 6.09

MIN. BATTERY VOLTAGE DURING CHARGE :
　Jan 30, 1997 23 : 38 : 05
　Minimum Measured (V) : 4.29

MOST RECENT PACING LEAD IMPEDANCE :
　Fed 06, 1999 10 : 04 : 54
　Impedance (ohms) : 1160

MOST RECENT CHARGE :
　Mar 29, 1999　22 : 02 : 15
　Energy (J) : 0.0-30.0
　Charge Time (sec) : 18.47

LAST CAPACITOR FORMATION :
　Fed 16, 1999　13 : 55 : 48
　Energy (J) : 0.0-29.0
　Charge Time (sec) : 17.01

MOST RECENT H.V. LEAD IMPEDANCE :
　Mar 29, 1999　22 : 02 : 16
　Waveform :　　　　BIPH
　Pathway :　　　　　AX＞B
　Delivered Energy (J) : 28.1
　Impedance (ohms) :　　70

図10　autoreform設定例（Micro Jewel Ⅱ）における充電時間（charge time）の延長

6　ICD患者の予後

1) ICD患者の生命予後

　ICDは，致死的心室性頻脈性不整脈を有する症例に対して強力な突然死予防効果をもたらすことがわかってきたが，ICD患者が決して予後良好なものとなったわけではなく，全心臓死は2年で15〜20％となっている[58]。自験例での検討でも観察期間23±21か月（0.2〜73か月）で64例中10例（16％）が死亡しうち9例（14％）が心臓死で，すべて左室駆出率35％未満の低心機能例であり，死因としては心不全6例，再梗塞2例，突然死1例，自殺1例で心不全が多い。しかし，心不全が原因で死亡した症例にはICD作動後低心拍出量となり死亡した症例[59]もある。これらはいわゆる不整脈関連の非突然死（arrhythmia-related non-sudden death）といえる症例であり，ICD患者の死因分析を行う上で単に突然死の多少を評価するだけでなく，これらの不整脈関連死（arrhythmia-related death）を含めてICDの有効性と限界を評価することも重要であると思われる。

2) ICD症例の突然死

　ICD患者の予後では突然死は極めて少なくなっているが，ICD症例に突然死がなくなったわけではなく，ICD治療の不成功，除細動閾値の上昇，electromechanical dissociation，心室性不整脈感知不全，ICDの電池消耗，非心臓性突然死などで突然死が起こりうる。
　筆者らが経験したICD患者の突然死例は，救急搬入時は心室細動で心電図モニター上ペーシングスパイクが認められ，ICDに残されたエピソード記録によると頻回の作動カウントされていた（図11）。これは心室頻拍が頻発しさらに血行動態の悪化などにより除細動閾値の上昇や感知不全が加わったものと考えられた。

3) 心機能と予後

　ICDの突然死予防効果は強力であるが，突然死以外の心臓死，特に心不全死の予防には限界がある。東京女子医科大学附属日本心臓血圧研究所の成績においても，左室駆出率が30％未満の症例でもICDが突然死の予防に優れた効果をもたら

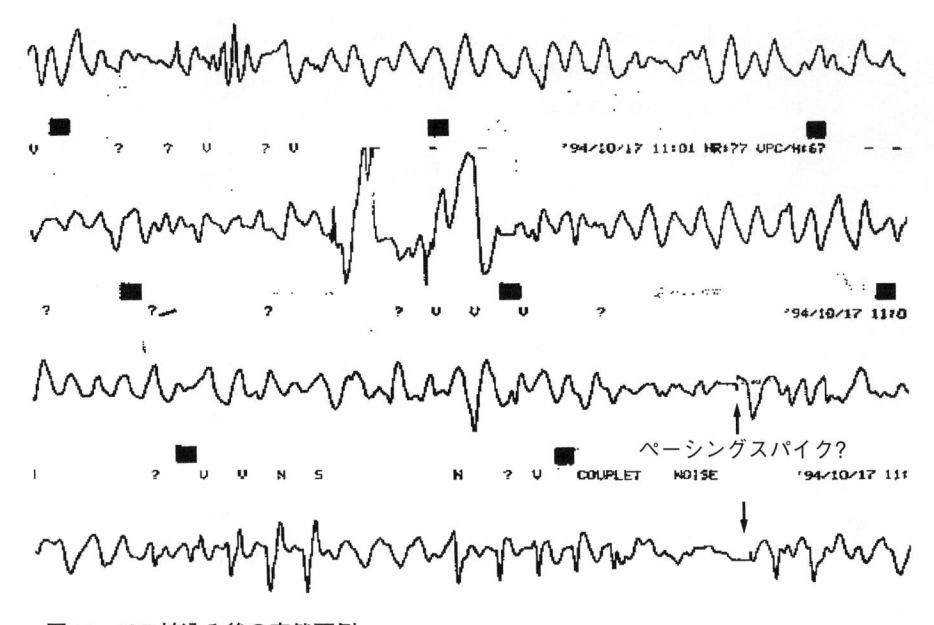

図11　ICD植込み後の突然死例
66歳，男性，陳旧性心筋梗塞，左室駆出率28％

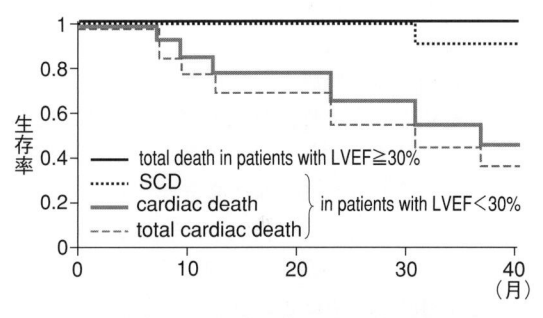

図12　東京女子医科大学附属日本心臓血圧研究所におけるICD症例の心機能別全死亡の比較〔文献60）を一部改変として引用〕

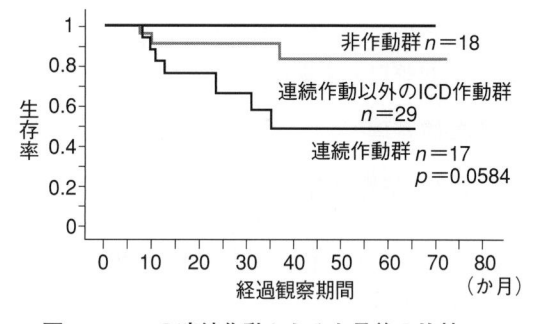

図13　ICDの連続作動からみた予後の比較

したものの，低心機能症例では突然死以外の心臓死が多くなっており（図12），ICDの低心機能症例における生命予後の改善には限界があるといえる[26,60]。しかし，これは決してICDの適応を制限するものでなく，近年の成績では低心機能症例ほどICD植込みの効果が期待できるとされている[21,61]。

4）予後不良のハイリスク症例

ICD症例における予後不良のハイリスク症例を予測することも大切なことである。低心機能の症例はICD患者においても予後不良と考えられている。また，ICD作動のある症例ではそれが適切なICD作動であってもICD作動のない症例に比して予後不良といわれている。さらに「electrical storm」や「cluster shock」とも呼ばれるICDの連続作動は予後不良の独立した因子として注目されている[62]。

自験例でも連続作動を有する症例は，作動しない症例やそれ以外のICD作動を有する症例より予後不良であった（図13）。さらに左室駆出率が35％未満でかつ連続作動を認めるものは9例中7例（78％）が死亡しており[63]，これらはICD患者の予後不良のハイリスク群に位置づけられ，新たな治療戦略の検討を要するものと思われる。

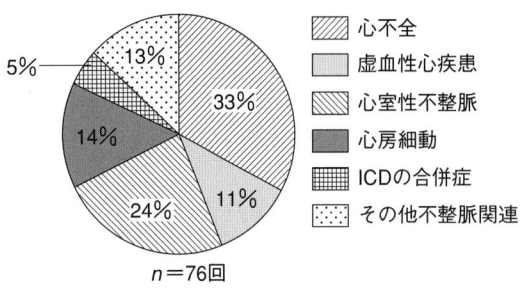

図14 ICD植込み後の再入院の要因
〔文献64)より引用〕

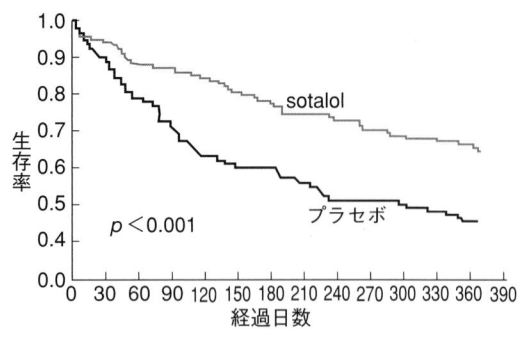

図15 ICDにおけるd, l-sotalol併用の有用性
〔文献65)より引用〕

7 長期患者管理

ICD患者のフォローアップにおいて，装置としてのICD管理とともに患者の医学的管理も重要なことである．それは身体の管理のみならず，心身医学的管理・精神的ケアも含む全人的医療が要求されるといっても過言ではない．この項ではICDの長期管理中に特に問題となる不整脈管理・基礎心疾患管理・精神的ケアについて述べる．

1）不整脈管理

a．抗不整脈薬併用の意義

ICDが心室性不整脈の予防や根治を目的とした治療法でないため，ICD植込み後も治療目的である心室性不整脈に対して，またICDの不適切作動の原因となる不整脈に対して，抗不整脈薬の併用が必要とされることがある．ICD症例における抗不整脈薬併用の頻度は60〜70％と報告されている．Fahyら[64]の報告によると，ICD植込み後の再入院の理由として，心室性不整脈，心房細動，その他の不整脈関連の問題が全体の51％を占め（図14），ICD植込み後も不整脈関連の問題の発生が多いことを裏づけるものと思われる．

ICD患者に抗不整脈薬を併用する目的は，①治療目的の心室性不整脈の予防・発生頻度の減少，②治療目的の心室頻拍の徐拍化，③不適切作動を誘発する不整脈の予防などが挙げられる．

ICD植込みは適応が抗不整脈薬抵抗性の難治性心室性頻脈性不整脈であるため，治療目的の心室性不整脈の予防といっても完全ではない．しかしICD患者のフォローアップ中に発作頻度の増加とともにICDの作動が頻発する例もまれではない．そのような場合，発作頻度を減少させる効果を期待して抗不整脈薬の投与が検討される．また，治療目的の頻拍を完全に予防できなくとも，抗不整脈薬併用により心室頻拍を徐拍化して失神を予防し，抗頻拍ペーシングの有効性を高め，苦痛の伴う直流通電を極力防ぐことが期待される．不適切作動を誘発する不整脈としては前項で述べた非持続性心室頻拍・上室性頻脈性不整脈があり，抗不整脈薬の投与や洞頻脈・心房細動の徐拍化を期待してβ遮断薬やジギタリスの投与が行われる．

これらICD患者における抗不整脈薬併用の意義は，作動の減少・直流通電による苦痛の緩和・不適切作動の減少など，主にICD植込み後のQOLの改善であるが，長期生命予後の面でもICDにおけるsotalolの併用はICDの作動と死亡率を減少させることが報告[65]された（図15）．

b．抗不整脈薬併用の注意点

抗不整脈薬投与によりもたらされる悪影響として考えられるものに，①除細動閾値やペーシング閾値の上昇，②不応期の延長や興奮間隙（excitable gap）の狭小化によってもたらされるペーシング刺激興奮の頻拍回路への進入障害，③頻拍の検出基準より，いっそう徐拍化されることで起こりうる心室頻拍の感知不全，④催不整脈作用・陰性変力作用，⑤amiodaroneなどによる重篤な心外副作用などが挙げられる．ICD患者に抗不整脈薬を併用する場合は，それらの功罪を熟知して行われなければならない（図16）．

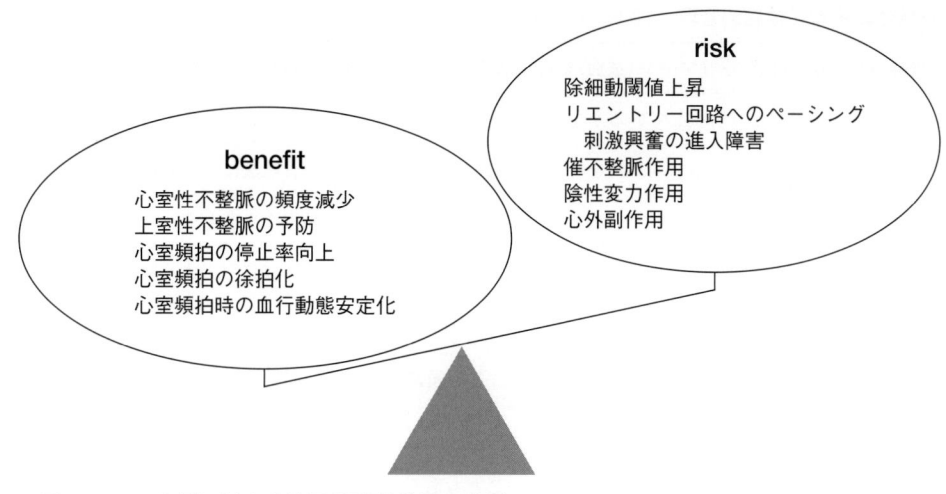

図16 ICD症例に対する抗不整脈薬併用の功罪

benefit
- 心室性不整脈の頻度減少
- 上室性不整脈の予防
- 心室頻拍の停止率向上
- 心室頻拍の徐拍化
- 心室頻拍時の血行動態安定化

risk
- 除細動閾値上昇
- リエントリー回路へのペーシング
  刺激興奮の進入障害
- 催不整脈作用
- 陰性変力作用
- 心外副作用

2) 基礎疾患管理

a. 心不全管理

ICD植込み例には低心機能症例が多く，術後遠隔期では心不全が問題となり再入院する症例も少なくない[64)]。また心外膜リードシステムでは左心機能が良好の症例でも心外膜パッチの影響で収縮性心膜炎様の血行動態をとる症例を経験することがある。また，長期生命予後においても心不全が問題となるため低心機能症例においてはジギタリス・利尿薬・ACE阻害薬などの基本的薬剤の投与はいうまでもないが，拡張型心筋症にはβ遮断薬療法，特に近年注目されているcarvedilolなどの投与も試みることも大切と思われる。

b. 虚血性心疾患管理

心室頻拍や心室細動を持つ心筋梗塞症例にICDの植込みを検討する際は，不整脈の発生に虚血が関与していることや心室瘤の影響を考慮して，冠動脈インターベンションや手術療法(冠動脈バイパス手術・瘤切除)などの抗虚血療法の適応も検討することが大切である。またICD植込み後の遠隔期においても冠動脈病変の進行による虚血の発生やリモデリングにより心室性不整脈が増悪することもありえるため，虚血やリモデリング対策が重要と思われる。虚血性心疾患のICD植込み例が経過中心室性不整脈に増悪した場合は，冠動脈病変の進行や虚血の関与を評価しなくてはならないと考える。

3) 精神的ケア

a. ICD患者の精神的問題点

心室頻拍や心室細動など致死的不整脈を有する患者は疾病に対する不安を少なからず訴えるが，ICD植込み後も作動に対する恐怖等は極めて強いと考えられる。自験例でもICD植込み後の作動により不安・恐怖が増強し，うつ状態となり自殺した症例を経験しており，ICD植込み後の精神管理は重要なことと考える。

Luderitzら[66)]はICD患者57名にアンケート調査を行い，ICDの受け入れは良好であるが，ICDに対する恐怖感や不安は依然として多く，QOLの低下や不十分な社会復帰率なども報告している。

心室頻拍が苦痛のない抗頻拍ペーシングで停止されたり，心室性不整脈により前失神状態になったときにICDが有効に作動していれば，患者はICDを植込んだことによって突然死の恐怖から少しでも解放されるかもしれない。しかし，ICDの作動を経験した患者は，ICD作動時の状況を「金属バットで殴られたような痛み」とか「胸を蹴られたような衝撃」などと表現するように，度重なる意識下でのICDによる直流通電の作動や不適切作動は患者に新たなる不安や恐怖感をもたらし得ることは容易に理解できる。

b. ICD患者に対する心身医学的アプローチ

DunbarらはICD患者においてICD植込み後，

表10　ICD植込み患者の情緒的管理〔文献69)を引用〕

- 患者との接触の要となる部署／トリアージ(選別)を行う部署に訓練を受けた看護師を配置する。
- 患者が病気や装置の状況をどう解釈しているかを，脅威か課題挑戦かという点から話し合う。
- 痛みや睡眠障害などの症状からくるストレスを軽減する方法，ならびに症状の管理法について相談にのる。
- 患者の経験の枠組を作り直し，よりよい対処法をみつけだすための認知的行動療法を考える。
- ICD患者とその家族が装置の放電に対して備えができるようにし，また作動の前後にどのような措置を講ずるべきか助言する。

　　作動前：大部分の患者では事前の警告がないが，めまい，ふらつき，動悸，霧視，失神などが明らかな前駆症状として生じることがある。1日のうちで作動がもっとも頻繁に起きる時間帯は早朝の7時から11時，そして日中の活動時間帯である。いろいろな時間や場所で装置がアクティブになった場合にどう反応するかについて，ロールプレイングを行ってみることが提案される。

　　作動中：ICD放電は痛みを伴うこともあれば痛くないこともある。患者が表現する感情もさまざまで，同じ装置を使っていてもなにも感じなかったという場合から打ち倒されるくらい強い衝撃という場合まである。驚いたりぎょっとしたりするのがふつうである。何度も作動すると痛みや恐れが増す可能性があるので，それに備えられるようにする。

　　作動後：一定量のめまい，全般的衰弱感，悪心，嘔吐，動悸，胸部の痛み，また恐怖感や不安感の増加などを感じやすい。CPRを含めた訓練を受けているにもかかわらず，家族はどうしていいかわからなかったり無力感を抱く。患者がショック事象について話す必要性があるか調べる。

- 必要に応じて自動車運転制限，薬物処方，費用，フォローアップケアにかかる時間，自宅がある地域社会で知識をもっている人，性生活，社会的支援，ボディイメージの変化，疲労，暑さ負け，めまい，衰弱感，睡眠障害のさまざまな原因についてカウンセリングを行う。
- 男性はコントロールや自律をめぐる問題を経験しやすいこと，女性は機能的活動レベル，ボディイメージ，役割の変化，依存性についてより心配するかもしれない点を知っておく。
- 配偶者，家族，その他の支援する人々を巻き込む。
- サポートグループを紹介する。

気分障害に陥りやすい患者[63]やその家族の特徴[68]を研究し，ICD患者の情緒的管理として表10のような提案[69]をしている。

筆者らもICD患者の自殺という苦い経験から，患者のICD植込み前後の心理や精神状態についての心身医学的研究や看護ケアに取り組んでいるが，必要に応じてリエゾン精神科医などへの紹介も大切である。

4) ICD専門外来—ICDクリニック

これまで述べてきたようにICD患者のフォローアップにおいては，ICDの管理とともに患者の身体的・心身医学的管理が長期にわたって綿密に行われなくてはならない。そのICDフォローアップの管理の場となるのは主に外来診療である。東京女子医科大学附属日本心臓血圧研究所では，1989年以来，ICD植込み患者を対象にICDクリニックを設け，ICD患者のフォローアップを専門的に行っている。ここではそのクリニックの概要を簡単に紹介する。

a. ICDクリニックの概要

来院は3か月ごとに予約制で行われるが，問題あるケースは1か月ごとになることもある。全国各地からの難治性心室性不整脈の紹介例に対してICDの治験期間に植込まれた方でかなり遠方からICDクリニックに来院する方も多い。診療スタッフは医師2名・看護師・同研究所の臨床工学士2名およびICDメーカーからなり，必要に応じてメディカル・ソーシャル・ワーカーがサポートに入る。

```
問診 自覚症状・ICD作動自覚
         ↓
胸部X線検査
リード異常の有無，心不全
         ↓
ICD装置の点検
1. プログラムの変化
2. 電池寿命の評価（電池電圧，充電時間測定）
3. ペーシング閾値・インピーダンス測定
4. おがみ試験（筋電位抑制の有無）
5. テレメトリー解析
  エピソード数・治療内容・停止の成否・頻拍の心拍数等
         ↓
医師診察
作動状況・合併症・誤作動・電池寿命の評価
基礎心疾患の管理・心身医学的管理
         ↓                  → リエゾン精神科
看護ケア（精神的ケア）              MSW
```

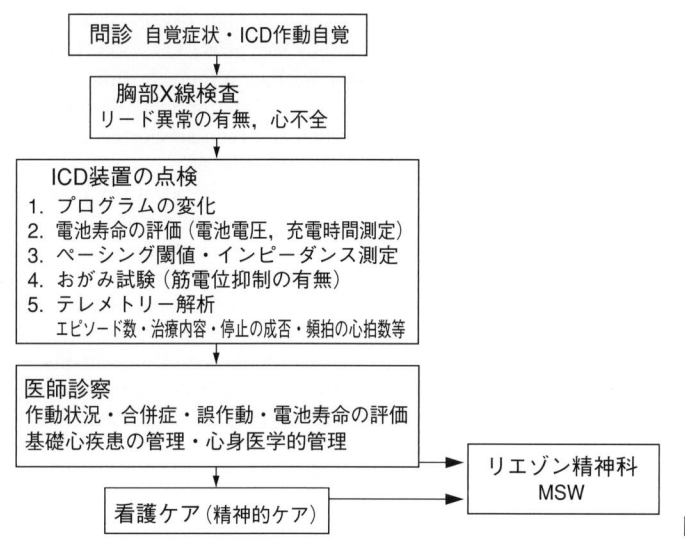

図17　ICDクリニックの診療手順

b. 診察検査の内容・手順（図17）

自覚症状や作動状況などの問診，胸部X線写真でリード異常の有無や心不全について評価後，ICD装置の点検を行う。主なICDの点検項目は①プログラムの変化，②電池寿命の評価，③ペーシング閾値・インピーダンスの測定，④おがみ試験，⑤テレメトリーデータ解析である。テレメトリーの最中に頻拍が起こり放電が行われることもあるので注意が必要である。

医師はICD作動状況・合併症・不適切作動・電池寿命の評価と基礎心疾患の管理を行い，看護師はその診察前後に患者の日常生活の問題や不安を聞き取るなどして，精神的ケアを行うことを心がけている。ICDの点検や医師の診察だけでも患者1人30分以上の時間が必要となる。

c. 緊急連絡体制

定期的診察としてのICDクリニックを設ける一方で，ICD作動時にもいつでも連絡がとれる体制をとるなどの緊急連絡体制も重要である。問題発生時はICDクリニックと同様の点検を随時行い，患者からの問い合わせに対しては外来担当医師・看護師や不整脈専門病棟医等による対応が行われている。

おわりに

ICDの臨床応用や普及にあたっては，わが国では欧米に比べて大きな遅れをとり，ICDの適応基準の決定にあたっても欧米のデータを基盤にしなければならないのが現状である。ICD成績においては欧米のものと変わりないが，対象症例には差異を認め，これは欧米では冠動脈疾患がわが国より圧倒的に多いことに起因している。よって欧米の大規模試験の結果が発表されても，直ちにわが国に適用できるかどうか慎重に検討しなければならない。

今後わが国でのICDはますます普及していくと思われるが，わが国の心臓突然死の実態・病態の分析をはかるとともに，心室頻拍や心室細動の予防や根治を目的とする薬物療法や手術療法・カテーテルアブレーションとの比較や併用療法を検討しながら，わが国でのICD治療の位置づけを明確にしていくことが必要と思われる。

〔遠藤康弘〕

●文献

1) The Cardiac Arrhythmia Suppression Trial (CAST) Investigators. Preliminary report : Effect of encainide and flecainide on mortality in a randomized trial of arrhythmia suppression after myocardial infarction. N Engl J Med 1989 ; 321 : 406-412
2) Mirowski M, Reid PR, Mower MM, et al : Termination of malignant ventricular arrhythmias with an implanted automatic defibrillator in human beings. N Engl J Med 1980 ; 303 : 322-324
3) 田中茂夫，庄司　佑，早川弘一，他：致死的不整脈に対する植込み型除細動器——VENTAK-P 1600植込

み術の効果と安全性―. 心臓ペーシング 1994；10：97-108
4) 笠貫 宏, 細田瑳一, 林 純一, 他：心室性頻脈性不整脈に対する第3世代植込み型除細動器―PCD7217B型の有用性の検討―. 心臓ペーシング 1994；10：109-123
5) 田中茂夫, 早川弘一, 三井利夫, 他：致死的不整脈に対する植込み型除細動器―VENTAK-PRxII植込み型除細動器の効果と安全性―. 心臓ペーシング 1997；13：16-26
6) 新谷若菜, 柴田仁太郎, 笠貫 宏, 他：植込み型除細動器のエネルギー効率化の検討―電気軸および通電波形による除細動効果の検討―. 心臓ペーシング 1996；12：466-475
7) 仁禮 隆, 笠貫 宏, 大西 哲, 他：Antitachycardia Pacemakerの追跡調査による有用性の検討. 心臓ペーシング 1989；5：318-324
8) Hook BG, Marchlinski FE : Value of ventricular electrogram recordings in the diagnosis of arrhythmias precipitating electrical device shock therapy. J Am Coll Cardiol 1991；17：985-990
9) Gregoratos G, Cheitlin MD, Conill A, et al : ACC/AHA guidelines for implantation of cardiac pacemakers and antiarrhythmia devices : Executive summary. A report of the ACC/AHA Task Force on practice guidelines (committee on pacemaker implantation). Circulation 1998；97：1325-1335
10) Dreifus LS, Fisch C, Griffin JC, et al : Guidelines for implantation of cardiac pacemaker and antiarrhythmia devices. A report of the ACC/AHA Task Force on Assessment of Diagnostic and Therapeutic Cardio-vascular Procedure (Committee on Pacemaker Implantation). Circulation 1991；84：455-467
11) Gregoratos G, Cheitlin MD, Conill A, et al : ACC/AHA guidelines for implantation of cardiac pacemakers and antiarrhythmia devices : Executive summary. A report of the ACC/AHA Task Force on practice guidelines (committee on pacemaker implantation). Circulation 1998；97：1325-1335
12) The AVID investigators : A comparison of antiarrhythmic-drug therapy with implantable defibrillators in patients resuscitated from near-fatal ventricular arrhythmias. N Engl J Med 1997；337：1576-1583
13) Kuck KH, Cappato R, Siebels J, et al : Randomized comparison of antiarrhythmic drug therapy with implantable defibrillators in patients resuscitated from cardiac arrest : The Cardiac Arrest Study Hamburg (CASH). Circulation 2000；102：748-754
14) Connolly SJ, Gent M, Roberts RS, et al : Canadian implantable defibrillator study (CIDS). A randomized trial of the implantable cardioverter defibrillator agaist amiodarone. Circulation 2000；101：1297-1302
15) Moss AJ, Hall WJ, Cannom DS, et al : Improved survival with an implanted defibrillator in patients with coronary disease at high risk for ventricular arrhythmia. N Engl J Med 1996；335：1933-1940
16) Moss AJ, Zareba W, Hall WJ, et al : Prophylactic implantation of a defibrillator in patients with myocardial infarction and reduced ejection fraction. N Engl J Med 2002；346：877-883
17) Buxton AE, Lee KL, Fisher JD, et al : A randomized study of the prevention of sudden death in patients with coronary artery disease. N Engl J Med 1999；341：1882-1890
18) Bigger JT Jr, for the Coronary Artery Bypass Graft (CABG) Patch Trial Investigator : Prophylatic use of implanted cardiac defibrillators in patients at high risk for ventricular arrhythmias after coronary-artery bypass graft surgery. N Engl J Med 1997；337：1569-1575
19) 田中茂夫, 笠貫 宏, 三井利夫：植込み型除細動器の臨床治験に関するガイドライン. 心臓ペーシング 1990；6：383
20) 笠貫 宏, 相澤義房, 大江 透：不整脈の非薬物治療ガイドライン. Jpn Circ J 2001；65（Suppl V）：1127-1160
21) Cannom DS, Prystowsky EN : Management of ventricular arrhythmias. Detection, drugs, and devices. JAMA 1999；281：172-179
22) Domanski MJ, Saksena S, Epstein AE, et al : Relative effectiveness of the implantable cardioverter-defibrillator and antiarrhythmic drugs in patients with varying degrees of left ventricular dysfunction who have survived malignant ventricular arrhythmias. J Am Coll Cardiol 1999；34：1090-1095
23) Strickberger SA : AMIOVIRT (amiodarone vs implantable defibrillator in patients with non-ischemic cardiomyopathy and asymptomatic non-sustained ventricular tachycardia. Clin Cardiol 2001；24：87
24) Mirowski M, Reid PR, Winkle RA, et al : Mortality in patients with implanted automatic defibrillators. Ann Intern Med 1983；98：585-588
25) Fogoros RN, Elson JJ, Bonnet CA, et al : Efficacy of the automatic implantable cardioverter-defibrillator in prolonging survival in patients with severe underlying cardiac disease. J Am Coll Cardiol 1990；16：381-386
26) Tchou PJ, Kadri N, Anderson J, et al : Automatic implantable cardioverter defibrillators and survival of patients with left ventricular dysfunction and malignant ventricular arrhythmias. Ann Intern Med 1988；109：529-534
27) Winkle RA, Mead H, Ruder MA, et al : Long-term outcome with automatic implantable cardioverter-defibrillator. J Am Coll Cardiol 1989；13：1353-1361
28) Kim SBG, Fisher JD, Choue CW, et al : Influence of left ventricular function on outcome of patients treated with implantable defibrillators. Circulation 1992；85：1304-1310

29) Kelly PA, Cannom DS, Garan H, et al : The automatic implantable cardioverter-defibrillator : Efficacy, complications and survival in patients with malignant ventricular arrhythmias. J Am Coll Cardiol 1988 ; 11 : 1278-1286

30) Saksena S, Poczobutt-Johanos M, Castle LW, et al : Long-term multicenter experience with a second-generation implantable pacemaker-defibrillator in patients with malignant ventricular tachyarrhythmias. J Am Coll Cardiol 1992 ; 19 : 490-499

31) Myerburg RJ Kessler KM, Castellanos A : Sudden cardiac death : Epidemiology, transient risk, and intervention assessment. Ann Intern Med 1993 ; 119 : 1187-1197

32) Newman D, Sauve MJ, Herre J, et al : Survival after implantation of the cardioverter defibrillator. Am J Cardiol 1992 ; 69, 899-903

33) Sweeney MO, Ruskin JN : Mortality benefits and the implantable cardioverter-defibrillator. Circulation 1994 ; 89 : 1851-1858

34) Bardy GH, Lee KL, Mark DB, et al : Amiodarone or an implantable cardioverter-defibrillator for congestive heart failure. N Engl J Med 2005 ; 352 : 225-237

35) Wever EFD, Hauer RNW, van Capelle FJL, et al : Randomized study of implantable defibrillator as first-choice therapy versus conventional strategy in postinfarct sudden death survivors. Circulation 1995 ; 91 : 2195-2203

36) 遠藤康弘, 笠貫 宏, 大西 哲, 他：第三世代植込み型除細動器(PCD)における抗頻拍ペーシングの意義と条件設定の検討. 心臓ペーシング 1994 ; 10 : 389-395

37) Bardy GH, Troutman C, Poole JE, et al : Clinical experience with a tiered-therapy multiprogrammable antiarrhythmia device. Circulation 1992 ; 85 : 1689-1698

38) Fromer M, Brachmann J, Block M, et al : Efficacy of automatic multinodal device therapy for ventricular tachyarrhythmias as delivered by a new implantable pacing cardioverter-defibrillator. Result of a European multicenter study of 102 implants. Circulation 1992 ; 86 : 363-374

39) Calkins H, el-Atassi R, Kalbfleisch S, et al : Comparison of antitachycardia pacing for patients presenting with ventricular tachycardia. PACE 1993 ; 16 : 26-32

40) Gillis AM, Leitch JW, Sheldon RS, et al : A prospective randomized comparison of autodecremental pacing to burst pacing in device therapy for chronic ventricular tachycardia secondary to coronary artery disease. Am J Cardiol 1993 ; 72 : 1146-1151

41) Newman D, Dorian P, Hardy J : Randomized controlled comparison of antitachycardia pacing algorithms for termination of ventricular tachycardia. J Am Coll Cardiol 1993 ; 21 : 1413-1418

42) Pinski SL, Fahy GJ : The proarrhythmic potential of implantable cardioverter-defibrillators. Circulation 1995 ; 92 : 1651-1664

43) Young JB, Abraham WT, Smith AL, et al : Combined cardiac resynchronization and implantable cardioversion defibrillation in advanced heart failure. JAMA 2003 ; 289 : 2685-2694

44) Bristow MR, Saxon LA, Boehmer J, et al : Cardiac-resynchronization therapy with or without an implantable defibrillator in advanced chronic heart failure. N Engl J Med 2004 ; 350 : 2140-2150

45) Horowitz LN : The automatic implantable cardioverter defibrillator : Review of clinical results, 1980-1990. PACE 1992 ; 15 : 604-609

46) Brooks R, Garan H, Torchiana D, et al : Determinans of successful nonthoracotomy cardioverter-defibrillator implantation : experience in 101 patients using two different lead systems. J Am Coll Cardiol 1993 ; 22 : 1835-1842

47) The PCD investigator group : Clinical outcome of patients with malignant ventricular tachyarrhythmias and a multiprogrammable implantable cardioverter-defibrillator implanted with or without thoracotomy : An international multicenter study. J Am Coll Cardiol 1994 ; 23 : 1521-1530

48) Zipes DP, Roberts D : Results of the international study of the implantable pacemaker cardioverter-defibrillator : A comparison of epicardial and endocardial lead systems. Circulation 1995 ; 92 : 59-65

49) Magney JE, Flynn DM, Parsons JA, et al : Anatomical mechanisms explaining damage to pacemaker leads, defibrillator leads, and failure of central venous catheters adjacent to the sternoclavicular joint. PACE 1993 ; 16 : 445-457

50) Nunain SO, Roelke M, Trouton T, et al : Limitation and late complications of third-generation automatic cardioverter-defibrillator. Circulation 1995 ; 91 : 2204-2213

51) 遠藤康弘, 笠貫 宏, 大西 哲, 他：植込み型除細動器の誤作動に関する臨床的検討. 心臓ペーシング 1995 ; 11 : 310-314

52) Hurst TM, Krieglstein H, Tillmanns H, et al : Inappropriate management of self-terminating ventricular arrhythmias by implantable cardioverter defibrillators despite a specific reconfirmation algorithm : A report of two cases. PACE 1997 ; 20 : 1328-1331

53) Swerdlow CD, Ahern T, Chen PS, et al : Underdetection of ventricular tachycardia by algorithms to enhance specificity in a tiered-therapy cardioverter-defibrillator. J Am Coll Cardiol 1994 ; 24 : 416-424

54) 笠貫 宏：植込み型除細動器「Ventak P」の歴史, 原理および臨床試験. 心臓ペーシング 1990 ; 16 : 471-479

55) Kelly PA, Mann DE, Damle RS, et al : Oversensing during ventricular pacing in patients with a third-generation implantable cardioverter-defibrillator. J

Am Coll Cardiol 1994 ; 23 : 1531-1534
56) 佐藤良夫, 由利 淳, 小原義宏, 他：ICDクリニックにおける電池電圧と充電時間測定の意義―. ICDの充電時間延長時のreset parameterへの変換と充電不能現象―. 心臓ペーシング1996 ; 12 : 198（Abstract）
57) Rensburg H, Ector H, Werf FV, et al : Potential life threatening charge time prolongation in implantable cardioverter defibrillator. PACE 1999 ; 22 : A72
58) Sweeney MO, Ruskin JN : Mortality benefits and the implantable cardioverter-defibrillator. Circulation 1994 ; 89 : 1851-1858
59) 松本貴子, 仁禮 隆, 笠貫 宏, 他：植込み型除細動器作動後に心源性ショックをきたした拡張型心筋症（DCM）の1剖検例. 心臓ペーシング1996 ; 12 : 38-41
60) 武市 耕, 笠貫 宏, 大西 哲, 他：植え込み型除細動器の左心機能からみた短期及び長期成績. J Cardiol 1996 ; 28 : 277-286
61) Bocker D, Bansch D, Heinecke A, et al : Potential benefit from implantable cardioverter-defibrillator therapy in patients with and without heart failure. Circulation 1998 ; 98 : 1636-1643
62) Villacastin J, Almendral J, Arenal A, et al : Incidence and clinical significance of multiple consecutive, appropriate, high-energy discharges in patients with implanted cardiverter-defibrillators. Circulation 1996 ; 93 : 753-762
63) Endoh Y, Ohnishi S, Kasanuki H : Clinical significance of consecutive shocks with left ventricular dysfunction treated with implantable cardioverter defibrillators. PACE 1999 ; 22 : 187-191
64) Fahy G, Sgarbossa EB, Tchou PJ, et al : Hospital readmission in patients treated with tiered-therapy implantable defibrillator. Circulation 1996 ; 94 : 1350-1356
65) Pacifico A, Hohnloser SH, Williams JH, et al : Prevention of implantable-defibrillator shocks by treatment with sotalol. N Engl J Med 1999 ; 340 : 1855-1862
66) Luderitz B, Jung W, Deister A, et al : Patient acceptance of implantable cardioverter defibrillator devices : Changing attitudes. Am Heart J 1994 ; 127 : 1179-1184
67) Dunbar SB, Porter LA, Jenkins LS, et al : Predictors of mood disturbance at three months after implantable cardioverter defibrillator insertion. Circulation 1996 ; 94（Suppl-I）I-358
68) Dunbar SB, Warner C, Purcell J : Internal cardioverter defibrillator device discharge : Experiences of patients and family member. Heart & Lung 1993 ; 22 : 492-502
69) Russ Allen（黒羽弥生訳）：ICD患者の「こころ」のケア. 笠貫 宏, 他編：不整脈News & Views No. 11 東京, Life Science, p2-9

19章 術中電気生理検査と外科手術

WPW症候群，房室結節リエントリー性頻拍，心房粗動に対する外科治療はカテーテルアブレーションにとって代わられ，現在，外科治療の対象となっている頻脈性不整脈は心房細動と心室頻拍である。心房細動に対する外科治療成績はすでに高い有効性が示されているものの，ヒトの心房細動の電気生理学的機序はいまだ十分には解明されていない。一方，心室頻拍，あるいは心室細動においては，植込み型除細動器（ICD）が心臓突然死の予防に有効であるが，心室頻拍や心室細動そのものに対する根治手術は確立されていない。したがって，今後はこれらの頻脈性不整脈の電気生理学的機序の解明とともに，新しい治療技術が開発され，より根治的で簡便かつ低侵襲な術式の開発が期待される。

1 術中電気生理検査

不整脈外科の最も特徴的な点は他の心臓手術と異なり，その機序や病変部が視覚的に観察されにくいことである。したがってこれらを可視化する電気生理検査，すなわち心臓マッピングが重要である。現行の不整脈手術の多くは術中マッピングを必ずしも必要としない術式が多いが，不整脈の電気生理学的機序の理解や最適な術式の選択のためには術中マッピングが不可欠である。今日の臨床電気生理学の発展にWPW症候群などに対する術中マッピングが大きく寄与していることを考えると，心房細動や心室頻拍などのいまだ機序や治療法が確立されていない不整脈に対して術中マッピングを行う意義は大きい。

1）必要な装置

術中心臓マッピングを行うには，電極，多チャネルアンプ，A/D変換器（デジタイザー），コンピュータ，そしてこれらをコントロールするプログラムが必要である。電極は単極あるいは数極の電極であっても，洞調律や房室リエントリー性頻拍などの安定した頻拍であればマッピングが可能である。しかし，心房細動のように同時に複数の興奮波が存在したり，長時間維持されない頻拍や刻々と頻拍回路が変化する場合には，複数の電極を用いた多点同時マッピングが不可欠となる。正確な興奮伝播の解析を行うには，各電極の空間的配置が正確にマップに反映される必要がある。図1に筆者らが現在用いている心房用の電極を示す。

電極より得られた信号，すなわち局所電位は以下の処理を経てマップとして表示され，興奮伝播の解析などが可能となる。

①信号（電位）の増幅
②信号のデジタル化
③データの保存
④データの表示
⑤データの解析
⑥心臓モデルの作成，電極位置の配置
⑦解析データの心臓モデル上での表示

チャネルの数だけアンプも必要となるが，近年の極小サイズのアンプを用いれば数百チャネルでもそれほどのスペースはとらない。フィルターレンジは通常，単極電位では0.05～500 Hz，双極電位では5～500 Hzとする。A/D変換のサンプ

リングレートは臨床使用であれば1,000 Hzで十分であるが，基礎研究では5,000 Hzあるいはそれ以上のサンプリングレートが必要とされることがある。

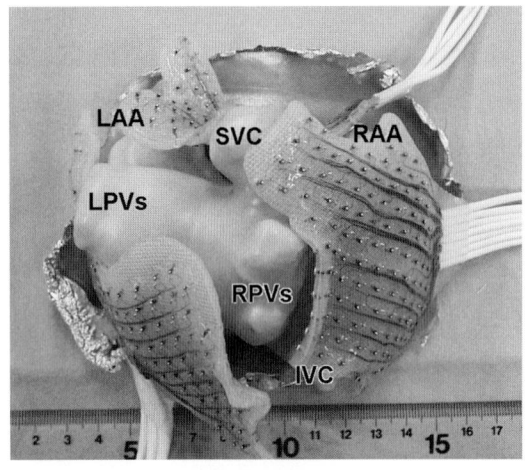

図1　253点心房表面用電極
屍体心から心房の鋳型を作成し，これより心房表面の局面をシリコンシートにコピー。表面に合計253点の双極電極が配置されている。写真は背面より観察した心房鋳型とシリコンシート電極。
RAA：右心耳，LAA：左心耳，SVC：上大静脈，IVC：下大静脈，LPVs：左肺静脈，RPVs：右肺静脈

使用するコンピュータは，筆者らはマップの三次元動画表示の目的でUNIXのワークステーションを用いているが，最近のPCでも遜色のない動画表示速度が得られる。図2に筆者らの用いているマッピングシステムの概要を示した。システムは，データをデジタル化して保存するDASH，データを表示，解析するGLAS，解析されたデータを心臓モデル上に表示するMAP3，その心臓モデルを構築するGETPIC3の4つに大別される。

2）データの解析とマップの表示

術中マッピングの主たる目的は，局所興奮時間を測定し，心房あるいは心室の興奮伝播を分析することにある（activation time map）。局所興奮時間はコンピュータにより自動的に決定される。図3に単極電位と双極電位の場合の局所興奮時間の決定基準を示した。一般的に，双極電位では電位の絶対値の最大電位を示す時間を局所興奮時間とし，単極電位では微分値の最小値を示す時間を局所興奮時間としている。狭い電極間距離の双極電極の作成は技術的に困難であるが，得られる電位の解析は容易であることが多い。単極電極は作成が容易であるが，正確な解析にはノイズの少ない電位が必要とされる。局所電位がdouble poten-

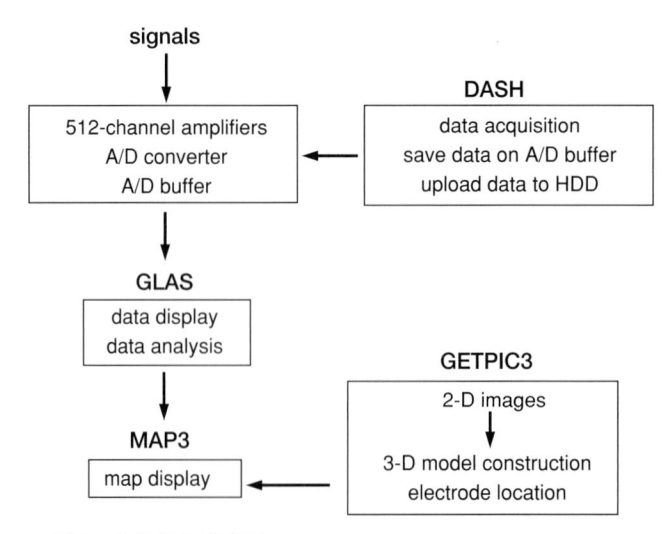

図2　システム模式図
システムは，DASH（データをデジタル化して保存），GLAS（データを表示，解析），MAP3（解析されたデータを心臓モデル上に表示），GETPIC3（心臓モデルを構築）に分けられる。入力信号はA/D変換を受け，コンピュータに保存されたのち，解析されマップとして表示される。

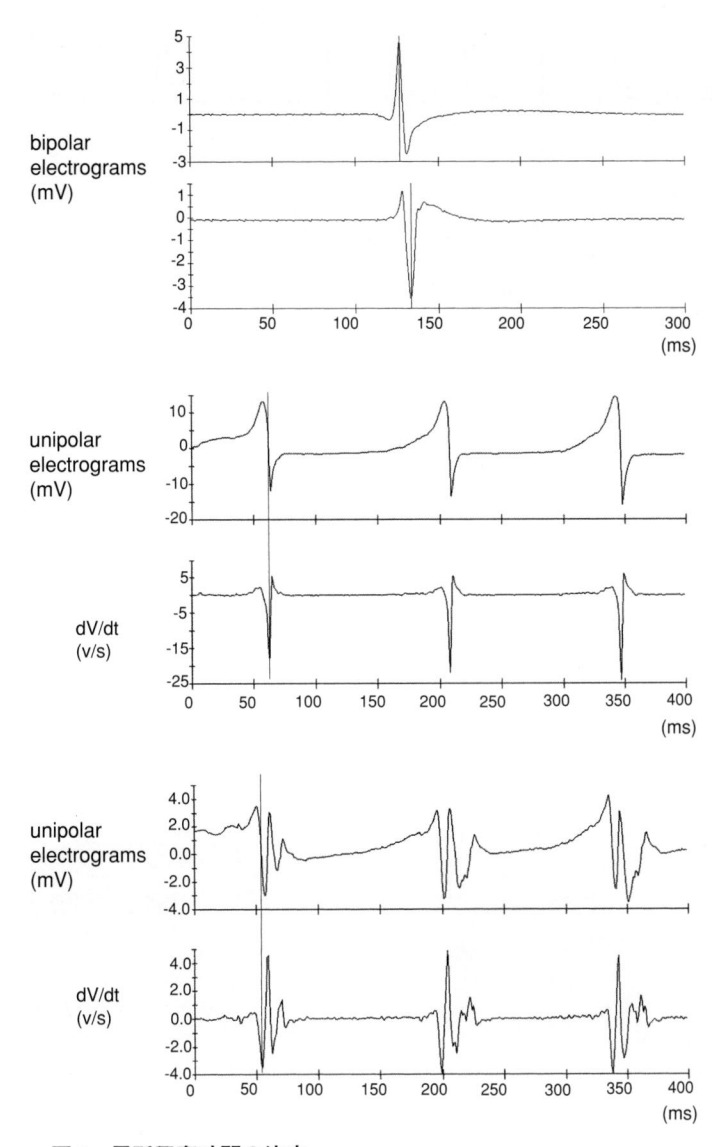

図3 局所興奮時間の決定
双極電位では電位の絶対値の最大電位を示す時間，単極電位では微分値（dV/dt）の最小値を示す時間を局所興奮時間とする。上段は双極電位を，中段は単純な単相電位を，下段は多相性の単相電位を示す。縦線は各電位における局所興奮時間を示す。多相性の単相電位では，より急峻な下方への振れ（微分値が小さい）が局所興奮時間である。

tialやcontinuous activityなどの多相性電位を示す場合には，隣接する電極の局所興奮時間を参考にして解析する必要がある。

解析された局所興奮時間をマップとして表示するにはいくつかの方法がある。static mapは，任意の開始時間（reference time）からの興奮時間を等時線として表示する。洞調律や心房粗動や心室頻拍のように，興奮波が1つで周期ごとの興奮伝播が安定している場合には，このstatic mapで興奮伝播の解析が可能である。しかし，細動のように複数の興奮波があり周期ごとに興奮伝播が変化する場合には，場所により局所興奮周期が異なり，static mapでは同時に存在する別の興奮波を表示できない。interval mapは，最小の興奮周期でマ

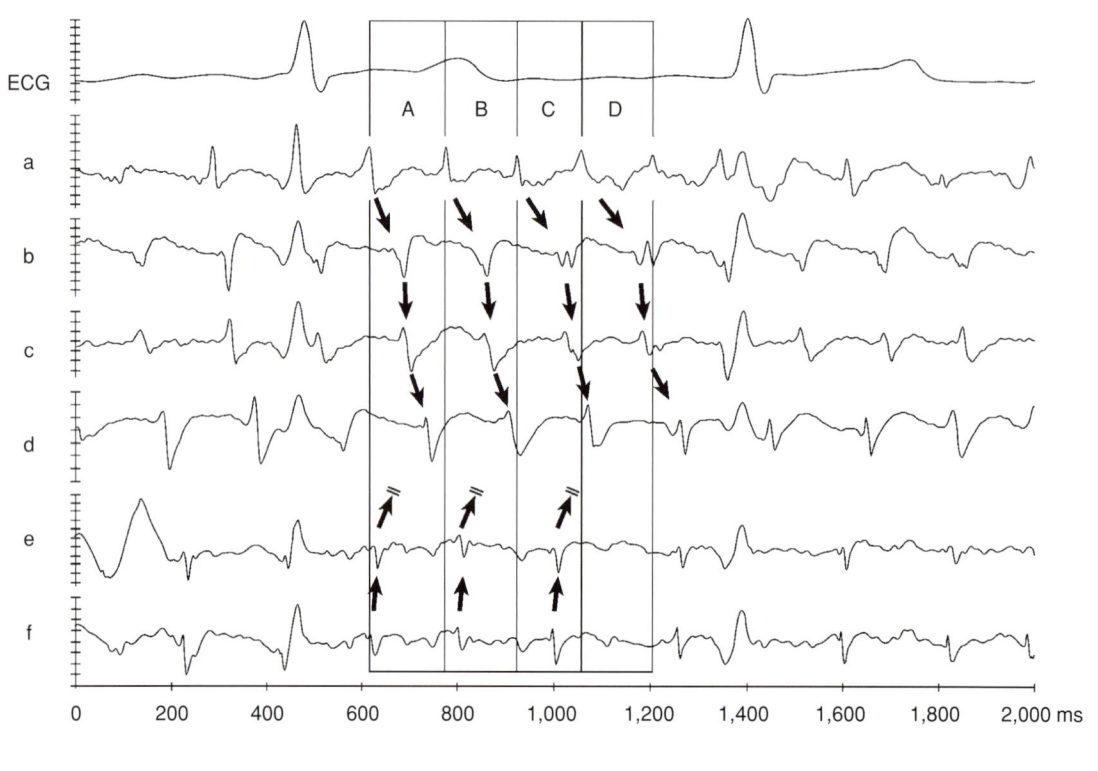

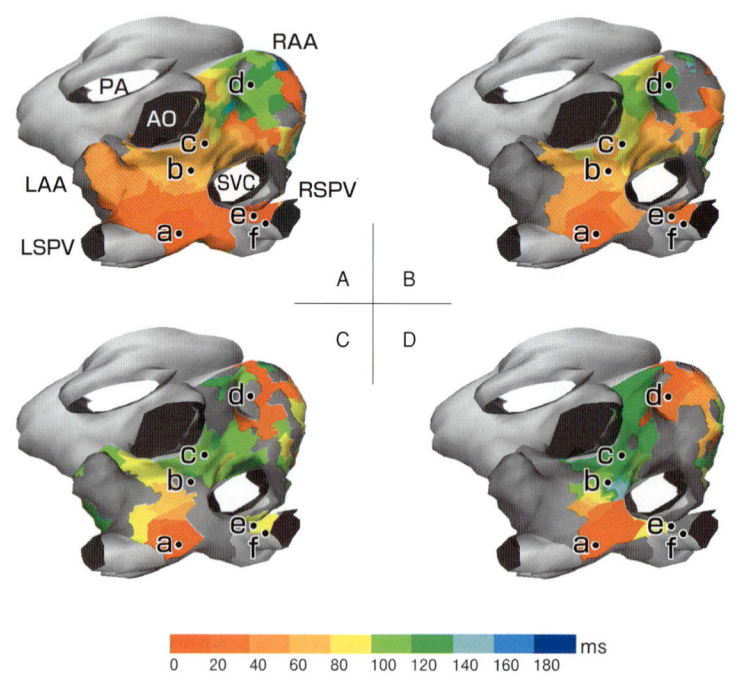

図4 慢性心房細動でみられた肺静脈反復性興奮
大動脈弁と僧帽弁膜症に合併した慢性心房細動の心房興奮様式。各マップは心房を上方から観察したもので，電位a〜fは図の電極a〜fでの局所電位である。各マップA〜Dは，心電図に示した時間枠A〜Dにおける心房興奮を示す。左右の上肺静脈に反復性興奮がみられるが，興奮頻度が多い左上肺静脈起源の興奮がBachmann束を遅延伝導を伴いながら右房へ伝播している。
AO：大動脈，PA：肺動脈，RAA：右心耳，LAA：左心耳，SVC：上大静脈，RSPV：右上肺静脈，LSPV：左上肺静脈

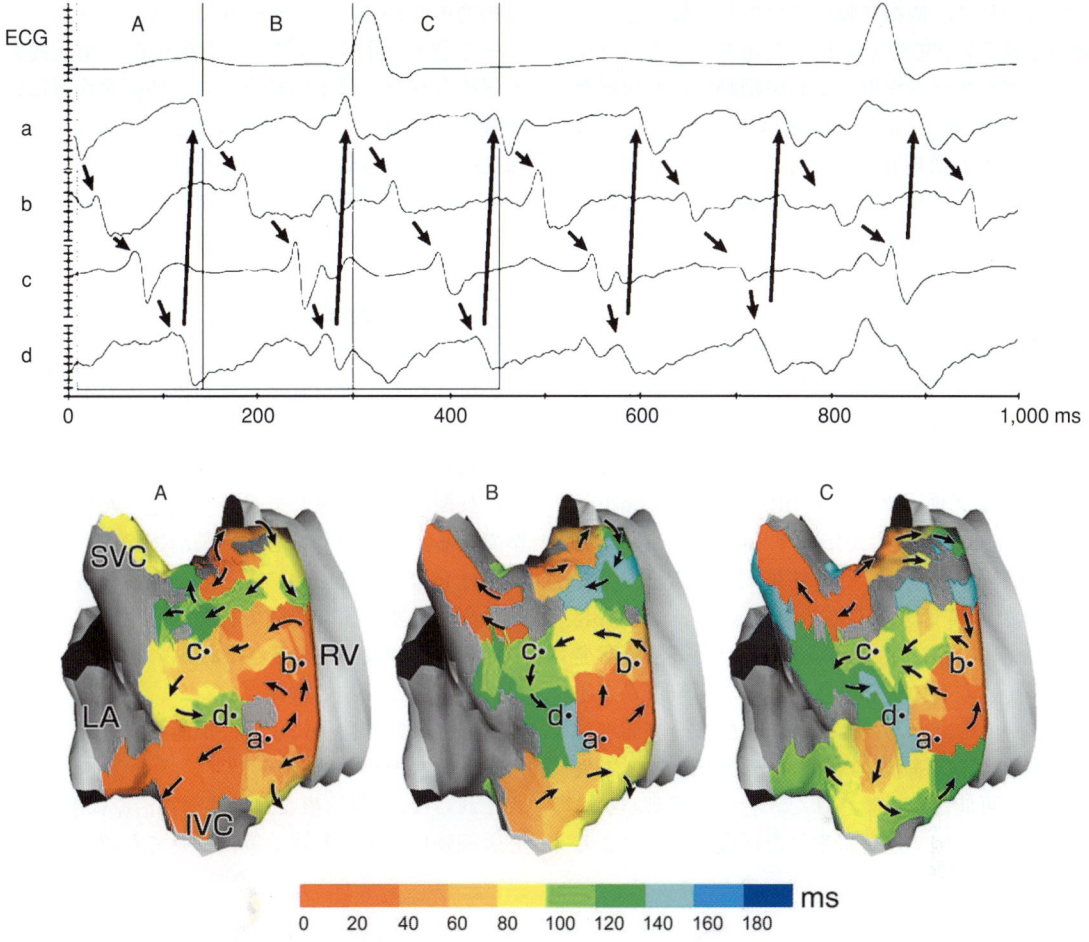

図5　右房側壁のリエントリー性興奮
右房側壁中央と右心耳の2か所にリエントリー性興奮がみられる。旋回路は周期ごとに場所と形を変え移動している。各マップA〜Cは，心電図に示した時間枠A〜Cにおける心房興奮を示し，電位a〜dはマップの電極a〜dでの局所電位を示す。
RV：右室，LA：左房，SVC：上大静脈，IVC：下大静脈

ップの表示windowサイズを定めることにより，静止画像でもすべての興奮波を表示しようとするものである。しかし，このinterval mapでは興奮伝播過程が最小興奮周期で細かく分断されてしまうため，全体の興奮伝播過程の把握は困難となる。dynamic mapは興奮伝播を動画として表示することにより，周期ごとに刻々と変化する複数の興奮波の分析を容易にする。dynamic mapでは興奮伝播が視覚的に捉えられるため，心房細動や心室細動の興奮伝播の分析に不可欠であるばかりでなく，他の頻脈性不整脈の分析をも容易にする。

3）心房細動のマッピング

近年，一部の発作性心房細動では，その発生機序がしだいに明らかになってきた。しかし，ヒトにおける慢性心房細動の維持の検討はまだ十分には行われておらず，今後の重要な課題である。心房細動ではmultiple wavelets，すなわち"同時に存在する複数の興奮波"が認められる。その原因としてマクロリエントリー，心房リエントリー，巣状興奮などが提唱されている。しかし，いずれの報告も対象とする心房細動の種類やマッピングの方法が異なるため一元的に論ずることはできない。

われわれは，僧帽弁膜症に合併した慢性心房細動の手術中に256チャネル三次元ダイナミックマッピングシステムを用いて心房細動中の心房興奮伝播の分析を行った[1]。対象は21例で，14例はリウマチ性の僧帽弁狭窄症で，7例は非リウマチ性の僧帽弁逆流症であった。全例で3年以上持続している慢性心房細動を有していた。全例で，肺静脈周囲の左房後壁や左心耳など，左房複数箇所から同時に出現する反復性興奮がみられ，このうちの最も興奮頻度の高い興奮が，Bachmann束などの心房間伝導路を通って右房へと伝播していた。左房の反復性興奮発生部位から右房に至るまでの興奮伝播経路では，さまざまな程度の伝導遅延あるいはブロックが生じ（fibrillatory conduction），右房まで興奮が伝播する間に次の新しい反復性興奮が出現し，その結果，心房全体では同時に複数の興奮波が存在（coexisting multiple wavelets）していた（図4）。左房の反復性興奮発生の多くは左右の上肺静脈近傍の左房後壁から出現していたことから，肺静脈に発生する高頻度反復性興奮が心房細動のいわゆるdriverとして働いていた可能性が示唆された。右房の興奮パターンは，多くの例で左房に生じた反復性興奮による受動的興奮がみられたが，6例では心房リエントリーを認め（図5），5例では右房側壁の巣状興奮も認められた。以上の結果から，僧帽弁疾患に伴う慢性心房細動では，肺静脈などから出現する高頻度の反復性興奮が伝導遅延を伴って右房に伝播するとともに，その興奮が右房内でリエントリーを生じる場合もあることが示された（図6）。

2 心房細動手術

心房細動の主な自覚症状は動悸と脈の不整であり，短期的な生命予後は比較的良好である。しかし，血栓塞栓症の発症率は健常人の4〜5倍もあり，長期的予後は決して良好ではなく死亡率も高率である。したがって心房細動治療の最も重要な課題は心房収縮の回復による心機能の改善とそれに伴う血栓塞栓症の予防である。心房細動に対する治療の目的は以下の3点にある。
①不整脈と頻拍の解除
②心房収縮の回復による心機能の改善
③血栓塞栓症の予防

これらは，外科治療などの非薬物治療に限らず，心房細動に対する薬物治療においても認識されな

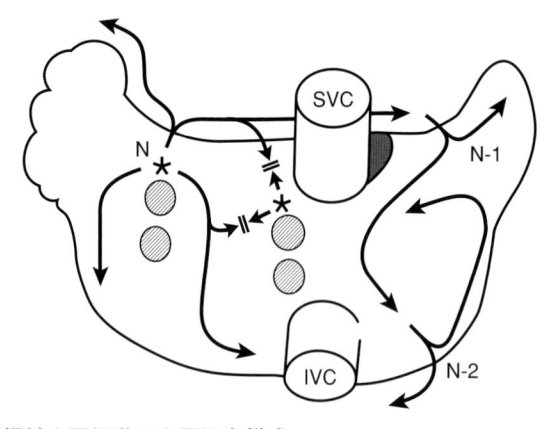

図6 慢性心房細動の心房興奮様式
左房複数箇所から同時に出現する反復性興奮が発生し，最も興奮頻度の高い興奮がBachmann束などの心房間伝導路を通って右房へと伝播。左房の反復性興奮発生部位から右房に至るまでの興奮伝播経路では，さまざまな程度の伝導遅延あるいはブロックが生じ，右房まで興奮が伝播する間に次の新しい反復性興奮が出現し，その結果，心房全体では同時に複数の興奮波が存在（細動様伝導）。Nは観察時の興奮波を示し，N-1とN-2はそれぞれ1周期前と2周期前の興奮波を示す。一部には右房にも巣状興奮あるいはリエントリー性興奮が生じる。
SVC：上大静脈，IVC：下大静脈

ければならない重要な点である。

1）心房細動の手術適応

日本循環器学会「不整脈の非薬物治療ガイドライン」[2]を表1に示す。弁疾患，先天性心疾患，虚血性心疾患などに合併する心房細動では，基礎疾患に対する心臓手術を行うと同時に心房細動に対しても手術を行うべきである。大動脈遮断時間の延長も30分前後ですむ。弁形成術あるいは生体弁による人工弁置換術では，洞調律と心房収縮が回復されるために術後抗凝固療法は必ずしも必要ではなくなる。これは長期の抗凝固療法に伴う出血性合併症を回避するだけでなく術後QOLの向上にもつながる。また，心室拡張能の低下した例では心房収縮の回復に伴う血行動態の改善も期待される。器質的心疾患を伴わない孤立性心房細動では，脳梗塞などの血栓塞栓症の既往例や，左房内血栓がすでに認められる場合は手術適応である。また左心耳内の血流速度低下例やモヤモヤエコーが認められる例では，血栓塞栓症の発症リスクが高いため手術を考慮する。若年者では，長期にわたる抗凝固療法に伴う出血性合併症を考慮に入れ，積極的に手術適応を考慮する。発作性心房細動は頻拍出現時に強い動悸やめまいを訴えることがある。発作性不整脈のために慢性心房細動よりも自覚症状は強く，頻回に救急処置を繰り返している例も多く手術が考慮される。

2）maze手術

maze手術は1991年にCoxら[3]により開発された心房細動に対する画期的な手術であり，すべての肺静脈を含む左房後壁を電気的に隔離するだけでなく，解剖学的障壁周囲を旋回するマクロリエントリー回路をすべて切断し，さらに心房筋を一定の幅以下に切離し再縫合することにより心房リエントリーをブロックし心房細動の維持を阻止する術式であり，心房細動に対する標準術式といえる。Coxら[4]は1989年より1999年までの11年間に，306例の心房細動患者に対してmaze手術を行い，95％の症例で心房細動から洞調律に復帰したという。対象の多くは孤立性心房細動で，術前19％に血栓塞栓症の既往があった。術後は機械弁装着などの特別な理由がない限りは抗凝固療

表1　心房細動の手術適応
（日本循環器学会「不整脈の非薬物治療ガイドライン」）

クラスI
僧帽弁疾患に合併した心房細動で，弁形成術あるいは人工弁置換術を行う場合

クラスIIa
1. 器質的心疾患に対する心臓手術を行う場合
2. 血栓溶解療法抵抗性の左房内血栓症の合併，あるいは適切な抗凝固療法にもかかわらず左房内血栓に起因する塞栓症の既往を有する場合
3. カテーテルアブレーションの不成功例あるいは再発例

クラスIIb
1. 孤立性心房細動で，動悸などの自覚症状が強く，QOLの著しい低下があり，薬物療法では改善されない場合
2. 薬物療法が無効な発作性心房細動で，除細動などの救急治療を繰り返している場合

クラスIII
1. 心房および心胸郭比の著明な拡大があり，心電図における細動波が低電位で，手術を行っても洞調律復帰が困難，あるいは洞調律に復帰しても有効な心房収縮が得難い場合

適応の分類は，下記ACC/AHAガイドラインの表記法に基づいている

クラスI：有益であるという根拠があり，適応であることが一般的に同意されている
クラスIIa：有益であるという意見が多いもの
クラスIIb：有益であるという意見が少ないもの
クラスIII：有益でないまたは有害であり，適応でないことで意見が一致している

法を行っていないにもかかわらず，術後遠隔期における脳梗塞の発症は1例のみであったという。慢性心房細動の脳梗塞の発症率が年間2～5％であることを考慮すると，maze手術は心房細動を洞調律に戻すことにより血栓塞栓症の発症を有意に抑制すると考えられる。

僧帽弁疾患では心房細動をしばしば合併するが，僧帽弁形成術や人工弁置換術を行う際にmaze手術を併施することにより，術後脳梗塞の発生率低下が認められる[5]。特に僧帽弁逆流症に対する弁形成術とmaze手術の同時手術は，術後遠隔期の脳梗塞発生率低下だけでなく，術後心機能を改善し生存率も上昇させる[6]。僧帽弁手術以外の心臓手術においてもmaze手術を併施することにより，術後QOLの改善と遠隔成績の改善が期待される[7,8]。

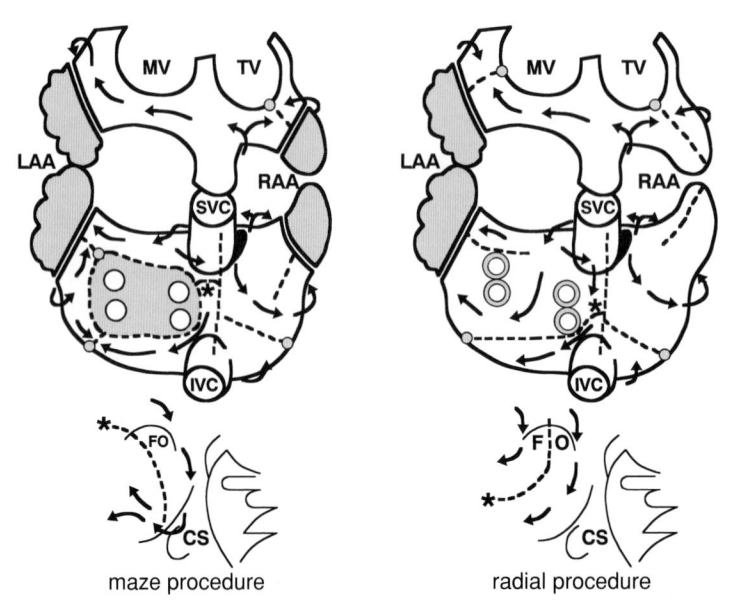

図7 radial手術とmaze手術の心房切開線と術後心房興奮伝播パターン

上段は心房心外膜の前上面，中段は後面，下段は右心房側から観察した心房中隔を示す。上大静脈‐右心房接合部の黒色部は洞結節を示す。破線は心房切開線を示し，小円は房室弁輪部への凍結凝固を示す。また斜線部分は切除される心耳と隔離される左房後壁を示す。術後洞調律時の心房興奮伝播を矢印で示した。＊は心外膜と心内膜の同一部位を示す。右心房の切開線は右心耳の切除以外は両手術法でほぼ同様である。maze手術では隔離される左房後壁はradial手術では有効収縮部分として温存されている。radial手術では左房を横断する2本の切開線は左房の興奮伝播経路と冠動脈走行に平行するため，生理的な興奮伝播パターンが温存され心房筋の虚血も生じにくい。

3) radial手術

radial手術は，心房切開線を洞結節より房室間溝に向かって放射状に，すなわち心房興奮伝播と冠動脈走行に平行にデザインすることにより，生理的な心房興奮パターンと収縮能を温存する術式である[9]。心房細動に対する高い有効性とmaze手術よりも良好な左房収縮能が得られる[10,11]。図7にmaze手術とradial手術の違いを示した。maze手術では左房後壁は隔離され，さらに心房切開線が洞調律時の心房興奮伝播経路と冠動脈心房枝を横断するために生理的な左房の収縮が損なわれる。radial手術では心房切開線が興奮伝播経路と冠動脈心房枝に平行するため，手術による心房筋の虚血や非生理的心房興奮パターンは生じない。さらにradial手術では右心耳は温存されるために，心房利尿ペプチド(h-ANP)の分泌も維持される。各肺静脈はその開口部で円周状に凍結凝固され，肺静脈から発生する巣状興奮の伝播をブロックする。

1997年10月より2006年3月までに，152例に対してradial手術を行った。術後43±30か月（最長8年6か月）の観察期間において，89％の症例で洞調律が維持されている。術後ペースメーカー植込みは7例に行われ，いずれも洞機能不全症候群が植込み適応であった。術中の心房マッピングでは生理的な心房興奮様式が認められ，心房収縮能の経時的検討では，radial手術後の左房収縮能は術直後ですでにmaze手術後遠隔期より優っており，術後3か月以降ではさらに改善する[12]。人工弁置換例を除く症例では全例術後3か月でワルファリンによる抗凝固療法を中止しているが，血栓塞栓症の発生は1例も認められていない。radial手

術では生理的な心房興奮が温存されるために良好な心房収縮が得られ，血栓塞栓症をより確実に予防することが示唆された。

3 心室頻拍手術

致死性不整脈の一つである心室頻拍に対しては，現在，植込み型除細動器(ICD)が広く用いられている。ICDは心臓突然死を有意に減少させる有効な治療であるが，決して心室頻拍そのものを治療するものではない。ICD植込み後も術前と同様に心室頻拍の危険にさらされている。心室頻拍の治療と心臓突然死に対する治療は切り放して考えるべきである。現在行われている心室頻拍に対する直達手術は，map-guided手術とDor手術に代表されるnon-guided手術に分けられる。

1) map-guided心室頻拍手術

map-guided手術[13]では，心室頻拍の最早期興奮部位(図8)やリエントリー回路の遅延伝導部位，あるいは洞調律時にcontinuous activityやfragmented potentialsが記録される部位の心内膜切除あるいは冷凍凝固を行う。欧米における心室頻拍に対する直達手術の手術死亡率は5〜10％前後と報告されている。このmap-guided手術では，より正確に心室頻拍の基質の局在を知ることにより術後の再発は防止されることが示されている[14]。遠隔成績は術後電気生理検査の結果により異なる。低左心機能で術後電気生理検査にて心室頻拍や心室細動が誘発される場合にはICDによる心臓突然死の予防が必要である。

2) Dor手術

Dorら[15]は106例の虚血性心室頻拍に対して，マッピングを行わずに白色線維化した心内膜を広範囲に切除し(広範囲心内膜切除術)，さらに左室再建術(endoventricular circular patch plasty；EVCPP)を行い，手術死亡率7.5％，術後心室頻

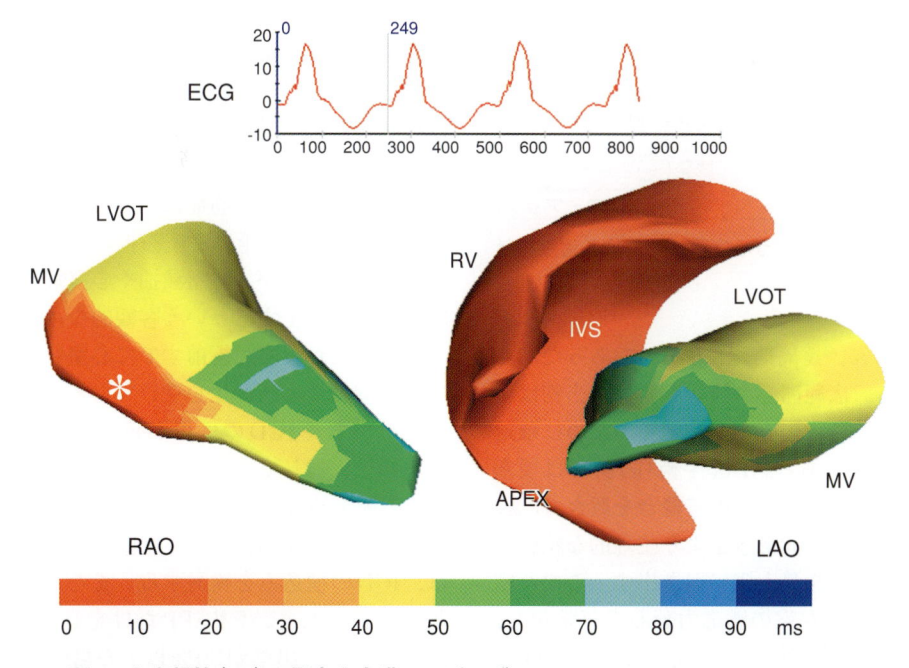

図8 心室頻拍(VT)の術中心内膜マッピング
71歳，男性。下壁梗塞に合併したVTで，左室瘤は合併していないため左室切開を避ける目的で，左心房から僧帽弁を通して左室内に電極を挿入して左室心内膜マッピングを行った。図は左室心内膜面のRAOとLAOで，左室後下壁にVTの最早期興奮部位(*で示した)を認め，ここから興奮が伝播していることを示す。
LVOT：左室流出路，MV：僧帽弁，RV：右室，IVS：心室中隔，RAO：右前斜位，LAO：左前斜位

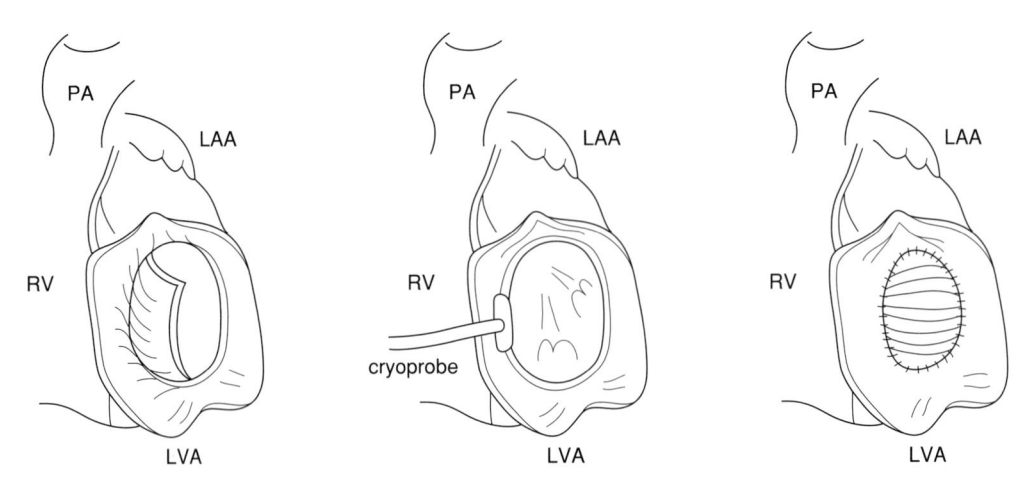

図9 心室頻拍に対するDor手術
白色線維化した左室心内膜を健常部との境界まで剝離，切除し，その断端を凍結凝固する。この境界部を縫縮したのち，非収縮部を心尖側に排除するようにパッチを縫合し新たな左室壁を形成する。
PA：肺動脈，RV：右室，LAA：左心耳，LVA：左室心尖部，cryoprobe：凍結凝固プローブ

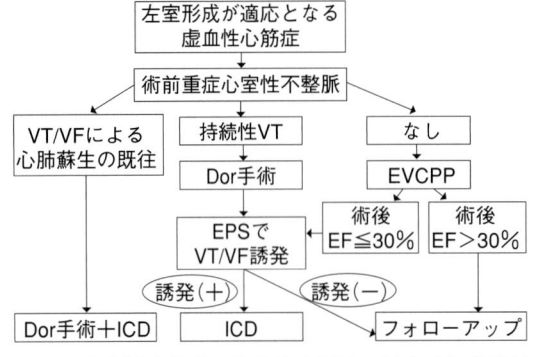

図10 虚血性心筋症に伴う心室頻拍に対する治療指針

拍誘発率10.8％，遠隔期死亡率8％であった，と報告している。広範囲心内膜切除術は，当初は手術侵襲が大きく，術後心不全を生じるために敬遠されていた術式である。Dor手術（図9）では梗塞瘢痕と健常部との境界部に巾着縫合を置き，伸展，変形した左室の三次元形態をより生理的な状態に戻して残存収縮力を最大限に引き出す。この左室収縮様式の改善が左室の壁応力分布を正常化し，これが心機能の改善だけでなく心室頻拍の発生をも抑制すると考えられる。わが国では，心内膜切除を行わずにEVCPPだけを行う術式も便宜上Dor手術と総称している。かかる術式でも心室頻拍に対して有効か否かは，心室頻拍の発生機序を知る上でも興味ある点であり遠隔成績が注目される。

3）虚血性心筋症に伴う心室頻拍に対する治療指針

　重症虚血性心疾患では心室性不整脈と心不全の両方を合併していることが多く，どちらか一方だけの治療では患者の長期生存は得られない。図10に左室形成が必要となるような左室壁運動異常を伴った虚血性心筋症における心室頻拍治療戦略を示す。Dor手術は心室頻拍の発生を抑える点では有効であるが，心室頻拍や心室細動による心臓突然死を防止するという客観的なエビデンスはない。したがって，術前すでに心室頻拍やあるいは心室細動で心肺蘇生を受けている例ではDor手術だけでなくICDの併用が必要である。持続性心室頻拍に対して，心内膜切除と凍結凝固を行うDor手術を施行した場合でも，術後に電気生理検査を行い，心室頻拍や心室細動が誘発される場合は，ICDの植込みを検討する。また，心室性不整脈の既往がなく，EVCPPだけを行った例でも，術後の左室駆出率が30％以下の場合には，電気生理検査を行ってICDの適応を検討すべきである。

　　　　　　　　　　　　　　　　（新田　隆）

● 文献

1) Nitta T, Ishii Y, Miyagi Y, et al. Concurrent multiple left atrial focal activations with fibrillatory conduction and right atrial focal or reentrant activation as the mechanism in atrial fibrillation. J Thorac Cardiovasc Surg 2004 ; 127 : 770-778
2) 日本循環器学会「不整脈の非薬物治療ガイドライン」（2006年度合同研究班報告，班長：笠貫　宏）. Jpn Circ J (in press)
3) Cox JL, Schuessler RB, D'Agostino HJ Jr, et al : The surgical treatment of atrial fibrillation. III. Development of a definitive surgical procedure. J Thorac Cardiovasc Surg 1991 ; 101 : 569-583
4) Cox JL, Ad N, Palazzo T : Impact of the maze procedure on the stroke rate in patients with atrial fibrillation. J Thorac Cardiovasc Surg 1999 ; 118 : 833-840
5) Bando K, Kobayashi J, Kosakai Y, et al : Impact of Cox maze procedure on outcome in patients with atrial fibrillation and mitral valve disease. J Thorac Cardiovasc Surg 2002 ; 124 : 575-583
6) Bando K, Kasegawa H, Okada Y, et al : Impact of preoperative and postoperative atrial fibrillation on outcome after mitral valvuloplasty for nonischemic mitral regurgitation. J Thorac Cardiovasc Surg 2005 ; 129 : 1032-1040
7) Damiano RJ Jr, Gaynor SL, Bailey M, et al : The long-term outcome of patients with coronary disease and atrial fibrillation undergoing the Cox maze procedure. J Thorac Cardiovasc Surg 2003 126 : 2016-2021
8) Prasad SM, Maniar HS, Camillo CJ, et al : The Cox maze III procedure for atrial fibrillation: long-term efficacy in patients undergoing lone versus concomitant procedures. J Thorac Cardiovasc Surg 2003 126 : 1822-1828
9) Nitta T, Lee R, Schuessler RB, et al : Radial approach : A new concept in surgery for atrial fibrillation. 1. Concept, anatomical and physiological bases, and development of a procedure. Ann Thorac Surg 1999 ; 67 : 27-35
10) Nitta T, Lee R, Watanabe H, et al : Radial approach : A new concept in surgery for atrial fibrillation. 2. Electrophysiological effects and atrial contribution to ventricular filling. Ann Thorac Surg 1999 ; 67 : 36-50
11) Nitta T, Sakamoto S, Miyagi Y, et al : Initial experience with the radial incision approach for atrial fibrillation. Ann Thorac Surg 1999 ; 68 : 805-811
12) Ishii Y, Nitta T, Fujii M, et al : Serial change in the atrial transport function after the radial incision approach. Ann Thorac Surg 2001 ; 71 : 572-576
13) Josephson ME, Harken AH, Horowitz LN : Endocardial excision : A new surgical technique for the treatment of recurrent ventricular tachycardia. Circulation 1979 ; 60 : 1430-1439
14) Swerdlow CD, Mason JW, Stinson EB, et al : Results of operations for ventricular tachycardia in 105 patients. J Thorac Cardiovasc Surg 1986 ; 92 : 105-113
15) Dor V, Sabatier M, Montiglio F, et al : Results of nonguided subtotal endocardiectomy associated with left ventricular reconstruction in patients with ischemic ventricular arrhythmias. J Thorac Cardiovasc Surg 1994 ; 107 : 1301-1308

20章 カテーテルアブレーション

1 はじめに

カテーテルアブレーション（catheter ablation）治療は，多くの頻脈性不整脈の第1選択治療法としてその地位をほぼ確立したといっても過言ではない。薬剤抵抗性の頻脈性致死性不整脈例に対してその治療法の1つである植込み型除細動器は「対症」療法であるのに対して，カテーテルアブレーションは「根治」療法である。さらに，カテーテルアブレーション治療の成功により，多くの電気生理学上の学説の信憑性が検証されうるという画期的な意味も有する。本法のエネルギー源としては当初直流電流が使用されていたが，通電による心筋傷害のため通電回数に限りがある，直流通電によるbarotraumaの問題，全身麻酔が必須であるなどの諸々の問題点が指摘され[1]，現在では高周波が主流となっている。今後，超音波，マイクロウェーブ[2]，冷凍凝固法[3]などの新たなエネルギー源が出現してくるものと考えるが，本章では主に高周波カテーテルアブレーション治療の現況と，本治療の問題点と限界性について解説することとする。

1）概念および原理

カテーテルアブレーションは，心腔内に留置されたアブレーションカテーテル先端電極と体表（主に背部）に装着した対極板間で高周波通電を行い，不整脈の原因となる心組織を焼灼挫滅し，不整脈を根絶する方法である。本治療適応症例は次第に拡大していき，WPW症候群，房室結節リエントリー性頻拍，心房頻拍，心房粗動，心室頻拍，最近では心房細動にまで適応は及んでいる。ほとんどの頻脈性不整脈は本法によって根治可能となっているが，治療成績がいまだ不十分な疾患も存在する。ことに，器質的心疾患に合併した持続性心室頻拍や，心房細動などに対しては本法はいまだ研究段階であり，先に述べた新たなエネルギー源の出現とともに治療成績が改善していくことが期待される。

本治療に使用される高周波は，300～800 kHzの非変調波が用いられる。この波長であれば心組織を電気的に刺激することなく効果的に治療に必要な心組織の熱変性を起こすとされている。

種々の因子が焼灼容積を規定するが，①アブレーションカテーテル先端電極のサイズ（電極〜組織間接触面積），②焼灼部組織温度，③通電時間，④アブレーションカテーテルの心内膜固定の安定性などが大きな因子と考えられている[4]。組織温度が上昇しすぎると組織の"boiling"が生じ，組織の炭化や"popping"という組織の暴発性断裂を生じて，特に左側では重篤な血栓症の原因ともなりうるので注意を要する。通電中の抵抗値に注意して通電することによりこれらを予防できるが，急激な上昇時には即座の通電停止と同時にカテーテルを抜去して先端に付着した凝血塊を除去すべきである。

2）高周波発生装置

通電中に，電力，電圧，電流，抵抗値，カテーテル先端温度などをモニターしつつ焼灼を行える装置が必要である。高周波発生装置の様式は，①

電圧による出力調整する電圧制御型，②温度で出力を調整する温度制御型とに大別される．最大出力は現在多くは50Wまでだが，100～150Wの高出力の発生器も考案されている．これら高出力発生装置は，心内深部組織の焼灼に必要とされる場合がある．通電時に重要な注意点として，アブレーションカテーテルが目標心組織に位置されかつその先端電極が心刺激装置に連結されている場合，通電電流が刺激装置に内蔵されているダイオードにより整流され，心組織に直流電流が流れてしまい，時に心室細動が誘発される危険性がある．したがって，通電時は，アブレーションカテーテル先端電極は必ず刺激装置との連結は解除されていることを確認すべきである．

3）アブレーションカテーテル

通常は先端電極が4mmの7Fr large-tipカテーテルが使用される．これは治療上十分な焼灼体積を得るために電極～組織接触面積を増やす上で最低限必要な電極サイズである．6～8mmのlong large-tipカテーテルもあり，心組織のより深部への高周波到達が必要な際に選択される．今後は，さらにより深く大きな病巣を作成可能なcooled-tipカテーテル（カテーテル内腔循環式水冷機構）などが認可され，臨床上有用なデバイスとして登場してくることになろう[5]．小児例などでは6Frカテーテルも使用される場合もあるが操作性が若干低下する．先端部分が必要に応じて曲げられるdeflectableタイプであることは必須条件である．種々のカーブ形状のカテーテルがあるので，目標部位に最適の形状を有するカテーテルを選択することもアブレーション成功に重要な因子であると考える．

通電中のアブレーションカテーテル先端部位の温度モニタリングは，安全な焼灼のためには不可欠の因子であり，温度センサー付カテーテルを用いた温度制御通電システムの使用が推奨される．

2 カテーテルアブレーション治療の実際

1）一般的注意点

(1) いかなる部位のアブレーションに際しても，観血的血圧モニターを行うのが望ましい．

(2) 可能であれば各通電後ごとに12誘導心電図を記録し，早期興奮波形態の微妙な変化や，頻拍のQRS波形の微細変化等を詳細に検討する．

(3) 通電中に抵抗値の急峻で有意な上昇があった場合は，必ずカテーテルを抜去してカテーテル先端部の血液凝塊の有無を確認し，付着している場合は生理食塩水を含ませたガーゼなどできれいに洗い落とす作業を必ず行う．一方，有効焼灼がなされている場合は，抵抗値の有意な低下がみられる．

2）房室接合部離断術

a. 適応症例

当初エネルギー源は直流通電であったが，カテーテルアブレーション治療として最初に行われたのが本手術であった（1982年）[6]．強い症状を有する頻脈性心房細動例で，ジギタリスなどの房室結節伝導抑制薬剤に抵抗性で，特に本不整脈による失神および重篤な心不全の既往歴のある例へは積極的に適応を考えたい．さらに，薬剤抵抗性でカテーテルアブレーション困難な非通常型心房粗動や心房頻拍の一部の例にも適応があると考える．

b. アブレーション至適部位

房室結節の生理および解剖は他章に譲るが，房室接合部の心室側は中心線維帯に被覆されているので，His束波電位最大記録部よりもやや（約数mmから1cm）心房側にての焼灼が望ましい．His束波電位最大記録部位でも離断可能な場合もある[7]．

c. カテーテルの操作

カテーテル操作は比較的容易である．通電中のカテーテル先端部の安定性を確保するために，Daig社製（日本光電）SR0タイプのlong guiding sheathの使用を薦める．まずHis束波最大記録部位に先端電極部を位置させ，注意深く心房側へ時計回りのトルクをかけながら引く（図1）．比較的大きなHis束波電位が記録されかつ心室電位高に比べ心房電位高がほぼ同等か心房波が有意に大きな部位がおおむね至適部位とされている．心室側寄りの部分は，中心線維帯に保護されているため焼灼が難しいので，若干心房側寄りが好ましい．

d. 通電方法

カテーテル先端部の血流による冷却効果があるため，時に40～50Wの比較的高出力が必要とされる場合が多い。接合部調律が出現することもあるが，完全房室ブロックが出現するまで通電を続け，房室ブロック出現後もさらに約20～60秒間の通電を加える必要がある（図2）。

e. 難渋例への対処

右側よりのアブレーション手技にて離断困難な場合，左側アプローチ法がとられる。房室接合部

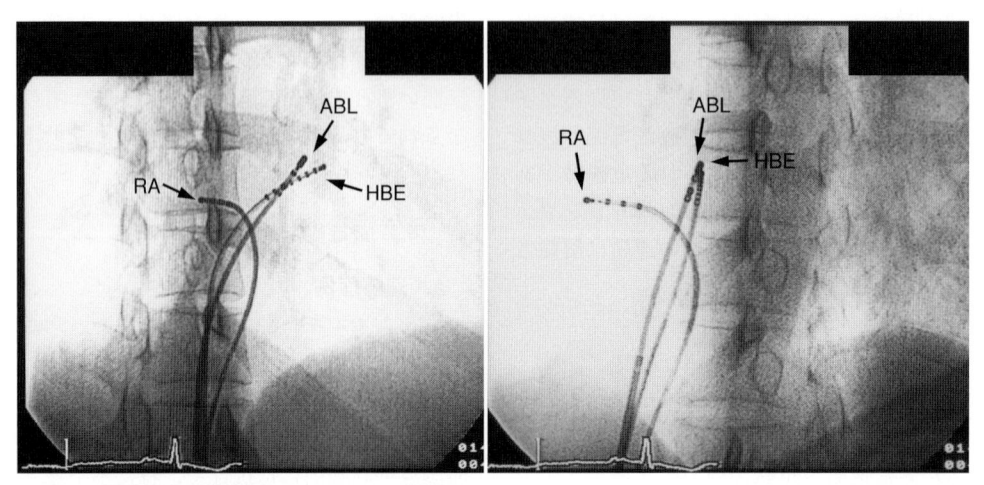

図1 房室接合部離断術のカテーテル位置
Koch三角部の前上方にカテーテル先端を位置させる。三尖弁輪上縁を目安にカテーテルを挿入する。His束電位最大記録部位よりも若干心房側寄りが好ましい。

図2 房室結合部完全離断術の実際
房室接合部完全離断術成功により完全房室ブロックとなり，あらかじめ挿入してあったバックアップペーシング（S）が作動している。

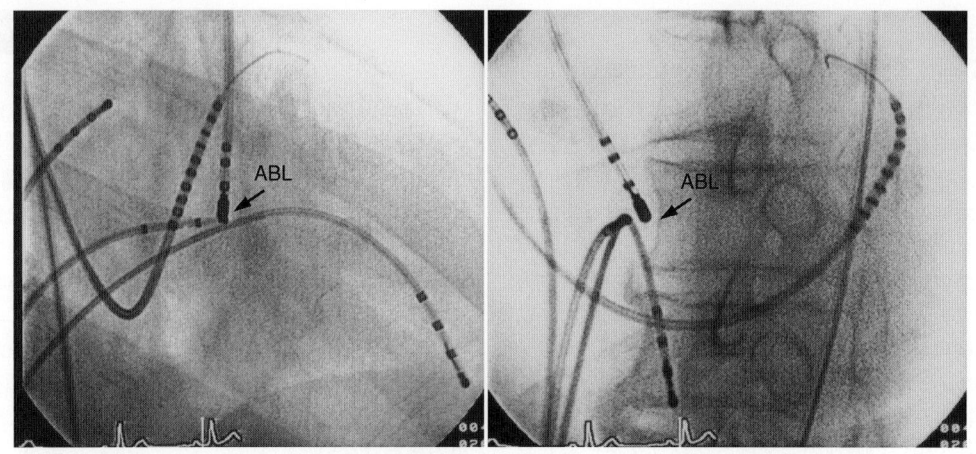

図3 左側アプローチによる房室接合部離断術の際のカテーテル位置
大動脈弁Valsalva洞直下の心室中隔部に位置させる。左室に挿入した後反時計方向に操作し左室中隔に位置させる。比較的容易にHis束電位が記録可能である。

が中心線維帯を貫いた直後は左室側の比較的心内膜表層を走行するため，左室側よりの離断術が右側に比べより容易となる[8]。大動脈Valsalva洞直下の心室中隔部位でHis束波電位が記録される部位での通電で比較的容易に離断可能である(図3)。

f. 注意点

房室接合部の完全離断術の際に最も問題になることは，術前より存在した僧帽弁逆流が増悪する，または新たに僧帽弁逆流症が発生することである[9]。このために，症例によっては時に心不全をきたす場合もあり，弁置換術を必要とするに至る症例もまれながら存在する。この僧帽弁逆流が始まるのは，ペースメーカー治療開始直後からであり，本症の原因は，アブレーション自体よりも右室心尖部からのペーシングにより生じると考えられている。したがって，術前に中等度以上の僧帽弁逆流症が存在する場合は本法の適応は控えたい。症例によっては，両室ペーシングを行うことでこの問題を回避できる場合も期待できる。

3）早期興奮症候群（Wolff-Parkinson-White症候群）副伝導路離断術

a. 適応症例

早期興奮症候群（WPW症候群）は，カテーテルアブレーション治療が始まった早い時期から治療対象となり，多くの施設でアブレーション治療開始初期段階で盛んに施行された疾患である。まず薬剤抵抗性の房室リエントリー性頻拍例が適応であるが，その他特に心臓性突然死のハイリスクグループと見なされる群が絶対適応となる[11]。その他薬剤抵抗性の発作性房室リエントリー性頻拍や，特にリエントリー性頻拍や心房細動の頻拍発作時に失神を伴う例もよい適応となる。顕性，潜在性の場合ともに，非WPW症候群例に比べて発作性心房細動の合併が有意に多いとされており，副伝導路離断後は有意に心房細動発作回数が減少することが期待されるため，かような症例にも適応を積極的に検討したい。

顕性副伝導路例であっても房室リエントリー性頻拍の既往がなく，また副伝導路順行性有効不応期が比較的長い例（約300 ms以上）は，生理的にはその後の伝導性が衰えることはあれ促進することはないと考えられるため本法の適応はない[12]。

b. アブレーションの至適部位

副伝導路は，通常は幅数mmで長さ約1cm程度のものがほとんどであるが，まれに複数例，multi-component例（約2cm以内の範囲に副伝導路が複数存在する場合をさすことが多い），斜走伝導路例，心外膜側走行路例等のバリエーションが多く，さらに左側と右側では離断の至適部位で心内電位形状の特徴に相違点がある。先端電極から記録される電位は通常双極誘導が多用される。単極誘導を併用する方法もあるが，双極誘導電位解読に習熟すれば単極誘導の併用なくともほ

> ## Side Memo
>
> ### 化学的アブレーション (chemical ablation)
>
> 本法は，当初陳旧性心筋梗塞症に合併した持続性心室頻拍に対する根治療法として発表されたが，その後房室結節の伝導性を抑制する目的（房室結節修飾術）として頻脈性心房細動や房室結節リエントリー性頻拍症などに適応された[10]。房室結節修飾術の場合は2〜2.5 Frサイズの微小注入用カテーテルを冠動脈（おおむね右冠動脈）房室結節枝に超選択的に挿入し，希釈エタノール（25〜50％）を緩徐に持続注入（0.5〜1.0 ml/分）することにより房室結節の伝導性を傷害する。エタノール注入中に一過性の完全房室ブロックを作成した時点がエンドポイントであるが，ほとんどの症例で完全房室ブロックはその後改善し，永久型ペースメーカーを植込む必要性はほとんどない。図4にアブレーション前後の房室結節伝導性を比較したが，有意に心房粗動の心室応答数は抑制されている。しかしながら，本法は心室中隔基部に小範囲ではあるものの微小心筋梗塞を起こすためにエタノール注入中は胸痛を伴うことが多く，またCK値が数百のオーダーで上昇するが，術後に有意な心機能障害や本病変部が原因となる不整脈出現の報告はない。

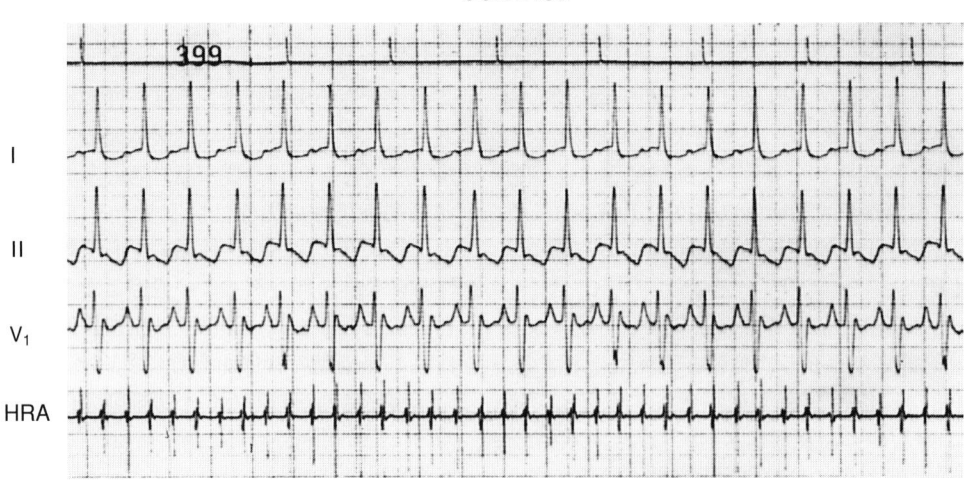

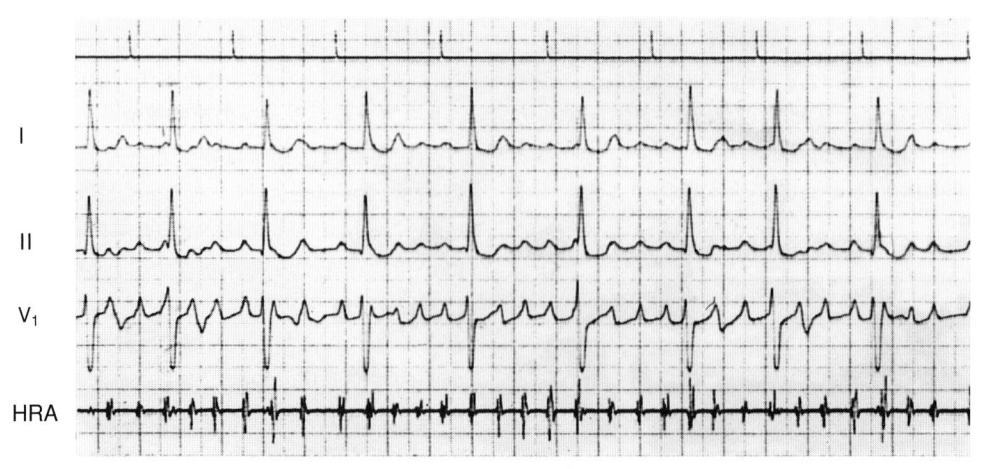

図4 頻脈性心房粗動例の房室結節に対する化学的アブレーションの実際
基本調律は心房粗動であり，化学的アブレーション前後での房室結節の心室応答数の変化を示す。アブレーション後は有意に心室応答数が減少している。

とんどの場合離断に成功する。

副伝導路の離断術は，その解剖学的太さが数mmと細いためカテーテル操作は非常に微妙であり，ほんの数mmのアブレーションカテーテル先端部の位置のズレで成功，不成功となる場合が多い。マッピングの結果に従って根気よくアブレーションカテーテルを微細に操作し，心腔内の円滑で細かい操作に習熟することが大切であろう。

c. カテーテル操作
①左側副伝導路

経中隔穿刺法に習熟した施設では本法による左側へのカテーテル挿入を試みるのもよい。大腿動脈よりのカテーテル挿入には，動脈の蛇行の有無にかかわらず，カテーテル固定の安定性や操作性の点から8Fr（アブレーションカテーテルが7Frの場合）のstraight long guiding sheathの使用が推奨される。この場合，同時にsheath側孔からの観血的血圧モニターを行うことが望ましい。左側副伝導路の場合は，冠静脈洞に挿入した多電極カテーテルによる僧帽弁輪のマッピングが成功の鍵を握る。電極間距離がなるべく小さく，かつ多くの記録用電極を有するカテーテルが推奨される（当科はDaig社製極間2mm，10極有孔カテーテルを使用）。この際注意すべきこととして複数副伝導路例が挙げられよう。僧帽弁輪マッピングの際，順行伝導においては最短房室伝導時間，逆行伝導においては心室ペーシング中の最短室房伝導時間が比較的広範囲にみられる場合には複数副伝導路の存在を念頭においてアブレーションを施行すべきである（図5）。また，マッピング電位上離断の至適部位と思われるにもかかわらず通電により離断不成功の場合も，複数副伝導路の可能性を考えるべきであろう。この場合，1回の焼灼ごとに12誘導心電図を詳細に検討し，δ波の形状の微細な変化の有無を検討することも複数副伝導路やmulti-component副伝導路の存在を知るに有用な点である。

（1）弁下アプローチ法

経大動脈的に左室内に挿入した後，冠静脈洞内多極電極カテーテルによる僧帽弁輪マッピングの結果に基づいて，僧帽弁輪直下心室側の目標部位に先端を留置し，なるべく心房波が大きく記録されるように極力弁輪部に接近させて位置させる（図6,7）。心房波高が不十分な場合は，カテー

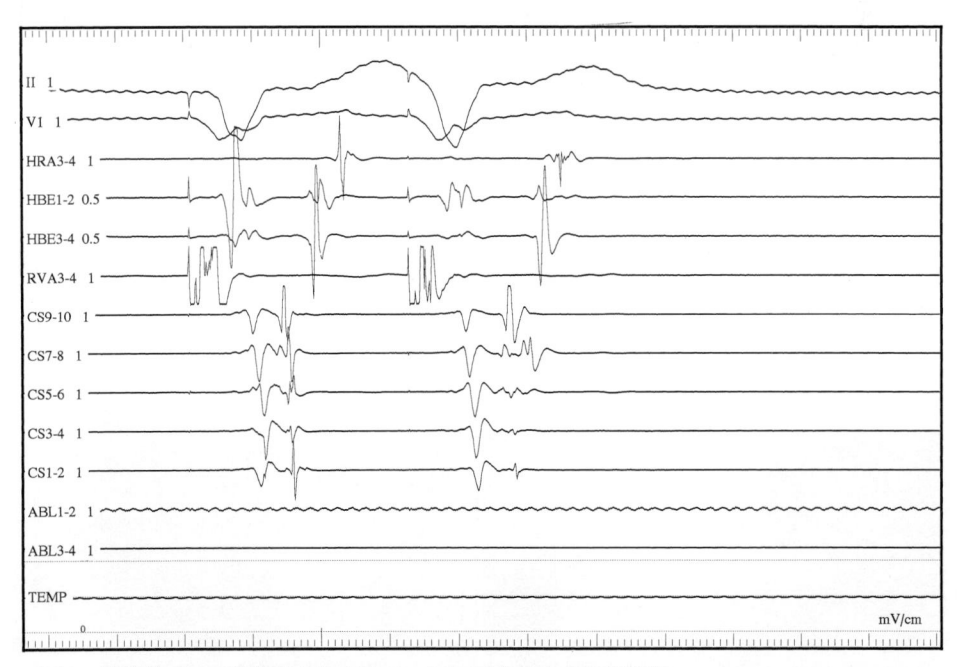

図5 潜在性WPW症候群の右心室ペーシング中の心内電位記録
比較的広範囲にわたり(CS3-8)逆行性心房最早期興奮部位が認められる。このような場合は複数副伝導路かmultiple component Kent束例の場合を疑いアブレーションを行う必要がある。

ル先端電極部が房室弁輪部より離れた位置にあることを意味し，同部位での通電による離断は難しい。

通電開始後5秒以内に離断されない場合は至適部位ではないと判断し，通電を中止しマッピングのやり直しを行う。5秒以内に離断に成功した場合は，同部位に都合1～2分間の通電を行う(図8)。しかしながら，multi-component Kent束例では，有効通電にもかかわらずデルタ波が変化ないしは消失しない場合もあるため，症例によっては30秒間程度，十分に通電し，各componentを丹念に離断していく方法も必要である。

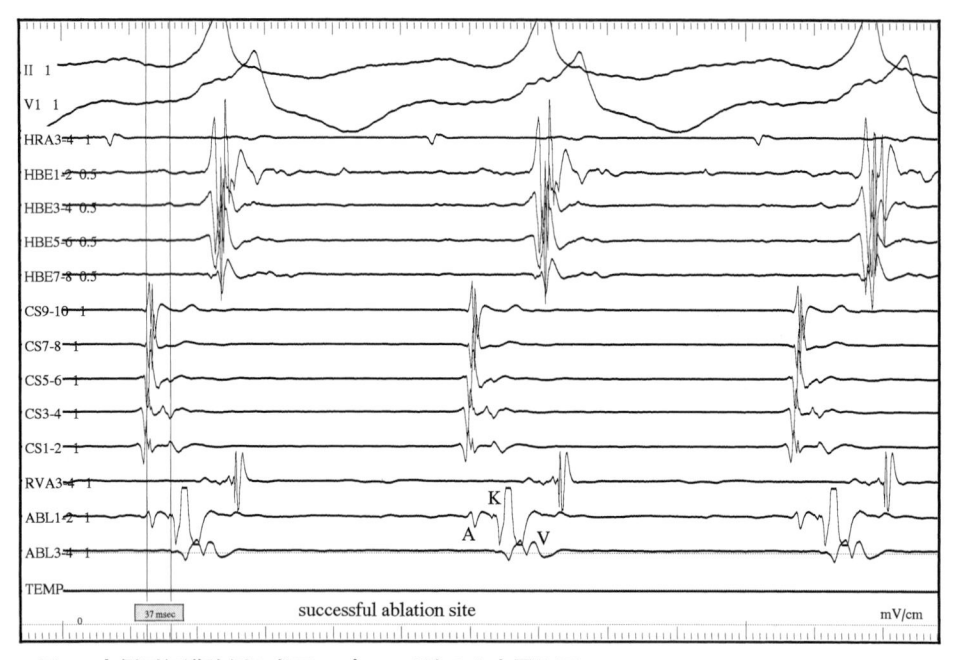

図6 左側副伝導路例の弁下アプローチ法の心内電位図
房室弁輪直下にカテーテル先端が位置されると，大きな心室電位と小さな心房電位が記録され，房室伝導時間は約37 msと十分短く，両電位間にKent束電位と思われる鋭い電位が記録されている。同部位の通電にて容易に副伝導路完全離断に成功した。

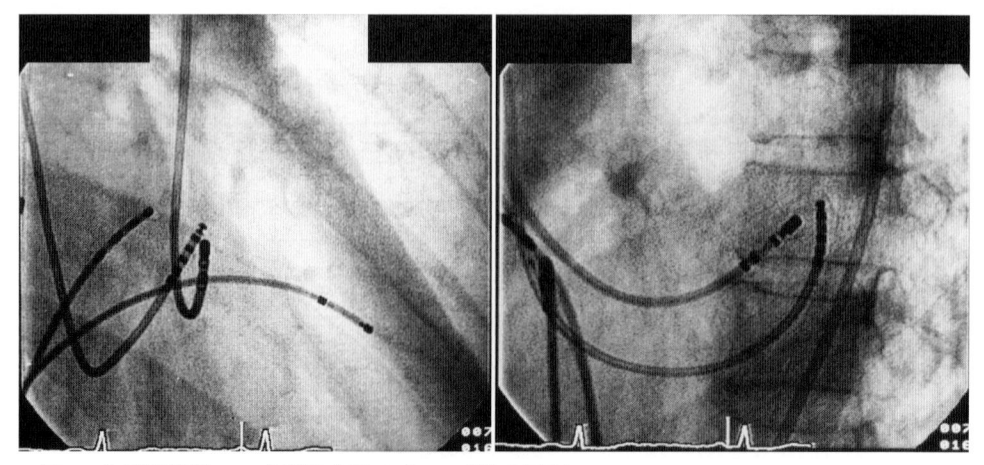

図7 左側側壁部Kent束例の弁下アプローチ法の写真
左室に挿入した後，極力房室弁輪部に接近させるように位置させる必要がある。

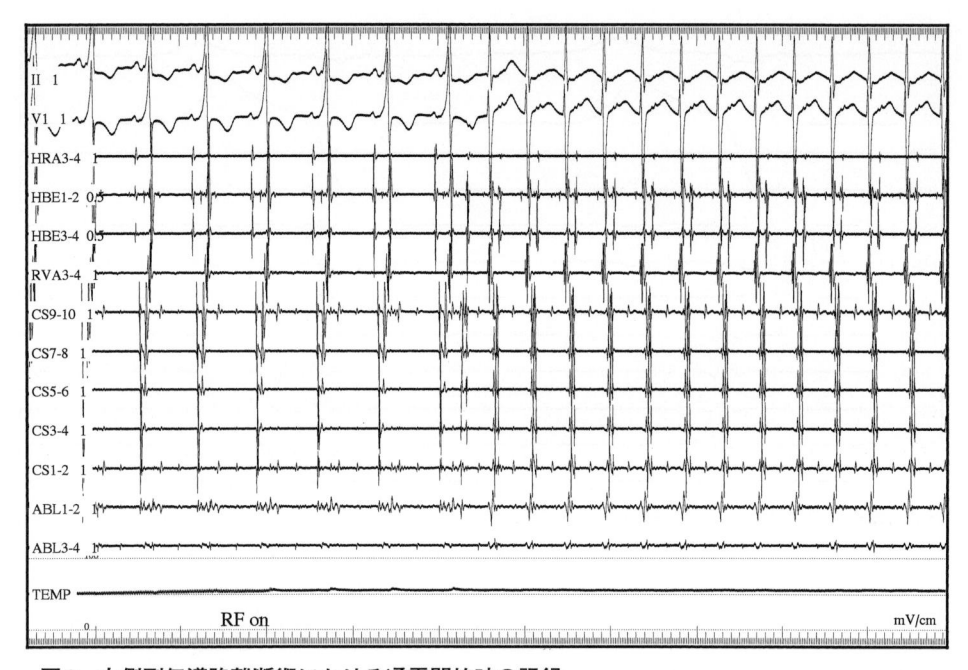

図8 左側副伝導路離断術における通電開始時の記録
カテーテル先端電極より20Wの出力で通電したところ，通電開始数秒後に副伝導路伝導は永久に遮断された。

(2) 弁上アプローチ法

経大動脈-左室で逆行性にカテーテルを左房内に挿入して，僧帽弁輪部心房側に先端電極を位置させるが，重要な点は先端電極より得られる電位の心房波と心室波の比率が約1：1になるように位置させることである．僧帽弁輪に極力近くに位置させることが成功の大きな因子である（図9,10）．本法は，特に潜在性副伝導路に関しては有用な方法であるが，冠静脈洞周囲の詳細なマッピングにより副伝導路の位置が確認されている場合は，弁下アプローチ法で同部位の弁下部に位置させる方法でも離断可能である．弁上の場合は，血流による冷却効果が弁下の場合に比べて大きいため，弁下の場合よりも比較的高出力通電を要する場合が多い．

(3) 経中隔穿刺法

経中隔穿刺法による左側副伝導路離断術で大切な点のひとつは，その局在部位により最も適切なguiding sheathを選択することである．このlong guiding sheathは，Daig社製のSLシリーズの中から選択する．左前部はSL1-2，左側壁SL2-3，左後壁部はSL3-4を選択するのが一般的である．

経中隔穿刺法によりアブレーションカテーテルを僧帽弁輪に位置させることや弁輪部固定は比較的容易であるので，心房中隔穿刺に長けた施設では経大動脈法より本法を推奨したい．

②右側副伝導路

一般的には左側に比べて右側の離断術の例が難渋する場合が多い．したがって，多くの場合では，アブレーションカテーテルのみで透視像と先端電極より記録される心内電位等の情報を元に三尖弁輪に沿ってマッピングする必要がある．さらに難渋する原因として焼灼中の安定したカテーテル固定が難しいことも挙げられよう．冠静脈洞の代わりに右冠動脈内に2～3 Frの特殊微小電極カテーテル（Cardima社製，パラメディック）を挿入して三尖弁輪をマッピングする方法や副伝導路局在部位に適した種々の形状のlong guiding sheath, SRシリーズ（Daig社，日本光電）を使用する方法，もしくは，20～24極のHaloカテーテル（IBI社，Cordis社）を三尖弁輪に沿って留置し，右側房室間での順伝導および逆伝導のマッピングを行い，副伝導路の局在を検索する方法もある．

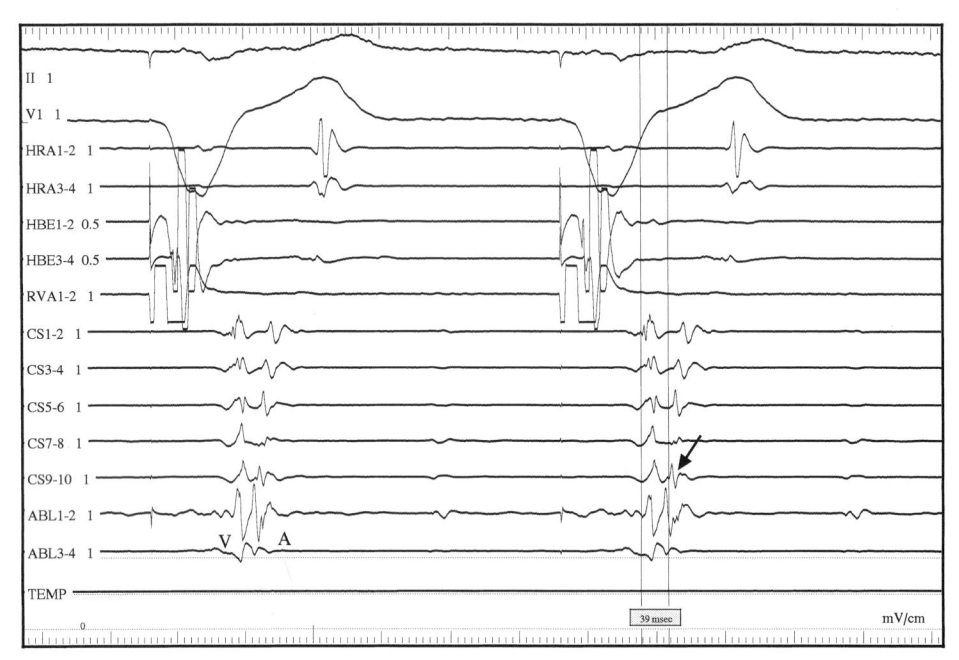

図9 左側副伝導路例に対する弁上アプローチ法の心内電位図
心房電位と心室電位高がほぼ1対1の割合が望ましい。この割合からずれている場合は，カテーテル先端部が房室輪から心房側または心室側いずれかにずれて離れている場合が多く，通電による副伝導路離断に成功しないこととなる。室房伝導時間は十分短く，心室 - 心房電位間にKent束電位とおぼしき鋭い波形がみられる。

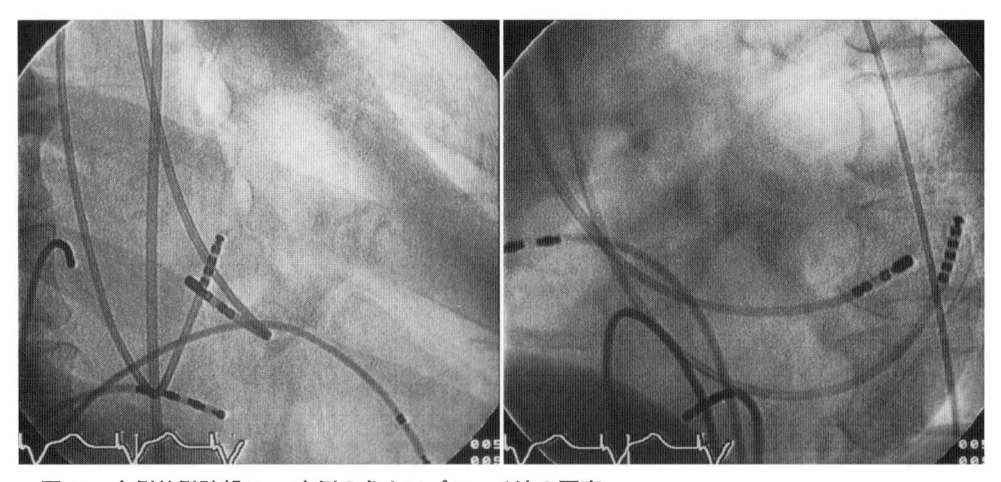

図10 左側前側壁部Kent束例の弁上アプローチ法の写真
左室挿入後，カテーテル先端部位を反転させて左房に挿入する。この場合も，カテーテル先端電極が房室弁輪に極力接近するように位置させる必要がある。

(1) 弁上アプローチ法

右側副伝導路の多くの場合は弁上アプローチ法で試みるのがよい。しかしながら本法の欠点は，三尖弁輪上でのカテーテルの固定が不良であることである。マッピングによって至適部位が同定されても，通電中に拍動や呼吸によりカテーテル先端が容易に動いてしまい，難渋することが多い。既述したlong guiding sheathを副伝導路の局在

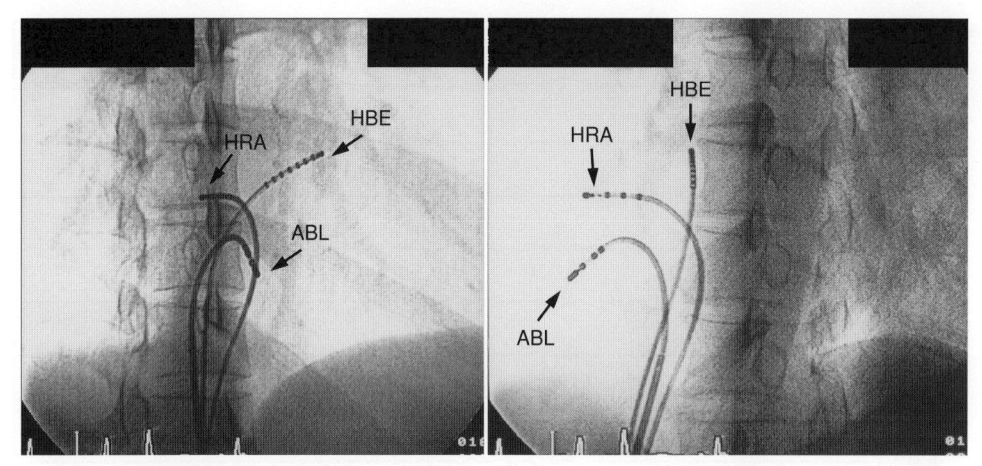

図11 右側側壁部Kent束例の弁上アプローチ法のカテーテル位置の写真
房室弁輪上にちょうど位置させることが必要であるが，long guiding sheath(Diag社，日本光電)を巧く使い分けることで安定したカテーテル留置が得られる．本例ではSR0シースを使用しているが，副伝導路の位置によりシースの選択は異なる．

部位によりうまく使い分けをすることが成功の鍵の1つであろう．図11に右側壁部のカテーテル位置と図12に同部位に位置されたカテーテル先端部位からの心内電位図を示す．心房電位と心室電位の高さがほぼ1：1の部位がちょうど房室弁輪部位にアブレーションカテーテル先端電極が位置していることを示す．

(2) 弁下アプローチ法

まれに弁下アプローチ法が試みられる症例がある．右前，前側壁部位副伝導路の場合などで，弁上部からのアプローチ法ではカテーテル先端部の固定が困難な例があるため，時に弁下アプローチ法が試みられる．

③ Mahaim線維束の離断術

Mahaim線維束は，以前は房室結節から派生すると考えられていたが，最近の多くの報告から，房室結節からは独立して離れた房室弁輪から派生し，その伝導特性は通常の副伝導路とは異なり減衰伝導性を示すことが判明した[13～15]．右房室弁輪の前～前側壁部にかけてその心房端が存在する場合が多いが，右房室弁輪に沿った他の部位から派生する場合もある．さらにまれには左房室弁輪から派生したり斜走する例もあり，本副伝導路の心房端同定には両側弁輪部の詳細なマッピングを要する．Mahaim線維束は心房ペーシングの刺激周期および単発期外刺激の短縮に伴い心房 - 心室波(δ波)間が漸次延長してくる所見が特徴的である（図13）．アブレーションカテーテル先端電極部を三尖弁輪に沿って移動させながら，カテーテル先端電極からの心房ペーシング（constant pacing）中に心房 - 心室(δ波)伝導時間を計測し，その最も短い弁輪部位周辺がMahaim線維束の大まかな心房端であることが把握できる．次に，同部位周辺にてアブレーションカテーテルを房室弁輪に沿ってその心房側でのさらに詳細なマッピングを行い，図14に示すようないわゆるMahaim電位が記録される部位を同定する．ほとんど全例において本電位記録部位で比較的容易に離断可能である．まれながらも存在する左側Mahaim例に関しては，冠静脈洞内の多極電極カテーテルにより僧帽弁輪周囲のマッピングを行い本副伝導路の心房端の位置同定を行う．多くの場合，Mahaim電位が記録されるのが弁上部の場合が多いので心房側にての焼灼を行うほうを薦めたいが，Mahaim電位記録部位では弁下アプローチでも十分離断可能である．

d．通電方法

① 左側副伝導路

弁下部アプローチ法では血流による冷却効果が非常に軽微なため，比較的低い出力で設定温度に到達する場合が多い．心外膜側を走行する副伝導路の場合，心内膜側よりのアプローチでは心外膜

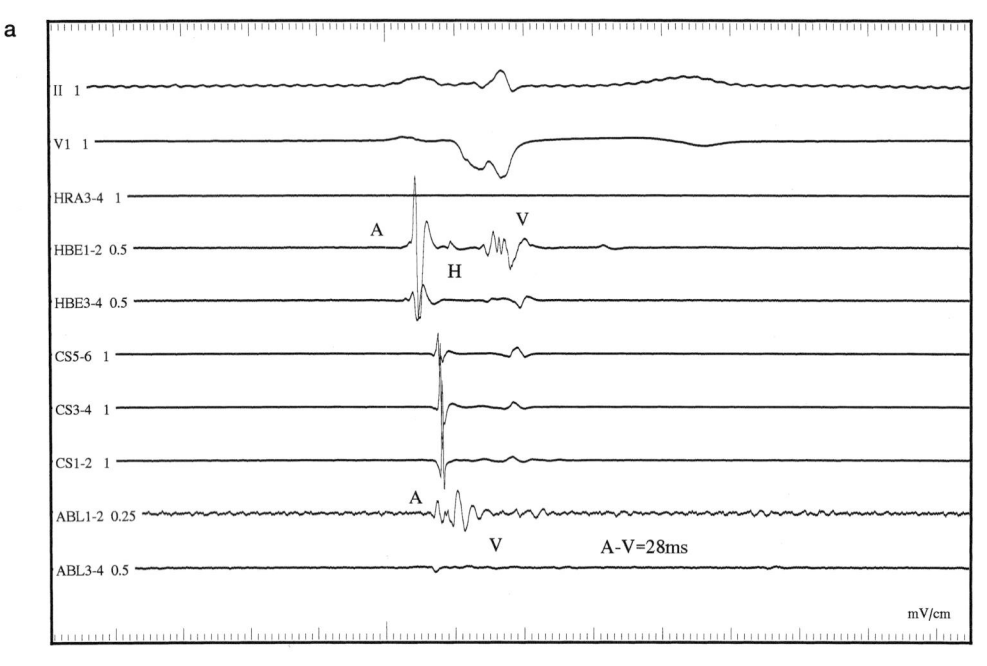

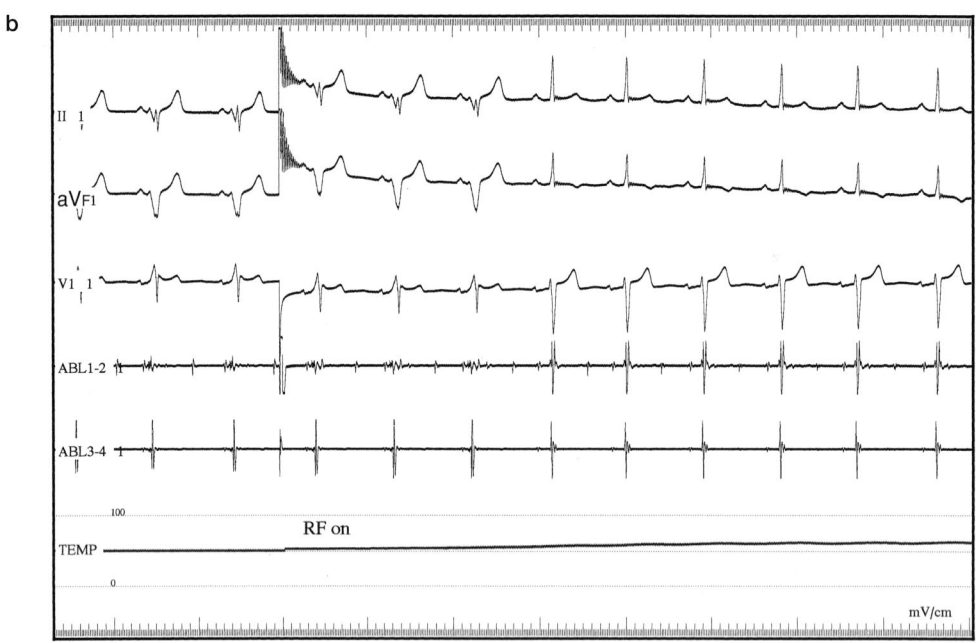

図12 右側副伝導路例の弁上アプローチ法の心内電位図
　心房：心室は左側と同様に約1：1程度が好ましく，かつ本例では心房－心室間隔は約28 msと非常に短い(a)．同部位での通電数秒間で副伝導路伝導は途絶した(b)．

側への十分なエネルギー伝達ができないため，比較的高出力，高温度設定（60～70℃）を必要とする場合もまれにある．これでも成功しない場合は弁上アプローチ法が有効な場合もある．弁上アプローチ法は，特に心外膜側副伝導路のアブレーションに有用である．
　②右側副伝導路
　弁上アプローチ法では血流が豊富なため，その

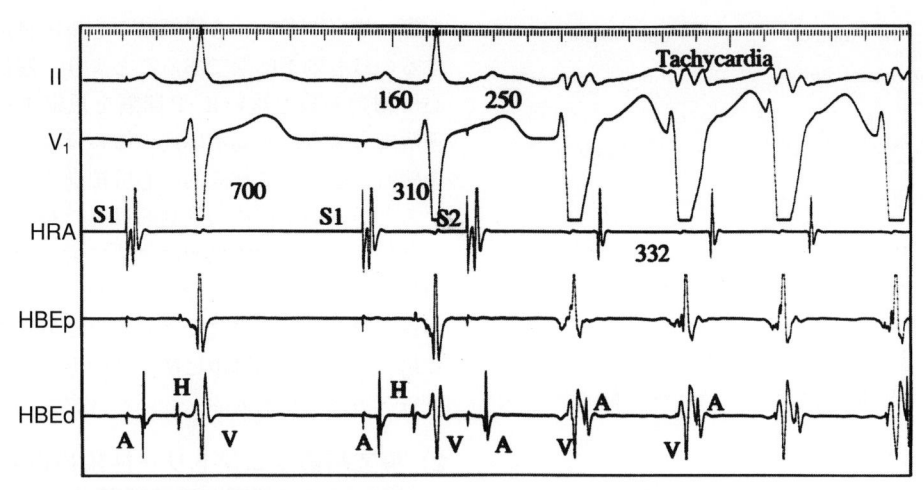

図13 Mahaim線維束例における右房からのプログラムペーシング中の記録
単発の期外刺激による刺激―δ波立ち上がり部位(心室波初期成分)間が,期外刺激の間隔を短縮させるに従い延長してくる。これは,副伝導路の性質(期外刺激の間隔短縮により延長しない)としては異型であり,Mahaim線維束の存在を示す特徴的な所見である。

冷却効果による目標温度へ到達しにくい場合もあり,比較的高出力を要する場合が多い。55〜60℃ぐらいの設定温度での通電が望ましい。

e. 注意点

右側,左側ともに共通の問題点として,房室弁輪での通電の場合に懸念されることは冠動脈への傷害である。通電中に冠動脈の攣縮が誘発され心電図異常(ST上昇)を伴う胸痛を起こしたり,また慢性期にはまれに冠動脈の狭窄病変を形成したりする可能性がある。通電自体による神経への直接刺激による胸痛もあるが,同症状が起きた場合には毎回必ず血圧や12誘導心電図変化の有無のチェックが大切である。

左側焼灼の場合は特にヘパリンの投与について注意する。当科では最初5,000単位投与後約2時間ごとに1,000単位追加するように心がけている。PTCAなどのようにACTなどを厳密に測定しながら抗凝固管理する必要はないが,既述したように抵抗値の急な上昇の場合にはカテーテルを必ず抜去して凝血塊を除去することは血栓予防の点からも大切である。また,すでに動脈壁に存在する壁在血栓がカテーテル操作により剥離されることで血栓症が惹起される危険もあるので,高血圧や高脂血症を合併した高齢者の場合などでは心内腔でのカテーテル操作には注意する。

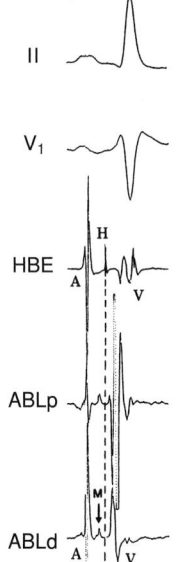

図14 右側房室弁輪に沿ってマッピング中,右前側壁部に図に示すような鋭いスパイク状の電位(Mahaim電位;M)が心房‐心室電位間に記録された。同部位にての通電で容易に本副伝導路離断に成功した。

左側副伝導路例で,経大動脈アプローチ法でカテーテルを左室に挿入する場合,カテーテル先端部が大動脈弁の通過前に冠動脈口に不意に挿入されてしまう場合もあるので注意を要する。

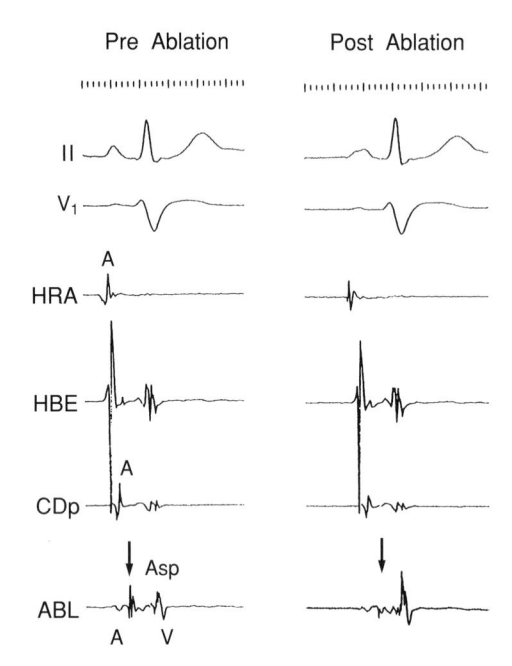

図15a Koch三角部後下方にカテーテル先端を位置させ，遅伝導路選択的離断至適部位に位置されたカテーテル先端電極から得られた電位記録

図のように，心房：心室波比は約1：10で，心房波はなるべく棘波状で多相性が好ましい。His束波はいかに微小でも絶対に記録されてはいけない。

3 房室結節修飾術

房室結節修飾術（atrioventricular nodal modification）には，2つの意味がある。すなわち，①頻脈性心房細動の心室応答数調節の目的で，房室結節有効不応期のより短い房室結節"遅"伝導路を選択的に離断，②房室結節リエントリー性頻拍の根治のために，頻拍の必須回路の1つである房室結節"遅"伝導路を選択的に離断，この2方法につき解説する。

1）頻脈性心房細動心室応答数調節のための房室結節遅伝導路選択的離断術

房室結節の遅伝導路，速伝導路の2つの電気生理学的特性の異なる経路を介して心房レベルの興奮が心室に伝播するとされている。この場合，有効不応期は遅伝導路のほうが速伝導路のそれよりも短い場合が多い。心房細動の心室応答数を規定するのは有効不応期であることより，遅伝導路が心房細動の最も短いR－R間隔を規定することが理解できよう。有効不応期の短いほうの遅伝導路を離断することで結果的に心房細動の徐拍化をはかるというのが本法の理論的根拠である[16]。

発作性心房細動では洞調律時に選択的遅伝導路の離断を行うことが可能であるが，慢性心房細動の場合は直流除細動により洞調律に戻してから行う場合と，心房細動中に解剖学的方法（後述）により行う方法とがある。

2）房室結節リエントリー性頻拍根治術としての房室結節遅伝導路離断術

当初は速伝導路を焼灼する方法もとられていたが[17]，完全房室ブロック作成などの重篤な合併症が多いため，現在では遅伝導路の選択的離断術がほぼ本疾患の確立された方法となっている[18]。遅伝導路の選択的アブレーションには，解剖学的アプローチ法と電位的アプローチ法とがあるが，通常は両者を組み合わせて行われている。電位的アプローチ法の場合で至適部位に置かれた場合のカテーテル先端電極から得られる電位を図15aに示す。

遅伝導路離断に成功する場合は，接合部調律がほとんどの成功例で通電開始後数秒以内に出現する[19]（図15b）。本調律が通電開始後数秒以内に出現しない場合はアブレーションカテーテルが至適部位に留置されていないと判断しマッピングをやり直すべきである。注意点として，この接合部調律の出現中に室房伝導ブロックが生じた場合は焼灼効果が速伝導路まで及んだと考えられるので，即座に通電を中止する。また，接合部調律の周期が600 ms以下の場合にも，通電傷害が速伝導路へ及んでいる徴候の場合があるので，この際も通電の即刻中止と，室房伝導の状況を詳細に検討する必要がある[20]。

房室結節リエントリー性頻拍根治のためには，必ずしも遅伝導路の完全伝導ブロックは必須ではなく，遅伝導路と速伝導路との心房側接合部の離断でも根治しうる（図16）。したがって，この場合は，焼灼後の心房単発期外刺激で，1発の房室結節性リエントリーエコーであればアブレーショ

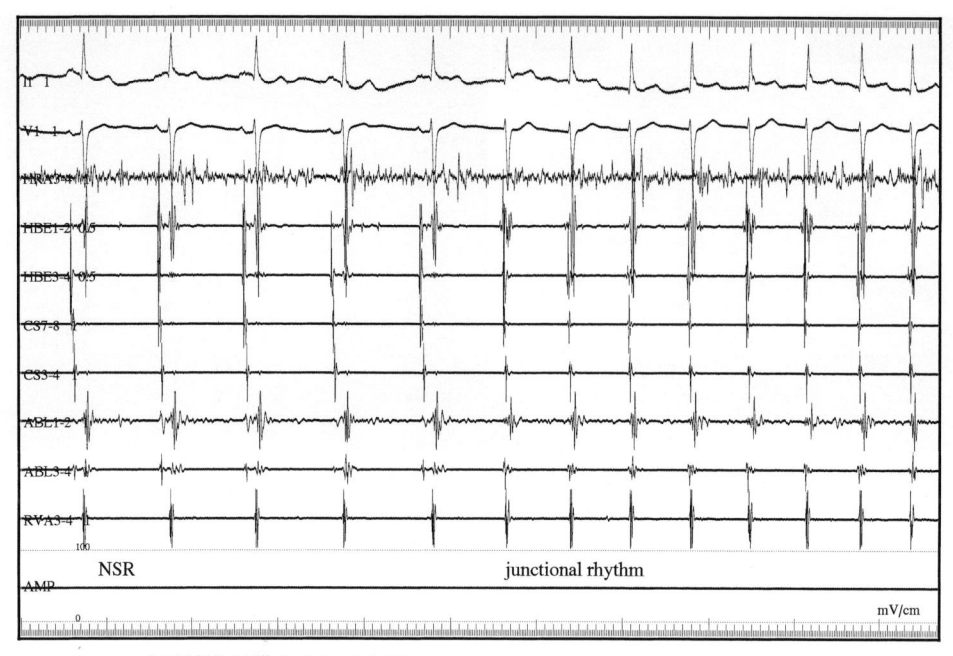

図15b 房室結節遅伝導路選択的離断術における房室接合部調律の出現
遅伝導路の心房伸展部にカテーテル先端電極が位置され焼灼エネルギーが有効に同部位に作用した場合,房室結合部組織の自動能が温度上昇により促進されることにより房室接合部調律が出現する。同調律は遅伝導路離断術成功の場合,おおむね全例に出現する。逆に洞調律が出現しない場合は,カテーテル先端が至適部位に位置されていないと判断され,カテーテルの留置し直しが必要である。

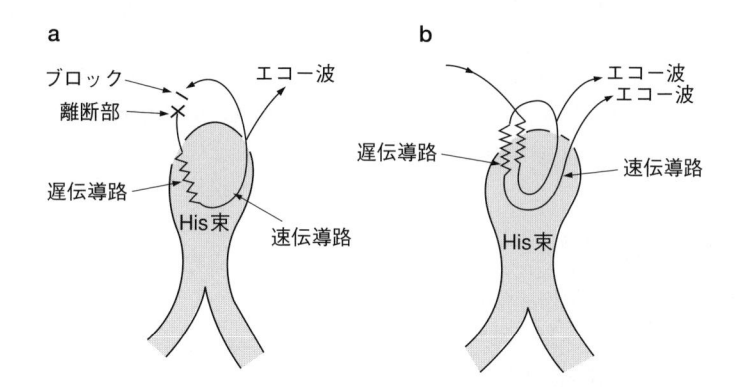

図16 房室結節修飾術(遅伝導路選択的離断術)には,遅伝導路の完全離断は必ずしも必要ではなく,図にあるように遅伝導路と速伝導路との心房内伝導連結組織を焼灼により挫滅することで完治する。この際,心房期外刺激法による房室結節リエントリーは1発であればよいが,2発以上出現した場合はこの両伝導路の連結組織が残存していることを意味するため,さらなる焼灼が必要となる。

ン成功と考えてよいが,2発以上のエコー波が出現する際は焼灼が不十分であると考えるべきである[21]。遅伝導路完全伝導ブロックか1発の房室結節エコーになった時点が本法のエンドポイントである。

3) カテーテル操作

房室結節遅伝導路の選択的離断術のカテーテル

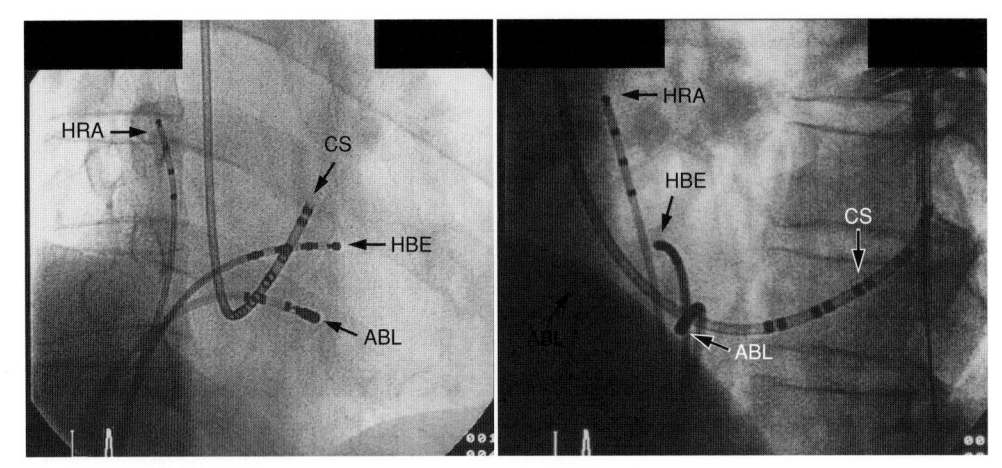

図17 房室結節遅伝導路選択的離断術のカテーテル位置
Koch三角部の後下方にカテーテル先端を位置させるが，写真にあるようにRAO 30度，LAO 50度で見てHis束記録用カテーテル先端からちょうど垂線を下ろした位置あたりが至適焼灼部位であることが多い。

操作は比較的容易である。図17に示すように，RAO 30度，LAO 50度で見てHis束波記録用カテーテル先端から垂線を下ろした部位にアブレーションカテーテル先端がくるように位置させる。ここが離断最適の部位である場合が多いが，まず同部位付近にカテーテルを置き，次に電位マッピングを始める。マッピングはHis束記録部位での心房波初期成分から，アブレーションカテーテル先端電位の心房波ができるだけ遅く記録され（当科では15 ms以上は必要と考えている），さらに心房波がなるべく多相性棘波（fractionated electrogram）を示す部位が望ましい[22]。

4）注意点

本法で最も大切な点は，房室結節速伝導路を傷害しないことである。遅伝導路，速伝導路ともに傷害してしまうと完全房室ブロックをきたしてしまう。本法は，厳密にいえば遅伝導路への心房側線維を離断する方法である。房室結節組織自体へ焼灼効果が及ぶのを極力回避しなければならない。そのためには，His束記録用カテーテルから，極力離れた部位での通電を心がけるべきであろう。筆者らの施設では，His束記録用カテーテルに約1.5 cm以内に接近した部位での通電は行わない。冠静脈洞入口部からの距離を提唱する施設もあるが，房室結節自体の解剖学的位置にはバリエーションがあり，Koch三角部内で通常よりもかなり下後部へ偏位した部位に位置する場合もある。したがって，His束電位が最大に記録される部位を正確にとらえ，Koch三角部内での房室結節（compact AV node）の解剖学的位置を確認し，この部位より極力離れた部位で焼灼するよう心がける。

5）稀有型房室結節リエントリー性頻拍のアブレーション

本頻拍は，頻拍中にKoch三角部内の心房最早期興奮部位をマッピングし，同部位での焼灼で比較的容易に根治しうる。これは本頻拍のリエントリー回路の逆伝導路である房室結節遅伝導路を選択的離断する方法であるが，焼灼回数も通常型に比べると少なくてすむ場合が多く，頻拍中の通電のほうが通電の有効性が明確であるので薦めたい。洞調律中に，従来のslow pathwayの選択的離断術の方式で，junctional rhythmガイドに施行する方法も採られるが，どちらがよりよいかは議論が分かれる。

4 心房粗動

心房粗動には，12誘導心電図上Ⅱ，Ⅲ，aVFの下壁誘導でisoelectric lineのない陰性鋸歯状波を呈する通常型（typeⅠ）と，それ以外の波形を呈する稀有型（typeⅡ）とに分類される。現在では，

通常型心房粗動に関しては当初，三尖弁輪－冠静脈洞入口部間の線状焼灼もなされたが，三尖弁輪と下大静脈間のいわゆる"右房峡部（right atrial isthmus）"の完全横断的伝導遮断法にて根治することが確立された[23]。

1）通常型心房粗動（type I）アブレーション

a. カテーテル配置

20〜24極の電極カテーテル（Haloカテーテル，Cord Webster社，IBI社）を右房内のなるべく三尖弁輪に沿うように位置させる（図18）。本カテーテルの先端電極は目標焼灼部（峡部）よりも若干外側に位置させることが必要である。なるべく全電極から比較的明瞭な電位が記録されるようにカテーテルの置き方に注意を払う。このカテーテルによるマッピングで心房粗動中の右房内の興奮伝播様式を把握できる。冠静脈洞内にも電極カテーテルを挿入し，焼灼中に左房側よりのペーシングを行い，右房内の興奮伝播様式を検討し焼灼効果の判定に用いる。His束電位記録は必須ではないが，右房後中隔部の焼灼で房室伝導を傷害することがまれにあるため，His束電位記録は記録チャネルに余裕があれば薦めたい。

b. アブレーション手技

右房峡部の横断的離断の確認は，冠静脈洞内に挿入した電極カテーテル（左房側）からのconstant pacingの際，右房内心房中隔を上向して分界稜（crista terminalis）の前方を下降する反時計回り興奮波と，右房中隔峡部を通過し右房底部から分界稜の前方を上昇する時計回り興奮波両者が離断前は右房側壁部で衝突を起こしていたものが，右房中隔峡部の完全離断後は時計回り興奮が消滅するため，反時計回りの旋回興奮波のみになることによる（図19）。さらに，右房自由壁側壁低部か

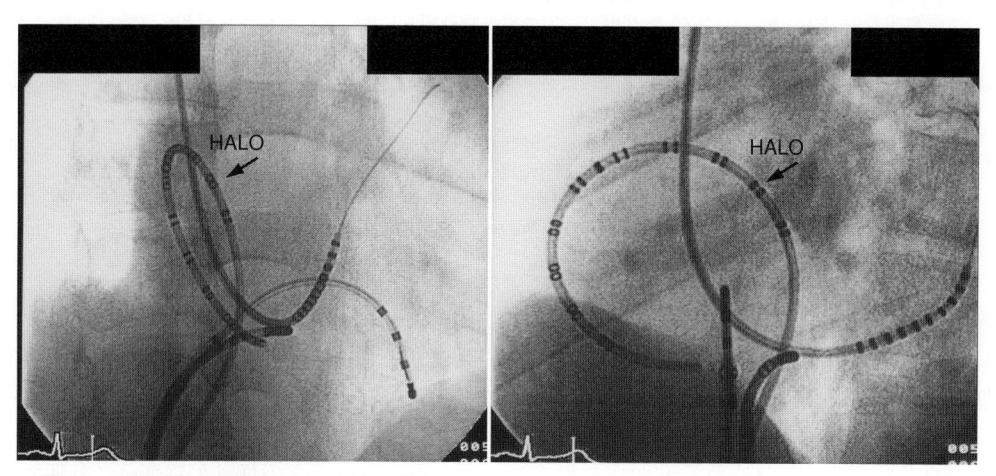

図18 右房内の24極のHaloカテーテル
極力三尖弁に平行にカテーテルを位置させるのが望ましい。全電極から電位が記録されるように微妙にカテーテルを操作する。

Side Memo

split potential（分裂電位）

右房峡部に置かれたアブレーションカテーテル先端電極から記録される電位は，冠静脈洞（左房）よりのconstant pacing中はsplitしていない連続電位である。しかしながら，焼灼により局所的な伝導遮断ラインが作成された後は，この電位は図20に示すごとくペーシングからの直接興奮波により記録される第一成分波と，伝導遮断ライン部位を迂回して遅れて記録される第二成分とから構成されるため分裂したsplit potentialとなる。通電によりsplit potential形成を確認しながら右房峡部の横断的伝導遮断線状焼灼術を施行する。

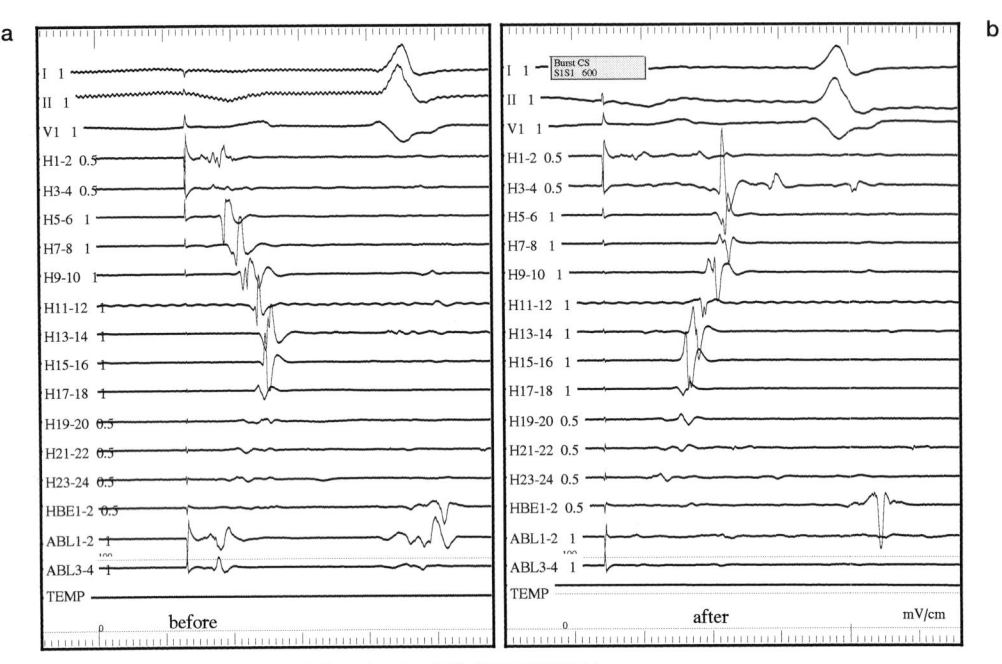

図19a 通常型心房粗動治療の右房峡部横断的離断術前
冠静脈洞内(左房)からのペーシング中，三尖弁輪を時計周りに旋回する興奮波前面と，反時計回りに旋回する興奮波前面とが右房側壁にて衝突するため，Haloカテーテルの電極中間部位付近で衝突が起こり，Haloカテーテル記録上心房興奮順序は「逆くの字」型になっている。

図19b 右房峡部横断的離断術後
冠静脈洞からのペーシング中，三尖弁輪を時計回りに旋回する興奮波は峡部でブロックされ，反時計回りのみが三尖弁輪(右房自由壁)を旋回するため，Haloカテーテルにより記録される興奮順序は近位⇒遠位電極の順序となっている(電位順序は逆くの字型から直線型へ変化している)。この興奮形態の変化により，右房峡部の横断的離断術の成否が判定しうる。

らのconstant pacingを行い時計回りのみの旋回興奮になっていることにより，「峡部における両方向性の完全伝導遮断」が確認される[24]。しかしながらこの確認方法では，一見完全な横断的伝導遮断術がなされたように見えるにもかかわらず，実際は同部位の伝導遅延のみで完全伝導遮断に至っていない場合がある。この欠点を補う方法として，アブレーションカテーテル先端電極から記録される電位に，分裂電位(split potential)ができれば，その部位の完全伝導ブロックが作成されたと判断できることより(図20)，このsplit potential作成されるまで通電を行う[25]。いったんsplit potential形成後は少しずつカテーテルを移動させては再び通電を行い，split potential形成を確認しながら焼灼を続けていくことで，横断的完全伝導遮断の連続的ブロックラインを作成していくことができる。この遮断ラインの形成確認に際して，isoproterenolの投与を加えることにより，偽性遮断と真性遮断とを区別できるという報告もあり[26]，アブレーションの効果を最終評価する上で施行したい方法である。differential pacingによるブロックラインの検証を行うことも推奨される(図21)。これは，ブロックライン後方からのペーシングによる，冠静脈洞内までの伝導時間の差により判断する方法であり，比較的容易に確認できるので有用である[27]。

心房刺激による心房粗動の誘発性に関しては，現在のところアブレーションのエンドポイント決定に関してあまり有用でない。実際，isoproterenolを投与し，あまり過激な誘発刺激を繰り返すと持続性心房細動が誘発されたりすることもあり，アブレーション成功判定として心房粗動の誘発性に関してどの程度の刺激が妥当とされるのかについても明確にはされていない。

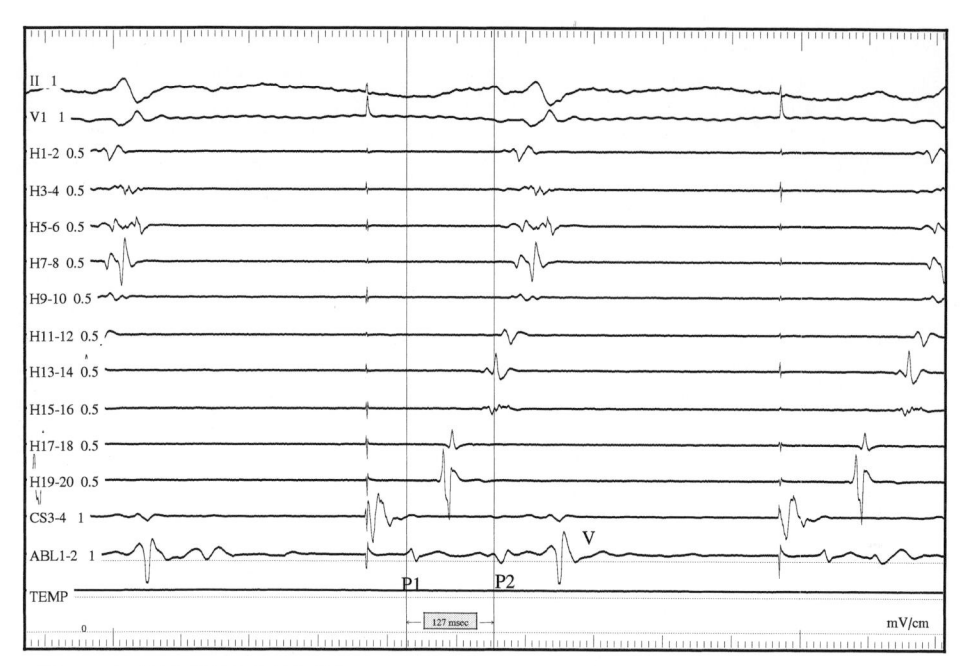

図20 右房峡部横断的離断術前後でのHaloカテーテルの興奮順序の変化だけでは，同部の完全伝導ブロックの作成に関する判定は不十分な場合がある．焼灼による効果が峡部における著明な伝導遅延であれば，あたかも伝導ブロックが作成されたように見えるからである．カテーテル先端電極から記録される電位が図中のようにsplitした場合（P_1とP_2）は，同部位での局所的な完全伝導遮断の証明になるため，このsplit potentialの作成を確認しながら峡部における線状焼灼を行うことにより，真の完全伝導ブロックが作成可能となる．
split potentialは，線状焼灼による完全伝導遮断病変が作成できた際，初期成分は左房側よりの伝導興奮波が直接カテーテル先端電極によって記録され，後期成分は同興奮波が線状伝導遮断部位を迂回して先端電極に記録された結果である．

また，下大静脈‐三尖弁間の完全横断的伝導ブロックラインが形成されたにもかかわらず，心房粗動が誘発される例がある．この場合には，冠静脈洞内に存在する筋組織内を伝導することによるので，症例によっては冠静脈洞内焼灼が必要となる場合もある．

本法の注意点として，下大静脈‐右房の移行部の焼灼に注意することが挙げられる．峡部の横断的完全伝導遮断が成功の必須条件であるが，心房組織の途切れた下大静脈組織を誤って焼灼した場合，緊急外科手術でないと修復不可能な大出血をきたす危険性がある．これを回避するためには，マッピング最中にアブレーションカテーテル先端電位の電位高が急激に低下した場合は，カテーテル先端部が下大静脈への移行部に位置していると判断して，同部位での焼灼を行わない，もしくは低出力にて注意深く通電するなどの注意が大切である．

2）非通常型心房粗動（type II）アブレーション

本頻拍のリエントリー回路は以前では解明できない例も多く存在したすべての例においてはいまだ解明されてはいない．しかしながら後述するCARTOシステムの適用により，ほとんどの症例において，その頻拍回路の解明が可能となった[28]．特に開心術後に起こる心房粗動の多くは頻拍回路が解明されており，手術による縫合部位の瘢痕組織周囲を安定して旋回するものや，欠損孔の修復に使用したパッチ周囲を安定して旋回し持続性の心房粗動となることなどがわかった．これらの場合は，明確な遅伝導部位が存在しない場合もあり，リエントリー回路の一部の必須リエントリー回路部位の横断的離断を作成するような焼灼が必要である（図22）．

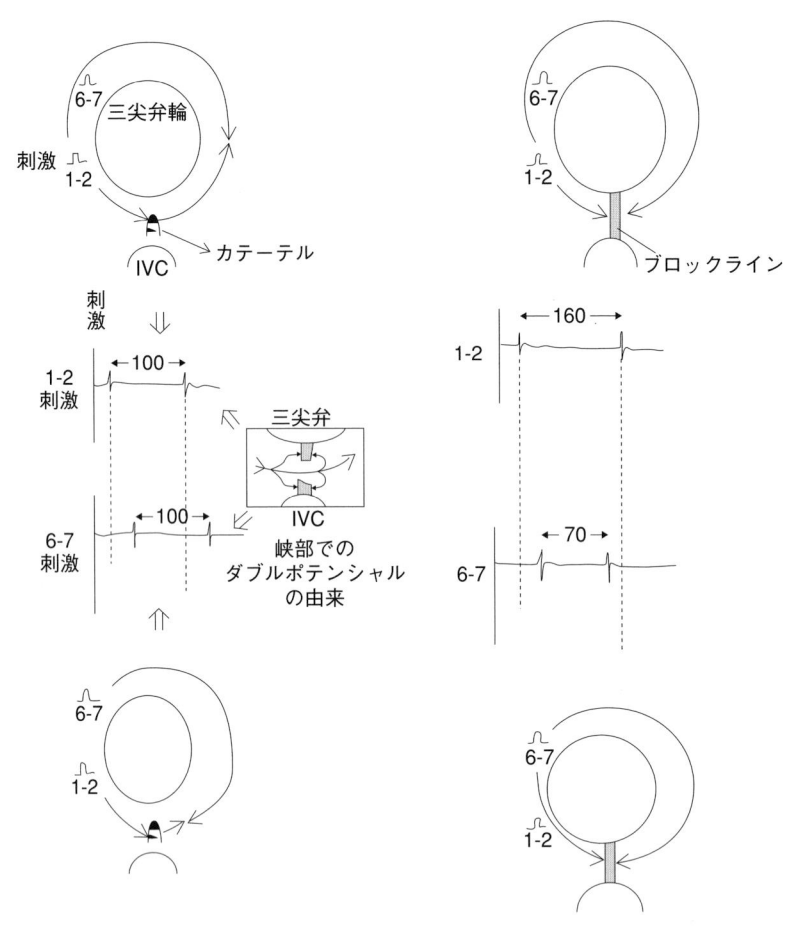

図21 峡部ブロックラインの確認

右房峡部（三尖弁輪-下大静脈間）に線状ブロックラインが，ブロックラインのギャップなく完璧に作成された場合，三尖弁輪周囲に留置されたHaloカテーテルの，例えば1-2電極から刺激した場合，ブロックライン上に置かれた電極から記録される刺激-心房電位間隔はブロックラインが不完全な場合（左上）は，刺激から反時計方向への興奮により形成される第1電位とギャップ通過後，興奮波が翻転して形成される第2電位との間隔は，6-7電極からペーシングした場合と比べて，その間隔はほぼ同じである．峡部から離れた分だけ，6-7刺激の場合の電位形成の時相が1-2刺激に比して遅れる．一方，ブロックラインが完全に形成された場合は，刺激から第1電位までの間隔は1-2ペーシングよりも6-7ペーシングの場合のほうが長くなるが，第2電位波は，三尖弁輪を時計方向に大きく旋回してブロックラインに到達したタイミングで形成されるため，第1〜第2電位間隔は1-2電極からの刺激時のほう（右上）が6-7電極刺激時（右下）よりも必ず有意に長いはずである．一方，第2成分の電位は，6-7刺激の場合，1-2刺激よりも峡部より遠く，ブロックラインの時計回りが近いため第2成分の形成は1-2刺激よりも早い時相で起こる．

また，通常型の心房粗動と同じリエントリー回路を時計回りに旋回する心房粗動（reversed common type）も比較的多く遭遇する．この場合は，通常型に対するのと同じ方法で，右房中隔峡部の横断的離断術で根治しうる．

5 慢性心房細動

1) カテーテルmaze手術

"細動"という電気生理現象を持続するために

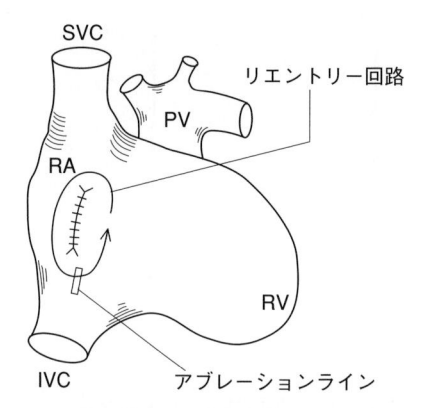

図22 心臓切開後の瘢痕部位を周回する心房頻拍，いわゆる"incisional tachycardia"のアブレーション

心房切開術後に起こる心房頻拍（非通常型心房粗動）はバスケットカテーテルなどを用いてマッピングを行うが，その旋回路の一部を横断的に離断することが必要である．切開線の瘢痕組織周囲を旋回する心房粗動の場合，必須旋回路の一部を横断的線状焼灼することでリエントリーの成立を阻止でき頻拍を根治させることができる．

は，ある一定以上の面積および体積の心組織が必須である．心組織をそれ以下の大きさに分割することにより，心房細動を治療しようとする試みがまず外科的になされ，"maze手術"として臨床応用された[29]．その後本術式をカテーテルアブレーション手技により行うことが試みられた．当初右房内のみに複数の長い線状焼灼を作成したが治療成績は悪く，左房内の複数の線状焼灼を加えることで治療成績は改善したものの，血栓症などの重篤な合併症も深刻な問題であることや，最終的な成功率もその高い再発率により結果に満足のいく成績ではないため，最近ではあまり積極的に行われなくなってきている．

2）Ic心房粗動

慢性心房細動に対してIc群薬を投与中に，心房細動が通常型心房粗動に変換する例が時にみられる．右房峡部の横断的線状焼灼により本心房粗

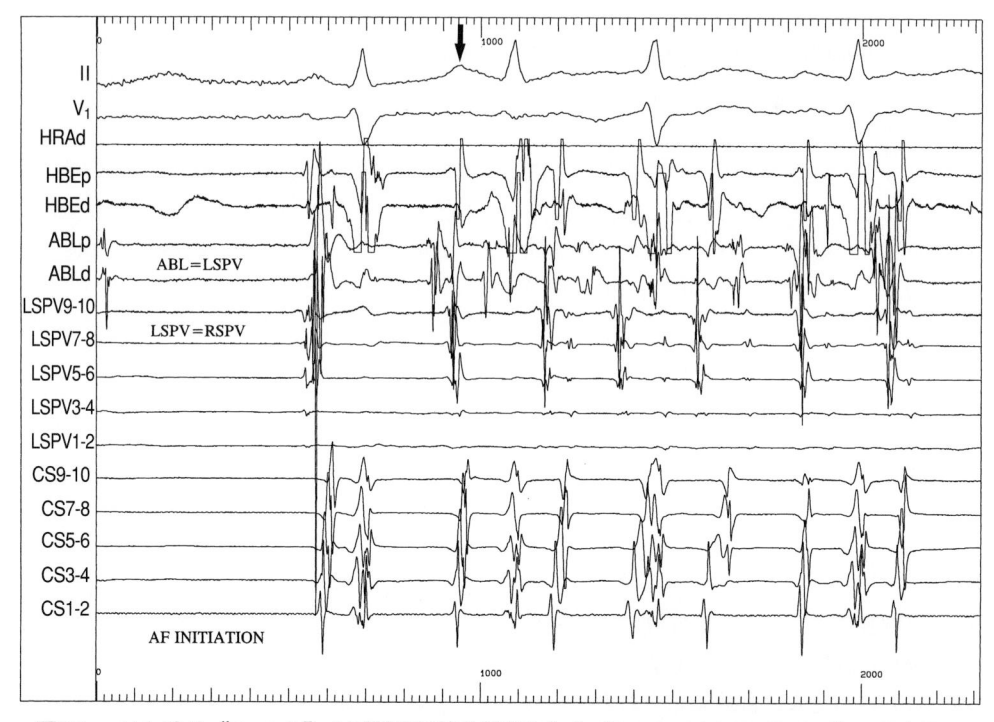

図23a いわゆる"P on T"心房期外収縮を標的とした"focal atrial fibrillation"へのカテーテルアブレーション

左から2発目（矢印）が心房細動誘発性の心房期外収縮であり，いわゆる"P on Tパターン"を示す肺静脈起源を示唆する典型的所見である．アブレーションカテーテル先端（ABLd）から記録されるこのようなspike potentialをターゲットに通電することにより心房性期外収縮は消失し，心房細動発作は有意に抑制される．

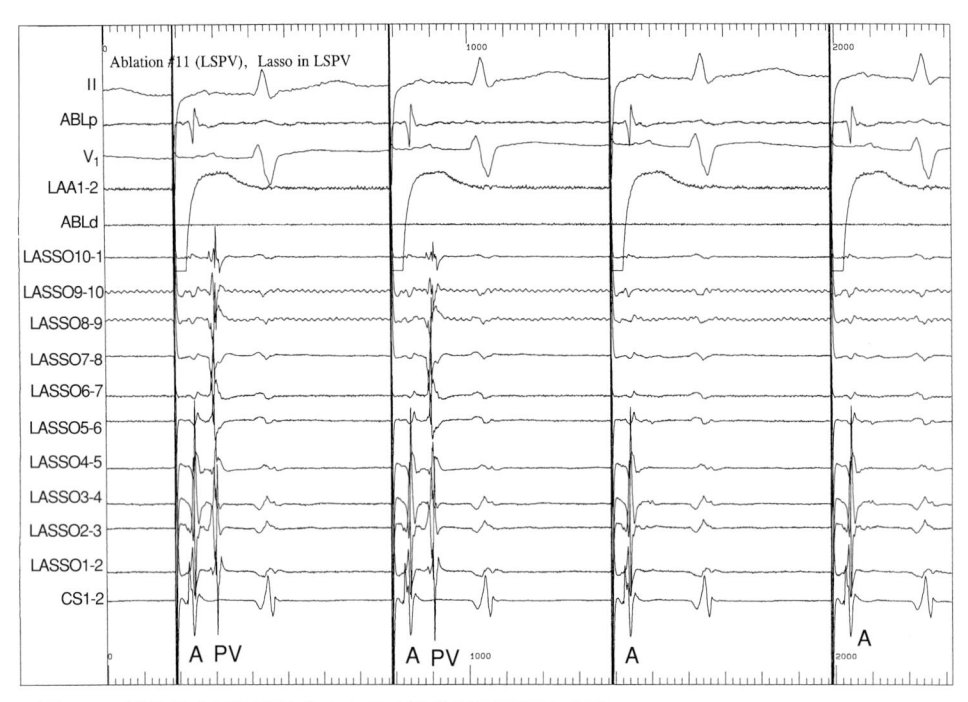

図23b　発作性心房細動治療のための肺静脈隔離術の実際
肺静脈入口部周囲にリング状カテーテル（LASSO）を留置し，冠静脈洞より心房ペーシング中に肺静脈入口部周囲電位を同時記録し，心房波（A）と肺静脈電位（PV）間隔が最短である局所に通電することにより，肺静脈内fascicleを焼灼でき，肺静脈－左心房間伝導ブロック（A-PV間ブロック）が作成され全周の肺静脈電位が消失した．

動を根治すると，心房細動自体も起こらなくなる例が見受けられる[30]。また，発作性心房細動に対しても同様の現象が認められる。すなわち発作性心房細動に対して，Ic群薬投与中に，発作時の不整脈が心房細動ではなく心房粗動の場合にも，右房峡部の横断的離断術で心房細動発作が抑制される。

6　発作性心房細動

1）肺静脈隔離術

発作性心房細動の中には心房期外収縮が引き金となり心房細動が誘発される例がある。この肺静脈内組織からの自然発火は自動能亢進および撃発活動が機序であると考えられている。発作性心房細動へのアブレーションは当初，心房細動維持に必要な心房組織アブレーションが行われていたが，むしろその引き金となる不整脈を根絶する治療法が行われるようになった[31]。心房細動を誘発する心房期外収縮起源としては心房中隔上部，上大静脈右房接合部付近，肺静脈内があるが，なかでも最も頻度が多いのは肺静脈内起源で90％以上を占める。いわゆる"P on Tパターン"（図23a）の心房期外収縮が肺静脈起源の特徴だとされている[32]。経心房中隔穿刺法によりアブレーションカテーテルを肺静脈内に挿入し，可能であれば4本の各肺静脈に電極カテーテルを挿入した同時マッピングを行い最早期興奮部位への通電が当初行われていた。しかし，検査中に心房細動自然発作が起こらない症例などでは期外収縮の起源同定が困難なため，現在では肺静脈電位をターゲットとした焼灼を行い，肺静脈－左房間の伝導ブロックを目標とする「肺静脈隔離術」が主流となっている[33]。この場合，リング状の多電極カテーテル（Lassoカテーテル）を肺静脈入口部周囲に置き，肺静脈－左房間を連絡するすべてのfascicle（atrial myocardial sleeve）の局在部位を同定し離断する。心房電位と肺静脈電位を分離し顕在化するため，通常左肺静脈隔離の場合は冠静脈洞から

の心房ペーシング中に焼灼するが，右肺静脈隔離の場合は洞調律中に行う．肺静脈内に挿入されたLASSOカテーテルより記録される肺静脈電位の最早期部位から通電し，左房－肺静脈間伝導路を別個に遮断していく(fascicleが遮断されるたびに，最早期興奮部位が移動する)手技で隔離する方法が採られた．図23bに肺静脈内fascicle電位記録と焼灼により同電位が消失するところを示す．最近，透視像やCARTOシステムを用いて解剖学的に，各肺静脈入口部より約1cm程度離れた前庭部位(antrum)を連続的線状焼灼する方法も考案されて試みられている[34]．この場合は電位指標による焼灼は行われず，解剖学的に肺静脈を全周するようなブロックラインを作成する方法である．この場合，食道－左房間穿孔を避けるために必ず食道造影を行い，食道－左房接触部位での通電は極力避けるか，同部位焼灼時はエネルギーを下げるなどの配慮が大切である．肺静脈内に電極カテーテルを挿入し，ペーシングを行うことで，肺静脈－左房間伝導ブロックを確認し，両方向性伝導ブロックを確認することも大切である．この肺静脈隔離ブロックライン以外に，左後壁の右－左隔離ブロックライン間にさらに線状ブロックラインを追加作成したり，肺静脈隔離ブロックラインから僧帽弁輪までの線状ブロックラインを追加作成し，肺静脈隔離術ブロックラインの周囲を旋回するマクロリエントリー性の心房頻拍の予防を講じたりする方法もあるが[35]，いかなる手術方法が最良であるかはいまだ不明であるのが現状である．

通常，通電設定温度は55℃程度にとどめ，35W以下のエネルギーで約30～45秒間通電を行う．重篤な合併症として肺静脈入口部付近ないしは内部で焼灼した場合に肺静脈狭窄があり，これは通電エネルギーとの相関性があるため，通電は極力少ないエネルギーで行い，さらには極力肺静脈入口部から約1～1.5cm離れた部位(antrum)での焼灼が望ましい．また，比較的再発率が高いのが本法の問題点であり，肺静脈隔離術セッションを繰り返す例も多い．再発は，心房期外収縮起源が複数の肺静脈から起こる例に多いため，最初のセッションから左右上下肺静脈4本すべての肺静脈隔離術が望ましい．

2) 電位を指標としたアブレーション法

最近，肺静脈隔離術以外の心房細動に対するカテーテルアブレーション法として，心房内の特異的な電位を指標とした方法が行われるようになった．肺静脈隔離術に加えて行う場合もあり症例ごとの検討が必要であろう．図24aに示すようなcomplex fractionated atrial electrograms(CFAE)電位が記録される心房内の部位を心房細動が継続している間にすべて焼灼していく方法である．このCFAEの発生機序にはいくつかの仮説が提唱されているが，いずれにせよ，心房細動の存続に重要な部分から記録されることには相違ないと考える．CFAEガイドアブレーションの場合，焼灼の最中に心房細動が停止することが多いとされている(図24b)．本電位が記録される部位は主に心房中隔，後壁部位，肺静脈開口部周囲などが挙げられている[36]．

7 心房頻拍

1) 心房内リエントリー性頻拍

心房内に比較的小さなリエントリー回路を有し，おおむね頻拍レートは140～160/分程度のことが多い．頻拍中の心房内マッピングにより，図25に示すような緩徐伝導部位を表す棘波(fractionated activity)が記録される部位でかつカテーテル先端電極から得られる心房電位の初期成分が12誘導心電図のP波より極力早期の部位を探す．本疾患の場合には，ペースマッピングを利用することはP波自体が小さいために困難である場合が多く，参考になることは少ない[37]．

通電は温度設定は55～60℃あたりで行い，心房壁への不必要なアブレーションカテーテルの押し付けは危険である．心房壁は非常に薄いため心タンポナーデの原因となる．右房内であればカテーテル操作は容易であるが，左房内の場合は経中隔アプローチが必要である．

2) 洞房結節リエントリー性頻拍

洞房結節組織とその周囲心房組織との間でリエントリー現象を起こすことによる頻拍である．リ

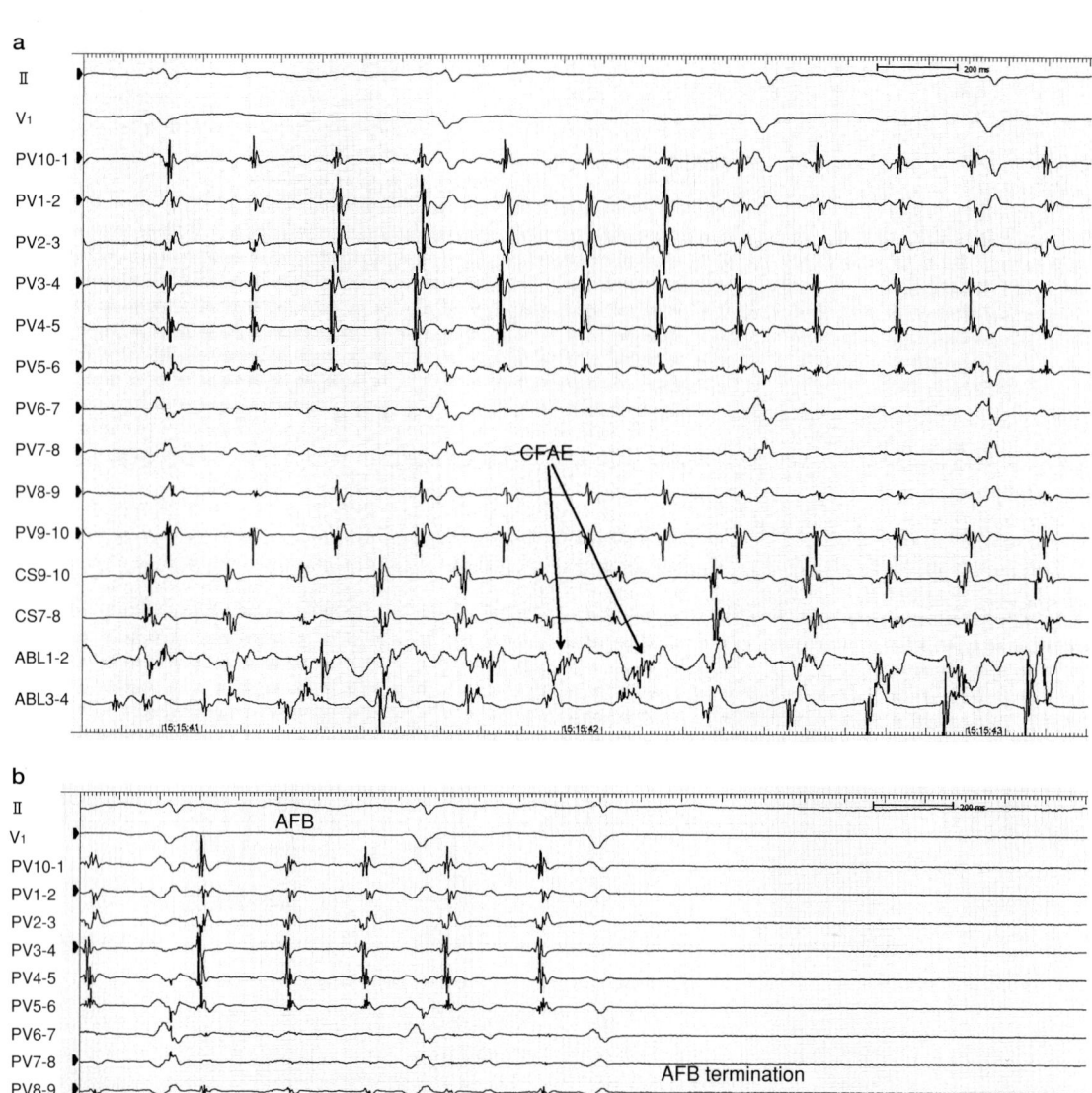

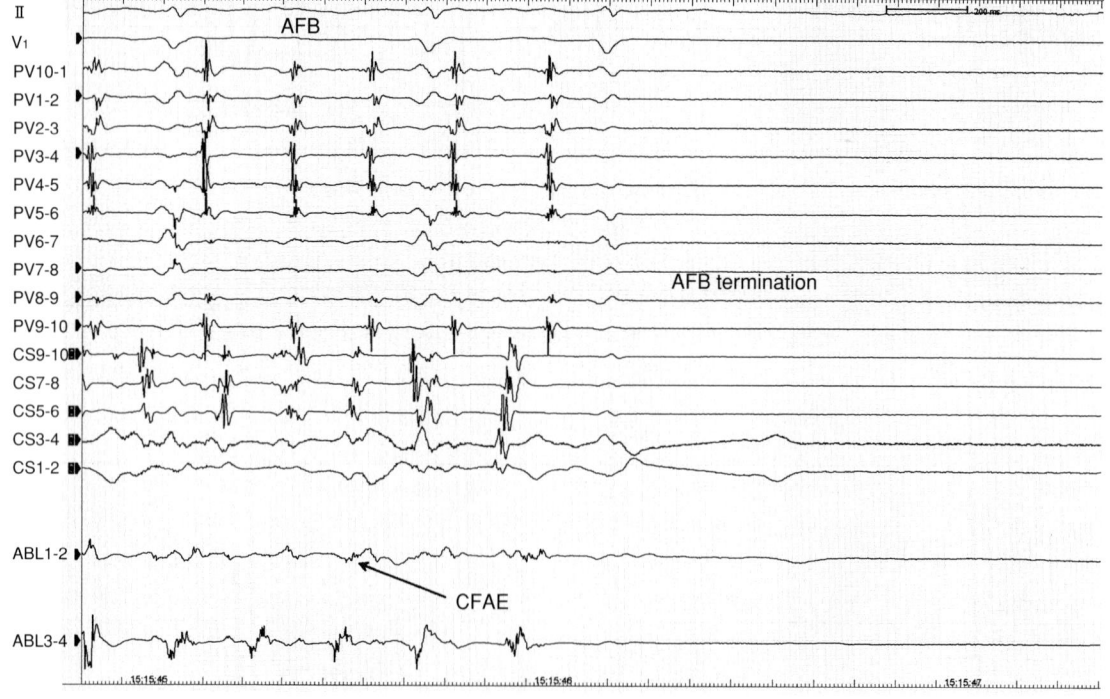

図24 CFAE(continuous fractionatel atrial electrogram)ガイドによる心房細動アブレーション
アブレーションカテーテル先端電極より記録されるCFAE電位を指標に焼灼を行っていき，心房細動が停止。

7. 心房頻拍   469

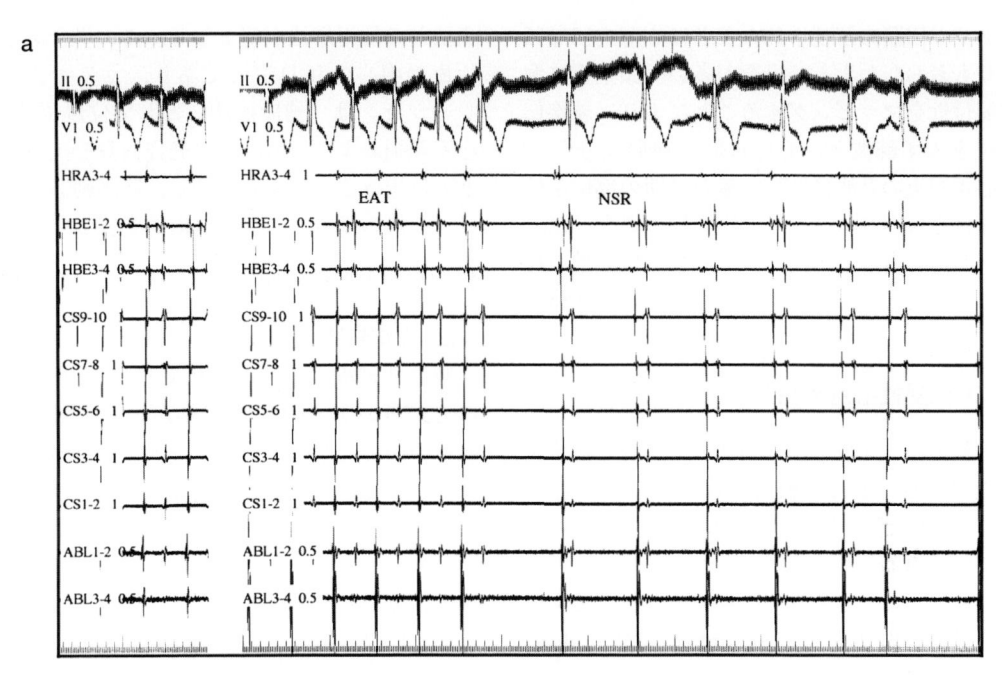

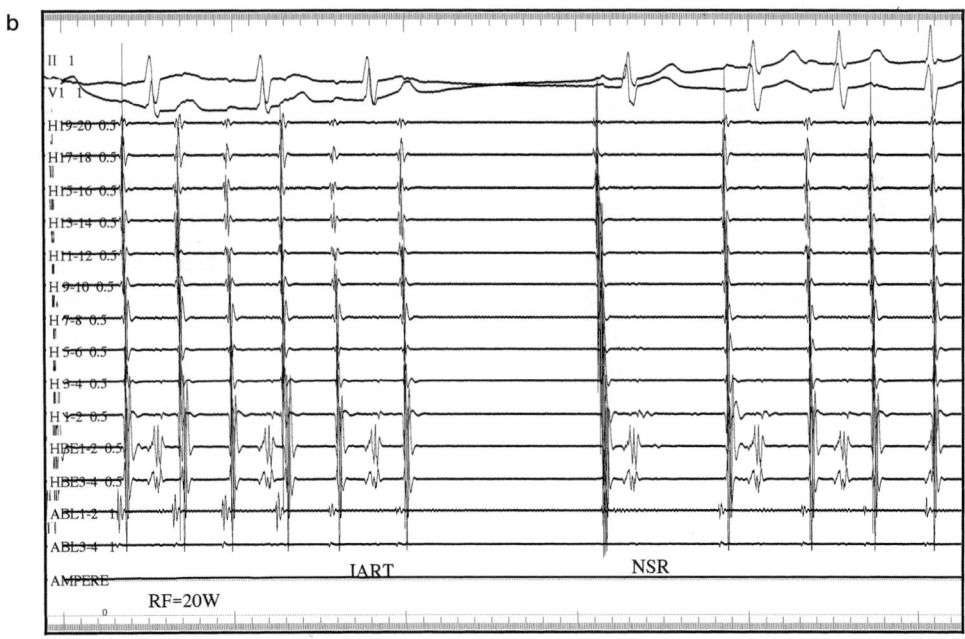

図25 心房内リエントリー性頻拍
頻拍中の心房最早期興奮部位として心房興奮波が棘波状に記録される部位が同定された．同部位は本頻拍のリエントリー回路内の必須遅延伝導部位と考えられ，同部位への通電で頻拍は停止し，以後誘発不能となった．

エントリー回路の解剖学的大きさは心房内回帰頻拍よりもおおむね大きい場合が多い。頻拍中に洞房結節付近をマッピングすることにより，緩徐伝導部位を表す棘波と，心房電位の初期成分が12誘導心電図上のP波に対して極力早期の部位を探す手順は心房内リエントリー性頻拍の場合とほとんど同じである。心房内リエントリー性頻拍に比べると，焼灼必要部位はより大きい場合が多い。

3）ATP感受性心房頻拍[38]

この頻拍は，プログラム刺激により誘発と停止が可能であり，また比較的少量（2.5 mg程度）のATPで停止することが特徴的所見である。電気生理学的特徴より頻拍機序はリエントリーと考えられている。また，カテーテルアブレーションにおいては，焼灼成功部位がcompact AV nodeに非常に近いことが問題である。至的通電部位は，頻拍中の心房最早期興奮部位であるが，His束波最大記録部位からほぼ数mm以内の部位での通電が必須である場合が多く，症例によってはアブレーションカテーテル先端電極から，小さなHis束波が記録される部位での通電が必要な場合もあるが，意外に房室結節伝導を障害する例は少ない。しかしながら，通電エネルギー，温度は若干低く設定して通電するのが無難であろう（上限温度50度，30 W）。具体的なカテーテル位置は，His束記録用カテーテルとほぼ平行に位置させた状態で至適部位に留置できる場合が多い。

8 心室頻拍

心室頻拍には，器質的心疾患が原因となっている場合と，器質的心疾患のない「特発性」とに大きく分けられる。

特発性心室頻拍は一般的に予後が良好であるが，時に失神や強い動悸などの症状があり，抗不整脈薬抵抗性の場合などはアブレーションの適応となる。器質的心疾患を合併している場合で，失神などの重篤な症状を伴う場合は予後不良の場合も多く，特に心臓性突然死の危険性が高いため薬剤抵抗性の場合はカテーテルアブレーション治療のみでは不十分であり，植込み型除細動器（ICD）療法との併用療法が望ましい。この場合あくまで治療の中心はICD療法であり，カテーテルアブレーションは「補助療法」として位置づけられ，心室頻拍および心室細動の発作回数を抗不整脈薬との併用療法等により抑制し，除細動器のバッテリー節約の役目としての臨床的意義を有する。

1）特発性心室頻拍

a. 左室起源心室頻拍

頻拍はwide QRS complex tachycardiaであることが多いが，時にQRS幅が正常範囲の例があるものの，一般的に右脚ブロック＋左軸偏位の形状を呈する。この頻拍の起源は左脚後枝Purkinje networkの場合が多く[39]，頻拍回路は比較的心内膜表面を走行しており，カテーテルアブレーションの治療がしやすい。

頻拍回路の解剖学的大きさには症例間でのバリエーションがあり，また頻拍の必須リエントリー回路とその心室筋へのbreakthrough箇所とが数cm離れている症例もあるので注意を要する（図26）[40]。この場合，breakthrough箇所を目標に焼灼を行っても成功率は低い。この理由は，1つのbreakthroughを破壊しても根源のリエントリー回路になんら影響を及ぼしてない場合，症例によっては他の部位が新たなbreakthrough箇所となり頻拍が起こる場合や，もともとbreakthrough箇所が多点ある場合があるからである。根治術としては，当然のことながら頻拍起源である必須リエントリー回路自体の焼灼を行うべきである。具体的には，頻拍中に心室内マッピングを行いPurkinje potential（P電位）という図27に示すような鋭い波形が記録される部位を探し，さらにこのP電位の早期性が高い部位ほど成功率が高いとする報告もあるが，図28に示すような"拡張期電位"がマッピング中に記録される症例があり，この拡張期電位とP電位とが同時に記録される部位における焼灼も成功率が高い。この拡張期電位の成因は現時点では不明であるが，おそらく傷害Purkinje線維部の緩徐伝導部位（リエントリー回路内必須緩徐伝導部位）から記録される電位と理解される[41,42]。アブレーション成功部位でのpace-mapping scoreは高い場合と必ずしも高くない場合とがあり，本例ではあまりpace-mapping scoreの高さに拘泥する必要はない．特に既述した頻拍リエントリー回路とその心室筋へのbreak-through箇所とが比較的離れている場合には，pace-mapping scoreは低い場合があり，この場合は電位のほうを優先させて通電部位を選択する．

b. 右室流出路起源心室頻拍

本頻拍のメカニズムは一般的に撃発活動（triggered activity）と考えられており，おおむね薬剤抵抗性の場合が多く，時にincessant typeの場合もある．予後は一般的に良好の場合が多い．アブレーション成績は左室起源特発性心室頻拍に比べて一般的に低く，根治に難渋する場合が比較的多い．この原因として，頻拍起源組織が右室流出路の心室中隔内深くにあり，通常のカテーテルによる高周波通電法では，頻拍起源まで焼灼エネルギーが効率的に到達しないことが挙げられる．また，マッピングの際も左室起源の場合のような至適焼灼部位の指標となる特異的な電位が目安になることはほとんどなく，頻拍中の12誘導心電図上のQRS波に対する心室電位の早期性とpace-mapping score両者を考慮してアブレーション至適部位と判断することがほとんどである．カテーテル位置は図30に示すが，右室に挿入した後に若干時計回り方向に軽いトルクをかけながら押し入れる操作で流出路にカテーテル先端を向かわせ，心室中隔方向へカテーテル先端が確実に向いて安定して固定されているのを確認しながらマッピング操作と通電を行う．

頻拍中の12誘導心電図上，V_1誘導のQRS波形の初期成分のR波の波高が高い場合は，心室中隔の深部でかつ心基部の房室弁輪付近に起源があるため，この場合は経大腿動脈でカテーテルを挿入し，大動脈Valsalva洞内での通電を必要とする場合がある[43]．

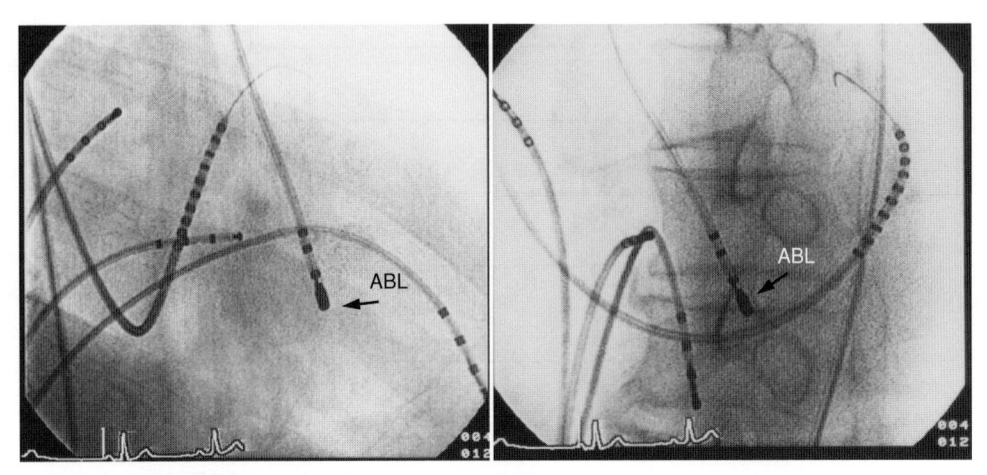

図26　左室起源特発性心室頻拍のカテーテル位置
左室中隔やや後壁寄りに位置させた部位で，Purkinje電位や拡張期電位が記録されることが多い．

Side Memo

breakthrough

breakthroughとは，この場合リエントリー回路から心組織へ伝播する事象を指す用語である．不整脈源性基質（arrhythmogenic substrate）を有する頻拍で，頻拍の興奮旋回がこの基質局在部位からそれ以外の心筋組織へと抜け出て興奮伝播していく現象において，この心筋組織へ伝播していく箇所を"breakthrough point"と称する．リエントリー回路の解剖学的構造により，回路から心筋組織への出口が多数存在する例もあり，この場合，心筋組織への伝播の仕方がそれぞれの出口により異なるために頻拍の心電図上の波形がそれぞれ異なる．

c. 脚枝間リエントリー性心室頻拍

一般的に心室内伝導障害を伴う拡張型心筋症例にみられることが多い。通常，右脚を順行し左脚を逆行する左脚ブロックパターンのリエントリー回路の頻拍例が多い[44]。図31に示すが，頻拍中のHV間隔は洞調律時のHV間隔より短い場合が多いが，まれには同じ場合，長い場合といずれの場合もありうる。本頻拍のリエントリー回路で，まれに左脚を順行し右脚を逆行するリエントリー回路の頻拍も起こり，さらには両回路のリエントリーが同一症例に生じることもまれながらある。いずれのパターンのリエントリーにせよ，アブレーションの標的組織は右脚である。左脚は左右の脚分岐後すぐに大きく分枝するが，右脚は解剖学的に左脚より細く，分岐程度も左脚ほど高くなく，また心内膜側を走行しているため比較的容易に離断可能とされている。図32に示すごとく，アブレーションカテーテル先端電極から右脚電位が記録される部位で離断可能である。His束電位記録部位よりも若干右室心尖部にカテーテルを挿入す

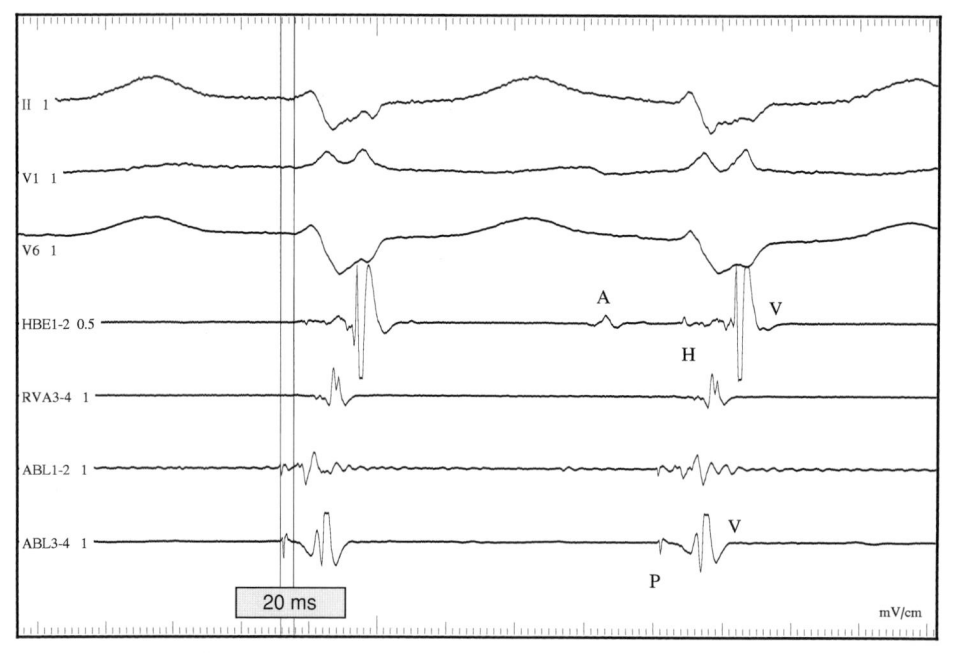

図27 左室起源特発性心室頻拍
頻拍中のマッピングで左脚後枝領域にPurkinje組織の伝導を示すspike状の電位が記録された(P)。頻拍のQRS波の立ち上がりよりも20 ms先行しており，同部位への通電にて頻拍は停止し，以後誘発不能となった。Purkinje電位の早期性が極力大きな部位での焼灼が成功率が高い。

Side Memo

pace-mapping, および pace-mapping score

pace-mappingとは心室頻拍の起源同定のために用いる手法である。心内膜表面に電極カテーテル先端電極を置き，同部位より頻拍周期と同じまたはほぼ近い周期にてペーシングを行い，頻拍とペーシング中との12誘導心電図上の波形を比較する（図29）。ペーシング部位が頻拍起源に近ければ近いほど，12誘導心電図上ペーシング波形は頻拍波形により近似してくる。逆に離れれば離れるほど，波形は相違してくる。pace-mapping scoreは，この12誘導のうちいくつの誘導が頻拍の波形と一致しているかを定量的に評価するために利用するものであり，おおむねこの点数が11以上の部位での通電が成功率が高いとされている。

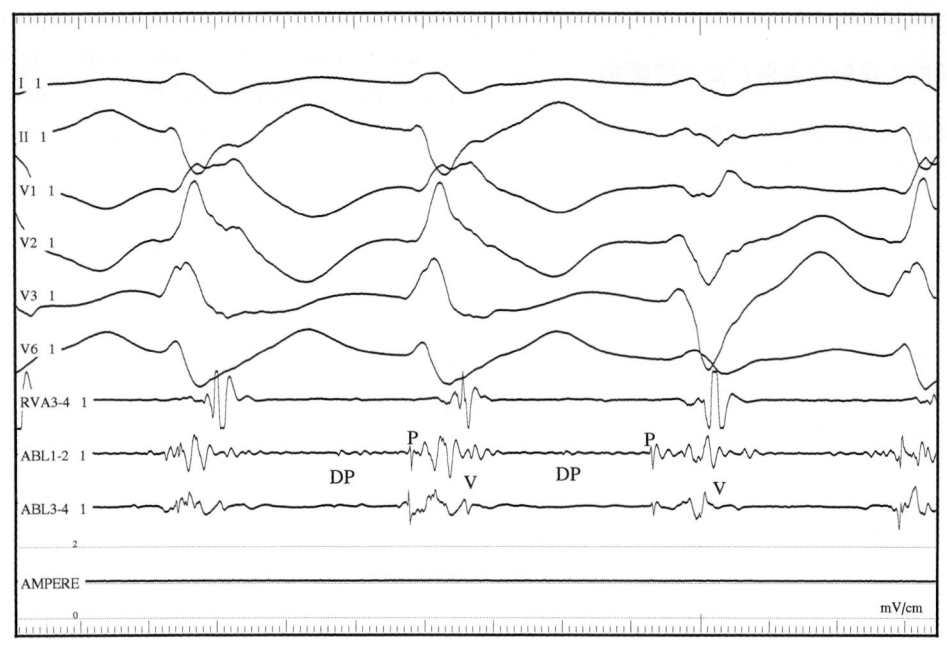

図28　左室起源特発性心室頻拍に対する"拡張期電位"を指標としたカテーテルアブレーション

左室起源特発性心室頻拍例の中には，"拡張期電位"（DP）様を示す例がある．本電位記録部位での通電で容易に頻拍が根治する例があり，Purkinje電位の早期性を指標とすることのみで成功しない例では，本例のような拡張期様電位をマッピングする必要性もある．

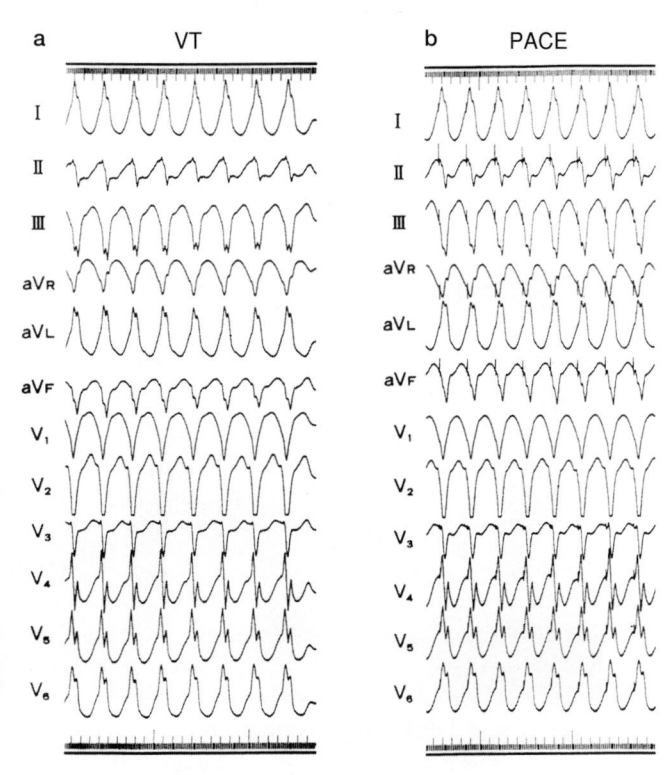

図29　心室頻拍に対する"pace-mapping"による頻拍起源部位の同定

aは心室頻拍の12誘導心電図である．bは頻拍中のマッピングで心室内最早期興奮部位に位置させたカテーテル先端電極から，洞調律時に頻拍とほぼ同じ頻度で刺激を加えた際の12誘導心電図である．12/12と完全に全誘導のQRS波形が一致している．この現象は，同刺激位置がちょうど本頻拍の起源であるという証左である．

2）器質的心疾患に合併した心室頻拍

a. 陳旧性心筋梗塞症に合併した心室頻拍

陳旧性心筋梗塞症患者における失神や突然死の大きな原因として心室頻拍が考えられているが，この治療法の非薬物療法としてカテーテルアブレーションが施行されている。しかしながら，成功率もいまだ満足できるレベルではなく，さらに再発率も比較的高いため，植込み型除細動器の「補助療法」として位置づけされているのが現状であろう[45]。除細動器のバッテリー節約のために，心室頻拍の発作回数抑制効果を期待してアブレーションが施行される場合が多い。本心室頻拍に対するカテーテルアブレーション治療の成績が悪い理由として，①アブレーション至適部位（焼灼必要部位）が解剖学的に広範囲である場合，②アブレーション至適部位が心筋組織内の深部に存在する場合，③アブレーション至適部位の心内膜表面が心筋梗塞後の主に線維組織からなる瘢痕組織に覆われており，高周波エネルギーが十分に不整脈起源部位まで到達しない，④ breakthrough 部位が多数ある場合などが挙げられる。本疾患のカテーテルアブレーションに適した新たなエネルギー源が開発されるまでは，植込み型除細動器の補助療法という位置づけは当面変わらないと考えられる。

具体的なアブレーション至適部位決定の際行われる操作は，心室頻拍中に entrainment を行い，post-pacing interval を計測し，その値によってアブレーションカテーテル先端部位がリエントリー回路上に置かれているか否かを判定する方法が通常行われる[46]。

陳旧性心筋梗塞症の例によっては，頻拍の根絶に必要な焼灼範囲が大きい場合には，スポット焼灼ではなく，局所部位の横断的線状焼灼などが必要な場合もあり，各症例に応じたマッピングと焼灼方法の検討が必須である。

b. 不整脈源性右室異形成症

本疾患は，右室の心筋組織が進行性に脂肪組織に置換されていく病態であるが，傷害組織内に存在する緩徐伝導部位が安定したリエントリー回路を形成する場合に持続性心室頻拍が発生する。また病変の進展は右室のみにとどまらず，心室中隔を介して左室にも波及していく症例もあり，心室筋組織の広範囲にわたってリエントリー回路が存在する場合にも遭遇する。本疾患に対するカテーテルアブレーションの問題点は，本疾患の根本病態である脂肪組織への置換および変性が進行性であることである。すなわち，心室頻拍のリエントリー回路も病態の進行に伴って変化していくということが再発率（厳密には別の回路の頻拍が出現）を高めるという点で問題となる[49]。また，同時期に複数のリエントリー回路が存在し，したがって

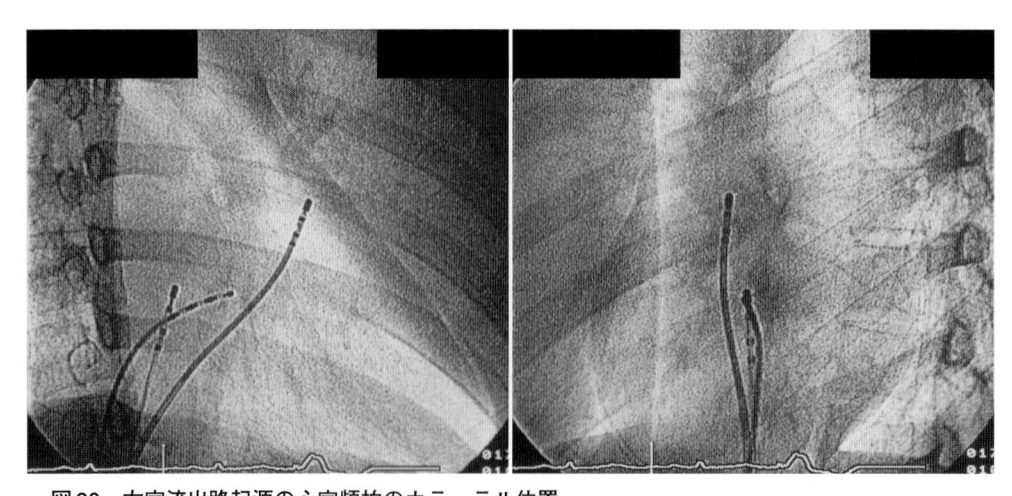

図30　右室流出路起源の心室頻拍のカテーテル位置
いったん肺動脈に挿入した後，ゆっくりと若干反時計回り方向に力を加えながら引いてくると当位置に位置させることが比較的容易である。

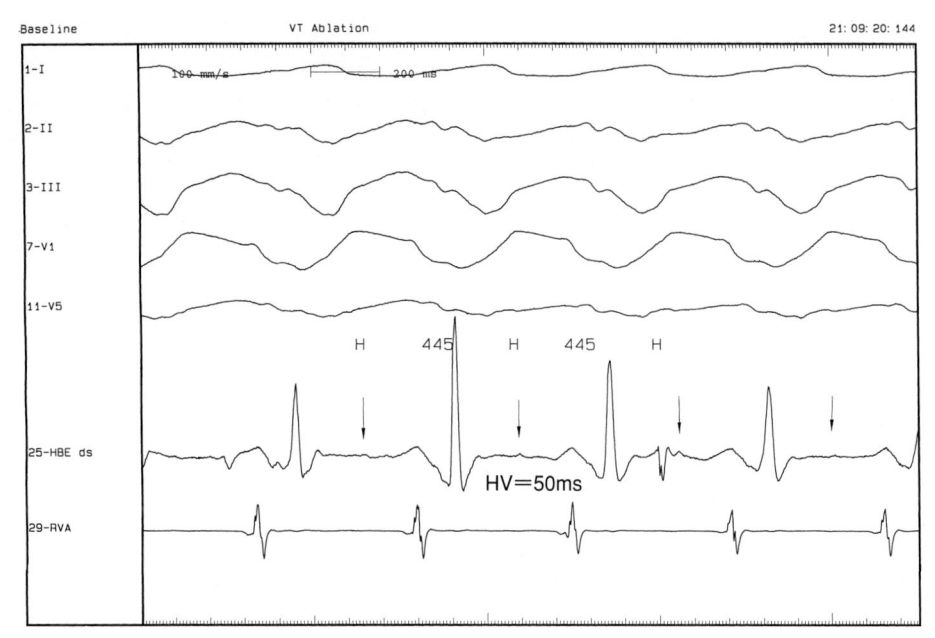

図31 脚枝間リエントリー性心室頻拍例
右室期外刺激により頻拍が誘発された。12誘導心電図は左脚ブロックパターンを呈している。頻拍中の心内電位図を示す。H-V間隔は約27 msであり，これは洞調律時のH-V間隔52 msと比べて短い。
(Courtesy of Dr. W. G. Stevenson & Dr. K. Soejima)

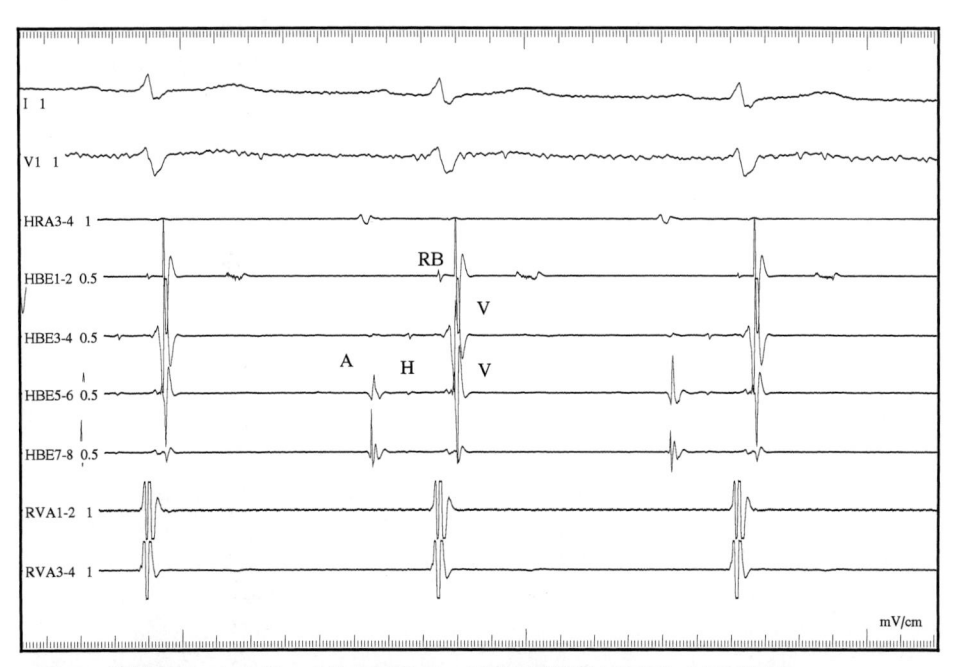

図32 脚枝間リエントリーの治療目的で，右脚の離断術を施行した例の記録
His束電位記録部より若干遠位部にカテーテルを位置させると図中に示すように右脚電位が記録された。同部位での通電により容易に右脚の離断に成功した。

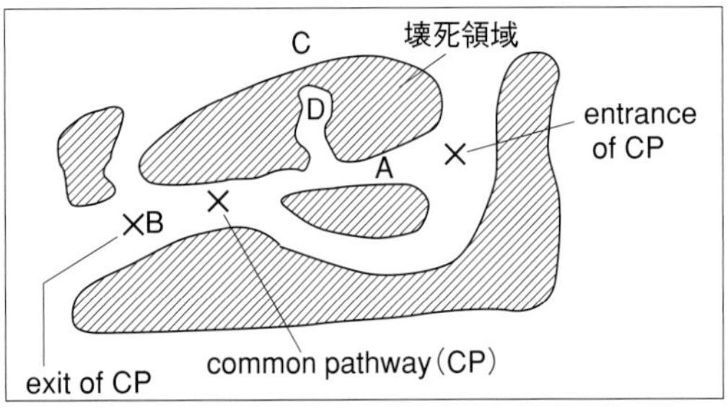

複数の持続性心室頻拍が同時期に出現し，心室内の多くの箇所のアブレーションが必要となる場合も比較的多い．したがって，第1選択治療は植込み型除細動器が採択される場合が多く，カテーテルアブレーション治療は陳旧性心筋梗塞症に合併した心室頻拍の場合と同様に"補助的"治療法として位置づけられている．

c. 拡張型心筋症に合併した心室頻拍

本疾患に持続性心室頻拍が合併した場合は心臓性突然死の危険性が非常に高いとされている．この場合の心室頻拍はその機序がリエントリーではなく撃発活動（triggered activity）などのリエントリー以外の機序である場合が多いので，カテーテルアブレーションの対象となる場合は極めて少ない．したがって植込み型除細動器治療が中心となり，発作頻度抑制のために補助的に抗不整脈薬投与がなされる．

9 合併症対策

カテーテルアブレーションは外科的アブレーションに比べて非侵襲的な治療法ではあるものの，重篤な合併症を起こす危険性をはらんでいるので，適応症例の選択は慎重を要するのはいうまでもない．

1）心タンポナーデ

最も重篤な合併症として心タンポナーデが挙げられる．カテーテル操作や焼灼による心組織穿破が原因であるが，右側穿破の場合は心膜腔穿刺に

図33 陳旧性心筋梗塞症に合併した心室頻拍のリエントリー回路の模式図

図中各部位から頻拍中に頻拍周期よりも20～30 ms短い周期でconstant pacingを行う．最終刺激から刺激後第1拍目までの時間（post-pacing interval；PPI）を測定し，その値から各刺激部位がリエントリー回路上にあるか否かを判定する．
A点はリエントリー回路の必須遅延伝導部位であり，カテーテル先端電位から記録される電位は棘波状を呈しており，同部位からのペーシングによるPPIは頻拍周期に一致し，12誘導心電図上のQRS波形も同一である．さらに，刺激からQRS波形立ち上がりまでの時間が長いのも同部位からのペーシングの特徴である．
B点はリエントリー回路遅延伝導部位の出口であり，刺激-QRS波形立ち上がりまでの時間は短く，PPIも頻拍周期に一致し，12誘導心電図上のQRS波形も完全に一致するのが特徴である．
C点はリエントリー回路外の部位で，12誘導心電図のQRS波形も異なり，PPIも一致しない．
D点はリエントリー回路内のbystander領域である．12誘導心電図波形は完全に一致し，刺激-QRS波形立ち上がり時間は長いが，PPIが一致せず，おおむね有意に長くなる．以上の各部位での電気生理学的特徴から，各刺激部位のリエントリー回路に対する電気生理学的位置を類推することで焼灼部位を決定する．

Side Memo

substrate mapping

最近，心機能著明低下のためや，心室頻拍のレートが早すぎるためなどで血行動態的に不安定でマッピングが不可能な心室頻拍に対してCARTOシステムを用いたアブレーション法が試みられている[47,48]．CARTOに備えられたvoltage mappingという手法を用いて，カテーテルより記録される心内膜側心筋の電位高により瘢痕組織と健常組織を判別し，頻拍のリエントリー回路を想定することでアブレーションを行う方法である．施設により瘢痕組織と判定する基準が若干異なるが，一般的には0.5 mV以下を瘢痕組織と認識してマッピングを行う方法が広く採用されている．この判別精度を高めるために，より低い電位を設定することもあり，症例ごとの検討が必要である．瘢痕組織間部位を峡部とするリエントリー回路を形成する頻拍と想定し，同峡部の横断的線状焼灼を行うことでリエントリーを遮断し頻拍を治療する．図34に実例を示す．

て救命できるが，左側穿破の場合は出血量も大量の場合が多いため外科的処置が必要な場合が多い．アブレーション中に急激な血圧低下をきたした場合にが即刻心エコー検査法によりタンポナーデの有無を検索し，可及的速やかな処置が必要とされる．

2）塞栓症

通電中に急激な抵抗値の上昇がみられた場合は凝血塊がカテーテル先端に付着している場合が多く，これが塞栓症の大きな原因になることが多いため，本現象が起きた場合はまめにカテーテルを抜去し凝血塊が付着していればきれいに除去することが大切である．過度の電極押し付けは抵抗値が高く通電後の急激な温度上昇による血栓形成に関連するためテスト通電による抵抗値がなるべく低い方法でカテーテル留置が必要である．ヘパリン投与は左側の場合は最初に5,000単位，その後2時間ごとに1,000単位投与するが，PTCAのように，ACTを厳密に測定しながら行う必要はない．右側の場合は最初3,000単位投与後，1〜2時間ごとに1,000単位追加投与するので十分である．

3）その他

左室内カテーテル挿入時の大動脈弁傷害による大動脈弁閉鎖不全，穿刺部血腫等が挙げられる．

（沖重　薫）

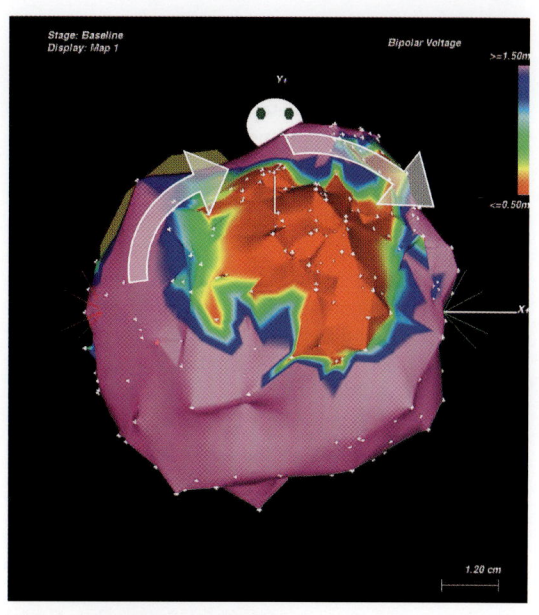

図34　substrate mapping
本例は左前壁陳旧性心筋梗塞症例でvoltage mapping法を施行した図である．表示のカラーレンジは0.5〜1.5mVとし，色合いに従って電位高が異なる．紫色部位は1.5mV以上の比較的健常組織を表し，それ以外の色の部位は赤色にいくに従い次第に低電位となることを示し，0.1〜0.5mVを瘢痕組織，0.1mV以下を完全瘢痕組織と識別した．本例では，広範囲な心筋壊死による瘢痕組織と大動脈弁輪間との"峡部"をリエントリー必須回路として心室頻拍が生じた．本頻拍は血行動態不安定なためactivation mappingは施行不能であったが，voltage mappingにより同定されたこの峡部の横断的焼灼で頻拍は誘発不能となった．

Side Memo

postpacing interval（PPI）

PPIとは，カテーテル先端部がリエントリー回路上にあるか否かを判定するために非常に有用な方法である．図33において，A地点は，リエントリー回路から外れた点である．この場合，entrainment中（心室高頻度刺激中）のQRS波形は頻拍とは異なるし，entrainment後のPPIは頻拍周期よりも数十ms長くなってしまう．通常，PPIが25ms以内であれば刺激部位はリエントリー回路上，以上であればリエントリー回路外にあると考える．地点Bはリエントリー回路のbreak-through地点であり，entrainmentの基準を満たし，かつPPIも頻拍周期と一致する．地点Cはリエントリー回路上ながらもいわゆる"bystander"回路であり，この場合entrainmentの基準は満たすもののPPIが頻拍周期と一致しないことでB点との鑑別は可能となる．このPPIによるアブレーション至適部位の鑑別方法は頻拍必須回路か否かを判定する有用な方法である．（entrainmentの詳細は他章に譲る）

● 文献

1) Ohkubo T, Okishige K, Goseki Y, et al : Experimental study of catheter ablation using ultrasound energy in canine and porcine hearts. Jpn Heart J 1998 ; 39 : 399-409
2) Wang SS, VanderBrink BA, Regan J, et al : Microwave radiometric thermometry and its potential application to ablative therapy. J Intervent Cardiac Electrophysiol 2000 ; 4 : 295-300
3) Dubuc M, Skanes A, Roy D, et al : Catheter cryomapping and cryoablation of supraventricular tachycardia in man : Preliminary results. PACE 2000 ; 23 : 613 (abstract)
4) Haines DE, Verrow A : Observations on electrode-tissue interface temperature and effect on electrical impedance during radiofrequency ablation of ventricular myocardium. Circulation 1990 ; 82 : 1034-1038
5) Okishige K, Aonuma K, Yamauchi Y, et al : Clinical study of the efficacy of a cooled-tip catheter ablation system for common atrial flutter. Jpn Circ J 2004 ; 68 : 73-76
6) Scheinman MM, Morady F, Hess DS, et al : Catheter-induced ablation of the atrioventricular junction to control refractory supraventricular arrhythmias. JAMA 1982 ; 248 : 851-855
7) Jackman WM, Wang XZ, Friday KJ, et al : Catheter ablation of atrioventricular junction using radiofrequency current in 17 patients. Comparison of standard and large-tip catheter electrodes. Circulation 1991 ; 83 : 1562-1576
8) Sousa J, El-Atassi R, Rosenheck S, et al : Radiofrequency catheter ablation of the atrioventricular junction from the left ventricle. Circulation 1991 ; 84 : 567-571
9) Twidale N, Manda V, Holliday R, et al : Mitral regurgitation after atrioventricular node catheter ablation for atrial fibrillation and heart failure : Acute hemodynamic features. Am Heart J 1999 ; 138 : 1166-1175
10) Okishige K, Freidman PL : Alcohol ablation for tachycardia therapy. J Cardiovasc Electrophysiol 1992 ; 3 : 354-364
11) Klein GJ, Bashore TM, Sellers TD, et al : Ventricular fibrillation in the Wolff-Parkinson-White syndrome. N Engl J Med 1979 ; 301 : 1080-1087
12) Klein GJ, Yee R, Sharma AD : Longitudinal electrophysiologic assessment of asymptomatic patients with the Wolff-Parkinson-White electrocardiographic pattern. N Engl J Med 1989 ; 320 : 1229-1233
13) Okishige K, Strickberger SA, Walsh EP, et al : Catheter ablation of the atrial origin of a decrementally conducting atriofascicular accessory pathway by radiofrequency current. J Cardiovasc Electrophysiol 1991 ; 2 : 465-475
14) Okishige K, Friedman PL : New observations on decremental atriofascicular and nodofascicular fibers : Implication for catheter ablation. PACE 1995 ; 18 : 986-998
15) Okishige K, Goseki Y, Itoh A, et al : New electrophysiologic features and catheter ablation of atrioventricular and atriofascicular accessory pathways : Evidence of decremental conduction and the anatomic structure of the Mahaim pathway. J Cardiovasc Electrophysiol 1998 ; 9 : 22-33
16) Bella PD, Carbucicchio C, Tondo C, et al : Modulation of atrioventricular conduction by ablation of the "slow" atrioventricular node pathway in patients with drug-refractory atrial fibrillation or flutter. J Am Coll Cardiol 1995 ; 25 : 39-46
17) Kottkamp H, Hindricks G, Willems S, et al : An anatomically and electrogram-guided stepwise approach for effective and safe catheter ablation of the fast pathway for elimination of atrioventricular node reentrant tachycardia. J Am Coll Cardiol 1995 ; 25 : 974-981
18) Jackman WM, Beckman KJ, McClelland JH, et al : Treatment of supraventricular tachycardia due to atrioventricular nodal reentry by radiofrequency catheter ablation of slow-pathway conduction. N Engl J Med 1992 ; 327 : 313-318
19) Kalbfleisch SJ, Strickberger SA, Williamson B, et al : Randomized comparison of anatomic and electrogram mapping approaches to ablation of the slow pathway of atrioventricular node reentrant tachycardia. J Am Coll Cardiol 1994 ; 23 : 716-723
20) Alison JF, Yeung-Lai-Wah JA, Schulzer M, et al : Characterization of junctional rhythm after atrioventricular node ablation. Circulation 1995 ; 91 : 84-90
21) Wu D, Yeh SJ, Wang CC, et al : A simple technique for selective radiofrequency ablation of the slow pathway in atrioventricular node reentrant tachycardia. J Am Coll Cardio 1993 ; 21 : 1612-1621
22) Haissaguerre M, Gaita F, Fischer B : Elimination of atrioventricular nodal reentrant tachycardia using discrete slow potentials to guide application of radiofrequency energy. Circulation 1992 ; 85 : 2162-2175
23) Poty H, Saoudi N, Aziz AA, et al : Radiofrequency catheter ablation of type 1 atrial flutter. Circulation 1995 ; 92 : 1389-1392
24) Poty H, Saoudi N, Nair M, et al : Radiofrequency catheter ablation of atrial flutter : Further insights into the various types of isthmus block : Application to ablation during sinus rhythm. Circulation 1996 ; 94 : 3204-3213
25) Shah D, Takahashi A, Jais P, et al : Local electrogram-based criteria of cavotricuspid isthmus block. J Cardiovasc Electrophysiol 1999 ; 10 : 662-669
26) Nabar A, Rodriguez LM, Timmermans C, et al : Isoproterenol to evaluate resumption of conduction after right atrial isthmus ablation in type I atrial

flutter. Circulation 1999 ; 99 : 3286-3291
27) Shah D, Haissaguerre M, Takahashi A, et al : Differential pacing for distinguishing block from persistent conduction through an ablation line. Circulation 2000 ; 102 : 1517-1522
28) Gomes JA, Santoni-Rugiu F, Mehta D, et al : Uncommon atrial flutter : Characteristics, mechanisms, and results of ablative therapy. PACE 1998 ; 21 : 2029-2042
29) Cox JL : The surgical treatment of atrial fibrillation. J Thorac Cardiovasc Surg 1991 ; 101 : 584-592
30) Huang DT, Monahan KM, Zimetbaum P, et al : Hybrid pharmacologic and ablative therapy : A novel and effective approach for the management of atrial fibrillation. J Cardiovasc Electrophysiol 1998 ; 9 : 462-469
31) Jais P, Haissaguerre M, Shah D : A focal source of atrial fibrillation treated by discete radiofrequency ablation. Circulation 1997 ; 95 : 572-576
32) Haissaguerre M, Jais P, Shah DC, et al : Spontaneous initiation of atrial fibrillation by ectopic beats originating in the pulmonary veins. N Engl J Med 1998 ; 339 : 659-666
33) Haissaguerre M, Jais P, Shah DC, et al : Electrophysiological end point for catheter ablation of atrial fibrillation initiated from multiple pulmonary venous foci. Circulation 2000 ; 101 : 1409-1417
34) Oral H, Scharf C, Chungh A, et al : Catheter ablation for paroxysmal atrial fibrillation : segmental pulmonary vein ostial ablation versus left atrial ablation. Circulation 2003 ; 108 : 2355-2360
35) Chugh A, Oral H, Lemola K, et al : Prevalence, mechanism, and clinical significance of macroreentrant left tachycardia during and after left atrial ablation for atrial fibrillation. Heart Rhythm 2005 ; 2 : 464-471
36) Nademanee K, McKenzie J, Kosar E, et al : A new approach for catheter ablation of atrial fibrillation : Mapping of the electrophysiologic substrate. J Am Coll Cardiol 2004 ; 43 : 2044-2053
37) Man KC, Chan KK, Kovack P, et al : Spatial resolution of atrial pace mapping as determined by unipolar atrial pacing at adjacent sites. Circulation 1996 ; 94 : 1357-1363
38) Iesaka Y, Takahashi A, Goya M, et al : Adenosine-sensitive atrial reentrant tachycardia originating from the atrioventricular nodal transitional area. J Cardiovasc Electrophysiol 1997 ; 8 : 854-864
39) Gaita FG, Giustetto C, Leclercq JF, et al : Idiopathic verapamil-responsive left ventricular tachycardia : Clinical characteristics and long-term follow-up of 33 patients. Eur Heart J 1994 ; 15 : 1252-1260
40) Wen MS, Yeh SJ, Wang CC, et al : Successful radiofrequency ablation of idiopathic left ventricular tachycardia at a site away from the tachycardia exit. J Am Coll Cardiol 1997 ; 30 : 1024-1031
41) Kottkamp H, Chen X, Hindricks G, et al : Radiofrequency catheter ablation of idiopathic left ventricular tachycardia : Further evidence for microreentry as the underlying mechanism. J Cardiovasc Electrophysiol 1994 ; 5 : 268-273
42) Tsuchiya T, Okumura K, Honda T, et al : Significance of late diastolic potential preceding Purkinje potential in verapamil-sensitive idiopathic left ventricular tachycardia. Circulation 1999 ; 99 : 2408-2413
43) Hachiya H, Aonuma K, Yamauchi Y, et al : Successful radiofrequency catheter ablation of left ventricular outflow tract tachycardia from the coronary cusp. PACE 2000 ; 23 : 595 (abstract)
44) Caceres J, Jazayeri M, McKinnie J, et al : Sustained bundle branch reentry as a mechanism of clinical tachycardia. Circulation 1989 ; 79 : 256-270
45) Strickberger SA, Man KC, Daoud E, et al : A prospective evaluation of catheter ablation of ventricular tachycardia as adjuvant therapy in patients with coronary artery disease and an implantable cardioverter-defibrillator. Circulation 1997 ; 96 : 1525-1531
46) Stevenson WG, Khan H, Sager P, et al : Identification of reentry circuit sites during catheter mapping and radiofrequency ablation of ventricular tachycardia late after myocardial infarction. Circulation 1993 ; 88 : 1647-1670
47) Marchlinski F, Callans D, Gottlieb C, et al : Linear ablation lesions for control of unmappable ventricular tachycardia in patients with ischemic and nonischemic cardiomyopathy. Circulation 2000 ; 101 : 1288-1296
48) Soejima K, Suzuki M, Maisel W, et al : Catheter ablation in patients with multiple and unstable ventricular tachycardias after myocardial infarction : Short ablation lines guided by reentry circuit isthmuses and sinus rhythm mapping. Circulation 2001 ; 104 : 664-669
49) Jaoude SA, Leclercq JF, Coumel P : Progressive ECG changes in arrhythmogenic right ventricular disease. Evidence for an evolving disease. Eur Heart J 1996 ; 17 : 1717-1722
50) Gepstein L, Hayam G, Ben-Haim SA : A novel method for nonfluoroscopic catheter-based electroanatomical mapping of the heart : In vitro and in vivo accuracy results. Circulation 1997 ; 95 : 1611-1622

索引

●ゴシックの数字は主要説明箇所を示す．

【和文】

Ⅰ型 gap 現象　127
Ⅰ群（抗不整脈）薬　362
Ⅰa 群（抗不整脈）薬　363
　——　による潜在性房室ブロックの誘発　126
Ⅰb 群（抗不整脈）薬　363
Ⅰc 群（抗不整脈）薬　363
Ⅱ型 gap 現象　128
Ⅱ群（抗不整脈）薬　363
Ⅲ群（抗不整脈）薬　364
Ⅳ群（抗不整脈）薬　364
1 度 AH ブロック　107
1 度 BH ブロック　107
1 度 HV ブロック　109
1 度房室ブロック　103, 106
2：1 房室ブロック　113
2 度洞房ブロック　97
2 度房室ブロック　103, 109
3 相ブロック　76, 142
3 度 AH ブロック　117
3 度 BH ブロック　117
3 度 HV ブロック　120
3 度房室ブロック　103, 116
4 相ブロック　76, 142
8mm チップカテーテル　30
256 チャネル三次元ダイナミックマッピングシステム　440

あ

アクチベーションマッピング　290
アセチルコリン　88

い

イントロデューサー　11
インピーダンス　22
異所性心房頻拍　193
異常自動能　70
　——　の亢進　261
異常心室電位　293
一方向性ブロック　70
一過性脚ブロック　142
一過性房室ブロック　103
一束ブロック　140
閾値電位　87

う

右脚ブロック　133
右室流出路起源心室頻拍　471
植込み型除細動器（ICD）　32, 391, 408
　——治療の適応，ACC/AHA/NASPE　411
　——の適応，Brugada 症候群における　342
運動耐容能　400, 402

え

エントレインメント
　——現象　225
　——第 3 条件　227
　——第 4 条件　227
　——の検査法　297
　——の条件　299
　——マッピング　289, 301
永続性心房細動　272

か

カテーテル
　——の穿刺経路　9
　——の到達部位　9
　——の特徴　15
　——の配置　39
カテーテル maze 手術　464
カテーテル挿入　11
　——の手技　9
　——，冠静脈洞への　18
カテーテルアブレーション　22, 446
　——エンドポイント　269
　——の合併症対策　476
カテコールアミン　88
カテコールアミン感受性多形性心室頻拍　319
ガイドワイヤー　9, 11

下位共通路　159
化学的アブレーション　450
過常伝導　80, 130, 207
　——，His-Purkinje 系における　130
　——，副伝導路の　210
過分極活性化陽イオン電流　87, 88
回帰性心房興奮　149
解剖学的リエントリー　298
拡張型心筋症　310
拡張期電位　293
合併症
　——，電気生理検査の　25
　——，副伝導路のカテーテルアブレーションにおける　25
完全房室ブロック　103
冠静脈洞ペーシング　268
間欠的脚ブロック　142
間接的洞機能検査法　88
緩徐伝導（路）　70, 262, 263

き

奇異性心房捕捉現象　232
基電流　394
期外刺激法　47, 52
　——と伝導時間　54
機能的脚ブロック　142
機能的不応期　57, 58
偽性 S 波　176
偽性過常伝導　131
偽性心室頻拍　212
偽性陽性 P 波　170
擬似的逆伝導性 P 波　177
脚枝間リエントリー　67, 308
脚枝間リエントリー回路　67
脚枝間リエントリー性心室頻拍　305, 391
　——のカテーテルアブレーション　472
脚枝ブロック　120
脚電位　296
逆行性 P 波　176
逆行性三重伝導路　165

逆行性心房興奮　52
逆行性伝導特性　212, 231
逆行性二重伝導路　153
逆行性不顕伝導　151
逆伝導心房波の極性　224
逆頻度(使用)依存性　364
逆方向性房室リエントリー性頻拍　285
救急薬品　25
虚血性心疾患　309
峡部依存性心房粗動　254
峡部伝導ブロック　268

け

稀有型(fast-slow型)房室結節リエントリー性頻拍(AVNRT)　147, 460
外科手術　435
経心房中隔法　23
経中隔穿刺法　453
頸動脈洞症候群　375
頸動脈洞マッサージ　190, 376
撃発活動　70, 73, 193, 261, 410
血管迷走神経(性)失神　25, 371
血管抑制型　379
　── 血管迷走神経性失神　373
　── の頸動脈洞症候群　379
結節-心室副伝導路　203
結節-束枝副伝導路　203
結節内副伝導路　203
顕在性房室副伝導路　204
減衰伝導　48, 130, 231, 263, 363

こ

孤立性心房細動　272
誤作動, ICDの　423
広範囲心内膜切除術　443
抗頻拍ペーシング　396, 410, 419
抗不整脈薬　347
　── の電気生理学的作用　362
　── の薬効評価(法)　6, 347
　── 併用, ICDと　428
後中隔副伝導路　130
恒久的房室ブロック　103
高周波カテーテルアブレーション　266, 390
高周波焼灼　350
高周波発生装置　446
高度洞房ブロック　97
高度房室ブロック　103, 114
興奮開始時点　41
興奮間隙　71, 72, 262, 297, 410

興奮旋回　70
興奮前面　71
興奮到達時間　29
興奮波長　274
興奮路　71, 267
混合型血管迷走神経性失神　373

さ

左脚(前枝・後枝)ブロック　133
左脚ヘミブロック　133
左室起源特発性心室頻拍　316, 470
左室再建術　443
左房アブレーション　281
左房内リエントリー　262
再分極後不応性　363
細動様心房内伝播　273
最大静止膜電位　87
催不整脈作用　355, 366
　── 予測　348
催不整脈性右室異形成　312
催不整脈性右室心筋症　312
二次元マッピング法　28
三束ブロック　141

し

シース　20
ジャンプ現象　149
至適AV delay　402
使用依存性抑制　362, 363
刺激閾値　394
刺激装置　23
刺激伝導系　357
自動式体外除細動器(AED)　384
自動性心房頻拍　193
自動性房室結合部頻拍　197
自動能　70
持続性心室頻拍　310, 388
持続性心房細動　272
持続性洞頻脈　195
持続性内向き電流　87
持続的副伝導路ブロック　209
失神　371
　── の原因疾患　372
　── 発作　327
室房(逆行性)伝導　397
　── 曲線　66
　── のgap現象　78
　── の反応　51
手術死亡, ICDの　418
手術適応, 心房細動の　441
修正洞房伝導時間　89, 90

術中電気生理検査　435
術中マッピング　435, 443
　── の目的　436
順行性不応期　58
順伝導の途絶部位　208
徐脈依存性脚ブロック　142
徐脈依存性房室ブロック　125
徐脈性心房細動　398
徐脈頻脈症候群　87
上室頻拍　188
　── 誘発法　357
食道造影　281
心室有効不応期　58
心室エコー　68
　── のリエントリー回路　67
心室期外刺激法　62, 290
心室筋内リエントリー　69
心室細動　284, 336, 339, 342
　── の誘発　388
心室刺激(法)　20, 151
心室早期刺激法　290
心室内伝導　44
心室内伝導障害　133
　── に対する電気生理検査　138
　── の鑑別　143, 145
　── の評価法　144
　── の臨床的意義　138
　──, 狭義の　134
　──, 非特異の　134
心室内変行伝導　143
心室二重応答　168
心室波形態の鑑別機能, dual chamber ICDの　411
心室頻回刺激法　292
　── による房室ブロック誘発　125
心室頻拍　284
　── 手術　443
　── における薬剤選択　366
　── のカテーテルアブレーション　470
　── の基礎心疾患　309
　── の電気生理検査　6
　── の薬効評価　358
　── 誘発法　357
　── 誘発率　351
　── ──, 基礎心疾患と　351
心室ペーシング　395, 400
心室捕捉　286, 287
心室有効不応期のばらつき　356
心臓再同期療法　142, 145
心臓抑制型頸動脈洞症候群　376
心臓抑制型血管迷走神経性失神　373
心タンポナーデ　26, 476

和文索引

心停止　384
　――の鑑別診断　385
心内膜マッピング　289
心拍応答機能　395
心拍応答性の低下　87
心房エコー　69
心房ペーシング　266
心房－心室間副伝導路　203
心房－束枝間副伝導路　203
心房期外刺激法　59, 104
心房興奮順序　43
心房興奮様式，慢性心房細動の　440
心房細動　254, 272
　――手術　440
　――のマッピング　439
　――発生の予防　404
　――を合併したWPW症候群　212
心房心室同時(順次)ペーシング法　222, 395
心房心室同時刺激法　62, 63
心房早期捕捉現象　231
心房粗動　254
　――の機序　260
　――の高周波アブレーション　266
心房追随心室ペーシング　395
心房内多点同時電位記録　20
心房内リエントリー性頻拍　189
　――のカテーテルアブレーション　467
心房頻回刺激法　48, 151
心房ペーシング　395, 400
心房有効不応期　58
神経調節性失神　371, 375
　――のペースメーカー植込み適応　399

せ

センシング閾値　394
正伝導性不顕伝導　152
生命予後　352
生理的ペーシング　396
精神的問題点　429
先天性QT延長症候群　326
潜在性WPW症候群　206
潜在性房室副伝導路　206, 215
潜在性房室ブロック　122
潜在的房室伝導障害　139
漸増性心室ペーシング法　103, 104

そ

双極電極　396
双極誘導　42
早期後脱分極　70
相対不応期　57, 58
巣状心房細動　272
僧帽弁峡部心室頻拍　310
僧帽弁輪マッピング　202
総洞房伝導時間　89, 90
総肺静脈還流異常症　34
速伝導路　148
塞栓症　477

た

ダイレーター　11
多形性心室頻拍　284, 317, 349
多源性心房頻拍　193
多点心房ペーシング　405
体位性(起立)頻拍症候群　382
単極電極　396
単極誘導　41
単形性心室頻拍　284
単相性活動電位　331, 332
　――カテーテル　21
単発期外刺激法　291

ち

致死的心室性不整脈　359
遅延後脱分極　70
遅延電位　75, 293
遅伝導路　148
長期予後　390
陳旧性心筋梗塞症　474

つ

通常型(slow-fast型)房室結節リエントリー性頻拍(AVNRT)　147
通常型心房粗動　254
　――アブレーション　461

て

ティルト試験　371
デマンド機能　395
デルタ波　205
低エネルギーカルジオバージョン　418
伝導時間　52

　――の正常値　44
　――の評価　40
伝導ブロック　77
電気生理学的薬効評価　290
電気生理検査　24
　――に必須な設備
　――の歴史　1

と

時計方向旋回型心房粗動　256
洞結節回復時間　90
　――の測定　6
洞結節活動電位　87
洞結節細胞群　86
洞(結節)自動能　21, 90, 96, 98
洞結節周辺部細胞群　86
洞結節電位(直接)記録法　92, 93
洞結節有効不応期　91
洞(房)結節リエントリー性頻拍　188, 467
洞性徐脈性不整脈　87
洞(機能)不全症候群　6, 86, 375
　――の成因　87
　――のペースメーカー植込み適応　398
洞房伝導時間　88, 89
　――の基準値　90
　――の測定　88, 93
洞房伝導能の低下　87
洞房伝導能の評価　95
動脈硬化　375
特発性心室細動　317, 320
特発性心室頻拍　312
特発性多形性心室頻拍　317, 319
突然死　336

な　に　の

内因性固有心拍数　88
二次性心房細動　272
二束ブロック　140
乗り込み現象　74, 225

は

バスケットカテーテル　20
肺静脈隔離術　278, 466
肺静脈反復性興奮　438
反時計方向旋回型心房粗動　256
反復性心室応答　356
反復性心室興奮　63, 66, 68
反復性心房興奮　66, 69

ひ

瘢痕領域　30
びまん性心室内伝導障害　134
皮膚線条　15
肥大型心筋症　311
非開胸リードシステム　412
非生理的ペーシング　396
非通常型心房粗動　254
　――のアブレーション　463
　――の発症機序　261
非特異的心室内伝導障害　134
非弁膜症性心房細動　272
非リエントリー性二重応答性頻拍
　　　175, 176
必須緩徐伝導路　304
頻回刺激法　47
頻拍回路　32
頻拍同定アルゴリズム　410
頻拍のリセット　72
頻脈依存性（頻度依存性）脚ブロック
　　　142

ふ

プログラム電気刺激　44
　――方法　47, 357
ブロック部位　105
不応期　52, 56, 396
　――短縮，peeling back現象による
　　　79
不完全右脚ブロック　133
不完全左脚ブロック　133
不顕性エントレインメント　303
不顕性伝導　127
不整脈源性右室異形成　352, 474
不整脈の非薬物治療ガイドライン
　　　414
不適合洞頻脈　382
不適切作動，ICDの　422
副次的歩調取り細胞群　86, 92
副伝導路
　――電位　244
　――途絶部位　211
　――の斜走　226
　――の種類と概念　203
　――の反応　51
　――部位診断　205
　――部位の分類　206
　――, Ebstein奇形に合併する　238
副伝導路症候群　200
副伝導路離断術　449

復元周期　73
複数興奮波　274
複数単形性心室頻拍　284
複数副伝導路　234
分界稜　259
分裂電位　293, 461

へ

ペーシング刺激閾値　394
ペーシングスパイク　395
ペーシング治療，心不全に対する
　　　402
ペーシングモード　395
ペースメーカー　394
　――介在性頻拍　398
　――クリニック　405
　――の植込み手技　399
弁下アプローチ法　451
弁上アプローチ法　453
弁膜症性心房細動　272

ほ

ボルテージマッピング　290, 305
補充調律　120
房室解離　51, 284, 286
房室結節アブレーション　277
房室結節インプット　183
房室結節機能的不応期　58
房室結節修飾術　458
房室結節遅伝導路離断術　458
房室結節伝導路　148
房室結節内（AH）ブロック　103
房室結節(内)二重伝導路　48, 68, 148
房室結節の逆伝導　155
房室結節有効不応期　58
房室結節リエントリー性頻拍
　　　(AVNRT)　147
　――の誘発様式　149
　――, 房室結節三重伝導路を有する
　　　165
房室接合部調律　459
房室接合部離断術　447
房室接合部リエントリー　159
房室伝導　43, 102
　――機能評価　103
　――曲線　59, 62
　――の反応　48
　――, 正常　106
房室副伝導路　203, 204
　――に合併する頻拍　212
　――の電気生理学的部位診断法

　　　220
　――の伝導能評価　206
　――, 右心耳に付着する　249
房室ブロック　102
　――の原因　102
　――の部位別頻度　116, 117
　――の分類　103
　――のペースメーカー植込み適応
　　　398
　――誘発　125
傍Hisカテーテル　18, 20
傍His束刺激法　52, 54
傍結節心房筋　149
発作性上室頻拍(PSVT)　212
　――における薬剤選択　364
発作性心房細動　272
　――のカテーテルアブレーション
　　　466

ま　む

マクロリエントリー性心房頻拍
　　　191, 246
慢性心房細動　272
　――のカテーテルアブレーション
　　　464
慢性非発作性洞頻脈　195
無秩序型心房頻拍　193

や

薬理学的自律神経遮断　88, 98, 100
薬効判定　347
薬効評価の方法　358

ゆ

有効不応期　57, 58
誘発不整脈　387
誘発モード　351

り

リエントリー　70, 261, 348
　――の成立条件　350
リセット　71, 259
リファレンス電位　31
流出路(基部)起源特発性心室頻拍
　　　313
両脚ブロック　134
両(心)室ペーシング　144, 403
両房室弁輪マッピング　202

れ

レート・ドロップ・レスポンス機能　374, 380

連続電位　294

ろ

ロケーションパッド　29

ロケーションリファレンスパッチ　29

【欧文】

A

abnormal automaticity 70
ACC/AHA/ESC ガイドライン 201
accessory pathway potential (AP potential) 244
accommodation 47
activation mapping 30, 31, 290, 477
activation time map 436
adenosine 361
advancement 72
AHブロック 106
AH時間 43
── のジャンプ現象 149
ajmaline 360
all or noneの伝導特性 207
all or noneの反応 213
amiodarone 360, 361, 364
Andersen-Tawil症候群 327
anterograde concealed conduction 152
antidromic AVRT 212
aprindine 360, 361
arrayカテーテル 34
arrhythmia-related non-sudden death 426
arrhythmogenic right ventricular cardiomyopathy (ARVC) 312
arrhythmogenic right ventricular dysplasia (ARVD) 312
atenolol 363
ATP感受性心房内リエントリー性頻拍 180, 470
atrial fibrillation (Af) 272
atrial flutter (AFL) 254
── entrainment 266
atrial reentrant tachycardia 181
atrioventricular nodal modification 458
atrioventricular nodal reentrant tachycardia (AVNRT) 147
── の局在 158
── の誘発様式 149
── リエントリー路 148
atropine 361
automated external defibrillator (AED) 384
automatic atrial tachycardia (AAT) 193
automatic atrioventricular (AV) junctional tachycardia 197
AV delay 401
AVID 417, 418
── 研究 347
AVRT誘発ゾーン 215, 217

B

β受容体遮断薬 363
Bachmann束ペーシング 405
bepridil 360, 361
BHブロック 106
biplane 24
blanking period 396
BNP 386
boiling 446
braid 34
breakthrough 471
Brockenbrough法 23
Brugada症候群 336, 389
── におけるリスク階層化 342
bundle branch reentrant ventricular tachycardia (BBRBVT) 305
bundle branch reentry 159
burst法 292
bystander 298, 350

C

Caチャネル遮断薬 364
Ca電流 363
CABG patch 416
── trial 413, 417
Canadian implantable defibrillator study 418
cardiac arrest study Hamburg 418
cardiac resynchronization therapy (CRT) 142, 145, 403
carotid sinus massage (CSM) 376
CARTO 249
── system 28
carvedilol 363
CASCADE 390
CASH 417
CAST 408
catheter ablation 446
cesium (Cs) 86
CFAE (continuous fractionated atrial electrogram) 279, 468
chaotic atrial tachycardia 193
chemical ablation 450
chronotropic incompetence 87
cibenzoline 360, 361
CIDS 417
classic AFL 254
cluster shock 427
common AFL 254
complex fractionated electrogram 282
concealed conduction 127
constant fusion 299
contact mapping system 29, 33
continuous electrical activity 294
cool (ing)-down現象 193, 286
cooled-tipカテーテル 447
coronary artery bypass graft patch trial 416
Coumel現象 217, 219, 232
coved型ST上昇 336
crista terminalis 257, 259
critical slow conduction zone 301
cross talks 397

D

DDDペーシング 395
DDDペースメーカー 402
decremental conduction 48, 130
delayed afterdepolarization (DAD) 70
delayed potential 75, 293
detection inhibition 420
diastolic potential 293
digoxin 361
diltiazem 360, 361
diphenylhydantoin 360
disopyramide 360, 361, 363
d, l-sotalol 360, 361, 428
Dor手術 443
double loop reentry 34
double potentials (DP) 75, 259
double response tachycardia 175, 176
double ventricular responses 168
downstream治療 385
dual chamber ICD 410

dual input 仮説　183
dynamic map　439
dynamic substrate mapping（DSM）
　　　　　37
dyssynchrony　403

E

early afterdepolarization（EAD）　70
Ebstein 奇形　238
ectopic atrial tachycardia　193
effective refractory period（ERP）　57
electrical storm　427
electroanatomical mapping　304
endless loop tachycardia　397, 398
endoventricular circular patch plasty
　（EVCPP）　443
Ensite　29, 33
entrainment　74, 262, 267, 268, 297
　──── mapping 法　190
　──── without fusion　269
EPS ガイド治療　348, 350
escape shift　106
exact entrainment　267, 269
excitable gap　297, 410

F

Fallot 四徴症　312
fascicular tachycardia　316
fast pathway　148
fast-slow 型 AVNRT
　──── の逆伝導　155
　──── のタイプ分類　163
　──── の誘発　152
fatigue 現象　80, 122, 138, 208
　────, 房室副伝導路の　211
fibrillatory conduction　273
flecainide　360, 361, 363
focal atrial fibrillation　272, 465
focal atrial tachycardia　33, 194, 197
focal mechanism　273
fractionated electrogram　293
fragmentation　75
fragmented electrogram　74, 75
functional refractory period（FRP）
　　　　　57

G

gap 現象　77, 79, 126

H

Halo カテーテル　19, 20, 201
head-up tilt（HUT）　371
His-Purkinje 有効不応期　58
His 束遠位（HV）ブロック　103
His 束電位記録　4, 20
His 束内（BH）ブロック　103
HV ブロック　51, 106
HV 時間　44

I

ICHD（intersociety commission for
　heart disease resource）コード
　　　　　396
I_f 電流　88
inapparent preexcitation　205
inappropriate sinus tachycardia
　　　　　195, 382
incessant 型房室リエントリー　26
incisional reentrant tachycardia
　　　　　191, 261, 465
incisional reentry　266
incremental pacing　290
intermediate pathway　168
interrogation　32
interval map　437
intraatrial reentrant tachycardia
　（IART）　189
intrinsic deflection　135
intrinsic heart rate（IHR）　88
implantable cardioverter-defibrillator
　（ICD）　408
ICD 植込み患者の情緒的管理　430
ICD 植込み後の突然死　427
ICD 患者のフォローアップ　428
ICD 患者の予後　426
ICD 機能の特徴, 世代別　408
　──── クリニック　430
　──── の合併症　420
　──── の誤作動　423
　──── の治療成績の評価の歴史　416
　──── の適応　412
　──── の適応基準, 日本における
　　　　　413
　──── の電池寿命　424
　──── の不適切作動　422
　──── の連続作動　427
irrigation カテーテル　30
isthmus-dependent AFL　254

J

James 束　203
Jervell & Lange-Nielsen 症候群　327
jump-up 現象　126

K

K チャネル遮断薬　364
Kent 束　203, 204
Koch 三角　159

L

latency　51
left anterior hemiblock（LAH）　133
left posterior hemiblock（LPH）　133
lidocaine　360, 361, 363
linking 現象　207, 209
LocaLisa　29
locator signal　34
lone atrial fibrillation　272
long RP tachycardia　163, 164, 239
low end filter　94
lower common pathway　159
lower loop reentry　259
　──── リエントリー性頻拍　190
Lown-Ganong-Levine 症候群（LGL 症候群）　203

M

M 細胞　332
MADIT（multicenter automatic defibrillator implantation trial）
　　　　　413, 416
Mahaim 線維　130, 203, 240, 455
map-guided 心室頻拍手術　443
maximum diastolic potential（MDP）
　　　　　87
maze 手術　441
mexiletine　360, 361, 363
mitral isthmus ventricular tachycardia　310
Mobitz II 型房室ブロック
　　　　　103, 111, 398
monomorphic ventricular tachycardia
　　　　　284
monophasic action potential（MAP）
　　　　　331
multicenter automatic defibrillation
　implantation trial　416

multicenter unsustained tachycardia trial(MUSTT) 413, 416
multifocal atrial tachycardia 193
multiform ventricular tachycardia 284
multi-site atrial pacing 405
MUSTT(multicenter unsustained tachycardia trial) 413, 416

N

Naチャネル遮断薬 339, 362
nadolol 360, 361
Narula法, 間接的洞房伝導測定法 90
NAVI-STAR R 29
nifekalant 360
nodo-fascicular Mahaim線維 203
nodo-ventricular Mahaim線維 203
noncontact mapping system 29, 33

O

ordered reentry 298
overdrive accerelation 301
overdrive suppression 80, 286, 301
overdrive suppression test(OST) 90, 104, 398

P

pacemaker mediated tachycardia (PMT) 398
pace-mapping (score) 472
paradoxical atrial capture 232
paroxysmal Af 272
peeling back 77, 80
peri-compact node atrial pacing 177, 180
perinodal atrial tissue 149
permanent Af 272
permanent form of junctional reciprocating tachycardia(PJRT) 164, 217, 239
persistent Af 272
phase 3 block 76, 142
phase 4 block 77, 142
pilsicainide 360, 361, 363
pindlol 363
pirmenol 360, 361
pleomorphic ventricular tachycardia 284
polymorphic ventricular tachycardia 284

P on Tパターン 466
popping 446
postpacing interval(PPI) 266, 289, 301, 477
postural orthostatic tachycardia syndrome(POTS) 382
postural tachycardia syndrome (POTS) 382
procainamide 360, 361, 363
programmable stimulator 23
progressive fusion 299
propafenone 360, 361, 363
propagation map 31, 32
propranolol 360, 361, 363
pseudo AV block 111
pseudo-pseudo-fusion beat 397
pseudoventricular tachycardia(pseudo VT) 212
Purkinje電位 296
PV isolation 278

Q

QRS波の二重感知 423
QT延長症候群 326
QT短縮症候群 342
quinidine 360, 361, 363

R

radial手術 442
random reentry 272, 274
rapidly firing driver 273
Realtime Position Management system 29
reference check 32
refractory period 396
relative refractory period 57
repetitive atrial firing(RAF) 66, 69
repetitive atrial responses(RAR) 66
repetitive ventricular responses (RVR) 63, 66
retrograde concealed conduction 151
return cycle 73
Rubenstein分類 87

S

Scherlag 1
―― の記録法 4

Seldinger法 9
sequential site mapping 255
short-coupled variant of torsade de pointes 320
Sicilian Gambit 360
sick sinus syndrome(SSS) 87
single input仮説 183
sinoatrial conduction time(SACT) 88, 89
sinoatrial nodal reentrant tachycardia (SANRT) 188
sinus node effective refrac-tory period(SNERP) 91
sinus node electrogram(SNE) 92
sinus node recovery time(SRT) 91
slow Kent束頻拍 164
slow pathway 148
slow response 363
slow-slow型AVNRT 155, 174
SNE記録(法) 92, 95
sotalol 364
spike on T 395
split His 107
split potential 293, 461
static map 437
ST上昇 339
Strauss法, 間接的洞房伝導測定法 88
subclavian crush syndrome 422
substrate mapping 30, 476
supernormal conduction 80, 130, 207
SWORD 364

T

take off potential 87
taller left rabbit ear 285
Tilt training 375
torsade de pointes 327, 334, 349
―― の異型 320
total pharmacological autonomic blockade(TAB) 88
total sinoatrial conduction time (TSACT) 89, 90
tracking機能 395
triggered activity 70, 193, 261, 410
TU complex 93
twisting of the points 326

U

uncommon 心房粗動 254

upstream治療　384
upstroke slope　93
use dependent block　363
user defined map　32

V

Vaughan-Williams分類　360
verapamil　360, 361

very slow pathway　168
voltage mapping　30, 260, 290, 305, 476

W　X

wandering pacemaker　145
warming up　301
　──　現象　193, 286
wavelength　274, 350, 363

Wenckebach型房室ブロック
　　　　　48, 103, 109, 398
wide QRS頻拍　284
WPW症候群（Wolff-Parkinson-White
　症候群）　22, 200
　──，副伝導路離断術　449
X線装置　24